Cirurgia Plástica da Face e Cosmiatria

Thieme Revinter

Editores

Marcelo Araujo

Membro Titular da Sociedade Brasileira de Cirurgia Plástica (SBCP)
Membro Efetivo da Associação dos Ex-Alunos do Professor Ivo Pitanguy (AEXPI)
Active Member da International Society of Aesthetic Plastic Surgery (ISAPS)
Staff do Hospital Israelita Albert Einstein, SP
Regente do Capítulo de Face da SBCP

Ricardo Boggio

Membro Titular da Sociedade Brasileira de Cirurgia Plástica (SBCP)
Active Member da International Society of Aesthetic Plastic Surgery (ISAPS)
International Member da American Society of Plastic Surgeons (ASPS)
Doutor em Ciências pela Universidade de São Paulo (USP)
Diretor Científico do Instituto Boggio, SP
Diretor Científico da Academia Nacional de Cosmiatria (ANAC.COS)

Marcelo Maino

Membro Titular da Sociedade Brasileira de Cirurgia Plástica (SBCP)
Membro do Departamento Científico da SBCP
National Secretary of Brazil da International Society of Aesthetic Plastic Surgery (ISAPS)
International Member da American Society of Plastic Surgeons (ASPS)
Mestre em Cirurgia pela Universidade Federal do Rio Grande do Sul (UFRGS)

Carlos Uebel

Professor da Divisão de Cirurgia Plástica da Pontifícia Universidade Católica do Rio Grande do Sul (PUCRS)
Doutor Honoris Causa da Academia Brasileira de Filosofia e Universidade Barranquilla da Colômbia
Membro Titular da Sociedade Brasileira de Cirurgia Plástica (SBCP)
Past President da International Society of Aesthetic Plastic Surgery (ISAPS)

Fausto Viterbo

Professor Titular de Cirurgia Plástica da Faculdade de Medicina de Botucatu (Unesp)
Membro Titular da Sociedade Brasileira de Cirurgia Plástica (SBCP)
Active Member da International Society of Aesthetic Plastic Surgery (ISAPS)

Editores
MARCELO ARAUJO
RICARDO BOGGIO
MARCELO MAINO
CARLOS UEBEL
FAUSTO VITERBO

Cirurgia Plástica da Face e Cosmiatria

Thieme
Rio de Janeiro • Stuttgart • New York • Delhi

Dados Internacionais de Catalogação na Publicação (CIP)
(eDOC BRASIL, Belo Horizonte/MG)

C578
Cirurgia plástica da face e cosmiatria/Editores Marcelo Araujo... [et al.]. – Rio de Janeiro, RJ: Thieme Revinter, 2024.

21 x 28 cm
Inclui bibliografia.
ISBN 978-65-5572-264-2
eISBN 978-65-5572-270-3

1. Cirurgia plástica. 2. Cosmiatria. I. Araujo, Marcelo. II. Boggio, Ricardo. III. Maino, Marcelo. IV. Uebel, Carlos. V. Viterbo, Fausto.

CDD 617.95

Elaborado por Maurício Amormino Júnior - CRB6/2422

Contato com os autores:
Marcelo Maino
marcelo.maino@gmail.com

Thieme Revinter Publicações Ltda.
Rua do Matoso, 170
Rio de Janeiro, RJ
CEP 20270-135, Brasil
http://www.ThiemeRevinter.com.br

Thieme USA
http://www.thieme.com

Design de Capa: Paulo Vermelho
Créditos Imagem da Capa
Capa feita usando a imagem a seguir:
Young © Nika Akin/Pixbay

Impresso no Brasil por Forma Certa Gráfica Digital Ltda.
5 4 3 2 1
ISBN 978-65-5572-264-2

Também disponível como eBook:
eISBN 978-65-5572-270-3

Nota: O conhecimento médico está em constante evolução. À medida que a pesquisa e a experiência clínica ampliam o nosso saber, pode ser necessário alterar os métodos de tratamento e medicação. Os autores e editores deste material consultaram fontes tidas como confiáveis, a fim de fornecer informações completas e de acordo com os padrões aceitos no momento da publicação. No entanto, em vista da possibilidade de erro humano por parte dos autores, dos editores ou da casa editorial que traz à luz este trabalho, ou ainda de alterações no conhecimento médico durante o processo de produção deste livro, nem os autores, nem os editores, nem a casa editorial, nem qualquer outra parte que se tenha envolvido na elaboração deste material garantem que as informações aqui contidas sejam totalmente precisas ou completas; tampouco se responsabilizam por quaisquer erros ou omissões ou pelos resultados obtidos em consequência do uso de tais informações. É aconselhável que os leitores confirmem em outras fontes as informações aqui contidas. Sugere-se, por exemplo, que verifiquem a bula de cada medicamento que pretendam administrar, a fim de certificar-se de que as informações contidas nesta publicação são precisas e de que não houve mudanças na dose recomendada ou nas contraindicações. Esta recomendação é especialmente importante no caso de medicamentos novos ou pouco utilizados. Alguns dos nomes de produtos, patentes e design a que nos referimos neste livro são, na verdade, marcas registradas ou nomes protegidos pela legislação referente à propriedade intelectual, ainda que nem sempre o texto faça menção específica a esse fato. Portanto, a ocorrência de um nome sem a designação de sua propriedade não deve ser interpretada como uma indicação, por parte da editora, de que ele se encontra em domínio público.

Dedico este livro aos meus filhos João Pedro e Maria Júlia, que são fonte constante de inspiração e amor na minha vida.

Marcelo Araujo

Dedico a presente obra aos meus pais Regina e Agostinho, pelo exemplo e esteio, à minha esposa Ivana, por ser amor e parceria na vida, e aos meus filhos, Luiza e Pedro, os quais amo incondicionalmente.

Ricardo Boggio

À minha esposa Christianne, pelo seu amor e suporte integral em mais um projeto de vida. Às minhas filhas Maria Eduarda, Gabriela e Manuela que me inspiram e alegram diariamente. Aos meus pais, Ubirajara e Célia Maria (in memoriam), pelo exemplo, educação e apoio para a conquista dos meus sonhos profissionais.

Marcelo Marafon Maino

Dedico este livro aos meus pais (in memoriam) que me deram a oportunidade de estudar e me formar em Medicina, ao meu querido irmão Paulo Antonio (in memoriam) médico que me estimulou a fazer a especialidade da Cirurgia Plástica, à minha querida esposa Walderez que tem acompanhado minha carreira profissional com muito entusiasmo, aos meus queridos filhos Juliane e Paulo, exemplos de dedicação profissional e familiar juntos com nosso genro Hiddo e nossa nora Mariana; e aos meus sempre amados netos Matheus, Philip, Sebastia, Stella e Gabriela por serem a continuidade eterna de meus sonhos.

Carlos Oscar Uebel

Dedico esta contribuição a todos os médicos envolvidos no aprimoramento da cirurgia estética da face e a todos os pacientes beneficiados por esta cirurgia.

Fausto Viterbo

APRESENTAÇÃO

Sempre tivemos a ideia de editar um livro sobre a Cirurgia da Face, uma área de nossa especialidade muito rica em técnicas e detalhes cirúrgicos, mormente nos dias atuais em que estamos vivendo uma grande evolução com inúmeros trabalhos publicados por excelentes cirurgiões nacionais e internacionais.

Junto com Marcelo Maino, Fausto Viterbo, Marcelo Araújo e Ricardo Boggio, grandes profissionais da especialidade, começamos a traçar um projeto dos mais ambiciosos, procurando trazer os mais recentes avanços na cirurgia da face e na cosmiatria. O objetivo principal era a atualização dos conhecimentos no rejuvenescimento facial, abrangendo anatomia aplicada, indicações de técnicas, detalhes, resultados e complicações. O projeto foi apresentado à Editora Thieme-Revinter, conhecida e conceituada empresa internacional de publicações médicas, que se prontificou a coordenar esta obra.

Partimos então a convidar colegas de grande experiência, tanto no Brasil como no Exterior, e foi com grande satisfação que encontramos uma excelente receptividade e um grande entusiasmo por parte destes profissionais em escrever os seus capítulos. Várias reuniões foram realizadas e um grupo de 98 colaboradores e professores aceitaram relatar suas experiências em texto, aulas didáticas e vídeos editados.

Para o prefácio, convidamos o ilustre Professor Bryan Mendelson de Melbourne – Austrália, um dos mais proeminentes cirurgiões e anatomistas da face, autor de inúmeras publicações de impacto científico e professor de um dos mais notáveis cursos de anatomia facial, o *Melbourne Advanced Facial Anatomy Course*.

Acreditamos que este livro certamente irá enriquecer nossas bibliotecas, nossos serviços universitários e nossas clínicas como fonte de pesquisa e ensinamento.

Tenham todos uma boa leitura.

Carlos Oscar Uebel, MD PhD

FOREWORD

It is a distinct honour to be invited to provide a Foreword for this magnificent multi-author textbook, Facial Plastic Surgery and Cosmetic Treatments. The unique place Brazil holds in the modern plastic surgery world is legendary and appreciated by all plastic surgeons from early in their training, if not before. Whereas, in most parts of the world, plastic surgery evolved because of horrific warfare, Brazil's history has been predominantly civilian. Surgery for appearance is ingrained in the culture, without discrimination. Brazilians have enabled access to plastic surgery without differentiating between reconstructive and aesthetic procedures, which extends to government support and permission for training centres to offer treatments to the general population. This is reflected in the fact that the National Society (SBCP) has always fostered unity and viewed Aesthetic and Reconstructive Surgery as complementary to each other. That culture of an "indivisible" Plastic Surgery is truly inspiring.

Brazil has always had a strong international presence with a disproportional amount of original scientific contributions, thanks to remarkable leaders in the development of our discipline. Brazilian surgeons have consistently achieved renown, with a greater number of presidents in the International Society of Aesthetic Plastic Surgeons than could be expected for a single country.

Having a high volume of aesthetic surgery naturally requires many plastic surgeons, which necessitates training and accreditation of many professionals. It is significant that currently in Brazil, most plastic surgeons are under the age of 40.

Unlike the USA and Europe, where proficiency in Aesthetic Facial surgery requires completion of a specific Fellowship, plastic surgery trainees in Brazil are exposed to, and gain experience with aesthetic surgery as an integral part of their plastic surgery residency training, whether in government hospitals or private centres. With the recent significant advances in our understanding of the surgical anatomy of the face, and the improvement in clinical applications, the surgery can now be taught more effectively for wider application.

I applaud the editors for their vision and commitment in compiling this outstanding book for the next generation. It takes an extraordinary amount of work to produce a multi-author book, but to have (colocar o número de final de colaboradores) contributors is truly remarkable. Therefore, the readers and surgeons who possess this book will benefit from the most up to date, comprehensive review of the subject, allowing them to learn from the shared experiences of recognised authorities.

The selection of authors speaks volumes about Brazilian surgery, as all but twelve of the contributing surgeons are Brazilian. Such is the depth of experience in that Society.

The non-Brazilian contributions come either from surgeons who introduced specific procedures or whose names have become associated with them. Here, the editors have judiciously drawn from the most experienced teachers, as the objective of this work is to educate. Traditionally a surgeon's reputation is enhanced in relation to the ability to effectively communicate enhanced concepts with colleagues.

The fact that this work is being simultaneously released in an English language version is extremely positive. Now, the experience and essence of Aesthetic surgery of the face in Brazil is being freely shared with colleagues from around the world.

I congratulate the Brazilian editors and contributing surgeon writers and anticipate that this major work will soon become not only a reference for Brazilian surgery but also a standard international reference on Aesthetic Surgery of the Face.

Dr Bryan Mendelson AM
FRCSE, FRACS, FACS
The Centre for Facial Plastic Surgery VICTORIA AUSTRALIA.
Past President, ISAPS,
The International Society of Aesthetic Plastic Surgery

PREFÁCIO

É uma grande honra ser convidado a escrever um Prefácio para este magnífico livro de múltiplos autores, Cirurgia Plástica da Face e Cosmiatria. O lugar único que o Brasil ocupa no mundo da cirurgia plástica moderna é lendário e apreciado por todos os cirurgiões plásticos desde o início de seu treinamento, se não antes. Enquanto, na maior parte do mundo, a cirurgia plástica evoluiu devido às terríveis guerras, a história do Brasil tem sido predominantemente civil. A cirurgia para melhorar a aparência está enraizada na cultura, sem discriminação. Os brasileiros permitiram o acesso à cirurgia plástica sem diferenciar entre procedimentos reconstrutivos e estéticos, o que se estende ao apoio do governo e à permissão para que os centros de treinamento ofereçam tratamentos à população em geral. Isso se reflete no fato de que a Sociedade Brasileira de Cirurgia Plástica (SBCP) sempre promoveu a união e encarou a Cirurgia Estética e a Reconstrutiva como complementares entre si. Essa cultura de uma Cirurgia Plástica indivisível é realmente inspiradora.

O Brasil sempre teve uma forte presença internacional com uma quantidade desproporcional de contribuições científicas originais, graças a líderes notáveis no desenvolvimento de nossa especialidade. Os cirurgiões brasileiros têm alcançado renome de forma consistente, com um número maior de presidentes na International Society of Aesthetic Plastic Surgery *(ISAPS)* do que se poderia esperar de um único país.

Ter um grande volume de cirurgias estéticas naturalmente requer muitos cirurgiões plásticos, o que exige o treinamento e o credenciamento de muitos profissionais. É significativo que, atualmente, no Brasil, a maioria dos cirurgiões plásticos tenha menos de 40 anos de idade.

Diferentemente dos EUA e da Europa, onde a proficiência em cirurgia estética facial exige a conclusão de uma bolsa de estudos específica, os residentes de cirurgia plástica no Brasil são expostos e adquirem experiência com a cirurgia estética como parte integrante do treinamento em cirurgia plástica, seja em hospitais públicos ou em centros privados. Com os recentes avanços significativos em nossa compreensão da anatomia cirúrgica da face e o aprimoramento das aplicações clínicas, a cirurgia agora pode ser ensinada de forma mais eficaz para uma aplicação mais ampla.

Aplaudo os editores por sua visão e comprometimento ao compilar este excelente livro para a próxima geração. É preciso uma quantidade extraordinária de trabalho para produzir um livro com vários autores, mas ter tantos colaboradores é realmente notável. Portanto, os leitores e cirurgiões que possuírem este livro se beneficiarão da revisão mais atualizada e abrangente do assunto, permitindo que aprendam com as experiências compartilhadas por autoridades reconhecidas.

A seleção de autores diz muito sobre a cirurgia brasileira, pois a maioria dos cirurgiões que contribuíram são brasileiros, com exceção de 12. Tal é a profundidade da experiência dessa sociedade.

As contribuições não brasileiras vêm de cirurgiões que introduziram procedimentos específicos ou cujos nomes se tornaram associados a eles. Aqui, os editores escolheram criteriosamente os professores mais experientes, pois o objetivo desta obra é educar. Tradicionalmente, a reputação de um cirurgião é aprimorada em relação à capacidade de comunicar com eficácia conceitos avançados aos colegas.

O fato de esta obra estar sendo lançada simultaneamente em uma versão em inglês é extremamente positivo. Agora, a experiência e a essência da cirurgia estética da face no Brasil estão sendo livremente compartilhadas com colegas de todo o mundo.

Parabenizo os editores brasileiros e os cirurgiões que contribuíram com o trabalho e prevejo que esta importante obra se tornará em breve não apenas uma referência para a cirurgia brasileira, mas também uma referência internacional padrão em Cirurgia Estética da Face.

Dr. Bryan Mendelson AM
FRCSE, FRACS, FACS
Centro de Cirurgia Plástica Facial VICTORIA AUSTRÁLIA.
Ex-presidente da ISAPS,
International Society of Aesthetic Plastic Surgery

COLABORADORES

ADRIANE TARTARE
Cirurgiã Plástica pela Universidade de São Paulo (USP)
Membro Titular da Sociedade Brasileira de Cirurgia Plástica (SBCP)
Professora do Corpo Docente do Instituto Boggio – Medicina, Ensino e Pesquisa

ALBERTO YOSHIKAZU OKADA
Cirurgião Plástico pelo Hospital das Clínicas da Faculdade de Medicina da Universidade de São Paulo (HCFMUSP)
Membro da American Society of Plastic Surgeons (ASPS)
Membro Titular da Sociedade Brasileira de Cirurgia Plástica (SBCP)

ALESSANDRA HADDAD
Cirurgiã Plástica
Membro Titular da Sociedade Brasileira de Cirurgia Plástica (SBCP)
Professora Afiliada da Disciplina de Cirurgia Plástica da Escola Paulista de Medicina da Universidade de São Paulo (EPM-Unifesp)
Coordenadora da Pós-Graduação em Procedimentos Laser e Cosmiatria do Hospital Israelita Albert Einstein

ALEXANDER NASSIF
Cirurgião Plástico
Membro Titular da Sociedade Brasileira de Cirurgia Plástica (SBCP)
Diretor do Núcleo Nassif de Ensino Médico em Cosmiatria (Alexander Nassif Palestras e Cursos LTDA.)
Professor do Corpo Docente do Instituto Boggio - Medicina, Ensino e Pesquisa

ALEXANDRE PIASSI PASSOS
Médico
Especialista, Mestre e Doutor
Pós-Doutor pela Faculdade de Medicina da Universidade de São Paulo (FMUSP)
MBA pela Fundação Getúlio Vargas (FGV-SP)
Professor da Pós-Graduação da Escola Paulista de Medicina da Universidade de São Paulo (EPM-Unifesp)
Titular da Sociedade Brasileira de Cirurgia Plástica (SBCP)
Tesoureiro Geral da SBCP
Coodenador da Cirurgia Plástica do Núcleo Avançado de Mastologia do Hospital Sírio-Libanês
Coordenador dos Estágios Acadêmicos de Cirurgia Plástica IEP-Hospital Sírio-Libanês
Global network BI-ALCL ASPS; Força Tarefa BIA ALCL-SBCP; ASPS/ISAPS/CBC/CIC/SBM; Revisor PRS

ALEXANDRE SIQUEIRA FRANCO FONSECA
Graduado em Medicina pela Universidade de São Paulo (USP)
Doutor em Ciências pela USP
Membro Titular da Sociedade Brasileira de Cirurgia Plástica (SBCP)

ALEXIS N. VERPAELE
MD, PhD
Diretor Centro Coupure de Cirurgia Plástica Ghent, Bélgica

ALIEKSIEI CORREA CARRIJO
Cirurgião Plástico da Santa Casa de Misericórdia de Santos
Membro Titular da Sociedade Brasileira de Cirurgia Plástica (SBCP)
Cirurgião Geral pela Unifenas
Pós-Graduado em Medicina Legal pela Universidade de São Paulo (USP)

ALINE HANKE TOVO
Cirurgiã Dentista
Especialista em Ortodontia pela Universidade de São Paulo (USP)
Mestra em Ciências Cirúrgicas pela Universidade Federal do Rio Grande do Sul (UFRGS)

ÁLVARO COSAC DAHER
Membro Titular da Sociedade Brasileira de Cirurgia Plástica (SBCP)
Membro da Associação de Ex-Alunos do Prof. Ivo Pitanguy (AEXPI)
Membro Internacional da American Society of Plastic Surgeons (ASPS)

ANA CAROLINA HENRIQUES RIBEIRO MACHADO
Farmacêutica
Doutoranda em Medina Translacional
Diretora Acadêmica do Instituto Boggio

ANDRÉ AUERSVALD
Clínica Auersvald de Cirurgia Plástica – Curitiba, Paraná

ANDRÉ CERVANTES
Membro Titular da Sociedade Brasileira de Cirurgia Plástica (SBCP)
Diretor do Instituto Médico Cervantes

ANDRÉ NEY FREIRE
Mestrado e Doutorado em Gastroenterologia Cirúrgica pela Universidade Federal de São Paulo (Unifesp)
Professor Livre-Docente em Técnica Operatória da Faculdade de Medicina da Universidade Federal da Bahia (UFBA)
Professor Titular da Faculdade de Cirurgia da Faculdade de Medicina UFBA

ANETA HIONIA VASSILIADIS
Graduada em Medicina e Cirurgia Plástica pela Universidade de São Paulo (USP)
Membro Titular da Sociedade Brasileira de Cirurgia Plástica (SBCP)
Médica Colaboradora do Grupo de Cirurgia Orbitopalpebral da Disciplina de Cirurgia Plástica do Hospital das Clínicas da Faculdade de Medicina da USP

ANTONIO CARLOS PINTO OLIVEIRA
Cirurgião Plástico
Membro Titular da Sociedade Brasileira de Cirurgia Plástica (SBCP)
Mestre em Cirurgia pela Universidade Federal do Rio Grande do Sul (UFRGS)
Chefe da Cirurgia Plástica Estética do Hospital de Clínicas de Porto Alegre
Preceptor da Residência em Cirurgia Plástica do HCPA

ANTONIO CARMO GRAZIOSI
Mestre em Cirurgia pela Universidade Federal de São Paulo (Unifesp)
Cirurgião Plástico do Hospital Sírio-Libanês e do Hospital Albert Einstein

ARIS STERODIMAS
MD MSc PhD ARCS
Chefe do Departamento de Cirurgia Plástica e Reconstrutiva
Hospital Metropolitan General – Atenas, Grécia

AUDREY WORTHINGTON
Cirurgiã Plástica
Mestrado na Universidade Federal de São Paulo (Unifesp)
Presidente da Sociedade Brasileira de Laser em Medicina e Cirurgia (SBLMC)

BEATRIZ NICARETTA
MD MSc
Vice-Chefe Hospital Metropolitan General – Atenas, Grécia

BERNARDO SCHWARTZ E MELLO
Membro Associado da Sociedade Brasileira de Cirurgia Plástica (SBCP)
Effective Member da Associação dos Ex-Alunos do Professor Farid Hakme – AExFaH
Colaborador do Hospital Israelita Albert Einstein, SP

CAMILA SAYURI HAYASHI
Membro Especialista da Sociedade Brasileira de Cirurgia Plástica (SBCP)
Professora Assistente no Instituto Boggio, SP
Membro do Núcleo de Anatomia do Instituto Boggio, SP
Membro Titular da Academia Nacional de Cosmiatria (ANAC.COS)

CARLOS CASAGRANDE
Cirurgião Plástico
Membro Titular da Sociedade Brasileira de Cirurgia Plástica (SBCP)
Regente do Capítulo de Videocirurgia da Sociedade Brasileira de Cirurgia Plástica
Membro da International Society of Aesthetic Plastic Surgery (SAPS)
Diretor Proprietário da Casagrande Clínicas

CARLOS OSCAR UEBEL
Professor da Divisão de Cirurgia Plástica da Pontifícia Universidade Católica do Rio Grande do Sul (PUCRS)
Doutor Honoris Causa da Academia Brasileira de Filosofia e Universidade Barranquilla da Colômbia
Membro Titular da Sociedade Brasileira de Cirurgia Plástica (SBCP)
Past President da International Society of Aesthetic Plastic Surgery (ISAPS)

CAROLINA ASHIHARA
Membro da Sociedade Brasileira de Anestesiologia (SBA)
Membro do Corpo Clínico do Hospital Israelita Albert Einstein

CHARLES DE SÁ
Membro Titular da Sociedade Brasileira de Cirurgia Plástica (SBA)
Professor do Curso de Pós-Graduação em Cirurgia Plástica da Universidade do Estado do Rio de Janeiro (UERJ)
Mestrado e Doutorado em Células-Tronco do Tecido Adiposo pela Universidade Federal do Rio de Janeiro (UFRJ)

CLARA PONTES WERNECK RAMOS
Acadêmica de Medicina da Fundação Técnico-Educacional Souza Marques
Estagiária do Serviço de Residência Médica em Cirurgia Plástica Prof. Ronaldo Pontes

CLÁUDIA B. FONTAN CÂMARA
Radiologista Especialista em Musculoesquelético pelo Colégio Brasileiro de Radiologia (CBR)
Responsável Técnica da Ultraplenna – Ultrassonografia Especializada

DANIEL BORO
Cirugião Plástico pela Escola Paulista de Medicina da Universidade Federal de São Paulo (EPM-Unifesp)
Membro Titular da Sociedade Brasileira de Cirurgia Plástica (SBCP)
Fellowship em Cirurgias Orbitopalpebrais pela EPM-Unifesp
Dermatocosmiatria pela Faculdade de Medicina do ABC
Professor Instituto Boggio, SP
Speaker da Galderma Aesthetics

DANIELE TANURI PACE
PhD pela Universidade Federal do Paraná
Membro Titular da SBCP, ISAPS, FILACP

DANIELE WALTER DUARTE
Cirurgiã Plástica e Craniomaxilofacial
Membro Titular da Sociedade Brasileira de Cirurgia Plástica (SBCP)
Mestre em Epidemiologia
Doutora em cirurgia pela universidade Federal do Rio Grande do Sul (UFRGS)
Preceptora da Residência em Cirurgia Craniomaxilofacial do Hospital de Clínicas de Porto Alegre

DEILTON DUARTE JUNIOR
Cirurgião Plástico
Membro da Sociedade Brasileira de Cirurgia Plástica (SBCP)
Professor Assistente do Serviço de Cirurgia Orbitopalpebral

DENISSE HARTWIG
Prof. Adj (3) Chair of Plastic Surgery, UdelaR, Montevideo, Uruguay
Member SCPREU
Member FILACP

DIRK F. RICHTER
MD
Plastic Surgeon – Institut ID – Cologne – Germany

DOUGLAS RODRIGUES DE MACEDO
Membro Especialista da Sociedade Brasileira de Cirurgia Plástica (SBCP)

EDUARDO ANTONIO TORRES FURLANI
Membro Titular da Sociedade Brasileira de Cirurgia Plástica (SBCP)
Membro da International Society of Aesthetic Plastic Surgery (ISAPS)
Mestre em Cirurgia pela Universidade Federal do Ceará (UFC)

EDUARDO HORACIO ERREA
Especialista em Cirurgia Plástica e Reparadora
Membro Titular da Sociedade de Cirurgia Plástica de Buenos Aires
Membro Titular da Sociedade Argentina de Cirurgia Plástica Estética e Reparadora
Membro Estrangeiro da Sociedade Brasileira de Cirurgia Plástica (SBCP)
Membro da Federação Ibero-Latino-Americana de Cirurgia Plástica
Diretor do Capítulo de Cirurgia Periorbitária da Associação Argentina de Cirurgia Estética

EMERSON ANDRADE LIMA
Pós-Doutorado pela Universidade Federal de Pernambuco (UFPE)
Doutorado em Dermatologia pela Universidade de São Paulo (USP)
Especialista em Dermatologia pela SBD/AMB
Chefe da Cosmiatria e Cirurgia Dermatológica da Santa Casa de Recife
Autor dos livros IPCA®, Cirurgia Dermatológica Cosmética e Corretiva e Percutaneous Collagen Induction with Microneedling

FABIO HIDEKI HIRATSUKA
Membro da Sociedade Brasileira de Anestesiologia (SBA)
Título Superior de Anestesiologia pela SBA
Membro do Corpo Clínico do Hospital Israelita Albert Einstein

FÁBIO LOPES SAITO
Cirurgião Plástico pelo Hospital das Clínicas da Faculdade de Medicina da Universidade de São Paulo (HCFMUSP)
Complementação em Cirurgia OrbitoPalpebral pelo HCFMUSP
Membro Titular da Sociedade Brasileira de Cirurgia Plástica (SBCP)

FARID HAKME
Chefe do Serviço Credenciado da Sociedade Brasileira de Cirurgia Plástica do Hospital Plástica do Rio de Janeiro

FAUSTO VITERBO
Professor Titular de Cirurgia Plástica da Faculdade de Medicina de Botucatu (Unesp)
Membro Titular da Sociedade Brasileira de Cirurgia Plástica (SBCP)
Active Member da International Society of Aesthetic Plastic Surgery (ISAPS)

FELIPE CONTOLI ISOLDI
MD, PhD
Professor Afiliado da Disciplina de Cirurgia Plástica da Escola Paulista de Medicina da Universidade Federal de São Paulo (EMP-Unifesp)

FRANCISCO DE ASSIS MONTENEGRO CIDO CARVALHO
Membro Titular da Sociedade Brasileira de Cirurgia Plástica (SBCP)
Membro da International Society of Aesthetic Plastic Surgery (ISAPS)

GERALD O'DANIEL
Clinical Professor – Department of Surgery (Plastics) University of Louisville
Private practice – O'Daniel Studios – Louisville – USA

GIMENA DE LOS RIOS
Secretário Nacional do ISAPS no Uruguai
Membro do SCPREU, FILAPC, SOLAGEF, AMEU
Codiretor da AION, Longevity and Antiaging Clinic

GISELA HOBSON PONTES
Chefe do Serviço de Cirurgia Plástica Professor Ronaldo Pontes
Regente do Serviço de Residência Médica em Cirurgia Plástica Professor Ronaldo Pontes
Doutora em Ciências Cirúrgicas da Universidade do Estado do Rio de Janeiro (UERJ)
Pós-Doutorado em Ciências Cirúrgicas UERJ
Membro Titular da Sociedade Brasileira de Cirurgia Plástica (SBCP)
Membro ASAPS, ISAPS, ASPS, FILACP, SoFCPRE-CBC

GLADSTONE FARIA
Medicina pela Universidade Federal do Triângulo Mineiro (UFTM)
Cirurgia Geral e Cirurgia Plástica pelo Hospital das Clínicas da Universidade de São Paulo (USP)
Fellow em Cirurgias Orbitoalpebrais pelo Hospital das Clínicas da USP
Membro Titular da Sociedade Brasileira de Cirurgia Plástica (SBCP)
Membro da comissão Nacional de Cosmiatria SBCP – Biênio 2020-2021
Professor e Coordenador Científico do Instituto
Professor do Curso de Anatomia Fresh Frozen Specimens - Anatomy.Cos
Integrante do comitê científico do AMWC Brasil
Autor em diversas publicações científicas em cosmiatria
Key Opinion Leader e Membro de Conselhos Consultivos em diversas indústrias farmacêuticas nacionais e internacionais

GONZALO BOSCH
Fr President Uruguayan Society
ISAPS Live Member
Member FILACP, SACPER, SBCP, SPACPRE, AACE, AEXPI, AEXFOM

GUILHERME FLOSI STOCCHERO
Graduado em Medicina pela Universidade de São Paulo (USP)
Membro Titular da Sociedade Brasileira de Cirurgia Plástica (SBCP)
Fellowship em Reconstrução Mamária no Hospital Sírio-Libanês, SP

GUSTAVO STEFFEN ALVAREZ
Cirurgião Plástico
Membro Titular da Sociedade Brasileira de Cirurgia Plástica (SBCP)
Professor do Serviço de Cirurgia Plástica da Pontifícia Universidade Católica do Rio Grande do Sul (PUCRS)
Autor do Livro Bichetomia e Contorno Facial

GUSTAVO FLOSI STOCCHERO
Graduado em Medicina pela Universidade de São Paulo (USP)
Membro Titular da Sociedade Brasileira de Cirurgia Plástica (SBCP)
Certificate in Marketing Management pelo INSPER

ITHAMAR NOGUEIRA STOCCHERO
Graduado em Medicina pela Universidade de São Paulo (USP)
Doutor em Ciências pela Universidade Estadual de Campinas (Unicamp)
Membro Titular da Sociedade Brasileira de Cirurgia Plástica (SBCP)

JANET CHAO
MD
Fellow - Facial Plastic and Reconstructive Surgery – Manhattan – New York

JOSÉ DA CONCEIÇÃO CARVALHO JÚNIOR
Professor Adjunto da Disciplina de Cirurgia Plástica da Escola Paulista de Medicina da Universidade Federal de São Paulo (EPM-Unifesp)

JULIANA P. REZENDE
Radiologista
Especialista em Radiologia Pediátrica e Ultrassonografia Dermatológica
Coordenadora do Serviço de Ultrassonografia Dermatológica da Pós em Dermatologia do IMS e da Ultrassonografia Dermatológica Pediátrica do Instituto Fernandes Figueira (IFF)
Responsável Técnica da Clínica Dra. Juliana Rezende

JULIANA PAULA COSTA MONTENEGRO CARVALHO
Membro Especialista da Sociedade Brasileira de Cirurgia Plástica (SBCP)
Mestra em Saúde Pública
Professora do Curso de Medicina e Orientadora da Liga de Cirurgia Plástica da Universidade de Fortaleza

LENNERT MINELLI
PhD em Anatomia da Face (Facial Anatomy Revisited) pela Universidade de Grotingen – Holanda

LUCIANA C. ZATTAR
Radiologista Especialista em Musculoesquelético pelo Colégio Brasileiro de Radiologia (CBR)
Responsável pelo Ultrassom Dermatológico: pele e partes moles, do Centro de Diagnóstico por Imagem do Hospital Sírio-Libanês

LUIS GUILHERME MISORELLI
Membro da Sociedade Brasileira de Anestesiologia
Membro do Corpo Clínico do Hospital Israelita Albert Einstein

LUIZ AUGUSTO AUERSVALD
Clínica Auersvald de Cirurgia Plástica – Curitiba, Paraná

LUIZ JOSÉ MUACCAD GAMA
Membro Titular da Sociedade Brasileira de Cirurgia Plástica (SBCP)
Membro Ativo da Sociedade Internacional de Cirurgia Plástica Estética (ISAPS)
Colaborador do Hospital Israelita Albert Einstein, SP
Diretor Associado da Divisão de Cirurgia da Face da SBCP

LYDIA MASAKO FERREIRA
Professora Titular da Disciplina de Cirurgia Plástica da Escola Paulista de Medicina da Universidade Federal de São Paulo (EMP-Unifesp)
Pesquisadora CNPq 1ª
Presidente Sociedade Brasileira de Cirurgia Plástica (SBCP)

MARCELO ARAUJO
Membro Titular da Sociedade Brasileira de Cirurgia Plástica (SBCP)
Membro Efetivo da Associação dos Ex-Alunos do Professor Ivo Pitanguy (AEXPI)
Active Member da International Society of Aesthetic Plastic Surgery (ISAPS)
Staff do Hospital Israelita Albert Einstein, SP
Regente do Capítulo de Face da SBCP

MARCELO DAHER
Diretor da Interclínica - Centroplástica no Rio de Janeiro
Membro Emérito do Colégio Brasileiro de Cirurgiões (CBC)
Presidente da Sociedade Brasileira de Cirurgia Plástica (SBCP) – Reg. RJ – Gestão: 2020/2021

MARCELO MAINO
Membro Titular da Sociedade Brasileira de Cirurgia Plástica (SBCP)
Membro do Departamento Científico da SBCP
National Secretary of Brazil da International Society of Aesthetic Plastic Surgery (ISAPS)
International Member da American Society of Plastic Surgeons (ASPS)
Mestre em Cirurgia pela Universidade Federal do Rio Grande do Sul (UFRGS)

MARCELO RODRIGUES DA CUNHA ARAUJO
Effective Member da Associação dos Ex-Alunos do Professor Ivo Pitanguy – AExPI
Membro Titular da Sociedade Brasileira de Cirurgia Plástica (SBCP)
Membro Ativo da International Society of Aesthetic Plastic Surgery (ISAPS)
Colaborador do Hospital Israelita Albert Einstein, SP
Diretor da Divisão de Cirurgia da Face da SBCP

MARCUS VINICIUS MARTINS COLLARES
Cirurgião Plástico e Craniomaxilofacial
Doutor pela Universidade Barcelona, Espanha
Professor, Chefe do Serviço de Cirurgia Plástica do Hospital de Clínicas de Porto Alegre da Universidade Federal do Rio Grande do Sul (UFRGS)

MARIA EDUARDA DA COSTA LEMOS CARAMORI
Cirurgiã Plástica
Membro Especialista da Sociedade Brasileira de Cirurgia Plástica (SBCP)
Membro da Sociedade Brasileira de Queimaduras
Cirurgiã Plástica do Hospital Infantil Joana de Gusmão, SC

MARIA WIEDNER
MD – Plastic Surgeon – Institut ID – Cologne – Germany

MARIO PELLE CERAVOLO
Professor de Cirurgia Plástica na Universidade de Pádua
Professor Viajante na International Society of Aesthetic Plastic Surgery (ISAPS)
Antigo Presidente da Italian Association of Aesthetic Plastic Surgery

MARIZA GONZAGA
Dermatologista Membro da Sociedade Brasileira de Cirurgia Plástica (SBCP)
Coordenadora da Pós-Graduação em Cosmiatria da FMABC
Coordenadora da Pós-Graduação em Procedimentos Laser e Cosmiatria do Hospital Israelita Albert Einstein

MELLINA TANURE
Médica Residente do Hospital da Plástica do Rio de Janeiro

MILIND D. KACHARE
ASAPS Aesthetic Surgery Fellow – El Paso Cosmetic Surgery – El Paso, TX – USA

NATALE GONTIJO DE AMORIM
Membro Titular da Sociedade Brasileira de Cirurgia Plástica (SBCP)
Ex-Professora Adjunta do Curso de Pós-graduação em Cirurgia Plástica PUC-RIO e Instituto Carlos Chagas - Serviço Ivo Pitanguy, RJ
Doutorado em Células-tronco do tecido adiposo pela Università degli Studi di Verona (Verona – Itália)
Staff da equipe cirúrgica do dr. Gino Rigotti (Hospital Casa di Cura San Francesco - Verona - Itália)

NATÁLIA DE LIMA E SILVA CREMA
Graduada em Medicina e Cirurgia Plástica pela Universidade Federal de São Paulo (Unifesp)
Membro Associado da Sociedade Brasileira de Cirurgia Plástica (SBCP)
Pós-Graduação em Dermato-Cosmiatria pela FMABC de São Paulo

NEIL A. GORDON
MD, FACS – Facial Plastic and Reconstructive Surgery
Manhattan – New York

NORBERT FOCK
Professor Departamento Maxilo Facial - Universidade de Viena – Austria
Senior Lecturer of Anatomical Surgical Training – Viena – Austria
CMF Institute – Viena – Austria

OZAN SOZER
MD – Consultório Particular, *El Paso Cosmetic Surgery*, El Paso, Texas

PATRICK L. TONNARD
MD, PhD – Diretor Centro Coupure de Cirurgia Plástica Ghent, Bélgica

PEDRO SALOMÃO PICCININI
Albert Einstein College of Medicine Division of Plastic Surgery – Montefiore Medical Center – New York-NY
Clinical Instructor Division of Plastic Surgery University of Pennsylvania – PhilaDelphia – PA – USA
Fast Nanofat Microneedling: uso adjuvante em cirurgia de rejuvenescimento facial

RAFAEL EIKI TAKEMURA
Cirurgião Plástico pelo Hospital das Clínicas da Faculdade de Medicina da Universidade de São Paulo (HCFMUSP)
Fellowship em Cirurgia Facial – Dr. Steven M. Levine, Nova Iorque
Membro Especialista da Sociedade Brasileira de Cirurgia Plástica (SBCP)

RAFAELA ROSA CAVACA
Membro Associado da Sociedade Brasileira de Cirurgia Plástica (SBCP)
Membro do Corpo clínico do Instituto Médico Cervantes

RENATO SALTZ
Professor Adjunto de Cirurgia Plástica da Universidade de Utah, EUA
Professor Clínico de Cirurgia Plástica Universidade Federal do Rio de Janeiro (UFRJ)
Ex-Presidente da International Society of Aesthetic Plastic Surgery (ISAPS)
Ex-Presidente da Sociedade Americana de Cirurgia Plástica Estética (ASAPS)
Ex-Curador da ASAPS e ISAPS
Professor Visitante da ASAPS e ISAPS
Ex-Presidente da Rocky Mountain Association of Plastic Surgeons.
Conselheiro Editorial – Cirurgia Plástica Estética, New Beauty Magazine, Cureus, The Aesthetic Guide & Modern Aesthetics.
Diplomado pelo Conselho Americano de Cirurgia e Cirurgia Plástica
Membro do Colégio Americano de Cirurgiões
Membro Honorário da Sociedade Brasileira de Cirurgia Plástica (SBCP) e da Sociedade Turca de Cirurgia Estética. Fundador e presidente da The Image Reborn Foundation de Utah
Fundador e Presidente do Encontro Americano-Brasileiro de Estética (ABAM)

RICARDO FROTA BOGGIO
Membro Titular da Sociedade Brasileira de Cirurgia Plástica (SBCP)
Active Member da International Society of Aesthetic Plastic Surgery (ISAPS)
International Member da American Society of Plastic Surgeons (ASPS)
Doutor em Ciências pela Universidade de São Paulo (USP)
Diretor Científico do Instituto Boggio, SP
Diretor Científico da Academia Nacional de Cosmiatria (ANAC.COS)

RODRIGO L. CARAZO
Coupure Centrum voor Plastische Chirurgie, Gent, BELGIUM

ROMULO MENE
Membro Titular da Sociedade Brasileira de Cirurgia Plástica (SBCP)
Membro Fundador e Titular da Sociedade Brasileira de Laser em Medicina e Cirurgia (SBLMC)
Mestre em Medicina, Área de Cirurgia, pela Universidade Federal do Estado do Rio de Janeiro (UFRJ)

RONALDO PONTES
Livre-Docente em Cirurgia plástica pela Universidade Federal Fluminense (UFF)
Fundador do Serviço de Residência Médica em Cirurgia Plástica Prof. Ronaldo Pontes
Membro Titular Sociedade Brasileira de Cirurgia Plástica (SBCP)
Membro ISAPS-CBC

RONALDO RIGHESSO
Clínica Ronaldo Righesso – Bento Gonçalves – RS–Brasil

RUTH GRAF
PhD – Professora Associada de Cirurgia Plástica da Universidade Federal do Paraná
Membro Titular da SBCP, ASAPS, ASPS, ISAPS, FILACP

SABRINA ENGEL GUIMARAES MENE
Membro Especialista da Sociedade Brasileira de Cirurgia Plástica (SBCP)

SARA BENTLER VANZIN
Farmacêutica Bioquímica, Especialista em Farmacologia Clínica, Gerente de Marketing Técnico Grupo Morais (PIC/PharmaSpecial)

SERGIO DA FONSECA LESSA
Graduado em Medicina
Residência em Cirurgia Geral na Universidade Federal do Rio de Janeiro (UFRJ)
Cirurgião Plástico Egresso da Universidade Católica do Rio de Janeiro (Serviço do Prof. Ivo Pitanguy)
Ex-Professor Assistente do Serviço do Prof. Ivo Pitanguy
Ex-Chefe do Setor de Cirurgia Orbitopalpebral do Serviço do Prof. Ivo Pitanguy
Doutor em Ciências pelo Programa de Pós-Graduação em Fisiopatologia e Ciências Cirúrgicas da Universidade do Estado do Rio de Janeiro (UERJ)
Professor do Curso de Pós-Graduação em Cirurgia Orbitopalpebral da Universidade do Estado do Rio de Janeiro
Membro Emérito do Colégio Brasileiro de Cirurgiões (CBC)
Membro Emérito da Sociedade Brasileira de Laser em Medicina e Cirurgia (SBLMC)
Membro Titular da Sociedade Brasileira de Cirurgia Plástica (SBCP)
Membro Honorário da Sociedade Brasileira de Oftalmologia (SOB)
Membro do ISAPS, ASAPS, FILACP
Revisor da Aesthetic Plastic Surgery, Aesthetic Surgery Journal, Ophthalmic Plastic Reconstructive Surgery, Archives of Plastic Surgery, Revista Brasileira de Cirurgia Plástica

SIMONE AFONSO DINI
Radiologista Especialista pelo Colégio Brasileiro de Radiologia (CBR)
Responsável Técnica da Clínica Foco – Ultrassonografia Especializada

VINICIUS GOMES
Membro Associado da Sociedade Brasileira de Cirurgia Plástica (SBCP)
Membro do Corpo Clínico do Instituto Médico Cervantes

WOLFGANG FUNK
Prof. CH Dr. Dr.

YURI MENE
Dermatologista

SUMÁRIO

Cirurgia Plástica da Face e Cosmiatria

Thieme Revinter

CAPÍTULO 1

EVOLUÇÃO HISTÓRICA DO *LIFTING* FACIAL

Farid Hakme ■ Bernardo Schwartz ■ Mellina Tanure

INTRODUÇÃO

Os procedimentos de *lifting* facial, que englobam uma série de técnicas cirúrgicas com o objetivo de reverter os sinais de envelhecimento e restaurar uma aparência mais jovem ao rosto, passaram por uma significativa evolução. Ao longo da história humana, a busca pela beleza e o desejo de manter características joviais têm sido as forças motrizes por trás do desenvolvimento e aprimoramento de diversas técnicas de ritidoplastia.

O *facelift*, segundo dados da Pesquisa Global da International Society of Aesthetic Plastic Surgery (ISAPS) para o ano de 2021, se encontra na 11ª posição no *ranking* das cirurgias mais realizadas no mundo e na 5ª posição das cirurgias de face e cabeça. No ano da pesquisa, foram realizados 477.705 *facelifts* (3,7% do total de cirurgias realizadas no mundo) e um aumento de 14% em relação a 2020. O Brasil, depois dos Estados Unidos, é o segundo país em número de *facelifts* realizados, mas é o primeiro em procedimentos faciais e de cabeça.

ORIGENS ANTIGAS E A INFLUÊNCIA DO RENASCIMENTO

As civilizações antigas reconheciam a importância do rejuvenescimento facial e utilizavam substâncias naturais, como *aloe vera* e olíbano (resina aromática), para retardar o envelhecimento. O período do Renascimento testemunhou um aumento do interesse por ideais estéticos, impulsionado pelas empreitadas artísticas de Leonardo da Vinci e Michelangelo.

CIRURGIÕES PIONEIROS: TÉCNICAS E CONTRIBUIÇÕES

Há indícios de que as modificações cirúrgicas da face já eram praticadas em culturas antigas, como no antigo Egito. No entanto, foi no século XX que ocorreu o desenvolvimento das técnicas de *facelift*.

Entre os cirurgiões que desempenharam um papel importante nessa evolução, destaca-se Charles Conrad Miller. Suas publicações em 1906, nos Estados Unidos, são frequentemente citadas como marco na história do *facelift*.

Eugen Holländer e Erich Lexer, cirurgiões alemães notáveis do final do século XIX, fizeram contribuições significativas. A técnica inovadora de dissecação subcutânea de Holländer, envolvendo a separação da pele dos tecidos subjacentes, abriu caminho para abordagens modernas de *lifting* facial. Lexer enfatizou a importância de restaurar o volume facial por meio de enxertos de gordura, melhorando assim a aparência natural dos resultados.

Em 1919, Raymond Passot publicou um artigo apresentando uma técnica de múltiplas excisões de pele em formato elíptico ou oval, semelhante aos *minilifts* modernos. Ele também abordou o problema do queixo duplo removendo uma elipse de pele e tecido adiposo próximo ao osso hioide.

Em 1926, Madame Noel publicou um livro chamado *La Chirurgie Esthetique: Son Role Social*, no qual descreveu suas experiências e resultados na cirurgia plástica estética, incluindo a correção de rugas faciais, pálpebras caídas e queixo duplo. Ela também enfatizou a importância das fotografias pré e pós-operatórias para mostrar os resultados aos pacientes.

Em 1920, Bettman descreveu o plano de incisão temporal-periauricular contínua, que se tornou um padrão nos procedimentos atuais. Posteriormente, em 1927, Bames descobriu que o descolamento da pele poderia aprimorar ainda mais os resultados do *lifting* facial. Estes avanços formaram a base dos técnicas de *facelift*, que permaneceram inalteradas ao longo das quatro décadas seguintes.

TRATAMENTO DAS ESTRUTURAS PROFUNDAS

Até então o *facelift* baseava-se na manipulação da pele, não havendo citações referentes ao tratamento das estruturas profundas. Em 1960, Alfricht descreveu a plicatura do tecido subcutâneo para suspensão dos tecidos moles da face no sentido cranial e a lipectomia submentoniana para melhorar o aspecto da região cervical.

Em 1961, Pangman e Wallace idealizaram a sutura da fáscia suprazigomática à fáscia temporal profunda com ligadura do pedículo temporal para suspensão dos tecidos da face, além de usar uma cureta para as lipectomias de submento.

Em 1967, Pitanguy, um renomado cirurgião plástico brasileiro, também deixou sua marca na história do rejuvenescimento facial. Em um artigo publicado na revista italiana *Minerva Chirurgica*, ele descreveu o *facelift* com incisão completa e com pontos de reparo para o estiramento da pele.

Em 1974, o cirurgião sueco Tord Skoog descreveu a dissecção abaixo da fáscia superficial da face e região cervical, uma camada de tecido posteriormente, denominada por Mitz e Peyronie sob a tutela de Tessier, como sistema musculoaponeurótico superficial (SMAS). A dissecação do SMAS permitiu reposicionar os tecidos faciais mais profundos, produzindo resultados mais naturais e duradouros.

Em 1977, Owsley descreveu uma abordagem chamada *two layers* (duas camadas), em que ele separava a camada do SMAS da pele durante o *facelift*. Essa técnica envolve a manipulação e o reposicionamento do SMAS, em sentido independente à tração da pele. Essa abordagem passou a ser considerada uma base importante para o desenvolvimento subsequente das técnicas de ritidoplastia.

Rees, também em 1977, conduziu um estudo comparando a técnica de dissecções subplatismal-fasciais unilaterais do SMAS da face e pescoço – com redistribuição da tensão desse sistema e fixação por sutura, com a técnica padrão de elevação do retalho cutâneo, e concluiu que não houve diferença notável nos resultados entre as duas abordagens. Posteriormente ele é corrigido por Fritz Barton, que aponta o equívoco em se fixar duas estruturas móveis entre si, explicando que o SMAS deveria ser fixado a uma estrutura fixa, como ao plano periosteal,superiormente, ou à fáscia de Lores, lateralmente.

Posteriormente, em 1978, Connell apontou para as vantagens de se utilizar uma lipectomia adequada combinada com um suporte profundo fornecido por uma tipoia feita com retalhos do músculo platisma de largura total, para melhorar o contorno do pescoço. No início de 1980, Barton e Marten utilizaram uma abordagem bivetorial com bifurcação do SMAS para suspensão da face.

Hakme, 1979, no Congresso Internacional, descreveu um procedimento de lipectomia em um triângulo no músculo platisma para tratar a região submandibular e definir a linha da mandíbula. Ele enfatizou a importância do desengorduramento cervicomandibular e delimitou uma área específica para a remoção da gordura. O autor também compartilhou sua experiência no tratamento do músculo platisma, destacando que, ao longo dos anos, passou a optar pelo descolamento do SMAS e do platisma, com opções de tração, seção parcial ou seção total do músculo.

O *Composite Lift*, descrito por Sam Hamra em 1992, é uma técnica de dissecção sub-SMAS em plano profundo que inclui o músculo orbicular dos olhos na parte superior do retalho. Essa técnica apresenta vantagens semelhantes às do *facelift* em plano profundo, como a reposição do músculo orbicular dos olhos e a elevação da junção entre a pálpebra e a bochecha.

Em 1995, Stuzin *et al.* preconizaram a dissecção em dois planos do SMAS para suspensão dos tecidos faciais, gerando dois retalhos estendidos independentes a fim de propiciar a manipulação separada de cada retalho, o que passou a ser conhecido como técnica do SMAS estendido. Também em 1995, Robbins, Brothers e Marshall retomaram os preceitos de Aufricht de uma abordagem subcutânea suplementada com plicatura do SMAS como uma alternativa efetiva para suspensão da face.

Nesse mesmo ano, no artigo *Endoscopic in plastic surgery*, Vasconez e Core descrevem a técnica endoscópica que atualmente tem sido amplamente utilizada por Renato Saltz, Carlos Casagrande e Ana Zumira Badim, como alternativa para elevar a região média do rosto. No entanto, essa técnica apresenta limitações na remoção do excesso de pele, sendo mais eficaz em casos específicos.

Em 1997, Baker descreveu a SMASectomia lateral marcando uma tangente da eminência malar lateral até o ângulo da mandíbula, essencialmente na região ao longo da borda anterior da glândula parótida. Na maioria dos pacientes, isso envolve uma linha de ressecção que se estende da eminência malar lateral em direção à cauda da glândula parótida. Geralmente, um segmento de 2 a 4 cm de fáscia superficial é removido, dependendo do grau de flacidez do SMAS-platisma. Saylan, em 1999, propôs o *S-lift*, procedimento em que eram realizadas suturas em bolsa para tração do SMAS no sentido cranial.

Em 2007, Rohrich e Pessa estudaram a distribuição da gordura da face em compartimentos e descreveram o conceito de que o rosto envelhece tridimensionalmente, com compartimentos separados mudando um em relação ao outro tanto pela posição quanto pelo volume. Isso fornece uma compreensão tridimensional do envelhecimento facial, o que é crucial para planejar e realizar procedimentos de rejuvenescimento.

Tonnard e Verpaele, ainda em 2007, descreveram a técnica MACS Lift (*Minimal Access Cranial Suspension*). Um *lifting* facial com cicatriz curta para o terço inferior e médio da face, que usa um vetor vertical puro, não envolve tensão lateral e podendo ser realizado com o paciente sob anestesia local em 2-2,5 horas. Esta técnica, no nosso meio, foi aperfeiçoada e é amplamente utilizada por Ithamar Stocchero e Thomaz Nassif.

André Auersvald, em 2012, descreveu uma tática cirúrgica para reduzir hematomas em ritidoplastia utilizando uma rede hemostática de pontos de náilon 4-0 contínuos e transfixantes na pele e no SMAS-platisma. Auersvald também contribui ao descrever o tratamento de estruturas subplatismais incluindo a gordura subplatismal, o músculo digástrico e as glândulas salivares submandibulares (SMSGs) na abordagem do submento.

Em 2021, Jacono revisou a técnica do *Deep Plane*, originalmente descrita por Sam Hamra em 1990, e renomeou como *Estended Deep Plane Facelift*, que envolve modificações para aprimorar ainda mais o rejuvenescimento da região média da face, linha da mandíbula e região cervical. A publicação descreve uma técnica de ritidoplastia estendida em plano profundo para volumização. A elevação do retalho cutâneo é realizada até uma linha marcada do ângulo da mandíbula ao canto lateral do olho. Ligamentos faciais são liberados na Linha de Cotofana, incluindo os zigomaticocutâneos. A dissecação em plano profundo é estendida abaixo do ângulo da mandíbula e o músculo platisma é elevado, liberando ligamentos cervicais. A técnica também envolve uma miotomia platismal para criar um suporte e definir o contorno submandibular. Essa abordagem estendida pode reduzir a necessidade de abrir a região central do pescoço. O reposicionamento do retalho composto volumiza a região média do rosto e a linha da mandíbula.

Completando o panorama histórico da evolução da cirurgia da face, destaca-se ainda a abordagem de Marcelo Araújo em 2022, que combina os princípios do *High* SMAS com a técnica do *Deep Plane*. Araújo associa as vantagens das duas técnicas ao promover eficiente liberação dos ligamentos retentores profundos, ampla exposição do retalho de SMAS-platisma, customização dos vetores (individualização do volume e forma) e fixação em pontos rígidos (evitando pontos de fixação longos, que podem resultar em estigmas). Essa incorporação de técnicas por ele denominada *FreeLift* permite a elevação dos compartimentos de gorduras malares, reposicionamento do canto da boca e tratamento do sulco nasolabial, alcançando resultados satisfatórios e naturais.

Além disso, seguindo a tendência atual de evitar extensa lipoaspiração do submento, Araújo tem revivido a técnica de lipectomia com tesoura em região submandibular específica, descrita por Hakme em 1979, para melhor definição da linha da mandíbula.

AVANÇOS TECNOLÓGICOS E ALTERNATIVAS NÃO CIRÚRGICAS

Os avanços tecnológicos desempenharam papel fundamental no aprimoramento dos resultados e na segurança dos procedimentos de *lifting* facial. A introdução de técnicas endoscópicas na década de 1990 permitiu incisões menores, manipulação cirúrgica precisa, cicatrizes reduzidas e tempos de recuperação reduzidos. Além disso, o surgimento de alternativas não cirúrgicas, como fios de sustentação, produtos preenchedores, bioestimuladores e *laser* para restauração cutânea, ofereceu às pessoas opções menos invasivas para o rejuvenescimento facial. Esses procedimentos não cirúrgicos oferecem melhorias temporárias sem a necessidade de uma intervenção cirúrgica extensa, atendendo às preferências daqueles que buscam melhorias imediatas com tempo mínimo de recuperação.

CONCLUSÃO

A evolução histórica dos procedimentos de *lifting* facial reflete a busca humana constante pela beleza. Influências renascentistas e as contribuições inovadoras de cirurgiões pioneiros moldaram o cenário das técnicas modernas. Avanços contínuos nas abordagens cirúrgicas e nas alternativas não cirúrgicas continuam a expandir o leque de opções disponíveis para pessoas em sua busca por uma aparência renovada e rejuvenescida.

BIBLIOGRAFIA

Auersvald A, Auersvald LA, Biondo-Simões MDLP. Rede hemostática: uma alternativa para a prevenção de hematoma em ritidoplastia. Revista Brasileira de Cirurgia Plástica. 2012;27:22-30.

Auersvald A, Auersvald LA, Uebel CO. Subplatysmal necklift: a retrospective analysis of 504 patients. Aesthetic Surgery Journal. 2017;37(1):1-11.

Aufricht G. Surgery for excess skin of the face. Trans 2nd Intl Congr Plast Surg. Edinburg: E & S Livingstone Ltd.; 1960:495-508.

Baker DC, Conley J, Hartstein ME, McKenzie W. Evolution of technique of deep plane facelift. Archives of Facial Plastic Surgery. 2002;4(1):13-9.

Baker DC. Lateral SMASectomy. Plast Reconstr Surg. 1997;100(2):509-13.

Barton Jr FE. . The high SMAS face lift technique. Aesthetic Surgery Journal. 2002;22(5):481-6.

Connell BC, Marten TJ. The value of platysma muscle flaps. Ann Plast Surg. 1978;1:34-43.

Connell BF. Contouring the neck in rhytidectomy by lipectomy and a muscle sling. Plast Reconstr Surg. 1978;61(3):376-83.

Grover R, Jones BM, Waterhouse N. The prevention of haematoma following rhytidectomy: a review of 1078 consecutive facelifts. Br J Plast Surg. 2001;54(6):481-6.

Guyron B, et al. Aesthetic Plastic Surgery Video Atlas: Expert Consult - Online and Print 1st Edition by Bahman Guyuron MD (Author), Brian M Kinney MD FACS MSME (Author); 2012.

Hakme F. Triângulo no músculo platisma nas ritidoplastias. Rev Bras Cir. 1980;70:187.

Hamra ST. Composite rhytidectomy. Plast Reconstr Surg. 1992;90(1):1-13.

Hamra ST. The deep-plane rhytidectomy. Plast Reconstr Surg. 1990;86(1):53-63.

ISAPS: latest stats from the International Society of Aesthetic Plastic Surgery. 2021.

Jacono AA. Aesthetic rejuvenation of the face and neck. Springer International Publishing; 2016.

Jacono AA. The art and science of estended deep plane facelifting and complementary facial rejuvenation procedures; 2021.

Lower Lid Blepharoplasty and Midface Lifting: An Analysis of Complications from a Multicenter Study. Plast Reconstr Surg. 129(6):1421-31.

Marten TJ. High SMAS facelift: combined single flap lifting of the jawline, cheek, and midface. Clinics in plastic surgery. 2008;35(4):569-VII.

Mendelson BC. The anatomic basis of midfacial aging. Aesthetic Plastic Surgery. 2013;37(4):620-32.

Owsley JQ Jr. Platysma fascial rhytidectomy. Plast Reconstr Surg. 1977;60:843.

Pangman WJ, Wallace RM. Cosmetic surgery of the face and neck. Plast Reconstr Surg Transplant Bull. 1961;27:544-50.

Perkins MW, McCarthy JG, May Jr JW. Facial aesthetics: a comprehensive approach. Lippincott Williams & Wilkins. 2001.

Pitanguy I. La ritidoplastia: soluzione eclética del problema. Minerva Chir. 1967;22:942-7.

Ramirez OM. The MACS-Lift: a less invasive surgical approach to rhytidectomy. Plast Reconstr Surg. 2000;105(7):2520-8.

Rees TD, Aston SJ. A clinical evaluation of the results of submusculo-aponeurotic dissection and fixation in face lifts. Plast Reconstr Surg. 1977;60(6):851-9.

Rees TD. Plastic and reconstructive surgery: principles of aesthetic reconstruction. Thieme; 2017.

Robbins LB, Brothers DB, Marshall M. Anterior SMAS plication for the treatment of prominent nasomandibular folds and restoration of normal cheek contour. Plast Reconstr Surg. 1995;96(6):1279-87.

Rogers BO. A chronologic history of cosmetic surgery. Bulletin of the New York Academy of Medicine. 1971;47(3):265-302.

Rohrich RJ, Pessa JE. The fat compartments of the face: anatomy and clinical implications for cosmetic surgery. Plast Reconstr Surg. 2007;119(7):2219-27.

Saylan Z. The S-lift for facial rejuvenation. Int J Cosmet Surg. *1999*;7:18-24.

Seify H, Jones G, Bostwick J, Hester TR. Endoscopic-assisted face lift: review of 200 cases. Annals of plastic surgery. 2004;52(3):234-9.

Stuzin JM, Baker TJ, Gordon H L, Baker TM. Estended SMAS dissection as an approach to midface rejuvenation. Clinics in Plastic Surgery. 1995;22(2):295-311.

Sykes JM, Cotofana S, Trevidic P, et al. Global aesthetic improvement with minimal rejuvenation techniques: consensus panel recommendations. Aesthetic Surgery Journal. 2020;40(8):886-94.

Saylan Z. The S-lift: less is more. *Aesthetic Surgery Journal.* 1999;19(5):406-9.

Tonnard P, Verpaele A. The MACS-lift short scar rhytidectomy. Aesthet Surg J. 2007;27(2):188-98.

Vasconez LO, Core GB, Oslin B. Endoscopy in plastic surgery. An overview. Clinics in plastic surgery. 1995;22(4):585-9.

CAPÍTULO 2

ANATOMIA FACIAL APLICADA

Ricardo Boggio ▪ Marcelo Araujo ▪ Marcelo Maino
Carlos Uebel ▪ Fausto Viterbo

INTRODUÇÃO

A face pode ser estratificada em camadas anatômicas, estando didaticamente organizadas da superfície para profundidade em: pele, tecido celular subcutâneo, sistema musculoaponeurótico superficial (SMAS), camada muscular, compartimentos profundos de gordura e esqueleto ósseo (Fig. 2-1).

PELE

Aspectos Histológicos

A pele é o maior órgão do corpo humano (16% do peso corporal), sendo constituída por uma porção epitelial de origem ectodérmica (epiderme) e uma porção conjuntiva de origem mesodérmica (derme).

Epiderme

A epiderme é formada por tecido epitelial estratificado pavimentoso queratinizado, que se caracteriza pela presença de células justapostas (queratinócitos), ligadas por desmossomos e junções de oclusão.

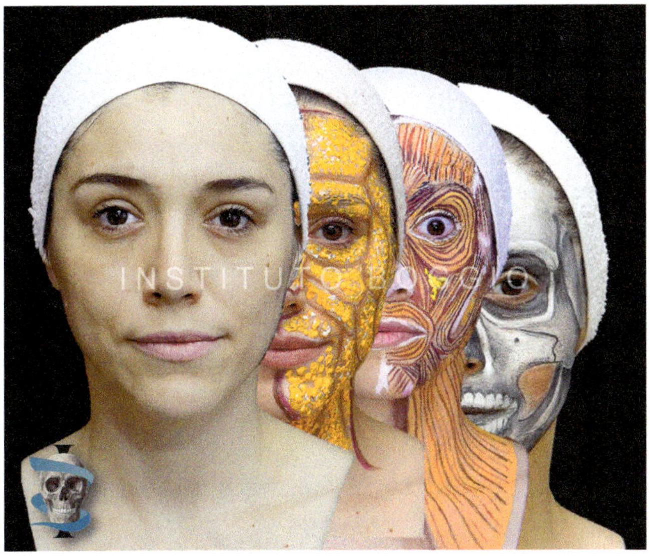

Fig. 2-1. Planos anatômicos da face. (Boggio RF. Modelo dinâmico de anatomia facial aplicada. 2. ed. São Paulo: Amplitude; 2017.)

A epiderme está organizada em camadas:

- *Camada basal*: constituída por células cuboides ou prismáticas, é rica em células-tronco (*stem cells*), sendo responsável pela renovação da epiderme;
- *Camada espinhosa*: caracteriza-se pela presença de prolongamentos celulares e desmossomos, que unem fortemente as células, proporcionando resistência à epiderme;
- *Camada granulosa*: as células que compõem esta camada apresentam citoplasma carregado de grânulos basófilos (grânulos de querato-hialina), contribuindo para a formação de uma barreira contra a penetração de substâncias e contra a desidratação;
- *Camada córnea*: apresenta-se como epitélio escamoso e estratificado, sendo constituída por células achatadas, mortas e sem núcleo, com citoplasma repleto de queratina.

Derme

A derme é constituída por duas camadas: derme papilar (superficial) e derme reticular (profunda). A derme papilar é delgada e constituída por tecido conjuntivo frouxo, caracterizando-se pela presença das papilas dérmicas que se interdigitam com cristas epidérmicas. A derme reticular é mais espessa e constituída por tecido conjuntivo denso.

Ambas as camadas contêm muitas fibras elásticas e colágenas, vasos sanguíneos, vasos linfáticos, nervos e estruturas derivadas da epiderme, como os folículos pilosos, as glândulas sebáceas e as glândulas sudoríparas.

O fibroblasto é o principal tipo celular da derme, sendo responsável pela biossíntese e secreção de todos os componentes da matriz extracelular (MEC).

TECIDO CELULAR SUBCUTÂNEO

A divisão do tecido celular subcutâneo (TCSC) em segmentos, de acordo com a unidade anatômica em que se posiciona, começou a ser estabelecida em 2007, por Rohrich e Pessa (Fig. 2-2).

O tecido celular subcutâneo da fronte pode ser divido em 3 segmentos, sendo um segmento central e dois laterais.

Na região temporal, o tecido celular subcutâneo encontra-se dividido pelo septo temporal inferior, nos segmentos posterior e anterior.

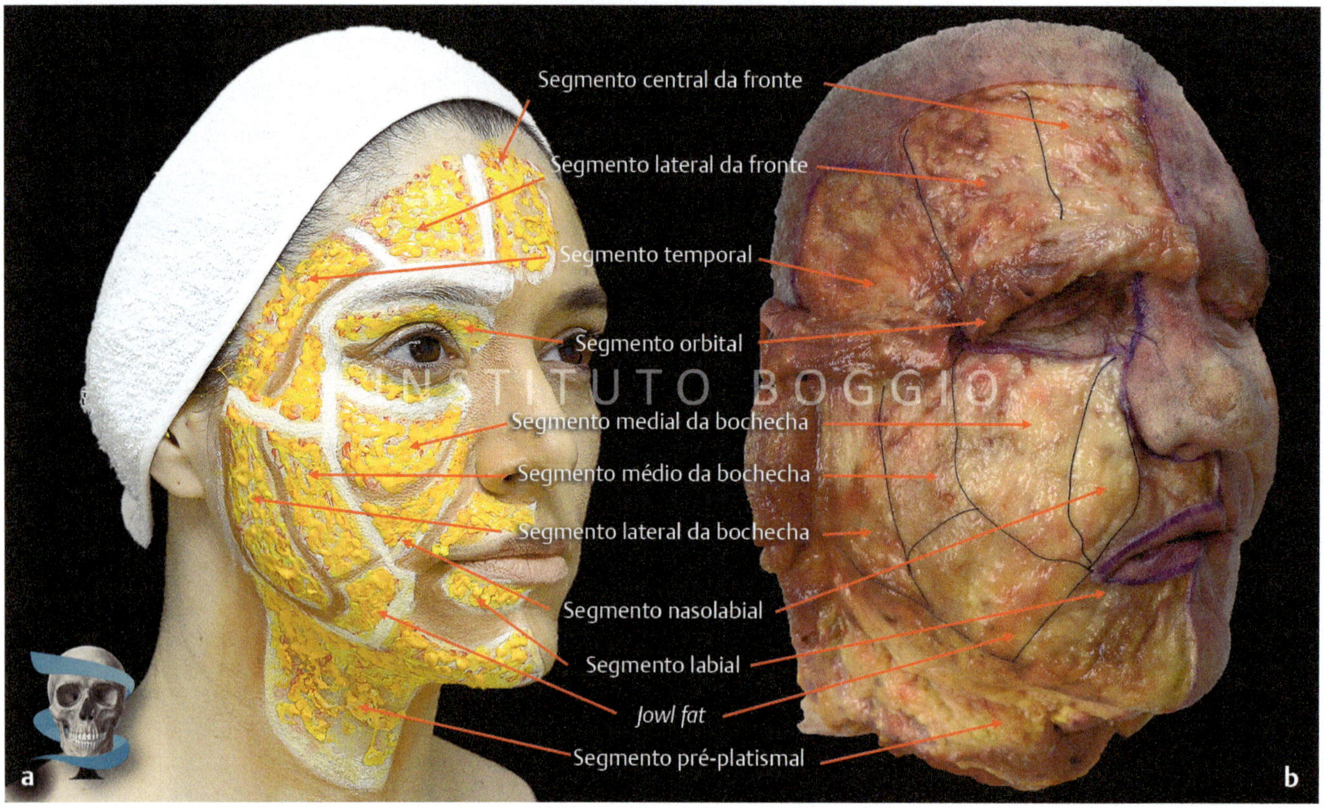

Fig. 2-2. Camada superficial de gordura da face dividida em segmentos, segundo unidade anatômica e a presença de ligamentos retentores, septos fibrosos, pontos de adesão, vasos e nervos. (Núcleo de Anatomia do Instituto Boggio – Global ExtraCut, foto: Thalita Melo.)

A camada superficial de gordura da região orbitopalpebral é bastante fina e delicada, podendo ser dividida nos segmentos superior, inferior e lateral.

No terço médio da face, o TCSC divide-se nos segmentos lateral, médio e medial de gordura da bochecha, além do segmento nasolabial.

No nariz, o TCSC possui espessura variável, estando intimamente aderido à pele.

No terço inferior, a gordura subcutânea encontra-se dispersa e não organizada em compartimentos, uma vez que os músculos subjacentes (expressão facial) e as fibras colágenas formam uma forte rede, que se conecta firmemente à pele.

Nos lábios, a camada superficial de gordura encontra-se entre a pele e o músculo orbicular da boca.

O *jowl fat* está em íntima relação com o músculo depressor do ângulo oral, sendo limitado medialmente pelo sulco labiomandibular.

SMAS, LIGAMENTOS RETENTORES, SEPTOS, ADESÕES E ESPAÇOS SUB-SMAS

Sistema Musculoaponeurótico Superficial (SMAS)

Uma das primeiras descrições do sistema musculoaponeurótico superficial (SMAS) foi realizada por Mitz e Peyronie (1976).

Em 2019, Sandulescu T *et al.* classificaram o SMAS, histologicamente, em 4 diferentes tipos:

- *Tipo I*: caracteriza-se pela presença de septos fibrosos longos, paralelos entre si e perpendiculares ao plano cutâneo, entremeados por tecido gorduroso, sendo encontrado na fronte e na porção anterior do terço médio da face;
- *Tipo II*: apresenta morfologia semelhante à do tipo I, com a diferença dos septos fibrosos serem mais fortes e mais curtos, além de apresentarem menor quantidade de tecido adiposo entre os septos, sendo encontrados nos lábios superior e inferior;
- *Tipo III*: formado por tecido conjuntivo frouxo, praticamente sem a presença de tecido gorduroso, é encontrado nas pálpebras superiores e inferiores;
- *Tipo IV*: SMAS característico da região parotídeo-massetérica, morfologicamente se apresenta como uma rede de septos fibrosos paralelos ao plano cutâneo.

Anatomicamente, a camada musculoaponeurótica apresenta-se como uma estrutura única que reveste todo o segmento cefálico. No escalpe, o SMAS corresponde à aponeurose epicrânica, que se continua na têmpora como fáscia temporal superficial, no terço médio como SMAS, propriamente dito, e na região cervical como SMAS-platisma (Fig. 2-3).

Ligamentos Retentores, Septos e Adesões

Os ligamentos retentores estão localizados em regiões específicas da face, conectando os tecidos moles ao esqueleto facial.

A linha de ligamentos que divide a face nos segmentos anterior (mais móvel) e posterior (mais fixo) é formada, de cranial

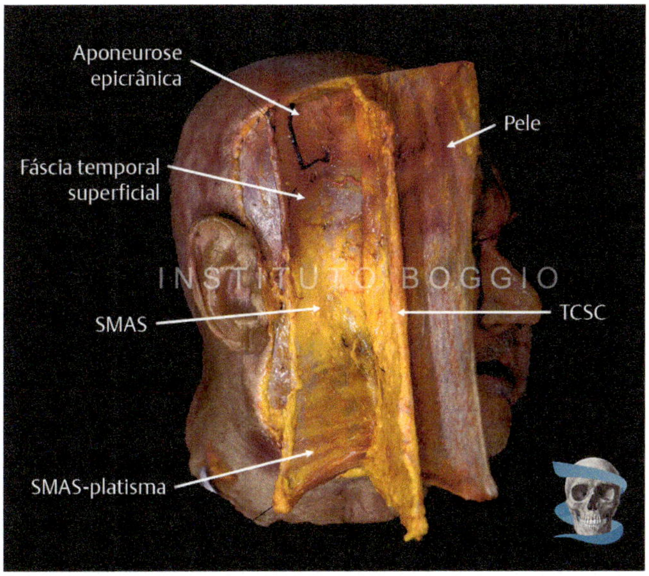

Fig. 2-3. Dissecção em *fresh frozen specimen* evidenciando o SMAS em suas segmentações: aponeurose epicrânica, fáscia temporal superficial, SMAS e SMAS-platisma. (Núcleo de Anatomia do Instituto Boggio – Global ExtraCut, foto: Thalita Melo.)

para caudal, pelo septo temporal superior, que é coincidente com a crista frontotemporal; pela adesão temporal, sobre a porção superolateral do rebordo orbitário; pelo espessamento orbital lateral, que coincide com o rebordo orbital lateral; pelos ligamentos zigomáticos, sobre o arco zigomático; pelos ligamentos massetéricos, cuja origem se dá na fáscia parotídeo-massetérica; e pelo ligamento mandibular que se posiciona no corpo na mandíbula, junto à extremidade distal do sulco labiomandibular (Fig. 2-4).

Espaços Faciais Sub-SMAS

- *Espaço temporal*: localiza-se entre a fáscia temporal superficial e a lâmina superficial da fáscia temporal profunda, proporcionando mobilidade ao terço superior;
- *Espaço pré-septal*: seu limite inferior é determinado, medialmente, pela origem da parte palpebral do músculo orbicular do olho e, lateralmente, pelo ligamento retentor orbicular, sendo seu assoalho definido pelo septo orbital;
- *Espaço pré-zigomático*: de aspecto triangular, se sobrepõe ao zigoma, sendo delimitado acima pelo ligamento retentor orbicular e abaixo pela linha de ligamentos zigomáticos. Em seu assoalho encontram-se as origens dos músculos zigomáticos, sendo seu teto formado pelo gordura suborbicular do olho (SOOF) e músculo-orbicular do olho;

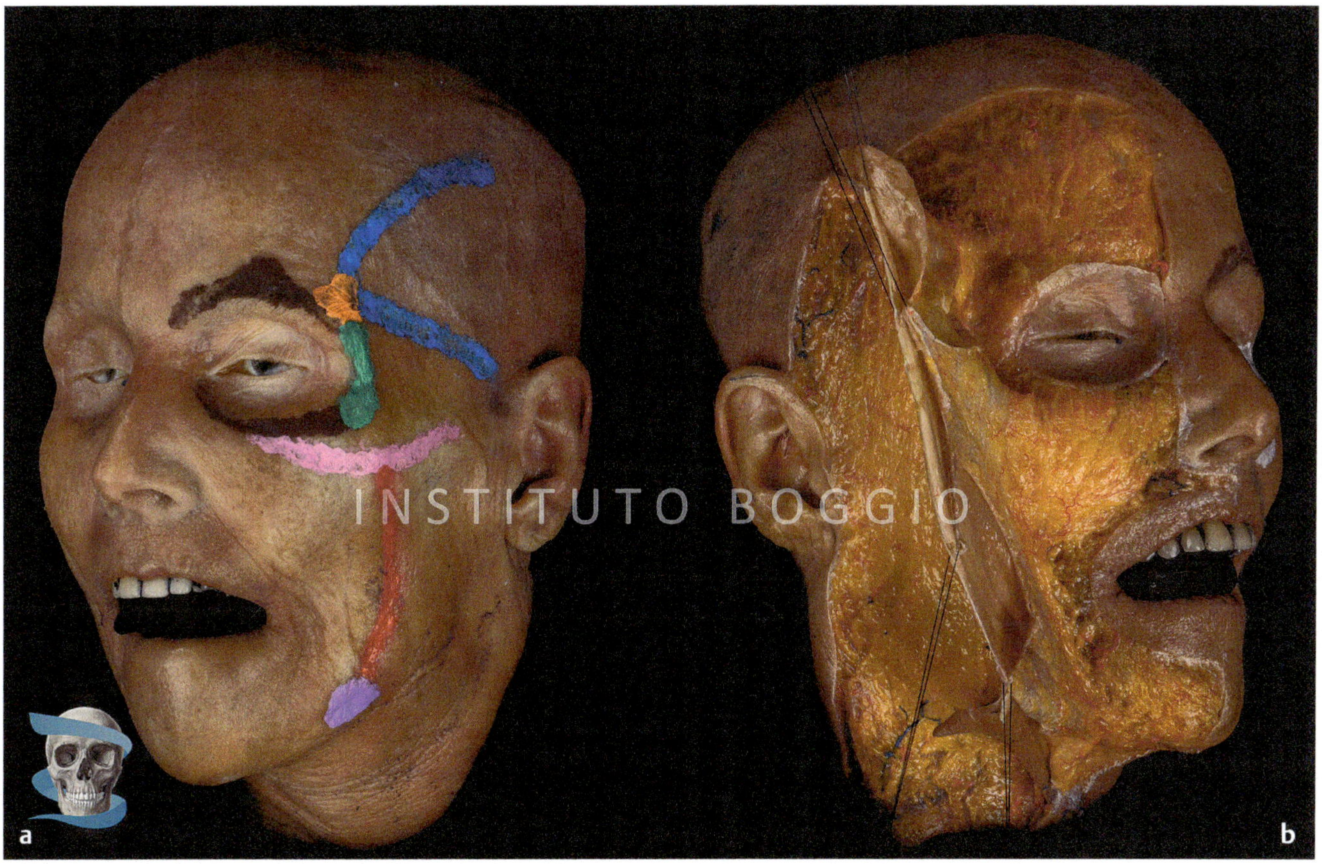

Fig. 2-4. (a) Representação da linha de ligamentos retentores da face: septo temporal superior e inferior (azul), adesão temporal (laranja), espessamento orbitário lateral (verde), ligamentos zigomáticos (rosa), ligamentos massetéricos (vermelho) e ligamento mandibular (roxo). (b) Dissecção do plano cutâneo, mantendo-o fixo à face por meio dos ligamentos que compõem a linha de ligamentos retentores da face. (Núcleo de Anatomia do Instituto Boggio – Global ExtraCut, foto: Thalita Melo.)

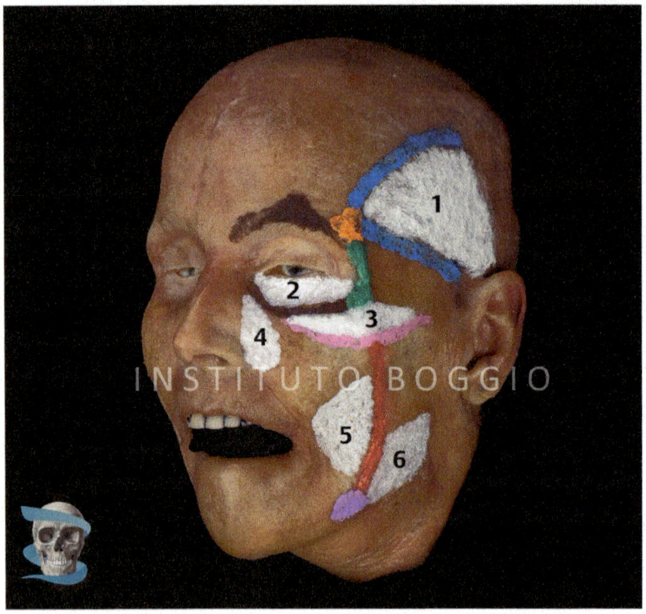

Fig. 2-5. A camada sub-SMAS é composta por "espaços" amplos e com limites bem definidos, entre os quais os ligamentos retentores estão localizados. Estes espaços, por definição, são áreas seguras, uma vez que nenhuma estrutura os atravessa. *1*. Espaço temporal, *2*. espaço pré-septal, *3*. espaço pré-zigomático, *4*. espaço pré-maxilar, *5*. espaço pré-massetérico, *6*. espaço mastigatório. (Núcleo de Anatomia do Instituto Boggio – Global ExtraCut, foto: Thalita Melo.)

- *Espaço pré-maxilar*: de formato retangular, se posiciona anterior à maxila. Seu teto é formado pela parte orbital do músculo orbicular do olho e pelo SMAS, sendo seu assoalho definido pelo músculo levantador do lábio superior;
- *Espaço pré-massetérico*: de formato romboide, cobre a metade inferior do masseter, seu teto é formado pelo SMAS e pelo SMAS-platisma, seu limite posterior é definido pela borda anterior da *platysma auricular fascia* (PAF), seu limite anterior pelos ligamentos massetéricos e seu limite inferior coincide com a extremidade distal do masseter;
- *Espaço mastigatório*: contendo a gordura bucal, é anterior aos ligamentos massetéricos superiores e a borda medial do masseter (Fig. 2-5).

MÚSCULOS (FIG. 2-6)

Músculo Occiptofrontal

- *Origem*: margem anterior da aponeurose epicrânica;
- *Inserção*: porção subcutânea da pele da região do supercílio e da raiz do nariz;
- *Inervação*: nervo facial (ramos temporais para o ventre frontal e o nervo auricular posterior para o ventre occipital);
- *Vascularização*: artérias supraorbitais, supratrocleares e ramos frontais da artéria temporal superficial;
- *Função*: movimentação do escalpo e elevação dos supercílios.

Músculo Corrugador

- *Origem*: porção medial do arco superciliar do osso frontal;
- *Inserção*: porção subcutânea da pele do supercílio;
- *Inervação*: ramos temporais do nervo facial;
- *Vascularização*: artérias angular, supraorbital e supratroclear;
- *Função*: salienta e aprofunda o supercílio, tracionando-o para baixo e medialmente.

Músculo Prócero

- *Origem*: osso nasal e cartilagens nasais laterais;
- *Inserção*: pele da glabela;
- *Inervação*: ramos temporal, zigomático inferior ou bucal do nervo facial;
- *Vascularização*: artérias supraorbitais e supratrocleares;
- *Função*: traciona a porção medial dos supercílios e a fronte para baixo.

Músculo Orbicular dos Olhos

- *Origem*: processo frontal da maxila e osso lacrimal;
- *Inserção*: porção subcutânea da pele da periórbita;
- *Inervação*: ramos temporal e zigomático do nervo facial;
- *Vascularização*: artérias supraorbital, supratroclear, angular, infraorbital e ramos da artéria temporal superficial;
- *Função*: contração esfinctérica da região orbitopalpebral.

Músculo Temporal

- *Origem*: fossa temporal e fáscia temporal;
- *Inserção*: apófise coronoide da mandíbula;
- *Inervação*: nervos temporais profundos;
- *Vascularização*: artérias temporais média e profunda;
- *Função*: protrusão, retração e elevação da mandíbula.

Músculo Zigomático Maior

- *Origem*: processo temporal do osso zigomático;
- *Inserção*: comissura bucal;
- *Inervação*: ramos zigomático e bucal do nervo facial;
- *Vascularização*: artérias labiais superiores, ramos colaterais da artéria facial e ramos da artéria infraorbital;
- *Função*: levantamento do ângulo da boca para cima e lateralmente.

Músculo Zigomático Menor

- *Origem*: osso zigomático;
- *Inserção*: porção subcutânea da pele do lábio superior;
- *Inervação*: ramos zigomáticos e bucais do nervo facial;
- *Vascularização*: artéria labial superior e ramo da artéria facial;
- *Função*: elevação do ângulo da boca.

Músculo Levantador do Lábio Superior

- *Origem*: margem inferior da órbita, acima do forame infraorbitário;
- *Inserção*: lábio superior;
- *Inervação*: ramos bucais superiores do nervo facial;
- *Vascularização*: artérias labial superior, oftálmica e infraorbital;
- *Função*: eleva o lábio superior e projeta-o levemente para frente.

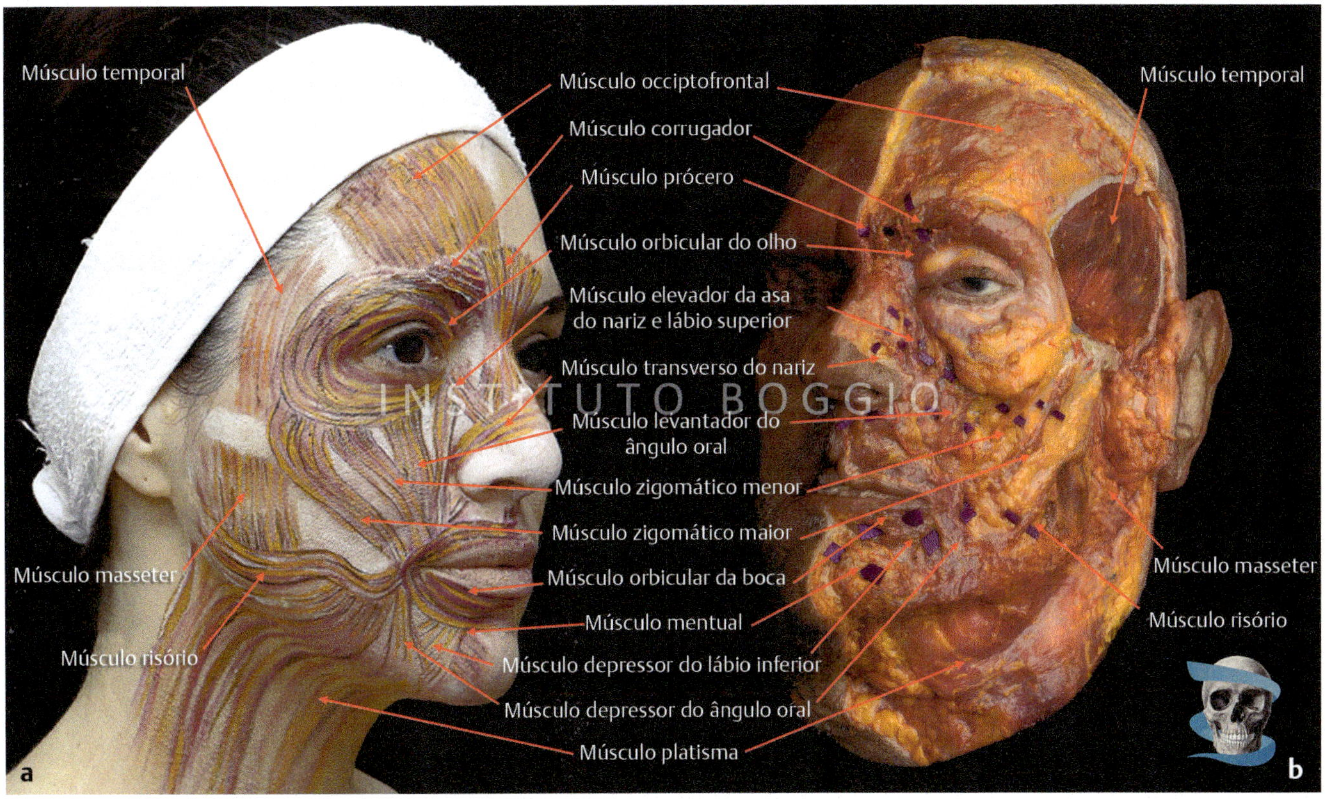

Fig. 2-6. Músculos da face – estudo comparativo entre o Modelo de Anatomia Aplicada Realística e uma peça *Fresh Frozen Specimen*. (Núcleo de Anatomia do Instituto Boggio – Global ExtraCut, foto: Thalita Melo.)

Músculo Levantador do Lábio Superior e da Asa do Nariz

- *Origem*: superfície óssea do processo frontal da maxila;
- *Inserção*: divide-se em dois fascículos que se inserem na cartilagem alar e no lábio superior;
- *Inervação*: ramos bucais superiores do nervo facial;
- *Vascularização*: ramos da artéria labial superior;
- *Função*: dilatação das narinas e elevação do lábio superior.

Músculo Levantador do Ângulo da Boca

- *Origem*: superfície anterior da maxila, abaixo do forame infraorbital;
- *Inserção*: pele do ângulo da boca e mucosa do lábio;
- *Inervação*: ramos zigomático e bucal do nervo facial;
- *Vascularização*: ramos das artérias labiais superiores;
- *Função*: elevação do ângulo da boca, tracionando para dentro.

Músculo Nasal ou Transverso do Nariz

- *Origem*: as fibras da porção transversa originam-se na maxila, enquanto as fibras da porção alar originam-se na asa do nariz;
- *Inserção*: a porção alar insere-se na pele junto às cartilagens alares e a transversa na pele na topografia das cartilagens nasais laterais;
- *Inervação*: ramos bucais do nervo facial;
- *Vascularização*: artérias nasal lateral e dorsal do nariz;
- *Função*: a porção transversa comprime a abertura nasal, enquanto a porção alar dilata as narinas.

Músculo Depressor do Septo Nasal

- *Origem*: maxila acima da saliência alveolar dos incisivos;
- *Inserção*: ramos (*cruras*) mediais das cartilagens alares;
- *Inervação*: ramos bucais do nervo facial;
- *Vascularização*: ramos alares e septais da artéria facial;
- *Função*: abaixador da extremidade anterior do septo e do ápice do nariz.

Músculo Orbicular da Boca

- *Origem*: tecido subcutâneo das margens dos lábios superior e inferior;
- *Inserção*: modíolo;
- *Inervação*: ramos bucais do nervo facial;
- *Vascularização*: artérias labiais superiores e inferiores;
- *Função*: atua como um esfíncter, promovendo o fechamento da boca.

Músculo Risório

- *Origem*: fáscia do músculo masseter;
- *Inserção*: modíolo;
- *Inervação*: ramos bucais inferiores do nervo facial;
- *Vascularização*: ramos das artérias labiais superiores, da artéria facial e da artéria transversa da face;
- *Função*: tração lateral do canto da boca.

Músculo Masseter

- *Origem*: o feixe superficial origina-se na margem inferior do arco zigomático e o feixe profundo na face medial da parte temporal do arco zigomático, indo até a altura do tubérculo articular do osso temporal;

- *Inserção*: os feixes superficial e profundo inserem-se no terço inferior da parte lateral do ramo da mandíbula;
- *Inervação*: fibras motoras do ramo massetérico, ramo do nervo mandibular que, por sua vez, é ramo do nervo trigêmeo (V par craniano);
- *Vascularização*: artéria massetérica (ramo colateral da artéria maxilar) e ramúsculos das artérias transversa da face e facial;
- *Função*: elevação e oclusão da mandíbula.

Músculo Depressor do Ângulo Oral

- *Origem*: margem inferior da mandíbula;
- *Inserção*: comissuras labiais (modíolos);
- *Inervação*: ramo bucal do nervo facial;
- *Vascularização*: artérias labial inferior e mentual;
- *Função*: depressão do ângulo da boca.

Músculo Depressor do Lábio Inferior

- *Origem*: área superior da linha rugosa de inserção do músculo platisma na mandíbula, medialmente ao depressor do ângulo oral;
- *Inserção*: tegumento do lábio inferior;
- *Inervação*: nervo marginal da mandíbula;
- *Vascularização*: artérias labial inferior e mentual;
- *Função*: depressão da porção central do lábio inferior.

Músculo Mentoniano

- *Origem*: fossa mentoniana, acima do tubérculo mentoniano;
- *Inserção*: porção subcutânea da pele do mento;
- *Inervação*: nervo marginal da mandíbula;
- *Vascularização*: artérias labial inferior e mentual;
- *Função*: rotação cranial do mento e eversão do lábio inferior.

Músculo Bucinador

- *Origem*: processos alveolares da maxila e da mandíbula, além da rafe pterigomandibular;
- *Inserção*: modíolo (comissuras);
- *Inervação*: nervo bucal;
- *Vascularização*: artérias bucal e alveolar;
- *Função*: atua de forma indireta na mastigação e participa do sorriso e do assopro.

Músculo Pterigoide Medial

- *Origem*: cabeça superficial na tuberosidade maxilar e a profunda no osso esfenoide (placa pterigoide lateral);
- *Inserção*: superfície interna do ramo e ângulo da mandíbula;
- *Inervação*: nervos pterigoides mediais;
- *Vascularização*: artéria facial;
- *Função*: protrusão, lateralização e elevação da mandíbula.

Músculo Pterigoide Lateral

- *Origem*: cabeça superior – na superfície infratemporal e crista da asa maior do osso esfenoidal, cabeça inferior – superfície lateral da placa pterigoide lateral;
- *Inserção*: cabeça superior – aspecto anteromedial da cápsula temporomandibular, cabeça inferior – pescoço do côndilo da mandíbula e da fóvea pterigoide (fóvea anterior);
- *Inervação*: ramos dos nervos pterigoide lateral, temporais profundos, massetérico e bucal.
- *Vascularização*: ramo pterigóideo (artéria maxilar);
- *Função*: cabeça inferior – depressão, protrusão e lateralização da mandíbula, cabeça superior – movimento terminal de fechamento da mandíbula, estabilizando a articulação.

Músculo Digástrico

- *Origem*: seu ventre anterior tem sua origem na fossa digástrica da mandíbula e seu ventre posterior na incisura mastóidea do osso temporal;
- *Inserção*: corpo do osso hioide (através do tendão intermediário e sua alça fibrosa);
- *Inervação*: ventre anterior: nervo milo-hióideo (ou nervo alveolar inferior) e ventre posterior: ramo digástrico do nervo facial;
- *Vascularização*: ventre anterior – artéria facial e ventre posterior – artéria occipital;
- *Função*: depressão da mandíbula e elevação do osso hioide durante a mastigação e a deglutição.

Músculo Platisma

- *Origem*: apresenta uma origem ampla, acima da parte superior do músculo deltoide e do músculo peitoral maior, constituindo-se em uma larga faixa muscular junto à clavícula, primeira costela e acrômio;
- *Inserção*: margem inferior da mandíbula e subcutâneo, do tubérculo mental até o nível de segundo molar inferior;
- *Inervação*: ramo descendente do nervo cervical;
- *Vascularização*: ramos da artéria carótida externa;
- *Função*: depressão da mandíbula e do canto da boca.

COMPARTIMENTOS PROFUNDOS DE GORDURA

Região Frontal

Compartimento Profundo Central da Fronte

- *Limite superficial*: fáscia posterior do músculo frontal;
- *Limite profundo*: periósteo;
- *Limites laterais*: estruturas neurovasculares supraorbitais;
- *Limite superior*: septo frontal médio.

Compartimento Profundo Frontal Lateral

- *Limite superficial*: fáscia da parte posteroinferior do músculo frontal;
- *Limite profundo*: periósteo do osso frontal;
- *Limites laterais*: aderências ligamentares temporais;
- *Limites mediais*: estruturas neurovasculares supraorbitais;
- *Limite inferior*: septo temporal superior.

Região Temporal

Camada Profunda de Gordura da Têmpora

- *Limite inferior*: arco zigomático;
- *Limite superior*: fusão das lâminas da fáscia temporal profunda, cerca de 15 mm acima da sutura zigomaticofrontal;
- *Limite anterior*: rebordo orbitário lateral.

Extensão Temporal da Buccal Fat Pad

- *Limite superficial*: lâmina profunda da fáscia temporal profunda;
- *Limite profundo*: músculo temporal;
- *Limite inferior*: topografia do arco zigomático;
- *Limite superoposterior*: asa maior do esfenoide.

Região Orbitopalpebral

Bolsas Palpebrais

- *Limite superficial*: septo orbital;
- *Limite profundo*: retratores palpebrais;
- *Limite periférico*: rebordo orbital;
- *Limite central*: globo ocular.

Gordura Suborbicular do Olho – SOOF (Fig. 2-7)

- *Limite superficial*: parte orbital do músculo orbicular do olho;
- *Limite profundo*: espaço pré-zigomático;
- *Limite inferior*: ligamento zigomaticocutâneo;
- *Limite superior*: ligamento retentor da órbita.

Compartimento de Gordura Retro-Orbicular do Olho – ROOF (Fig. 2-7)

- *Limite inferior*: ligamento retentor da órbita;
- *Limite medial*: estruturas neurovasculares supraorbitais;
- *Limite superior*: septo frontal inferior (derivação do septo frontal médio);
- *Limites laterais*: aderências ligamentares temporais.

Terço Médio da Face

Compartimento Nasolabial Profundo de Gordura

- *Limite profundo*: músculo levantador do lábio superior e da asa do nariz;
- *Limite superficial*: parte orbital do músculo orbicular do olho (sua parte superior) e ao sistema musculoaponeurótico superficial (SMAS);
- *Limite medial*: parede nasal lateral e veia nasal lateral;
- *Limite superolateral*: veia angular;
- *Limite inferior*: fusão fascial do SMAS com o músculo levantador do lábio superior e da asa do nariz.

Compartimento Piriforme Profundo de Gordura

- *Limite profundo*: espaço piriforme;
- *Limite medial*: parede nasal lateral (em sua parte superior) e pelo depressor do septo nasal (em sua parte inferior);
- *Limite lateral*: lâmina fascial que circunda o feixe neurovascular;
- *Limite inferior*: fusão do músculo levantador do ângulo oral e levantador do lábio superior e da asa do nariz.

Compartimento Malar Medial Profundo de Gordura (Fig. 2-7)

- *Limite medial*: feixe neurovascular infraorbital;
- *Limite lateral*: veia angular e compartimento lateral profundo de gordura;
- *Limite superior*: fixação óssea do músculo levantador do lábio superior e da asa do nariz;
- *Limite inferomedial*: fusão dos músculos levantador do ângulo oral e levantador do lábio superior e da asa do nariz;
- *Limite inferolateral*: músculo e septo zigomático transverso.

Compartimento Malar Lateral Profundo de Gordura (Fig. 2-7)

- *Limite superior*: ligamento zigomaticocutâneo e músculo zigomático menor (quando presente);

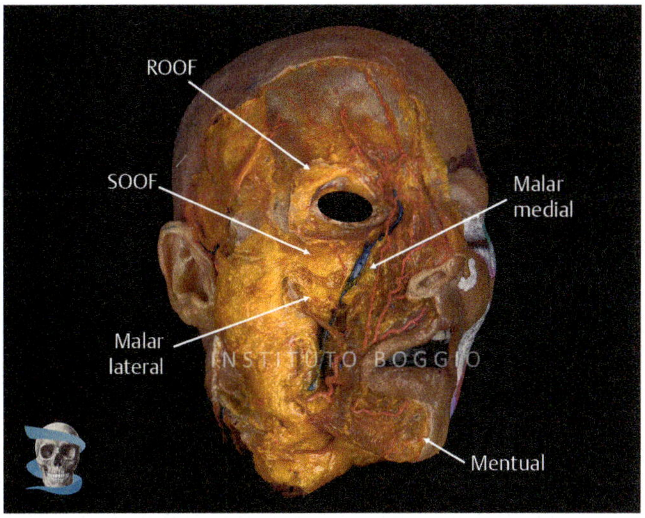

Fig. 2-7. Dissecção em *Fresh Frozen Specimen* evidenciando: ROOF, SOOF, compartimento malar lateral, compartimento malar medial e gordura mentual.

- *Limite medial*: veia angular;
- *Limite inferolateral*: músculo zigomático maior e septo facial transverso;
- *Limite anterior*: parte orbital do músculo orbicular do olho e SMAS.

Terço Inferior

Região Labial, Perioral e Mentual

A camada profunda de gordura do lábio posiciona-se entre o músculo orbicular da boca e a mucosa labial. A inserção do músculo orbicular na mucosa labial, dividindo-a em mucosa seca e mucosa úmida, determina a divisão entre as camadas superficial e profunda.

A gordura perioral contém, predominantemente, adipócitos maduros incorporados a uma densa rede de fibras colágenas, elásticas e musculares, entrelaçadas, não estando organizada em compartimentos.

A camada profunda de gordura do mento está localizada abaixo do músculo mentual, em ambos os lados da linha média, enquanto o compartimento labiomandibular (profundo) está localizado ao redor do forame mental, profundamente ao músculo orbicular da boca (Fig. 2-7).

Compartimento Bucal de Gordura (Buccal Fat Pad Compartment – BFP)

O compartimento bucal de gordura é dividido, anatomicamente, em três lobos, independentemente encapsulados e fixos por aderências membranosas. O lobo anterior é triangular e localizado abaixo do zigoma. Estende-se anteriormente ao músculo masseter e bucinador, estando posterior ao músculo zigomático maior. O lobo intermediário posiciona-se ao redor da porção lateral da maxila, entre os lobos anterior e posterior. O lobo posterior está localizado no espaço mastigatório, ao redor do músculo temporal e do tendão longo do ramo mandibular.

OSSOS

Os ossos que compõem a face podem ser individuais ou aos pares. Os ossos individuais são a mandíbula, frontal e o vômer, enquanto os ossos dispostos aos pares são maxila, zigoma, nasal, lacrimal, parietal, esfenoide, temporal e palatino (Fig. 2-8).

O osso frontal divide-se, classicamente, em 3 partes: parte escamosa – área da testa; contém os seios frontais, borda superior da órbita, glabela, processos zigomáticos; parte orbitária – forma o teto dos seios etmoidais; contém o forame etmoidal anterior (nervo e vasos etmoidais anteriores), forame etmoidal posterior (nervo etmoidal posterior e vasos); parte nasal – tronco do nariz.

O osso temporal é composto por: parte escamosa; parte mastóidea, parte petrosa e parte timpânica.

A cavidade orbitária está localizada lateralmente à raiz nasal e recebe contribuição de sete ossos: na sua parede lateral temos contribuição do osso frontal, zigoma e esfenoide; a porção medial é composta pela maxila, lacrimal, etmoide e esfenoide; o teto é composto pelo frontal e esfenoide; finalmente, o assoalho recebe contribuição da maxila, zigoma e palatino.

O osso nasal é pequeno e bilateral (par), sendo limitado, medialmente, pelo osso contralateral; superiormente, pela parte nasal do osso frontal; e; lateralmente, pelo processo frontal da maxila.

O zigoma ocupa a porção lateral da face e tem importância anatômica por colaborar com a formação do assoalho e lateral da órbita. Além de seu corpo, apresenta três processos: frontal, maxilar e temporal. Habitualmente, o forame zigomaticofacial está localizado no corpo do osso zigomático.

A maxila é composta por cinco partes principais: o corpo e quatro projeções denominadas processos (frontal, zigomático, palatino e alveolares).

A mandíbula é um osso com formato de ferradura, formado por um corpo e dois ramos, conectados no ângulo da mandíbula. O corpo se divide em duas partes: alveolar e base. O ramo se caracteriza pela presença de dois processos: o processo coronoide (anterior) e o processo condilar (posterior).

VASCULARIZAÇÃO ARTERIAL

Todas as artérias que suprem a face são originárias da artéria carótida comum, bilateralmente. A artéria carótida comum surge, no lado direito, da artéria braquiocefálica e, no lado esquerdo, diretamente da aorta (arco aórtico). No nível do quarto corpo vertebral cervical/osso hioide, a artéria carótida comum se divide em artérias carótidas externas e internas.

Artéria Facial

Ramo da artéria carótida externa, surge no triângulo carotídeo.

A artéria facial possui uma porção cervical que dá origem a outros quatro vasos: palatina ascendente, tonsilar, submental e glandulares.

À medida que ascende para a face, a artéria facial cursa profundamente sobre o corpo da mandíbula, em plano justaperiosteal, e segue ao longo da borda anteroinferior do masseter, sendo seus principais ramos: submental, labial inferior, labial superior, nasal lateral e artéria angular.

A artéria submental corre anteromedialmente, abaixo da mandíbula, sendo que depois se superficializa para o músculo milo-hióideo, para então alcançar o mento.

Em estudos anatômicos realizados por Cotofana S *et al.* (2017), as artérias labiais foram identificadas em uma posição submucosa (78,1%), intramuscular (17,5%) e subcutânea (2,1%). Em 0,6% dos casos as artérias foram encontradas no mesmo lábio em posição submucosa e intramuscular; em 1,3% na posição submucosa e subcutânea; e em 0,2% na posição intramuscular e subcutânea.

Após emitir a artéria labial superior, a artéria facial continua seu curso em direção a lateral do nariz, em plano subcutâneo, de maneira oblíqua e geralmente coincidente com o sulco nasolabial.

Ocasionalmente, um tronco alar curto dá origem as artérias alar inferior e a nasal lateral, diretamente da artéria facial ou a partir da artéria labial superior.

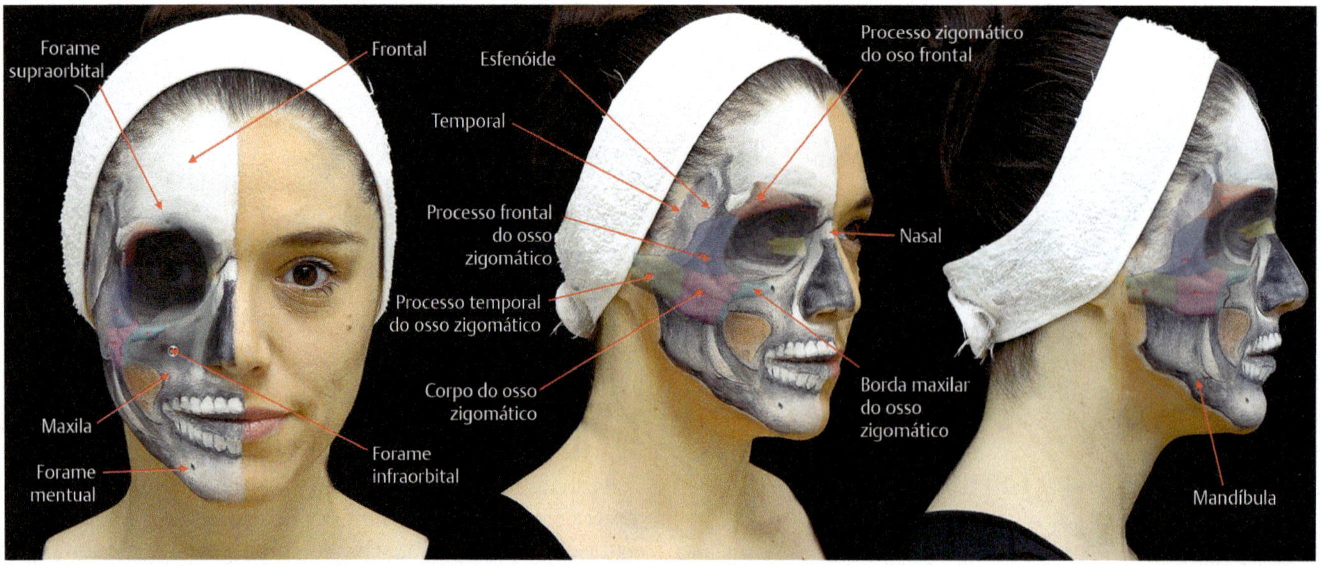

Fig. 2-8. Modelo de Anatomia Aplicada Realística, com representação do esqueleto ósseo facial.

A artéria marginal do nariz se origina da artéria lateral do nariz ou diretamente da artéria facial e cursa junto à borda inferior da cartilagem alar.

Dois ou três ramos septais se originam da artéria labial superior e ascendem em direção ao septo do nariz, podendo ser profundos ou superficiais ao músculo orbicular da boca.

Pequenos ramos das artérias alar inferior, nasal lateral e septal formam o plexo vascular na base e ponta do nariz.

A artéria nasal lateral normalmente se caracteriza como ramo terminal da artéria facial, ponto este a partir do qual a artéria facial segue como artéria angular.

Em seu curso padrão, a artéria angular corre ao longo da lateral do nariz e da borda inferior do músculo orbicular do olho, no plano subcutâneo, constituindo-se no segmento terminal da artéria facial. A artéria angular, habitualmente, anastomosa-se com a artéria oftálmica, podendo-se anastomosar ainda com ramos da artéria maxilar e até mesmo com vasos intracranianos.

A artéria dorsal do nariz se origina da artéria oftálmica, cursa superficialmente a camada fibromuscular e anastomosa-se com a artéria nasal lateral, ramo da artéria facial. A artéria carótida externa fornece fluxo arterial para o nariz através das artérias facial e maxilar. As artérias esfenopalatina e palatina descendente surgem da maxilar e suprem o tecido nasal septal e lateral. A artéria carótida interna fornece suprimento sanguíneo ao nariz pelos ramos terminais da artéria oftálmica e através das artérias etmoidais anterior e posterior (Fig. 2-9).

Artéria Oftálmica

Segundo Mostafa BE *et al.* (2018), a artéria oftálmica tem sua origem na parte supraclinoide da artéria carótida interna, em 95% dos casos e, na parte cavernosa, em 4% dos casos, enquanto em apenas 1% dos casos se origina na artéria meníngea média. Os ramos da artéria oftálmica podem ser divididos

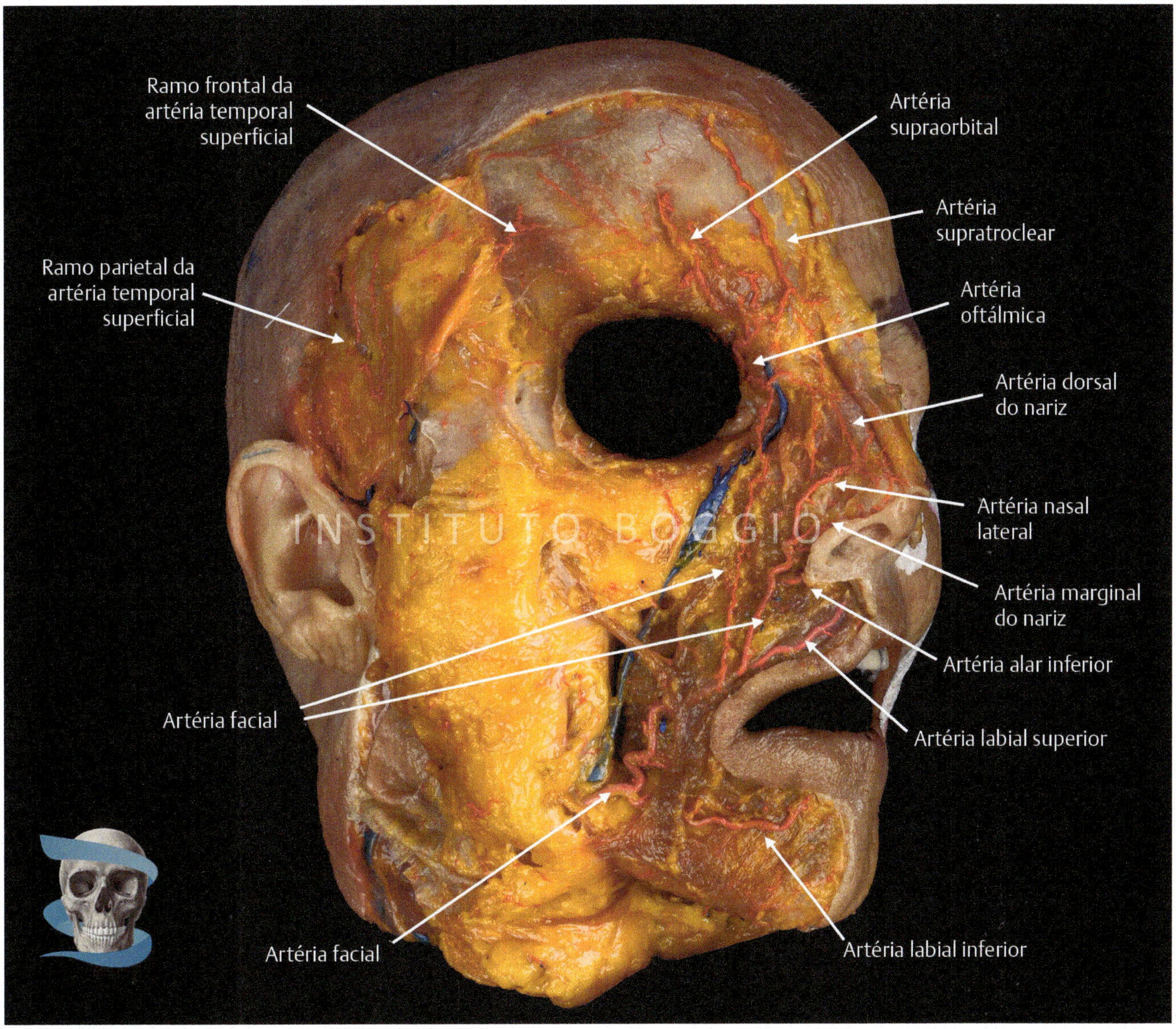

Fig. 2-9. Anatomia arterial em *Fresh Frozen Specimen*. Destaque para a duplicidade da artéria facial, que pode ocorrer em cerca de 25% dos espécimes. (Nimigean V *et al.* 2019 - Núcleo de Anatomia do Instituto Boggio – Global ExtraCut, foto: Thalita Melo.)

em grupos ocular (artérias central da retina e ciliar), orbital (artérias musculares e lacrimais) e grupos extraorbitais (artérias dorsal do nariz, supratroclear e supraorbitária). A artéria oftálmica constitui-se uma importante comunicação entre as artérias carótidas interna e externa (Fig. 2-9).

Artérias Supraorbital e Supratroclear

O suprimento de sangue para a região frontal é fornecido pelas artérias supraorbital e supratroclear, ambas originárias da artéria oftálmica. Na maioria dos casos (87%) a artéria supratroclear emerge da órbita separadamente da artéria supraorbital, pelo forame supratroclear ou passando por cima da borda supraorbital. A artéria supraorbital se origina da artéria oftálmica quando esta cruza o nervo óptico, emergindo para a fronte pelo forame supraorbital (Fig. 2-9).

Artérias Temporais

A artéria temporal superficial é um ramo terminal da artéria carótida externa. Surge dentro da glândula parótida, no nível em que a artéria maxilar se bifurca da artéria carótida externa. Sobe sobre a raiz posterior do arco zigomático, aproximadamente 1 cm anterior à orelha, envolvida pelas duas lamínulas que compõem a fáscia temporal superficial. Koziej M *et al.* (2020), ao avaliarem a artéria temporal superficial, constataram que a mesma se bifurca nos ramos parietal e frontal, acima do arco zigomático, em 79,1% (68,0-84,3) dos casos, abaixo do arco em 6,7% (2,4-12,1) e no arco em 11,1% (5,4-17,5). A artéria temporal superficial se anastomosa com as artérias supraorbital e supratroclear, através de seu ramo frontal, formando ainda numerosas anastomoses com as artérias temporal média e profunda, além de emitir alguns ramos transósseos (Fig. 2-10).

A artéria temporal média origina-se da artéria temporal superficial, anteriormente ao meato acústico externo e abaixo do arco zigomático. A partir de sua origem, cursa posterossuperiormente em direção ao meato acústico externo, penetrando na fáscia temporal profunda e, posteriormente, no músculo temporal. A artéria temporal média divide-se nos ramos: parotídeo medial, fascial anterior, muscular anterior, muscular posterior e distais anterior e posterior. Todos os ramos, com exceção do pequeno ramo parotídeo, irrigam o músculo temporal e estruturas próximas, como a fáscia e o periósteo.

A artéria temporal profunda é ramo da artéria maxilar interna que, por sua vez, é ramo da artéria carótida externa. O ramo anterior da artéria temporal profunda irriga a porção anterior do músculo temporal e o ramo posterior irriga a porção média.

Artéria Transversa da Face

Segundo Koziej M *et al.* (2019), a artéria transversa da face está presente em 96% dos indivíduos. Em 91,7% dos casos essa artéria tem sua origem na artéria temporal superficial, em 3,1% na artéria carótida externa, antes de sua divisão nas artérias temporal e maxilar, em 4,7% na artéria carótida externa, em um ponto comum à origem da artéria temporal superficial e artéria maxilar, e em 0,5% sua origem se dá na artéria maxilar. Única em 95,3% dos casos e dupla em 4,7%, corre transversalmente na face, terminando na área bucal. Intimamente relacionada com o músculo masseter, encontra-se inferior ao ramo zigomático do nervo facial e superior ao ducto parotídeo. Na sua parte proximal, é cercada por glândula parótida (Fig. 2-11).

Artéria Zigomático-Orbital

Um dos ramos mais calibrosos da artéria temporal superficial, a artéria zigomático-orbital, originar-se da artéria carótida externa, assume um trajeto verticalizado e atravessa anteriormente o arco zigomático. Depois disso corre em direção ao canto lateral do olho, horizontalmente, e comunica-se com as artérias palpebrais e supraorbital.

Artéria Infraorbital

Ramo terminal da artéria maxilar, passa pelo canal infraorbital, exterioriza-se através do forame de mesmo nome e divide-se nos ramos vestibular superior, zigomaticomalar e nasal. A distância média entre a artéria e a borda infraorbital é de 9,1 ± 1,41 mm.

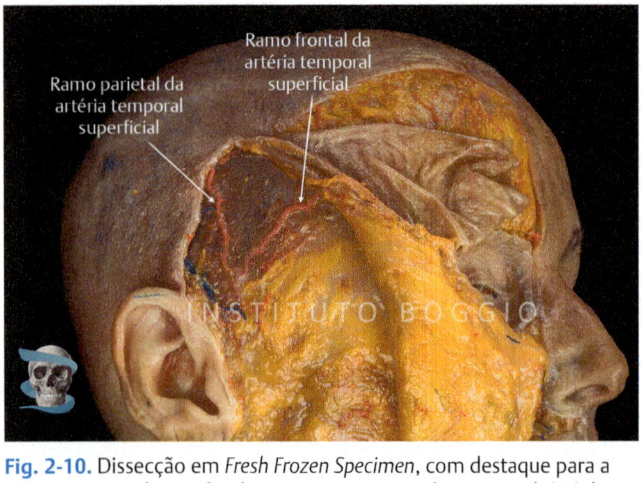

Fig. 2-10. Dissecção em *Fresh Frozen Specimen*, com destaque para a artéria temporal superficial e seus ramos parietal e temporal. (Núcleo de Anatomia do Instituto Boggio – Global ExtraCut, foto: Thalita Melo.)

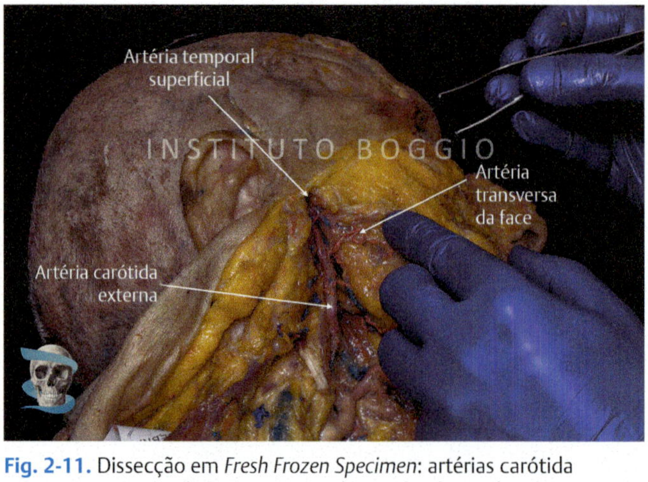

Fig. 2-11. Dissecção em *Fresh Frozen Specimen*: artérias carótida externa, transversa da face e temporal superficial. (Núcleo de Anatomia do Instituto Boggio – Global ExtraCut, foto: Thalita Melo.)

Artéria Mentual

A artéria mentual é um ramo terminal da artéria alveolar inferior que, por sua vez, é ramo da primeira parte da artéria maxilar. A artéria mentual emerge pelo forame mentual, irrigando a gengiva labial, músculos e pele do mento, anastomosando-se, muitas vezes, com as artérias labial inferior e submental.

INERVAÇÃO

Inervação Sensitiva

Os ramos cutâneos dos nervos cervicais, provenientes do plexo cervical, estendem-se sobre a face posterior do pescoço, orelha e para a região parotídea. O nervo trigêmeo (V par) é o nervo sensitivo para a face, ao mesmo tempo em que é o nervo motor para os músculos da mastigação e diversos pequenos músculos.

Os processos periféricos do gânglio trigeminal constituem:

A) Nervo oftálmico é uma divisão superior do nervo trigêmeo. Origina-se a partir do gânglio trigeminal, como um nervo completamente sensitivo, e se divide em três ramos: nasociliar, frontal (ramos supratroclear e supraorbital) e lacrimal – supre uma pequena área de pele sobre a parte lateral da pálpebra superior e a túnica conjuntiva profunda à mesma. Por meio de um ramo comunicante do nervo maxilar, supre a glândula lacrimal;
B) Nervo maxilar é completamente sensitivo, deixa o crânio através do forame redondo, emite ramos para o gânglio pterigopalatino, e se continua para o forame infraorbital, por onde emerge como nervo infraorbital;
C) Nervo mandibular é formado pela união das fibras sensitivas do gânglio sensitivo e pela raiz motora do nervo trigêmeo no forame oval. Possui três ramos sensitivos que suprem a área de pele derivada da proeminência mandibular embrionária e fornece fibras motoras para os músculos da mastigação. Seus maiores ramos cutâneos são o nervo auriculotemporal, o nervo da bochecha e o nervo mentual.

Inervação Motora

O nervo facial (VII par) possui raízes motora e sensitiva. A raiz motora supre os músculos da expressão facial, sendo sensitivo para os canalículos gustatórios, situados nos dois terços anteriores da língua. O nervo facial origina-se na região ventral do tronco encefálico e emerge do crânio pelo forame estilomastóideo. Após a saída do forame, o nervo facial dá origem ao ramo auricular posterior e ao ramo para o ventre posterior do músculo digástrico. O tronco do nervo facial curva-se, então, para diante, penetrando na glândula parótida e bifurcando-se nos troncos temporofacial e cervicofacial. Desses troncos saem seus ramos terminais: temporal, zigomático, bucal, marginal da mandíbula e cervical (Fig. 2-12).

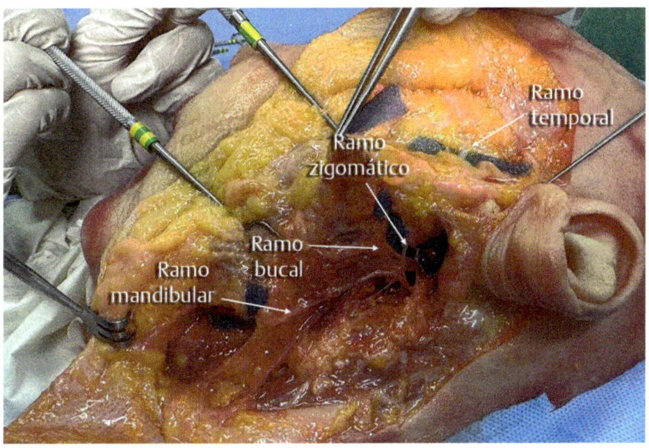

Fig. 2-12. Dissecção em *Fresh Frozen Specimen* do nervo facial com destaque para os ramos mandibular, bucal, zigomático e temporal. (Cortesia Dr. Fausto Viterbo – Global ExtraCut.)

BIBLIOGRAFIA

Arda O, Göksügur N, Tüzün Y. Basic histological structure and functions of facial skin. Clin Dermatol. 2014;32(1):3-13.

Bathla G, Hegde AN. The trigeminal nerve: an illustrated review of its imaging anatomy and pathology. Clin Radiol. 2013;68(2):203-13.

Boggio RF. Dynamic Model of Applied Facial Anatomy with Emphasis on Teaching of Botulinum Toxin A. Plast Reconstr Surg Glob Open. 2017;20;5(11):e1525.

Boggio RF. Modelo dinâmico de anatomia facial aplicada. 2. ed. São Paulo: Amplitude; 2017.

Choi DH, Eom JR, Lee JW, et al. Zygomatico-orbital artery: the largest artery in the temporal área. J Plast Reconstr Aesthet Surg. 2018;71(4):484-9.

Choi DY, Bae JH, Youn KH, et al. Topography of the dorsal nasal artery and its clinical implications for augmentation of the dorsum of the nose. J Cosmet Dermatol. 2018;17(4):637-42.

Chopra K, Calva D, Sosin M, et al. A comprehensive examination of topographic thickness of skin in the human face. Aesthet Surg J. 2015;35(8):1007-13.

Chowdhry S, Yoder EM, Cooperman RD, et al. Locating the cervical motor branch of the facial nerve: anatomy and clinical application. Plast Reconstr Surg. 2010;126(3):875-9.

Cobb MIPH, Galvin L, Gonzalez LF. Superficial temporal artery: the C shape half-buttonhole configuration as it courses over the zygomatic arch. Surg Radiol Anat. 2016;38(4):493-5.

Cong LY, Phothong W, Lee SH, et al. Topographic analysis of the supratrochlear artery and the supraorbital artery: implication for improving the safety of forehead augmentation. Plast Reconstr Surg. 2017;139(3):620e-627e.

Costin BR, Plesec TP, Sakolsatayadorn N, et al. Anatomy and histology of the frontalis muscle. Ophthalmic Plast Reconstr Surg. 2015;31(1):66-72.

Cotofana S, Gotkin RH, Frank K, et al. The functional anatomy of the deep facial fat compartments: a detailed imaging-based investigation. Plast Reconstr Surg. 2019;143(1):53-63.

Cotofana S, Lachman N. Anatomy of the facial fat compartments and their relevance in aesthetic surgery. J Dtsch Dermatol Ges. 2019;17(4):399-413.

Crouzet C, Fournier H, Papon X, et al. Anatomy of the arterial vascularization of the lips. Surg Radiol Anat. 1998;20(4):273-8.

De la Cuadra-Blanco C, Peces-Peña MD, Carvallo-de Moraes LO, et al. Development of the platysma muscle and the superficial musculoaponeurotic system (human specimens at 8-17 weeks of development). Scientific World Journal. 2013;12;2013:716962.

Deana NF, Alves N. Frequency and location of the zygomaticofacial foramen and its clinical importance in the placement of zygomatic implants. Surg Radiol Anat. 2020;42(7):823-30.

Furukawa M, Mathes DW, Anzai Y. Evaluation of the facial artery on computed tomographic angiography using 64-slice multidetector computed tomography: implications for facial reconstruction in plastic surgery. Plast Reconstr Surg. 2013;131(3):526-35.

Ghassemi A, Prescher A, Riediger D, Axer H. Anatomy of the SMAS revisited. Aesthetic Plast Surg. 2003;27(4):258-64.

Glattstein N, Avila E, Henriquez SS, Destro C. Morphology and anatomical variations of the frontal bundles from the occipitofrontal muscle: anatomical study and classification. Rev Bras Cir Plást. 2010;25(3):443-9.

Happak W, Burggasser G, Liu J, et al. Anatomy and histology of the mimic muscles and the supplying facial nerve. Eur Arch Otorhinolaryngol. 1994;S85-6.

Higashiyama H, Kuratani S. On the maxillary nerve. J Morphol. 2014;275(1):17-38.

Hufschmidt K, Camuzard O, Balaguer T, et al. The infraorbital artery: from descriptive anatomy to mucosal perforator flap design. Head Neck. 2019;41(7):2065-73.

Hutto JR, Vattoth S. A practical review of the muscles of facial mimicry with special emphasis on the superficial musculoaponeurotic system. AJR Am J Roentgenol. 2015;204(1):W19-26.

Hwang K, Lee GI, Park HJ. Branches of the facial artery. J Craniofac Surg. 2015;26(4):1399-402.

Kanitakis J. Anatomy, histology and immunohistochemistry of normal human skin. Eur J Dermatol. 2002;12(4):390-9;quiz 400-1.

Kehrer A, Engelmann S, Ruewe, et al. Anatomical study of the zygomatic and buccal branches of the facial nerve: application to facial reanimation procedures. Clin Anat. 2019;32(4):480-8.

Kikuta S, Iwanaga J, Kusukawa J, Tubbs RS. The mental artery: anatomical study and literature review. J Anat. 2020;236(3):564-9.

Kim S, Matic DB. The anatomy of temporal hollowing: the superficial temporal fat pad. Journal of Craniofacial Surgery. 2005;16(4):651-4.

Kim YS, Choi DY, Gil YC, et al. The anatomical origin and course of the angular artery regarding its clinical implications. Dermatol Surg. 2014;40(10):1070-6.

Koziej M, Wnuk J, Polak J, et al. The superficial temporal artery: a meta-analysis of its prevalence and morphology. Clin Anat. 2020;33:1130-7.

Kruglikov I, Trujillo O, Kristen Q, et al. The facial adipose tissue: a revision. Facial Plast Surg. 2016;32(6):671-82.

Lee HJ, Won SY, Jehoon O. The facial artery: a comprehensive anatomical review. Clin Anat. 2018;31(1):99-108.

Lee JH, Lee K, Jung W, et al. A novel anatomical consideration on the exposed segment of the facial artery. Clin Anat. 2020;33(2):257-64.

Loukas M, Hullett J, Louis Jr RG, et al. A detailed observation of variations of the facial artery, with emphasis on the superior labial artery. Surg Radiol Anat. 2006;28(3):316-24.

Magden O, Edizer M, Tayfur V, Atabey A. Anatomic study of the vasculature of the submental artery flap. Plast Reconstr Surg. 2004;114(7):1719-23.

Marcuzzo AV, Suran-Brunelli AN, Dal Cin E, et al. Surgical anatomy of the marginal mandibular nerve: a systematic review and meta-analysis. Clin Anat. 2020;33(5):739-50.

Mendelson BC, Jacobson SR. Surgical anatomy of the midcheek: facial layers, spaces, and the midcheek segments. Clin Plast Surg. 2008;35(3):395-404;discussion 393.

Mendelson BC, Freeman ME, Wu W, Huggins RJ. Surgical anatomy of the lower face: the premasseter space, the jowl, and the labiomandibular fold. Aesthetic Plast Surg. 2008;32(2):185-95.

Mitz V, Peyronie M. The superficial musculo-aponeurotic system (SMAS) in the parotid and cheek área. Plast Reconstr Surg. 1976;58(1):80-8.

Moscovici M. Surgical anatomy study of the terminal portion of the facial nerve. Study of the buccal plexus. Rev Bras Neurol. 2009;45(1):43-50.

Moss CJ, Mendelson BC, Taylor GI. Surgical anatomy of the ligamentous attachments in the temple and periorbital regions. Plast Reconstr Surg. 2000;105:1475-1490;discussion1491-1498.

Mostafa BE, Elsamny TA, Youssef TA, et al. Arterial blood supply of the nose: an angiographic study. ORL J Otorhinolaryngol Relat Spec. 2018;80(5-6):238-47.

Nakajima H, Imanishi N, Aiso S. Facial artery in the upper lip and nose: anatomy and a clinical application. Plast Reconstr Surg. 2002;109(3):855-61.

Nemzek WR. The trigeminal nerve. Top Magn Reson Imaging. 1996;8(3):132-54.

Nimigean V, et al. Variations in origin of the facial artery and potential clinical consequences - review of theliterature. Romanian Journal of Oral Rehabilitation. 2019;11(2):96-104.

O'Brien JX, Ashton MW, Rozen WM, et al. New perspectives on the surgical anatomy and nomenclature of the temporal region: literature review and dissection study. Plast Reconstr Surg. 2013;131(3):510-22.

Olsen BR, Reginato AM, Wang W. Bone development. Annu Rev Cell Dev Biol. 2000;16:191-220.

Pinar YA, Bilge O, Govsa F. Anatomic study of the blood supply of perioral region. Clin Anat. 2005;18(5):330-9.

Rohrich RJ, Pessa JE. The fat compartments of the face: anatomy and clinical implications for cosmetic surgery. Plast Reconstr Surg. 2007;119(7):2219-27;discussion 2228-31.

Rohrich RJ, Pessa JE. The retaining system of the face: histologic evaluation of the septal boundaries of the subcutaneous fat compartments. Plast Reconstr Surg. 2008;121(5):1804-9.

Rohrich RJ, Ahmad J, Hamawy AH, Pessa JE. Is intraorbital fat extraorbital? Results of cross-sectional anatomy of the lower eyelid fat pads. Aesthetic Surgery Journal. 2009;29(3):189-93.

Rohrich RJ, Arbique GM, Wong C, et al. The anatomy of suborbicularis fat: implications for periorbital rejuvenation. Plastic and Reconstructive Surgery. 2009;124(3):946-51.

Rubio RR, Lawton MT, Kola O, et al. The middle temporal artery: surgical anatomy and exposure for cerebral revascularization. World Neurosurgery. 2018;110:e79-e83.

Saban Y, Polselli R, Bertossi D, et al. Facial layers and facial fat compartments: focus on midcheek area. Facial Plast Surg. 2017;33(5):470-82.

Schmidt BL, Pogrel MA, Hakim-Faal Z. The course of the temporal branch of the facial nerve in the periorbital region. Journal of Oral and Maxillofacial Surgery. 2001;59(2):178-84.

Sandulescu T, Spilker L, Rauscher D, et al. Morphological analysis and three-dimensional reconstruction of the SMAS surrounding the nasolabial fold. Ann Anat. 2018;217:111-7.

Sandulescu T, Franzmann, Jast J, et al. Facial fold and crease development: a new morphological approach and classification. Clin Anat. 2019;32(4):573-84.

Standring S. Gray's anatomy. The anatomical basis of clinical practice. 40th ed. Edinburgh: Churchill Livingstone; 2009. p. 490-1.

Soikkonen K, Wolf J, Hietanen J, Mattila K. Three main arteries of the face and their tortuosity. Br J Oral Maxillofac Surg. 1991;29(6):395-8.

Stuzin JM, Rohrich RJ, Dayan E. The facial fat compartments revisited: clinical relevance to subcutaneous dissection and facial deflation in face lifting. Plast Reconstr Surg. 2019;144(5):1070-8.

Tang M, Ding M, Almutairi K, Morris SF. Three-dimensional angiography of the submental artery perforator flap. Plast Reconstr Aesth Surg. 2011;64(5):608-13.

Tubbs RS, O'Neil JT Jr, Key CD, et al. Superficial temporal artery as an external landmark for deeper-lying brain structures. Clin Anat. 2007;20(5):498-501.

von Arx T, Tamura K, Yukiya O, Lozanoff S. The face - a vascular perspective. A literature review. Swiss Dent J. 2018;14.128(5):382-92.

Whetzel TP, Mathes SJ. Arterial anatomy of the face: an analysis of vascular territories and perforating cutaneous vessels. Plast Reconstr Surg. 1992;89(4):591-603;discussion 604-5.

Wong CH, Hsieh MKH, Mendelson B. The tear trough ligament: anatomical basis for the tear trough deformity. Plast Reconstr Surg. 2012;129(6):1392-402.

Yang D, Yang JF, Morris SF. The fascial planes of the temporal region related to the frontal branch of the facial nerve. Plast Reconstr Surg. 2011;127:991-2.

Zhang HM, Yan YP, Qi KM, et al. Anatomical structure of the buccal fat pad and its clinical adaptations. Plast Reconstr Surg. 2002;109(7):2509-18.

DISSECÇÕES ANATÔMICAS EM *FRESH FROZEN SPECIMEN*

Norbert Fock

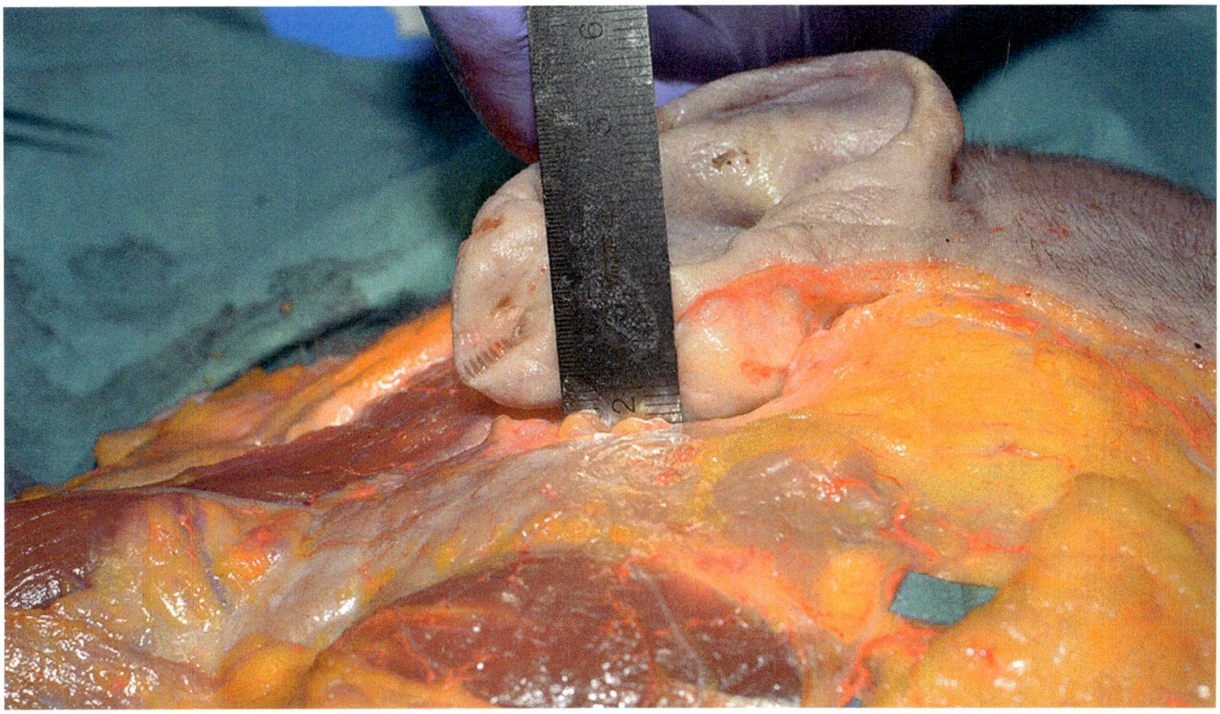

Fig. 3-1. Profundidade do tronco do nervo facial.

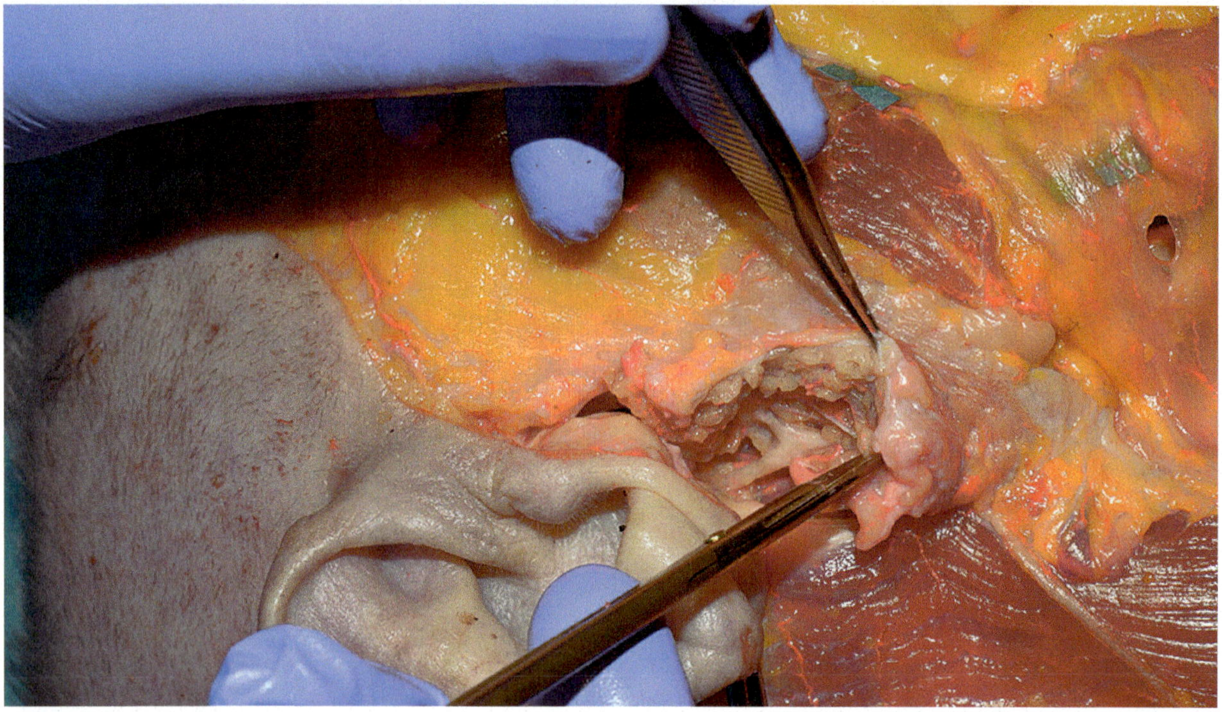

Fig. 3-2. Tronco do nervo facial.

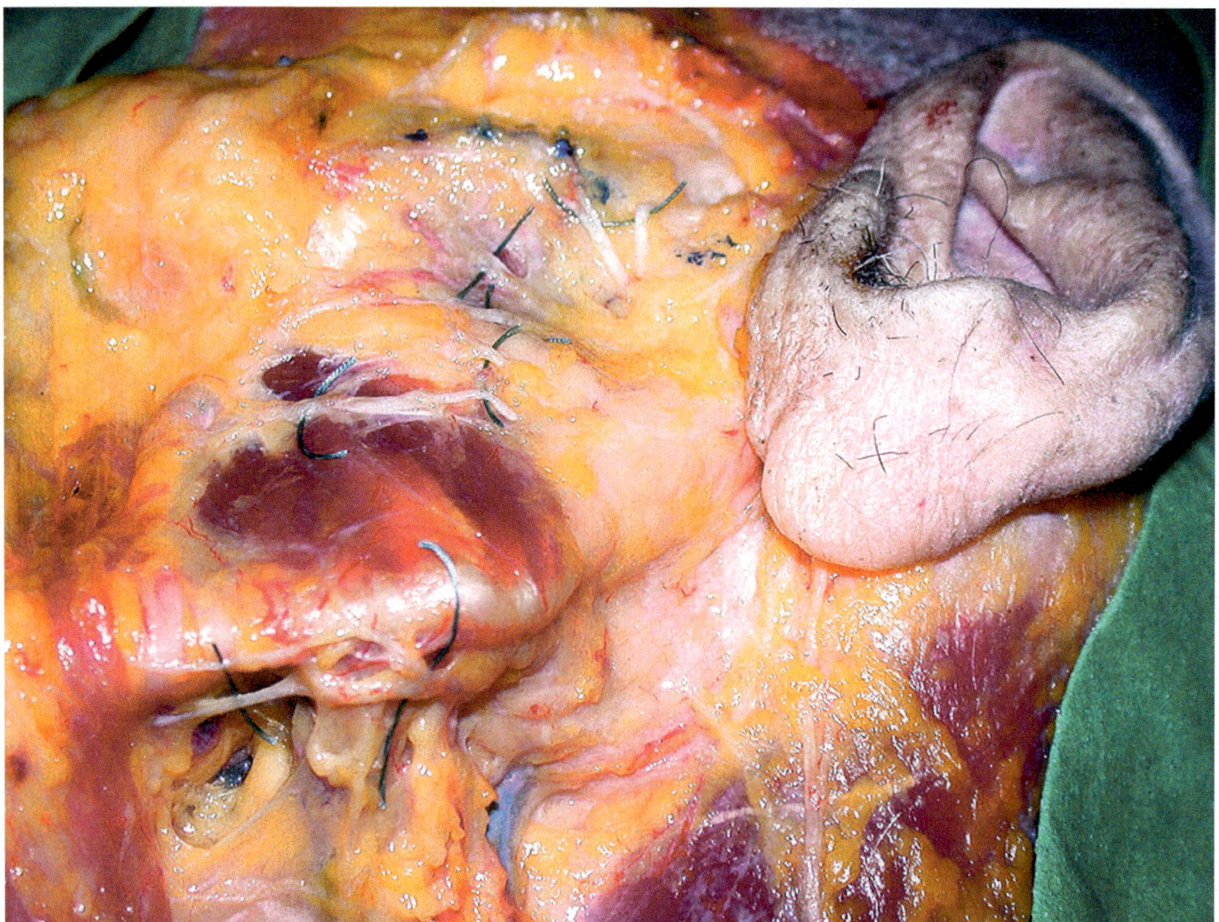

Fig. 3-3. Ramos do nervo facial.

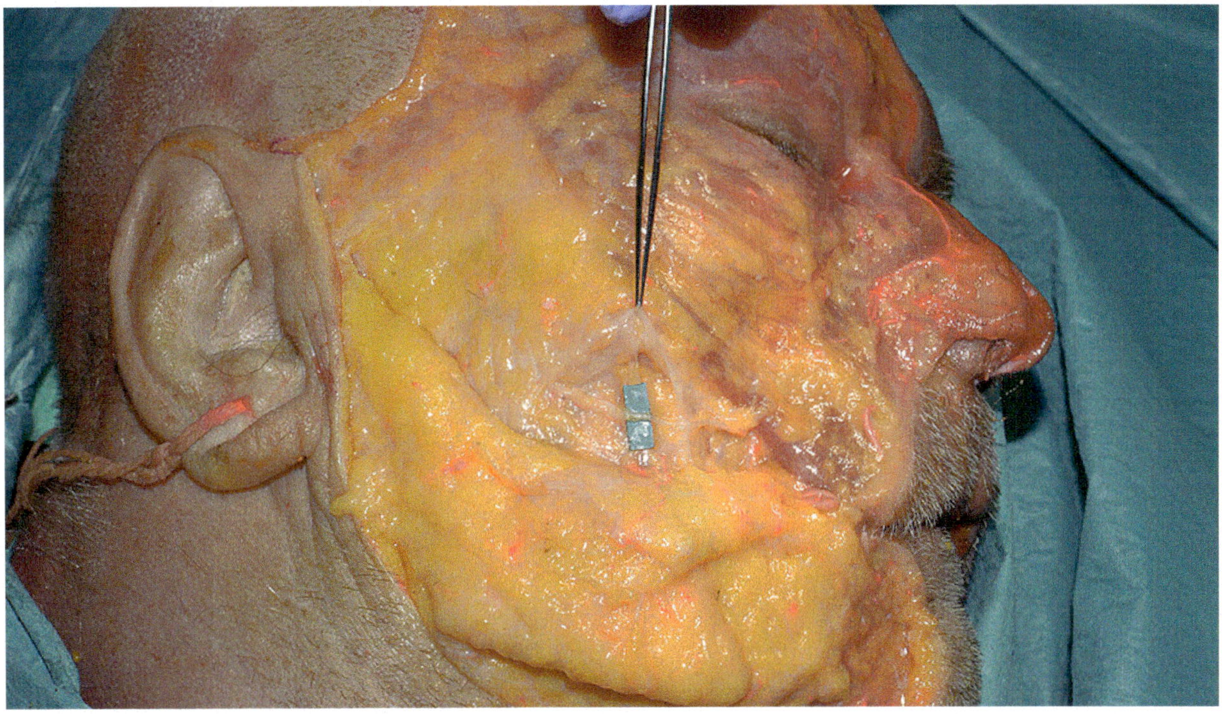

Fig. 3-4. Ramos do nervo facial.

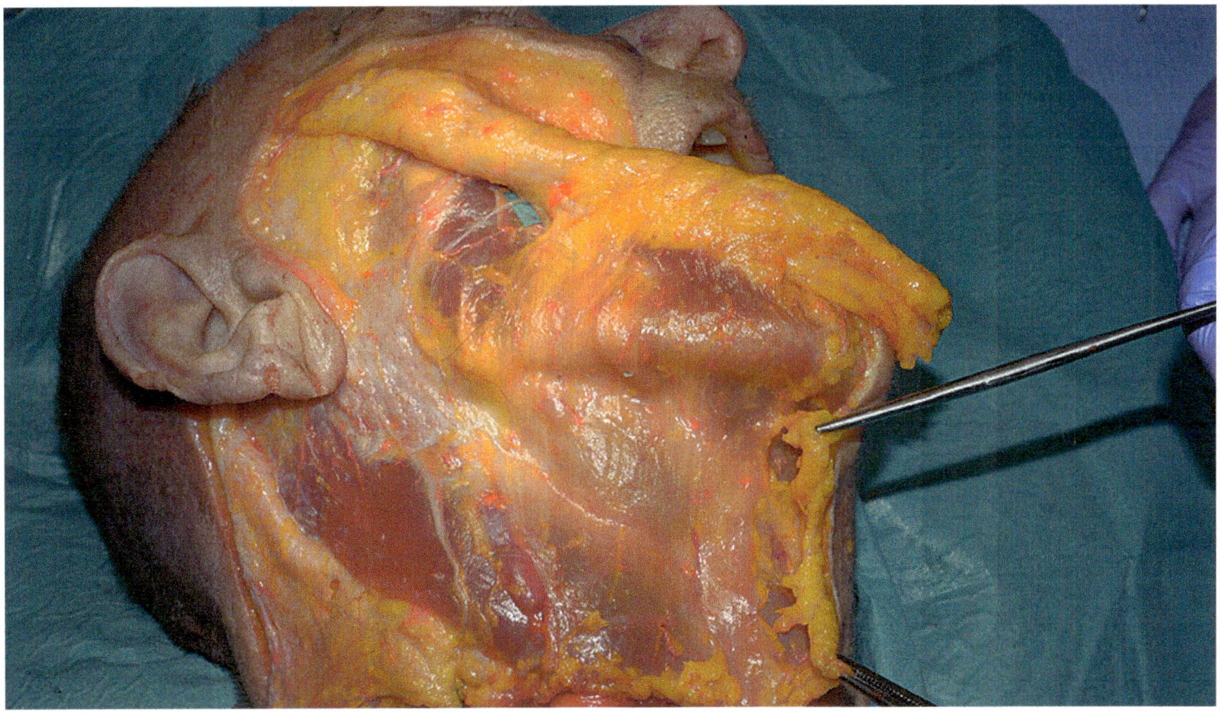

Fig. 3-5. Dissecção sub-SMAS/plastisma.

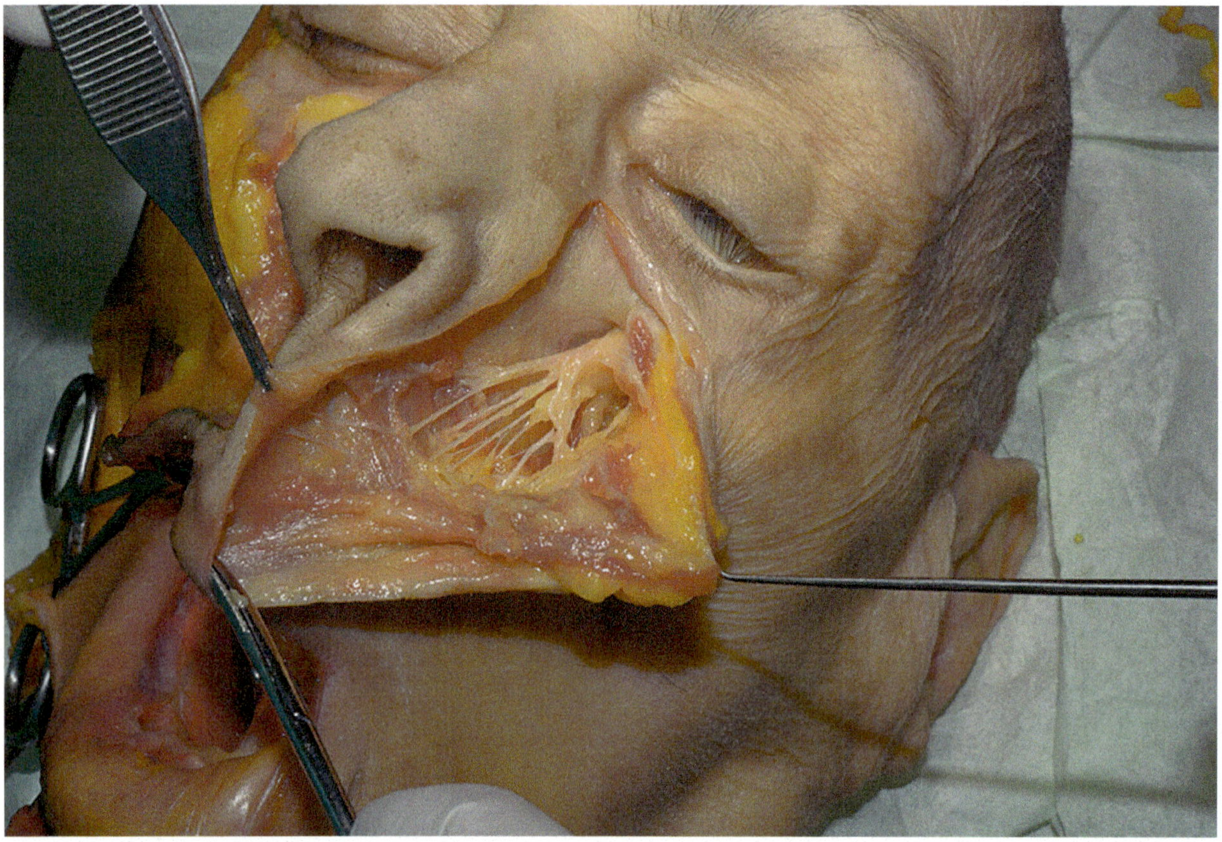

Fig. 3-6. Nervo infraorbitário.

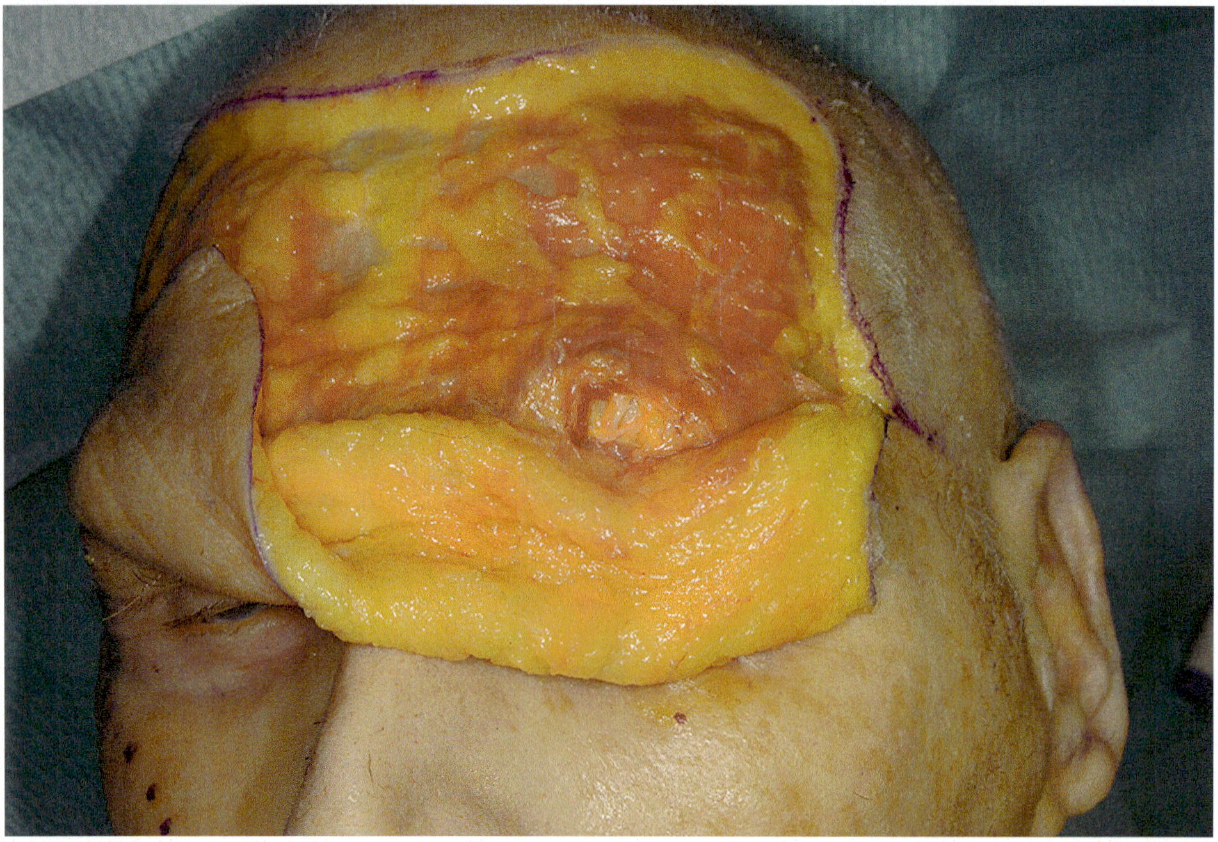

Fig. 3-7. Nervo supraorbitário.

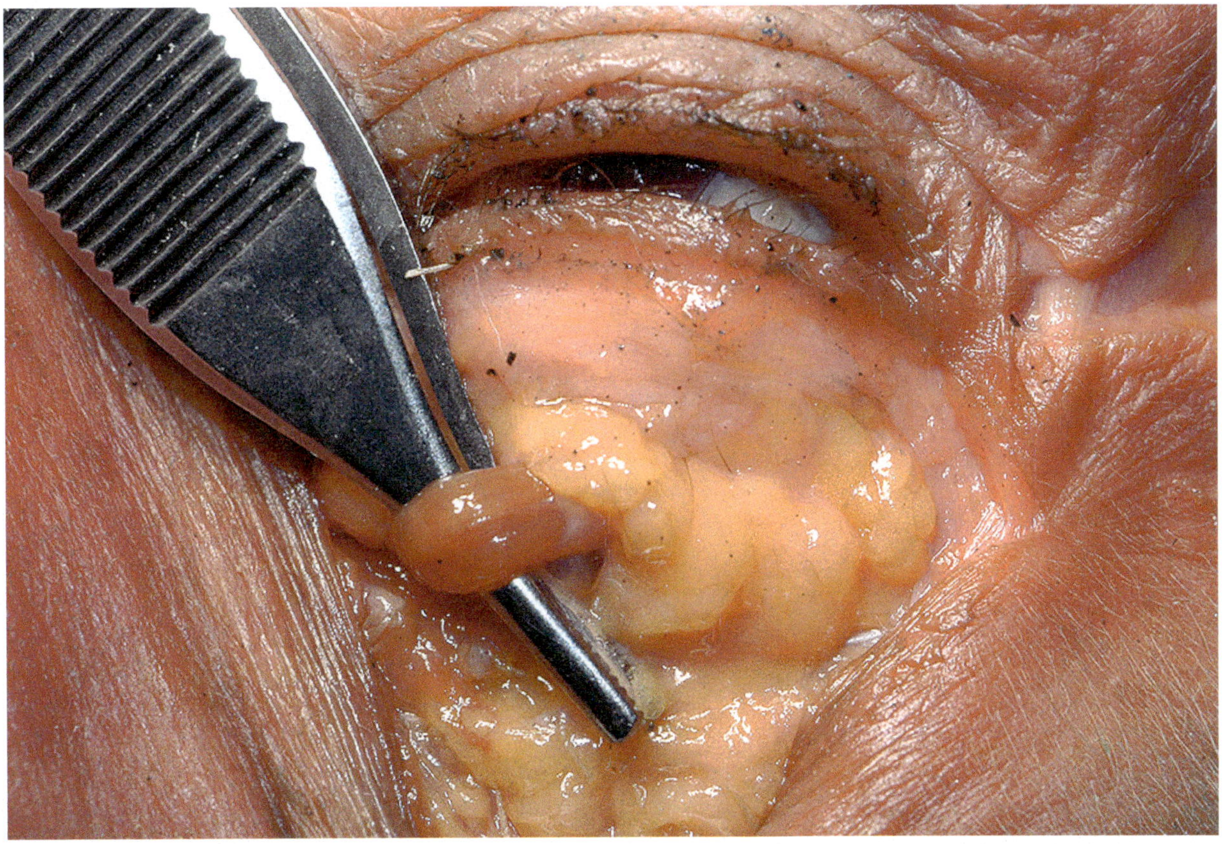

Fig. 3-8. Pálpebra inferior: músculo oblíquo inferior do olho e coxins adiposos retrosseptais.

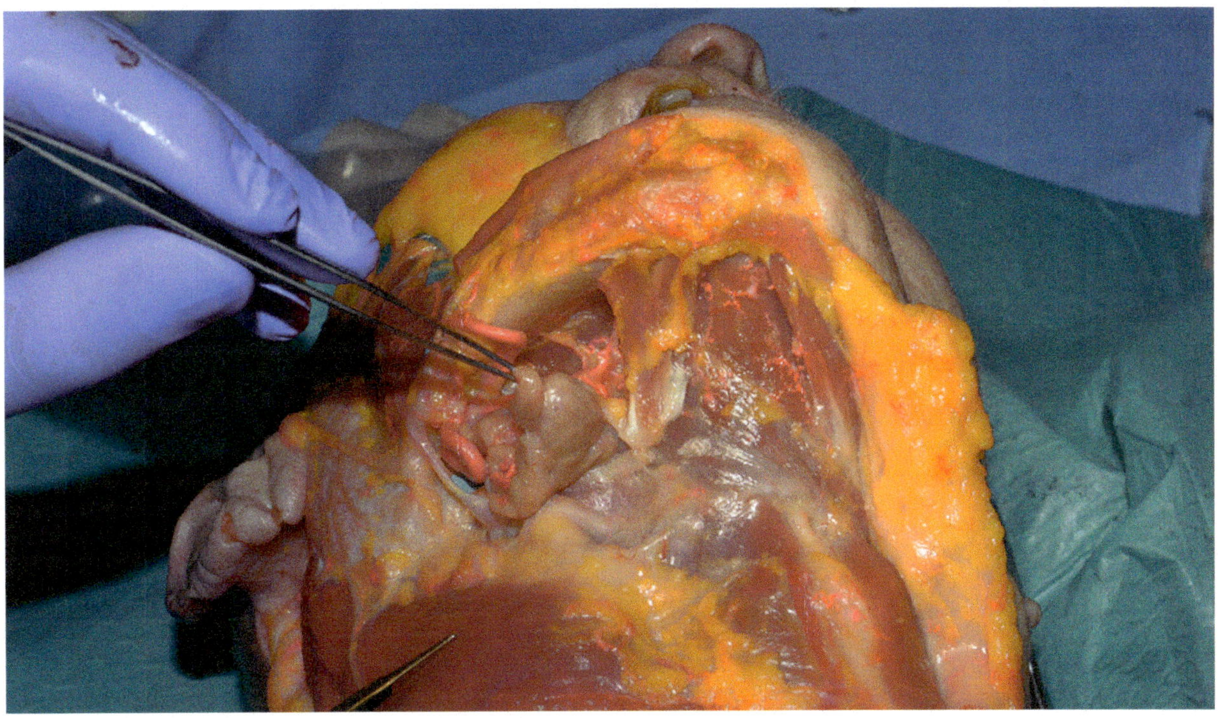

Fig. 3-9. Glândula submandibular.

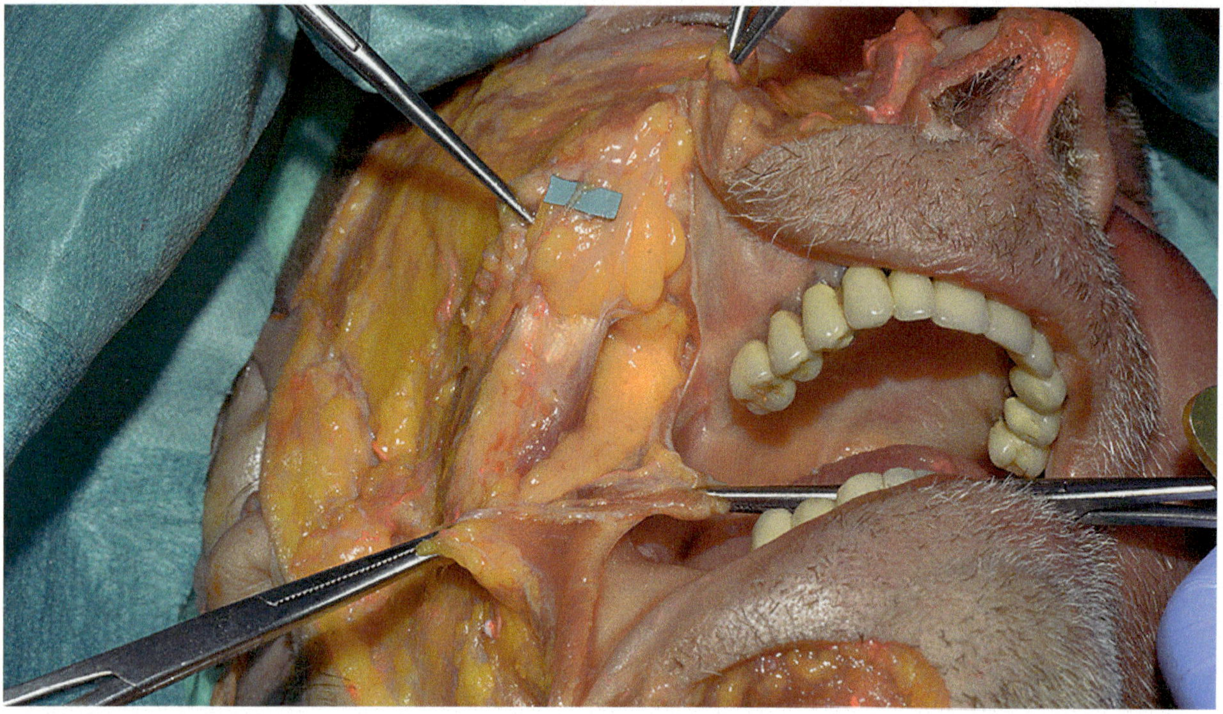

Fig. 3-10. Gordura bucal (Bichat).

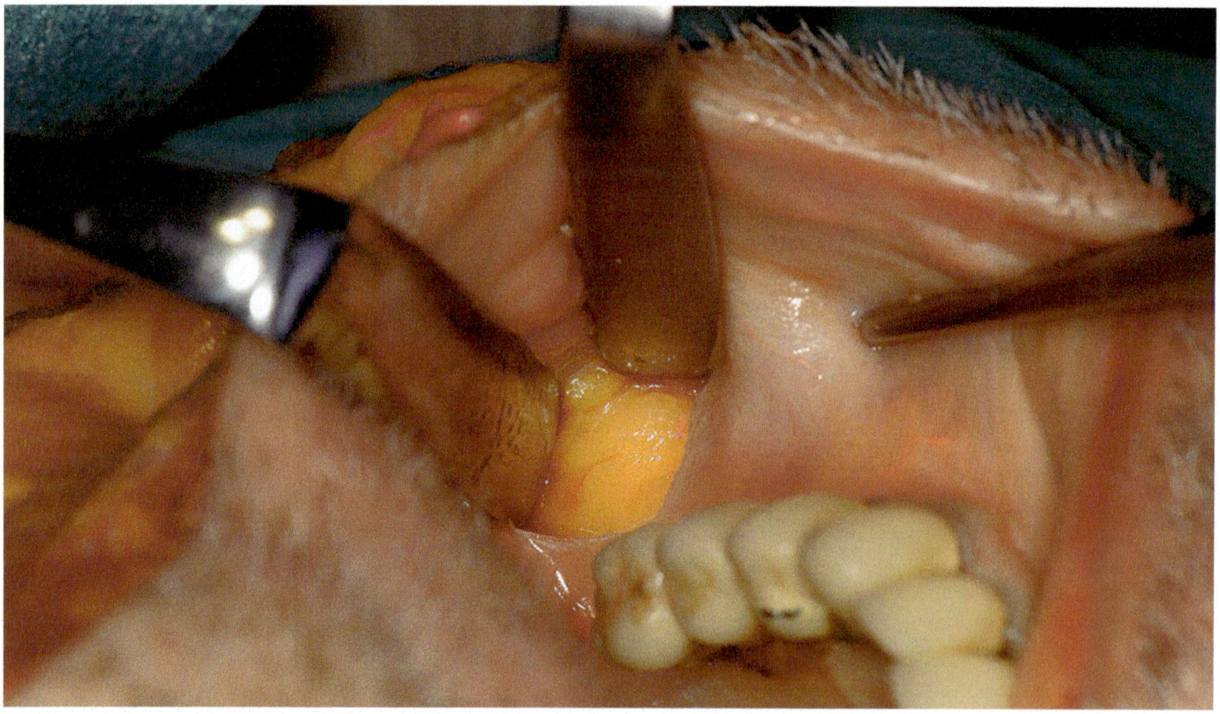

Fig. 3-11. Gordura bucal (Bichat) – visão intraoral.

CAPÍTULO 4

EXAME FÍSICO

Marcelo Araujo ▪ Ricardo Boggio
Marcelo Maino ▪ Carlos Uebel ▪ Fausto Viterbo

INTRODUÇÃO

O exame físico da face no pré-operatório deve ser detalhado e metódico, pois é ferramenta crucial para a definição e planejamento da cirurgia de rejuvenescimento facial.

Investigaremos os elementos cruciais, desde a avaliação das estruturas superficiais como a derme e a região subcutânea, bem como outras subjacentes, até a análise das proporções e potenciais discrepâncias no rosto. Mediante uma compreensão aprofundada da anatomia, é necessário identificar os indicadores de envelhecimento e desequilíbrios estéticos que podem orientar nossas intervenções.

Por meio da assimilação dos princípios da análise facial, os cirurgiões ganham a aptidão de elaborar planos cirúrgicos personalizados, considerando as características anatômicas de cada paciente.

CONSIDERAÇÕES PRELIMINARES

Para instaurar uma rotina de avaliação pré-operatória, empregamos como ponto de partida a segmentação da face em três terços (superior, médio e inferior), bem como a região submentoniana que será abordada em seguida.

No segmento superior da face, a qualidade cutânea, as rugas frontais e glabelares, o posicionamento da linha capilar, assim como a disposição das sobrancelhas, devem ser avaliados para determinar abordagens intra e pós-operatórias. Entre estas abordagens incluem-se a toxina botulínica, o *laser* ablativo, assim como a localização da cicatriz do *facelift* e o levantamento das sobrancelhas. Também de grande importância, a região periorbitária apresenta minúcias que necessitam de atenção. A pálpebra superior e sua relação com a pupila pode sugerir a existência de blefarocalase, ptose palpebral e ptose da sobrancelha. A pálpebra inferior, através da avaliação do posicionamento e tônus, pode apresentar sinais de patologias que precisam ser abordadas durante a cirurgia estética, como arqueamento lateral, esclera aparente e ectrópio. O *lifting* do terço médio oferece suporte para esta região, mas, em alguns casos, pode ser necessário a realização de cantoplastia ou cantopexia, para a correção devida.

O segmento médio da face frequentemente reflete a atrofia dos compartimentos adiposos profundos, notavelmente na área malar medial, resultando em uma posição mais inferior que prejudica a projeção e o contorno. A cirurgia reposicionará os compartimentos e o enxerto de gordura de baixo volume, oferecerá um aprimoramento do desenho e sustentação na área malar medial e na fossa piriforme. O sulco nasojugal também se beneficia do enxerto de gordura, melhorando seu aspecto quando profundo.

Por último, o segmento inferior da face pode ser caracterizado pelo contorno inadequado da mandíbula, pelas rugas periorais e mentonianas e pelo afinamento dos lábios. A lipectomia do *jowls* (abordada posteriormente), o *laser* ablativo associado ou não ao microagulhamento com radiofrequência na região ao redor da boca, e o enxerto de gordura nos lábios são abordagens para um tratamento global da face.

INCISÃO TEMPORAL

A parcela da incisão correspondente à região temporal no procedimento de *facelift* tem, tradicionalmente, sido posicionada no interior do couro cabeludo da área temporal. Quando a redundância cutânea na região malar é mínima e há uma quantidade substancial de cabelo nas regiões da têmpora e costeleta, essa abordagem pode ser adotada sem induzir o indesejado efeito de elevação na costeleta ou retrocesso na linha temporal capilar.

Os indivíduos mais apropriados para essa técnica de incisão normalmente são os de faixa etária jovem, apresentando queixas limitadas à flacidez leve na área malar. Entretanto, em muitos outros cenários, quando ocorrem maiores excessos de pele e há escassez de cabelo na têmpora, pode ocorrer um deslocamento não natural e visível da linha do cabelo temporal e das costeletas.

Considerações Relevantes na Seleção do Local da Incisão

Espaçamento entre a Órbita Lateral e a Porção Anterior da Linha Capilar Temporal

Ao optar pela localização da porção temporal da incisão no procedimento de *facelift*, é crucial observar o espaçamento entre a órbita lateral e a área anterior da linha capilar temporal, pois tal espaçamento possui relevância estética e normalmente aumenta com o avanço da idade. Em indivíduos saudáveis exibindo uma aparência jovem, essa medida frequentemente não ultrapassa 4 a 5 cm. Entretanto, em pacientes mais idosos ou naqueles submetidos a *facelifts* prévios, essa distância tende a ser maior.

Avaliação da Redundância Cutânea na Região Malar Superior

Tão significante quanto o espaçamento entre a órbita lateral e a linha capilar temporal é a estimativa do cirurgião a respeito do excesso de pele na região malar superior e, consequentemente, o grau de deslocamento cutâneo que ocorrerá quando o retalho do *facelift* for realocado. Esta avaliação pode ser efetuada de maneira simples, através do pinçamento da pele redundante e subsequente medição. É imperativo analisar o excesso de pele no malar, juntamente com a quantidade de pele na área temporal desprovida de cabelo.

Determinando o Momento Adequado para a Colocação da Incisão em Locais Específicos

Quando Optar pelo Local Tradicional de Incisão

Nos casos em que o deslocamento cutâneo na região temporal será mínimo e a linha capilar temporal permanece a uma distância de até 5 cm da órbita lateral, a seção temporal da incisão do *facelift* pode ser situada no local tradicional, a aproximadamente 4-5 cm no interior do couro cabeludo temporal, estendendo-se superiormente a partir do ponto superior da junção helicoidal facial.

Quando Optar pela Incisão Pré-Pilosa

Quando a linha capilar temporal pode ser deslocada em mais de 5 cm da órbita lateral ou quando os cabelos da área temporal são deslocados acima da junção entre a orelha e o couro cabeludo, a consideração deve ser dada à colocação da incisão ao longo da linha do cabelo, em vez de dentro do couro cabeludo temporal. Essa incisão possibilitará maiores deslocamentos posterossuperiores do retalho cutâneo, ao mesmo tempo em que proporciona um aprimoramento máximo na porção superior lateral do rosto. Se for executada com atenção e fechada sem tensão, a cicatriz resultante geralmente apresenta discrição e causa menos transtornos ao paciente do que o deslocamento da linha capilar.

Considerações do Paciente

As alternativas de posicionamento da incisão para a parcela temporal do *facelift* devem ser devidamente abordadas com todos os pacientes que apresentem um deslocamento significativo da linha capilar temporal ou uma elevação notável das costeletas.

O paciente precisa ser plenamente informado de que a colocação da incisão no local tradicional dentro do couro cabeludo temporal visa ocultar a cicatriz, mas frequentemente resulta em um deslocamento expressivo e indesejado da linha capilar temporal e das costeletas, além de aprimoramento comprometido na região temporal do rosto. Tal situação acaba por gerar uma aparência anacrônica e não natural, muitas vezes perceptível, imediatamente, mesmo a olho nu e à distância.

Por outro lado, uma incisão ao longo da linha capilar evita o deslocamento da mesma e, embora uma cicatriz se forme onde a incisão foi realizada, geralmente esta apresenta discrição e raramente é notada por outras pessoas, desde que o fechamento da incisão seja conduzido de modo adequado. Uma incisão com cicatrização abaixo do padrão ao longo da linha capilar pode ser camuflada com maquiagem, tatuagem ou corrigida, no entanto, o deslocamento significativo da linha capilar é difícil de disfarçar e representa um desafio na correção.

A maioria dos pacientes demonstra preocupação em relação ao potencial deslocamento dos cabelos da têmpora e das costeletas, percebendo tal mudança como um indício revelador de um *facelift* realizado. Quando orientados de maneira adequada e apresentados com a opção, muitos pacientes prontamente aceitam a colocação da incisão ao longo da sua linha capilar.

Incisão Pré-Auricular e Suas Variações

A área pré-auricular é um marco recorrente utilizado para identificar indivíduos submetidos a um *facelift*.

Comparação entre a Incisão Tradicional e a Incisão Retrotragal

Convencionalmente, as incisões na região pré-auricular são realizadas justamente à frente da margem anterior da hélice, continuando abaixo desta e à frente do trágus. Entretanto, esse padrão de incisão é eficaz em cenários limitados, onde a pele na área pré-tragal e do trágus possua características semelhantes e uma tendência a cicatrizar de modo favorável. Lamentavelmente, a maioria dos pacientes apresenta variações acentuadas em termos de coloração, textura e irregularidades superficiais na região pré-auricular, levando a discrepâncias visíveis mesmo quando a cicatriz resultante é pouco perceptível.

Devido a essas razões, em praticamente todas as situações a porção pré-auricular da incisão do *facelift* deve ser posicionada precisamente ao longo da borda posterior do trágus, em oposição ao sulco pré-tragal. Nessa localização, diferenças de cor, textura ou irregularidades superficiais não se sobressairão, e caso a cicatriz seja visível, ela assemelhar-se-á a um realce natural do trágus. Adicionalmente, apesar de perspectivas conflitantes, uma incisão devidamente planejada e executada ao longo da margem do trágus não resultará em retração ou outras anomalias anatômicas no trágus. Nos pacientes do sexo masculino, a remoção dos folículos pilosos da barba do lado interno do retalho pode manter o trágus isento de pelos da barba.

A porção superior da incisão pré-auricular deve ser concebida como uma curvatura suave no sulco hélico-facial, paralela à curva da margem anterior da hélice. Isso resultará em uma aparência natural da largura da hélice, e caso a cicatriz seja visível, ela se assemelhará a um realce da hélice.

Ao abordar o trágus, o ponto de incisão é direcionado para dentro da depressão acima dele e, em seguida, continua ao longo de sua borda posterior. Nesse ponto, a cicatriz, se notável, parecerá um realce natural. É um erro posicionar essa incisão em uma posição verdadeiramente retrotragal na superfície interna do trágus, o que frequentemente resulta em um trágus proeminente e sem forma, além de obscurecer a anatomia natural do trágus.

Na porção inferior do trágus, a incisão deve virar para frente e depois novamente para baixo, adentrando a dobra entre o lóbulo anterior e a bochecha. Caso um plano mais relaxado seja adotado ou uma incisão reta seja utilizada, a cicatrização cutânea e a contração da cicatriz resultarão em preenchimento da incisura, ocultação da margem inferior do trágus e uma aparência de trágus alongado e cortado.

Incisão Perilobular: Preservando a Naturalidade

Para conquistar uma aparência natural na área perilobular, é de suma importância manter a fenda natural existente entre o lóbulo da orelha e a face, evitando a remoção dessa subunidade anatômica esteticamente crucial. Esse objetivo é alcançado ao determinar a marcação da incisão a uma distância de 1 a 2 mm abaixo dessa junção. Em circunstâncias similares, um desfecho superior é alcançado ao optar por esse plano, em contraposição à colocação direta da incisão no sulco.

Incisão Pós-Auricular: Precisão na Marcação

Convencionalmente, a porção pós-auricular da incisão do *facelift* era realizada na superfície posterior da concha da orelha. Isso era feito com a intenção de compensar o decréscimo inevitável do retalho pós-auricular e a consequente migração inferior da cicatriz resultante, que surgiam quando a pele era tensionada para aprimorar o contorno do pescoço. Entretanto, muitos cirurgiões perceberam, posteriormente, que esse método baseava-se em premissas equivocadas e poderia resultar em efeitos indesejados, como cicatrizes hipertróficas, pregas pós-auriculares e obstrução da prega auriculomastoide.

Para uma incisão pós-auricular adequada, é essencial marcar diretamente na prega auriculomastoide existente, voltando posteriormente ao nível aproximado do ponto de encontro anterior da antélice. É importante que a marcação seja feita enquanto a orelha repousa próxima à sua posição anatômica natural. Puxar a orelha excessivamente para a frente durante o processo de marcação resultaria na tração anterior da pele mastoide sobre a superfície posterior da concha, levando a incisão a se posicionar erroneamente posteriormente. Essa marcação incorreta é a causa mais comum de uma cicatriz pós-auricular mal posicionada.

Na grande maioria dos pacientes submetidos a um *lifting* de pescoço, quer como procedimento autônomo ou em conjunto com um *lifting* facial, é empregada uma incisão submentoniana, juntamente com incisões no sulco pós-auricular, que podem variar de 1,5 cm atrás do lóbulo da orelha até a extensão de todo o comprimento do sulco.

A incisão na base do lóbulo da orelha, auxiliando a incisão submentoniana, oferece um ponto de entrada discreto atrás do lóbulo da orelha para o descolamento cego na área lateral do pescoço e linha da mandíbula. Isso é aplicável a pacientes com flacidez cutânea leve a moderada, principalmente na área da linha média do pescoço, que requerem pouca ou nenhuma remoção de gordura na lateral do pescoço.

Uma incisão de sulco com três quartos de comprimento ou de comprimento total, apresentando uma dobradiça transversal alta e curta, é empregada em pacientes com flacidez cutânea moderada a significativa no pescoço. A porção curta e horizontal da incisão fornece um local onde o retalho de pele da mastoide frouxa pode ser ajustado ou aparado, reduzindo a probabilidade de deixar uma dobra ou prega visível ao longo da linha de sutura no sulco posterior da orelha. A dobradiça também simplifica o levantamento adequado do retalho cutâneo sobre a área da mastoide e aprimora a visibilidade sob o retalho cutâneo do pescoço. Por esses motivos, essa incisão é uma escolha recomendada para cirurgiões que estão começando a explorar abordagens de incisões menores para o *lifting* de pescoço.

Incisão Occipital: Planejamento e Fatores Importantes

O processo de planejamento para determinar a localização da porção occipital da incisão do *facelift* guarda semelhanças conceituais com o da região temporal, e o desenho da incisão deve levar em consideração ideias análogas de deslocamento da linha capilar e visibilidade da cicatriz.

Fatores Críticos na Definição da Posição da Incisão

Para pacientes que apresentam uma quantidade modesta de redundância cutânea no pescoço e para quem a excisão da pele pós-auricular não é necessária, esse plano de incisão é apropriado e resultará em uma cicatriz bem dissimulada. Geralmente tais pacientes são jovens e estão incomodados apenas com uma leve imperfeição no pescoço. Nesses cenários, a incisão serve apenas como acesso à região lateral do pescoço, não sendo empregada para remover a pele pós-auricular. Utilizar esse plano de incisão para a excisão cutânea resultará no deslocamento da pele do pescoço em direção ao couro cabeludo occipital. Ainda que nem todos os pacientes percebam essa deformidade como tal, muitos deles a notam, especialmente aqueles que penteiam o cabelo para cima ou para trás, ou levam uma rotina ativa em que vento, água e atividades externas podem mover os fios capilares remanescentes que escondem o entalhe. Uma análise rigorosa, planejamento meticuloso e a utilização de uma incisão ao longo da linha capilar, quando apropriado, podem prevenir esse problema sem comprometer o desfecho final.

Ao escolher a localização da porção occipital da incisão do *facelift*, é crucial estimar a quantidade de excesso de pele na direção posterossuperior esperada para o deslocamento do retalho. Essa avaliação pode ser realizada beliscando o tecido sobre a área superior lateral do pescoço e mensurando a redundância cutânea. Se houver 2 cm ou menos de excesso de pele no pescoço, uma incisão tradicional sobre a mastoide, se estendendo posteriormente até o couro cabeludo ao nível da orelha média, pode ser empregada. No entanto, se houver mais de 2 cm de excesso cutâneo no pescoço, a incisão deve ser posicionada ao longo da linha capilar occipital, com um cuidado especial para que uma cicatriz visível não seja aparente à frente dos fios capilares finos na nuca do pescoço. Isso pode ser atingido direcionando a porção inferior da incisão de volta ao couro cabeludo no ponto onde o cabelo mais espesso encontra o cabelo mais fino.

Em termos práticos, a incisão tradicional no couro cabeludo occipital deve ser usada apenas como acesso à região do pescoço e deve ser fechada sem qualquer avanço ou deslocamento. Para qualquer paciente com excesso de pele significativo no pescoço, uma incisão ao longo da linha capilar occipital será necessária para evitar a mudança na linha capilar.

Incisão Submentoniana: Definição e Considerações

Para a maioria dos pacientes que passam por um *facelift*, melhorias nas regiões do pescoço e submento são necessárias e, geralmente, são realizadas por meio de uma incisão submentoniana. No entanto, é recomendável evitar o posicionamento direto dessa incisão, pois ele reforça o sulco e pode enfatizar deformidades como o queixo duplo ou o queixo de bruxa. Além disso, a visibilidade da área submentoniana pode ser comprometida, dificultando a dissecção abaixo da pele na parte inferior do pescoço.

Ao posicionar a incisão submentoniana de forma mais caudal, esses problemas podem ser evitados, resultando em uma cicatriz discreta e bem escondida. A incisão submentoniana deve ser colocada de maneira posterior, mas paralela ao sulco submentoniano, em um ponto localizado aproximadamente a meio caminho entre o mento e o hioide. Geralmente, isso corresponde a cerca de 1 cm caudal ao sulco. A incisão deve ter cerca de 3,5 a 4,5 cm de comprimento, mas pode ser alongada, contanto que suas extremidades não avancem para uma área visível do rosto quando os retalhos de pele forem reposicionados. A cicatriz terá uma aparência melhor e ficará mais escondida se a incisão for realizada como uma linha reta, em vez de uma curva.

Para fins práticos, o pescoço pode ser dividido em regiões horizontais e verticais. A região horizontal do pescoço vai da parte inferior do mento até o osso hioide, enquanto a região vertical se estende do osso hioide até a cartilagem cricoide. Uma subdivisão adicional do pescoço é baseada na estrutura do músculo platisma. Portanto, é possível tratar tanto o aspecto superficial (pele e gordura subcutânea) quanto o aspecto profundo, subplatismal, levando em consideração estruturas como o músculo digástrico, gordura subplatismal, músculo milo-hióideo e glândula submandibular. Durante o exame físico é crucial distinguir as questões relacionadas com a pele e com o subcutâneo das preocupações relacionadas com os volumes e contornos indesejados das estruturas profundas. Isso pode ser feito identificando-se sombras e contornos dessas estruturas durante a avaliação do paciente. Assim, a abordagem cirúrgica pode incluir técnicas como a remoção do aspecto mais protuberante do ventre anterior do músculo digástrico, assim como a lipectomia do excesso de gordura subplatismal a lipectomia do excesso de gordura subplastismal (principalmente no ângulo cervicomentoniano) e, eventualmente na ressecção da glândula submandibular.

TRATAMENTO DA FLACIDEZ MANDIBULAR (*JOWL*)

A flacidez mandibular, conhecida como *jowl*, é uma condição estética indesejável que causa alterações no contorno da mandíbula. Essa condição pode resultar do excesso de gordura subcutânea ou mesmo da diminuição do volume no compartimento de gordura de Bichat. O tratamento convencional para corrigir o *jowl* envolve a remoção cirúrgica, geralmente feita sob visão direta antes e/ou após o levantamento do retalho do sistema musculoaponeurótico superficial (SMAS). No entanto, quando o *jowl* é pequeno, o levantamento da área malar frequentemente resulta na elevação do *jowl* acima da linha da mandíbula e mantém essa posição, pelo menos temporariamente. É importante notar que essa abordagem não é viável para o tratamento do *jowl* quando se realiza um procedimento isolado de *lifting* de pescoço.

BIBLIOGRAFIA

Connell BF, Marten TJ. Deep layer techniques in cervico-facial rejuvenation. Deep facelifting. Thieme Medical. 1994;104(5):1521-3.

Connell BF, Marten TJ. Facelift for the active man. Instructional courses in plastic surgery. St Louis: CV. Mosby; 1991:11-26.

Connell BF, Marten TJ. The submental crease and elimination of the double chin Deformity at rhytidectomy. Aesthetic Surgery. 1990:(10):10-1.

Feldman JJ. Neck lift. New York: Thieme; 2006.

Knize DM. Periauricular face lift incisions and the auricular anchor. Plast Reconstr Surg. 1999 Oct;104(5):1508-20; discussion 1521-3.

Marten TJ. Facelift. Planning and technique. Clin Plast Surg. 1997;24(2):269-308.

Marten TJ. Facelift – state of the art. Seminars in Plastic Surgery. 2002(16):303-4.

Marten TJ. Management of the full, obtuse neck. Aesthetic Surgery Journal. 2005;25(4):105-11.

Marten TJ. Secondary rejuvenation of the face. In: Mathes S, ed. Plastic surgery. Philadelphia: Saunders-Elsevier. 2006:715-64.

Stuzin JM, Feldman JJ, Baker DC, Marten TJ. Cervical contouring in face lift. Aesthet Surg J. 2002 Nov;22(6):541-8.

CAPÍTULO 5

ESTRATÉGIAS FARMACÊUTICAS NO GERENCIAMENTO DO ENVELHECIMENTO

Ana Carolina Henriques Ribeiro Machado ▪ Sara Bentler Vanzin

CAUSAS E EFEITOS DO ENVELHECIMENTO CUTÂNEO NA INDICAÇÃO DE TRATAMENTOS PREVENTIVOS

Entender a comunicação celular de cada tecido é o que direciona o desenvolvimento de medicamentos para tratamento e prevenção de doenças. Propõe-se o mesmo raciocínio quando se pretende atingir bons resultados de procedimentos cirúrgicos faciais e, consequentemente, a redução de possíveis complicações.

As causas do envelhecimento cutâneo e sua sintomatologia contribuem para a alteração da comunicação celular e, assim, a regeneração tecidual. Atualizar-se sobre as causas e os efeitos do envelhecimento cutâneo ajuda na definição de cenários que irão nortear os tratamentos preventivos.

A pele é o maior órgão do nosso corpo e está exposto continuamente a agentes e hábitos inflamatórios. Descrito pela primeira vez pelo epidemiologista Christopher Wild em 2005, o termo *Expossoma* e os fatores que o definem quando se trata de pele, foi concluído em 2016 por um time de cientistas europeus. Concluíram que a radiação solar (espectros UV, visível e IV), poluição, tabagismo, nutrição, estresse, insônia, exposição contínua ao calor e o uso contínuo de cosméticos com composição inadequada são protagonistas que, comprovadamente, interagem continuamente com a pele e podem danificá-la.

Na prática, a influência destes fatores contribui para o envelhecimento cutâneo e sua extensa lista de sintomas: alteração das metaloproteinases e comprometimento da qualidade da matriz extracelular, oxidação, hipercromias, elastose, diminuição do ritmo de renovação celular, fragilidade da função de barreira cutânea, comprometimento circulatório, desidratação e a redução da síntese de moléculas que sinalizam a regeneração cutânea.

O entendimento do expossoma complementa o genoma humano e influencia diretamente a *Epigenética* individual e seus indicadores que geram a senescência celular, como a redução da função mitocondrial e o encurtamento de telômeros.

Não menos importante, é preciso enfatizar o envelhecimento intrínseco e a sua relação nos processos de regeneração cutânea. O declínio fisiológico dos hormônios que ocorre com a idade é um fator importante que tem sido implicado no início do envelhecimento. Mantê-los em níveis específicos da idade podem regular, não apenas os mecanismos do envelhecimento, como também prevenir doenças.

DIANTE DE TANTOS PRODUTOS PARA PREVENÇÃO E TRATAMENTO DO ENVELHECIMENTO O QUE DE FATO É CIENTÍFICO?

O uso de produtos por via tópica na prevenção do envelhecimento gera grande interesse por parte de usuários e, consequentemente, a demanda de novos produtos e marcas. Para estabelecer o preparo da pele da face e uma rotina de cuidados, é preciso, antes de tudo, entender o que está cientificamente comprovado na prevenção e tratamento da pele envelhecida. Desta forma, pretende-se evitar complicações pós-cirúrgicas.

No guia de produtos de tratamento para a pele saudável, Mayoral em 2014 e Draelos em 2021, estabelecem, de forma didática, uma pirâmide que classifica o que há de comprovação científica no manejo da pele cujo foco é a prevenção e o tratamento do envelhecimento cutâneo (Fig. 5-1).

Entendemos que maximizar resultados dos procedimentos cirúrgicos faciais e reduzir suas complicações implica muito mais do que pensar no *anti-aging*, conceito relacionado com o não envelhecer. Nos últimos anos o conceito *pro-aging* foi amplamente estabelecido na sociedade uma vez que visa envelhecer sim, mas de uma maneira saudável. E, para que isso, aconteça na pele é preciso, em todas as etapas da vida, resgatar as suas funções fisiológicas, diminuindo os fatores que geram inflamação e a formação de radicais livres, entre outros, já que somos constantemente influenciados pelos expossomas.

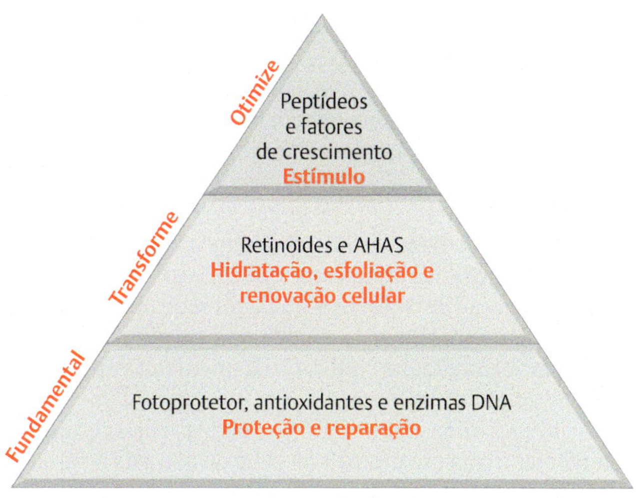

Fig. 5-1. Estratégias farmacêuticas cientificamente comprovadas no manejo da pele saudável.

A tecnologia dos ativos para o gerenciamento do envelhecimento deu a oportunidade para que os produtos de uso tópico se tornassem cada mais eficazes, tanto pelo conhecimento do seu mecanismo de ação, mas também pela capacidade de, quando desejado, permearem a pele, ou seja, de atravessarem a barreira cutânea e promover a ação na epiderme viável e derme.

Hoje o mercado disponibiliza uma infinidade de ativos para o tratamento da pele. A seguir serão abordados os principais mecanismos de interesse no gerenciamento do envelhecimento, pautado nas informações da literatura científica, começando pelo fundamental.

HIGIENIZANTES: BÁSICO E ESSENCIAL

Muitas vezes deixado de lado por ser considerado básico, a manutenção da barreira é um dos pontos que mais influenciam na regeneração/cicatrização da pele.

A função de barreira da epiderme permite que ocorram processos bioquímicos normais, além de proteger o tecido cutâneo de desidratação e de fatores externos prejudiciais. O estrato córneo influencia não só na função de barreira, mas também na estrutura e nas funções da epiderme viável e da derme.

Para a sua manutenção, o primeiro passo é a escolha adequada do higienizante utilizado. Os sabonetes podem interagir com a pele e provocar desnaturação de enzimas do estrato córneo, alterar a sua maturação e até gerar um acúmulo de corneócitos na superfície, além de romper a bicamada lipídica, aumentando e perda de água transepidérmica, e causando diminuição do fator de hidratação natural da pele. Esse é um ponto que deve ser incluído nas prescrições pós-cirúrgicas.

Os sabonetes em barra, classicamente produzidos por uma mistura de ácido graxos saturados (de origem animal ou vegetal) e um álcali, apresentam potencial irritante a pele, pois possuem pH alcalino (entre 9 e 12), provocando uma alteração na barreira. Na evolução desses sabonetes surgiram os *syndets* (*synthetic detergents*), que são compostos de detergentes sintéticos misturados a ácidos graxos saponificáveis, tendo o sua pH ajustado entre 5 a 7, com menor poder irritante. Já os sabonetes líquidos são constituídos por uma mistura de detergentes sintéticos com excelente poder de limpeza (como o laurilsulfosuccinato de sódio, laurel-éter-sulfato de sódio), podem ser associados a tensoativos com leve poder de detergência (p. ex., cocoamidopropil betaína) e até a tensoativos sobre-engordurantes (p. ex., dietanolamina de ácido graxo de coco). Como resultado obtêm-se um higienizante suave, de pH entre 5 e 7, com menor atuação sobre a barreira cutânea.

Na higienização é importante que seja estabelecido equilíbrio na remoção de resíduos e sujidades sem alteração significativa na barreira cutânea e modificação do pH da superfície da pele, fundamental no equilíbrio da microbiota que auxilia na manutenção da barreira.

A alteração da barreira cutânea, pelo uso de substâncias detergentes e com um pH mais alcalino do que o da pele, pode também gerar radicais livres, ativar interleucinas pró-inflamatórias e contribuir para a produção de metaloproteinase 1, contribuindo para o processo de formação de rugas. Outro ponto recentemente conhecido é a capacidade de os sabonetes causarem uma disbiose na pele, influenciando seu funcionamento e levando a um envelhecimento precoce.

Como estratégia para utilização em peles xeróticas, atópicas ou até para manter e/ou reestabelecer a integridade da pele no pré e pós-operatório, pode-se optar pela utilização de higienizantes que usam uma combinação de detergentes suaves adicionados a óleos naturais, emolientes, lipídios e substâncias umectantes, que além da limpeza promoverão a hidratação da pele. Os sabonetes em forma de loção ou de óleo podem ser uma boa opção!

HIDRATANTES: MANUTENÇÃO DA BARREIRA

A água é essencial para manter a plasticidade da pele e a integridade da barreira. Esfingolipídios, esteróis livres e fosfolipídios desempenham um papel fundamental na função de barreira e são essenciais para reter a água e evitar a perda de água.

Um ambiente seco pode influenciar a barreira da pele e torná-la mais sensível ao estresse físico ou químico e mais propenso à inflamação. Quando submetida a condições de baixa umidade relativa do ar, a água da superfície da pele evapora para o meio ambiente caso o estrato córneo não seja capaz de retê-la. Nesse caso, essa hidratação deve ser reabastecida pela água presente nas camadas mais profundas da pele.

Alguns fatores externos podem interferir na hidratação natural da pele, como é o caso do clima, estação climática, prática de atividades físicas, entre outros.

Para prevenir e/ou tratar o ressecamento da pele é recomendado o uso contínuo de hidratante, que são produtos de uso tópico com o objetivo principal de substituir os constituintes do fator de hidratação natural da epiderme e de imitar os lipídios constituintes do cimento intercelular. O tratamento da pele com hidratantes envolve quatro etapas: 1) reparar a barreira cutânea, 2) aumentar o conteúdo hídrico, 3) reduzir a perda de água transepidérmica e 4) restaurar a capacidade das barreiras lipídicas de atrair, reter e redistribuir a água.

A ação dos hidratantes na pele pode acontecer por três principais mecanismos:

1. *Umectação*: as substâncias umectantes têm afinidade com a água, atraindo e retendo-a no estrato córneo. Naturalmente a pele contém substâncias como o ácido hialurônico, lactato de sódio e ureia (fator de hidratação natural da pele), presentes no estrato córneo. Para um hidratante desenvolver essa função é ideal que o umectante selecionado tenha um peso molecular de 200 e 300 para garantir que o composto higroscópico seja capaz de penetrar na superfície da pele e alcançar as camadas mais profundas do estrato córneo.
   Como ativos hidratantes podemos citar os umectantes como a glicerina e a ureia, que são pequenas moléculas que desempenham papel fundamental na manutenção do conteúdo hídrico do estrato córneo. O ácido hialurônico é outro ativo que exerce benefícios no aumento da hidratação na superfície da pele. Já o dexpantenol, além de estimular a síntese de proteínas e de lipídios intracelulares, aumenta a proliferação de fibroblastos e melhora a diferenciação epidérmica, contribuindo com a barreira cutânea.

Outros ativos comumente encontrados em formulações hidratantes são: lactato de sódio, propilenoglicol, sorbitol, vitaminas, PCA de sódio e algumas proteínas.

Entretanto, para o seu uso se faz necessária uma avaliação criteriosa uma vez que em ambientes com uma umidade relativa do ar inferior a 70%, o excesso de umectantes na formulação acaba "roubando" água das camadas mais profundas da pele e, se a barreira cutânea estiver danificada acabará ocorrendo aumento da perda de água transepidérmica. Recomenda-se, então, a associação de umectantes a ativos emolientes ou oclusivos.

2. *Oclusão*: esse mecanismo refere-se à formação de um filme hidrofóbico sobre a superfície da pele para reduzir a perda de água transepidérmica, retendo-a nas camadas superiores da pele. Proporcionam suavidade e sedosidade à superfície cutânea. Ao ocluir a pele a hidratação pode ser aumentada em até 50%. Vaselina, lanolina, óleo mineral, óleo vegetal, álcool cetílico, colesterol, ceramidas e silicones são exemplos de ativos oclusivos.
3. *Emoliência*: os emolientes formam uma camada semioclusiva na superfície do estrato córneo, o que ajuda a evitar a evaporação da água na superfície da pele. Também reconstituem os espaços entre os corneócitos, suavizando a pele áspera, mudando seu aspecto e lubrificando-a.

   Emolientes são uma das classes mais importantes e amplamente utilizadas em cosméticos. O termo emoliente refere-se a uma grande diversidade de substâncias comumente classificadas de acordo com sua estrutura química: ésteres, silicones, óleos vegetais, álcoois graxos, óleos minerais e hidrocarbonetos sintéticos.

   Além de diminuírem a evaporação da água, também melhoram a rugosidade da superfície da pele através do filme oleoso que eles criam. A presença de ligações de hidrogênio em emolientes facilita o transporte de água, aumentando o nível de hidratação da pele.

   Dentre os emolientes amplamente utilizados estão as ceramidas, que são essenciais para a manutenção da homeostase da pele. Junto aos ácidos graxos e colesterol, constituem a matriz lipídica extracelular da barreira epidérmica, ligando corneócitos hidrofílicos e lipídios extracelulares lipofílicos. São responsáveis, também, por promover a "autorrenovação" epidérmica e regular a resposta imune. A aplicação tópica de ceramidas inibe a formação de rugas e reduz a evaporação de água na pele envelhecida, sugerindo um papel crítico das ceramidas na prevenção do envelhecimento da pele.

FOTOPROTETORES E ANTIOXIDANTES: PROTEÇÃO E REPARO

O uso contínuo de fotoprotetores é considerado padrão ouro na proteção da pele. A escolha por produtos de amplo espectro de fotoproteção, contemplando o ultravioleta, é visível e estratégico na prevenção de hipercromias fotoinduzidas e pós-inflamatórias. Os raios solares são potentes geradores de radicais livres e ativadores de metaloproteinases que danificam a matriz extracelular como também retardam sua regeneração.

Existem dois tipos de filtros solares: os físicos (inorgânicos), que refletem a radiação solar, e os químicos (orgânicos), responsáveis por absorver a radiação e diminuir sua energia na pele.

Os filtros físicos têm a característica de se apresentarem em forma de pó branco, hoje de forma micronizada, e os químicos, na forma de substâncias oleosas. Para melhorar a característica do fotoprotetor e aumentar a adesão ao seu uso, a estratégia adotada pela indústria é mesclar os físicos com os químicos, resultando num melhor sensorial.

Vale ressaltar que o fotoprotetor ideal deve apresentar ação contra a radiação UVB, UVA e também contra a luz visível e a luz azul. Fotoprotetores com cor apresentam especial efetividade no combate a luz azul, se tornando um grande aliado na prevenção de hipercromias pós-inflamatórias e agravamento do melasma.

Radicais livres são frutos de processos metabólicos e são gerados por fatores extrínsecos como poluição e pelos raios infravermelhos que ainda não são bloqueados pelos fotoprotetores atuais. Danificam a membrana celular, o DNA e geram inflamação que comprometem a regeneração da pele e participam ativamente na formação de hipercromias. Uma dieta rica em antioxidantes não enzimáticos, como vitamina A (a partir do betacaroteno), vitamina C, vitamina E, polifenóis e selênio são essenciais para a homeostase oxidativa e protegem os lipídeos de membrana. É promissor o uso de antioxidantes endógenos no tratamento fotoprotetor oral, em especial a superóxido-dismutase (SOD). A aplicação tópica complementar é estratégica e inclui os mesmos protagonistas citados na dieta como também a coenzima Q10, glutationa, carnosina, zinco, resveratrol, silimarina e genisteína, que são efetivos protetores da inflamação fotoinduzida, estresse oxidativo e danos ao DNA.

AGENTES ESFOLIANTES PARA HIDRATAÇÃO E RENOVAÇÃO CELULAR: TRANSFORMAÇÃO

O envelhecimento, especialmente o fotoinduzido, conduz ao desenvolvimento de uma pele com estrato córneo e espessura irregular, a diminuição de glicosaminoglicanas (GAG), danos aos fibroblastos e fragmentação da matriz extracelular, acúmulo de hipercromias e a diminuição do ritmo da divisão de células basais prejudicando a renovação e regeneração da pele.

O uso de formulações contendo retinoides ou AHA (especialmente ácido lático e glicólico) associado de moléculas despigmentantes que retardam o surgimento de hipercromias pós-inflamatórias por um tempo mínimo de 5 dias, combinado de fotoprotetor com amplo espectro de proteção são considerados estratégicos para uniformidade de capa córnea, aumento da hidratação, renovação e estímulo da síntese de citocinas envolvidas em processos de regeneração tecidual. Preparos com ácido retinoico são precursores do fator de crescimento transformador (TGFβ), substância sinalizadora (de comunicação) envolvida nos processos de reepitelização, laminina, colágeno tipo IV (específico de junção derme-epiderme).

O mecanismo de hidratação e esfoliação por parte dos AHA é completo quando comparado com outros agentes de hidratação formadores de filmes que impedem a perda transepidérmica de água. O baixo peso molecular dos AHA e a elevada higroscopicidade favorece a hidratação profunda da

Quadro 5-1. Fatores parácrinos secretados por queratinócitos em processo inflamatório e a influência biológica nos melanócitos (para prevenção da HPI)

Fatores secretados por queratinócitos	Efeitos nos melanócitos	Agentes inibidores
bFGF	Proliferação	Ácido tranexêmico
ET1	Melanogênese e dendritogênese	Belides®
ILα / ILβ	Proliferação e melanogênese	Corticoides, ômegas
ACTH	Proliferação, dendritogênese e melanogênese	Lumiskin™
αMSH	Dendritogênese, melanogênese, transferência melanossomal	Belides®, Sepiwhite MSH, Algowhite®
PGE_2	Proliferação e melanogênese	Corticoides
GM/CSF	Dendritogênese e melanogênese	Wonderlight™
NO	Melanogênese	Rubistem™
TNFα	Dendritogênese	Corticoides, ômegas

pele com o aumento da síntese de ácido hialurônico (AH) na derme e epiderme. Conhecido componente da matriz extracelular, AH é capaz de fixar milhares de vezes seu peso em água. O ácido glicólico, especialmente, além da esfoliação e clareamento de hipercromias, contribui para o aumento da expressão de genes envolvidos na neocolagênese quando comparado com produtos placebo.

A hiperpigmentação pós-inflamatória (HPI) é muito comum nos procedimentos faciais e pode ser amenizada pelo uso prévio de moléculas despigmentantes sinalizadoras que controlam a melanogênese. O Quadro 5-1 relaciona todas as substâncias sinalizadoras produzidas pelo queratinócito em processos inflamatórios (incluindo fotoinduzidos) e agentes despigmentantes que controlam a liberação. Combinar mais de uma estratégia a AHA ou retinoides para o preparo, durante e pós-procedimento, associado sempre de fotoprotetor de amplo espectro é uma estratégia preventiva da HPI. Para a hipercromia já instalada, a estratégia deve incluir inibidores da melanogênese que envolvem receptor e agentes de transcrição no melanócito.

PEPTÍDEOS E FATORES DE CRESCIMENTO: ESTIMULAÇÃO CONTÍNUA E COMUNICAÇÃO CELULAR

O topo da pirâmide ilustrada na Figura 5-1 é denominado, por Mayoral *et al.*, em 2014, como a etapa otimizadora, um complemento das anteriores em que atribui o verbo estimular. O tratamento e a profilaxia de complicações pós-cirúrgicas devem incluir a estimulação, com o uso de peptídeos e fatores de crescimento que promoverão a síntese de matriz extracelular, a substituição da matriz danificada, a agilização da formação do tecido de granulação, a angiogênese e a reepitelização. O restabelecimento da comunicação celular é possível através da escolha estratégica destas substâncias a fim de serem suplementadas na pele por meio de medicamentos e dermocosméticos personalizados (Fig. 5-2).

Amplamente utilizados na cirurgia plástica por meio do enxerto autógeno de gordura, os fatores de crescimento já fazem parte dos procedimentos realizados em centro cirúrgico e são reconhecidamente eficazes em diversas cirurgias regenerativas. Com os avanços da biotecnologia, hoje é possível produzir os fatores de crescimento bioidênticos em larga escala e disponibilizar, através da nanotecnologia, o uso destas substâncias em formulações personalizados para o tratamento domiciliar do paciente. A tecnologia NANOFACTOR®, pioneira no Brasil, apresenta estabilidade, segurança e eficácia. Encontra-se disponível para prescrição médica nas farmácias de manipulação.

Gainza *et al.*, em 2015, detalha a estabilidade e a biodisponibilidade destas substâncias por meio da nanotecnologia garantindo o desenvolvimento de medicamentos efetivos. Faz um levantamento bibliográfico acerca da função destas substâncias no tratamento de ferimentos complexos e regeneração da pele. Isso favorece a compreensão do prescritor e favorece a escolha na prescrição (Quadro 5-2).

A estabilidade e a biodisponibilidade destas substâncias através da tecnologia NANOFACTOR® está atualmente disponível para personalização de tratamentos. Associar mais de um fator de crescimento além de imitar o fisiológico (a cascata de fatores de crescimento) promove agilidade com resultados significativos no tratamento de lesões cutâneas.

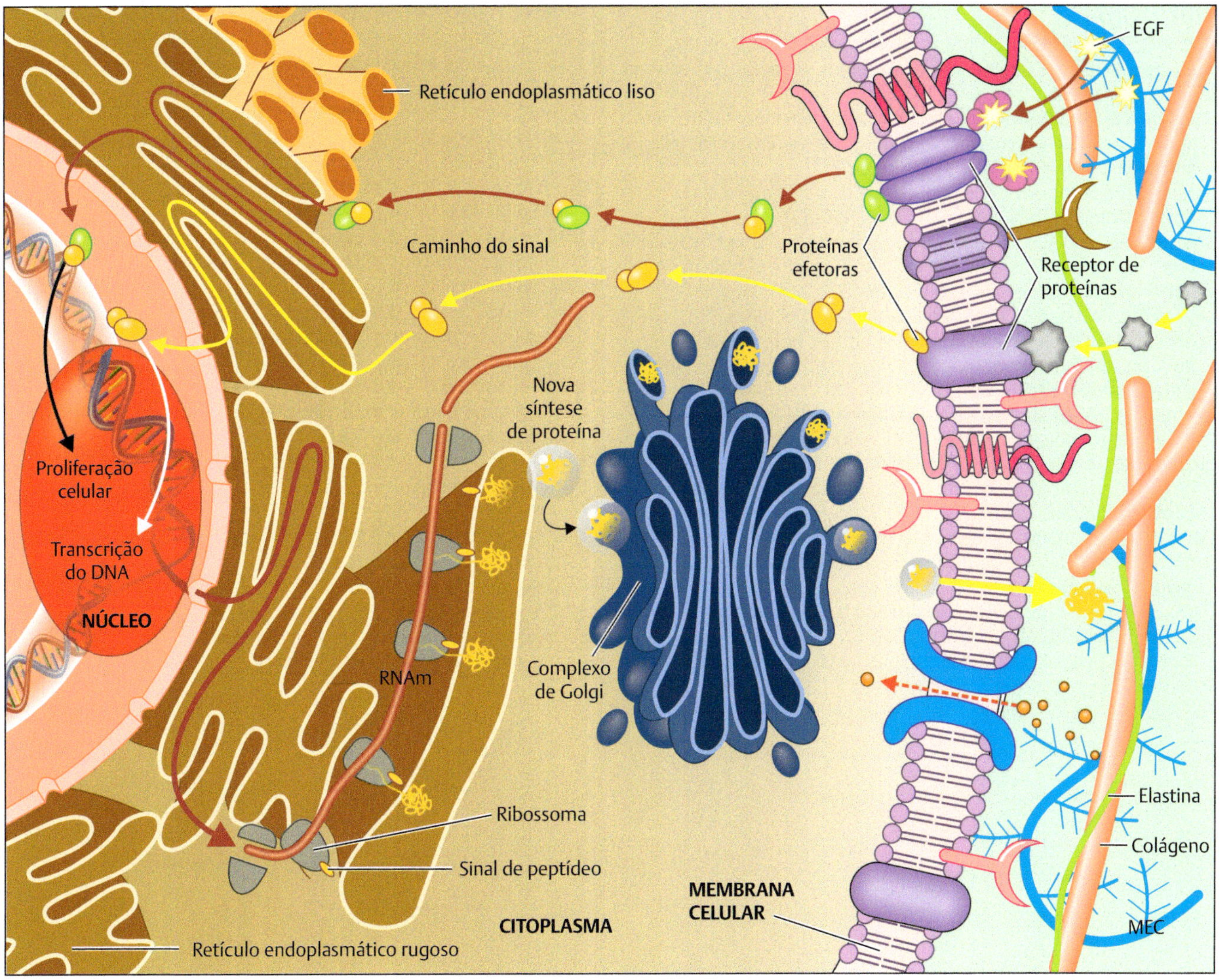

Fig. 5-2. Diagrama da estimulação celular: a síntese de matriz extracelular é feita mediante o estímulo realizado por peptídeos e fatores de crescimento nos respectivos receptores. Incluir na rotina de cuidados da pele produtos concentrados nestas substâncias (preparo e pós-cirúrgicos principalmente) é essencial na profilaxia de complicações.

Quadro 5-2. Classificação dos fatores de crescimento e respectivas funções biológicas

Fator de crescimento	Funções biológicas	Concentração × proporção em % para prescrição (NANOFACTOR®)
Fator de Crescimento Epidermal (EGF)	Reepitelização, síntese de MEC, mitose de fibroblastos. Eleva a expressão de queratinas K6 e K16	
Fator de Crescimento Fibroblástico Básico (bFGF)	Mitose de fibroblastos e células endoteliais. Angiogênese. Reepitelização, estímulo do tecido de granulação. Remodelação da MEC. Aumento de glicosaminoglicanas como heparan sulfato e proteoglicanas	
Fator de Crescimento Transformador (TGFβ)	Potente sinalizador de macrófagos. Mitose de fibroblastos. Síntese e remodelação de MEC e integrinas. Síntese e fortalecimento do tecido de granulação	3 ppm 0,5 a 3%
Fator de Crescimento Insulínico (IGF)	Estímulo da reepitelização e mitose de fibroblastos. Formação e fortalecimento do tecido de granulação. Substituição do tecido necrosado	
Fator de Crescimento Vascular (VEGF)	Formação do tecido de granulação, mitose de células endoteliais, angiogênese. Induz linfangiogênese	

BIBLIOGRAFIA

Anitha B. Prevention of complications in chemical peeling. Journal of Cutaneous and Aesthetic Surgery. 2010;3(3):186-8.

Barrientos S, Stojadinovic O, Golinko MS, et al. Perspective article: growth factors and cytokines in wound healing. Wound Repair and Regeneration. 2008;16(5):585-601.

Bergler-Czop B, Miziołek B. Aging – What do we know? Acta Dermatovenerologica Croat. 2017;25(1):50-6.

Bernstein EF, Lee J, Brown DB, et al. Glycolic acid treatment increases type I collagen mRNA and hyaluronic acid content of human skin. Dermatologic Surgery. 2001;27(5):429-33.

Beyer SVM, Darvin ME. Blue-violet light irradiation dose dependently decrease carotenoids in human skin, which indicates the generation of free radicals. Oxid. Med Cell Longevity. 2015;579675.

Chambers ES, Vukmanovic-Stejic M. Skin barrier immunity and ageing. Immunology. 2020;160(2):116-25.

Cicero AL, Delevoye C, Gilles-Marsens F, et al. Exosomes released by keratinocytes modulate melanocyte pigmentation. Nature Communications. 2015;6(1).

Costa IMC, Damasceno PS, Costa MC, Gomes KGP. Review in peeling complications. Journal of Cosmetic Dermatology. 2017;16(3):319-26.

Draelos ZD. Revisiting the skin health and beauty pyramid: a clinically based guide to selecting topical skincare products. Journal of Drugs in Dermatology. 2021;20(6):695-9.

Gainza G, Villullas S, Pedraz JL, Hernandez RM, Igartua M. Advances in drug delivery systems (DDSs) to release growth factors for wound healing and skin regeneration. Nanomedicine. 2015 Aug;11(6):1551-73.

Kottner J, Kanti V, Dobos G, et al. The effectiveness of using a bath oil to reduce signs of dry skin: a randomized controlled pragmatic study. Int J Nurs Stud [Internet]. 2017;65:17-24.

Krutmann J, et al. The skin aging exposome. J Dermatol Sci. 2017;85:152-61.

Lichterfeld-Kottner A, El Genedy M, Lahmann N, et al. Maintaining skin integrity in the aged: a systematic review. Int J Nurs Stud. 2020;103:103509.

Mayoral FA, et al. The skin health and beauty pyramid: a clinically based guide to selecting topical skincare products. Journal of Drugs in Dermatology. 2014;13(4):414-21.

Navare B. A review on surfactants: role in skin irritation, SC damage, and effect of mild cleansing over damaged skin. Int J Adv Res. 2019;5(3):1077-81.

Ortonne J-P, Bissett DL. Latest Insights into skin hyperpigmentation. Journal of Investigative Dermatology Symposium Proceedings. 2008;13(1):10-4.

Spada F, Lui AH, Barnes TM. Use of formulations for sensitive skin improves the visible signs of aging, including wrinkle size and elasticity. Clin Cosmet Investig Dermatol. 2019;12:415-25.

Werner S, Grose R. Regulation of wound healing by growth factors and cytokines. Physiological Reviews. 2003;83(3):835-70.

Vídeo 1 Vídeo 2

CAPÍTULO 6

INDUÇÃO PERCUTÂNEA DE COLÁGENO COM AGULHAS (IPCA®)

Emerson Andrade Lima

FUNDAMENTOS DA IPCA®

Orentreich e Orentreich foram os primeiros a relatar a utilização de agulhas com o objetivo de estimular a produção de colágeno no tratamento de cicatrizes deprimidas e rugas, técnica difundida com o nome de *subincision*™. Seus estudos foram confirmados por outros autores, que se basearam no mesmo preceito: o de ruptura e remoção do colágeno subepidérmico danificado seguido da substituição por novas fibras de colágeno e elastina. Mais recentemente tem sido proposta a utilização de um sistema de microagulhas aplicado à pele com o objetivo de gerar múltiplas micropunturas, longas o suficiente para atingir a derme e desencadear, com o sangramento, estímulo inflamatório e a ativação de uma cascata que resultaria na produção de colágeno. A *Percutaneuos Collagen Induction*, avaliada inicialmente pelo cirurgião plástico africano, Des Fernandes, em 2006, cujos estudos de 480 pacientes com cicatrizes, rugas e flacidez ofereceram bons resultados, vem sendo praticada no mundo todo. No Brasil, Emerson Lima (2016) registrou o nome Indução Percutânea de Colágeno com Agulhas (IPCA®). Essa intervenção inicia-se com a perda da integridade da barreira cutânea, tendo como alvo a dissociação dos queratinócitos, que resulta na liberação de citocinas, como a interleucina -1α, predominantemente, além da interleucina-8, interleucina-6, TNF-α e GM-CSF, resultando em vasodilatação dérmica e migração de queratinócitos para restaurar o dano epidérmico. Três fases do processo de cicatrização, consequente ao trauma com as agulhas, podem ser delineadas didaticamente para um melhor entendimento:

- *Injúria* (primeira fase): ocorre liberação de plaquetas e neutrófilos responsáveis pela disponibilização de fatores de crescimento, os quais atuam sobre os queratinócitos e os fibroblastos como os fatores de crescimento de transformação α e β (TGF-α e TGF-β), o fator de crescimento derivado das plaquetas (PDGF), a proteína III ativadora do tecido conjuntivo e o fator de crescimento do tecido conjuntivo.
- *Cicatrização* (segunda fase): os neutrófilos são substituídos por monócitos, e ocorrem angiogênese, epitelização e proliferação de fibroblastos, seguidas da produção de colágeno tipo III, elastina, glicosaminoglicanos e proteoglicanos. Paralelamente, o fator de crescimento dos fibroblastos, o TGF-α e o TGF-β, é secretado pelos monócitos. Aproximadamente cinco dias depois da injúria a matriz de fibronectina está formada, possibilitando o depósito de colágeno logo abaixo da camada basal da epiderme.
- *Maturação* (terceira fase): o colágeno tipo III, predominante na fase inicial do processo de cicatrização, vai sendo lentamente substituído pelo colágeno tipo I, mais duradouro. Acredita-se que esse último persista por prazo que varia de cinco a sete anos.

Para que toda essa cascata inflamatória se instale, o trauma provocado pela agulha deve atingir a pele em uma profundidade de 1 a 3 mm, com preservação da epiderme, que foi apenas perfurada e não removida. Centenas de microlesões são criadas, resultando em colunas hemáticas na derme, acompanhadas de edema da área tratada e hemostasia praticamente imediata. A intensidade dessas reações é proporcional ao comprimento da agulha utilizada no procedimento.

A IPCA® chega trazendo uma proposta de um estímulo na produção de colágeno, sem provocar a desepitelização observada nas técnicas ablativas e sem trazer o aquecimento das luzes. A epiderme e derme são perfuradas, mas não removidas, o que oferece maior segurança de tratamento de pacientes de diferentes etnias. A Figura 6-1 apresenta um paciente afrodescendente com cicatrizes deprimidas não distensíveis, de difícil condução, tratado com sessão única de IPCA®, injúria profunda (Classificação de injúria – Emerson Lima, 2013). Na Figura 6-2 o mesmo paciente 4 anos após a intervenção, evidenciando manutenção dos resultados. Rugas profundas resultantes da evolução da elastose na pele fotoenvelhecida, que muitas vezes se comportam como cicatrizes profundas difíceis de serem tratadas, podem também ser melhoradas pelas agulhas. As microagulhas rompem a rigidez e enrijecimento vistos frequentemente em rugas profundas estáticas, como as observadas nas regiões perioral, frontal e periorbital, especialmente em indivíduos com pele espessa e seborreia, bem como em tabagistas. Nos casos de lesões cicatriciais essas agulhas geram micropunturas no fundo das cicatrizes, modificando sua superfície, desestruturando o colágeno anormal, favorecendo uma neovascularização e neoangiogênese. As cicatrizes deprimidas, mesmo as mais largas e mais profundas, responderão às agulhas. Quanto mais superficiais e estreitas forem, melhor o resultado terapêutico obtido. O descolamento do fundo de cicatrizes e rugas mais fundas pode requerer, algumas vezes, a associação de outras intervenções.

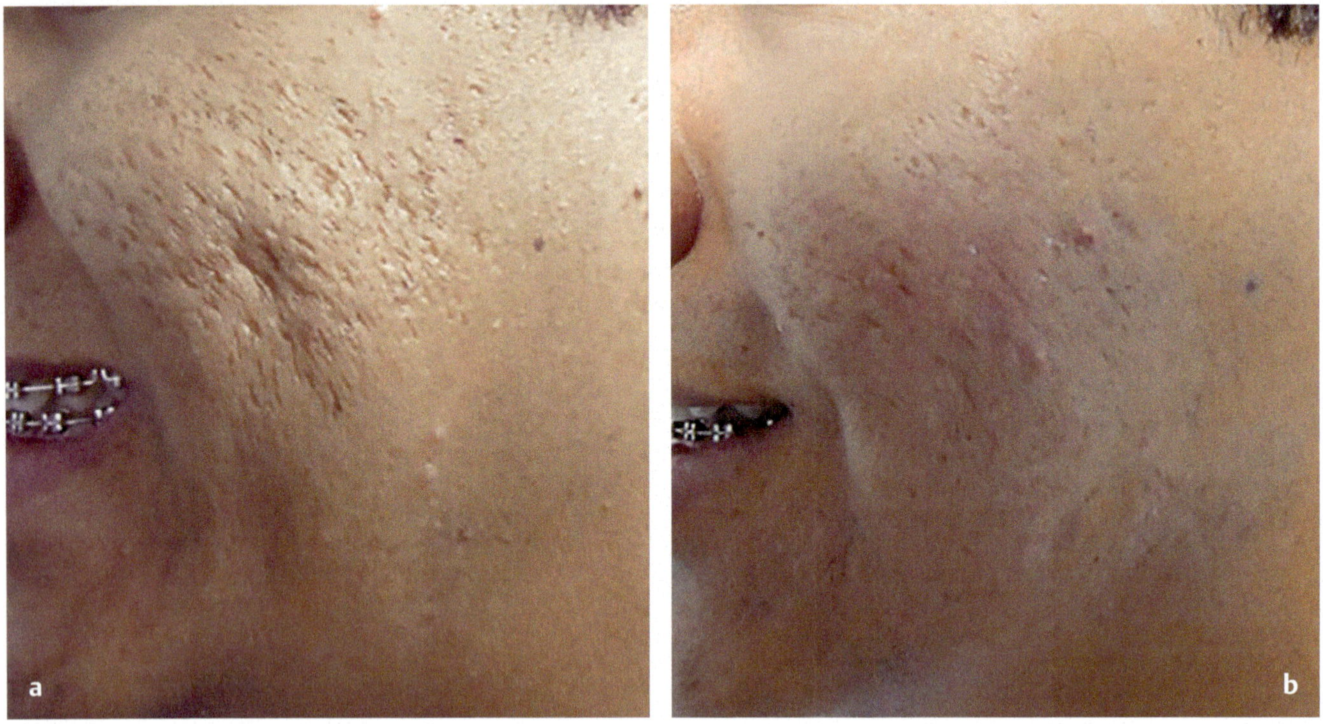

Fig. 6-1. Paciente antes (a) e após 30 dias do tratamento com IPCA® (b).

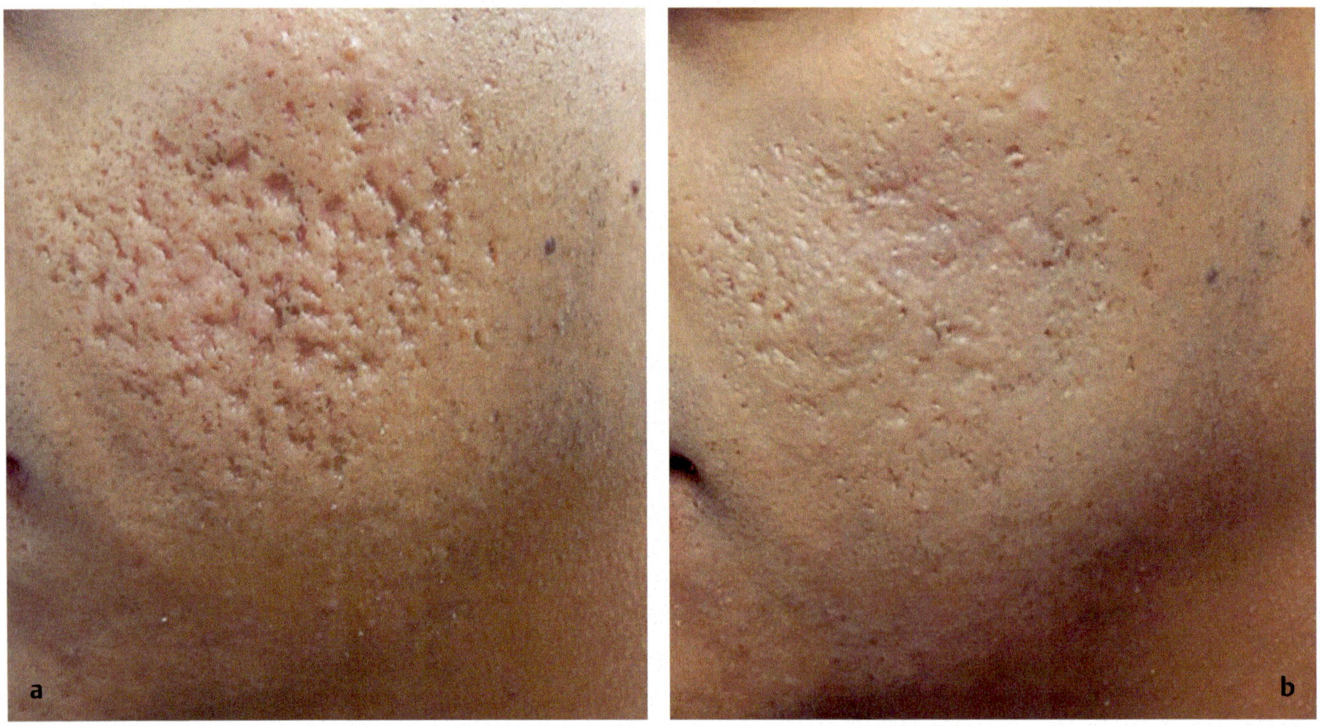

Fig. 6-2. Paciente antes (a) e após 4 anos do tratamento com IPCA® (b).

APLICABILIDADE DA IPCA® NAS CICATRIZES

A IPCA® pode ser executada fundamentada em protocolos que proponham uma injúria moderada ou profunda, segundo classificação de Emerson Lima (2015) que relaciona comprimento da agulha do *roller* ao *end point* que o operador deseja atingir. Baseado neste racional, para a correção de cicatrizes, o autor propõe o comprimento 2,5 mm para objetivar uma púrpura uniforme. As variáveis, a seguir, devem ser consideradas.

ESPESSURA DA PELE

As peles muito finas irão oferecer menos resistência a comprimentos de agulhas menores, quando comparadas às peles espessas. Porém, frequentemente pacientes com cicatrizes de acne apresentam a pele espessa, daí a recomendação de comprimento de 2,5 mm. Esses indivíduos comumente apresentam reentrâncias que dificultam o rolamento das microagulhas e, consequentemente, comprometem a uniformidade da sua penetração, observando-se uma redução de até 50% de penetração do comprimento total, quando a técnica não é devidamente executada. Nos indivíduos mais velhos, quanto mais elastótica a pele, maior a evidência à resistência. Nos tabagistas observamos esse mesmo processo, e, para compensar e vencer essa resistência, muitas vezes o operador impõe força exagerada ao instrumento, podendo traumatizar estruturas nervosas ou vasculares, e não alcançar o efeito esperado. Portanto, recomendamos que o vetor da força que imprimimos ao rolo sempre tangencie o plano horizontal que estamos trabalhando e nunca esteja perpendicular a essa superfície.

CARACTERÍSTICA DAS CICATRIZES

Quanto mais profunda a cicatriz, maior o desafio. As cicatrizes em que a epiderme foi totalmente destruída com perda de melanina e resulta em cicatriz atrófica também são mais difíceis de tratar. As lesões da face são mais responsivas à IPCA®, quando comparadas àquelas encontradas no tórax anterior ou dorso; essas últimas necessitam de mais intervenções para oferecerem o mesmo resultado das primeiras. Cicatrizes localizadas em áreas mais oleosas, na experiência do autor, oferecem melhor resposta ao tratamento, quando comparadas àquelas dispostas em regiões com menos glândulas seborreicas. Isso é um diferencial da IPCA®, técnica que apenas agulha a pele, sem gerar uma solução de continuidade linear. Nessa última, o alargamento e, muitas vezes, a piora da cicatriz são evidenciados, mais comumente, em peles oleosas.

FLACIDEZ E COMPRIMENTO DE AGULHA

A flacidez da face é mais facilmente tratada do que a flacidez corporal. O coxim adiposo mais espesso no corpo oferece um amortecimento da penetração da agulha, resultando em maior resistência. As eminências ósseas da face funcionam como superfície de apoio, o que facilita a introdução das agulhas.

INJÚRIA PROFUNDA

É proposta quando o objetivo é extrair o máximo dessa intervenção em um único procedimento. Comumente, uma abordagem utilizando-se comprimento de agulha de 2,5 mm sob anestesia infiltrativa propicia um ganho cosmético compatível com as expectativas do paciente e do dermatologista. Porém, caso se deseje realizar uma segunda intervenção, é prudente aguardar pelo menos 45 dias para a estabilização dos resultados. A Figura 6-3 apresenta claramente, com o *end point*, a diferença entre uma técnica ablativa (Fig. 6-3a) e pós-abrasão cirúrgica e da IPCA® (Fig. 6-3b). Observe que a primeira apresenta a exposição da derme à custa da desepitelização, enquanto que a segunda, uma púrpura uniforme secundária a milhares de microperfurações, sem que a

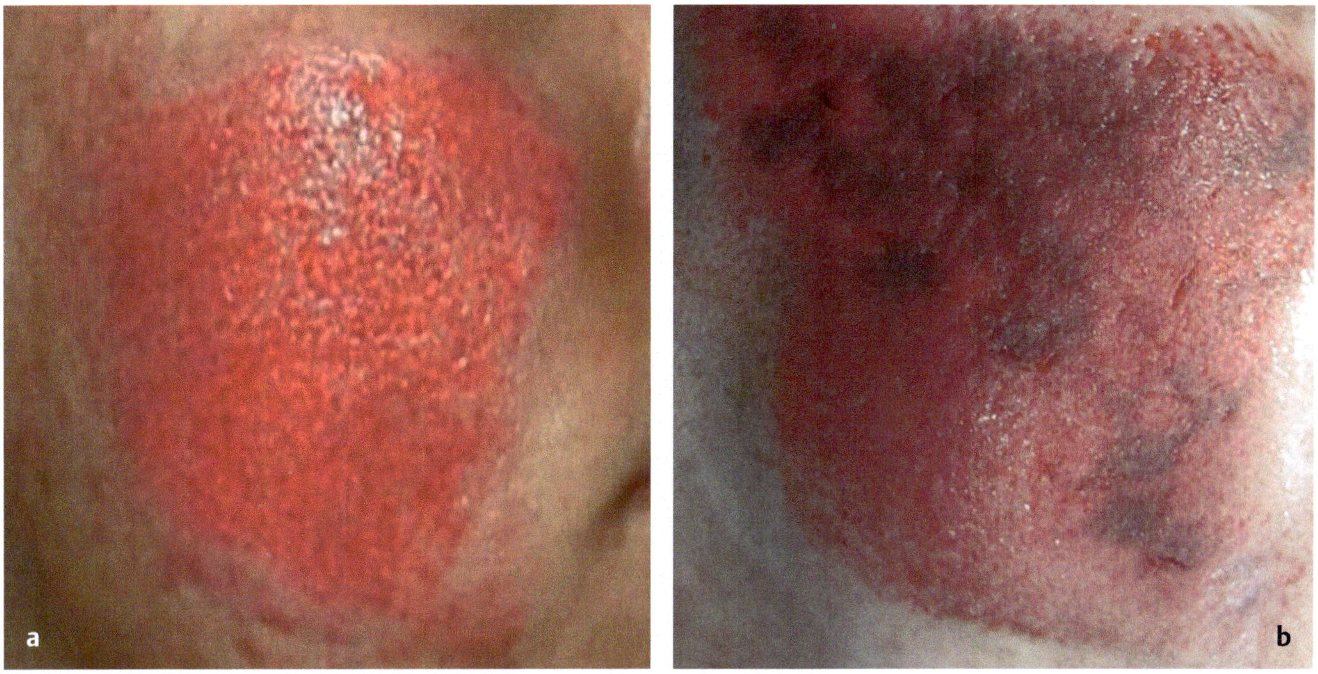

Fig. 6-3. (a) Paciente pós-abrasão cirúrgica. (b) Paciente após IPCA®, injúria profunda.

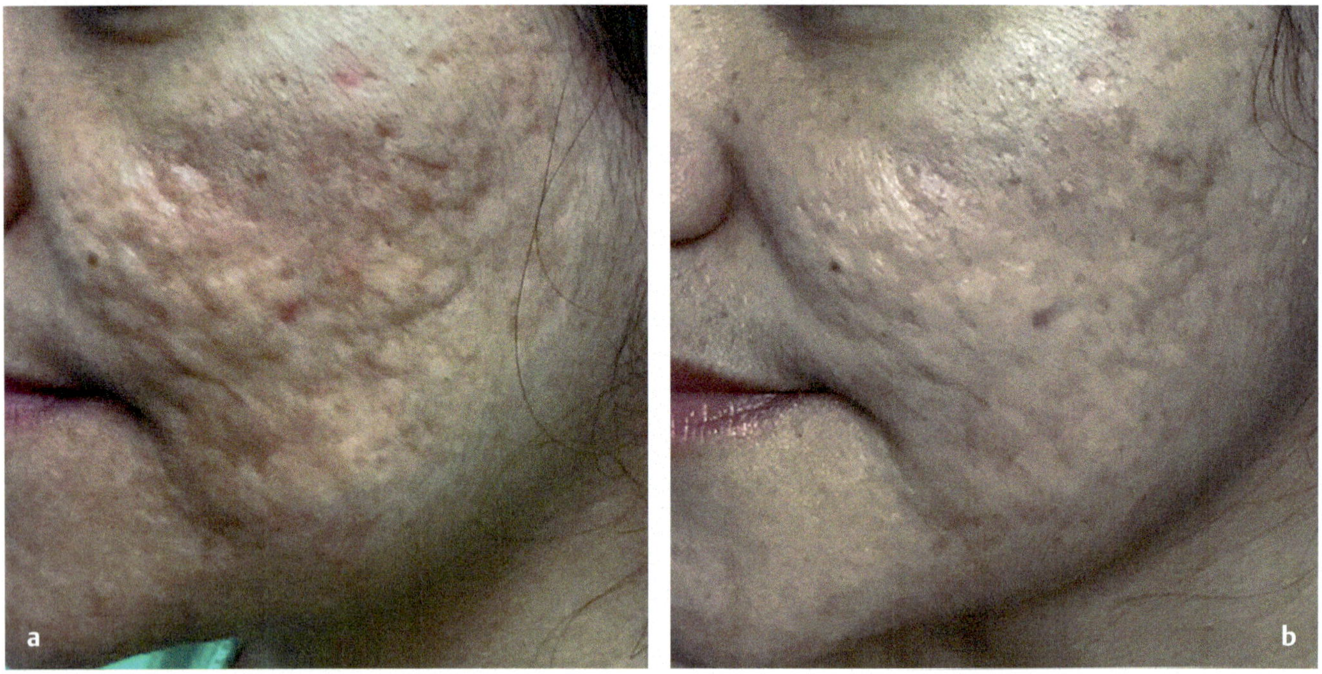

Fig. 6-4. Paciente com cicatrizes deprimidas: antes (a) e após 4 anos de IPCA® (b).

epiderme tenha sido removida. Na Figura 6-4 uma substancial melhoria de cicatrizes deprimidas de acne, difíceis de tratamento, após uma única sessão de IPCA® injúria profunda, passados 4 anos da intervenção, demonstrando a sustentação dos resultados com a técnica executada, seguindo o protocolo do autor. A Figura 6-5 apresenta a correção da perda de volume pela injúria profunda da IPCA® após 90 dias de evolução. Um exemplo do estímulo colagênico e ruptura de traves fibróticas cicatriciais proporcionados pelo tratamento.

A seguir é sugerido um sequencial para orientar a execução do tratamento, considerando uma proposta de injúria profunda no tratamento das cicatrizes de acne.

- *Avaliação do paciente:* cicatrizes na face ou extrafacial são boas indicações para os tratamentos. Sejam deprimidas ou elevadas.
- *Instrumental:* uma pele com cicatrizes responde com mais dificuldade à injúria provocada pelas microagulhas, quando comparada à pele envelhecida. Diante de maior

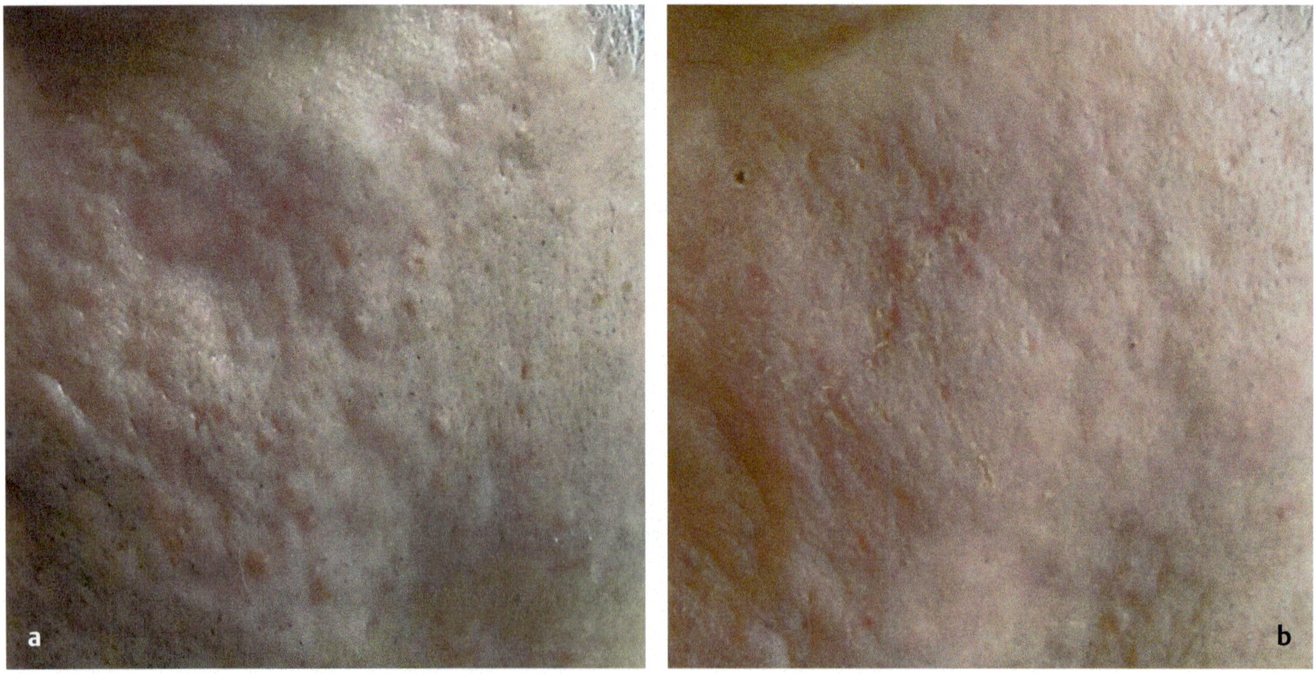

Fig. 6-5. Paciente antes (a) e após 90 dias da IPCA® (b).

resistência preferimos o dispositivo em forma de rolo com comprimento de 2,5 mm, apesar de agulhas mais curtas também apresentarem potencial de correção. Todo cuidado de uma intervenção cirúrgica deve ser tomado. É fundamental não banalizar esses critérios de segurança, que vão desde a utilização de luvas estéreis e aposição de campos cirúrgicos estéreis a um ambiente que siga normas estritas de desinfecção.

- *Assepsia e anestesia da área:* prefere-se a clorexidina 2% como antisséptico. A anestesia poderá associar anestesia tópica de lidocaína lipossomada 4% (aplicado 1 h antes) com solução de lidocaína 2% sem vasoconstritor 1:2 soro fisiológico 0,9%, respeitando a dose máxima do ativo permitida. Após a rolagem das microagulhas observa-se um sangramento que varia a depender da friabilidade das cicatrizes e do grau de fibrose. O protocolo proposto por Emerson Lima recomenda a construção de faixas lineares, realizadas com movimentos curtos do *roller*, nunca em zigue-zague e sempre contida a um único plano, para só depois realizar os cruzamentos perpendicular e diagonal (buscando uma púrpura uniforme como *end point*).
- *Pós-operatório imediato:* o sangramento é contido com compressas, deixando as exsudações serossanguinolenta e serosa serem contidas por curativo, utilizando gaze estéril em grande quantidade e Micropore®, sem a adição de qualquer umectante. O autor não recomenda antibioticoterapia tópica ou sistêmica. É um procedimento limpo e, segundo normatização da Food and Drug Administration (FDA), essa precaução é desnecessária. Também não há necessidade de compressas geladas ou quentes para conter a grande quantidade de micro-hematomas, muito menos corticoterapia.
- *Cuidados no pós-operatório:* recomenda-se um regenerador em sérum ou baume, considerando que esses pacientes comumente apresentam algum grau de oleosidade. Sua permanência até a reepitelização é descontinuada para a introdução de um clareador acompanhado de filtro solar. Restrição a luzes deve ser orientada. Apesar do edema e hematomas dos dias seguintes, se a área tratada estiver encoberta (colo, tórax anterior, dorso), o retorno ao convívio público poderá acontecer no dia seguinte. Caso a área seja exposta, faz-se necessário um afastamento do convívio social de pelo menos 5 dias.

Para a otimização dos resultados da IPCA® em pacientes com cicatrizes de acne que apresentam um consumo do coxim adiposo essencialmente observado na região geniana e a consequente Lipodistrofia, sugere-se realizar no mesmo tempo cirúrgico a associação com a Tunelização Dérmica (TD®) que descreveremos a seguir:

A Tunelização Dérmica (TD®) propõe a ruptura de cordões fibróticos, também com preservação epidérmica. Essa técnica idealizada por Emerson Lima (2015) é uma variante da *subincision*, que utiliza instrumental e metodologia próprios.

- *Instrumental:* o instrumento utilizado para a realização da TD® é uma agulha estéril de aspiração, 1,20 × 25 mm 18 G × 1" (Fig. 6-6). O tratamento deve ser realizado em uma sala de procedimento criteriosamente preparada para uma intervenção cirúrgica e por um profissional habilitado e paramentado. Depois de avalizar algumas possibilidades de intervir com esse instrumental em dezenas de pacientes, considerando a reprodução do método por especialistas treinados, o autor elaborou um sequenciamento de fácil aplicação e com riscos limitados de efeitos adversos.
- *Primeira etapa:* inicialmente, procede-se à marcação da área a ser tratada, utilizando verde-brilhante ou similar resistente aos ativos utilizados na antissepsia, com o objetivo de realizar a manutenção da marcação. O desenho empregado

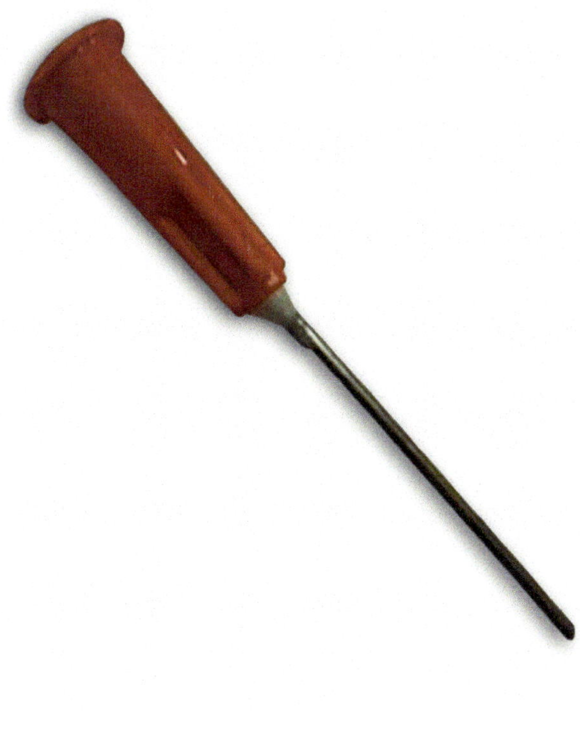

Fig. 6-6. Agulha de aspiração 18 G.

para guiar a intervenção dependerá da lesão a ser tratada. Diante de uma lesão deprimida, realiza-se um tracejar de 4 linhas retas que se encontram nas extremidades, formando um losango, que deve contemplar a depressão ou depressões na totalidade, ou ainda o delineamento de um triângulo ou pirâmide que siga os mesmos preceitos (Fig. 6-7).

- *Seguimento do desenho proposto:* a agulha de aspiração 18 G é introduzida por via transepidérmica na profundidade do plano dérmico/dermo subcutâneo, perfazendo um trajeto canalicular, com consequente ruptura das traves fibróticas existentes, criando túneis lineares dentro da derme alterada. Os movimentos realizados pela agulha são de ida e vinda, partindo dos vértices, nomeados, por questões didáticas, de A para o centro do losango chamado de B (Fig. 6-7), ou suas equivalências. O túnel seguinte é formado seguindo o mesmo preceito, imediatamente na adjacência do anterior; para isso, a introdução da agulha se efetua no mesmo orifício, o que resulta na criação de várias colunas hemáticas horizontais dispostas paralelamente. Procede-se da mesma maneira a partir dos outros 3 vértices, de modo que as colunas se intercruzem até que toda área esteja descolada. Esse mesmo desenho pode ser duplicado, caso a área seja extensa (Fig. 6-8).
- *Transoperatório:* na região tratada observa-se a formação de um hematoma importante. Os orifícios que possibilitaram a introdução da agulha de aspiração apresentam sangramento substancial, pelo calibre do instrumental, mas é uma condição limitada. Comumente a compressão com algodão estéril facilita a hemostasia que se estabelece em poucos minutos. Como o potencial cortante do instrumental aqui usado é limitado (agulha de aspiração 18 G), observamos que o trauma é menos intenso quando comparado aos instrumentais antes propostos para a subincision®. Não há necessidade de suturar os orifícios; a cicatrização acontece por segunda intenção, já que se trata de uma solução de continuidade de menos de 1 mm.

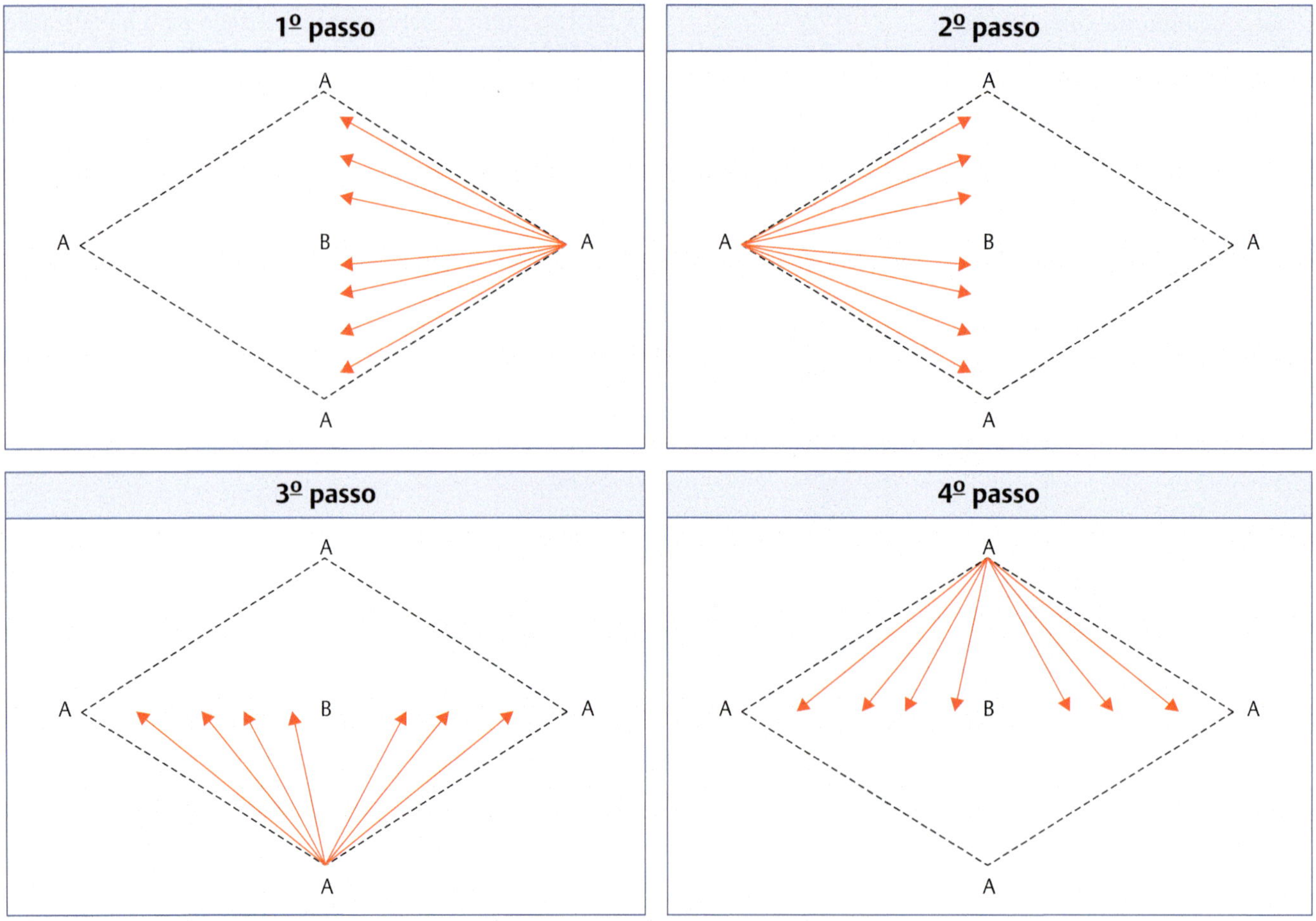

Fig. 6-7. Desenho basilar para realização da Tunelização Dérmica (TD®).

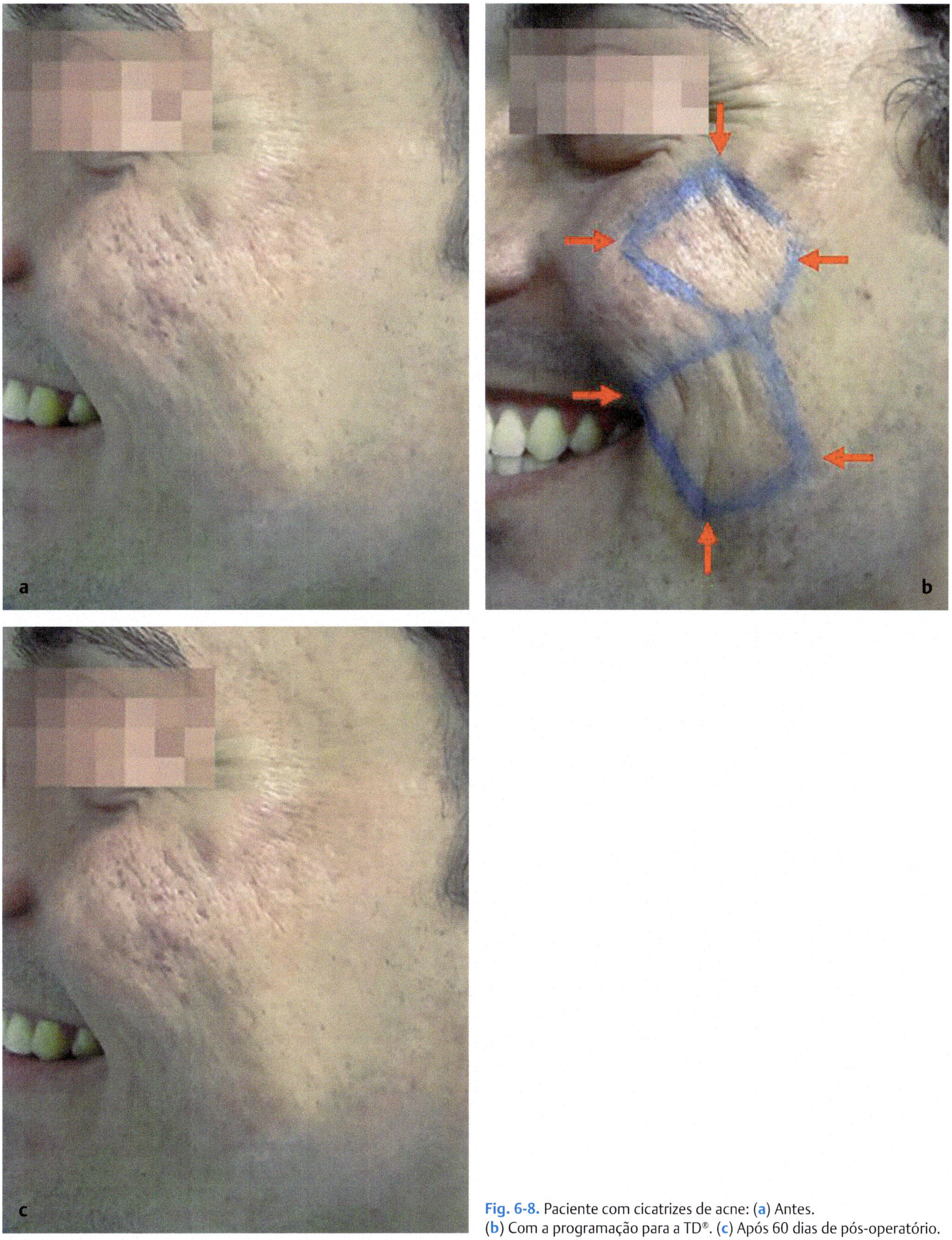

Fig. 6-8. Paciente com cicatrizes de acne: (**a**) Antes. (**b**) Com a programação para a TD®. (**c**) Após 60 dias de pós-operatório.

IPCA® NA CONDUÇÃO DO MELASMA E DA HIPERPIGMENTAÇÃO PÓS-INFLAMATÓRIA (HPI)

O escurecimento da pele de forma reacional a um trauma, que resulta em inflamação, eritema e conseguinte migração de pigmento é frequentemente um desafio terapêutico. Observa-se frequentemente uma tendência constitucional a essa hiperpigmentação. Esses pacientes apresentam um histórico de tendência a manchar a pele, muitas vezes, desde a infância. No Brasil, a miscigenação e o clima tropical contribuem para alta incidência de melasma. Também é queixa frequente, cicatrizes hipercrômicas em áreas expostas, escurecimento de áreas de dobras ou ainda pacientes que, submetidos a procedimentos, apresentam um comportamento inesperado de pigmentação das áreas tratadas.

Ativos clareadores e despigmentantes aplicados sobre a pele em domicílio podem ser efetivos, quando associados ao uso mantido de filtro solar, porém não conseguem oferecer bons resultados em todos os casos. Tratamentos complementares realizados em consultório, como *peelings* e *lasers,* têm suas respostas atreladas à experiência de cada dermatologista: alguns pacientes têm boas respostas, outros podem até piorar suas lesões. Mais recentemente, existe a proposta de veiculação de ativos com potencial clareador por meio de técnicas que aumentem a permeabilidade da pele, seja por feixes de luz, ou pela perfuração da pele por microagulhas, intervenção nominada *drug delivery*. Considerando-se esse último, um rolo encravado por agulhas de aço inoxidável estéreis, ou ainda a sua apresentação em caneta de agulhas similares, é utilizado com posterior depósito da solução com potencial clareador sobre a pele. Quando iniciamos a avaliação dessa proposta terapêutica, surgiu um questionamento: a substância com potencial clareador é a única responsável pelo clareamento observado nas investigações realizadas ou as agulhas também teriam o seu papel isoladamente nesse processo? Chamava nossa atenção o clareamento de cicatrizes pigmentadas após o tratamento pela IPCA® como é possível evidenciar nas Figuras 6-9 a 6-11.

Nossa experiência tratando essas cicatrizes e indivíduos com melasma recalcitrantes com microagulhas, com obtenção de clareamento em 100% dos casos, sem a adição de qualquer ativo, nos fez acreditar no potencial das agulhas como despigmentantes. Essa hipótese foi também validada por avaliações histopatológicas que apresentam redução significativa dos grânulos de melanina em espécimes corados pelo Fontana Masson. Preconizamos então uma sequência metodológica para realização de IPCA® em pacientes com melasma, que denominamos de Protocolo LIMA (desenvolvido pelo autor). As Figuras 6-12 e 6-13 apresentam casos de melasma recalcitrantes respectivamente com 18 anos e 23 anos de evolução tratados pelo Protocolo Lima.

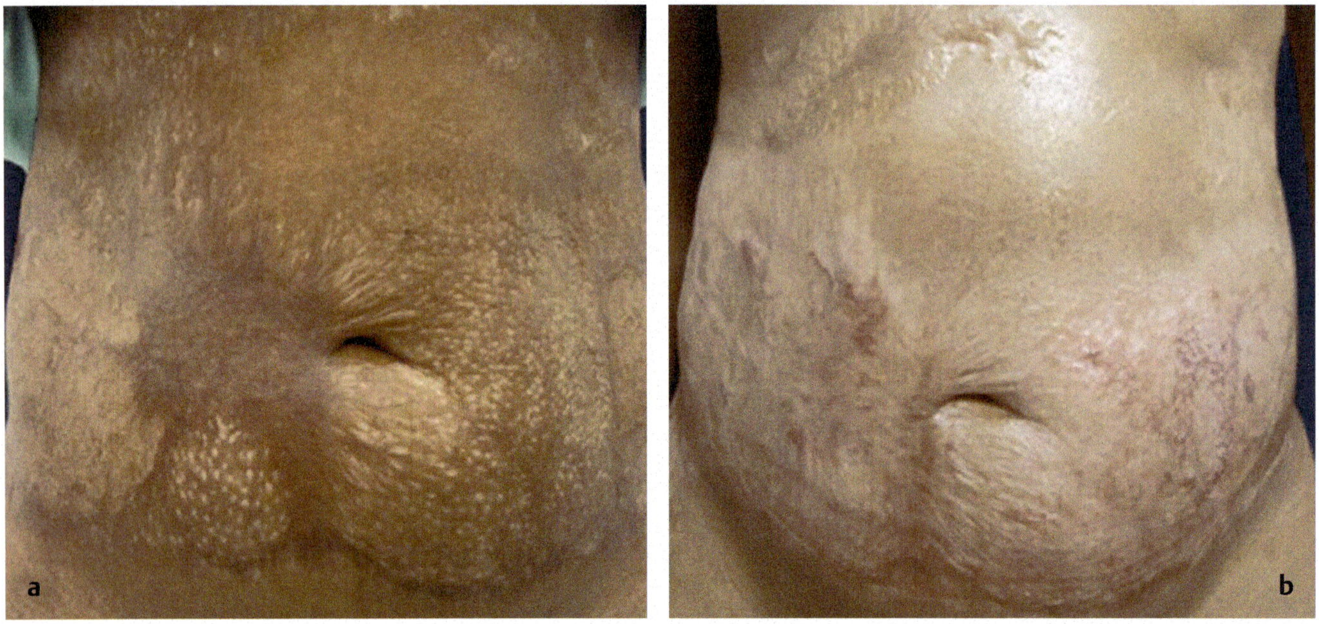

Fig. 6-9. Cicatriz pós-queimadura no abdome: antes (a) e após 3 meses da IPCA® (b).

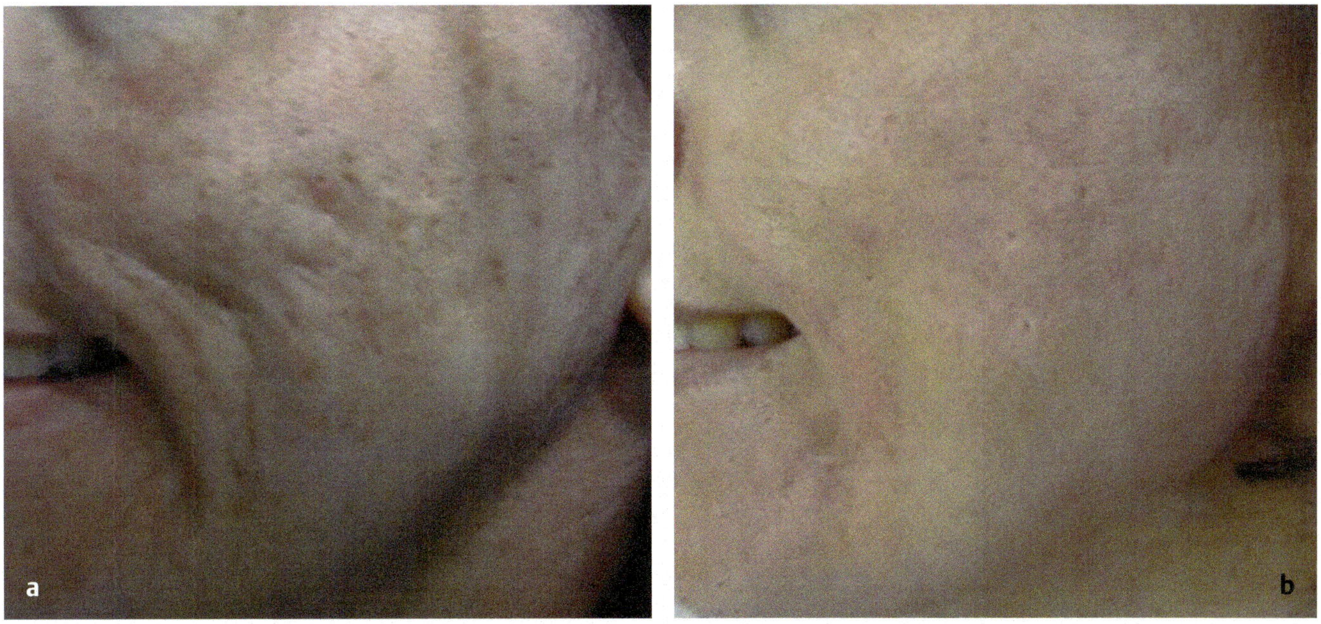

Fig. 6-10. Paciente com cicatrizes de acne e melasma: antes (a) e após 60 dias da IPCA® (b), injúria profunda.

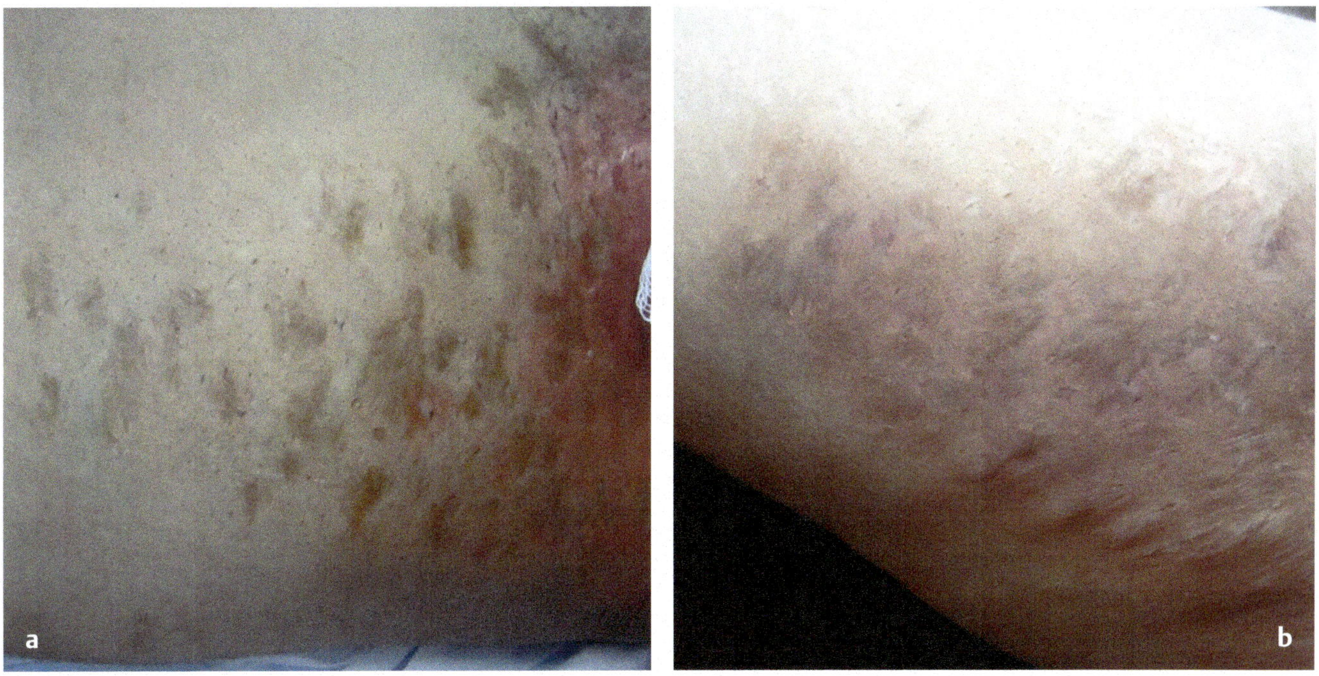

Fig. 6-11. Cicatrizes hiperpigmentadas em raiz da coxa: antes (a) e após 60 dias da IPCA® (b), injúria profunda.

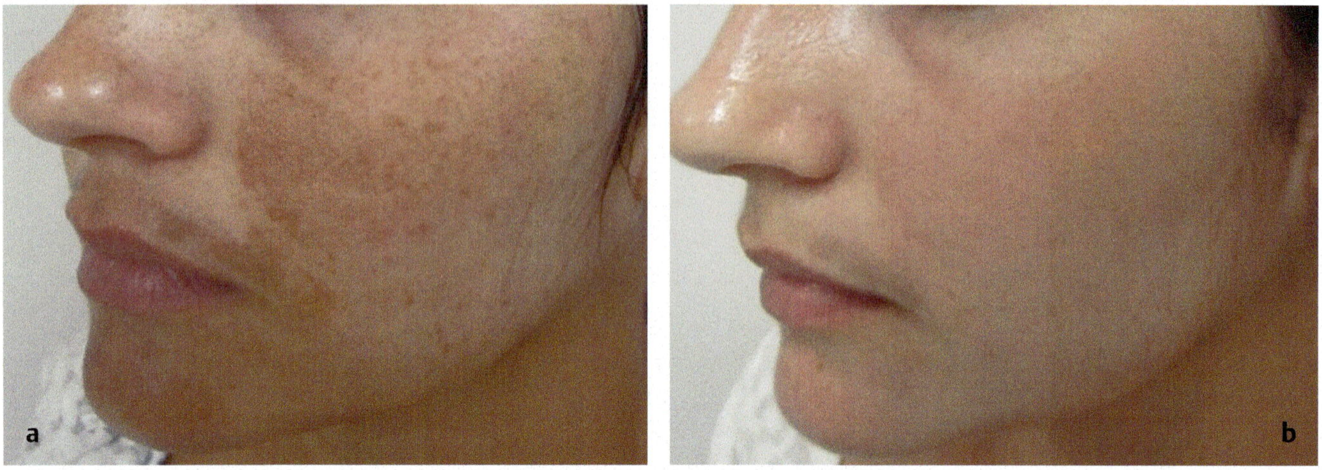

Fig. 6-12. Paciente com melasma recalcitrante: antes (a) e após 2 sessões do Protocolo Lima (b).

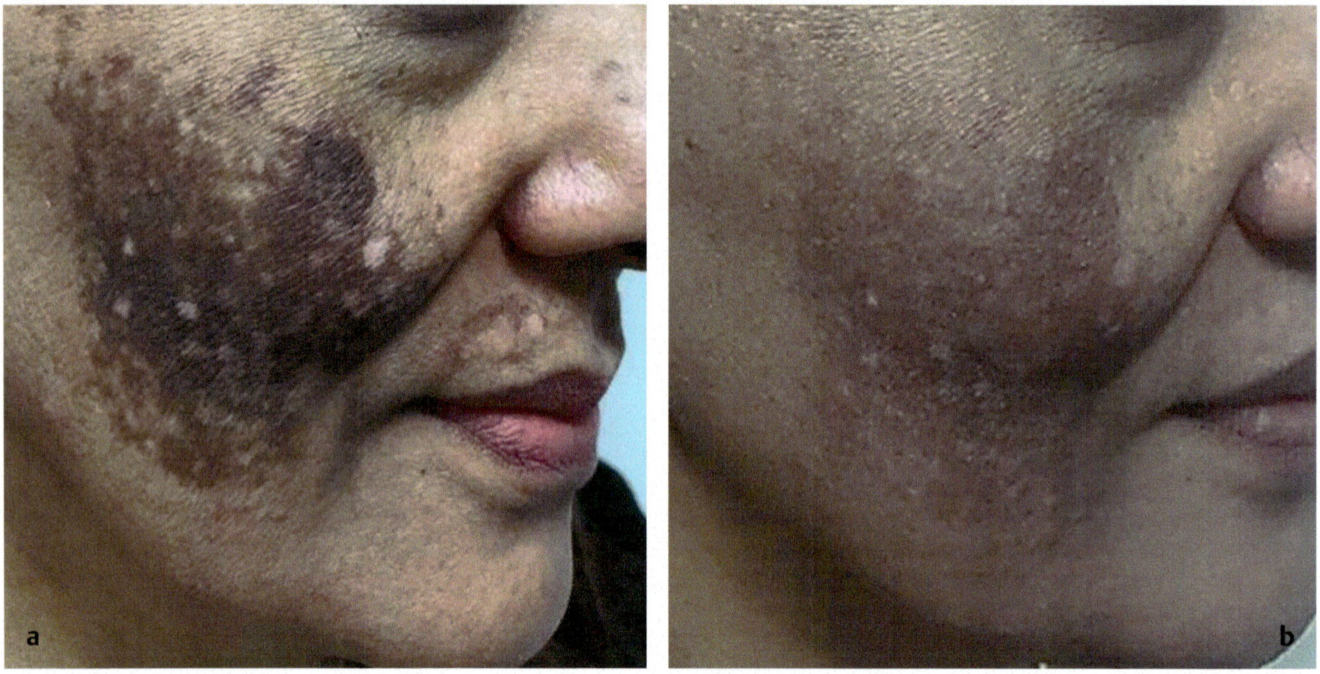

Fig. 6-13. Melasma recalcitrante: antes (a) e após 4 sessões do Protocolo Lima (b).

PROTOCOLO LIMA

- *Anestesia da área*: a anestesia tópica é suficiente para a execução da injúria moderada. Para tanto recomendamos a lidocaína lipossomada 4% como anestésico seguindo as seguintes orientações:
  - Usar até 30 g (para a face) e até 60 g (para o corpo), baseado em critérios de segurança do ativo.
  - A aplicação do anestésico na área a ser tratada deve ser sem a higienização prévia. A pele engordurada é meio propício para ativação do produto e excelência da anestesia.
  - Massagear vigorosamente 50% da quantidade total recomendada do anestésico 1 hora antes da intervenção na área a ser tratada
  - Após 30 min dessa primeira aplicação, utilizar os restantes 50% da mesma forma descrita anteriormente e aguardar mais 30 min para o início da intervenção.
- *Antissepsia*: higienizar a pele com clorexidina degermante ou aquoso, removendo todo anestésico aplicado e os resíduos de maquiagem, filtro solar e resíduos restantes.
- *Técnica*: usar um rolo com 1,5 mm de comprimento de agulha, buscando como *end point* uma injúria moderada. Para tanto, crie faixas horizontais com movimento de vai e vem até atingir um eritema uniforme com pontos petequiais (Fig. 6-14). O cruzamento em sentidos vertical e diagonal poderá complementar sua intervenção para atingir o aspecto da injúria recomendada.
- *Cuidados*: finalizada a intervenção, não remova o sangue ou a exsudação serosa. Esse plasma rico em plaquetas contém fatores de crescimento e células-tronco que auxiliam no processo de regeneração cutânea e na obtenção dos resultados.

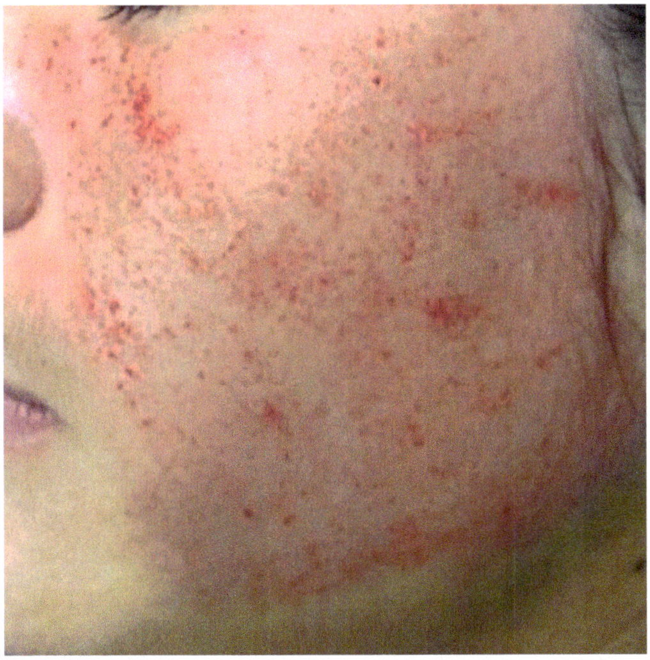

Fig. 6-14. Paciente imediatamente após a realização do Protocolo Lima, apresentando o *end point* proposto.

- *Pós-operatório*: passados 30 min da realização do procedimento, observa-se uma crosta serossanguinolenta que coagulada oferece um curativo biológico à área tratada. O paciente pode ser liberado após a aplicação de filtro solar, caso a área seja exposta. Outra opção é realizar a aplicação de um *peeling* de ácido retinoico tonalizado 5%, conforme protocolo proposto por Emerson Lima, em 2018.

Após 24 horas e nos dias que se seguiram, os pacientes podem ser orientados, quanto à utilização noturna de fórmula despigmentante industrializada (ácido retinoico 0,05% + hidroquinona 4% + fluocinolona acetonida 1%) e filtro solar tonalizado industrializado com FPS 60. O protocolo LIMA pode ser repetido 30 dias após o primeiro tratamento. Os pacientes podem retornar às suas atividades imediatamente após o procedimento, sem restrições específicas.

IPCA® NO ENVELHECIMENTO CUTANEO DA FACE

Na condução da flacidez e rugas profundas da face a IPCA® tem apresentado resultados muito significativos no tratamento do envelhecimento cutâneo. A utilização do protocolo Lima (descrito anteriormente), que propõe uma injúria moderada, com um a maior número de sessões para obtenção de resultados mais impactantes ou optar por uma injúria profunda, com *end point* similar ao recomendado na correção de cicatrizes, depende de cada médico e de cada paciente. As Figuras 6-15 e 6-16 apresentam resultados do autor, com apenas uma sessão de IPCA®, injúria profunda.

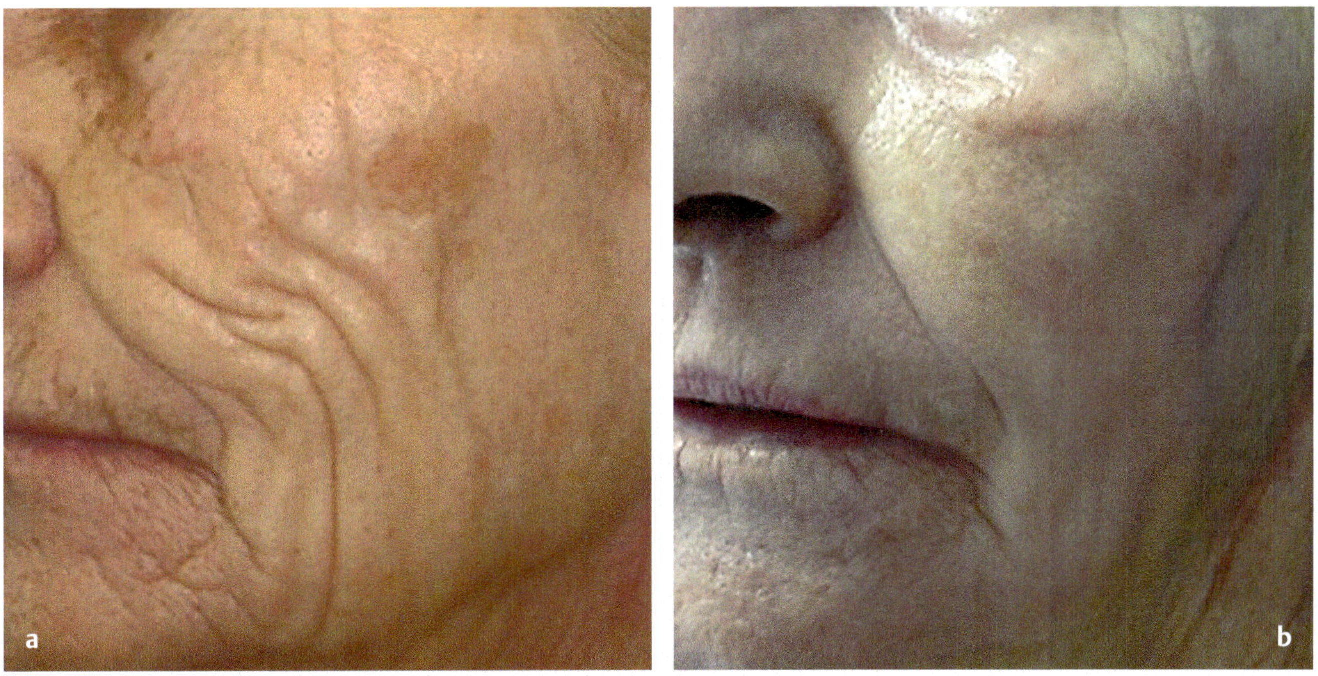

Fig. 6-15. Paciente antes (a) e depois de 60 dias da IPCA® (b).

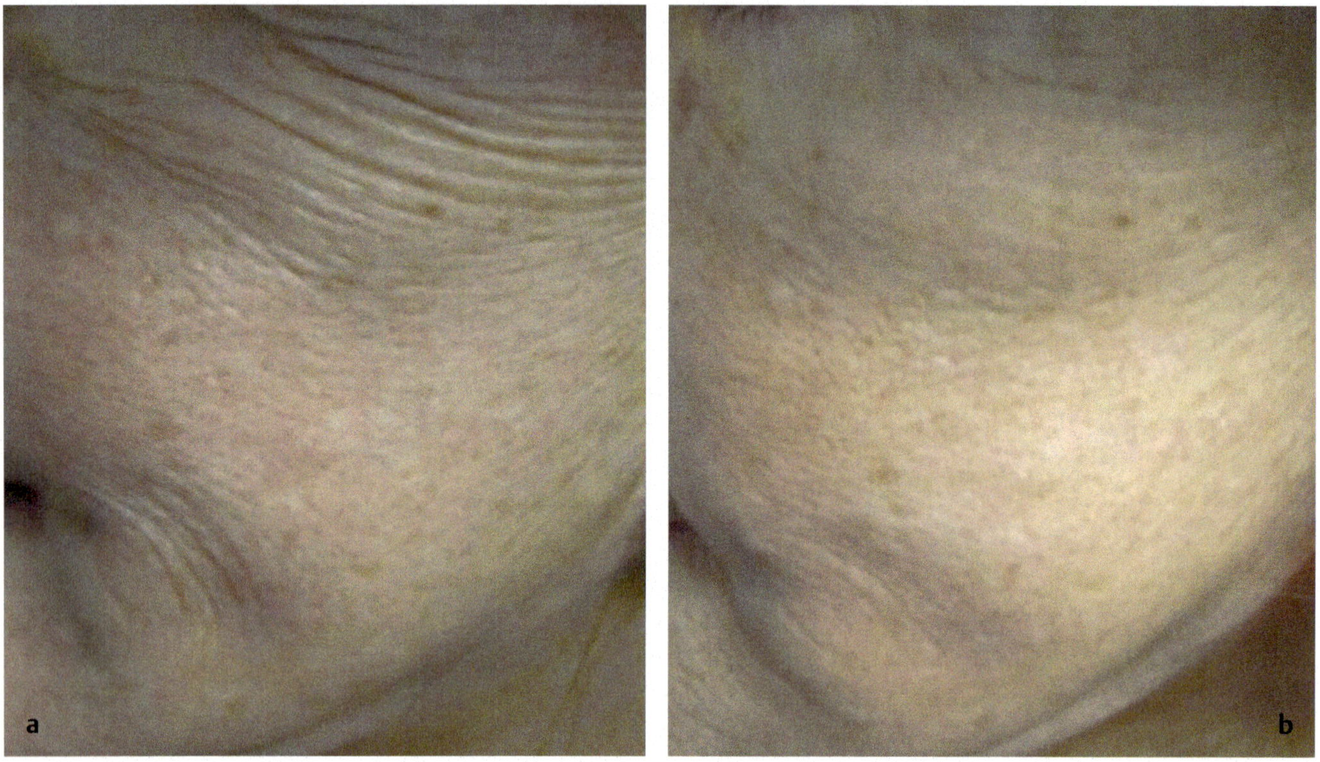

Fig. 6-16. Paciente antes (a) e depois de 60 dias da IPCA® (b).

CONSIDERAÇÕES FINAIS

Propomos a IPCA® como tratamento efetivo no tratamento do envelhecimento cutâneo, cicatrizes, melasma e hiperpigmentações pós-inflamatórias. Na experiência do autor, o tratamento quando obedece fielmente a metodologia com todos os critérios técnicos recomendados, sempre oferece bons resultados. O número e intervalo de sessões estão baseados na avaliação singular de cada caso. Não há um limite no número de intervenções e a cada intervenção pode acrescentar um ganho adicional na qualidade da pele.

BIBLIOGRAFIA

Aust MC. Percutaneuos Collagen Induction therapy (PCI)-an alternative treatment for scars. Wrinkles Skin Laxity. Plast Reconstr Surg. 2008;121(4):1421-9.

Aust MC. Percutaneuos Collagen Induction therapy (PCI)-an alternative treatment for scars. Wrinkles Skin Laxity. Plast Reconstr Surg. 2008;121(4):1421-9.

Bal SM, Caussian J, Pavel S, Bouwstra JA. In vivo assessment of safety of microneedle arrays in human skin. Eur J of Pharm Sci. 2008;35(3):193-202.

Brody HJ. Trichloracetic acid application in chemical peeling, operative techniques. Plast Reconstr Surg. 1995;2(2):127-8.

Camirand A, Doucet J. Needle dermabrasion. Aesthetic Plast Surg. 1997;21(1):48-51.

Cohen KI, Diegelmann RF, Lindbland WJ. Wound healing: biochemical and clinical aspects. Philadelphia: W.B. Saunders Co. 1992.

Fabroccini G, Fardella N. Acne scar treatment using skin needling. Clin Exp Dermatol. 2009;34(8):874-9.

Fernandes D, Massimo S. Combating photoaging with percutaneuos collagen induction. Clin Dermatol. 2008;26(2):192-9.

Fernandes D. Minimally invasive percutaneous collagen induction. Oral Maxillofac Surg Clin North Am. 2006;17(1):51-63.

Lima E, Lima M, Takano D. Microneedling experimental study and classification of the resulting injury. Surg Cosmet Dermatol. 2013;5:110-4.

Lima EA. Microagulhamento em melasma facial recalcitrante: uma série de 22 casos. Na Bras Dermatol. 2015;90(6):917-9.

Lima EVA. Dermal Tunneling (TD®): a therapeutic option for static glabellar wrinkles. Surg Cosmet Dermatol 2016;8(1):42-5.

Lima EVA. Dermal tunneling: a proposed treatment for depressed scars. An Bras Dermatol. 2016;91(5):697-9.

Orentreich DS, Orentreich N. Subcutaneous incisionless (subcision) surgery for the correction of depressed scars and wrinkles. Dermatol Surg. 1995;21(6):6543-9.

HIDRATAÇÃO INJETÁVEL

CAPÍTULO 7

Alessandra Haddad ▪ Mariza Gonzaga

INTRODUÇÃO

A pele é o maior órgão do corpo humano, o envelope que separa o meio interno do meio externo, a pele protege contra as agressões do meio ambiente e sofre a influência de condições internas, como o tabagismo, alimentação, modo de vida e níveis hormonais. É um dinâmico, complexo e integrado arranjo de células, tecidos e elementos de matriz extracelular que media suas diversas funções, cuja arquitetura é composta por três camadas intimamente relacionadas: epiderme, derme e hipoderme. Estas camadas são funcionalmente interdependentes, onde cada região está conectada com as demais para regulação e modulação da estrutura normal, mantendo a organização molecular, celular e tecidual como um todo.

O FUNCIONAMENTO DA PELE E A IMPORTÂNCIA DE SEUS ELEMENTOS

A derme é o principal elemento estrutural da pele, nutre e molda a epiderme, dá elasticidade, resistência e força tensora a este tecido, protege o organismo das injúrias mecânicas, colabora na termorregulação, contém receptores sensoriais, além de regular o processo cicatricial e a bioestimulação.

A derme é representada por um sistema em rede integrado de fibras e filamentos que dá sustentação a várias células, principalmente os fibroblastos. Esta rede de fibras é composta pelos colágenos tipos I e III, pela elastina e pelos filamentos de colágeno VII e está envolvida e embebida por um tecido conjuntivo não fibroso e amorfo, composto por glicoproteínas, proteoglicanos (PG) e glicosaminoglicanos (GAG), compondo a matriz extracelular (MEC).

Os fibroblastos são células de origem mesenquimal, responsáveis pelo *turnover* de toda a MEC. Os fibroblastos sintetizam vários precursores proteicos que, em contato com os outros elementos da MEC, se agrupam formando fibrilas, bandas de colágeno tipos I e III e elastina. São também responsáveis pela síntese das metaloproteinases (MMP), enzimas responsáveis pela degradação das fibras e constituintes da matriz, assim como sintetizam inibidores destas enzimas, promovendo desta maneira a regeneração, o remodelamento e o balanço entre os constituintes da derme.

O componente amorfo da MEC, denominado substância fundamental, é sintetizado nas membranas celulares pelos fibroblastos e eliminado para o meio extracelular. Está em contato com todas as fibras e células da derme e, devido ao conteúdo de ácido hialurônico presente na sua composição, retém até 1.000 vezes seu próprio volume em água. Entre suas funções estão: promover equilíbrio hídrico intercelular, facilitando o processo de migração e adesão celular, colaborar na morfogênese e na diferenciação das células dérmicas, exercendo um importante papel na difusão de nutrientes e na concentração de fatores de crescimento, modula ainda todo processo inflamatório e faz a varredura de radicais livres. Sendo assim, é a grande responsável pela comunicação entre as células e a manutenção da estrutura de rede, sendo sua hidratação fundamental para as funções celulares, desempenhando papel-chave no processo de diferenciação celular e equilíbrio da MEC.

O remodelamento da matriz extracelular é um processo dinâmico e contínuo com múltiplas etapas envolvendo a degradação localizada de seus componentes, seguida pelo rearranjo do citoesqueleto, translocação celular e depósito de novos constituintes. Uma série de evidências indica que o TGF-β desempenha um papel central na biossíntese de MEC, ou controlando a síntese e a degradação de colágeno ao se ligar nos receptores de membrana celular dos fibroblastos e ativar os seus genes, ou inibindo a ação das metaloproteinases. Embora cada uma destas etapas seja regulada por uma variedade de mecanismos moleculares, a etapa inicial é controlada pela presença de proteinases, principalmente a colagenase, a gelatinase e a metaloelastase, capazes de iniciar o processo de fragmentação das macromoléculas nativas da MEC, predominantemente os colágenos I e III.

Durante o envelhecimento, toda a pele sofre modificações estruturais, celulares e moleculares que alteram não somente as suas propriedades mecânicas, mas também as suas funções biológicas e fisiológicas. As mudanças causadas pelo envelhecimento da pele são o resultado de um processo fisiológico normal, determinado pela ação dos fatores genéticos e hormonais (envelhecimento cronológico), agravado pela somatória das alterações induzidas principalmente pela exposição crônica à radiação ultravioleta (UV)[1] embora outros fatores, como estresse, tabagismo, poluição, radiação infravermelha e má nutrição, também exerçam sua influência (envelhecimento extrínseco).

Estruturalmente, durante o envelhecimento cronológico, a pele se torna mais fina e desidratada. A derme papilar é a camada mais afetada, com a atividade dos fibroblastos comprometida por mudanças na sua morfologia celular e no seu metabolismo, com redução do potencial proliferativo, perda de resposta aos fatores de crescimento, declínio na produção de proteínas da MEC e aumento da expressão de proteases envolvidas na sua degradação. Assim, as fibras elásticas diminuem em número e diâmetro; há redução da síntese de colágeno e aumento da sua degradação devido ao aumento dos níveis de metaloproteinase tipo I (colagenase), que impacta sobre a deposição, orientação e tamanho das fibras, que aparecem desorganizadas, mais compactas e granulosas. Como consequência, os fibroblastos lentamente perdem seus pontos de aderências com as fibras de colágeno e modificam sua forma de fusiforme para arredondada, o que afeta suas funções metabólicas, gerando um círculo vicioso. A derme reticular torna-se desorganizada e degradada, com fibras fragmentadas. O fotodano tende a agravar este processo, principalmente na derme papilar, reduzindo a síntese de pró-colágeno tipo I e aumentando os níveis de colagenase, o que gera maior quantidade dos produtos de degradação do colágeno e inibe a síntese do novo colágeno.

O envelhecimento cronológico e o fotodano afetam também a substância fundamental, reduzindo a quantidade de mucopolissacarídeos, glicosaminoglicanos e proteoglicanos, especialmente a do ácido hialurônico, alterando a hidratação dérmica, modificando as propriedades biomecânicas da MEC e influenciando negativamente no turgor da pele. Portanto, o que faz a pele permanecer com flexibilidade e elasticidade é o equilíbrio que existe entre o mecanismo de hidratação e a capacidade do organismo em promover a renovação celular. Esta mudança de turgor clinicamente se manifesta pela perda de elasticidade e aparecimento de rugas finas e linhas de difícil resolução (Fig. 7-1).

Manter a saúde da matriz extracelular é uma estratégia fundamental na abordagem da qualidade da pele, pois os procedimentos cirúrgicos indiretamente dependem de uma pele de boa qualidade e bom funcionamento para entregarem o resultado do reposicionamento e da boa cicatrização esperados.

Muitos procedimentos estéticos na pele são realizados como *peelings* químicos, *lasers*, fios e injetáveis com objetivo de reverter o envelhecimento da pele em diferentes caminhos.

A implantação de ácido hialurônico diretamente na derme pode ser uma estratégia para aumentar a hidratação dérmica e/ou para a reposição da substância fundamental e, desta maneira, melhorar a sua turgescência, incrementar a atividade fibroblástica, a nutrição e reascender a comunicação entre as células, restaurando as propriedades mecânicas da pele, com a melhora imediata ou em curto prazo das linhas e rugas finas. A reposição poderá ser feita, utilizando diferentes apresentações de ácido hialurônico, por várias técnicas de aplicação, de acordo com as necessidades de cada paciente.

Vamos discutir algumas formas mais comuns de reposição de ácido hialurônico exógeno e estratégias que vão desde a simples reposição até complexos mecanismos regenerativos de biorremodelação estrutural do tecido.

INTRADERMOTERAPIA

A aplicação por via intradérmica, conhecida como intradermoterapia ou mesoterapia, é uma técnica médica de *drug delivery* (entrega de medicamentos) pela qual substâncias ativas são introduzidas na pele por numerosas microinjeções para corrigir distúrbios estéticos entre outras indicações. É uma forma de administração que permite a penetração ideal de substâncias com mecanismos de ação bem estabelecidos e em baixas concentrações na derme com efeitos superiores àqueles conseguidos por outros métodos de administração. Em condições adequadas e com as substâncias corretas, é um procedimento altamente efetivo.

A aplicação do ácido hialurônico linear, sem *crosslinking*, tem como principal objetivo a hidratação dérmica imediata sem restauração de volume da substância fundamental. Apesar de pouco estável com meia-vida curta, promove maior retenção hídrica que gera estímulo de receptores *in situ* (ação de curta distância), que podem estimular indiretamente a biossíntese pelo fibroblasto, o que explica seu efeito mais duradouro. Está indicado para o tratamento da pele desidratada com rugas finas, principalmente em pacientes jovens.

O ácido hialurônico a ser aplicado em *drug delivery* deverá ser estéril, para uso injetável, em baixas concentrações e

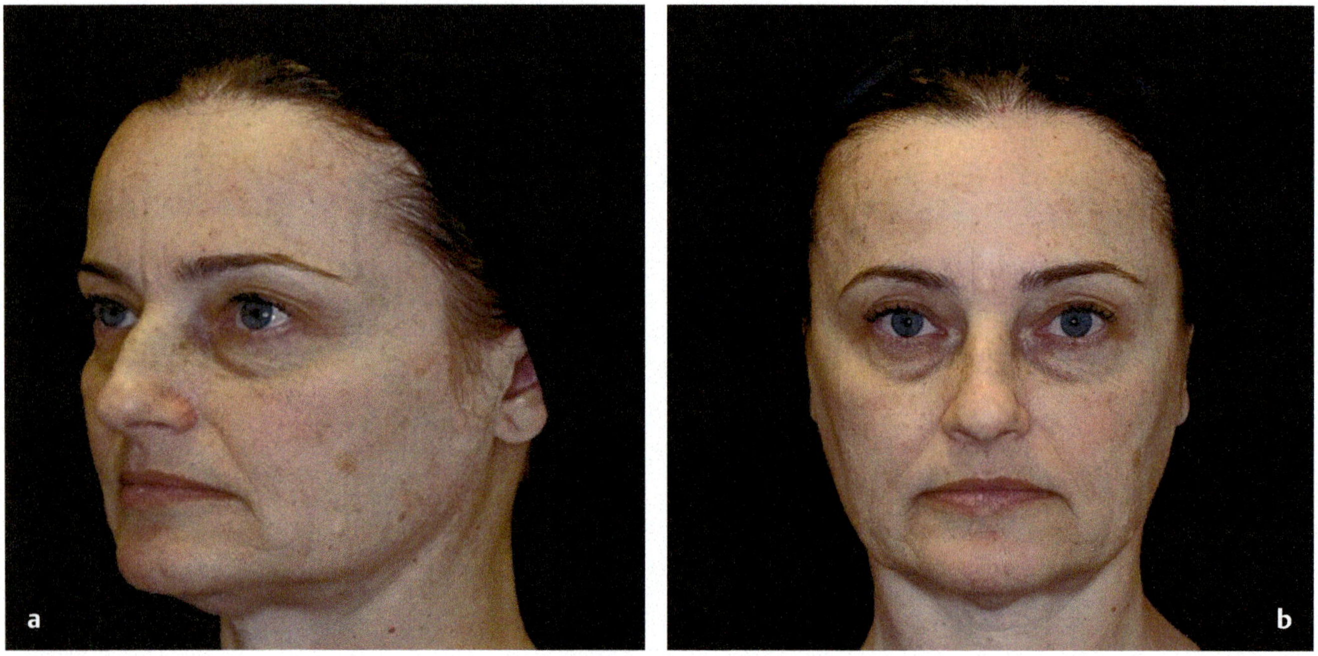

Fig. 7-1. (a, b) Pele apresentando envelhecimento extrínseco e intrínseco.

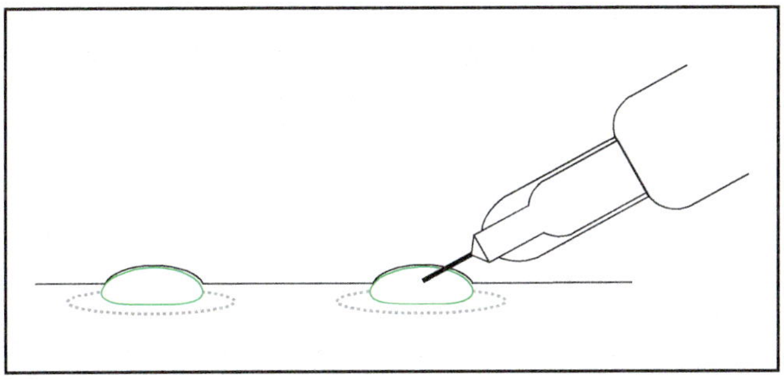

Fig. 7-2. Depósito localizado com a formação de pequena pápula intradérmica.

com pH próximo do fisiológico. Poderá ser aplicado isolado na concentração entre 3 mg a 20 mg/mL de acordo com a apresentação ou em associação a outras substâncias (*melangé*). As aplicações são intradérmicas superficiais com a formação de pequenas pápulas que desaparecem rapidamente (Fig. 7-2) com 0,5 a 1 cm de espaçamento em toda a face ou área acometida. Pode ser depósito feito de modo manual um a um ou assistido por equipamentos, como pistolas de injeção com agulhas simples ou agrupadas de tamanho ideal para atingir o plano intradérmico.

Os intervalos são semanais ou quinzenais até a melhora completa da pele e das rugas finas. O número de sessões é variável, e a manutenção é feita a cada 2 até 6 meses. Os efeitos adversos são formação de hematomas e ligeiro eritema local transitório. Os resultados são visíveis desde a primeira aplicação (Fig. 7-3).

A eficácia e satisfação do paciente com aplicação de AH linear (mesoterapia) foram validadas por Di Pietro após tratar 20 pacientes com duas sessões intervaladas em 15 dias e observar um importante incremento na elasticidade e turgor cutâneo, e taxa de satisfação em 95% por parte dos médicos e pacientes.

SKIN BOOSTER (APLICAÇÃO SUPERFICIAL DE ÁCIDO HIALURÔNICO COM *CROSSLINKING*)

A presença de ácido hialurônico exógeno em estrutura linear isolada ativa a enzima hialuronidase endógena, e sua metabolização ocorre em até, no máximo, 48 horas.

De modo a ampliar o contato e o consequente benefício das moléculas de ácido hialurônico na derme trazendo estabilidade ao polímero, visando uma ação sustentada ao longo do tempo, a adição química de agentes de *cross-link* aos polímeros de ácido hialurônico de tamanho de partículas pequeno (Skinbooster Restylane Vital) prolonga sua durabilidade, pois blinda a molécula da ação degradadora da enzima hialuronidase. Inicialmente ficou conhecido como *Non Animal Stabilized Hyaluronic Acid* (NASHA).[2]

A configuração fina do ácido hialurônico com *crosslinking* é uma estrutura de múltiplas fitas unidas por pontes, levando a uma configuração não mais linear e sim tridimensional que, estima-se, consiga atrair cerca de 1.000 vezes mais o seu peso molecular em água, fazendo dela uma molécula altamente hidratante.

Wang *et al.* comprovaram em estudo duplo-cego, prospectivo, randomizado, comparando injeção subdérmica *de Skin booster versus* solução salina que o lado que recebeu o produto apresentou aumento de coloração imuno-histoquímica intra e extracelular para procolágeno tipo I, que é um padrão consistente com a produção de colágeno tipo 1, além do aumento nos fatores

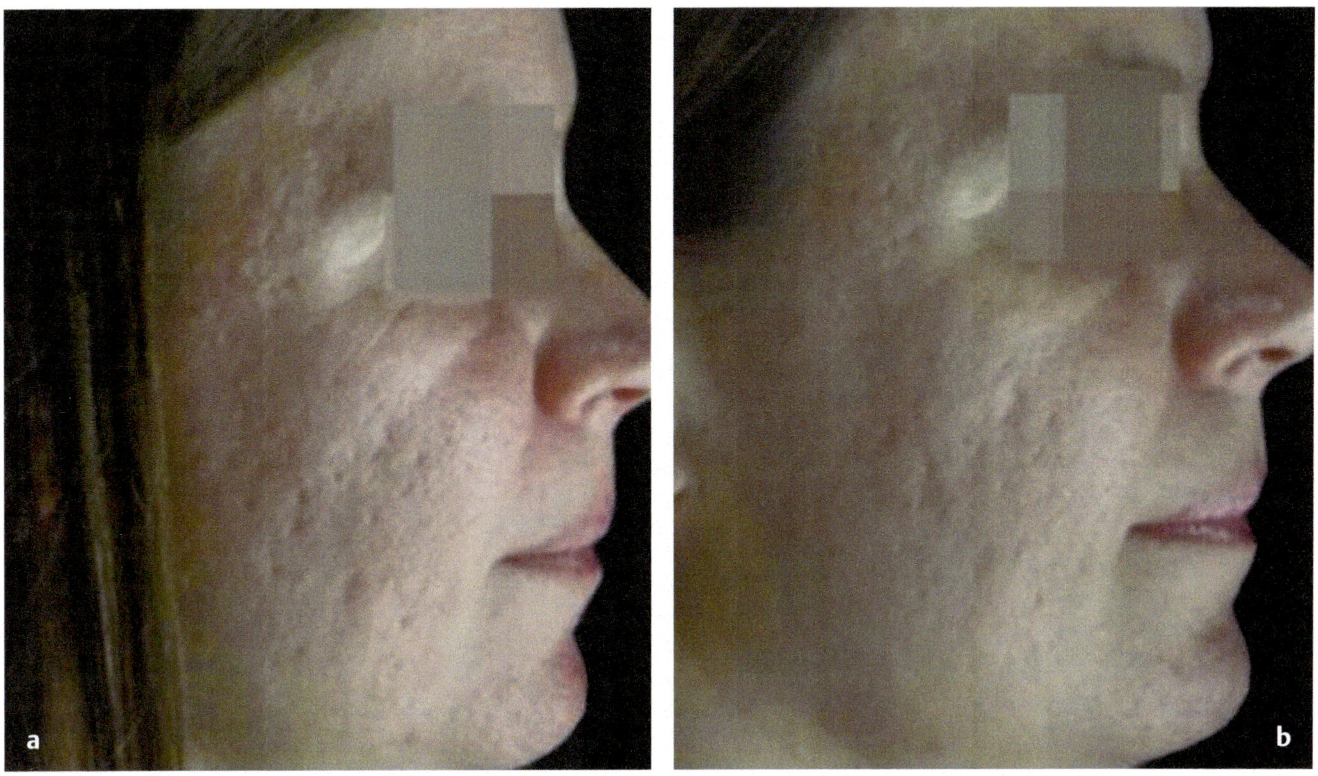

Fig. 7-3. Pré (a) e pós-aplicação (b): observar a melhora da textura e das rugas finas (Oliveira ME *et al.*).

de crescimento na área. Marcadores de ação dos fibroblastos demonstraram que, próximos ao depósito de ácido hialurônico exógeno, os fibroblastos se encontravam mais estirados e com maior retículo endoplasmático, indicando uma atividade metabólica incrementada neles. Eles comprovaram que o gene e a proteína de expressão do procolágeno permaneceram elevadas até 13 semanas, sugerindo a ação do produto na ativação prolongada das vias de produção de colágeno na pele. A explicação reside no fato de a presença do *skin booster* atrair água para sua proximidade e expandir a MEC, levando ao estiramento dos fibroblastos preexistentes na área. Os fibroblastos estirados tinham sua atividade otimizada, sendo este um dos principais mecanismos da hidratação cutânea e seu consequente benefício na reversão dos sinais de envelhecimento da pele com melhora de hidratação, turgor, firmeza e elasticidade.

O ácido hialurônico injetável, indicado para esta técnica, apresenta características únicas. É de matriz coesiva polidensificada (tecnologia CPM ou NASHA) com partículas de tamanhos variados, mas, em geral, pequenas, de modo a otimizar o potencial de hidratação com menor potencial de preenchimento, sendo produzido por dois ciclos de *crosslinking* com éter butanediol diglicidil (BDDE), que resulta em um gel preenchedor dérmico com zonas de maior e menor densidades, conferindo ao produto as seguintes características: baixa viscosidade, baixa elasticidade (G´), alto *tan* δ e alta coesividade, que mantêm a afinidade entre as moléculas do gel e permitem a expansão tecidual na derme superficial com um predominante vetor horizontal, resultando em alta integração cutânea e volumização apenas da derme sem alteração da sua arquitetura. Portanto, estas propriedades reológicas determinam a distribuição de maneira homogênea dentro da derme, sem o risco de efeito *Tyndall.* O alto grau de integração dérmica e a isoecogenicidade em relação à derme adjacente[2,8] permitem sua aplicação subepidérmica ou na derme reticular superficial com resultados naturais e sem riscos de irregularidades.

Esta técnica de aplicação está indicada para o tratamento de rugas e vincos mais profundos, principalmente em pacientes mais velhas com maior fotodano (Fig. 7-4), com o objetivo de reposição e remodelamento da substância fundamental, ou seja, como um preenchimento dérmico, que vai acarretar a melhora imediata da qualidade de pele e o desaparecimento das linhas.

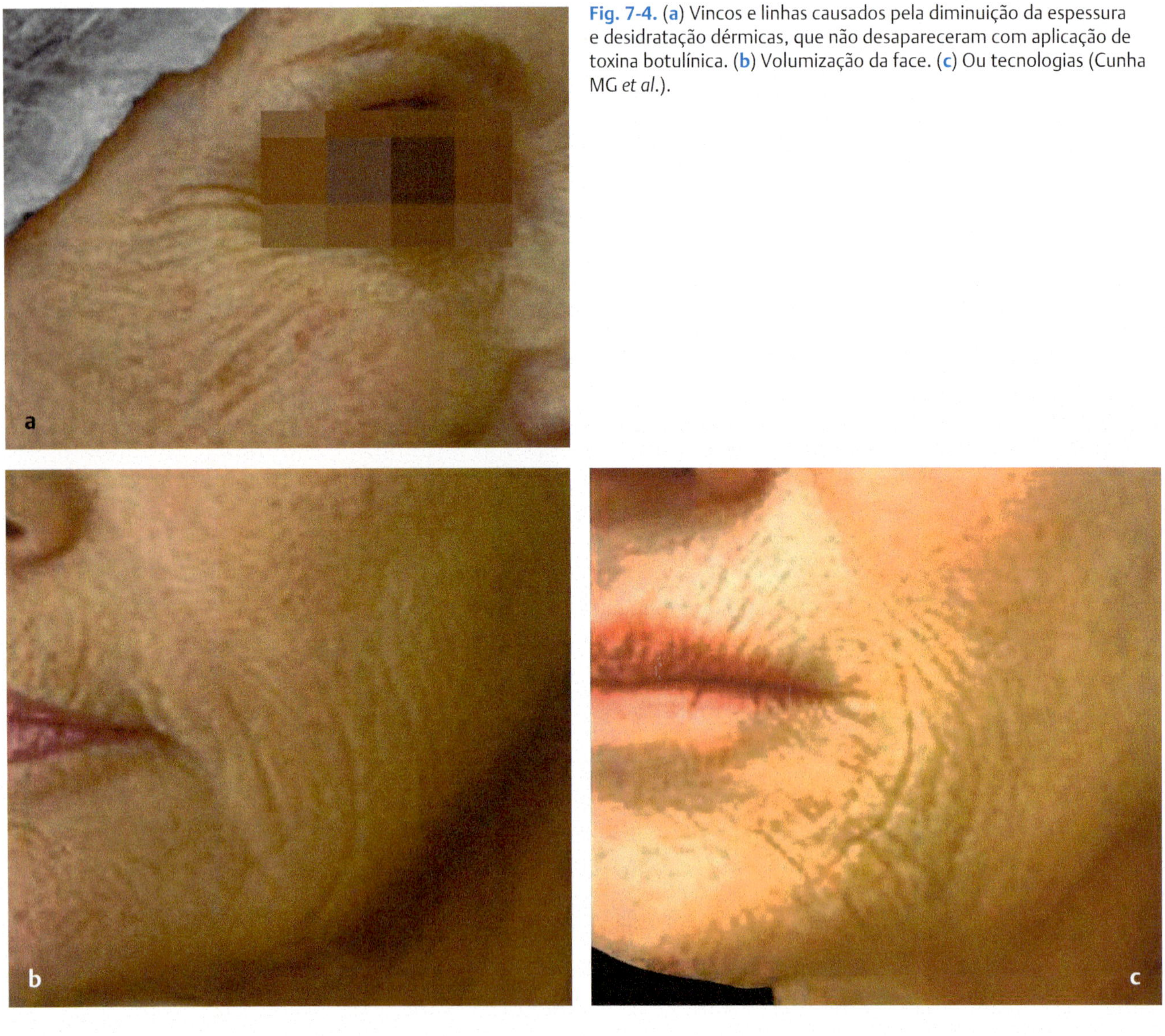

Fig. 7-4. (**a**) Vincos e linhas causados pela diminuição da espessura e desidratação dérmicas, que não desapareceram com aplicação de toxina botulínica. (**b**) Volumização da face. (**c**) Ou tecnologias (Cunha MG *et al.*).

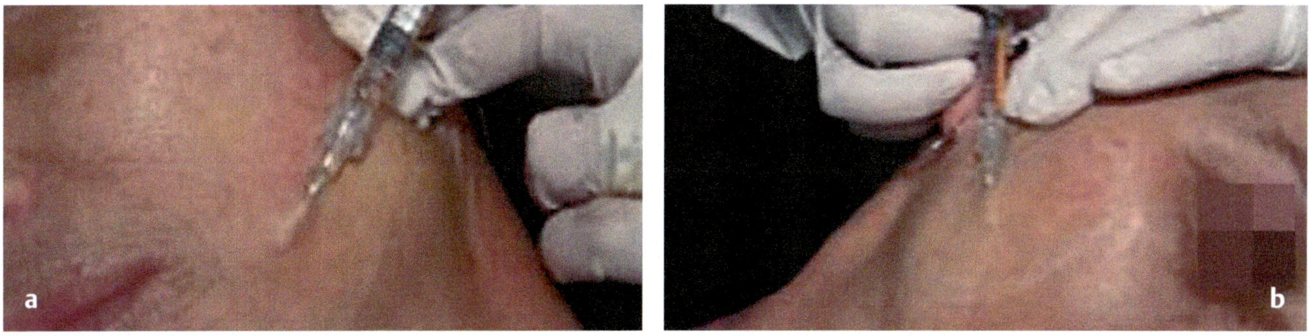

Fig. 7-5. (a, b) Aplicação superficial em retroinjeção com a entrada de toda a extensão da agulha em ângulo de 10 graus. Observar plano subdérmico (Cunha MG *et al.*).

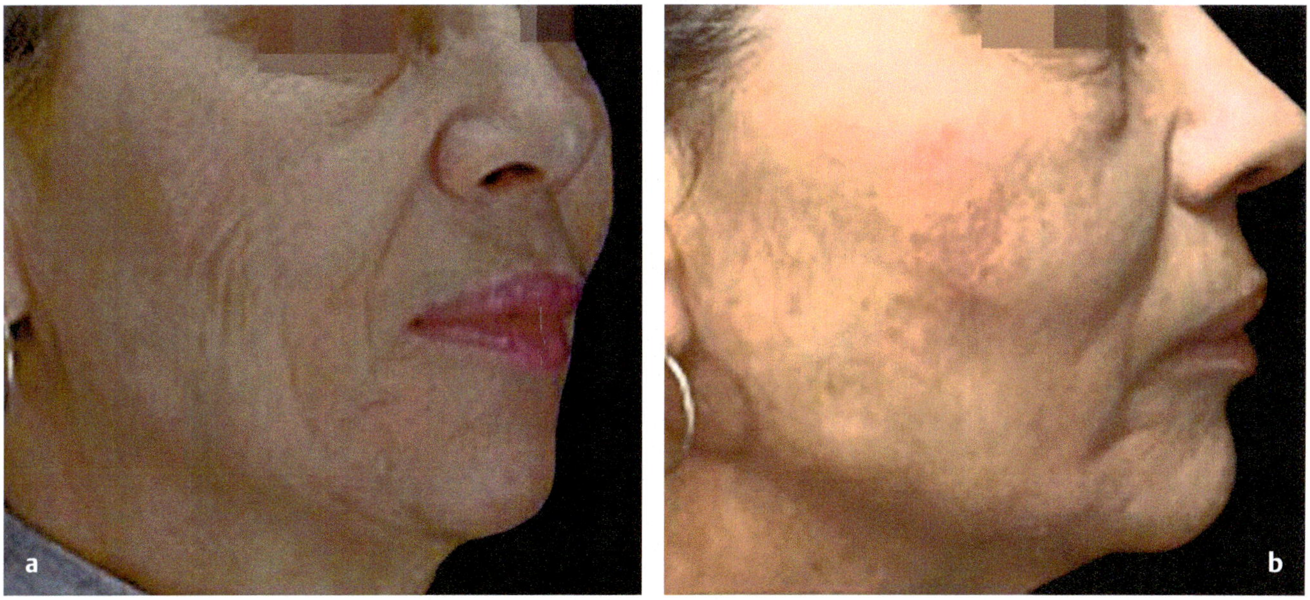

Fig. 7-6. (a) Pré-aplicação. (b) Após uma aplicação para tratamento das linhas na lateral da face (Cunha MG *et al.*).

As aplicações são realizadas sob anestesia tópica nos locais afetados pelas rugas mais profundas, geralmente as regiões periorbiculares, periorais e laterais da face. A aplicação prévia de compressas geladas por alguns minutos minimiza a formação de hematomas. As aplicações são superficiais, permitindo a visualização da agulha (Fig. 7-5), feitas em retroinjeção, com agulhas 30 G 1/2 ou 32 G de 13 mm em ângulo de 10 a 12 graus, no sentido perpendicular às linhas para o tratamento de toda a área afetada.

As múltiplas linhas de colocação do implante devem ser realizadas com cerca de 5 mm de distância entre elas, com deposição de pequena quantidade do produto (cerca de 0,01 mL a 0,02 mL).

Geralmente são aplicados 2 mL do produto, 1 mL em cada hemiface, com distribuição em todas as áreas acometidas, podendo ser associada à técnica de *microbolus* ou retroinjeção diretamente em sulcos mais profundos. Após a aplicação, as áreas tratadas devem ser suavemente massageadas para facilitar o espalhamento horizontal do produto, permitindo o desaparecimento das eventuais ondulações para melhor uniformização da aplicação, visto que o objetivo é fazer um manto de suporte hídrico que irá desencadear os benefícios. Ao primeiro sinal de formação de hematoma, a compressão digital deve ser feita para evitar a sua progressão.

A melhora na qualidade da pele com o desaparecimento parcial ou total das linhas é imediata, e uma nova sessão poderá ser indicada após 30 dias. Os resultados são visíveis por até um ano, e as aplicações de manutenção poderão ser necessárias após 9-12 meses, de acordo com o grau de acometimento. Nas áreas periorbitárias e periorais principalmente, a aplicação prévia de toxina botulínica garante resultados mais duradouros. Na Figura 7-6 observamos o pré e o pós-aplicação de 3 sessões com 2 mL cada realizados a intervalos mensais.

BLANCHING TECHNIQUE

Outra possível técnica para a implantação de ácido hialurônico matriz coesiva polidensificada (tecnologia CPM) para correção de sulcos e vincos mais profundos é a Técnica de *Blanching*, nome dado devido ao branqueamento imediato promovido pelas injeções superficiais subepidérmicas do produto. Esta técnica foi descrita por Micheels P *et al.*, em 2013, que demonstrou através de estudos ultrassonográficos e exames anatomopatológicos a alta integração dérmica desta apresentação de ácido hialurônico.

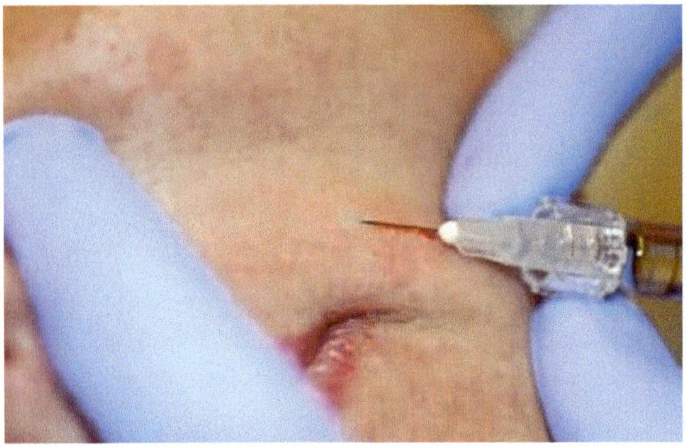

Fig. 7-7. Mostra o ângulo da agulha e a formação de pequenas alíquotas de ácido hialurônico com halo branco ao redor.

A técnica consiste em aplicações diretamente nas rugas e sulcos, com agulhas 30 G e o bisel introduzido praticamente paralelo à pele. São feitos *microbolus* de produto, até a obtenção do branqueamento da pele. As micropunturas são feitas muito próximas entre elas, preenchendo de maneira contínua toda a extensão da linha e criando um ligeiro cordão. Uma massagem suave ao final da aplicação facilita a moldagem do produto (Fig. 7-7).

Esta técnica é indicada para o tratamento de sulcos mais profundos, principalmente em áreas de risco, como, por exemplo, a glabela e laterais do nariz. O desaparecimento das linhas profundas é imediato, e a técnica pode ser associada, como complementação, à técnica superficial de ácido hialurônico com *crosslinking*. Deve-se ressaltar que apresentações de ácido hialurônico de outras tecnologias não permitem a integração dérmica e causam vários efeitos adversos, como a formação de cordões e visualização do produto, além do possível efeito *Tyndall*.

A melhora dos vincos é imediata, porém, se necessária, uma nova aplicação poderá ser feita após algumas semanas. O resultado dura em torno de 9-12 meses. Hematomas podem acontecer, se a aplicação ficar mais profunda.

APLICAÇÃO DE ÁCIDO HIALURÔNICO ULTRAPURO SEM *CROSSLINKING* – (*Stabilized Hybrid Cooperative Hyaluronic Acid Complexes*)

Os hidrogéis podem ser gerados *via crosslinking* químico (BDDE) ou físico (térmico) o que aumenta sua elasticidade e reduz sua viscosidade.

A *performance* dos géis com *crosslink* depende de vários fatores, como concentração do ácido hialurônico, grau de *crosslinking*, módulo elástico, coesividade, difusão. O *crosslinking* físico estabiliza o AH termicamente e resulta em um composto híbrido estabilizado aonde coexistem ácidos hialurônicos de alto e baixo peso molecular em alta concentração, aumentando elasticidade e resistência à degradação, tendo baixa viscosidade e boa difusão tecidual, apresentando taxas de edema menores se comparados aos géis com BDDE.

O tamanho dos oligômeros de ácido hialurônico determina importantes aplicações clínicas e funções biológicas distintas. Polímeros extracelulares com tamanho de 10 kDa são conhecidos por sua habilidade em preencher espaços na MEC e trazer hidratação. Os polímeros de tamanho menor abaixo de 5 KDa são sabidamente angiogênicos, inflamatórios e imunoestimuladores, podendo induzir proteínas de choque térmicas, apresentando assim uma função antiapoptose.

Um representante inicial é o Profhilo® da IBSA, uma mistura de ácido hialurônico de alto (110-1.400 kDa) e baixo (80-110 kDa) peso molecular em alta concentração (64 mg/2 mL) estabilizados termicamente por um processo de dois passos em alta e baixa temperaturas. Os estudos demonstram uma atividade *in situ* de 4-5 semanas.

O racional para esta combinação seria a sinergia cooperativa dos diferentes complexos do produto que contribuiria para regeneração tecidual. O AH tem sabida propriedade hidrofílica, mas, quando combinados diferentes pesos moleculares, promove reparo dos queratinócitos duas vezes mais rápido que quando isolados.

Em termos de atividade biológica há um remodelamento da MEC com aumento da expressão *in vitro* dos níveis de colágeno e elastina. Parece haver ainda uma atividade sobre as células-tronco derivadas dos adipócitos (ASC) e aumento na sua diferenciação e proliferação via ativação de genes adipogênicos e proteínas relacionadas a eles.

Há ainda um mecanismo de retardo da senescência nas células mesenquimais do estroma sujeitas a situações de dano exógeno. Com estudos *in vitro* os complexos de ácido hialurônico híbrido provaram ter grande potencial de promover proliferação celular, reduzindo dano por radicais livres, e a expressão de biomarcadores de atrofia preservando inclusive a estrutura da musculatura. Devido a este potencial de atuar ao nível de células-tronco de adipócitos repondo o tecido perdido, e eventualmente até o nível de regeneração/reparo muscular ampliou-se o benefício da aplicação de ácido hialurônico ao horizonte de medicina biorregenerativa.

A forma de aplicação é diferente dos demais AH, pois consiste em menor quantidade de pontos com *bolus* maiores aplicados intradérmicos em locais estratégicos de drenagem linfática e segurança anatômica contando com a elevada capacidade de difusão intercelular tecidual do produto.

A técnica recomendada é de duas sessões com intervalo de um mês entre elas nos BAP (*Bio Aesthetic Points*) para minimizar riscos e maximizar a difusão do produto injetando-se um *bolus* de 0,2 mL na derme profunda/subcutâneo superficial seguido de uma massagem suave no local.

Os cinco pontos são:

A) *Protrusão zigomática*: no mínimo 2 cm longe do canto lateral dos olhos.
B) *Base Nasal*: ponto de intersecção entre uma linha conectando a narina e o *tragus* e uma outra linha vertical na altura da pupila.
C) *Tragus*: recomenda-se 1 cm anterior à margem inferior do *tragus*.
D) *Mento*: uma linha vertical no centro do mento e outra perpendicular a um terço de distância da linha vertical devem ser traçadas. Do ponto de intersecção entre elas é indicado mover 1,5 cm da comissura oral para localizar o ponto de injeção.
E) *Ângulo mandibular*: o quinto ponto fica 1 cm acima do ângulo mandibular.

No pescoço o produto deve ser injetado em 10 pontos de 0,2 mL cada na derme média com agulha de 29 G em *bolus* em 3 linhas verticais (Fig. 7-8).

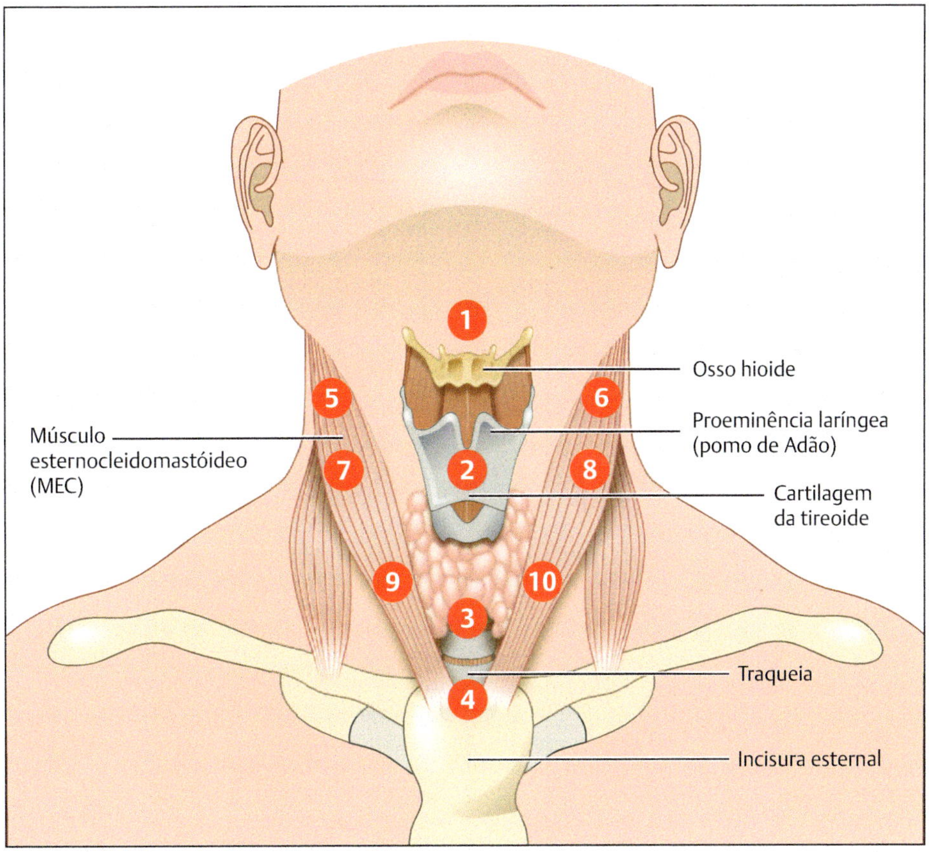

Fig. 7-8. Pontos sugeridos para aplicação cervical. Duas sessões com intervalo de 30 dias entre elas (Sparavigna *et al.*).

CONSIDERAÇÕES FINAIS

O ácido hialurônico é o principal componente da matriz extracelular e, portanto, estrutural da pele. Seu uso de forma injetável permite benefícios na prevenção e reversão dos sinais de envelhecimento intrínseco e extrínseco da pele. Algumas considerações importantes sobre causas de efeitos adversos estão no Quadro 7-1 e são importantes já que a aplicação é um procedimento de baixa complexidade, podendo parecer que é inerte ou isenta de complicações.

Um estudo de segurança, realizado entre 2015 e 2018 por Cassuto *et al.*, contemplando 40.000 pacientes, mostrou apenas 12 eventos adversos incluindo em sua maioria eventos precoces como equimose, edema e vermelhidão e dois mais tardios, incluindo edema e nódulo. Todos resolvidos sem intervenção.

Quando bem indicada e bem realizada a hidratação injetável com AH em suas diversas formas, é um procedimento necessário e de grande validade como ferramenta de melhoria da qualidade de pele e acreditamos que os estudos atuais no sentido da biorremodelação mediada por eles apontarão perspectivas ainda mais promissoras.

Quadro 7-1. Lista dos possíveis eventos adversos ao ácido hialurônico

- O AH é obtido de fermentação bacteriana e pode conter impurezas.
- O produto residual da quebra de AH com *crosslink* pode deflagar reações de hipersensibilidade.
- O potencial hidrofílico difere de produto para produto, podendo dar diferentes graus de edema.
- A concentração e reologia dos AH pode levar a diferentes reações.
- O injetor tem papel importante na técnica, profundidade, volume e acurácia do tratamento.
- O efeito adverso mais comum é precoce no local da injeção: eritema, edema, sangramento, equimoses, prurido.
- Colocação muito superficial de AH leva a efeito *Tyndall*.
- Migração do produto é consequência de má técnica ou inexperiência por parte do injetor e pode levar a edema tardio intermitente, nódulos, assimetrias ou deformidades.
- Infecções e biofilmes podem ocorrer mesmo nos AH utilizados para hidratação, e biofilmes de longa duração podem resultar em fibrose tecidual na área.
- A incidência de granulomas por AH vai de 0,02% a 0,4% devido ao risco de reações de hipersensibilidade por contaminantes ou por AH menos purificados.
- Oclusão vascular pode ocorrer com AH utilizados para hidratação principalmente os que têm uma reologia mais proeminente.

BIBLIOGRAFIA

Agolli E, Diffidenti B, Di Zitti N, et al. Hybrid cooperative complexes of high and low molecular weight hyaluronans (Profhilo®): review of the literature and presentation of the Vision HA project. Esperienze Dermatologiche. 2021;5:20.

Bottai G, Mancina R, Muraton M, et al. 17 beta-estradiol prosptects human skin fibroblastos and keratinocytes against oxidative damage. J Eur Acad Dermatol Venereol. 2013;27(10):1236-43.

Callaghan TM, Wilhelm KP. A review of ageing and an examination of clinical methods in the assessment of ageing skin. Part I: cellular and molecular perspectives of skin ageing. Int J Cosmect Sci. 2008;30(5):313-22.

Cassuto E, et al. An Overview of soft tissue fillers for cosmetic Dermatology: From Filling to Regenerative Medicine Clinical, Cosmetic and Investigational Dermatology. 2021;14:1857-66.

Cassuto E, et al. Safety Assessment of High- and Low-Molecular-Weight Hyaluronans (Profhilo®) as Derived from Worldwide Postmarketing. Data BioMed Research International.Volume 2020.

Choi HR, et al. Oligosaccharides of hyaluronic acid increased epidermal cell stemness by modulation of integrin expression. J Cosmet Dermatol. 2012;11(4):290-6.

Chu DH. Development and structure of skin. Fitzpatrick's Dermatology in General Medicine. 7. ed.. Chapter 7. 2022.

Cole MA, Quan T, Voorhees JJ, Fisher GJ. Extracellular matrix regulation of fibroblast function: redefining our perspective on skin aging. J Cell Comun Signal. 2018;12(1):35-43.

Cunha MG, et al. Superficial application technique with cohesive polydensified matrix hyaluronic acid for the treatment of lines and wrinkles. Surg Cosmet Dermatol. 2019;11(3):205-10.

D'Agostino A, Stellavato A, Busico T, et al. In vitro analysis of the effects on wound healing of high- and low-molecular weight chains of hyaluronan and their hybrid H-HA/L-HA complexes. BMC Cell Biol. 2015;16.

Debacq-Chainiaux F, Leduc C, Verbeke A, Toussaint O. UV, stress and aging. Dermatoendocrinol. 2012;4(3):236-40.

Di Pietro A, Di Sante G. Recovery of skin elasticity and turgor by intradermal injection of hyaluronic acid (Lal-System®) by the crosslinked technique. G di Ital Dermatologia e Venereol. 2001;136:187-94.

Draelos ZD. Nutrition and enhancing youthful-appearing skin. Clin Dermatol. 2010;28(4):400-8.

El-Domyati M, et al. Efficacy of mesotherapy in facial rejuvenation: a histological and immunohistochemical evaluation. Int J Dermatol. 2012;51(8):913-19.

Escoffier C, de Rigal F, Rochefort A, et al. Age-related mechanical properties of human skin: na vivo study. J Invest Dermatol 1989;93(3):353-7.

Mammucari M. Mesotherapy, definition, rational and clinical role: a consensus report from the Italian Society of Mesotherapy. Eur Rev Med Pharmacol Sci. 2011;15(6):682-94.

Micheels P, Sarazin D, Besse S, et al. A Blanching Technique for Intradermal Injection of the Hyaluronic Acid Belotero. Plast Reconst Surg. 2013;132(4-2):59S-68S.

Mine S, Fortunel NO, Pageon H, Asselineau D. Aging alters dermal papillary fibroblasts but not reticular fibroblasts: a new view of skin morphogenesis and functionally human aging. PLoS ON. 2008;3(12):e4066.

Oliveira ME, et al. Analysis of improvement of the clinical signs of skin aging with assistance of intradermotherapy: clinical, photographic, and ultrasonographic analyses. Surg Cosmet Dermatol. 2013;5(4):31522.

Papakonstantinou E, Roth M, Karakiulakis G. Hyaluronic acid: a key molecule in skin aging. Dermatoendocrinol. 2012;4(3):253-8.

Shin SH, Lee YH, Rho N-K and Park KY. Skin aging from mechanisms to interventions: focusing on dermal aging. Front. Physiol. 2023:14:1195272.

Sparavigna S, et al. Efficacy and Tolerability of Hybrid Complexes of High- and Low-Molecula Weight Hyaluronan Intradermal Injections for the Treatment of Skin Roughness and Laxity of the Neck Scientific World Journal. Volume 2022.

Stellavato A, Corsuto L, D'Agostino A, et al. Hyaluronan hybrid cooperative complexes as a novel frontier for cellular bioprocesses reactivation. PLoS One. 2016;11:e0163510.

Tourlier J, et al. Association between collagen production and mechanical stretching in dermal extracellular matrix: In vivo effect of crosslinked hyaluronic acid filler. A randomised, placebo-controlled study. Journal of Dermatological Science. 2013;69:187–94.

Verdier-Sévrain S, Bonté F. Hydration: a review on its molecular mechanisms. J Cosmet Dermatol. 2007;6(2):75-82.

Wang Z, et al. In vivo Stimulation of De Novo Collagen Production Caused by Crosslinked Hyaluronic Acid Dermal Filler Injections in Photodamaged Human. Skin Arch Dermatol. 2007;143:155-63.

Vídeo 1 | Vídeo Aula 1 | Vídeo 2 | Vídeo Aula 2

TOXINA BOTULÍNICA – REPROGRAMAÇÃO MUSCULAR SELETIVA

CAPÍTULO 8

Alexander Nassif ▪ Adriane Tartare

INTRODUÇÃO

É fascinante como o uso médico da toxina botulínica evoluiu nos últimos anos. A toxina botulínica tipo A (BoNT-A) é indicada para o tratamento cosmético das linhas hipercinéticas da face, para o tratamento da hipertrofia de masseter, hiperidrose, cicatrizes inestéticas, rosácea, e melhora da qualidade de pele.

Neste capítulo iremos nos aprofundar no real mecanismo de ação da BoNT-A e dar os primeiros passos para colocar o cirurgião plástico como protagonista na reprogramação muscular seletiva da face, uma nova fronteira a ser conquistada. Os músculos da mímica facial têm diferentes vetores de tração: cranial, caudal, lateral, concêntricos – além de trabalharem em sinergismos, antagonismos e trazendo repercussões em toda a face. O envelhecimento facial acontece em múltiplos planos, dos ossos à pele, e sofre a implacável influência gravitacional. Poder controlar as forças da musculatura facial seletivamente em prol de um envelhecimento mais saudável usando BoNT-A já é uma realidade.

A REPROGRAMAÇÃO MUSCULAR SELETIVA

A complexidade dos músculos faciais em humanos é muito maior do que em qualquer outro primata ou mamífero, o que permite uma ampla gama de expressões faciais que variam desde as mais extremas e facilmente identificáveis a distância até as mais sutis e com nuances perceptíveis apenas com um olhar próximo e atento. Alguns destes músculos estão presentes em vários mamíferos, como os músculos envolvidos com o fechamento dos olhos e da boca, incluindo o orbicular da boca e o orbicular dos olhos. Alguns músculos, funcionalmente muito distintos, são exclusivos dos seres humanos, como os músculos periorais, dispostos radialmente ao redor da cavidade oral e servindo para função de mímica facial. Os mais constantes são o músculo zigomático maior, o levantador do lábio superior e o levantador do lábio superior e da asa do nariz. O músculo depressor do ângulo oral, o depressor do lábio inferior, risório e zigomático menor são as variáveis mais individuais. A vasta gama de expressões faciais sutis é possível graças às inúmeras interconexões musculares, múltiplas inserções e à inervação polineuronal, ou seja, o alto percentual de fibras musculares únicas inervadas por múltiplas placas motoras de diferentes neurônios. Isso não acontece com os músculos estriados esqueléticos dos membros. Outro importante diferencial é que os músculos faciais se desenvolvem em diferentes semanas embriológicas e com isso se inter-relacionam e se imbricam de maneiras peculiares: alguns em mesmo plano, outros assumindo posições mais profundas ou superficiais e ainda posições em múltiplos planos conectados por traves de tecido conjuntivo que vão da profundidade à pele, possibilitando a mímica. O próprio conceito de sistema musculoaponeurótico superficial (SMAS) tem evoluído, desvendando a complexidade das inter-relações entre os músculos faciais e as estruturas circunvizinhas, mostrando porque um pequeno movimento muscular facial localizado pode causar repercussões topográficas superficiais a distância.

Nos últimos 30 anos a BoNT-A vem sendo usada na face principalmente para fins estéticos com o objetivo de tratar linhas faciais, as populares rugas. Padrões de injeções foram desenvolvidos exclusivamente com o objetivo de tratar rugas e, muitas vezes, simplificaram o que a BoNT-A realmente causa nos locais de injeção em curto e longo prazos. Rugas pioram com o envelhecimento e têm causas multifatoriais relacionadas aos relevos ósseos da face, aos seguimentos de gordura profundos e superficiais, à qualidade da pele, às septações anatômicas criadas por feixes vasculonervosos e até mesmo causas relacionadas à imbricada rede muscular da face, o que torna o uso da BoNT-A como monoterapia contra rugas, no mínimo, simplista.

Apesar de existirem diferentes marcas de BoNT-A no mercado, todas atualmente comercializadas têm em comum: um complexo proteico de 150 kDa composto por uma cadeia pesada (CP, 100 kDa) ligada por meio de uma ligação dissulfeto a uma cadeia leve (CL, 50 kDa). Após uma injeção de BoNT-A, o mecanismo simplificado da cascata de ação pode ser descrito com base em sua estrutura bioquímica. A CP promove a endocitose da toxina, ligando-se a receptores na membrana neuronal pré-sináptica na placa motora. Uma vez no citosol neuronal, alterações conformacionais dependentes do pH dissociam a CL da CP. A CL livre no citosol cliva a proteína associada ao sinaptossoma de 25 kDa (SNAP-25), uma proteína SNARE (receptor solúvel da proteína de ligação do fator sensível à N-etilmaleimida) necessária para a fusão das vesículas, contendo acetilcolina e liberação desta acetilcolina na fenda sináptica. A acetilcolina interage com receptores pós-sinápticos nos músculos estriados esqueléticos da mímica facial e em quantidade adequada deflagra um potencial de ação que permite a contração muscular. A incapacidade neuronal de liberar acetilcolina na fenda sináptica impede o desencadeamento da contração muscular localmente na área, agora quimicamente desnervada. Após a injeção da BoNT-A, toda esta cascata leva entre 24 e 72 horas para ser concluída. Uma vez a proteína SNAP-25 inativada, a contração muscular só será restabelecida naquele ponto após o reparo neuronal que depende de brotamento nervoso e/ou regeneração da placa motora – um processo cicatricial. Esta cicatrização tem início assim que a lesão neuronal é instituída e completa-se em um intervalo que depende da intensidade das lesões neuronais causadas, de dias a meses. Embora as evidências científicas sobre essas afirmações remontem à década de 1970, muitos ainda atualmente discutem sobre a durabilidade da BoNT-A em vez de discutir e estudar o nível de dano tecidual causado, o tempo necessário para a cicatrização neuronal e as repercussões relacionadas à atrofia muscular invariavelmente instituída. Em estética o que se discute é apenas quanto tempo o paciente fica sem rugas.

É importante entender que a real durabilidade da BoNT-A é de apenas 24 a 72 horas, chegando no máximo a 2 semanas, visto que sua principal ação de desnervação química estaria encerrada. A durabilidade média de 4 meses, relacionada exclusivamente com as rugas, nem sempre ocorre conforme descrito na literatura, e vários pacientes reclamam de durabilidade curta, menor que 2 meses. Com linguagem acessível para o paciente seria interessante orientá-lo sobre o mecanismo de ação da BoNT-A, as causas multifatoriais das rugas e sobre uma nova possibilidade de tratamento facial com BoNT-A baseada na reprogramação seletiva da musculatura. O termo durabilidade da BoNT-A também deveria evoluir para: tempo necessário para que o organismo cicatrizasse uma quantidade suficiente de placas motoras até que fosse reestabelecida liberação de acetilcolina mínima para deflagrar contrações musculares que permitissem alteração de vetores de contração muscular na face, podendo exacerbar a visualização das rugas na pele – nos possíveis raros casos em que as rugas tivessem como causa única a contração muscular – o que sabemos ser praticamente impossível mesmo em pacientes jovens, pois existe uma anatomia subjacente com vasos sanguíneos, nervos e septos conjuntivos e SMAS que facilitam o surgimento de áreas de dobras.

A reprogramação muscular seletiva parte do princípio que qualquer injeção de BoNT-A causará em última instância atrofia muscular e que isto não é um efeito adverso, mas esperado. Controlar esta atrofia de forma precisa e sustentada pode ser benéfico para o envelhecimento facial. Nassif *et al.*, 2020, publicaram uma revisão sistemática da literatura que mostrou evidências de que injeções musculares de BoNT-A seriadas ou únicas podem causar atrofia muscular em curto ou longo prazo, em modelos animais e em humanos, nos músculos estriados esqueléticos dos membros, músculos mastigatórios faciais e músculos miméticos. Estas alterações foram confirmadas por histologia, histoquímica, imagens e genética. Ocorre uma reprogramação do tecido muscular após a privação acetilcolinérgica causada pela desnervação química da BoNT-A que faz com que o tecido se altere permanentemente, mesmo que com regeneração parcial. Saber usar esta reprogramação da arquitetura muscular para um envelhecimento mais saudável da face será o objetivo dos próximos parágrafos.

Músculos com vetores de tração cranial na face têm efeito antigravitacional. Um exemplo é o músculo occipitofrontal em seu ventre frontal. Poupar este músculo da atrofia usando BoNT-A com parcimônia pode favorecer um envelhecimento positivo. O raciocínio oposto pode ser usado em músculos com vetores de tração caudal, como os depressores que têm efeito gravitacional. Usando o músculo prócero como exemplo: qual seria a vantagem de envelhecer tracionando a região frontal para baixo? Atrofiar o prócero pode contribuir para manter a região frontal mais bem posicionada e erguida contra a gravidade. Foge ao escopo deste capítulo detalhar as infinitas possibilidades de controle muscular seletivo de todas as partes de todos os músculos da mímica facial. Este seria um tema para um livro inteiro, mas no Quadro 8-1 é possível estudar de forma resumida as origens, inserções e relações de interconexão e imbricamento entre os músculos da mímica facial – deixando livre a imaginação para planejar tratamentos de reprogramação muscular seletiva da face, como o exemplo que será descrito a seguir.

Com o objetivo de permitir um sorriso com a inclinação das comissuras labiais mais cranial pode-se pensar em bloquear a parte mais lateral do músculo depressor do ângulo da boca desde sua origem óssea na mandíbula até próximo a sua inserção mais profunda ao músculo zigomático maior no modíolo – , associando-se um bloqueio do platisma em toda sua extensão na face. A atrofia destes músculos reduziria o vetor de tração caudal da comissura labial e facilitaria a ação dos músculos levantador do ângulo da boca e do zigomático maior.

Dano tecidual repetido com o uso de BoNT-A em intervalos suficientes para causarem a atrofia muscular ideal propicia a reprogramação da arquitetura muscular, permitindo áreas com musculatura funcionante e outras com musculatura hipofuncionante. Um mapeamento clínico preciso da musculatura da face pré-tratamento deve ser feito a fim de guiar as injeções. O acompanhamento seriado tem importância fundamental para identificar quando as áreas definidas como alvo para serem atrofiadas ao longo do tempo começassem a contrair e assim pudessem ser desnervadas quimicamente novamente, antes de retomarem sua função em níveis não desejados. Desta forma, atrofia seletiva e de precisão pode ser conseguida nos músculos da mímica facial. Espera-se que os tratamentos com BoNT-A, para atingirem tais objetivos, devam ser de longo prazo, respeitando o intervalo mínimo entre os tratamentos permitidos nas bulas que é, atualmente, de 3 meses. Por isso a necessidade de reaplicações com intervalos controlados pelo médico, não pelos pacientes, com doses adequadas e em pontos metodicamente mapeados, deve ser respeitada para a reprogramação muscular seletiva.

Conhecer bem a marca de BoNT-A a ser usada nos tratamentos e dominar as técnicas de diluição/reconstituição também são de fundamental importância. Apesar das similaridades entre as marcas, todas devem ser consideradas BoNT-A únicas e com características não intercambiáveis no que tange à potência, dosagem, difusão, segurança e perfil imunogênico. A reprogramação muscular seletiva requer precisão. Cada marca tem um perfil próprio de difusão, mas o médico pode alterar a dispersão, para mais ou para menos. O objetivo é alcançar máxima precisão e potência. Perde-se precisão ao diluir mais o produto e injetar volumes maiores, ao usar doses maiores por ponto, ao espalhar mais pontos de injeção, ao massagear áreas tratadas.

Quadro 8-1. Músculos da mímica

Músculo	Origem	Inserção mais distal	Vetores de ação	Função
Frontal	Gálea aponeurótica	Pele da fronte caudal e supercílios. Em mesmo plano com os músculos orbiculares dos olhos	Cranial	Levanta os supercílios e retrai o couro cabeludo. Expressa surpresa e espanto
Corrugador dos supercílios	Processo nasal do osso frontal na parte medial do arco superciliar	Pele da parte média dos supercílios com imbricamento profundo em relação ao músculo frontal e aos músculos orbiculares dos olhos	Medial e caudal	Aduz os supercílios e os tracionam para baixo colaborando com o fechamento dos olhos. Expressa braveza
Orbicular dos olhos parte orbital	Rebordo orbital superior, ligamento palpebral medial e rebordo palpebral inferomedial	Contorna toda a abertura orbital como um esfíncter. Passa pelos supercílios em mesmo plano que o músculo frontal, pelas têmporas e bochechas em plano abaixo do subcutâneo e imbricado com este e com a fáscia temporal superficial profundamente, e com a pele superficialmente	Caudal (em sua parte cranial). Cranial (em sua parte caudal). Medial (em sua parte lateral). Lateral (em sua parte medial)	Fecha as pálpebras intencionalmente tracionando os tecidos circunvizinhos concentricamente. Faz o movimento de fechar os olhos. Como expressão permite o piscar voluntário
Orbicular dos olhos parte palpebral (inclui a porção pré-septal e pré-tarsal)	Ligamento palpebral medial	Rafe palpebral lateral	Caudal (em sua parte cranial). Cranial (em sua parte caudal). Medial (em sua parte lateral). Lateral (em sua parte medial)	Fecha os olhos involuntariamente funcionando como um esfíncter. Como expressão permite o piscar involuntário
Orbicular dos olhos parte lacrimal ou palpebral profunda	Crista lacrimal	As fibras cursam lateralmente passando posteriormente ao saco lacrimal e inserem-se na placa tarsal superior e inferior, podendo chegar até o ligamento palpebral lateral	Para dentro das órbitas	Traciona as pálpebras posteriormente ajudando o bombeamento do saco lacrimal
Depressor dos supercílios	Processo nasal do osso frontal	Pele dos supercílios mediais imbricando-se profundamente ao músculo orbicular dos olhos e frontal	Caudal e medial	Traciona a parte medial dos supercílios para baixo. Ajuda no fechamento palpebral superior e no bombeamento do saco lacrimal
Prócero	Osso nasal e parte superior da cartilagem nasal lateral	Pele da fronte entre os supercílios imbricando-se profundamente ao músculo frontal e aos orbiculares dos olhos	Caudal	Traciona a parte medial dos supercílios para baixo. Ajuda a apertar e a proteger os olhos. Expressa desdém e antipatia
Compressor do nariz ou parte transversa do músculo nasal	Eminência canina da maxila	Ponte aponeurótica nasal, no dorso nasal	Para dentro da face em direção à maxila e caudal	Comprime a abertura nasal e retarda o volume de ar a ser exalado
Dilatador nasal posterior ou parte alar do músculo nasal	Maxila cranialmente ao incisivo lateral e na cartilagem alar	Ponta nasal, pele da região alar, cartilagem da cruz lateral e no sulco alar facial	Caudal e lateral	Traciona a asa nasal e o aspecto posterior da columela para baixo, alargando a abertura nasal. Evita o colapso alar durante a respiração e esforço físico. Expressa raiva ao dilatar as narinas
Dilatador nasal anterior	Cartilagem lateral inferior e cruz medial	Pele da borda lateral da região alar e na espinha nasal	Cranial e medial	Estabiliza os tecidos moles da parte lateral do nariz. Auxilia na dilatação do nariz. Mantém a competência da válvula nasal externa evitando o colapso alar durante a inspiração
Depressor do septo do nariz	Fossa incisiva da maxila	Septo nasal inferior e sob a superfície inferior da cartilagem alar lateral	Caudal	Traciona e deprime a ponta do nariz e as asas nasais para baixo. Estreita as narinas

(Continua)

Quadro 8-1. Músculos da mímica *(Cont.)*

Músculo	Origem	Inserção mais distal	Vetores de ação	Função
Orbicular da boca	Modíolo, ângulo da boca, parte medial óssea da maxila e mandíbula, músculos periorais, parte profunda da pele perioral distal	Membrana mucosa dos lábios, fossa incisiva da maxila, parte caudal do septo do nariz e espinha nasal anterior	Caudal (em sua parte cranial). Cranial (em sua parte caudal). Medial (em suas partes laterais)	Fecha os lábios simulando um esfíncter ao redor da boca. Faz resistência à distensão ao soprar. Inverte o lábio superior e o inferior. Pressiona os lábios contra os dentes. É o músculo do beijo
Levantador do lábio superior e da asa do nariz	Processo frontal da maxila	Parte média do lábio superior imbricando-se superficialmente ao músculo orbicular da boca e superficialmente ao músculo levantador do lábio superior. Cartilagem alar	Cranial	Traciona cranialmente e everte a parte média do lábio superior. Traciona cranialmente a asa do nariz e contribui para a dilatação da narina. Expressa fúria e raiva
Levantador do lábio superior	Rebordo inferior da órbita, cranialmente ao forame infraorbitário da maxila	Parte lateral do lábio superior em direção ao ângulo. Imbrica-se profundamente ao músculo levantador do lábio superior e da asa do nariz e superficialmente ao músculo orbicular da boca	Cranial	Eleva e everte o lábio superior
Zigomático menor	Superfície malar do osso zigomático, próximo à linha de sutura maxilar	Parte lateral do lábio superior e ângulo da boca, imbricando-se superficialmente com o músculo orbicular da boca, superficialmente ao músculo levantador do lábio superior e profundamente a parte lateral do músculo levantador do lábio superior e da asa do nariz	Cranial e lateral	Traciona cranial e lateralmente o lábio superior. Evertendo sua parte médio lateral
Zigomático maior	Superfície lateral do osso zigomático, anteriormente à sutura zigomaticotemporal	Ângulo da boca e modíolo, imbricando-se superficialmente ao músculo orbicular da boca	Cranial e lateral	Traciona cranial e lateralmente o lábio superior. Expressa alegria ao sorrir (contração bilateral) e desdém (contração unilateral)
Levantador do ângulo da boca	Fossa canina, caudal ao forame infraorbital da maxila	Ângulo da boca e modíolo, imbricando-se superficialmente ao músculo orbicular da boca e profundamente ao músculo zigomático maior	Cranial	Levanta o ângulo da boca cranialmente de forma vertical, curvando a comissura labial cranialmente. Auxilia na ampliação da abertura da boca. Estabiliza o modíolo
Risório	Fáscia parotideomassetérica e pele da região bucal suprajacente	Modíolo e parte lateral do lábio inferior. Imbrica-se profundamente ao músculo zigomático maior e superficialmente ao músculo orbicular da boca no modíolo. Imbrica-se superficialmente ao músculo depressor do ângulo oral no lábio inferior lateral. É mais superficial que o platisma em todo seu trajeto após a origem	Lateral e caudal	Traciona levemente o ângulo da boca e o modíolo lateralmente e para baixo
Depressor do ângulo da boca	Parte mais caudal da superfície lateral da mandíbula (região de corpo e base mandibular), ligeiramente posterior a linha oblíqua da mandíbula	Ângulo da boca incluindo o lábio superior e inferior e modíolo. Imbrica-se profundamente ao músculo zigomático maior e ao risório e superficialmente ao músculo orbicular da boca. É mais superficial que o músculo platisma em todo o seu trajeto	Caudal e lateral	Traciona o ângulo da boca para baixo e lateralmente. Recebe ajuda da parte posterior do músculo platisma na face ao contrair. Expressa tristeza

(Continua)

Quadro 8-1. Músculos da mímica *(Cont.)*

Músculo	Origem	Inserção mais distal	Vetores de ação	Função
Depressor do lábio inferior	Parte mais anterior da linha oblíqua da mandíbula, originando-se da própria linha oblíqua, entre a sínfise do mento e o forame mentual, ligeiramente cranial a origem do músculo depressor do ângulo da boca	Na parte média e medial do lábio inferior, próximo ao vermelhão. Imbrica-se superficialmente ao músculo orbicular da boca e profundamente a pele. Suas fibras do lado direito se entrelaçam com as fibras do lado esquerdo na linha média. Imbrica-se em todo o seu trajeto com a parte labial do músculo platisma em mesmo plano ou profundo a este e profundamente com a parte medial do músculo depressor do ângulo da boca	Caudal e ligeiramente lateral	Traciona a parte média e medial do lábio inferior para baixo e lateralmente, esticando o lábio inferior. Também everte a parte média e medial do lábio inferior, contribuindo com o movimento de fazer beicinho. Expressa tristeza, dúvida e ironia
Mentual	Na parte anterior da mandíbula exatamente na fossa incisiva da mandíbula, próximo a raiz do incisivo inferior lateral	Todos os tecidos moles e pele do queixo em múltiplos planos e pontos	Cranial e para dentro da face	Traciona cranialmente o lábio inferior central e o queixo. Indiretamente projeta o lábio inferior para fora da face. Enruga todo o queixo ao tracionar a pele para dentro da face e cranialmente. Aprofunda o sulco mentual próximo a sua origem. Faz o movimento de beicinho. Expressa dúvida e desdém
Bucinador	Processos alveolares externos da maxila e da mandíbula, rafe pterigoideopalatina e na face interna da mandíbula exatamente na crista do bucinador	Ângulo da boca, modíolo e parte lateral do lábio superior e inferior, imbricando-se em mesmo plano com o músculo orbicular da boca	Lateral e para dentro da boca	Retrai levemente o ângulo da boca lateralmente e para dentro, o que estica a pele do queixo lateralmente. Achata a bochecha contra a gengiva. Sua distensão contribui para a distensão das bochechas com ar, por exemplo. Sua contração contribui para expulsar o ar da boca, por exemplo, como no sopro. Auxilia a mastigação empurrando os alimentos entre as bochechas e os dentes molares
Platisma	Fáscia do músculo peitoral maior entre a segunda e quarta costela, fáscia do músculo deltoide, subcutâneo da região infraclavicular e supraclavicular	Sua parte mandibular insere-se na borda inferior da mandíbula, caudal à origem do músculo depressor do ângulo da boca. Sua parte labial passa posteriormente às inserções mandibulares e ascende na face passando profundamente à borda lateral do músculo depressor do ângulo da boca em direção a comissura labial. Neste trajeto a parte labial imbrica-se com o depressor do ângulo da boca profundamente e com o depressor do lábio inferior profundamente e em mesmo plano. A parte modiolar é mais posterior ainda e ascende na face inserindo-se na fáscia parotídea, podendo chegar a inserir-se na pele da bochecha, e segue um trajeto em direção ao modíolo em um plano profundo e imbricado ao músculo risório		Deprime o lábio inferior e a mandíbula. Traciona a pele da face inferior e do pescoço em direção caudal. Traciona as comissuras labiais lateralmente e em direção caudal. Quando todas as suas fibras se contraem é capaz de ampliar o diâmetro do pescoço durante esforços respiratórios intensos

Explorando mais a fundo este conceito podemos pensar que é de suma importância saber usar a BoNT-A da forma mais precisa possível e criar nuances de áreas mais desnervadas e menos desnervadas, até mesmo em pontos em que os músculos estejam imbricados. Alguns músculos imbricam-se em mesmo plano como, por exemplo, o ventre frontal do occipitofrontal e o orbicular dos olhos – tornando impossível o bloqueio de um sem o bloqueio do outro nestes pontos de imbricamento. Outros músculos, porém, imbricam-se anterior ou posteriormente, permitindo criarmos nuances de bloqueios maiores e menores em um ou outro. Os músculos corrugadores, por exemplo, são posteriores ao ventre frontal do occipitofrontal em toda a sua extensão, mesmo nos pontos de inserção mais distais dos corrugadores, em que o imbricamento com o frontal é mais evidente. As injeções mais profundas nas regiões de imbricamento destes músculos causa bloqueios mais efetivos nos corrugadores e menos efetivos no frontal, desde que todos os cuidados técnicos para ter a maior precisão possível com a BoNT-A usada no tratamento sejam seguidos. A não observância destes cuidados pode produzir halos de ação tridimensionalmente grandes o suficiente para bloquear as placas motoras dos músculos imbricados em todos os planos com igual potência, causando paralisação e atrofia sem as nuances seletivas de reprogramação.

Um entendimento mais dinâmico e inter-relacionado de toda a musculatura da mímica facial faz-se necessário. O planejamento individualizado dos tratamentos de acordo com cada objetivo também. A reprogramação muscular pode ser feita com bloqueios esporádicos e com doses baixas de BoNT-A, objetivando suavizar as contrações musculares sem causar grandes áreas de atrofia, mantendo o tônus da musculatura em repouso intacto. Pode também ser feita com bloqueios sistematizados, com doses mais altas e intervalos de aplicação mais curtos, visando uma atrofia muscular mais consistente. E, por fim, uma mistura das duas possibilidades terapêuticas descritas anteriormente abre um leque com infinitas possibilidades terapêuticas com pontos de desnervação seletiva controlada de longo prazo com atrofia real e pontos de tratamentos esporádicos ou até mesmo sem tratamentos em que alguns músculos e algumas partes de músculos são poupados.

OUTRAS INDICAÇÕES DA TOXINA BOTULÍNICA

Quando a BoNT-A começou a ser utilizada em humanos, a primeira aprovação pela Food and Drug Administration (FDA), em 1979, foi para um uso alternativo, o tratamento de estrabismo. Em 1985, foi aprovado o uso para blefarospasmo. Na década de 1990, iniciaram-se as primeiras aplicações para fins estéticos, sendo que somente em 2003, foi aprovado o uso para tratamento de rugas glabelares. Desde então, muitos conceitos estão mudando, trazendo benefícios no gerenciamento do processo de envelhecimento.

Cada vez mais o uso para tratamento das mais diversificadas patologias tem-se ampliado. Algumas indicações possuem mecanismo de ação já bem descritos na literatura e indicadas em bula; outras ainda são consideradas *off label*. No entanto, é importante lembrar que *off label* não significa sem eficácia e que podemos utilizá-las em nosso consultório, porém sempre com o paciente bem orientado.

Outro ponto importante no que se refere às aplicabilidades diversas da BoNT-A é conciliar, no mesmo dia, as diversas aplicações para diferentes indicações, sejam estéticas ou terapêuticas, para que se respeite o intervalo mínimo entre os tratamentos permitidos nas bulas das principais marcas de BoNT-A, conforme já mencionado anteriormente, que é de 3 meses.

Entre os usos terapêuticos descritos na literatura, podemos citar: distonia cervical, hiperplasia prostática benigna, espasmos faciais, enxaqueca, hiperidrose, hipertrofia de músculo masseter, bruxismo, sialorreia, espasticidades de membros, alopecia, rosácea, prevenção e tratamento de cicatrizes inestéticas entre outros. Mais recentemente, artigos descrevem ainda a aplicação intradérmica da BoNT-A, com o objetivo de melhorar qualidade de pele, além de provocar efeito *lifting* em face, devido à contração do fibroblasto intracelular.

De forma mais didática, iremos concentrar nossa discussão nas aplicações mais comuns no consultório do cirurgião plástico.

- *Hipertrofia do músculo*: inciando com a hipertrofia do músculo masseter, que geralmente aparece entre as idades de 20 a 40 anos, podendo ser unilateral ou bilateral, simétrica ou assimétrica. Essa condição pode trazer queixas exclusivamente estéticas; exclusivamente funcionais, como relacionadas ao bruxismo ou disfunção de articulação temporomandibular; ou estarem associadas. Quando se fala em bruxismo, importante associar o tratamento do músculo temporal, também relacionado à mastigação. O tratamento com BoNT-A do músculo masseter é intramuscular, lembrando que se trata de músculo profundo, e o local da injeção deve ser rigorosamente marcado para evitar a injeção inadvertida da glândula parótida ou o comprometimento de outros músculos mais superficiais, como, por exemplo, o risório, alterando assim o sorriso do paciente. As doses variam de 25 a 30 U por lado e sua aplicação torna possível inclusive o tratamento da face larga, com afinamento da mesma, pela atrofia provocada no músculo masseter.
- *Hiperidose*: caracteriza-se por uma sudorese excessiva, que atinge homens e mulheres. A mais comum é a hiperidrose primária, idiopática, crônica, geralmente focal, que acomete somente uma região anatômica, bilateral e simétrica. No entanto, ela pode ser associada, quando acomete mais de um segmento. Axilas, região palmar, plantar e craniofacial são as principais áreas acometidas. Aplicações de BoNT-A intradérmica melhoram a sintomatologia desses pacientes. Em geral, são necessárias de 2 a 3 aplicações por ano, e as doses variam conforme a região tratada, desde um mínimo de 50 U por axila, podendo chegar a 200 U por pé. A distância entre os pontos varia de 1 a 2 cm e são aplicados em média 1 a 2 U em região axilar por ponto, enquanto na mão as doses são mais conservadoras, variando de 0,5 a 1 U, a fim de não provocar fraqueza nas mãos.
- *Cicatrizes inestéticas*: são as cicatrizes hipertróficas e queloides, que são caracterizadas por distúrbios fibroproliferativos dérmicos humanos. Há diversos tratamentos descritos na literatura, porém a BoNT-A tem papel tanto na sua prevenção, quanto no tratamento. Durante o processo de cicatrização, a BoNT-A atua na quimioimobilização da musculatura circundante, minimizando, assim, a tensão repetitiva

em torno das bordas da ferida; age também na vasculatura cutânea e atenua a fase inflamatória da cicatrização; suprime a proliferação de fibroblastos e modula a transformação e expressão do fator de crescimento (TGF)-β1; além de reduzir o prurido e a dor relacionada aos queloides.
Há diversos estudos sobre a prevenção das cicatrizes inestéticas, que evidenciam benefícios na injeção intradérmica da BoNT-A, em doses que variam de 15-40 U (5 U por ponto), podendo ser aplicada previamente, durante o procedimento cirúrgico ou na remoção das suturas. Já no que se refere ao tratamento das cicatrizes queloides, quando as mesmas não podem ser removidas, a primeira publicação é de 2.000. Trata-se de uma aplicação intralesional, que possibilita, de forma mais precoce, em torno de 5 semanas, a melhora de sintomas, como prurido e dor; e em longo prazo, por volta de 11 meses, a melhora da altura da cicatriz, além de sua textura. Outra vantagem da sua utilização, quando comparada ao uso de corticoide intralesional, é a praticamente ausência de efeitos adversos, como atrofia de pele e telangiectasias, que são observadas com o outro tratamento descrito.

- *Rosacea*: é uma doença cutânea inflamatória crônica comum, localizada na região central da face, de origem desconhecida. A denervação química provocada pelas aplicações intradérmicas da BoNT-A proporciona alívio sintomático aos pacientes, com melhora do eritema. A melhoria dos sintomas se inicia 3 semanas após o primeiro tratamento e pode durar até 6 meses. A distribuição dos pontos deve ser feita em toda área afetada pela rosácea, com aplicações intradérmicas.

Mais recentemente, estudos evidenciaram a melhora da secreção sebácea da pele, melhora da flacidez facial e diminuição dos poros após aplicação de BoNT-A intradérmica em microdoses. A microtoxina foi primeiramente descrita por Wu, em 2002, e se refere a uma rediluição da solução mãe inicial, de forma a aplicar doses menores, em geral com aplicação intradérmica. Para promover a melhora da qualidade da pele, sugerem-se pontos de aplicação na região lateral da face, malar anterior, linha mandibular, depressor do ângulo oral, glabela e mento. A melhora se inicia após uma semana, com efeito máximo em 4 semanas e duração em torno de 3 meses.

Como é possível observar, as aplicações da BoNT-A têm sido ampliadas cada vez mais, trazendo benefícios tanto no gerenciamento do processo de envelhecimento com a reprogramação muscular, como também com melhora de sintomas de diversas patologias, trazendo maior funcionalidade aos pacientes.

BIBLIOGRAFIA

Cattaneo L, Pavesi G. The facial motor system. Neurosci Biobehav Rev. 2014;38:135-59.

Darwin C. The Expression of the Emotions in Man and Animals. 3. ed. New York, New York: Oxford University Press. 1998.

Dashtipour K, Pedouim F. Botulinum Toxin: Preparations for Clinical Use, Immunogenicity, Side Effects, and SAfety Profile. Semin Neurol. 2016;36(1):29-33.

Forbat E, Ali FR, Al-Niaimi F. Non-cosmetic dermatological uses of botulinum neurotoxin. J Eur Acad Dermatol Venereol. 2016;30(12):2023-9.

Kasyanju Carrero LM, MA WW, Liu HF, et al. Botulinum toxin type A for the treatment and prevention of hypertrophic scars and keloids: Update review. J Cosmet Dermatol. 2019;18(1):10-15.

Kim YS, Lee HJ, Cho SH, et al. Early postoperative treatment of thyroidectomy scars using botulinum toxin: a split-scar, double-blind randomized controlled trial. Wound Repair Regen. 2014;22(5):605-12.

Kwon KH, Shin KS, Yeon SH, Kwon DG. Application of botulinum toxin in maxillofacial field: part I. Bruxism and square jaw. Maxillofac Plast Reconstr Surg. 2019;41(1):38.

Luque A, Rojas AP, Ortiz-Florez A, Perez-Bernal J. Botulinum Toxin: An Effective Treatment for Flushing and Persistent Erythema in Rosacea. J Clin Aesthet Dermatol. 2021;14(3):42-5.

Nassif AD, Boggio RF, Espicalsky S, Faria GEL. High Precision Use of Botulinum Toxin Type A (BONT-A) in Aesthetics Based on Muscle Atrophy, Is Muscular Architecture Reprogramming a Possibility? A Systematic Review of Literature on Muscle Atrophy after BoNT-A Injections. Toxins (Basel). 2022;14(2):81.

Nawrocki S, Cha J. Botulinum toxin: Pharmacology and injectable administration for the treatment of primary hyperhidrosis. J Am Acad Dermatol. 2020;82(4):969-79.

Nestor MS, Arnold D, Fischer DL. The mechanisms of action and use of botulinum neurotoxin type A in aesthetics: Key Clinical Postulates II. J Cosmet Dermatol. 2020;19(11):2785-2804.

Park JY, Cho SI, Hur K, Lee DH. Intradermal Microdroplet Injection of Diluted Incobotulinumtoxin-A for Sebum Control, Face Lifting, and Pore Size Improvement. J Drugs Dermatol. 2021;20(1):49-54.

Sandulescu T, Buechner H, Rauscher D, et al. Histological, SEM and three-dimensional analysis of the midfacial SMAS - New morphological insights. Ann Anat. 2019;222:70-8.

Vídeo Aula

Vídeo Cirurgia

CAPÍTULO 9

ESTRUTURAÇÃO, *LIFT*, REDEFINIÇÃO DE CONTORNOS E REFINAMENTOS FACIAIS COM ÁCIDO HIALURÔNICO

Ricardo Frota Boggio ▪ Camila Sayuri Hayashi

INTRODUÇÃO

Desde os primeiros estudos (1899) sobre o uso da parafina como material de inclusão, muitos foram os produtos propostos, dentre estes se destacam a gordura (autóloga), o colágeno, o polimetilmetacrilato (PMMA), o dimetilpolissiloxano (silicone), a polivinilpirrolidona, o ácido poli-L-láctico, a hidroxiapatita de cálcio e o ácido hialurônico. Por entendermos que este último produto congrega todas as características que consideramos relevantes, como biocompatibilidade, não imunogênico, atóxico, não carcinogênico, não migratório, de fácil aplicação, não palpável, indolor, eficaz e duradouro, concentraremos nossas discussões no mesmo.

ÁCIDO HIALURÔNICO

O primeiro registro da utilização de um ácido hialurônico de origem não animal, como preenchedor facial, é de 1996. Seu nome deriva da combinação da palavra (*hyalos* = brilhante), com um de seus açúcares (ácido urônico), daí o nome *hyalos*-urônico = hialurônico. O ácido hialurônico é um glicosaminoglicano (GAG), que consiste em um polissacarídeo formado por um dissacarídeo de glucoronato-D de sódio e N-acetil-D-glucosamina, com uma ligação β-glicosídica. Esses dissacarídeos repetem-se em uma ligação β – 1, 4 (de 200 a 100 mil repetições) e, assim, ,desenvolvem-se cadeias lineares de alto peso molecular, com capacidade de retenção de água e formação de polímeros hidratados com alta viscosidade.

Como componente da matriz extracelular (MEC), o ácido hialurônico tem como principal função promover a estabilização das estruturas intercelulares e formar uma matriz fluida elastoviscosa, em que se inserem o colágeno e as fibras elásticas. Atua ainda no espaço intercelular na regulação e no transporte de uma série de moléculas e metabólitos, com diferentes tamanhos e cargas. O ácido hialurônico apresenta uma grande capacidade higroscópica, sendo capaz de reter até 100 vezes o seu peso molecular em água.

Os ácidos hialurônicos, atualmente utilizados nos tratamentos faciais, são obtidos a partir da cultura de bactérias não patogênicas (*Streptococcus equi* ou *S. zoopidermus*). Na década de 1980, um processo conhecido como reticulação (*crosslink*) passou a ser utilizado na produção do ácido hialurônico, proporcionando aos géis maior estabilidade, resistência, capacidade de volumização e durabilidade. Atualmente, os dois principais agentes utilizados como ligantes no *crosslinking* são o *1,4-butanediol diglycidal ether* (BDDE) e o *divinyl sulfone* (DVS). Parâmetros, como a viscosidade linear, a quantidade de ácido hialurônico *crosslinkado*, o grau de *crosslinking* e a coesividade do gel, impactam diretamente na fluidez do produto, na sua resistência a extrusão e na acomodação no tecido-alvo. O tamanho da molécula de ácido hialurônico é importante na determinação da eficiência do *crosslinking*. Nos géis mais modernos, parte das moléculas de grande peso molecular (≥ 1 MDa) foi substituída por moléculas de baixo peso molecular (< 1 MDa), gerando uma eficiência sensivelmente maior do *crosslinking*. Com essa otimização, foi possível promover a redução da concentração de ácido hialurônico no gel, assim como dos agentes ligantes BDDE, gerando um produto de alta coesividade e, ao mesmo tempo, suave, delicado e com elevada capacidade de *lift*.

Uma característica comum a todos os ácidos hialurônicos e presente nos produtos atuais consiste na reversibilidade do resultado através do uso da hialuronidase. Uma enzima que quebra o ácido hialurônico em monossacarídeos ao clivar sua ligação glicosídica e que depende da quantidade de *crosslinks* e da concentração de ácido hialurônico presente. No Quadro 9-1 seguem algumas definições para compreensão da reologia dos géis de ácido hialurônico.

Quadro 9-1. Características reológicas dos ácidos hialurônicos

Concentração de AH	Expressa a quantidade de AH em mg/mL
Viscosidade do gel	Descreve a resistência interna do material para fluir, entendida como atrito do fluido
Coesividade do gel	Capacidade de resistir às formas de cisalhamento, não migrando para tecidos circunvizinhos
Elasticidade do gel	Capacidade de resistir às forças externas, voltando a sua forma original, ideal para áreas de hipermobilidade
Plasticidade do gel	Capacidade do gel de sofrer moldagem manual imediatamente após a sua aplicação
G-Prime	Capacidade do gel de projetar a pele após a sua aplicação

REGIÕES ANATÔMICAS E TÉCNICAS DE APLICAÇÃO

Terço Superior

Região Frontal

Uma das áreas mais comumente tratadas localiza-se acima do terço lateral do supercílio, área esta que, com o processo de envelhecimento, deixa a face feminina masculinizada e a masculina com aspecto *Neandertal*. A atrofia dos compartimentos de gordura e do osso frontal, nesta região, colabora para a ptose da cauda do supercílio. Para o tratamento desta área são utilizados ácidos hialurônicos de elevado ou médio G-Prime, injetados em plano justaperiosteal, em *bolus* e com agulha ou por retroinjeção com cânulas (Fig. 9-1). O volume é variável conforme a necessidade de cada caso.

O tratamento da porção central da fronte, assim como da glabela, deve ser sempre realizado de maneira muito cautelosa, uma vez que nesta área existam vasos de grande importância, como as artérias supratroclear e supraorbitária. Como essas artérias estão posicionadas na glabela em plano ósseo, o ácido hialurônico deve ser injetado em plano justadérmico ou intradérmico. Já na porção central da fronte, como os vasos encontram-se em plano subcutâneo, o ácido hialurônico deve ser injetado em planos justaperiosteal, justadérmico ou intradérmico.

Região Temporal

Visando estruturar e volumizar a têmpora, é possível injetar ácido hialurônico de elevado G-Prime, em plano justaperiosteal, com agulha, em um ponto cerca de 1 cm acima do segmento superolateral da órbita e 1 cm lateral à crista frontotemporal, em *bolus* e com volume variando entre 0,8 e 1 mL (Fig. 9-2).

Outra possibilidade é a aplicação do ácido hialurônico no segmento posterior de gordura da têmpora. A partir de uma porta de entrada posicionada sobre o corpo do osso zigomático, na porção inferolateral da órbita, introduz-se uma cânula 22 G. Transfixa-se o septo temporal inferior de forma a posicionar a ponta da cânula posteriormente a linha de implantação do cabelo, em plano justadérmico e, em seguida, realiza-se a injeção em *bolus* de cerca de 1 mL de um produto de elevado G-Prime, com o objetivo de realizar a distensão do SMAS IV e, consequentemente, o *lifting* facial (Fig. 9-3).

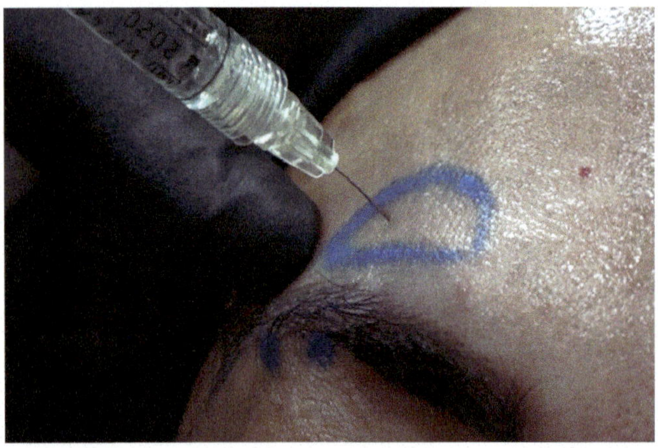

Fig. 9-1. Tratamento da região frontal lateral com agulha, em plano justaperiosteal, em *bolus* e com ácido hialurônico de elevado G-Prime.

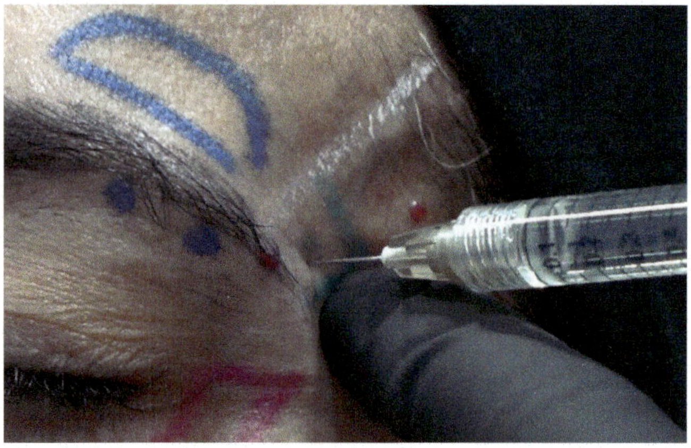

Fig. 9-2. Estruturação e volumização temporal, em plano justaperiosteal, com agulha, em *bolus* e com ácido hialurônico de elevado G-Prime.

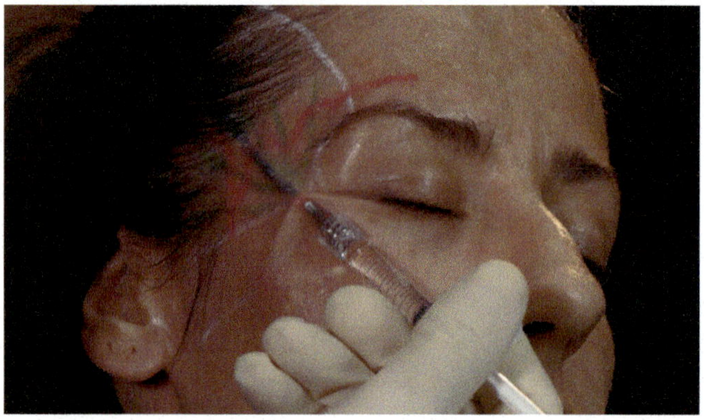

Fig. 9-3. *Lift* temporal posterior: *bolus* 1 mL, AH alto G-Prime, em segmento posterior da gordura da têmpora, em plano justadérmico e com cânula de 22 G.

Ainda pela mesma porta de entrada, é possível realizar a técnica de *fanning* com retroinjeções lineares (múltiplos *bolus* seriados), utilizando alíquotas variáveis (0,5-1 mL) de um AH de médio ou baixo G-prime, com o objetivo de revolumizar a região temporal.

Rebordo Orbitário Superior, Supercílios e Pálpebras Superiores

A cauda da sobrancelha, em faces femininas, apresenta-se discretamente mais elevada que a extremidade medial, enquanto, em homens, o supercílio tende a ser mais retificado. Em ambas as situações, se a cauda estiver mais baixa do que o ideal, algumas medidas podem ser tomadas, considerando o uso dos injetáveis.

Para a suspensão da cauda do supercílio com o AH, durante uma avaliação frontal do paciente, determinam-se 2 pontos de aplicação. O primeiro ponto de aplicação (ponto medial) é definido pelo intercruzamento de uma linha vertical imaginária, que tangencia o limite lateral do limbo, com a margem superior do rebordo orbitário superior. O segundo ponto de aplicação (ponto lateral) é estabelecido pela intersecção de uma segunda linha vertical, também paralela à primeira, que tangencia o canto lateral do olho, com a margem superior do rebordo orbitário superior.

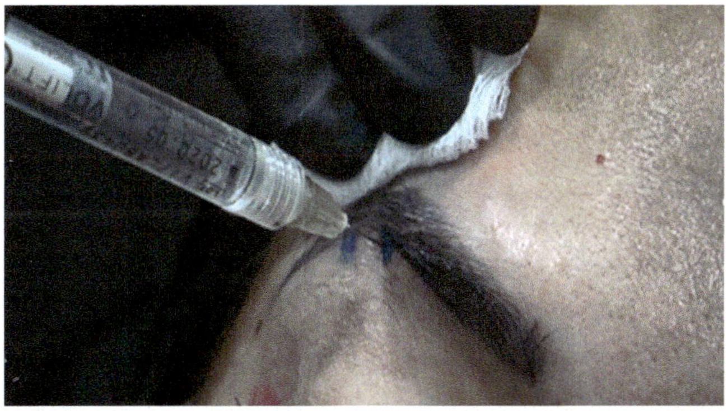

Fig. 9-4. Pontos de sustentação da cauda do supercílio – 2 pontos, em plano justaperiosteal, em *bolus* de cerca de 0,1 mL e com um ácido hialurônico de elevado G-Prime.

Para o adequado reposicionamento da cauda do supercílio, com o auxílio da mão não dominante, traciona-se o terço lateral do supercílio em sentido cranial. O tratamento inicia-se com a injeção de 0,1 mL de um AH de elevado G-Prime sobre o ponto medial, com agulha (27 G), em *bolus* e em plano justaperiosteal. Logo após, mantendo a tração exercida pela mão não dominante, injeta-se 0,1 mL no ponto lateral, também em plano justaperiosteal (Fig. 9-4).

Como alternativa à técnica descrita anteriormente, é possível introduzir uma cânula 22 ou 25 G por uma porta de entrada localizada na região temporal. A cânula deve ser posicionada sob o terço lateral do supercílio, em plano justaperiosteal, onde é injetado cerca de 0,2 mL de AH de elevado G-Prime em *microbolus*, através de retroinjeção.

Com o processo de envelhecimento, alguns pacientes apresentam um consumo significativo da gordura periocular, o que resulta em um aspecto esqueletizado da pálpebra superior (*A Frame*). Nessas situações, o tratamento pode ser realizado por uma abordagem junto à porção superolateral do rebordo orbitário, onde uma cânula de 25 G é inserida e posicionada abaixo do sulco palpebral superior, no plano submuscular. Utilizando um AH de baixo G-Prime, por retroinjeção, injetam-se diminutas quantidades de produto (+/- 0,1 mL) na forma de *microbolus*.

Rebordo Orbitário Lateral e Inferior, Pálpebras Inferiores e Sulco Nasojugal

Uma região de grande importância no tratamento da pálpebra inferior é o sulco palpebromalar. Habitualmente, a injeção é realizada em *microbolus* a partir de uma porta de entrada estrategicamente posicionada na região malar, utilizando cerca de 0,2 mL de AH de baixo ou médio G-Prime. Deve ser feita em plano justaperiosteal, sem transfixar o ligamento retentor, no seguimento lateral do sulco. Sem retirar totalmente a cânula, faz-se a rotação medial da mesma para tratar a porção central do sulco palpebromalar. É depositado cerca de 0,2 mL de AH em múltiplos *microbolus*. Quando necessário, a cânula pode ser direcionada ao *tear trough*, para tratar profundamente o sulco nasojugal, junto ao ligamento de *tear trough*, com múltiplos *microbolus*, depositando-se cerca de 0,1 mL de AH. Importante salientar que em todos esses pontos, o tratamento deve ser realizado em plano extrapalpebral, ou seja, sem transfixar o ligamento retentor.

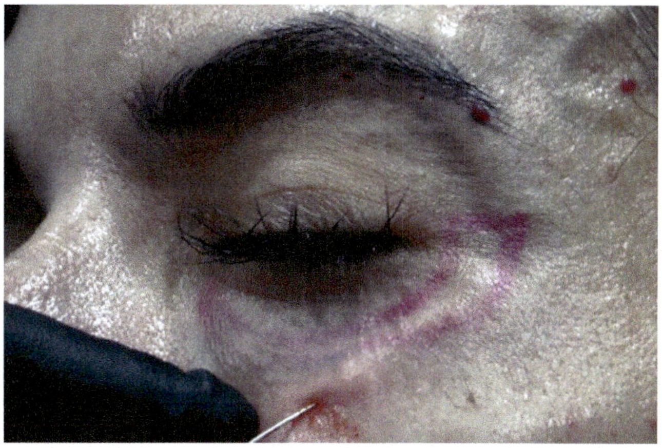

Fig. 9-5. Aplicação ácido hialurônico de baixo G-Prime, com cânula de 25G, em múltiplos *microbolus* e em plano pré-septal.

Na correção das insuficiências volumétricas palpebrais inferiores, uma cânula de 25 G é introduzida a partir de uma porta de entrada no terço médio da face. O ligamento retentor da órbita é transfixado, com seu orifício posicionado inicialmente na porção central da pálpebra inferior, em plano pré-septal. Múltiplos *microbolus* de um AH de baixo G-Prime são então depositados. Na sequência, com movimentos delicados, a cânula deve ser reposicionada em direção à região lateral da pálpebra inferior e, posteriormente, para a porção medial. O volume total a ser injetado, geralmente, não deve ultrapassar 0,5 mL por pálpebra (Fig. 9-5).

Terço Médio

Regiões Zigomática e Malar

O arco zigomático é considerado uma área de fundamental importância na estrutura facial, sendo geralmente tratado com três pontos de aplicação com agulha em *bolus*, utilizando um produto de elevado G-Prime (0,1 mL/ponto), e em plano justaperiosteal (Fig. 9-6). A proeminência zigomática é tratada, normalmente, em um único ponto, realizada também por um *bolus* justaperiosteal com agulha de 0,2 mL.

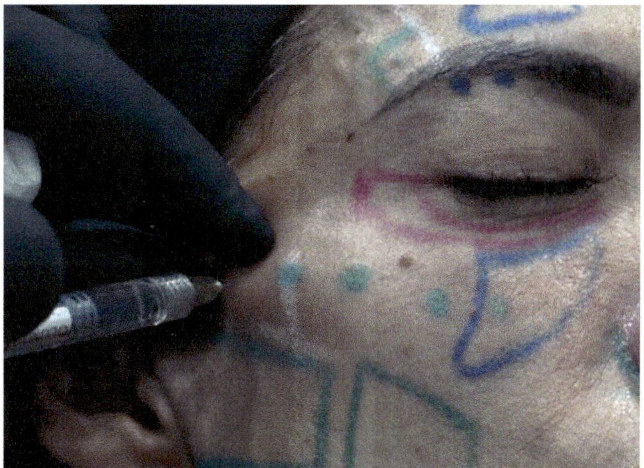

Fig. 9-6. Tratamento da região zigomática, com ácido hialurônico de elevado G-Prime, em *bolus* e em plano justaperiosteal.

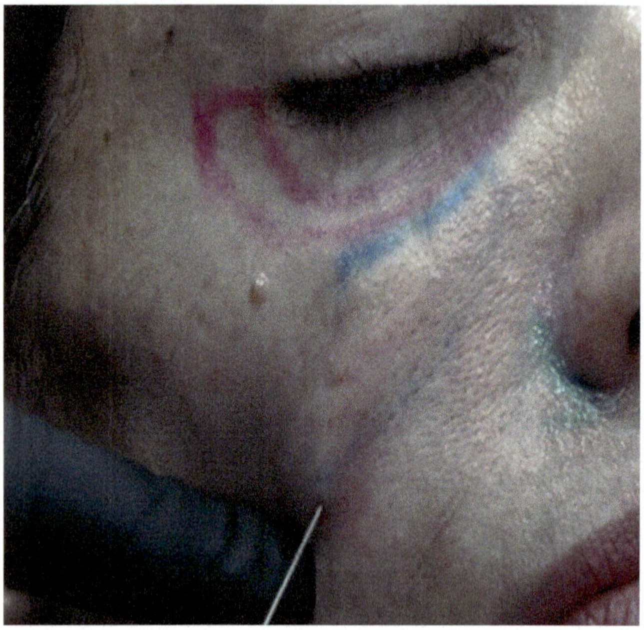

Fig. 9-7. Tratamento da região malar, com cânula, com um ácido hialurônico de médio G-Prime, distribuído na forma de múltiplos *bolus* e em plano subcutâneo.

Adicionalmente, é possível aplicar um produto com G-Prime médio, em plano subcutâneo e com cânula, nessas duas regiões para promover a valorização do arco zigomático, em especial na face feminina (efeito *blush*).

Para o tratamento da região malar, geralmente é necessário realizar uma injeção em *bolus* (+/– 0,3 mL – AH elevado G-Prime) em plano justaperiosteal, na fossa infraorbital, com o objetivo de estruturar e projetar a gordura malar anteriormente. Em complemento, pode-se optar pela realização de múltiplos *microbolus* com cânula em plano subcutâneo, utilizando um produto de G-Prime médio ou baixo, com o objetivo de restaurar possíveis deficiências volumétricas (Fig. 9-7).

Sulco Nasolabial

Para a maioria dos pacientes, a acentuação do sulco nasolabial (SNL) deve-se à desestruturação facial e não a alterações próprias do sulco. Se após a reestruturação e volumização do terço médio da face, ainda for observada a presença de deficiências no SNL, este deve então ser tratado.

O tratamento do SNL inicia-se pela fossa incisiva. Para tanto, deve-se introduzir uma agulha de 27 G, em plano justaperiosteal, e injetar cerca de 0,3 mL, em *bolus*, de um AH de elevado G-Prime (Fig. 9-8). Em seguida, o SNL pode ser tratado em plano justadérmico, com cânula, utilizando-se um AH de G-Prime intermediário, ou ainda através de agulha, em plano intradérmico.

Região Parotideomassetérica

A região parotideomassetérica sofre alterações importantes em sua estrutura e volume durante o processo do envelhecimento, favorecendo a deflação tecidual e a esqueletização facial. Geralmente, uma cânula de 22 G é inserida por uma porta de entrada posicionada medialmente aos ligamentos massetéricos, no plano subcutâneo, e são injetados múltiplos

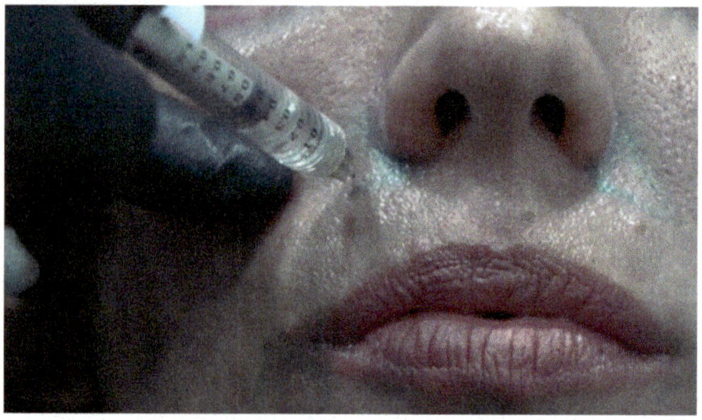

Fig. 9-8. Tratamento da fossa canina, com agulha, em plano justaperiosteal e com *bolus* de cerca de 0,3 mL de um AH de elevado G-Prime.

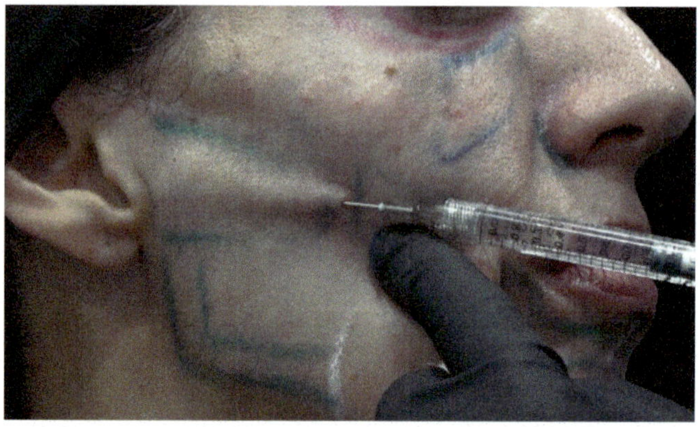

Fig. 9-9. Tratamento da região pré-auricular, com AH de elevado G-Prime, aplicado na forma de múltiplos *microbolus* e em plano subcutâneo.

microbolus por retroinjeção, totalizando cerca de 0,5 mL de produto de elevado ou médio G-Prime. No caso dessa região anatômica, também é importante mencionar o uso das matrizes híbridas, composta por AH e hidroxiapatita de cálcio (Fig. 9-9).

Terço Inferior

Região Mandibular

Nos homens é possível realizar a redefinição dos contornos da mandíbula com o objetivo de valorizar a virilidade, alargando-a horizontalmente. Já nas mulheres, habitualmente opta-se pelo alongamento mandibular, com os produtos posicionados junto à margem inferior da mandíbula, proporcionando rejuvenescimento e feminilidade.

Para o tratamento do contorno mandibular, preferimos usar cânulas de 22 G, com o plano de escolha sendo o subcutâneo superficial. A partir de uma porta de entrada posicionada no *Jowl*, pode-se tratar tanto o contorno mandibular anterior, quanto o posterior. Retroinjeções lineares devem ser realizadas, levando em consideração as características sexuais, a fim de restaurar o equilíbrio da região. No segmento anterior ao *Jowl*, utiliza-se em média 0,5 mL e, na região posterior, cerca de 1 mL de AH de elevado G-Prime.

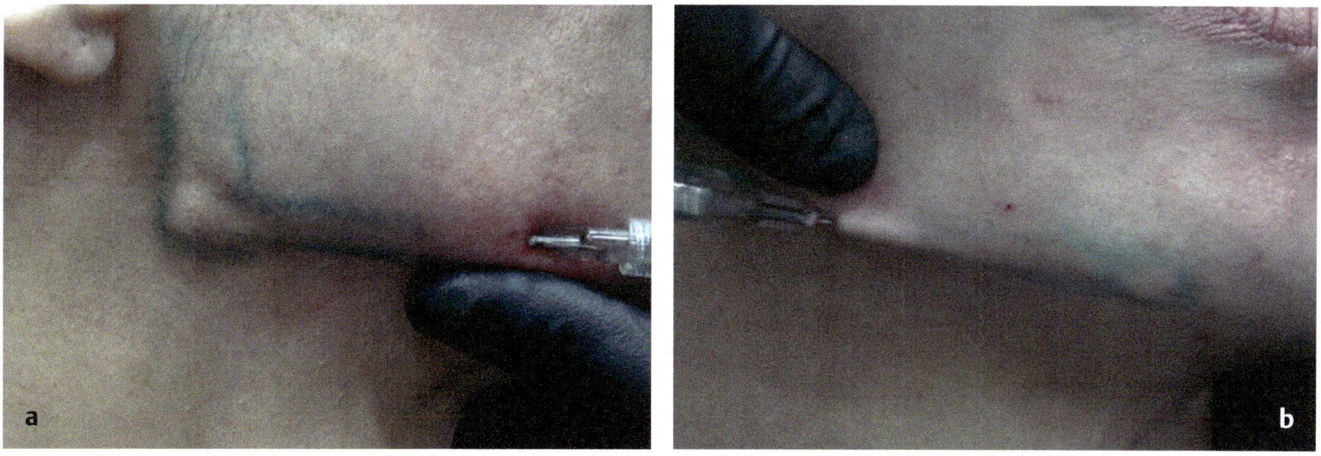

Fig. 9-10. (**a**, **b**)Tratamento do ângulo e do corpo da mandíbula, com AH de elevado G-Prime, em plano subcutâneo e com cânula de 22 G.

Para o tratamento do ramo mandibular, preferimos criar uma porta de entrada na região pré-tragal, onde a cânula introduzida verticalmente no subcutâneo até o ângulo da mandibular. Em seguida são realizadas retroinjeções de aproximadamente 0,5 mL de AH de elevado G-Prime, com o objetivo de redefinir o segmento.

O ângulo mandibular pode ser abordado concomitantemente ao tratamento do corpo e do ramo mandibular. Se necessário, uma injeção direta em plano justaperiosteal pode ser realizada imediatamente sobre o ângulo, com o objetivo de colaborar na definição do mesmo (Fig. 9-10).

Região Mentual

Um mento alongado e afilado colabora com a triangulação da face feminina, enquanto o mento alargado denota virilidade.

Para o tratamento do mento, é importante estar atento às subunidades anatômicas: sulco labiomandibular, sulco labiomentual, *pré-jowl* e pogônio.

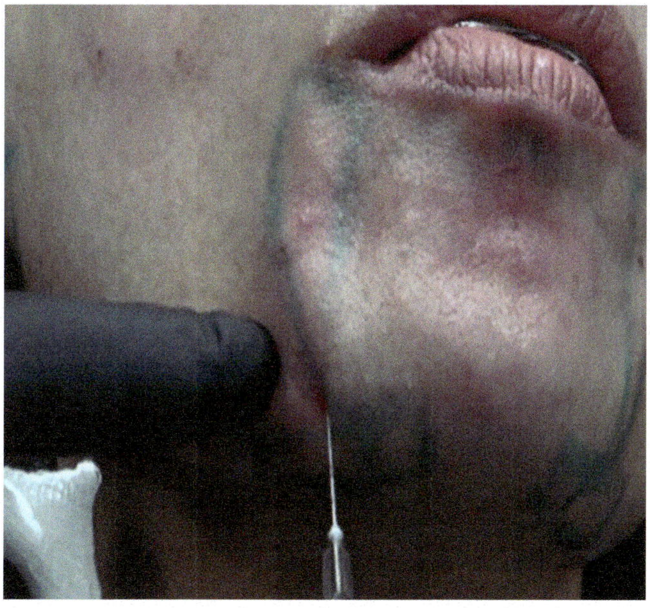

Fig. 9-11. Tratamento do sulco labiomandibular, com AH de elevado G-Prime, em plano subcutâneo e com cânula de 22 G.

O sulco labiomandibular (SLM), a exemplo do nasolabial, se acentua ao longo do processo de envelhecimento devido à desestruturação e à deflação tecidual dos segmentos acima posicionados. Desta maneira, antes de pensarmos no tratamento do SLM propriamente dito, precisamos avaliar e tratar, se necessário, os terços superior e médio da face.

Para o tratamento do SLM, a partir de uma porta de entrada posicionada inferolateralmente ao mesmo, introduz-se uma cânula de 22 G no plano subcutâneo. Com movimentos anterógrados delicados, realiza-se a injeção de múltiplos *microbolus* de AH de elevado G-Prime. Em média, utiliza-se 0,5 mL de AH por lado. Deste volume sugerido, pode-se reservar cerca de 0,1 mL (*bolus*), para o tratamento das comissuras, com o objetivo de rodá-las cranialmente (Fig. 9-11)

O sulco labiomentual, com o processo do envelhecimento, tende a se tornar mais profundo, o que pode favorecer, inclusive, a fratura cutânea e o aparecimento de uma ruga sobre o mesmo. Essas mudanças estruturais exercem ainda influências sobre a projeção e a rotação do lábio inferior.

Para o tratamento do sulco labiomentual, utiliza-se uma porta de entrada lateralmente ao mesmo, onde uma cânula de 22 G é inserida no plano subcutâneo. Em seguida, de maneira lenta e delicada, injeta-se um AH de elevado G-Prime de forma anterógrada e em múltiplos *bolus*. O volume a ser injetado pode variar entre 0,6 e 1 mL (Fig. 9-12).

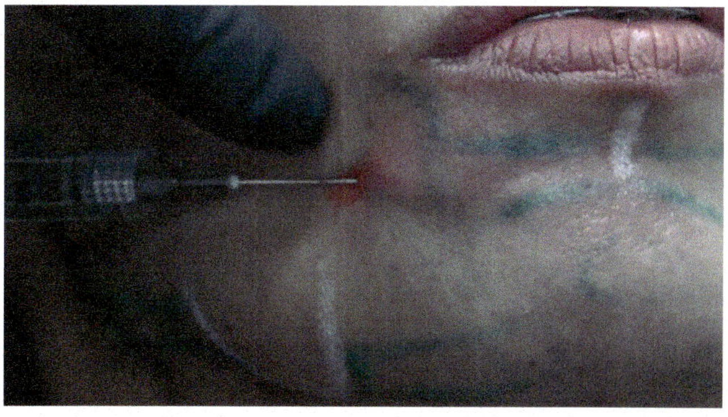

Fig. 9-12. Tratamento do sulco labiomentual, com cânula, no plano subcutâneo, com um AH de elevado G-Prime.

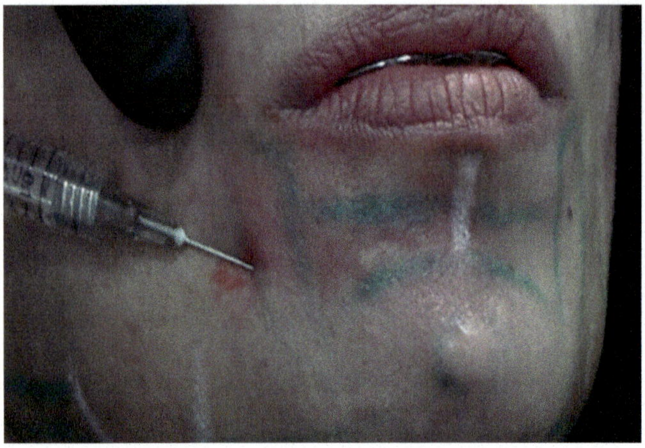

Fig. 9-13. Tratamento do mento (pogônio), com cânula, em plano subcutâneo, em *bolus* e com um AH de elevado G-Prime.

Com as alterações quantitativas e qualitativas sofridas pelo mento com o passar dos anos, duas são as mudanças mais evidentes: perda de projeção e rotação craniocaudal. Para o tratamento do mento, preconiza-se o uso de produtos com elevado G-Prime. A partir da mesma porta de entrada utilizada no tratamento do sulco labiomentual, pode-se introduzir uma cânula de 22 G, de tal forma a posicionar seu orifício sobre o pogônio, injetando no subcutâneo, na forma de ***bolus***, um volume de AH entre 0,2 e 0,5 mL por lado. É importante lembrar que, nas mulheres, os pontos de injeção devem ser mais adjacentes, com o objetivo de triangular a face, enquanto nos homens estes pontos devem ser mais distantes, proporcionando ao mento um aspecto mais viril (Fig. 9-13).

O mento ainda pode ser tratado por agulhas. Após definir os pontos exatos da aplicação, deve-se introduzir a agulha perpendicularmente à pele, posicionando o bisel no plano justaperiosteal. Lentamente, após a verificação para aspiração negativa de sangue, injeta-se em ***bolus*** cerca de 0,5 mL de AH por lado. Esse volume deve ser individualizado de acordo com o grau de comprometimento do mento.

BIBLIOGRAFIA

Almeida AT, Banegas R, Boggio RF, et al. Diagnosis and treatment of hyaluronic acid adverse events: Latin American expert panel consensus recommendations. Surg Cosmet Dermatol. 2017;9(3):204-13.

Beasley KL, Weiss MA, Weiss RA. Hyaluronic acid fillers: a comprehensive review. Facial Plast Surg. 2009;25(2):86-94.

Bogdan Allemann I, Baumann L. Hyaluronic acid gel (Juvéderm) preparations in the treatment of facial wrinkles and folds. Clin Interv Aging. 2008;3(4):629-34.

Boggio RF. Dynamic Model of Applied Facial Anatomy with Emphasis on Teaching of Botulinum Toxin A. Plast Reconstr Surg Glob Open. 2017;5(11):e1525.

Boggio RF, Tartare A, Bento AM, et al. Anatomia Facial Aplicada. Rio de Janeiro: Ed Dilivros. 2021.

Borrell M, Leslie DB, Tezel A. Lift capabilities of hyaluronic acid fillers. J Cosmet Laser Ther. 2011;13(1):21-7.

Cohen JL, Dayan SH, Brandt FS, et al. Systematic review of clinical trials of small- and large-gel-particle hyaluronic acid injectable fillers for aesthetic soft tissue augmentation. Dermatol Surg. 2013;39(2):205-31.

de Almeida AT, Banegas R, Boggio R, ET AL. Diagnóstico e tratamento dos eventos adversos do ácido hialurônico: Recomendações de consenso do painel de especialistas da América Latina. Surgical and Cosmetic Dermatology. 2017;9(3):204-13.

de Maio M, Deboulle K, Braz A, Rohrich RJ. Facial assessment and injection guide for botulinum toxin and injectable hyaluronic acid fillers: Focus on the midface. Plastic and Reconstructive Surgery. 2017;140(4):540E-550E.

de Maio M, Wu WTL, Goodman GJ, Monheit G. Facial assessment and injection guide for botulinum toxin and injectable hyaluronic acid fillers: Focus on the lower face. Plastic and Reconstructive Surgery. 2017;140(3):393E-404E.

Faria GEL, Bastos AQ, Vilela CL, et al. Safety of the inferolateral orbital access for filling the temporal region with the fanning technique. J Cosmet Dermatol. 2022;21(11):5569-75.

Faria GEDL, Bento AM, Santos DBD, et al. Facial beautification with fillers and main differences between genders. Rev Bras Cir Plást [Internet]. 2021;36(1):100-7.

Goodman GJ, Swift A, Remington BK. Current concepts in the use of voluma, volift, and volbella. Plastic and Reconstructive Surgery. 2015;136(5):139S-148S.

Jung H. Hyaluronidase: An overview of its properties, applications, and side effects. Arch Plast Surg. 2020;47(4):297-300.

Kim JE, Sykes JM. Hyaluronic acid fillers: history and overview. Facial Plast Surg. 2011;27(6):523-8.

Kontis TC, Rivkrin A. The history of injectable facial fillers. Facial Plast Surg. 2009;25(2):67-72.

Nikolis A, Bertucci V, Solish N, et al. An Objective, Quantitative Assessment of Flexible Hyaluronic Acid Fillers in Lip and Perioral Enhancement. Dermatol Surg. 2021;47(5):e168-e173.

Nikolis A, Chesnut C, Biesman B, et al. Expert Recommendations on the Use of Hyaluronic Acid Filler for Tear Trough Rejuvenation. J Drugs Dermatol. 2022;21(4):387-92.

Signorini M, Liew S, Sundaram H, et al. Global Aesthetics Consensus Group. Global Aesthetics Consensus: Avoidance and Management of Complications from Hyaluronic Acid Fillers-Evidence- and Opinion-Based Review and Consensus Recommendations. Plast Reconstr Surg. 2016;137(6):961e-971e.

Sykes JM, Cotofana S, Trevidic P, et al. Upper face: Clinical anatomy and regional approaches with injectable fillers. Plastic and Reconstructive Surgery. 2015;136(5):204S-218S.

Tezel A, Fredrickson GH. The science of hyaluronic acid dermal fillers. J Cosmet Laser Ther. 2008;10(1):35-42.

Trinh LN, Gupta A. Hyaluronic Acid Fillers for Midface Augmentation: A Systematic Review. Facial Plast Surg. 2021;37(5):576-84.

Wu GT, Kam J, Bloom JD. Hyaluronic Acid Basics and Rheology. Clin Plast Surg. 2023;50(3):391-8.

Vídeo

BIOESTIMULADORES DE COLÁGENO

CAPÍTULO 10

Gladstone Faria ■ Daniel Boro

INTRODUÇÃO

Considera-se que o processo de envelhecimento da pele, tanto da face quanto do corpo, seja multifatorial e complexo. Os sinais e sintomas do envelhecimento apresentado por nossos pacientes são reflexo do envelhecimento em cada uma das camadas subjacentes: ossos, músculos, coxins gordurosos e a pele, propriamente dita.

Entende-se, portanto, a camada da pele, como sendo apenas a ponta do *iceberg* para todo este fenômeno. Apesar de ela sofrer repercussões de todas as camadas que a oferecem suporte, a pele também passa por um complexo processo de envelhecimento.

Os fibroblastos são considerados células-chave para preservação da jovialidade da pele, uma vez serem as estruturas celulares responsáveis pelos principais constituintes da matriz extracelular: colágeno, elastina e proteoglicanos. Estas estruturas celulares têm aspecto estrelado, mantidas pelas chamadas integrinas da membrana celular. À medida que ocorrem as quebras destas estruturas, naturalmente pelo processo de envelhecimento e aceleradas por fatores externos, como tabagismo e radiação ultravioleta, os fibroblastos se tornam ovoides e, consequentemente, menos ativos. O *turnover* prejudicado leva à perda natural do colágeno em torno de 1% ao ano, a partir dos 30 anos.

Esta condição faz com que os tratamentos com a classe de injetáveis, chamada de bioestimuladores, sejam considerados essenciais para os profissionais que desejam gerenciar o processo de envelhecimento de seus pacientes. Entre os principais bioestimuladores disponíveis podemos citar a hidroxiapatita de cálcio e o ácido poli-L-láctico.

HIDROXIAPATITA DE CÁLCIO

A hidroxiapatita de cálcio (CaHA) é um constituinte naturalmente encontrado nos ossos e, por isso, tem sido considerado extremamente biocompatível. As preparações à base de CaHA comercialmente disponíveis no Brasil são o Radiesse (Merz), Diamond (Rennova) e, mais recentemente, o Stimm (Ilikia). Todas as apresentações compreendem CaHA a 30%, acompanhadas de um gel carreador à base de Carboximetilcelulose a 70%. Importante mencionar que a estrutura responsável pelo mecanismo de ação e dos efeitos em longo prazo é a CaHA, enquanto o gel de carboximetilcelulose, apesar de ser apenas o gel condutor, oferece um encantamento inicial dos pacientes, mesmo que fugaz como semanas ou poucos meses.

Quando aplicada, a CaHA é capaz de estimular a transformação dos fibroblastos em miofibroblastos e torná-los, portanto, metabolicamente ativos. Desta feita, ocorre inicialmente a produção de colágeno tipos 1 e 3, mas que, ao final do processo, o tipo 1, que é o estruturalmente mais importante, será a produção principal. Outro fenômeno de relevância é que esta neocolagenese é considerada progressiva, ao longo de meses, podendo se chegar ao aumento de mais de 64%. Juntamente com o colágeno, observa-se a capacidade de aumento na produção de elastina em mais de 80% e proteoglicanos em mais de 76%. Toda esta transformação histológica é demonstrada clinicamente pela melhora em testes de elasticidade com cutômetros. Outros atributos que merecem destaque após a aplicação de CaHA é a melhora da nutrição e vascularização da pele, documentada pelo marcador CD34 e pela capacidade do produto em aumentar a espessura da pele em até 50%.

O fato de a CaHA ter a capacidade de restaurar praticamente toda a ultraestrutura da pele tem levado estudiosos a incluírem-na em uma estratatégia muito mais regenerativa que um mero estimulador da produção de colágeno.

Na maioria das vezes o produto é utilizado diluído, porém estudos comprovaram sua elevada viscoelasticidade, mesmo comparado a múltiplos produtos à base de ácido hialurônico. Este fato levou as indústrias a oferecerem também uma apresentação comercial pronta para uso, sem diluições, já incluída a lidocaína em pó em suas fórmulas e com indicações precisas: Radiesse Plus (Merz) e Diamond lido (Rennova). A estratégia desta apresentação é concentrar mais as partículas e promover a criação de uma matriz mais densa de colágeno, o que é particularmente interessante para o terço médio da face e, também, para o contorno mandibular.

TÉCNICAS DE APLICAÇÃO

Hidroxiapatita sem Diluição (Radiesse Plus, Diamond lido)

Como mencionado anteriormente estas apresentações contêm lidocaína em pó em sua formulação, preservando sua viscoelasticidade, sendo prontas para uso, sem diluições.

A indicação para o terço médio pode ser feita tanto no plano subcutâneo, quanto supraperiosteal. É preferência do autor o plano periosteal devido à capacidade de *lifting* do produto, bem como suas repercussões em termos de miomodulação do terço médio da face.

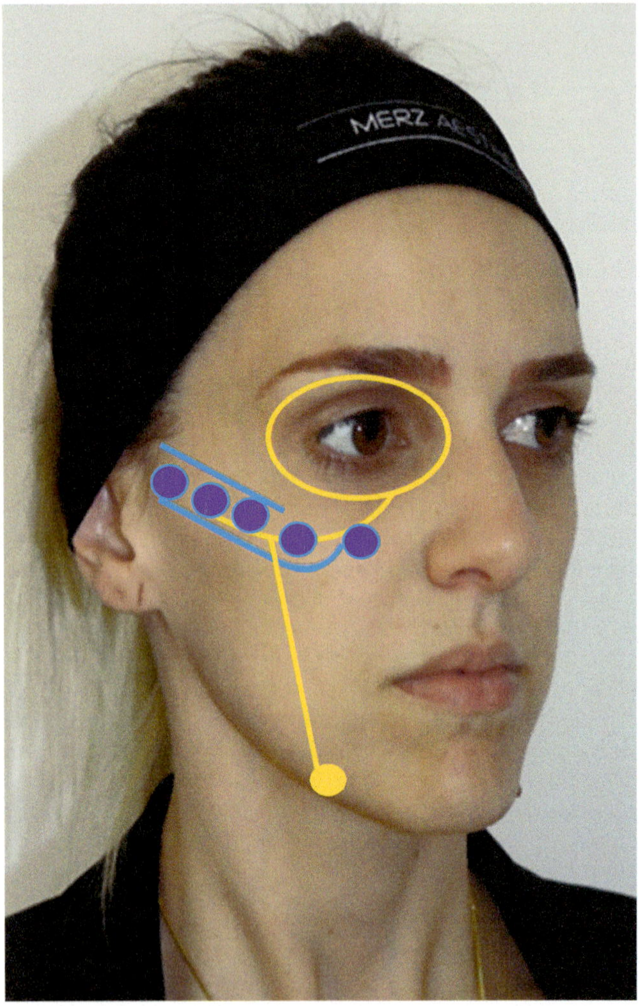

Fig. 10-1. Demonstração da marcação para aplicação de CaHA-lido em *bolus* supraperiosteais com cânula de 22 G.

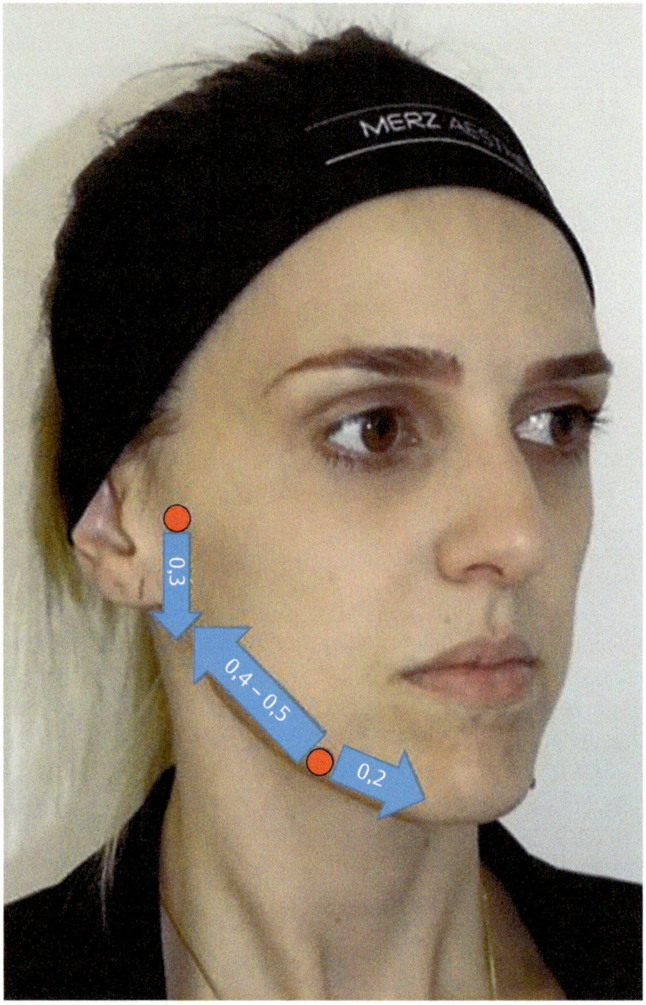

Fig. 10-2. Demonstração da marcação para aplicação de CaHA-lido para contorno mandibular, com cânula de 22 G. Retroinjeções lineares em plano subcutâneo superficial.

Procede-se a delimitação das bordas superior e inferior do arco zigomático, bem como a eminência zigomática e do ligamento zigomático cutâneo (LZC). Três pontos em *bolus* periosteais de 0,1 mL são distribuídos sobre o arco zigomático, e outros dois *bolus* são programados na eminência zigomática e imediatamente abaixo do LZC (de 0,1 a 0,2 mL). Recomenda-se a aplicação do produto com cânula de 22 G de 5 cm, apesar de alguns autores optarem pelo tratamento com agulha (Fig. 10-1).

A indicação para o terço inferior consiste na melhora do contorno, melhorando a flacidez, porém sem o desejo de grandes volumizações (quando o desejo for dar contorno e gerar volumização o produto de escolha são os ácidos hialurônicos de alto G-prime). Apesar de pontos periosteais serem permitidos na linha da mandíbula, é preferência do autor o tratamento completo apenas no plano subcutâneo superficial. Demarcam-se ramo e corpo mandibular, além da região do *pré-jowl*, evitando-se produto sobre o *Jowl* e criando-se a linearidade da mandíbula. A aplicação é realizada com cânula de 22 G de 5 cm. As quantidades em cada região podem ser observadas na Figura 10-2.

Hidroxiapatita Diluída (Radiesse Duo, Diamond sem lido)

O objetivo deste tratamento é a qualidade de pele e melhora da flacidez e, portanto, o produto deve ser espalhado no plano subdérmico da face. A diluição recomendada é de 1:1 (1 parte de produto para uma parte de diluente). No caso do Radiesse, cuja seringa contém 1,5 mL de produto, recomenda-se a diluição com 0,5 mL de lidocaína + 1 mL de SF0,9%. Utilizam-se 2 seringas de 3 mL e conector (enviado pelas empresas) para homogeneizar o produto. Geralmente 10 a 20 passadas entre as seringas são suficientes para que todo produto fique homogêneo.

A distribuição do produto deve ser feita de forma customizada, dependendo da demanda individual do paciente. Uma forma didática seria distribuir 15 vetores de 0,1 mL em cada hemiface, conforme podemos observar na figura adiante. No primeiro caso há ênfase na moldura facial com objetivo primário de *lifting*. No segundo, os vetores com origem no *jowl* e característica ascendente tem o objetivo de melhorar a qualidade de pele da região das rugas em

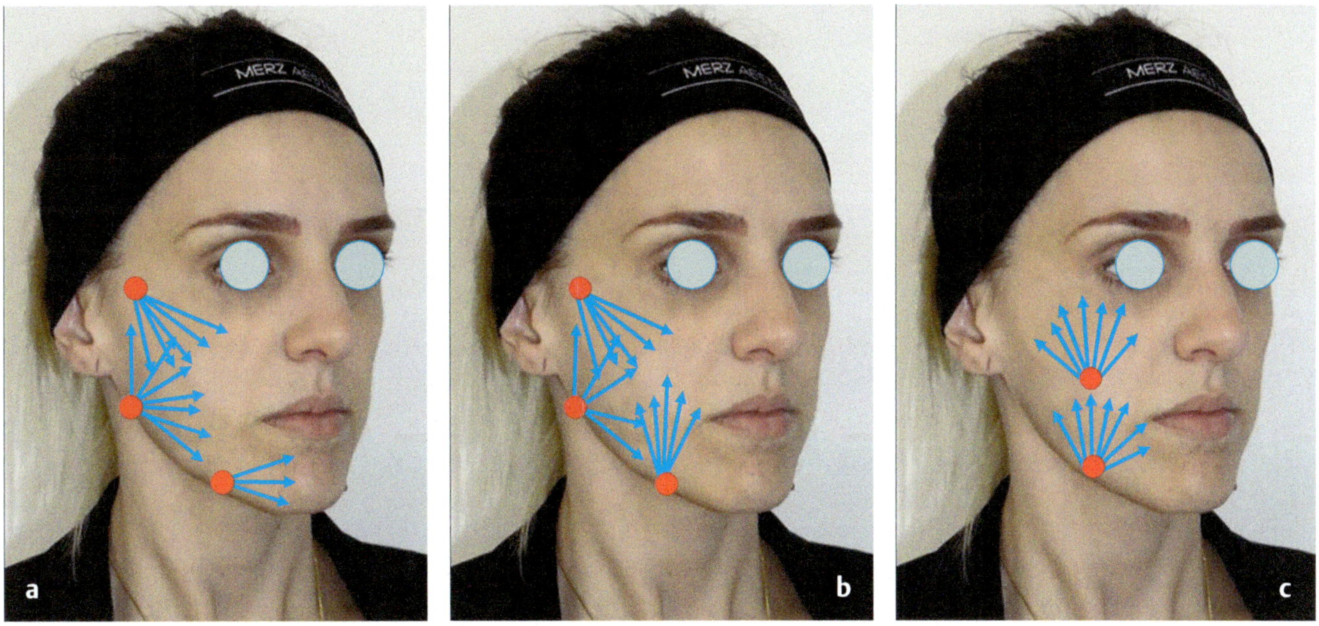

Fig. 10-3. (a-c) Opções para demarcação de CaHA diluído em 1:1, plano subdérmico com cânula de 22 G.

acordeom. Finalmente, o último caso se destina aos pacientes com intenso consumo de gordura malar anterior (Fig. 10-3).

Ao final da aplicação o profissional realiza a massagem para melhor espalhamento do produto e recomenda-se manutenção desta massagem 2× por dia, por 5 minutos, durante 1 semana.

O número de sessões, que pode variar de uma a três, vai depender do grau de flacidez e/ou da faixa etária do paciente. A *expertise* do profissional e a resposta individual do paciente norteiam esta conduta, apesar de algumas regras serem utilizadas, como: menos de 40 anos= 1 sessão, 40-50 anos = 2 sessões, maior que 50 anos = 3 sessões (Fig. 10-4).

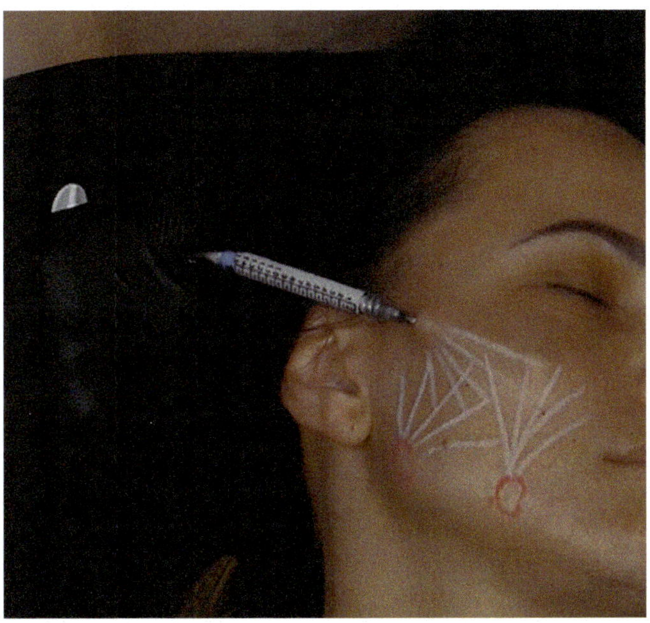

Fig. 10-4. Demonstração da aplicação no plano adequado: subdérmico.

Tratamento Corporal com CaHA

O tratamento corporal com CaHA é extremamente consagrado. Os consensos recomendam a diluição de 1:2 até 1:6, a depender da qualidade de pele do local, espessura da mesma e grau de experiencia do injetor. A diluição de 1:4 é a mais utilizada por contemplar a maior parte dos atributos mencionados anteriormente.

Os autores deste capítulo, também, publicaram uma padronização da aplicação corporal de CaHA, com a utilização de figuras vetorizadas e diluição de 1:4.

A seringa contendo 1,5 mL de CaHA recebe 6 mL de diluente, sendo 1,5 mL de lidocaína a 2% e 4,5 mL de SF0,9%, totalizando 7,5 mL (Fig. 10-5). Nesta diluição cada *seringa pura*, dará origem a 5 *seringas diluídas*.

A figura vetorizada mais utilizada é a de 7 pontas (Figura 10-6a). Um ponto de acesso dará origem a 7 vetores, e cada vetor receberá 0,2 mL de produto diluído, ou seja, fará uso de 1 *seringa diluída* para cada figura. O injetor distribuirá as figuras vetorizadas na área a ser tratada, sendo que a cada 5 figuras desenhadas, 1 *seringa pura* deve ser disponibilizada para o tratamento.

Na Figura 10-6b podemos observar a demarcação em leque de 7 pontas na região do pescoço. Neste tratamento foram desenhadas 5 figuras, ou seja, uma *seringa pura* será demandada.

Todas as regiões corporais podem ser tratadas com CaHA, bastando fazer a diluição correta e aplicação das figuras vetorizadas para melhor racionalização técnica (Figs. 10-7 a 10-9).

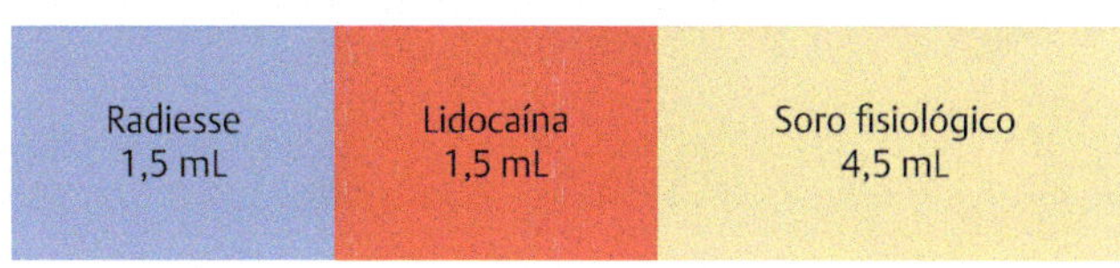

Fig. 10-5. Esquema para diluição da CaHA (Radiesse duo) em 1:4. Marcações do Silhouette Soft®.

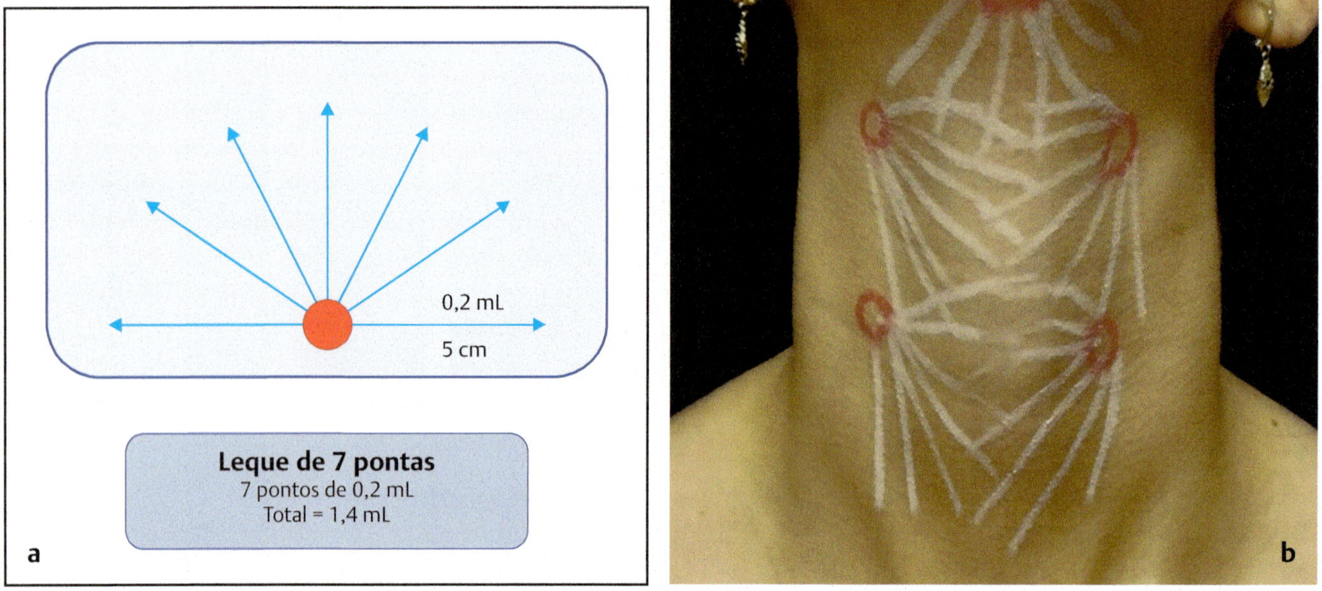

Fig. 10-6. (a, b) Utilização das figuras vetorizadas para o pescoço. As mesmas figuras podem ser utilizadas para qualquer região corporal.

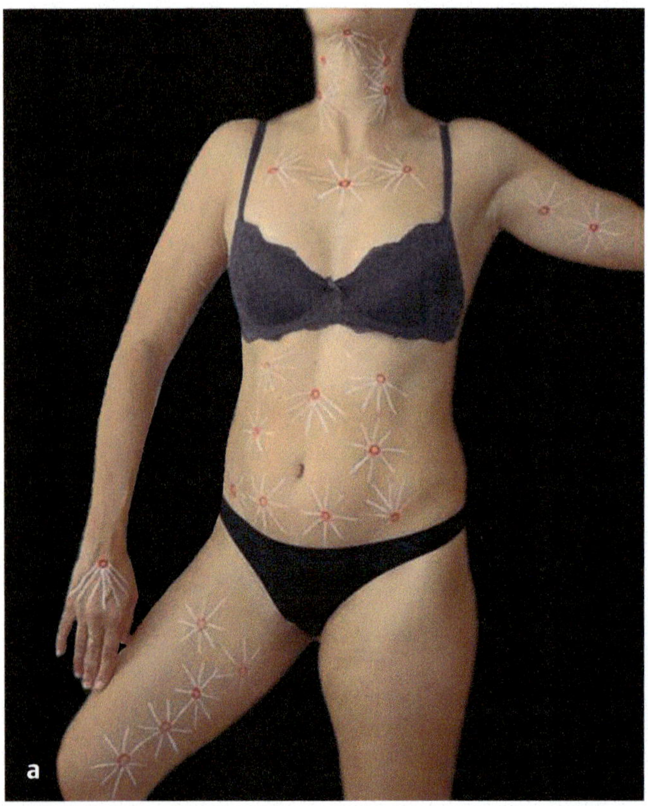

Fig. 10-7. (a, b) Exemplos de distribuição das figuras vetorizadas para todas as regiões corporais.

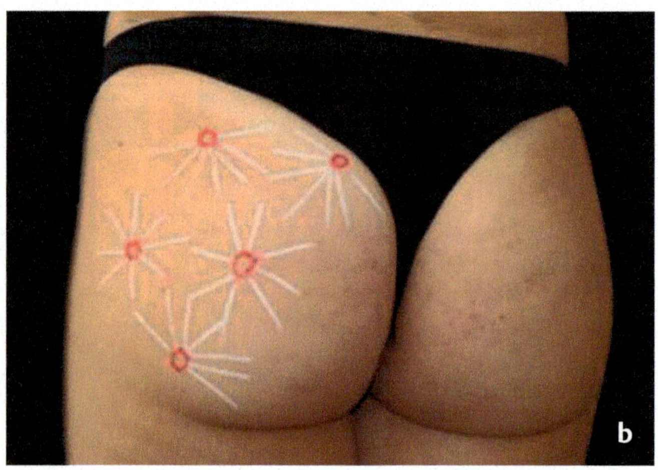

A única exceção no tratamento corporal, no que se refere às diluições, é o tratamento das mãos. Aqui vamos utilizar exatamente como a diluição facial (1:1) e distribuir 15 vetores sobre as mãos (Fig. 10-8). O tratamento é feito com cânula de 22 G de 5 cm, e o plano de aplicação é acima das veias. O grande benefício da CaHA é sua capacidade de mascarar a grande visibilidade dos vasos desta região, além da segurança relacionada à formação de nódulos, uma vez a pele ser extremamente fina.

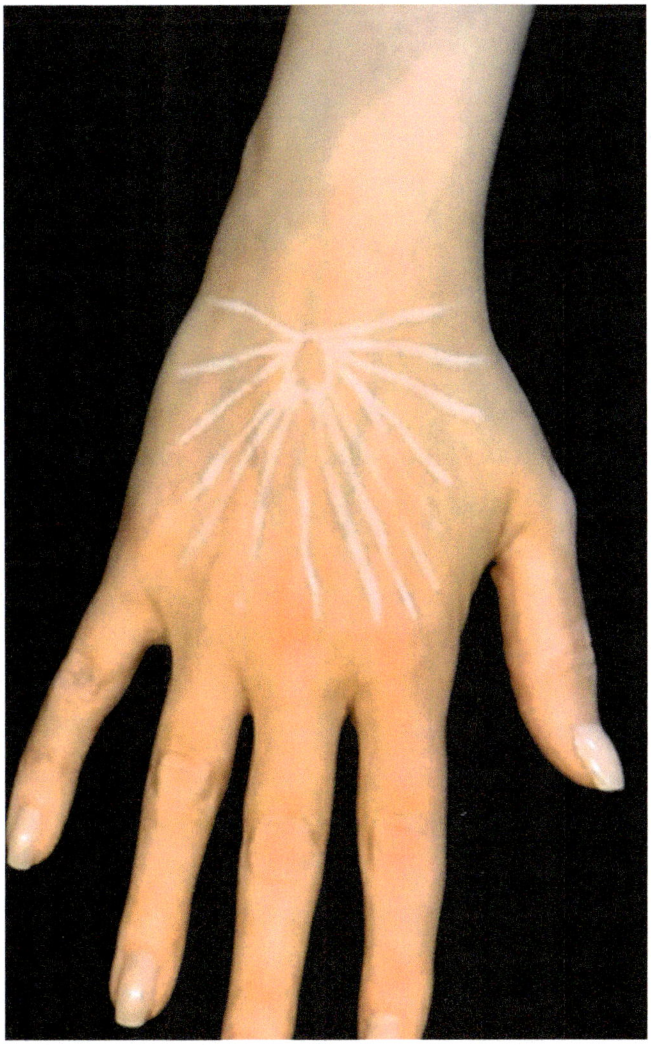

Fig. 10-8. Demarcação do tratamento das mãos com CaHA na diluição de 1:1 com 15 vetores de 0,1 mL cada.

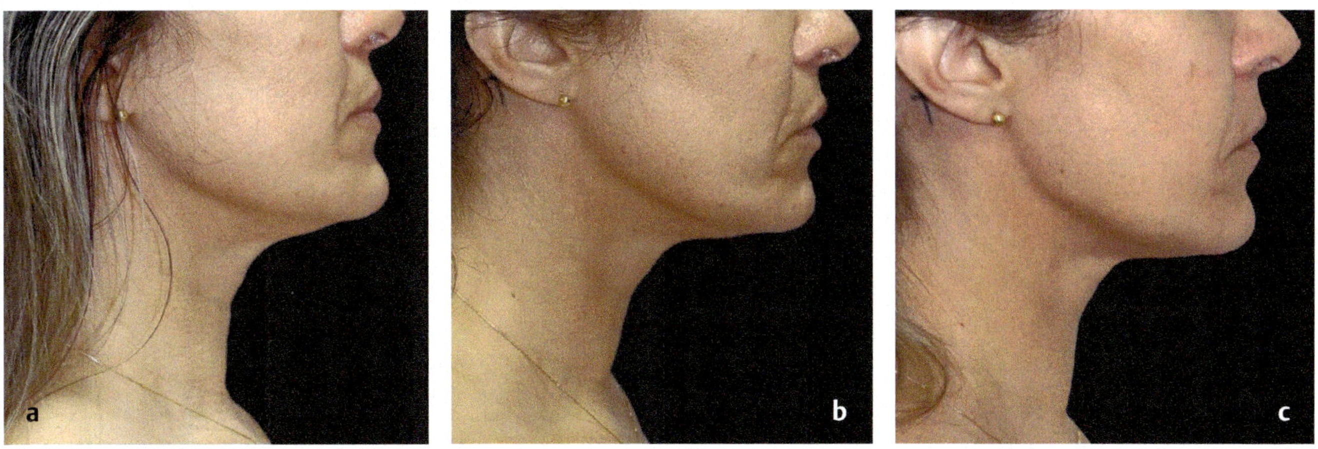

Fig. 10-9. (a-c) Tratamento do pescoço com CaHA em 1:4. Duas sessões. Uma seringa por sessão (resultado do autor publicado na referência número 14). Observe a retração de pele.

ÁCIDO POLI-L-LÁCTICO (PLLA)

O PLLA é um polímero sintético de ácido láctico derivado da família dos alfa-hidroxiácidos, biocompatível e biodegradável que tem sido usado em várias aplicações médicas, como, por exemplo, suturas absorvíveis, dispositivos ortopédicos, demonstrando por mais de 30 anos excelente segurança. Desde 1999, iniciou seu uso, de forma injetável, como volumizador cosmético. Na Europa, foi comercializado pela primeira vez como *New-Fill* pela Biotech Industry SA, Luxemburgo. Em 2004, o *Sculptra* foi introduzido no mercado para o tratamento da lipodistrofia associada ao HIV. Mas as recomendações iniciais para seu uso, incluindo aquelas relacionadas à reconstituição e hidratação do produto, locais de injeção, técnicas, tempo, e seleção de pacientes, foram, em retrospecto, inadequados ou abaixo do ideal, devido à alta taxa de eventos adversos. Com estudos, mudanças na reconstituição e posicionamento, o PLLA tornou-se uma ferramenta segura para o gerenciamento do envelhecimento a partir do estímulo de colágeno.

O diâmetro das micropartículas é rigidamente controlado, medindo em média 40 a 63 µm. Uma vez injetado, o PLLA induz uma resposta inflamatória local e subclínica logo após a aplicação, recrutando monócitos, macrófagos e fibroblastos. Esse influxo leva à degradação lenta da atividade fibroblástica aumentada pelo produto e à neocolagênese gradual. Werschler *et al.* identificaram níveis aumentados de colágeno tipo I em estudos histológicos da pele tratada. Novo colágeno parece se formar em 1 mês e continua a aumentar por 9 meses a um ano. As partículas de PLLA mostram sinais de quebra em cerca de 6 meses e desaparecem em 9 meses.[2] Os resultados persistem por 18 a 24 meses, onde as partículas são degradadas em lactato e exaladas como dióxido de carbono.

RECONSTITUIÇÃO DO PLLA (*SCULPTRA*)

O produto é comercializado em um frasco de vidro como um pó liofilizado estéril composto de 150 mg de PLLA, 90 mg carboximetilcelulose de sódio e 127,5 m g de manitol apirogênico. Desde 2021, foi autorizado em bula o uso da reconstituição imediata. Para realizá-la são necessários água estéril para injeção e lidocaína 2% da seguinte forma: vídeo anexo.

- Colocar dentro do frasco 5 mL de água estéril para injeção.
- Agitar o frasco por 1 minuto.
- Colocar mais de 3 mL de água estéril para injeção.

Totalizando 8 mL de Reconstituição (Fig. 10-10).

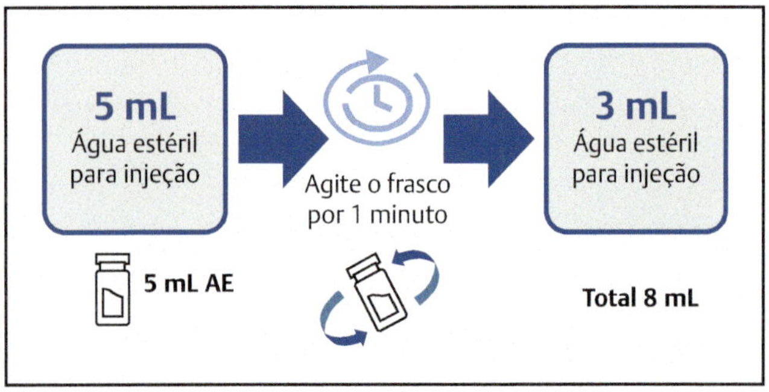

Fig. 10-10. Primeira fase da Reconstituição imediata do PLLA (Sculptra) Face e Corpo.

Tratamento Facial

Para cada frasco de *Sculptra* preparar em: 2 seringas de 5 mL ou 4 seringas de 3 mL, de acordo com a sua preferência.

- *Seringa de 5 mL*: colocar em cada uma das seringas 4 mL da Reconstituição e adicionar em cada uma 1 mL de lidocaína 2%.
- *Seringa de 3 mL*: colocar em cada uma 2 mL da reconstituição e adicionar em cada uma 0,5 mL de Lidocaína 2%.

O volume final para reconstituição facial é de 10 mL por frasco que pode ser distribuído nos locais, de acordo com a Figura 10-11, a partir da necessidade de cada paciente, em plano justadérmico com cânula de 22 G.

Volumes de produtos recomendados por áreas de tratamento:

- *Têmpora pré-capilar*: 0,5 a 2 mL.
- *Terço médio anterior à linha dos ligamentos*: 0,5 a 3,5 mL.
- *Terço médio posterior à linha dos ligamentos*: 1,0 a 5,0 mL.
- *Contorno de mandíbula*: 0,5 a 1,5 mL.
- *Pré-jowl*: 0,5 mL (respeitando 1,5 cm da região labial).

Tratamento Corporal

Para cada frasco de *Sculptra* preparar em: 2 seringas de 10 mL ou 4 seringas de 5 mL, de acordo com a sua preferência.

- *Seringa de 10 mL*: colocar em cada uma das seringas 4 mL da reconstituição e adicionar em cada uma 3 mL de água estéril para injeção + 1 mL de lidocaína 2%.
- *Seringa de 5 mL*: colocar em cada uma 2 mL da reconstituição e adicionar em cada uma 1,5 mL de água estéril para injeção + 0,5 mL de lidocaína 2%.

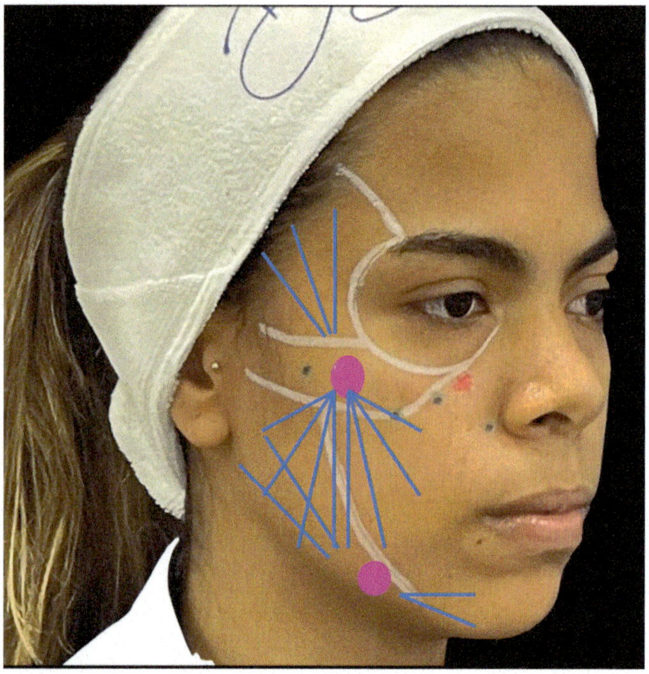

Fig. 10-11. Locais de aplicação do PLLA na face, de acordo com a necessidade. Círculos rosas representam pontos de entrada para a cânula de 22 G.

O volume final para reconstituição corporal é de 16 mL por frasco que pode ser distribuído, em qualquer região do corpo (pescoço, colo, braços, mãos, abdome, região íntima [grandes lábios], glúteos, interno de coxas, culotes e joelhos), em uma área referente a uma folha A4, com cânula de 22 G em plano subcutâneo superficial.

Recomendações Pós-Procedimento

Ao final da aplicação o profissional realiza a massagem para melhor espalhamento do produto e recomenda-se manutenção desta massagem 5× por dia, por 5 minutos, durante 5 dias.

BIBLIOGRAFIA

Cogorno Wasylkowski V. Body vectoring technique with Radiesse® for tightening of the abdomen, thighs, and brachial zone. Clinical, Cosmetic and Investigational Dermatology. 2015: 267-73.

Cotofana S, et al. The anatomy of the aging face: a review. Facial Plastic Surgery 32.2016;3: 253-60.

Cunha MG, Daza F, Rezende FC, Machado Filho CDA. Poly-L-lactic acid injections in sagging body skin. Surg Cosmet Dermatol. 2016;8(4):322-7.

de Almeida, Ada Trindade, et al. Consensus recommendations for the use of hyperdiluted calcium hydroxyapatite (Radiesse) as a face and body biostimulatory agent. Plastic and Reconstructive Surgery Global Open. 2019;7:3.

Eviatar J, Christopher L, Kirszrot J. Radiesse: advanced techniques and applications for a unique and versatile implant. Plastic and Reconstructive Surgery. 2015;136(5S):164-70.

Faria GEL, Santos DB, Tartare A, et al. Standardization of the body vectoring technique with calcium hydroxyapatite. Surg Cosmet Dermatol. 2020;12(44);118-20.

Faria Gladstone EL, et al. Loss of definition of the submental contouring: correct diagnosis and treatment algorithm. Surgical & Cosmetic Dermatology. 2022;14: e20220131.

Fisher GJ, James V, John J. Voorhees. Looking older: fibroblast collapse and therapeutic implications. Archives of dermatology. 2008;144(5):666-72.

Goldie K, et al. Global consensus guidelines for the injection of diluted and hyperdiluted calcium hydroxylapatite for skin tightening. Dermatologic Surgery. 2018;44:S32-S41.

Goldman MP, et al. Calcium hydroxylapatite dermal filler for treatment of dorsal hand volume loss: results from a 12-month, multicenter, randomized, blinded trial. Dermatologic Surgery. 2018;44(1):75-83.

González N, Goldberg DJ. Evaluating the effects of injected calcium hydroxylapatite on changes in human skin elastin and proteoglycan formation. Dermatologic Surgery. 2019;45(4):547-51.

Graivier MH, et al. Calcium hydroxylapatite (Radiesse) for correction of the mid-and lower face: consensus recommendations. Plastic and reconstructive surgery. 2007;120(6S):55S-66S.

Kates LC, Fitzgerald R. Poly-L-lactic acid injection for HIV-associated facial lipoatrophy: treatment principals, case studies and literature review. Aesthet Surg J. 2008;28:397-403.

Kulkarni RK, Pani KC, Neuman C, Leonard F. Polylactic acid for surgical implants. Arch Surg. 1966;93(5):839-43.

Lowe NJ. Dispelling the myth: appropriate use of poly-L-lactic acid and clinical considerations. J Eur Acad Dermatol Venereol. 2006;20(1):S2-S6.

Sundaram H, et al. Comparison of the rheological properties of viscosity and elasticity in two categories of soft tissue fillers: calcium hydroxylapatite and hyaluronic acid. Dermatologic Surgery. 2010;36: 1859-65.

Yutskovskaya YA, Kogan EA. Improved neocollagenesis and skin mechanical properties after injection of diluted calcium hydroxylapatite in the neck and décolletage: a pilot study. Journal of drugs in dermatology: JDD. 2017;16(1):68-74.

Zarbafian M, et al. The Emerging Field of Regenerative Aesthetics—Where We Are Now. Dermatologic Surgery. 2022;48(1):101-8.

Vídeo

FIOS DE SUSTENTAÇÃO E BIOESTÍMULO

CAPÍTULO 11

Alieksiei Correa Carrijo

INTRODUÇÃO

O interesse por preservar uma aparência mais jovial e corrigir pequenas alterações congênitas ou adquiridas são motivos que nos estimulam a desenvolver novos tratamentos e técnicas para corrigir ou amenizar tais imperfeições.

O emagrecimento, as práticas esportivas de alta performance e estados pós-cirúrgicos são algumas das causas da flacidez cutânea. Outros fatores determinantes são: idade, sexo, predisposição genética, fototipo, estilo de vida e alimentação.

Alguns estudos foram desenvolvidos nas últimas três décadas demonstrando os benefícios dos fios na melhoria da qualidade de pele e reposicionamento dos tecidos moles da face.

Os tratamentos com fios absorvíveis popularizaram-se rapidamente devido ao fato de oferecerem rejuvenescimento facial sem cicatrizes, com o mínimo tempo de recuperação, baixo índice de complicações e as técnicas preconizadas serem facilmente reproduzidas.

As áreas mais comumente tratadas em ordem de frequência são os terços médio e inferior e a região cervical, além do terço superior da face.

Uma avaliação facial completa e direcionada para as queixas dos pacientes é de extrema importância para definirmos adequadamente a área a tratar, qual fio utilizar e qual técnica empregarmos.

Existem inúmeras classificações para os fios de acordo com sua composição, estrutura, espessura, comprimento, força tênsil, entre outros.

CLASSIFICAÇÃO DOS FIOS ABSORVÍVEIS

Os fios absorvíveis podem ser classificados em:

- Fios de polidioxanona (Medithread®, I-thread® e outros), fios de ácido poli-l-lático e ácido poliglicólico (Silhouette Soft®), fios de ácido poli-l-lático e caprolactona (Aptos threads®), fios de ácido poli-l-lático, caprolactona e ácido hialurônico (Aptos threads®).
- Fios lisos, espiculados, farpados ou moldados.
- Fios curtos e longos. Sendo curtos aqueles que apresentem um comprimento de até 90 mm e os longos um comprimento maior que 90 mm.
- Fios de bioestímulo (lisos) ou tração (espiculados, farpados, moldados e com cones).
- Unidirecionais, bidirecionais ou multidirecionais.
- Podem ser também monoagulhados, biagulhados ou canulados.

Os fios lisos podem ser classificados em monofilamentares, espirais ou multifilamentares. Agulhados ou canulados.

Os fios de tração podem ser unidirecionais (suturas curtas e longas), bidirecionais (suturas curtas e longas) e multidirecionais (suturas longas), monoagulhados, biagulhados ou canulados.

Já os fios moldados foram desenvolvidos recentemente, os testes dos fabricantes prometem uma força tênsil quatro vezes maior que os outros fios de tração e são classificados como suturas longas e bidirecionais.

Existem dois fios absorvíveis que fogem à regra geral de classificação e possuem uma tecnologia patenteada, o primeiro deles por ser bidirecional, biagulhado e com cones livres em vez de farpas ou espículas (Silhouette Soft®) e o segundo por apresentar farpas multidirecionais (Aptos threads®) (Fig. 11-1).

Estes dispositivos são conhecidos por nós cirurgiões plásticos há bastante tempo por serem utilizados para fechamento de incisões. Quando inseridos por baixo da pele, podem oferecer melhoria da qualidade da pele, além de efeito *lifting* e volumização em algumas áreas.

ANATOMIA FACIAL APLICADA AOS FIOS

A face é dividida em diferentes camadas, que se comunicam continuamente do couro cabeludo ao pescoço. Essas camadas de tecidos moles situam-se sobre o esqueleto facial e são divididas em cinco:

1. Pele.
2. Tecido adiposo subcutâneo superficial e seus compartimentos.
3. Sistema músculo-aponeurótico superficial (SMAS).
4. Camada areolar frouxa: contém os compartimentos de gordura profundos.
5. A quinta camada é constituída por diferentes estruturas de acordo com a localização: periósteo. fáscia temporal profunda, fáscia parotideomassetérica, fáscia cervical profunda.

O que nos interessa para o estudo e o tratamento com fios são basicamente duas camadas: a pele e o tecido celular subcutâneo superficial. Por isso precisamos entender como estão dispostos os compartimentos de gordura nesta camada.

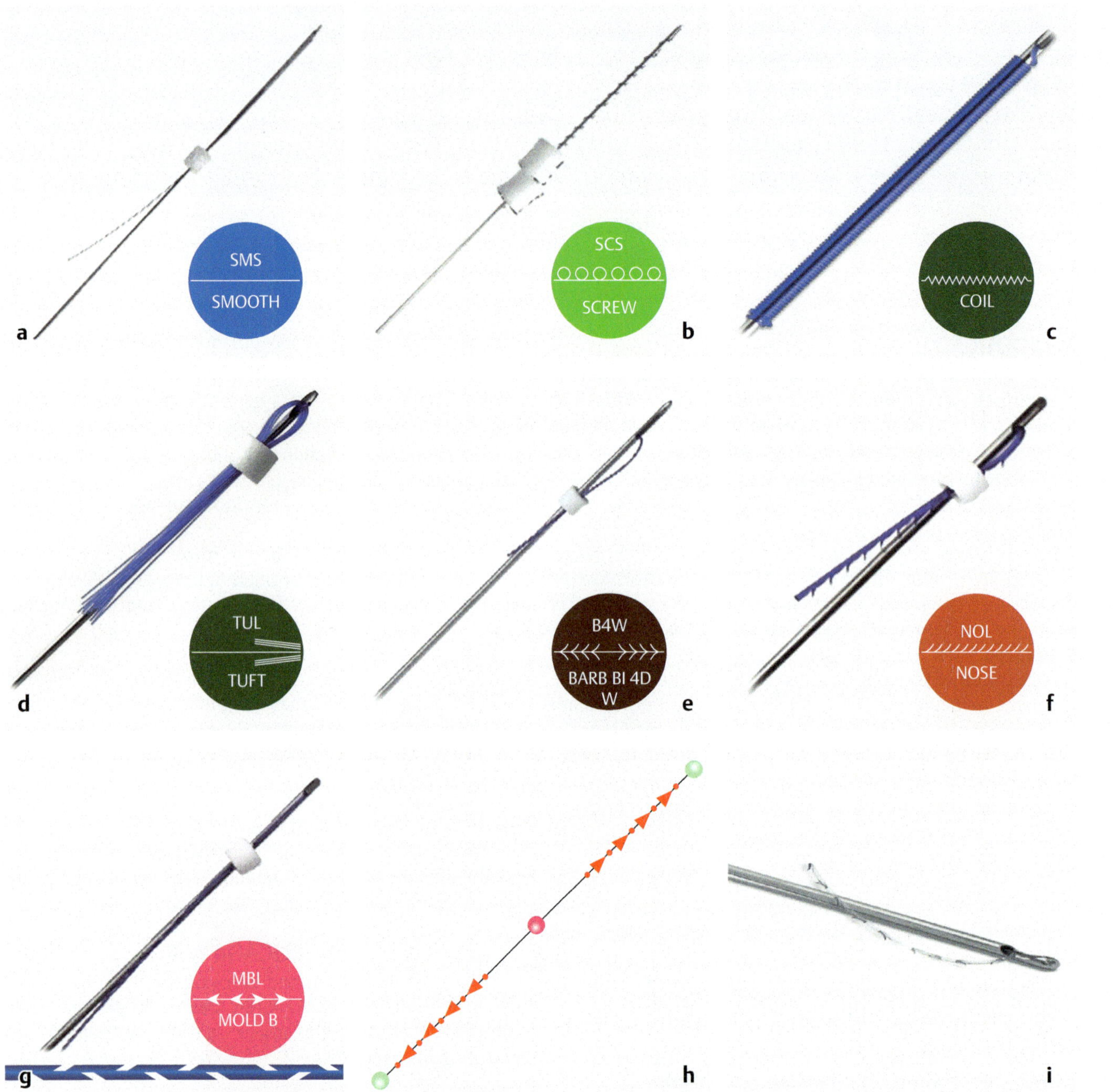

Fig. 11-1. (a) Fio liso monofilamentar (Smooth®). (b) Fio liso monofilamentar em espiral curto (Screw®). (c) Fio liso monofilamentar em espiral longo (Coil®). (d) Fio liso multifilamentar curto (Tuft®) (Imagem cedida por Aptos Threads). (e) Fio espiculado bidirecional curto (Barbi B 4D w®). (f) Fio espiculado unidirecional curto (Nose®). (g) Fio moldado bidirecional (Mold B®). (h) Sutura bidirecional com cones móveis (Silhouette Soft®). (i) Fio com farpas multidirecionais (Aptos Visage Excellence®).

Um rosto jovem é caracterizado por uma distribuição homogênea e equilibrada de gordura superficial e profunda, o que confere uma topografia tridimensional arredondada delineada por uma série de arcos e convexidades.

À medida que as pessoas envelhecem, a gordura subcutânea é perdida, particularmente ao redor da órbita, fronte, glabela e mandíbula. Há hipertrofia submentoniana, formação do sulco nasolabial, mentolabial, bolsas infraorbitais e perda de coxins de gordura malar. A redução da gordura subcutânea contribui para a formação das rugas dinâmicas e estáticas decorrentes da contração muscular.

O coxim de gordura malar é uma estrutura triangular, que está localizada no plano subcutâneo superficialmente ao SMAS. A região malar apresenta cerca de metade da gordura facial e cervical. O envelhecimento faz com que ela desça, arrastando em conjunto os coxins de gordura orbital e aumentando a profundidade do sulco nasolabial.

O coxim de gordura bucal é outro componente gorduroso profundo e sua descida aumenta o sulco mentolabial.

A diminuição concomitante do coxim malar medial profundo leva à ptose da gordura malar superficial sobrejacente, incluindo o coxim nasolabial superficial e o coxim malar superficial, alongando ainda mais a deformidade da goteira lacrimal.

As estruturas de maior relevância para tratamentos com fios de tração são os compartimentos de gordura superficial nasolabiais, localizados no terço médio facial. Já no terço inferior da face são os compartimentos de gordura superficiais dos *jowls* superior e inferior.

Estes poderão ser tratados individualmente ou concomitantemente de acordo com as queixas do paciente e uma boa avaliação facial acompanhada de uma sensibilidade estética.

CLASSIFICAÇÃO DOS PACIENTES

Os pacientes são classificados por:

- Formato facial:
  - Redondo
  - Oval
  - Triangular
  - Quadrado
  - Coração

O subgrupo dos pacientes com formato redondo terá as piores respostas clínicas a estes tratamentos.

- Flacidez cutânea:
  - Grau I – normal, ausência de flacidez
  - Grau II – leve
  - Grau III – moderada
  - Grau IV – grave

As condutas para os subgrupos são: Grau I - prevenção; Graus II e III - melhores candidatos; Grau IV - contraindicado tratamento com fios de tração, sendo indicados apenas os de bioestímulo

- Quantidade de gordura localizada:
  - *Grau I*: déficit volumétrico.
  - *Grau II*: aspecto dentro da normalidade.
  - *Grau III*: com componente subcutâneo leve na área a ser tratada.
  - *Grau IV*: presença de componente subcutâneo moderado – resultados pobres.
  - *Grau V*: gordura predominando sobre a flacidez – contraindicado tratamento com fios de sustentação.

No subgrupo I, o ideal é iniciarmos o tratamento repondo volume com ácido hialurônico ou espessando a derme profunda com bioestimuladores e tecnologias.

Os melhores candidatos para o tratamento com fios de tração são dos subgrupos II e III, por apresentarem pouca flacidez e um componente gorduroso adequado.

Existem inúmeros tratamentos propostos para correção da flacidez facial tanto por meio de produtos injetáveis (bioestimuladores), como se utilizando de tecnologias para estimulação da produção de colágeno pelo próprio organismo e com consequente fortalecimento da derme profunda e correção dos aspectos de uma pele flácida (ultrassom microfocado, radiofrequência e *lasers*).

Na prática verificamos que tais tratamentos e tecnologias oferecem resultados satisfatórios na face, porém no pescoço estes resultados são menos entusiásticos.

Desta forma, após 10 anos utilizando os fios absorvíveis para correção dos sinais de envelhecimento facial e cervical, preconizamos algumas técnicas utilizando os fios de tração de ácido poli-l-lático com cones bidirecionais e os fios de polidioxanona moldados bidirecionais para efeito *lifting*, reposicionamento tecidual e correção inclusive da flacidez cervical.

Já os fios lisos e em espiral são utilizados basicamente para melhoria da qualidade da pele e correção de rugas finas (estáticas e dinâmicas), além de efeito preenchedor em sulcos mais profundos basicamente.

No subgrupo dos pacientes que apresentam flacidez grave recomendamos a realização de procedimentos cirúrgicos ou a associação do tratamento com fios e tecnologias, bioestimuladores injetáveis e medidas de estilo de vida. Estas combinações foram bastante elucidadas em uma publicação do autor em maio de 2020 sobre tratamentos minimamente invasivos.

Existem dois pontos importantes quando indicamos um tratamento com fios de tração com o intuito de rejuvenescimento.

O primeiro ponto é qual fio utilizar e o segundo a técnica preconizada para cada região a ser tratada.

O fio ideal ainda não existe. Mas quando comparamos os fios que já estão disponíveis, podemos selecionar dois que apresentam os melhores resultados quando falamos em reposicionamento dos tecidos moles da face e melhoria da qualidade da pele a longo prazo.

Os fios compostos por ácido poli-l-lático e ácido poliglicólico com cones bidirecionais (Silhouette Soft®) e os fios canulados 19 G moldados de polidioxanona (Medithread®) são seguros e apresentam resultados naturais e duradouros, variando em duração de efeito *lifting* entre 10 a 12 meses e a degradação do dispositivo sendo de 2 anos para os de ácido poli-l-lático e 6 a 8 meses para os de polidioxanona.

Preconizamos as técnicas lineares, com vetores de tração formando 90 graus com o compartimento de gordura superficial a ser tratado: sulco nasolabial no terço médio e *jowls* (superior e inferior) no terço inferior da face.

FIOS DE PLLA E SUAS PROPRIEDADES BIOESTIMULADORAS

A degradação do PLLA foi estudada em animais e humanos para aplicações médicas como implantes, suturas cirúrgicas e materiais de distribuição de drogas. Nesses ambientes, o PLLA é inicialmente degradado por hidrólise e os oligômeros solúveis formados são metabolizados pelas células.

A degradação do PLLA no corpo humano ocorre pela hidrólise das ligações poliméricas de éster em ácido láctico retirado do corpo por via metabólica normal, como dióxido de carbono e água.

SILHOUETTE SOFT®

Existem três apresentações para contemplar diferentes áreas e graus de flacidez da pele: 8 cones, novo 12 cones e 12 cones.

Silhouette Soft® é biocompatível, biodegradável e bioabsorvível. O fio é composto por um monofilamento feito de ácido poli-l-lático e por cones feitos de PLGA (82% de ácido poli-l-lático e 18% de ácido poliglicólico) (Fig. 11-1h).

O exame histológico realizado em um estudo comprovou que as suturas PLLA induzem uma produção de colágeno estimulada pela presença da própria sutura. No início, ocorrem reações de corpo estranho com presença de células gigantes multinucleadas e predomínio de colágeno tipo III, o que era esperado em resposta ao trauma ligado ao implante. Logo depois, aos 6 meses, esses sinais desaparecem e o colágeno produzido é principalmente do tipo I. Após 12 meses, a cápsula de colágeno ao redor da sutura dobra o diâmetro da própria sutura e essa observação ainda é mantida após 24 meses, quando a sutura inicia a sua degradação (Fig. 11-2).

O predomínio de colágeno tipo I ao redor da sutura é um achado muito interessante, pois evidencia o mecanismo de ação que não é uma simples resposta inflamatória à presença de corpo estranho, mas sim uma bioestimulação real e bem estruturada. Observou-se também que a formação do colágeno ocorre em uma direção que é a mesma do vetor de tração dos fios inseridos (Fig. 11-3).

As conclusões evidenciam que os fios com cones bidirecionais PPLA exercem seu efeito de contração cutânea não só por uma ação mecânica de sustentação da pele, mas também por uma ação biológica a nível celular através da estimulação do colágeno tipo I ao redor do fio, formando uma cápsula fibrosa ao redor do dispositivo (Fig. 11-4).

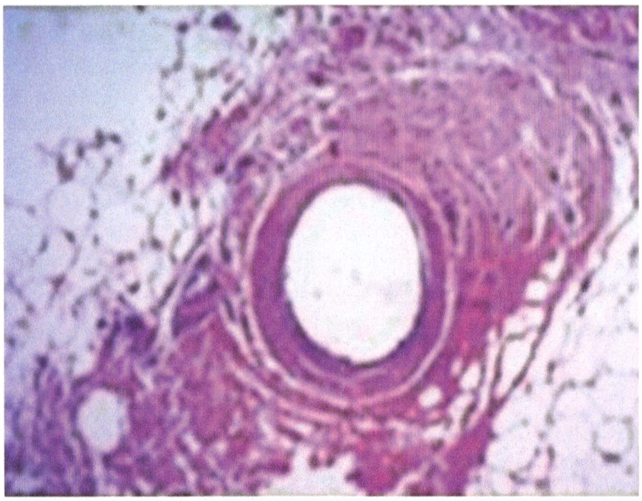

Fig. 11-2. Após 12 meses. 10× – Microscopia de luz com coloração HE: o tecido ao redor da sutura é mais espesso e mais bem organizado atingindo uma dimensão de 0,3 mm, que significa uma duplicação do diâmetro do fio. (Imagem cedida por Dra. Russo PR, Dr. Vercesi F, Dr. Migliorini L, Dra. Christen MO.)

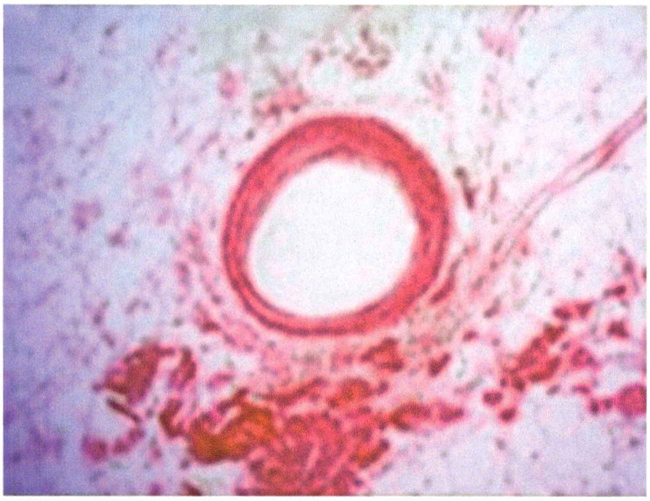

Fig. 11-3. Após 12 meses. 10× – Coloração com picrossírius: confirme a presença de uma cápsula bem-organizada de colágeno ao redor do fio. (Imagem cedida por Dra. Russo PR, Dr. Vercesi F, Dr. Migliorini L, Dra. Christen MO.)

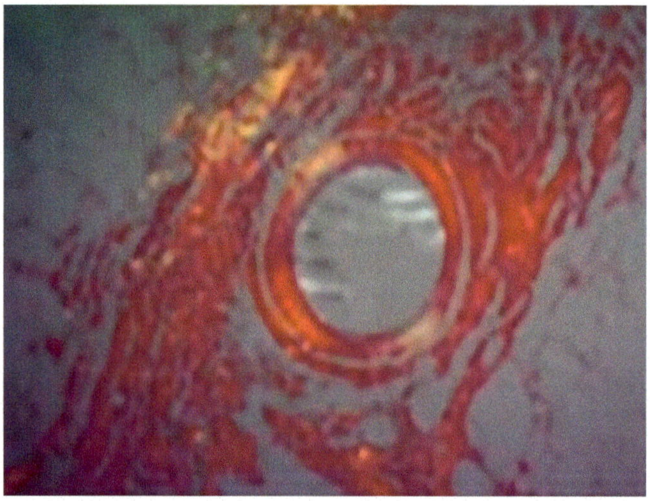

Fig. 11-4. Após 12 meses. 10× – Microscopia de luz polarizada com coloração de picrossírius: o colágeno tipo I ainda é o tipo predominante presente. (Imagem cedida por Dra. Russo PR, Dr. Vercesi F, Dr. Migliorini L, Dra. Christen MO.)

Técnicas Faciais com Fios de Sustentação de Ácido Poli-L-Lático com Cones Bidirecionais

As técnicas utilizadas para tratamentos faciais com os fios de sustentação de ácido poli-L-lático passaram por uma atualização e atualmente se preconiza a utilização apenas de técnicas lineares, deixando as técnicas anguladas para casos específicos, como para elevação da porção lateral dos supercílios, a denominada *brow lift technique*.

Os fios bidirecionais e biagulhados funcionam da seguinte maneira: a sua porção inferior é responsável por promover a elevação tecidual e a porção superior com cones posicionados em direção oposta, é responsável pela ancoragem, mantendo assim a tração imposta aos tecidos pela característica das "forças de restauração".

Uma outra característica importante e fundamental para a manutenção dos resultados é a mobilidade dos cones. Esta característica permite um movimento livre dos cones, o que reduz enormemente a chance de perda dos resultados, desde o momento da inserção do fio até a formação de um envoltório de colágeno ao redor de todo o dispositivo, o que é denominado encapsulamento do dispositivo.

Inicialmente devemos realizar uma avaliação facial global e direcionada para as queixas do paciente.

Planejar corretamente os vetores de tração e escolher a apresentação dos fios de acordo com a medida/comprimento da superfície cutânea que iremos tratar é fundamental. Quanto maior a superfície maior deverá ser o número de cones no dispositivo e quanto mais elevado o grau de flacidez maior será o número de fios inseridos (Fig. 11-5).

Um ponto importante e responsável por potencializar os resultados de efeito *lifting* com fios de sustentação é demarcar os vetores de tração formando 90 graus com os compartimentos de gordura superficiais que você deseje tratar ou reposicionar. Os fios devem ser utilizados em pares, preferencialmente.

Realizamos a demarcação cutânea dos vetores de tração, ou seja, o trajeto dos fios, com lápis de demarcação especial cor branca. Nos pontos onde serão confeccionados os orifícios de entrada e saída dos fios, a demarcação pode ser realizada com a caneta cirúrgica da marca Texta® para que, durante a degermação da pele, não se percam as marcações de referência. No vídeo 11.1, apresentamos o descritivo da técnica em uma paciente com flacidez leve na face e moderada no submento, devido a uma lipoaspiração prévia na região cervical.

Optamos por tratar os terços médio e inferior com dois fios de oito cones em cada região e dois fios de 12 cones de cada lado na região cervical. Os orifícios de entrada da face deverão ser posicionados de uma maneira simplificada, aproximadamente no centro da demarcação para cada fio. Já os orifícios de entrada da região cervical deverão ser posicionados 1 centímetro abaixo do ângulo mandibular e assim sucessivamente.

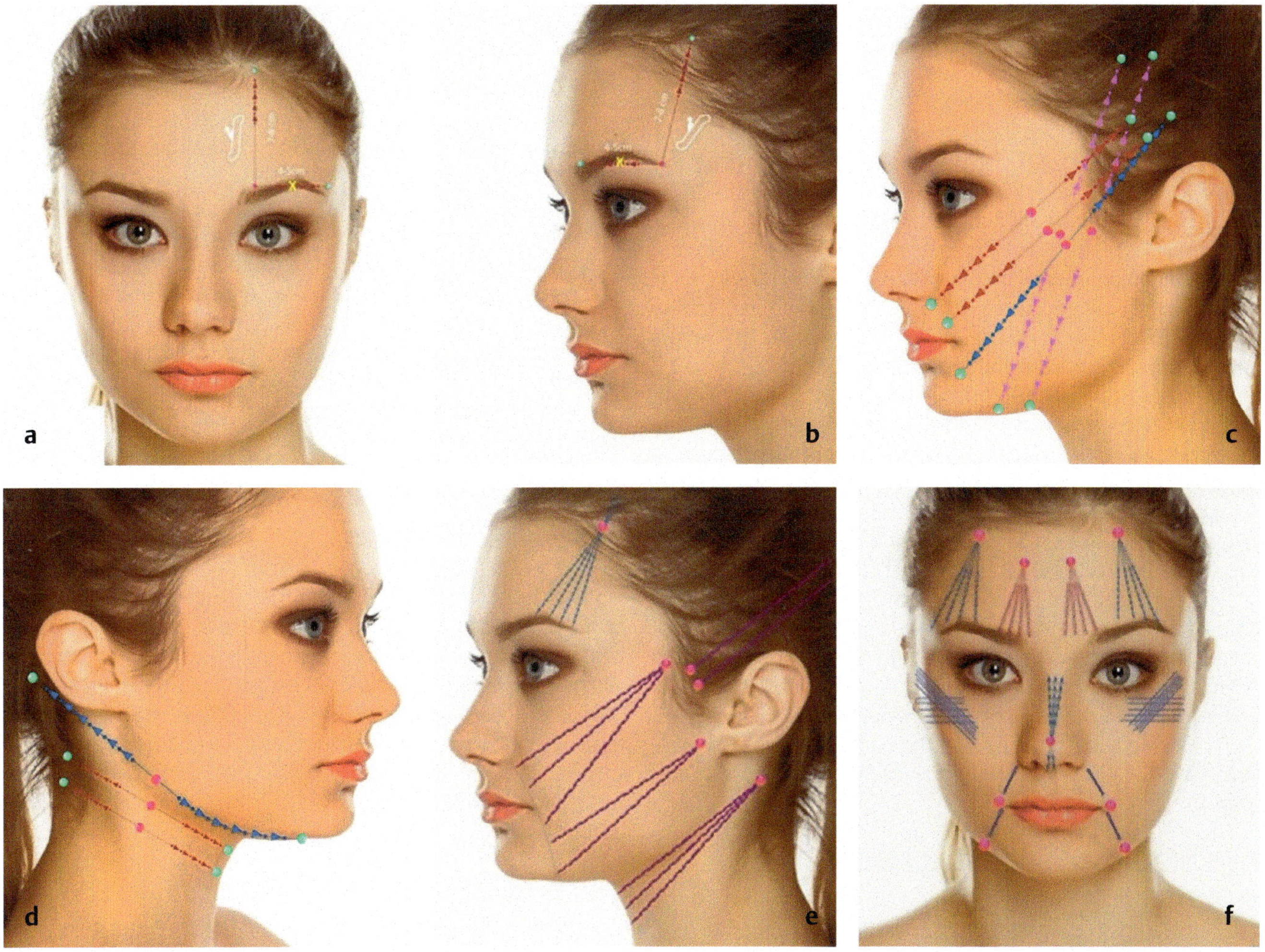

Fig. 11-5. Técnicas padronizadas pelo autor e pelo Dr. Francisco de Melo. (**a-d**) Em vermelho Silhouette Soft de oito cones, em azul Silhouette Soft Novo 12 cones e em lilás Silhouette Soft 12 cones. (**e-f**) Fios da região frontal lateral: espiculados bidirecionais Barb Bi 4DW®. Fios da glabela: fio liso em *espiral Screw*®. Fios da região periorbitária: fios lisos Smooth®, fios do dorso nasal, fios espiculados unidirecionais Nose®. Fios dos terços médio e inferior, pescoço e têmpora posterior, fios moldados bidirecionais Mold B®. Fios dos sulcos nasogenianos, fios lisos multifilamentares Tuft®.

Os orifícios de saída inferiores dos terços médio e inferior deverão ultrapassar em torno de 0,5 cm os sulcos nasolabiais e mentolabiais, dessa maneira os últimos cones estarão posicionados dentro dos compartimentos de gordura superficiais, elevando estes e reposicionando quando tracionarmos os fios. Em contraposição, os orifícios de saída superiores dos terços médio e inferior deverão ser confeccionados na têmpora posterior e da região cervical próxima à mastoide, como forma de oferecer uma ancoragem efetiva aos fios.

O procedimento deverá ser realizado com técnica asséptica, inclusive com a degermação extendendo-se até o couro cabeludo (têmpora posterior), onde realizamos a ancoragem dos fios. Os materiais necessários também devem ser estéreis, como luvas, agulhas, seringas, campos e a tesoura para cortar os fios.

Nos tratamentos faciais adotamos clorexedine aquosa para degermação.

A anestesia deverá ser realizada na forma de botões anestésicos somente nos orifícios de entrada e saída, a quantidade necessária será de 0,2 mL por ponto, injetando o anestésico até o plano subcutâneo, não ultrapassando o volume injetado de 1 mL de anestésico (lidocaína com adrenalina 2%), por sutura inserida e não devendo infiltrar o trajeto dos fios.

Confeccione o orifício de entrada com uma agulha 18 G e a introduza na pele até cobrir o bisel, você estará exatamente na profundidade de 5 mm, o plano ideal para inserção da agulha do fio Silhouette®.

Esta agulha possui o calibre 23 G e deverá ser introduzida perpendicularmente à superfície cutânea (90 graus com a pele) até a marcação em negrito na extremidade da agulha, a seguir as agulhas deverão ser introduzidas em ângulo de 45 graus em direção aos orifícios de saída.

Devemos realizar a inserção de todos os fios em paralelo. Sempre a porção inferior e depois a porção superior dos fios e sempre no sentido craniocaudal. Apenas no final realizamos a tração dos fios, manobra de efeito *lifting* (porção inferior) e ancoragem (porção superior) sucessivamente.

Após realizarmos todo o procedimento, cortarmos as partes expostas dos fios empurrando a pele com a ponta da tesoura, sepultando o coto dos fios no plano subcutâneo, evitando possíveis reações inflamatórias.

Os cuidados pós-procedimento são o curativo com micropore apenas nos orifícios por 2 a 3 dias, momento em que estes pertuitos estarão totalmente cicatrizados.

O acompanhamento pós-procedimento será importante para a avaliação da melhora da qualidade da pele e para analisar o grau de satisfação do paciente em relação ao tratamento proposto e preconizando pelo menos dois retornos, sendo o primeiro em 14 dias e o segundo após 90 dias.

As técnicas, bastante divulgadas no passado, com demarcação em forma de "U invertido" ou "V" invertido não são mais preconizadas.

FIOS DE PDO E SUAS PROPRIEDADES BIOESTIMULADORAS

A sigla PDO refere-se ao material que compõe esses fios, a polidioxanona ou poli-p-dioxanona. Esta, por sua vez, é derivada do poliéster (um polímero sintético incolor), biodegradável e foi utilizada como fio de sutura por muitos anos em cirurgias cardíacas e oftalmológicas. Ao longo dos anos, com o crescimento dos estudos sobre seu potencial bioestimulador, grande resistência conferida ao seu poder de tração e por ser absorvível, os fios de PDO passaram a fazer parte da rotina de procedimentos minimamente invasivos, que visam o rejuvenescimento facial.

A polidioxanona tem características não tóxicas, não alergênicas e não piogênicas, devido à sua absorção espontânea ser por hidrólise, o polímero forma dois monômeros de ácido 2-hidroxi-etoxi-acético (C4H8O4), que depois são decompostos em H_2O e CO_2. As suturas possuem diferentes formas e comprimentos.

Tipos de Fios de Polidioxanona

Existem cinco tipos de fios de PDO: lisos monofilamentares, monofilamentares em espiral, multifilamentares, fios espiculados e os novos fios moldados. Essas suturas passaram por atualizações nas últimas décadas e hoje existe uma variedade de apresentações de acordo com as necessidades dos pacientes.

Os fios de PDO lisos ou farpados contêm cânulas ou agulhas, 50% do seu comprimento está dentro e 50% está fora, apresentando um formato em "V" ("V" *shape*) com a cânula ou a agulha, respectivamente. A porção externa é fixada por uma esponja (Fig. 11-1a-g).

Fios de PDO Monofilamentares Lisos

Possuem comprimentos variados, não possuem farpas ou espículas e podem vir com cânulas ou agulhas que variam de 18 a 31 G de diâmentro.

A técnica preconizada de inserção é a técnica em malha, formando uma rede de conectividade no plano dérmico profundo, oferecendo assim um efeito regenerador. Basta inserir o dispositivo no plano subdérmico e, quando da retirada da cânula ou da agulha, a sutura já estará devidamente posicionada. Esses fios posicionados em malha ou *hashtag* quando inseridos em regiões dinâmicas, como ao redor dos olhos e da boca, produzem um efeito de miomodulação sobre os músculos orbiculares, prevenindo assim a formação de rugas nessas regiões (Fig. 11-1a).

Fios de PDO Monofilamentares em Espiral e Fios de PDO Multifilamentares

Estes fios também lisos, apresentam-se conjuntamente com cânulas ou agulhas e a técnica de inserção é basicamente a mesma para todos os fios lisos. Caso o paciente necessite de volumização ou efeito preenchedor em um sulco especificamente, como o nasolabial, um maior número de suturas pode ser inserido pelo mesmo orifício e na mesma posição, em paralelo, nas áreas adjacentes. Oferecemos assim uma produção de novas fibras colágenas no local, com melhora da elasticidade e um aspecto mais uniforme da superfície cutânea (Fig. 11-1b-d).

Fios Farpados, Espiculados e Moldados de PDO Unidirecionais, Bidirecionais e Multidirecionais

Atualmente falamos em estruturas 4D e até 6D, apresentando farpas ou espículas em várias direções (360 graus), aumentando assim a fixação do dispositivo aos tecidos moles. Sendo assim, podemos afirmar que os fios bidirecionais e multidirecionais são superiores aos demais quando falamos em suspensão dos tecidos faciais (Fig. 11-1e-g).

Jang *et al.* demonstraram em ratos que os miofibroblastos ao redor dos fios espiculados colocados sob a pele desempenham um papel na contração do tecido conectivo 4 semanas após a inserção dos fios.

De acordo com a avaliação histológica dos fios absorvíveis, é formada uma cápsula homogênea ao redor dos fios, mantendo a tração e a compactação tecidual. A derme papilar apresenta-se mais espessa, indicando aumento do colágeno intersticial. A melhora nas rugas finas e a redução dos poros observadas nos pacientes podem ser explicadas por estas alterações dérmicas.

Técnicas Faciais com Fios de Polidioxanona Moldados

Como pontuamos anteriormente, as técnicas em malha são utilizadas para os fios de PDO lisos monofilamentares curtos e longos. Já para os fios lisos multifilamentares e lisos em espiral utilizamos as técnicas lineares no plano subdérmico e subcutâneo superficial com o intuito de preencher os sulcos profundos, como o nasolabial. Os fios espiculados monofilamentares são mais indicados para áreas mais suscetíveis à migração do dispositivo, como no dorso nasal. A técnica preconizada é de confecção de um orifício de entrada na ponta nasal com agulha 18G e inserção de 3 a 5 fios em paralelo ou na mesma posição no dorso nasal e de 2 a 3 fios na região columelar.

As técnicas para tratamento cervicofacial com os fios de PDO de tração diferenciam-se das empregadas com os fios de ácido poli-l-lático. Isso é explicado pelo fato de os fios de PDO serem fabricados juntamente com uma única cânula ou agulha, onde 50% de sua estrutura estão dentro da cânula ou agulha e 50 % estão fora, o que denominamos de "V" *shape* (Fig. 11-5d-f).

No Vídeo 11.2, a paciente apresenta um grau leve de flacidez. Optamos por utillizar dois fios de PDO canulados para tratar o terço médio , dois fios de PDO canulados para o terço inferior e três fios de PDO agulhados para a região cervical.

Inicialmente realizamos a demarcação dos vetores de tração e realizamos todo o procedimento com técnica asséptica.

Utilizamos os fios de PDO moldados (Mold B®), quatro fios em cada hemiface, posicionados da seguinte maneira: dois fios inseridos por um orifício de entrada posicionado na região zigomática, 1 centímetro à frente da implantação capilar, técnica linear em direção ao compartimento de gordura superficial nasolabial e dois fios introduzidos por outro orifício confeccionado 0,5 a 1 centímetro à frente do *tragus* para tratamento dos compartimentos de gordura superficiais *jowls* superior e inferior, respectivamente. Ponto importante da técnica é sempre confeccionar os orifícios de entrada lateralmente à linha ligamentar como forma de potencializar a ancoragem nessa região mais fixa da face. Da mesma forma, o orifício de entrada na região cervical deverá sempre ser posicionado posteriormente ao músculo esternocleidomastóideo. Quando realizamos o procedimento com fios de PDO de tração nunca ultrapassamos os sulcos, evitando assim a sensação de corpo estranho ao falar, sorrir ou mastigar. Na região cervical introduzimos os fios até a linha média.

Após a inserção dos fios direcionados para tratar os compartimentos superficiais, realizamos uma compactação manual comprimindo e elevando os tecidos por sobre os fios manualmente no sentido cranial, dessa maneira fixamos as espículas no tecido subcutâneo, seguida de uma leve tração dos mesmos como forma de assegurar sua fixação do tecido subcutâneo. Reposicionamos os tecidos moles da face móvel (abaixo da linha ligamentar) e conferimos uma boa ancoragem acima da zona ligamentar na face fixa.

Já na região cervical, posicionamos os orifícios de entrada posteriormente ao músculo esternocleidomastóideo, ou seja, próximos à mastoide.

Com fios de PDO confeccionamos apenas orifícios de entrada, sendo assim o bloqueio anestésico deverá ser realizado apenas nestes orifícios, em torno de 0,2 mL de anestésico (lidocaína com adrenalina) por ponto e a utilização de uma cânula 22 × 70 mm para infiltrar 0,1 a 0,2 mL nos trajetos para coibir sangramentos desnecessários e oferecer analgesia para os pacientes, já que as cânulas e as agulhas destes dispositivos são mais calibrosas 19 G, necessitando de uma força maior para inseri-las quando comparadas com as agulhas mais delicadas dos fios de ácido poli-l-lático. Após a tração das suturas, cortamos os excedentes com tesoura estéril de maneira a não deixar nenhum fragmento exposto.

Na experiência do autor, os fios moldados possuem uma capacidade maior de fixação nos tecidos moles quando comparados com os fios de ácido poli-l-lático, porém a tecnologia dos cones permite uma mobilidade maior no pós-procedimento.

Por outro lado, as técnicas utilizadas com os fios de ácido poli-l-lático são mais complexas com ancoragem no couro cabeludo, prolongando a curva de aprendizado e estas dificuldades técnicas poderão prejudicar o resultado final.

Comparando estes benefícios, não vemos diferença a longo prazo em relação à manutenção dos resultados de efeito *lifting*, necessitando de mais estudos para compararmos os benefícios da bioestimulação de cada fio a longo prazo.

O que vai influenciar mesmo no resultado será o número de fios utilizados e a técnica aplicada de acordo com uma avaliação minuciosa dos pacientes e de suas queixas.

CONTRAINDICAÇÕES E COMPLICAÇÕES

As contraindicações do tratamento da flacidez cervicofacial com fios absorvíveis são:

- Doença de pele aguda ou crônica reagudizada na região a ser tratada.
- Doença autoimune.
- Patologias sistêmicas agudas ou descompensadas.
- Hipersensibilidade conhecida aos polímeros de sua composição.
- Gravidez e lactação.
- Preenchedor inabsorvível (polimetilmetacrilato ou silicone) na região a ser tratada.
- Pacientes não comprometidos com os cuidados pós-procedimento.

As complicações mais frequentes são:

- Equimoses e hematomas.
- Depressão persistente (acima de 14 dias) no orifício de entrada.

- Irregularidades na superfície cutânea (acima de 14 dias) no trajeto dos fios provavelmente por erro de plano (plano superficial/dérmico).
- Dor aguda intensa ou crônica persistente, provavelmente por erro de plano (profundo).

As complicações com fios lisos e com fios unidirecionais são de fácil resolução em comparação com os demais.

- Recomendações pós-procedimento:
  - Nenhuma atividade física vigorosa pelo período de 7 a 14 dias.
  - Evitar traumas, massagens, drenagens ou manipulações nas áreas tratadas por 4 semanas.
  - Microporagem por 2 a 3 dias.
  - Evitar exposição solar em caso de equimoses.

BIBLIOGRAFIA

Consiglio F, Pizzamiglio R ,Parodi PC, et al. Suture with resorbable cones: Histology and physico- mechanical features. Aesthetic Surgery Journal. 2016;36(3):NP122-NP127.

Furukawa Ti, Sato H, Murakami R, et al. Structure, Dispersibility, and Crystallinity of Poly(hydroxybutyrate)/Poly(l-lactic acid) Blends Studied by FT-IR Microspectroscopy and Differential Scanning Calorimetry. Macromolecules. 2005;38 (15):6445-6454.

Gamboa GM, Vasconz LO. Suspension technique for midface and neck rejuvenation. Annals of Plastic Surgery. 2009;62:478-481.

Jamshidian M, Tehrany EA, Imran M, et al. Poly-Lactic Acid: Production, Applications, Nanocomposites, and Release Studies. Comprehensive Reviews in Food Science and Food Safety. 2010;9:552-571.

Lim JY, Kim SH, Lim S, Kim YH. Improvement of Flexural Strengths of Poly(L-lactic acid) by Solid-State Extrusion, 2. Extrusion Through Rectangular Die. Macromol. Mater. Eng. 2003;288:50-57.

Lorenc ZP, Ablon G, Few J, et al. Expert Consensus on Achieving Optimal Outcomes With Absorbable Suspension Suture Technology for Tissue Repositioning and Facial Recontouring. Journal of Drugs in Dermatology : JDD. 2018;17(6):647-655.

Lorenc ZP, Goldberg D, Nestor M. Straight-Line Vector Planning for Optimal Results With Silhouette InstaLift in Minimally Invasive Tissue Repositioning for Facial Rejuvenation. J Drugs Dermatol. 2018;17(7):786-793.

Matarasso A, de Benito J, Pizzamiglio R. Suspension of the Gluteal Region With Silhouette Sutures, *Aesthetic Surgery Journal*. 2013;33(3):82S-89S.

Mills CA, Navarro M, Engel E, et al. Transparent micro- and nanopatterned poly (lactic acid) for biomedical applications. J. Biomed. Mater. Res. 2006;76A:781-787.

Nestor MS, Ablon G, Andriessen A, et al. Expert Consensus on Absorbable Advanced Suspension Technology for Facial Tissue Repositioning and Volume Enhancement. J Drugs Dermatol. 2017;16(7):661-666.

Russo PR, Vercesi F, Migliorini L, Christen MO. Case report: Histological findings after the insertion of PLLA sutures with bidirectional cones in humans: two years of follow-up. Journal of Plastic and Pathology Dermatology. 2018;14(2):121-125.

Russo PR, Vercesi F, Migliorini L, Christen MO. Case report: Histological findings after the insertion of PLLA sutures with bidirectional cones in humans: two years of follow-up. Journal of Plastic and Pathology Dermatology. 2018;14(2):121-125

Sasaki GH, Komorowska-Timek ED, Bennett DC, Gabriel A. An Objective Comparison of Holding, Slippage, and Pull-Out Tensions for Eight Suspension Sutures in the Malar Fat Pads of Fresh-Frozen Human Cadavers, *Aesthetic Surgery Journal*. 2008;28(4):387-396.

Sasaki GH, Komorowska-Timek ED, Della C. et al. An Objective Comparison of Holding, Slippage, and Pull-Out Tensions for Eight Suspension Sutures in the Malar Fat Pads of Fresh-Frozen Human Cadavers, *Aesthetic Surgery Journal*. 2008;28(4):387-396.

Seppo V, Pentti R, Pertti T, Surgical applications of biodegradable polymers in human tissues, Progress in Polymer Science. 1989;14(5):679-716.

Sinclair Pharma Brasil. Sinclair Pharma Training. Sinclair Pharma [Internete]. 2018.

CAPÍTULO 12

PEELINGS QUÍMICOS SUPERFICIAIS E DE MÉDIA PROFUNDIDADE

Romulo Mene ▪ André Ney Freire
Yuri Mene ▪ Sabrina Engel Guimaraes Mene

INTRODUÇÃO

O processo de envelhecimento humano apresenta sinais visíveis no nível da pele e da massa muscular. Normalmente estas alterações são evidenciadas após a quarta e a quinta décadas da vida. O estilo de vida (exposição frequente ao sol), hábitos danosos (consumo de tabaco e outras drogas), condições adversas ao meio ambiente (locais muito frios e ambiente com alto grau de poluição) além de fatores alimentares (baixo consumo de proteínas e outros micro e macronutrientes, como ácidos graxos) podem influenciar este envelhecimento acelerado ou retardar os sinais externos.

O mais grave e temido envelhecimento é aquele produzido pela prolongada exposição ao sol. A radiação UVB provoca danos sobre a epiderme e é a responsável pelo aparecimento de manchas e futuros tumores na pele. A radiação UVA, mais profunda, é responsável pelo chamado fotoenvelhecimento. O processo inflamatório intradérmico, produzido após cada período prolongado de exposição ao sol, promove uma atrofia progressiva do sistema vascular intradérmico, e em consequência, a derme atrofia-se. Quando este processo é longo e prolongado, o dano vascular é intenso e dificilmente será possível reverter o quadro atrófico da pele.

Nos últimos 35 anos diferentes tipos de *peelings* químicos estão sendo utilizados na prática médica. Alguns desses *peelings* foram criados para penetrar profundamente na pele e causar efeitos na remodelagem do colágeno. Os *peelings* químicos profundos são procedimentos que produzem uma extensa necrose de tecido e, em geral, necessitam de longos períodos de cicatrização. O fenol é o agente químico mais conhecido para essa finalidade. Nas últimas três décadas outro agente químico, o ácido tricloroacético (ATA/TCA), passou a ser muito aplicado nos Estados Unidos. Este produto, em altas concentrações, pode produzir *peelings* químicos também de média e grande profundidades sem os sérios riscos a que os pacientes são submetidos quando se utiliza o fenol (nefrotoxidade, hepatotoxidade, risco de parada cardíaca e outros).

No início da última década do século XX uma nova substância, o ácido glicólico, foi incorporada ao arsenal de produtos químicos que podem ser utilizados como agente de *peeling*. Moy realizou diferentes estudos histológicos comparativos entre fenol, ATA/TCA e ácido glicólico. Estas pesquisas demonstraram claramente a possibilidade de estimulação dérmica pelo ácido glicólico com risco mínimo de necrose tecidual.

Em 2001 Butler *et al.* publicaram um extenso trabalho experimental avaliando os efeitos de diferentes *peelings* químicos (fenol, TCA 30% e 50% e ácido glicólico 50%) no tratamento do fotoenvelhecimento da pele.

Os resultados histológicos demostram que os benefícios dérmicos, qualitativa e quantitativamente, de todas essas modalidades de *peelings*, ocorrem no final da segunda semana do tratamento. Avaliações após 4 semanas mostram a redução dos processos inflamatórios e dos efeitos sobre a derme.

A avaliação após 8 semanas (60 dias) demostra claramente que os resultados obtidos são muito próximos. O ácido glicólico não danificou a superfície da pele e provavelmente teve importante estimulação de fibroblastos e aumento significante da matriz extracelular. O principal componente da matriz extracelular é a glucosaminoglicana (GAG). A importância do nível de GAG nos tecidos é a sua alta capacidade de manter a molécula de água retida nas suas camadas mais profundas, e dessa forma promover a expansão da derme. Como resultado, verifica-se um turgor mais aumentado e ganho de volume, mas de efeito temporário e, por isto, estes *peelings* químicos devem ser repetidos a cada 2 semanas como demonstra este estudo. Desta forma, podemos elevar sempre a quantidade da GAG e manter o maior turgor dérmico, quase independentemente da idade de nossos pacientes. A irritação promovida pelo ácido glicólico, quando aplicado topicamente a cada 14-15 dias, promove uma intensa vasodilatação nos vasos das papilas dérmicas e isto oferece a chegada de micronutrientes à área carente e atrófica da derme e da epiderme atrófica da pele envelhecida. O fibroblasto responde prontamente aumentando a produção de GAG. Na prática, o fibroblasto é estimulado por este efeito irritativo e não esfoliativo do ácido glicólico em alta concentração. Este desempenho pode ser medido pelo grau de vasodilatação que se observa na pele no momento do *peeling* de estimulação: quanto mais vasodilatação, maior a intensidade do eritema que podemos ler nos fototipos de peles mais claras (fototipos I, II, III e IV). O melhor "*peeling* de estimulação dérmica", promovido pelo ácido glicólico, é aquele que promove um visível eritema no final do procedimento, sem acarretar qualquer lesão na superfície da pele (epiderme).

No final do século XX, uma nova série de *peelings* foi desenvolvida por diferentes autores. Estes *peelings* utilizam um conjunto de substâncias químicas que durante sua aplicação buscam o sinergismo nas suas ações sobre a pele.

O mais popular destes peelings combinados utiliza a associação do ácido glicólico (alfa-hidroxiácido/AHA) com o ácido salicílico (beta-hidroxiácido).

Provavelmente a grande revolução na dinâmica dos *peelings* químicos superficiais, médios e profundos é a possibilidade de se utilizar o ácido retinoico e seus derivados, em concentrações entre 2% e 8%, para promover *peelings* de característica superficial, ou seja, leve epidermólise, além do seu potencial de estimulação dérmica profunda (forte vasodilatação).

O mais importante na utilização de *peelings* químicos é o correto diagnóstico da lesão a ser tratada, o conhecimento dos agentes de *peeling* a serem utilizados (os limites de ação de cada agente, seus mecanismos de ação e as consequências e efeitos colaterais adversos inerentes ao agente químico e à natureza da lesão a ser tratada) e que o treinamento do operador que irá utilizar o *peeling* seja feito por outros profissionais com real capacidade para isto. A seguir, acompanhe alguns protocolos de *peelings* que estamos usando há 35 anos, em cirurgia plástica.

ÁCIDO GLICÓLICO

Considerações Gerais

O ácido glicólico, um *alpha hidroxiacid* (AHA), possui a menor molécula e, por isso, o AHA encontrou grande emprego na indústria cosmética. Outros ácidos da família dos AHA possuem também potencial para uso clínico em medicina.

O ácido glicólico em concentração de 30-70%, tem sido muito usado no tratamento de diversos tipos de lesões da pele humana, incluindo condições associadasà excessiva produção dos corneócitos como a ictiose. Muitas lesões epidermais, incluindo a queratose seborreica, verrugas vulgares e queratose actínica, têm sido tratadas com sucesso pelo ácido glicólico. Além disso, o ácido glicólico vem sendo utilizado no tratamento de rugas superficiais, médias e profundas, lentigo solar, acne e suas sequelas, manchas hipercrômicas de diversas etiologias como o melasma epidérmico e manchas hipercrômicas pós-inflamatórias, flacidez da pele, pele seca, estrias, manchas senis, ictiose e fases isoladas de algumas lesões de psoríase.

O mecanismo pelo qual o ácido glicólico exerce sua influência sobre o tratamento de rugas e lesões hiperpigmentadas é similar ao mecanismo de ação do ácido ascórbico. Este derivado da família dos AHA tem ação comprovada como estimulador da produção de colágeno e também diminui a produção de melanina.

A ação superficial do ácido glicólico na epiderme é facilmente explicável. Em contato com a superfície da pele (estrato córneo superficial), o ácido glicólico age sobre a filagrina, promovendo uma descoesão intercorneocitária e liberando estes corneócitos para serem eliminados da epiderme quando da remoção do agente de *peeling* (removido com água corrente) (Figs. 12-1 e 12-2). Quanto mais tempo o ácido glicólico fica em contato com o extrato córneo maior a quantidade de corneócitos a serem liberados.

Outro fundamento que comprova o desempenho do ácido glicólico é o estudo em laboratório no qual fibroblastos humanos incubados na presença deste agente são estimulados a produzir colágeno. Crostas e necroses não são os efeitos desejados nos *peelings* químicos e por isso o ácido glicólico tornou-se muito popular nos dias atuais. Em estudos histológicos realizados com *minipigs* (porco pigmeu), Moy *et al.* demonstraram que 12% de ácido láctico poderiam formar depósitos de novo colágeno na derme papilar, o que não ocorreu com o uso de ATA a 25% e fenol a 25% após 21 dias. Estudos histológicos com o ácido retinoico têm sugerido efeitos similares.

Resumindo, com esses estudos podemos afirmar que o ácido glicólico possui uma importante ação superficial na camada córnea, desagregando os corneócitos, quando em contato com a filagrina, e uma ação profunda na derme papilar, que é caracterizada por uma vasodilatação (derme superficial).

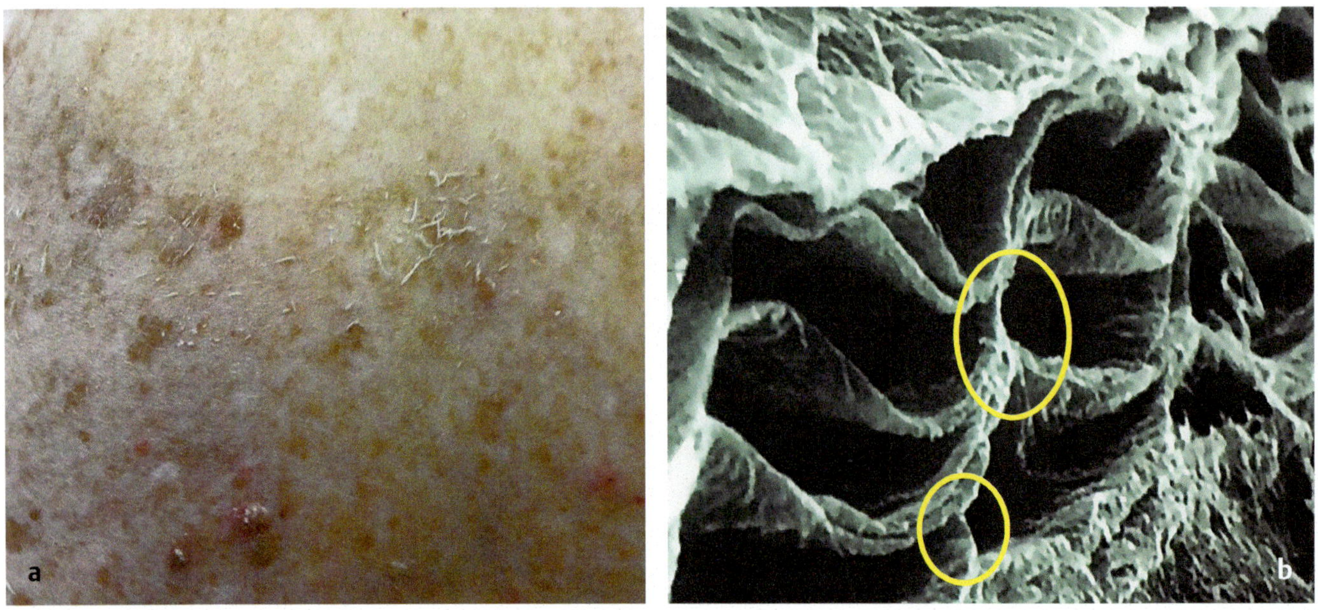

Fig. 12-1. (a) Paciente de 80 anos com fotoenvelhecimento. Momento exato da remoção de parte do estrato córneo da pele na região dorsal, após exposição de 15 minutos de ácido glicólico em alta concentração, em formulação de gel. Ao deslocar a epiderme com toalha de algodão úmido. (b) Pontes de filagrina formando a união interconeocitaria.

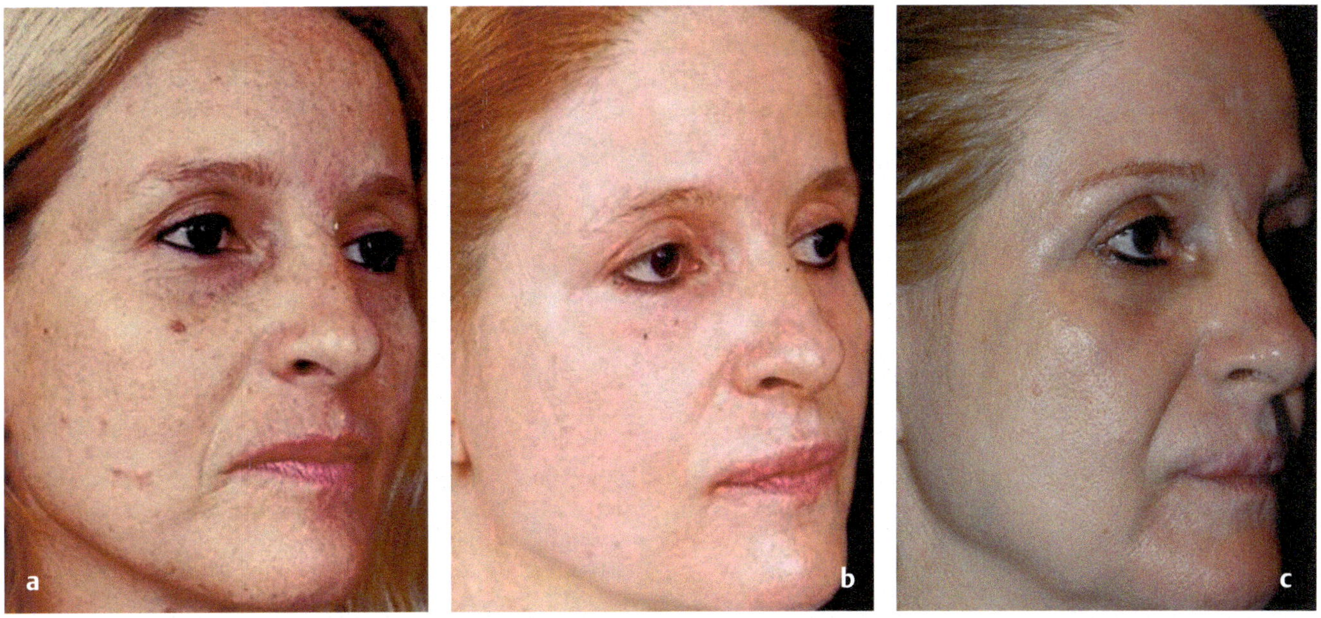

Fig. 12-2. (a) Fotoenvelhecimento, lesões típicas. (b) Resultado após 2 anos do tratamento com *Laser Skin Resurfacing* de CO_2. (c) Manutenção do resultado 16 anos após o único inicial (*laser Skin Resurfacing*). É importante a manutenção com os *peelings* superficiais (Alpha Beta Complex Gel).

Clinicamente constata-se a intensidade e a profundidade dos *peelings* com ácido glicólico pelo nível de irritação na pele, que desenvolve uma vasodilatação dérmica, promovendo o desenvolvimento de um eritema que varia de róseo a um intenso vermelho, ou seja, quanto maior a intensidade do eritema, maior é a estimulação promovida pelo ácido glicólico.

Contraindicações ao *Peeling* com Ácido Glicólico

As contraindicações absolutas são aquelas situações em que a pele se encontra com algum tipo de ferimento: cicatrizes recentes, período pós-operatório imediato de *peelings* profundos, lesões ativas de herpes-zóster e outras lesões inflamatórias etc. As contraindicações relativas são as condições clínicas da pele altamente sensível, peles com presença de eritemas, provocados por uso de medicações agressivas como o ácido retinoico ou pacientes em uso de formulações contendo esfoliantes como resorcina, ácido salicílico e outros. Pacientes que apresentam eritema solar ou querealizaram depilação com uso de cera quente ou qualquer outro procedimento devem ser desaconselhados ao *peeling* com ácido glicólico até que a pele recupere suas condições de integridade. É desaconselhável a exposição ao sol ou o uso de medicações irritantes da pele nas 72 horas que sucedem ao *peeling* com ácido glicólico.

Rotina do *Peeling* Facial

- *Preparo da pele:* usa-se o Pre-Peel Cleanser®, que é um sabão contendo 20% de ácido glicólico. Ele remove o excesso de oleosidade e regulariza a pele para a penetração do ácido glicólico e testa a sensibilidade da pele que será submetida ao *peeling*. Normalmente este sabão é aplicado em toda a pele da face e aí permanece por:
  - 1 a 3 minutos, pele sensível.
  - 3 a 5 minutos, pele normal.
  - 5 a 20 minutos pele oleosa ou com severo fotoenvelhecimento.

  O sabão deve ser removido delicadamente, com água corrente e a pele deve ser cuidadosamente seca com uma toalha macia. Se houver qualquer irritação provocada pela fase Pre-Peel Cleanser, em alguns casos localizados ou generalizados, isto significa que o estrato córneo não está integro e que pode ocorrer hiperpenetração do ácido glicólico nestes pontos onde houve a ocorrência da irritação.
- *Como fazer o* peeling: aplicar o ácido glicólico sob a forma de gel, com o auxílio de um pincel com cerdas adequadas. As concentrações do gel de ácido glicólico podem variar de 30%, 50% ou 70%, de acordo com a resistência da pele e a natureza da lesão a ser tratada. É importante um pH estável (variando de 1 a 2). O tempo de permanência do gel sobre a pele será variável, dependendo dos objetivos desejados. Na prática, aplica-se o seguinte conceito em *peelings* faciais: o *peeling* é superficial quando se deixa a substância, gel de ácido glicólico, agir na pele até que o paciente comece a referir os primeiros sinais de ardor, mas sem formar eritema.

  É possível neutralizar o *peeling* utilizando-se a lavagem da pele com água corrente. Caso deseje realizar um *peeling* mais profundo e a pele do paciente possuir condições ideais para isso, deve-se deixar o ácido glicólico agir por um tempo maior e, então, tratar de observar o desenvolvimento de um eritema mais intenso. Quanto maior o grau de eritema, maior será o grau de penetração e a profundidade dos efeitos do *peeling* (vasodilatação dérmica).

  Devemos evitar a formação de eritemas fortes em pacientes que estão em programa de tratamento de melasma, com peles sensíveis, irritadas ou com tendência à pigmentação. Pacientes com pele escura, classificados como fototipos IV, V e VI da classificação de Fitzpatrick, apresentam uma grande dificuldade na condução do *peeling*, pois é quase impossível visualizar o eritema, em razão da grande quantidade de melanina existentenessas peles. A condução do *peeling*, nesses casos, é difícil e deve ser realizado somente *peeling* superficial: passar o ácido glicólico e, ao sentir arder, lavar a pele imediatamente. Pacientes jovens e/ou com pele sensível devem ser tratados com *peelings* de ácido glicólico a 30% ou com máscara de ácido glicólico a 10% ou 25%. A aplicação da máscara é feita com a ponta dos dedos, espalhando-se uma fina camada sobre a pele. Deixa-se atuar por 3 a 5 minutos e remove-se com água corrente quando o paciente referir um ardor na pele. Em todos os tipos de *peeling* com ácido glicólico, deve-se hidratar a pele por 3 dias consecutivos (se a pele é oleosa, torna-se desnecessária a hidratação).

- *Período pós-*peeling *tardio*: após o 3° ou 4° dia do *peeling* com ácido glicólico, o paciente estará liberado para o tratamento domiciliar, adequado ao seu tipo de pele e à natureza da lesão a ser tratada.
- *Tratamento domiciliar:* uma parte importante do tratamento domiciliar é a correta limpeza diária da pele. Para isso, utilizam-se sabões especiais, utilizamos o Facial Cleanser, com pH neutro para as peles sensíveis. No caso de peles normais, podemos utilizar sabões com concentrações de 4-20% de ácido glicólico. Nas peles resistentes e/ou oleosas ou com tendências a acne, utilizamos sabões com concentrações de 10-20% de ácido glicólico.

Preparação da Pele antes do Tratamento com *Laser Skin Resurfacing*

A utilização de lasers no tratamento de diversos tipos de alterações da pele, como manchas senis, sequelas de acne, rinofimas, queilites actínicas, rugas e outras lesões epidérmicas, tem revolucionado a cirurgia estética atual, por seu baixo poder de penetração e alto poder ablativo. Estes tratamentos apresentam-se como alternativa aos *peelings* químicos como ácido tricloroacético, fenol e mesmo a dermoabrasão mecânica. O limite de uso desta técnica está no controle adequado do dano térmico produzido e a profundidade de penetração desta radiação, segundo o efeito desejado, delimitando, assim os efeitos secundários que podem ocorrer como: eritema, hiperpigmentação, hipocromia e cicatrizes inestéticas.

A partir de 1994 foram criados novos equipamentos de *laser* com avançados sistemas de *scanners* e outros controles que permitam aumentar a margem de segurança e a eficácia na fotoexfoliação cutânea (*laser skin resurfacing*).

Tratamento Facial

Basicamente seguem-se os mesmos cuidados do *peeling* facial com ácido glicólico já descritos anteriormente. Este preparo tem como objetivo diminuir as lesões existentes e de melhorar a vascularização, reduzir a profundidade das rugas, homogeneizar a pele e diminuir consequentemente a necessidade de maior agressividade do *laser* nas áreas a serem tratadas, alcançando-se resultados finais mais completos e com um período mínimo de eritema pós-*laser* (Fig. 12-3).

Manutenção dos Resultados a Longo Prazo, após o Tratamento com Laser Skin Resurfacing

Os resultados obtidos com os modernos *lasers* utilizados para renovar a superfície e/ou a profundidade da pele podem ser prolongados por longos anos (Fig. 12-2) desde que exista uma manutenção com *peelings* químicos superficiais.

A neoangiogênese que estes *lasers* podem produzir, alteram dramaticamente a qualidade da derme atrófica. Porém estes resultados não são eternos e a tendência é que a derme perde volume em 2-3 anos, se cuidados especiais não forem tomados. Uma dieta equilibrada e rica em proteínas é fundamental como suporte nutricional. A neoangiogênese pode ser reativada e mantida com *peelings* químicos superficiais (Alpha Beta Complex Gel®). Estes estímulos podem ser iniciados logo que a pele se mostrar sem processos inflamatórios e que apresente os primeiros sinais de atrofia dérmica (vide protocolo do Alpha Beta Complex Gel®).

Peelings Químicos Combinados*: Alpha Beta Complex Gel®*

Anteriormente descrevemos, com detalhes, a utilização do ácido glicólico como agente de *peeling* químico superficial. Agora, relataremos a sua combinação com o ácido salicílico, formando um complexo sinérgico muito eficiente. O ácido salicílico é um β-hidroxiácido de ação queratolítica e com grande afinidade por gordura, ou seja, lipofílico e que tem também ação anti-inflamatória e seborreguladora. As indicações clínicas deste *peeling* Alpha Beta Complex Gel® são: queratose pilar, acne comedogênica e papulosa, fotoenvelhecimento, melasma epidérmico e principalmente como *peeling* de refrescamento no qual, objetivamente, pode-se remover parte do estrato córneo superficial e deixar a pele com a aparência fresca e suave, mesmo sem a ocorrência visível de processo esfoliativo. (Fig. 12-4) As principais contraindicações a este *peeling* são: peles com cicatrizes recentes ou as que apresentam irritação causada por depilação ou por tratamentos também recentes com *peelings* químicos ou *laser skin resurfacing*, além de pacientes que relatem alergia ao ácido acetilsalicílico, ou com sintomas de fotodermatite ou urticária. É recomendável o uso de fotoprotetor no período pós-*peeling* imediato, principalmente até o 3° dia do *peeling*.

Rotina do Peeling*: Alpha Beta Complex Gel®*

- Lavar a pele com um sabão especial contendo 20% de ácido glicólico, (Pre-Peel Cleanser®). Aplicar o sabão na pele por 2 a 3minutos e removê-lo com água corrente. Secar a pele com uma toalha macia.
- Aplicar uma camada do Alpha Beta Complex Gel® com a ajuda de um pincel em forma de leque. É aconselhável aplicar o produto primeiro nas áreas de maior resistência da face, como a testa e o dorso do nariz, deixar agir por alguns segundos e em seguida aplicar o gel nas áreas de maior sensibilidade. Para os diferentes níveis de *peelings* siga os protocolos abaixo:
  - Peeling *muito Superficial*: Indicado para pele sensível, asiática, escura e/ou com tendência a hiperpigmentação e melasma epidérmico:
    - Aplicar o gel e remover com água corrente abundante assim que o *paciente referir ardor.*
  - Peeling *Superficial*: Indicado para o fotoenvelhecimento inicial ou pacientes jovens com poucas lesões (sem sinais de pele atrófica):
    - Aplicar o gel e remover com água corrente abundante assim que a pele apresentar um *eritema superficial de cor rosada.*
  - Peeling *Médio*: Indicado para o fotoenvelhecimento médio nos fototipos I, II e III (Fig. 12-3).
    - Aplicar o gel e remover com água corrente abundante assim que a pele apresentar um *intenso eritema* (similar a um eritemasolar).
  - Peeling *Profundo*: Indicado para o fotoenvelhecimento severo (Fig. 12-4):
    - Aplicar o gel e remover com água corrente abundante assim que a pele apresentar um forte eritema (intensa vasodilatação). Evite a formação de *frost*.

Em todos níveis de *peeling*, aplicar Post Reel Recovery Formula (ou hidratante para pele normal) por 3 dias e lavar a pele apenas com sabão neutro. O tratamento domiciliar específico deve ser reiniciado somente após o 3° dia do *peeling*, seguindo a orientação do médico assistente.

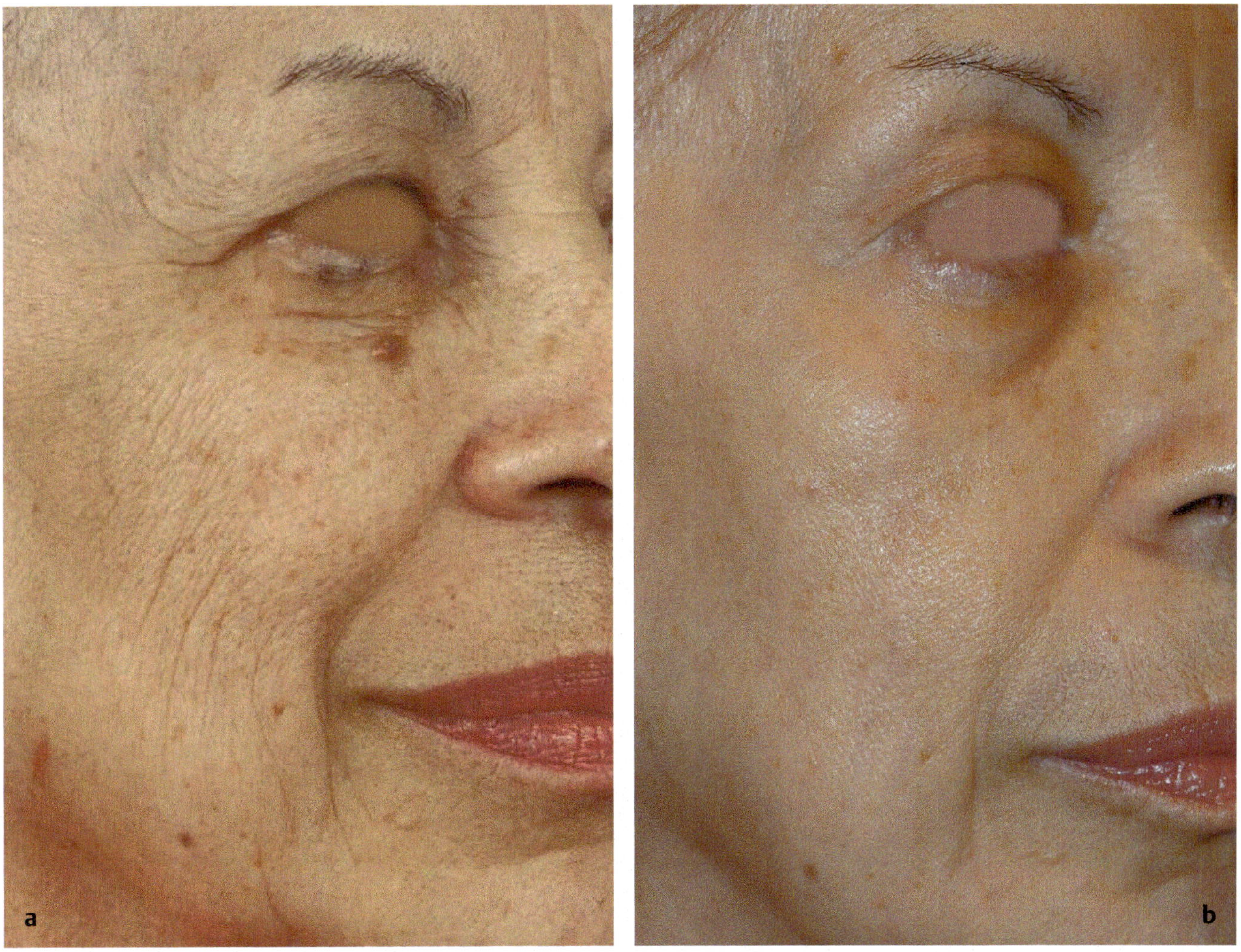

Fig. 12-3. MR, 75 anos. (**a**) Pré tratamento com *peelings* superficiais (Alpha Beta Complex Gel®). (**b**) Aspecto da pele após *peelings* sequenciados, 15 em 15 dias, por 18 meses.

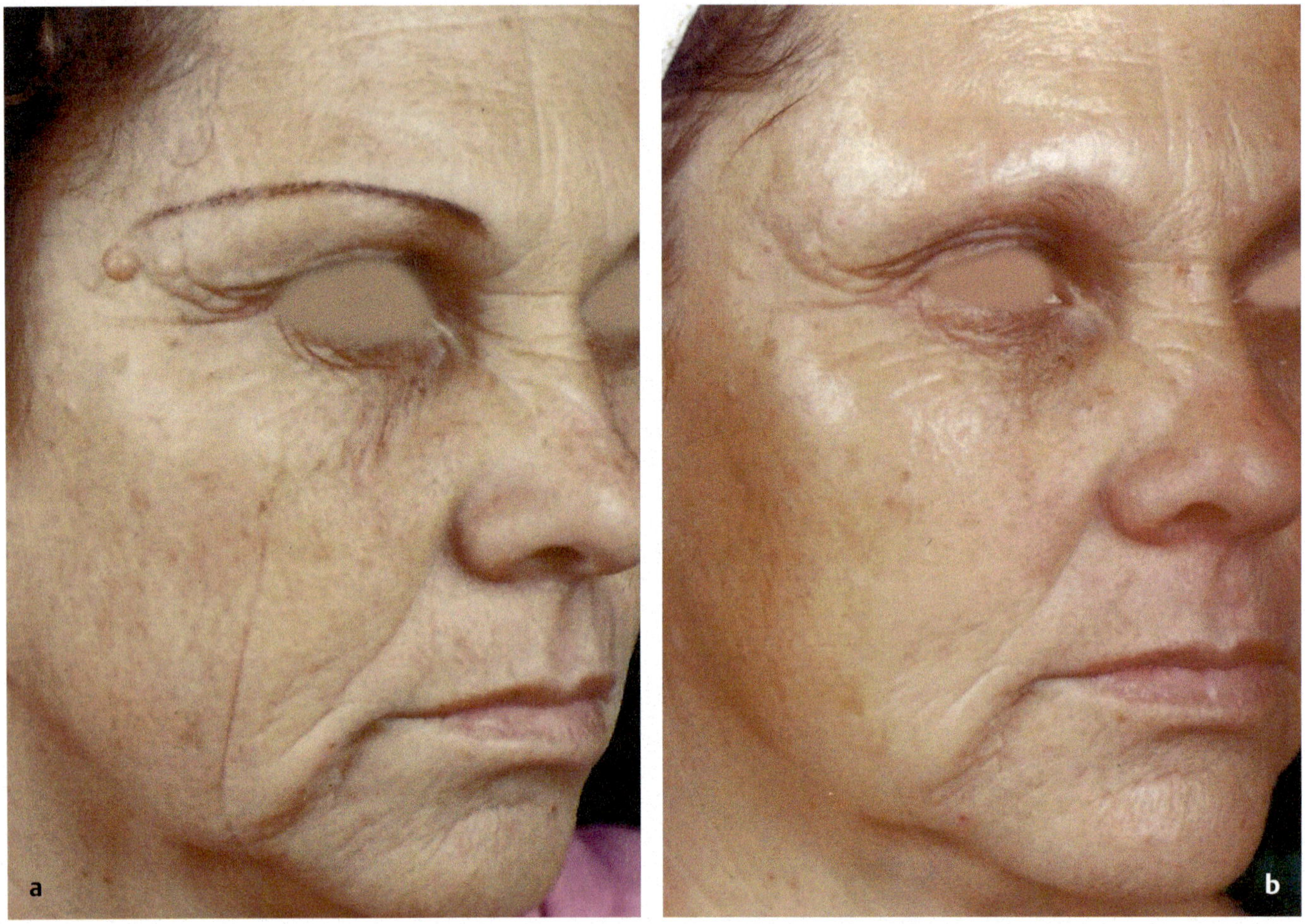

Fig. 12-4. MR, 65 anos. (a) Fotoenvelhecimento inicial. (b) Resultado com 8 tratamentos (15 em 15 dias) com *peelings* químicos superficiais Alpha Beta Complex Gel®.

Segunda Combinação: *Yellow Peel Facial*®

O ácido retinoico e seus derivados podem ser utilizados como agentes de *peeling* e promoverem *peelings* superficiais ou médios. Para esse resultado a concentração de ácido retinoico ou de seus derivados (retinol) deve variar de 2-8%, e a pele deve ser previamente preparada para reduzir a coesão do estrato córneo e permitir a penetração do Yellow Peel Facial®.

O Yellow Peel Facial® é uma combinação de ácidos em altas concentrações, composto por agentes bloqueadores de tirosinase (ácidos fítico, cójico e azeláico), antioxidantes e anti-inflamatórios. É um *peeling* progressivo que aumenta a vascularização da derme, por um processo irritativo, e também estimula os fibroblastos (e isto induz ao aumento da síntese de glicosaminoglicanas (GAG) e colágeno. A vantagem deste *peeling* é que tem característica de *peeling* químico profundo, mas com uma mínima exfoliação (3º dia)e baixo período de recuperação da pele (8 a 10 dias).

As principais indicações clínicas do Yellow Peel Facial® são: melasma epidérmico (Fig. 12-5) manchas hipercrômicas superficiais de diversas etiologias, lesões epidérmicas devido ao fotoenvelhecimento (Fig. 12-6), pele flácida e sequelas de acne. A sua indicação mais relevante é no processo de revitalização da pele envelhecida e atrófica, por sua capacidade de aumentar a vascularização dérmica.

As contraindicações a este *peeling* são: história recente de *peelings* químicos agressivos e de cicatrizes, infecção herpética recidivante, suspeita de gravidez, hábito de atividades ao sol e pacientes com algum comprometimento cognitivo ou com expectativas exageradas em relação aos benefícios que este *peeling* pode proporcionar.

Rotina do Yellow Peel Facial®

Lavar a pele com Pre-Peel Cleanser® (sabão com 20% de ácido glicólico).

Aplicar um *peeling* superficial para baixar a resistência da pele e facilitar a penetração do Yellow Peel Facial®. O ideal como *peeling* superficial é o Alpha Beta Complex Gel® (ver o protocolo neste capítulo).

Em sequência, o creme Yellow Peel Facial® deve ser aplicado na pele a ser tratada, espalhando bem o produto com a ponta dos dedos até que o creme seja absorvido. Em geral o creme deve permanecer por 15 minutos e é removido com água corrente e sabão neutro.

A seguir, descreveremos algumas rotinas específicas para o uso do Yellow Peel Facial®, de acordo com o quadro clínico a ser tratado:

- Peeling *muito superficial*: indicado para pele sensível, asiática, escura e/ou com tendência a hiperpigmentação e melasma epidérmico (Fig. 12-5):
  - Aplicar o creme Yellow Peel Facial® sobre a pele da face massageando fortemente, deixando agir por 15 minutos.
  - Remova o creme inativo com sabão neutro e reaplique uma nova camada do creme amarelo, deixando agir pelo mesmo tempo.
  - Repita estas aplicações até que a pele fique bem aquecida, mas sem o aparecimento de eritema.
- Peeling *superficial*: Indicado para o fotoenvelhecimento inicial (leve atrofia).
  - Repita os passos a, b, e c do protocolo acima (*peeling* muito superficial) até que a pele atinja um intenso eritema de coloração rosada.
- Peeling *médio*: Indicado para o fotoenvelhecimento médio nos fototipos I, II e III (atrofia moderada).
  - Repita os passos a, b, e c do protocolo acima (*peeling* muito superficial) até que a pele atinja um forte eritema (semelhante a um intenso eritema solar) (Fig. 12-6).
- Peeling *profundo*: Indicado para o fotoenvelhecimento severo (severa atrofia da pele).
  - Repita os passos a, b, e c do protocolo acima (*peeling* muito superficial) até que a pele atinja um forte eritema e a presença de um discreto edema local (não necessário).

Em todos protocolos aplicar Post Peel Recovery Formula (pomada de ácidos graxos) por 8 a 10 dias, lavar a pele com sabão neutro, e usar protetor solar físico se houver exposição ao sol.

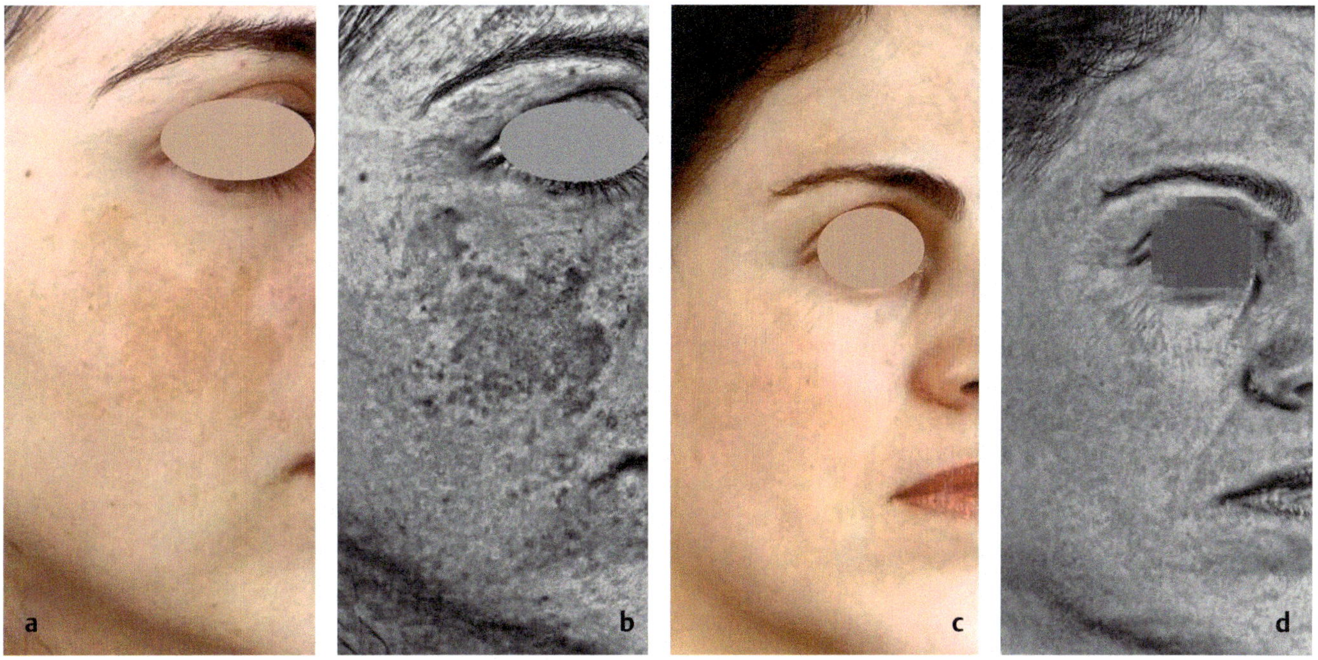

Fig. 12-5. (a) Melasma misto – pré-tratamento. (b) Análise com radiação ultravioleta. (c) Aspecto da pele após 10 dias do tratamento com Yellow Peel Facial®. (d) Análise da pele após o tratamento (radiação ultravioleta).

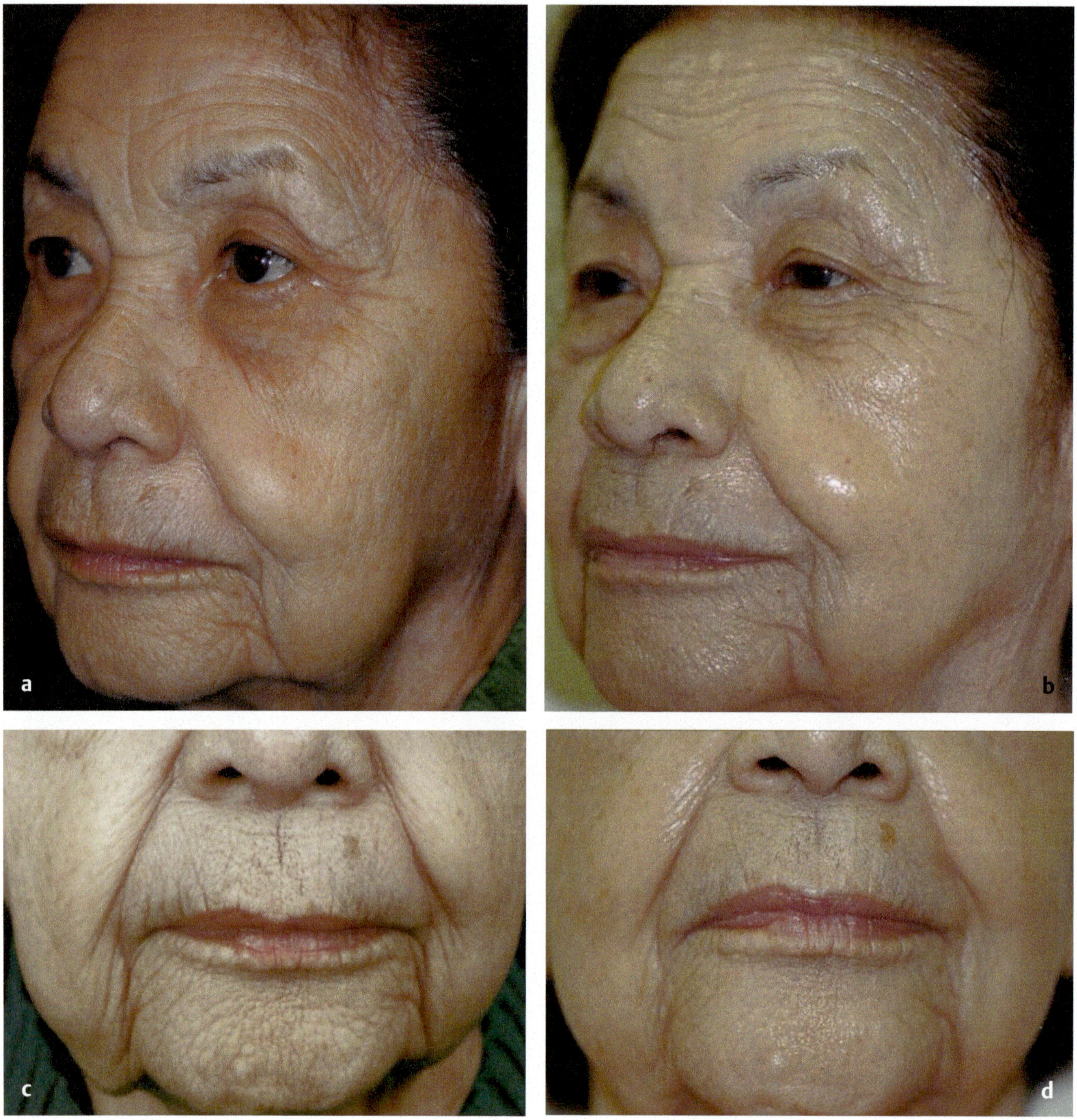

Fig. 12-6. GR, 85 anos. (**a**,**c**) Crono envelhecimento. (**b**,**d**) Após 14 dias de tratamento com 2 *peelings* químicos Yellow Peel Facial®.

Terceira Combinação: *Peeling* TCA/ATA (20% ou 30%, Loção Quelada)

Ácido Tricloroacético/Ácido Glicólico 30%

O ácido tricloroacético ou ATA/TCA, é um agente de *peeling* que promove uma coagulação proteica importante quando em contato com a pele. Classicamente o TCA/ATA é utilizado na forma líquida, em concentrações entre 15% e 50%, adequado para promover *peelings* químicos na face. O TCA/ATA na forma líquida e acima de 30% de concentração pode provocar necrose em forma de coagulação proteica que atinge a epiderme e a derme papilar e/ou reticular e consequentemente promove uma epidermólise profunda com um processo inflamatório residual que pode durar de 3 a 4 semanas. Os efeitos colaterais indesejáveis são bastante frequentes, entre eles a hipercromia pos-inflamatória, a hipocromia, infecções e cicatrizes hipertróficas.

Uma nova forma de utilizar o ácido tricloroacético, como agente de *peeling* seletivo e seguro é associá-lo ao ácido glicólico, uma vezque este agente promove maior uniformidade na penetração do TCA/ATA. Por outro lado, a quelação da molécula do TCA/ATA, ou seja, TCA/ATA ligado a aminoácidos faz com que esta molécula não penetre profundamente na pele e, deste modo, é possível evitar uma necrose desnecessária da camada dérmica (Fig. 12-7 a 12-9).

Consequências Benéficas

- A necrose ocorre exclusivamente na epiderme e promove uma epidermólise seletiva e clara (Fig. 12-7a).
- Não existindo necrose a nível dérmico, evitamos o processo inflamatório prolongado.
- Após o descamamento, que ocorre entre o 4º e o 5º dia, o processo inflamatório residual permanece em média de 8 a 10 dias.

As principais indicações clínicas do *peeling* de TCA/ATA quelado, a 20-30%, são: manchas hipercrômicas superficiais ocorridas pela exposição ao sol, rugas finas, efélides e hipercromias residuais pós-inflamatória. É desaconselhável o uso do TCA/ATA para o tratamento de melasma devido à possibilidade de desenvolver-se um processo inflamatório que possa causar a recidiva da lesão. As contraindicações ao *peeling* de TCA/ATA são: presença de qualquer processo inflamatório sobre a pele a ser tratada, fototipo IV ou mais alto, infecção herpética recidivante, vida ativa ao sol, paciente em processo de desequilibro mental ou déficit cognitivo.

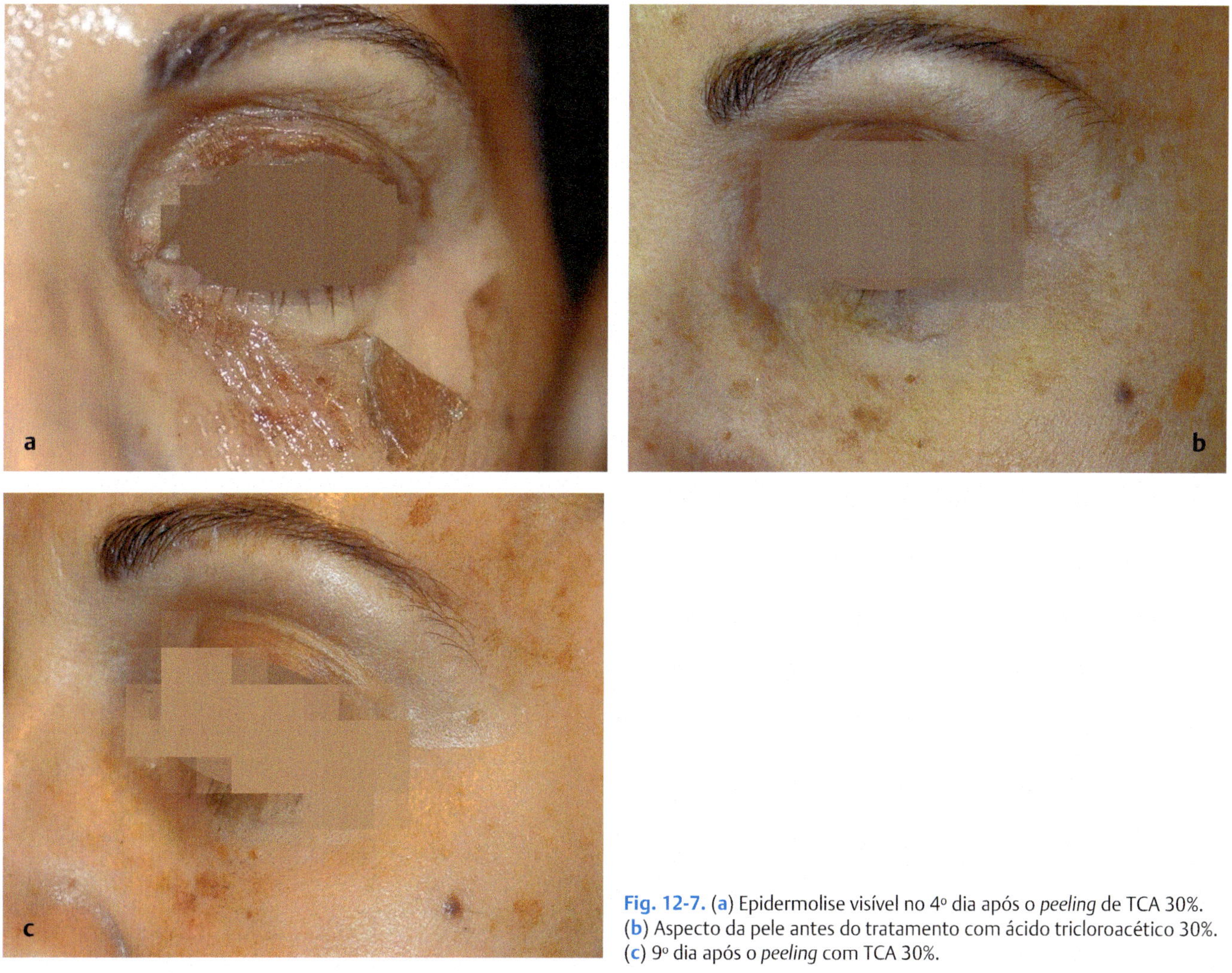

Fig. 12-7. (**a**) Epidermolise visível no 4º dia após o *peeling* de TCA 30%. (**b**) Aspecto da pele antes do tratamento com ácido tricloroacético 30%. (**c**) 9º dia após o *peeling* com TCA 30%.

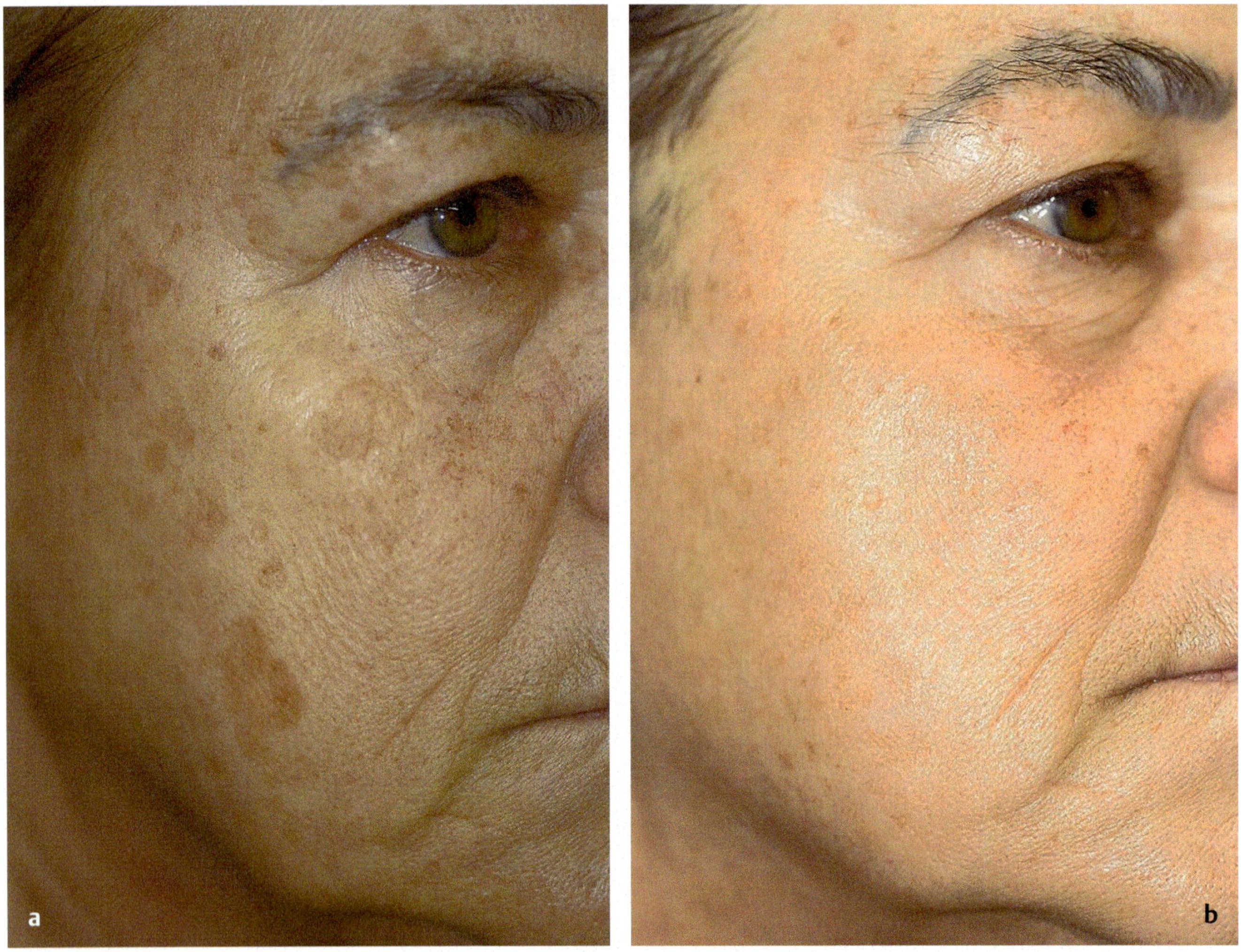

Fig. 12-8. MCK, 68 anos. (a) Severo fotoenvelhecimento (2016). (b) Após 3 *peelings* de TCA 30% Chelated com epidermólise visível nos tratamentos (2023).

Rotina do *Peeling* do TCA/ATA 20-30%

- Lavar a pele com Pré-Peel Cleanser® (sabão com 20% de ácido glicólico).
- Aplicar, sobre a pele a ser tratada, um *peeling* superficial. O ideal é o Alpha Beta Complex Gel®. Este *peeling* promove a abertura do estrato córneo e aumenta a penetração do TCA/ATA. Remover o *peeling* superficial com água corrente.
- Aplicar o TCA/ATA quelado loção a 20% ou 30% sobre a pele a ser tratada, com a ajuda de um pincel. Remover a loção após1 ou 2 minutos lavando a pele com água corrente. Neste momento é importante a avaliação do grau de *frost* obtido. Quanto mais forte for a coloração do *frost* maior será a epidermólise (branco cinza). No *peeling* facial, o *frost* deverá ser obtido em toda a extensão da pele do modo mais uniforme possível. Pode-se reaplicar a loção de TCA/ATA para que o *frost* uniforme sejaobtido.
- Período pós-*peeling* imediato: a pele deve ser hidratada intensamente com uma pomada Post Peel Recovery Formula® ou, Berlison® (pomada hidrocortisona de 1% ou 2%), várias vezes ao dia, por um período mínimo de 10 a 15 dias. Usar somente sabão neutro por um período de 20 a 30 dias. Após o 10° dia do *peeling* a pele pode ser hidratada com um creme contendo 4% de ácido fítico que é anti-inflamatório, antioxidante e clareador (por 10 a 20 dias). Após este período é possível o uso de outros produtos contendo ácido glicólico ou outros ácidos.
- A fotoproteção é muito importante neste tipo de *peeling* e o ideal é o uso de um bloqueador solar que contenha óxido de zinco e dióxido de titânio (protetor solar físico).

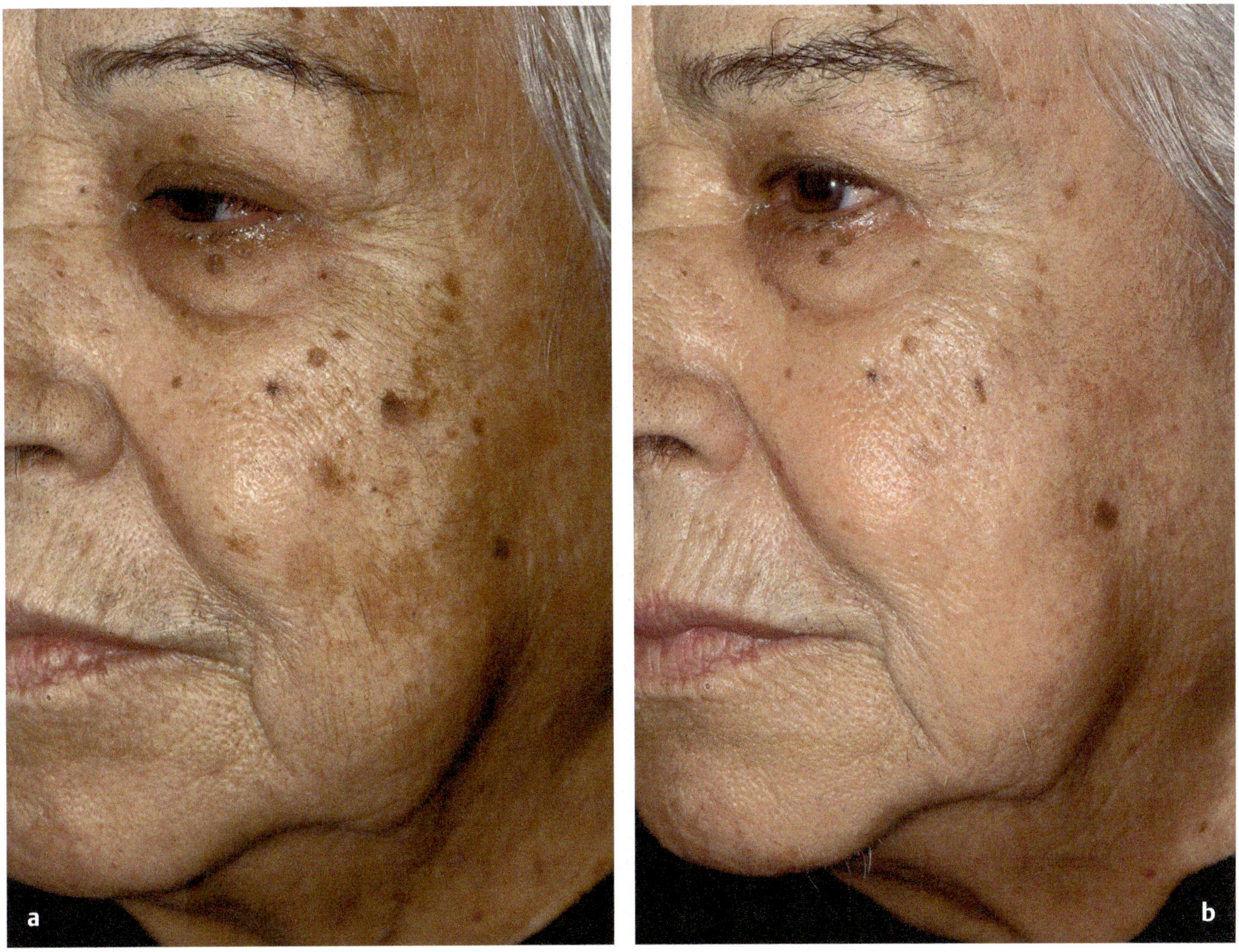

Fig. 12-9. (a) CFS, 77 anos. Severo Fotoenvelhecimento. (b) Com 83 anos após 5 anos. Três tratamentos com *peeling* de TCA 30 % *Chelated*.

RESUMO

Os autores descrevem protocolos especiais de diferentes tipos de *peelings* superficiais não esfoliativos (*peelings* de glicólico, *pellings* combinando o ácido glicólico e o ácido salicílico, Alpha Beta Complex Gel®. *Peelings* esfoliantes também são relatados (Yellow Peel Facial® e ATA/TCA) e também a integração destes *peelings* com os atuais tratamentos utilizando *lasers* de CO_2, Erbium-YAG e *laser* de CO_2 facionado.

BIBLIOGRAFIA

Butler PEM, Gonzalez S, Randolph MA, et al. Quantitative and Qualitative Effects of Chemical Peeling on Photo-Aged Skin: An Experimental Study. Plast. Reconstr. Surg. 2001;107:1.

Greenbaum SS, Lask GP. Facial peeling: trichloroacetic acid. In: Parish LC, Lask GP (eds). Aesthetic dermatology. New York: McGraw-Hill. 1991:139-143.

Haas JE. The effect of ascorbic acid and potassium ferricyanide as melanogenesis inhibitors on the development of pigmenta- tion in Mexican axolotols. Am Osteopath. 1974;73: 674.

Mene R. Aspectos histológicos preliminares das alterações da pele humana submetida ao tratamento isolado ou combinado com laser Erbium–YAG de alta potência e laser CO2. Tese apresentada no concurso para Membro Titular da Soc. Bras. de Cirurgia Plástica. São Paulo. 1997.

Mene RM, Andreoni WR, Moraes PO, Mendonça O. Peelings Químicos Combinados. Mauricio de Maio, Editor. Tratado de Medicina Estética. São Paulo: Editora Roca. 2004:811-31.

Moy LS, Mene R. Glycolic acid chemical peels. In: Roenigk RK, Roenigk HH (eds). Dermatologic surgery, principles and practice. New York: Marcel Dekker, Inc. 1997:1103-1113.

Moy LS, Murad H, Moy RL. Effect of glycolic acid on collagen production by human skin fibroblast. J. Dermatol.Surg. Oncol. In press. 1996;22(5):439-41

Moy LS, Piece S, Moy RL. Epidermal and dermal histologic effects of different peeling agents on the skin of guinea pigs and minipigs. In press. 1996;22(5):429-32.

Moy RL, Moy LS, Bennett RG, et al. Effects of systemic 13-cisretinoic acid on dermal wound healing in rabbit ears *in vivo*. J. Dermatol. Surg. Oncol. In press. 1990.

Truppman ES, Ellenberg JD. Major electrocardiographic changes during chemical face peeling. Plast Reconstr Surg. 1979;64:44-48.

Van Scott EJ, Yu RJ. Substances that modify the stratum corneum by modulating its formation. In: Frost P, Horwitz SN (eds). Principles of cosmetic for the dermatologist. St. Louis: CV Mosby. 1982:70-74.

Vídeo 1

Vídeo 2

CAPÍTULO 13

LASERS EM CIRURGIA PLÁSTICA

Audrey Worthington

INTRODUÇÃO

O cirurgião plástico se depara, além da flacidez cutânea, com queixas como alterações vasculares e de textura da pele, rugas profundas, discromias e cicatrizes que nem sempre a utilização isolada do bisturi consegue resolver. Os *lasers* e outras tecnologias entraram no rol de tratamentos disponíveis, aumentando as opções terapêuticas e podendo ser agregados aos procedimentos cirúrgicos. Uma grande variedade de equipamentos que utilizam energia *(energy based devices)* estão disponíveis para tratar fotodano e alterações cutâneas inestéticas, incluindo *lasers* ablativos e não ablativos, *lasers* invasivos por fibra para lipólise e retração cutânea, além de tecnologias como luz pulsada, radiofrequência e ultrassons.

Existe, como em toda a cirurgia plástica, uma curva de aprendizagem com treinamento adequado para propor e utilizar corretamente cada uma das tecnologias, compreendendo o mecanismo de ação, indicações corretas e manejo de eventuais efeitos adversos. Este capítulo visa abordar, de forma breve e objetiva, os *lasers* mais comumente utilizados para potencializar resultados dentro da cirurgia plástica, proporcionando ao cirurgião uma ampliação no leque de opções a serem oferecidas ao seu paciente.

HISTÓRIA

Em 1916, Albert Einstein, durante seu trabalho em mecânica quântica, desenvolveu o conceito teórico de luz propagada através de fótons por uma emissão estimulada de radiação.

Em 1958, Gordon Gould definiu o acrônimo *laser* como ***L**ight **A**mplification by **S**timulated **E**mission of **R**adiation* (amplificação da luz por emissão estimulada de radiação). Dois anos após, Theodore Maiman (1960) desenvolveu o primeiro *laser de rubi*, com 694 nanômetros (nm) de comprimento de onda e que é utilizado até os dias de hoje.

PRINCÍPIOS FÍSICOS

Ao contrário da luz solar e da luz incandescente, que emitem radiações em todas as direções e com diferentes comprimentos de onda, a luz *laser* tem três importantes características: coerente – ondas em fase (juntas) no tempo e no espaço; monocromática – todas as ondas com o mesmo comprimento de onda; e colimada – as ondas têm a mesma direção (Fig. 13-1). Os componentes teciduais que absorvem a luz são denominados cromóforos. Os principais cromóforos usados como alvos são a melanina, a hemoglobina e a água, bem como os pigmentos de tatuagens e melanoses.

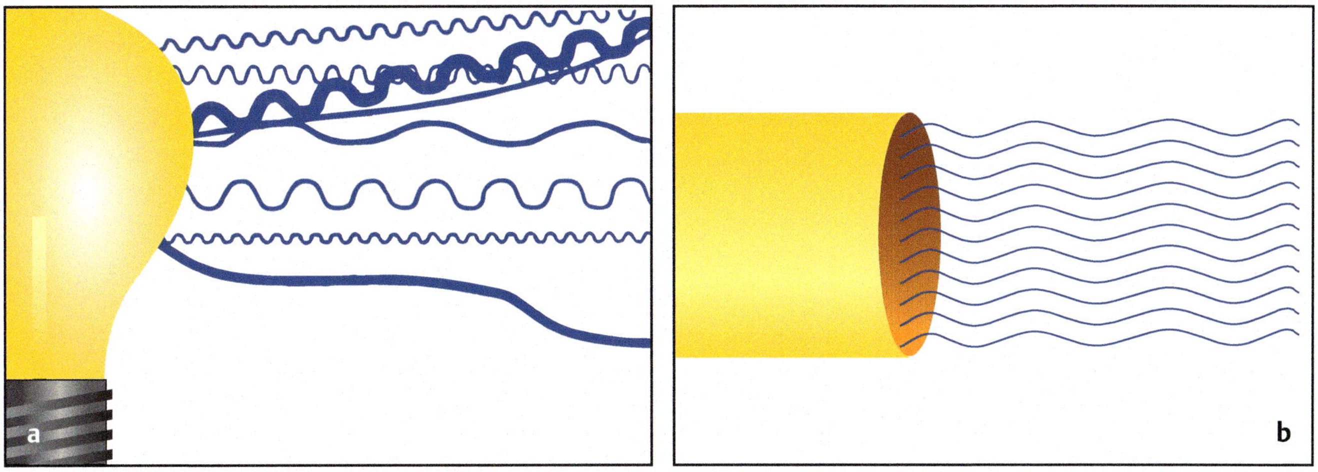

Fig. 13-1. Diferença entre luz (**a**) e *laser* (**b**).

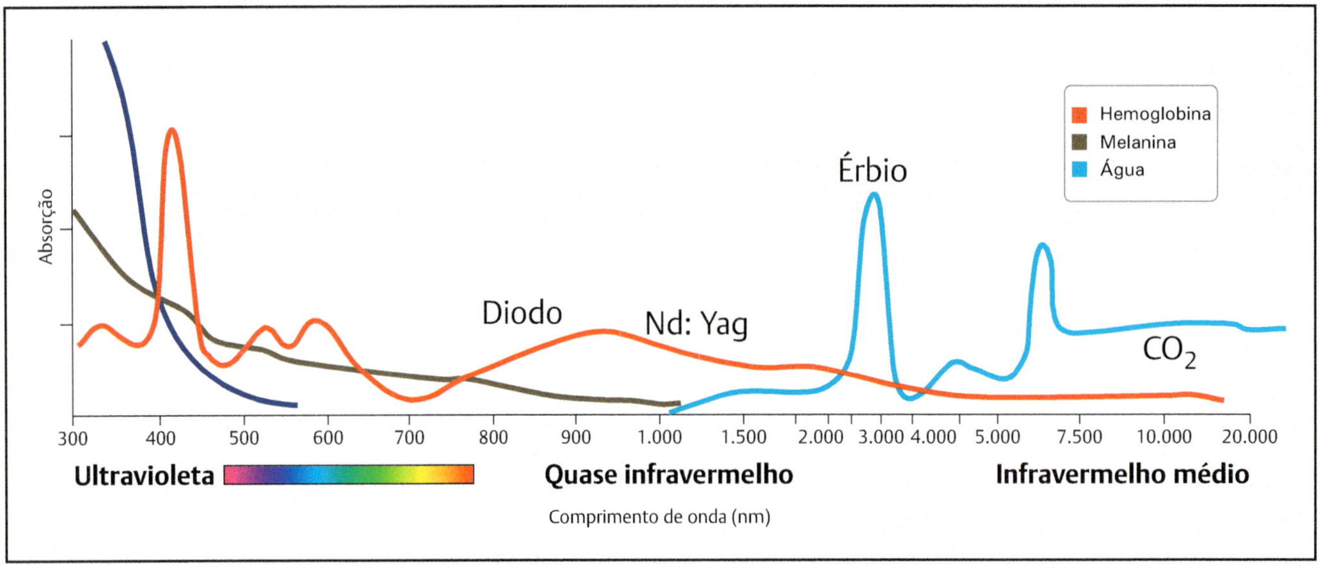

Fig. 13-2. Curvas de absorção dos principais cromóforos.

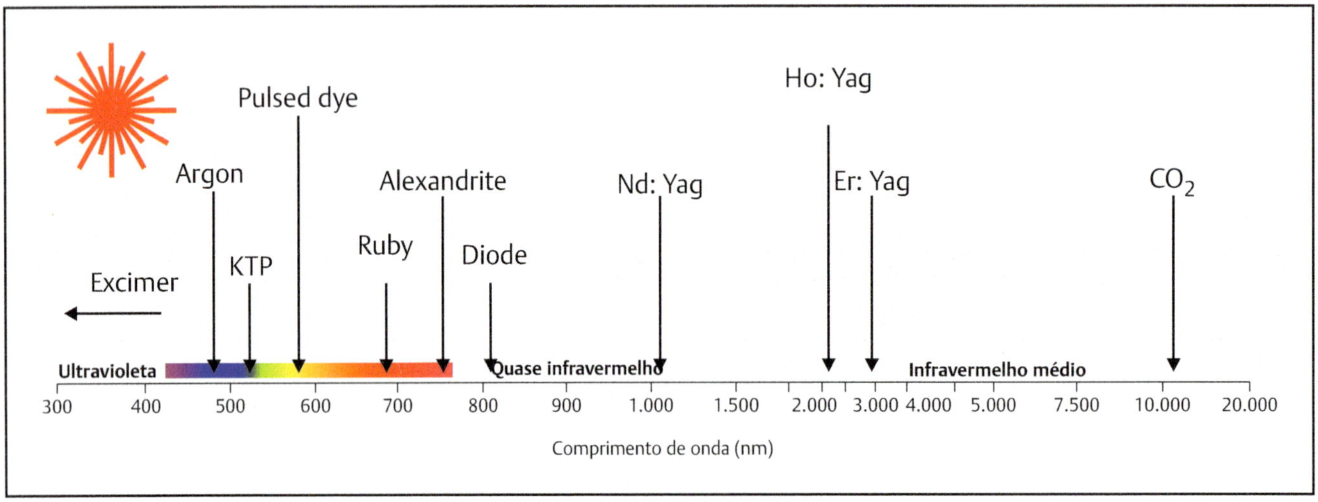

Fig. 13-3. Diversos comprimentos de onda dos *lasers*.

Os diversos *lasers* se caracterizam pelo seu comprimento de onda, medido em nanômetros, e estão alocados em curvas de absorção dos diferentes cromóforos (Fig. 13-2).

O comprimento de onda determina a energia dos fótons, enquanto a duração de pulso é o tempo que a energia é entregue ao tecido-alvo. Todos os *lasers* têm uma fonte de energia que passa por um meio sólido, líquido ou gasoso (como alexandrite, CO_2, rubi) e um ressonador óptico que excita os elétrons gerando fótons para formar um feixe (*beam*) de *laser* (Fig. 13-3). A radiação, ao ser absorvida, pelos diferentes tecidos, produz efeitos térmicos e não térmicos. Os efeitos térmicos incluem coagulação, vaporização, corte e carbonização tecidual (Fig. 13-4).

Os efeitos não térmicos podem ser fotoquímicos, fotoelétricos, fotomecânicos e fotoacústicos. Com relação ao efeito térmico, temperaturas acima de 100 graus promovem a ebulição da água intracelular, gerando vaporização tecidual (ablação). O aquecimento além dessa temperatura provoca desidratação e carbonização.

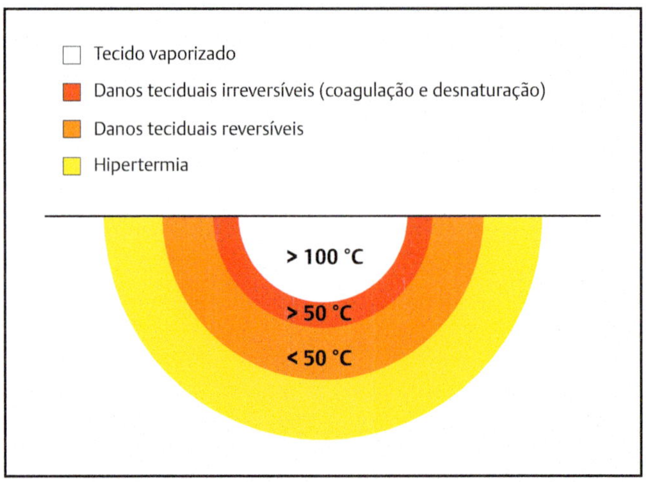

Fig. 13-4. Interação *laser*-tecido.

A irradiação do *laser* perpendicular à pele, no modo contínuo, promove o corte dos tecidos, como uma lâmina de bisturi. Esta forma de aplicação é utilizada nas blefaroplastias, para incisão da pele, já promovendo a coagulação tecidual ou no acesso transconjuntival, bem como na excisão de tumores. Quando a irradiação do feixe se dá em varredura, ela promove o fenômeno de ablação tecidual pela vaporização da epiderme como os *lasers* de érbio e CO_2.

Chama-se TRT (tempo de relaxamento térmico) o tempo que uma estrutura demora para perder 65% de seu calor e deve ser respeitado, como intervalo entre os disparos. A potência de um *laser* é uma função de energia, fluência e irradiância. Energia e potência são a quantidade de luz emitida por um *laser*. A energia, quantidade de fótons, é medida em *joules*. Potência é a taxa na qual a energia é entregue por unidade de tempo (*joules* por segundo).

Duração de pulso é o tempo de contato do tecido com fonte de energia medido em segundos (s), milissegundos (ms), nanossegundos (ns) ou picossegundos (ps), na dependência do tipo de *laser*. Frequência ou taxa de repetição (*Hertz*) é o número de pulsos por segundo. E um dos conceitos principais na área de *lasers* é o de fototermólise seletiva, desenvolvido por Rox Anderson e John Parrish, em 1983, que permite ao *laser* atingir um alvo específico sem lesar estruturas vizinhas.

LASERS ABLATIVOS DE ÉRBIO E CO_2

Os *lasers* de CO_2 (10.600 nm) e érbio (2.940 nm) têm afinidade pela água, atingindo 100°C, vaporizando a epiderme e sendo, portanto, *lasers* ablativos. A ablação pela fototermólise promove a explosão celular e o tecido remanescente sofre aquecimento térmico e, em temperaturas acima de 65°C, coagulação. Com o contato contínuo, forma-se tecido carbonizado, superaquecimento e dano térmico por condução. O *laser* de CO_2 é considerado o padrão-ouro para *resurfacing* (remoção da camada superficial da pele), melhorando a pele fotodanificada, rugas, discromias e cicatrizes. Ocorre, pelo calor gerado, uma compactação e rearranjo das fibras colágenas, com consequente neocolagênese. A retração cutânea imediata termoinduzida é a principal resposta imediata à exposição ao *laser* de CO_2, enquanto o *laser* de érbio promove o remodelamento de colágeno mais lentamente ao longo do pós-procedimento. Como o comprimento de onda dos *lasers* de érbio e de CO_2 é invisível ao olho humano, são acoplados a um raio visível de baixa energia como o *laser* de hélio-neônio (HeNe) vermelho, possibilitando o alinhamento do feixe com o alvo. Atualmente existem equipamentos híbridos que combinam o efeito ablativo com o coagulativo do érbio, ou associam, na mesma máquina, um CO_2 ablativo com um *laser* de 1.540 nm não ablativo que faz as colunas mais profundas de fotocoagulação, possibilitando tratar camadas superficiais e profundas da pele simultaneamente (Fig. 13-5).

O *laser* de érbio penetra menos, devido à sua maior afinidade pela água, causando uma ablação de 10 a 20 micra por pulso e menor efeito térmico, enquanto o *laser* de CO_2 penetra 100 micra, chegando a 200 micras o seu dano térmico. São necessárias várias passadas de érbio para atingir a mesma profundidade do *laser* de CO_2. O *laser* totalmente ablativo tradicional, mais antigo, não fracionado, traz resultados excelentes, mas pode deixar áreas de eritema prolongado, cicatrizes e hipopigmentação (Fig. 13-6).

O fracionamento do *laser* de CO_2 em colunas de ablação, em microfeixes como se fosse um chuveiro, permite que as áreas íntegras não atingidas recuperem a região de forma muito mais rápida, diminuindo os riscos de cicatrizes e complicações. Os aparelhos dão a possibilidade de variar a distância entre os pontos, a duração do pulso e a energia emitida por disparo (Fig. 13-7).

Com relação à associação dos *lasers* ablativos durante o *lifting* de face, já houve controvérsia sobre sua passagem nas áreas descoladas. No entanto, atualmente, com o uso preferencial dos *lasers* fracionados, que preservam áreas íntegras entre os pertuitos, esta preocupação já não existe, mesmo em região cervical na qual se usam energias menores. Os *lasers* ablativos fracionados são excelente ferramenta para tratamento de cicatrizes, tanto antigas e hipertróficas, como na prevenção de uma cicatrização exuberante, podendo ser associados com fármacos cicatrizantes, clareadores, gordura e até corticoides sobre os micropertuitos (*dots*), como *drug delivery*.

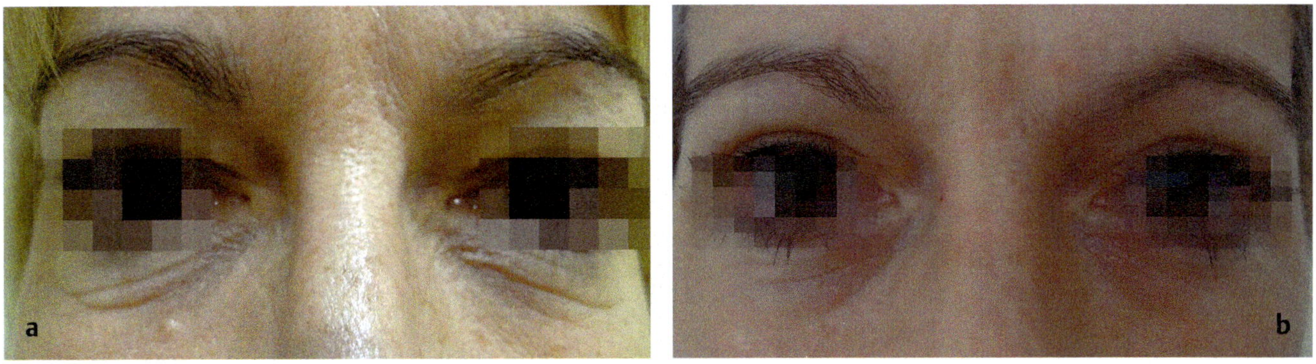

Fig. 13-5. (**a**, **b**) Blefaroplastia superior e *laser* de CO_2 uma sessão nas pálpebras inferiores.

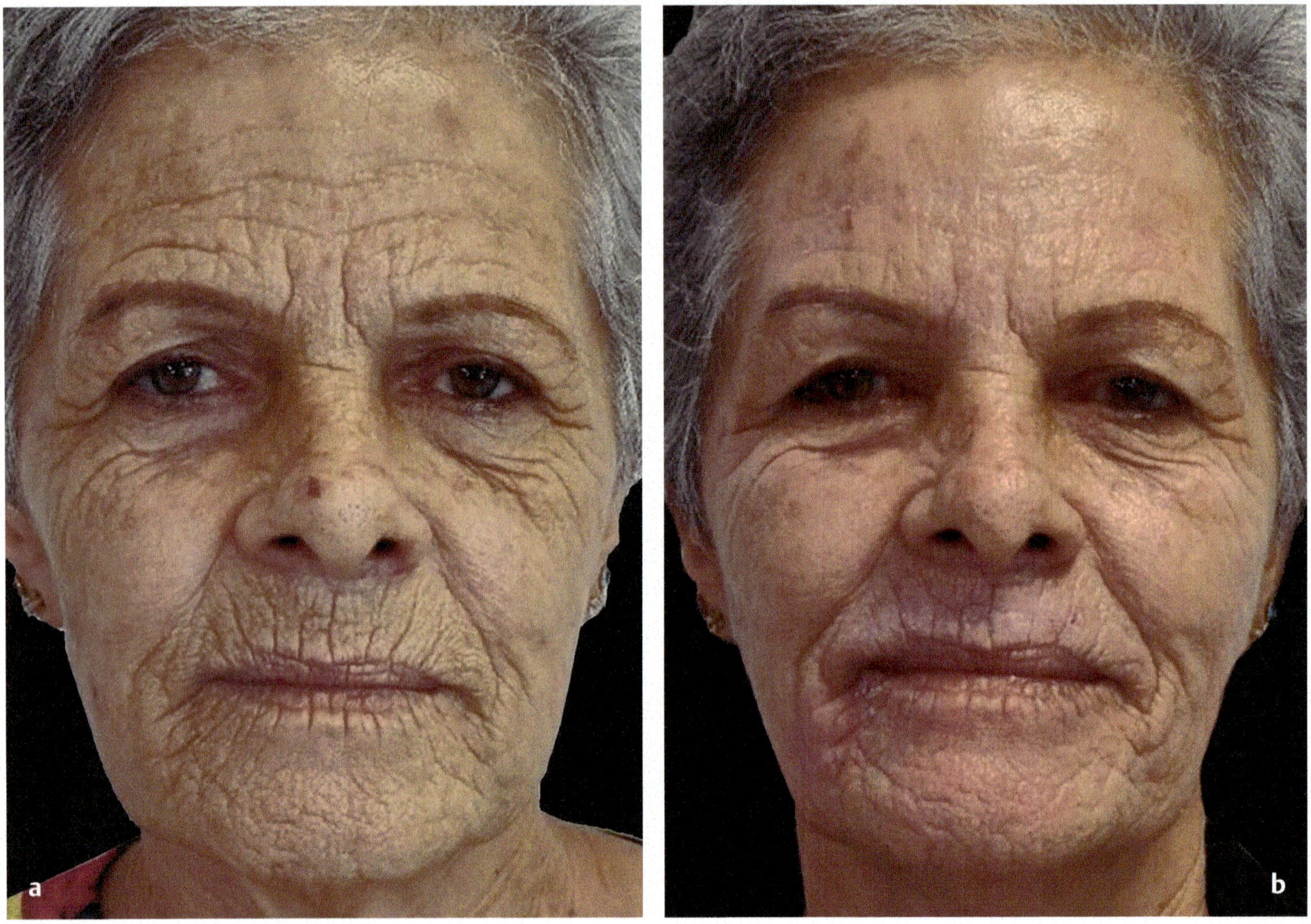

Fig. 13-6. (**a**, **b**) *Laser* de érbio 2.940 nm pós uma única sessão.

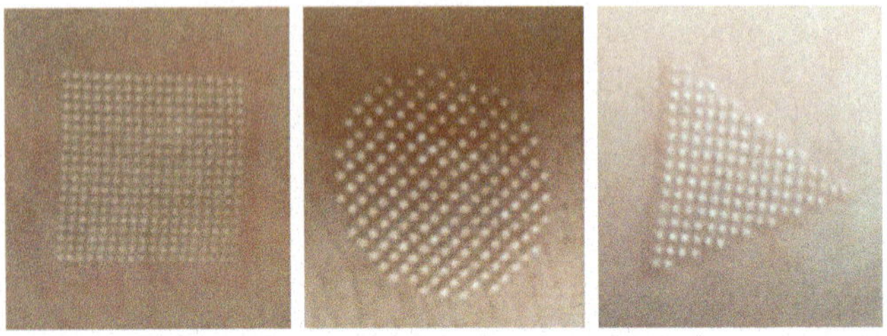

Fig. 13-7. Formato das áreas e distância entre os *dots*.

LASER SUBABLATIVO DE TULIO

O *laser* de *thulium* de 1.927 nanômetros, que tem a água como cromóforo, é considerado um *laser* superficial, atingindo a camada basal. Ele preserva a epiderme, gerando o efeito térmico abaixo desta que induz à neocolagênese. Estudos clínicos demonstram sua eficácia em desordens pigmentares, melasma, hiperpigmentação pós-inflamatória e lesões superficiais como queratoses, rugas, poros dilatados e textura de pele com rápida recuperação.

LASER EM NANOSSEGUNDOS E PICOSSEGUNDOS

A maioria dos *lasers* é entregue na velocidade de milissegundos (um milésimo de segundo, 10^{-3}). Os *quality-switched lasers*, em nanossegundos (um bilionésimo de segundo, 10^{-9}), têm um sistema que estoca uma grande quantidade de energia e, ao ser acionada, libera de forma ultrarrápida até 109 *watts*, quebrando pigmentos que serão posteriormente fagocitados pelo organismo. Estes *lasers* são muito bem indicados para tratamento de melanoses e tatuagens. De forma semelhante, os *lasers* de picossegundos, com duração de pulso entre 300 e 900 ps, liberam a energia de forma 100 vezes mais rápida do que os Q-*switched*, alcançando resultados semelhantes em um menor número de sessões. Com relação ao comprimento de onda, os *lasers* de picosegundos incluem o alexandrite (755 nm) e o *laser* de *neodymium*: *yttrium-aluminum-garnet* (Nd:YAG) de 1.064 nm. Eles diferem dos nanossegundos por induzirem cavitação intradémica (LIC – *laser induced cavitation*) e *laser induced optical breakdown* (LIOB) porque produzem pequenas lesões na derme como cavitações através do efeito fotoacústico. São utilizados para tratar melanoses, cicatrizes atróficas, rugas finas e poros dilatados. O efeito fotoacústico ou fotomecânico ocorre quando um aumento muito rápido de temperatura é gerado pelo *laser* causando uma onda acústica com consequente dano ao alvo.

LASERS NÃO ABLATIVOS

Esta categoria de *lasers* preserva a epiderme íntegra, causando colunas de coagulação dérmica de forma fracionada chamadas de MTZ (*microthermalzones*). Existem diversos comprimentos de onda que podem exercer esta função e são

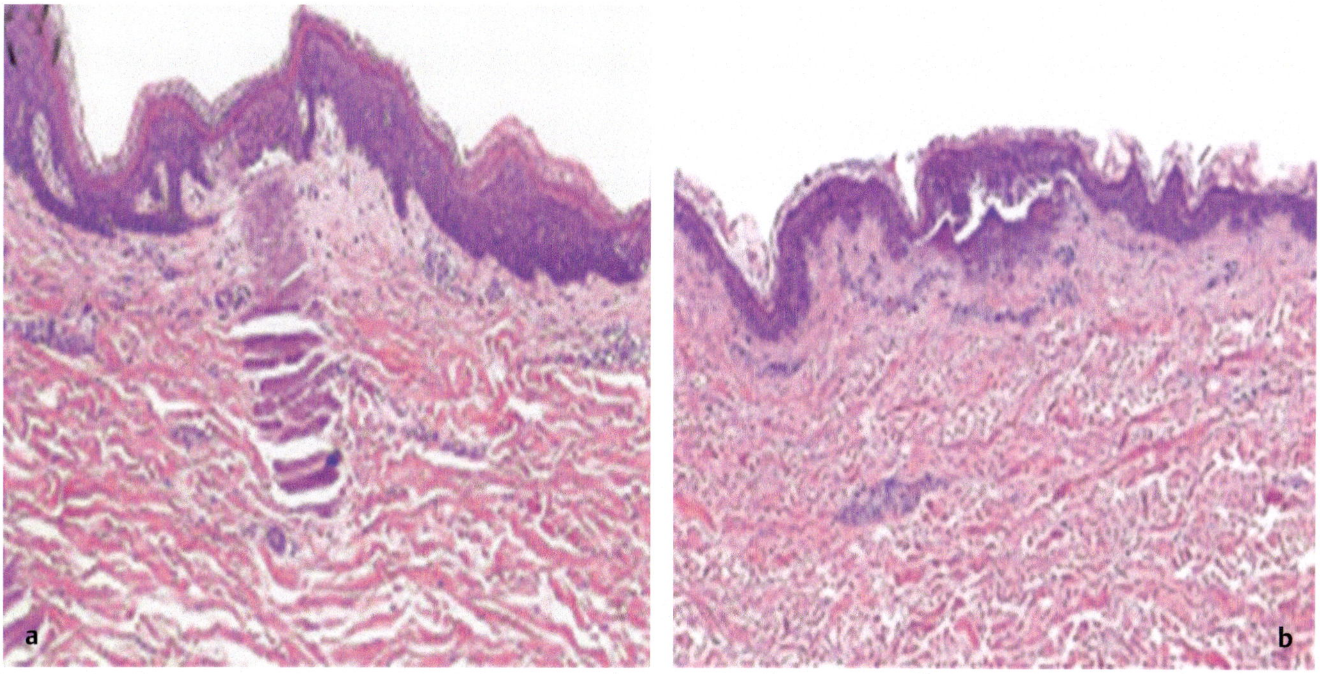

Fig. 13-8. Histologia, *laser* fracionado não ablativo. (a) Coagulação focal da epiderme e derme com preservação do estrato córneo após *laser* fracionado 1.540 nm (H&E ×100). (b) Coagulação focal da epiderme e derme papilar com preservação do estrato córneo após *laser* fracionado 1.927 nm (H&E ×100).

normalmente considerados *lasers* frios, pouco absorvidos pela água e que penetram mais profundamente que os ablativos na dependência do comprimento de onda e energia utilizados, podendo alcançar de 700 micras a 1 mm no caso do *laser* de 1.550 nm. Estão indicados para tratamento de melanoses, queratoses actínicas, rugas finas, cicatrizes e textura cutânea. Estes *lasers* podem ser aplicados a cada 15 dias, inclusive em áreas não faciais como tórax e extremidades. Os comprimentos de onda usados são 1.320 nm, 1.450 nmn, 1.540 nm, 1.927 nm, entre outros, com menor tempo de afastamento e menos efeitos adversos (Fig. 13-8).

LASERS VASCULARES

Os *lasers* vasculares atingem a oxi-hemoglobina como alvo, tratando vasos e lesões congênitas. Como o primeiro pico de absorção da oxi-hemoglobina ocorre na porção amarela do espectro eletromagnético, os *lasers* mais utilizados estão entre 532 e 578 nm. A temperatura no interior do vaso deve atingir, pelo menos, 70°C para que haja coagulação e oclusão vascular. São recomendadas medidas de resfriamento antes e após cada disparo para proteger tecidos ao redor dos vasos. O *laser* de corante pulsado ou *Dye Laser*, com 585 nm é bastante utilizado para as alterações vasculares mais superficiais e para tratamento de cicatrizes recentes com componente vascular. Para a maioria das lesões vasculares, a duração de pulso usada é menor do que 1 milissegundo, para prevenir superaquecimento de pequenos vasos. A púrpura é comum no pós-procedimento devido ao extravasamento de eritrócitos. O *laser* de *neodymium*: *yttrium-aluminum-garnet* (Nd: YAG), com comprimento de onda de 1.064 nm, penetra mais profundamente que os comprimentos de onda menores e está no pico da segunda curva de absorção da oxi-hemolobina (Fig. 13-2), sendo um *laser* mais seguro para peles de fototipos maiores por ser menos absorvido pela melanina. As fluências e duração de pulso usadas com o 1.064 nm são dependentes do calibre do vaso, profundidade e quantidade de hemoglobina. Vasos menores requerem menor duração de pulso, mas maiores fluências, pois têm menos cromóforo. A sobreposição de disparos deve ser evitada em virtude do aquecimento e da possibilidade de queimadura. Podem ser associados aos *lasers* ablativos no tratamento de cicatrizes hipertróficas e queloides.

LASERLIPÓLISE E ENDOLASER

Os *lasers* em fibra, introduzidos no subcutâneo, nos comprimentos de onda na faixa do infravermelho são eficazes na lise de adipócitos e geram o efeito térmico na dependência dos movimentos da fibra gerados pelo operador e pela energia acumulada durante a aplicação. Os primeiros *lasers* para lipólise, 1990, foram os de *neodymium* YAG 1.064 nm pulsados com fibras de 300 μm com energia máxima de 6 watts. Estudos histológicos atuais evidenciam neocolagênese e clinicamente se observa a retração cutânea. A temperatura no plano subdérmico deve estar entre 45-48ºC e a dosimetria correta em cada área deve ser entregue de maneira homogênea, disparando o *laser* apenas na fase de retirada da fibra. Posteriormente, começaram a se utilizar os *lasers* de diodo na faixa de 980 nm, 1.210 e depois 1.470 nm. Alguns têm maior afinidade pela gordura e outros pela água, mas todos geram calor com efeitos na derme e podem ser utilizados com a fibra de forma isolada em pequenas áreas ou durante as cirurgias de lipoaspiração com cânulas específicas. A utilização do *laser* em fibra permite corrigir irregularidades e fibroses de lipoaspirações prévias (Fig. 13-9).

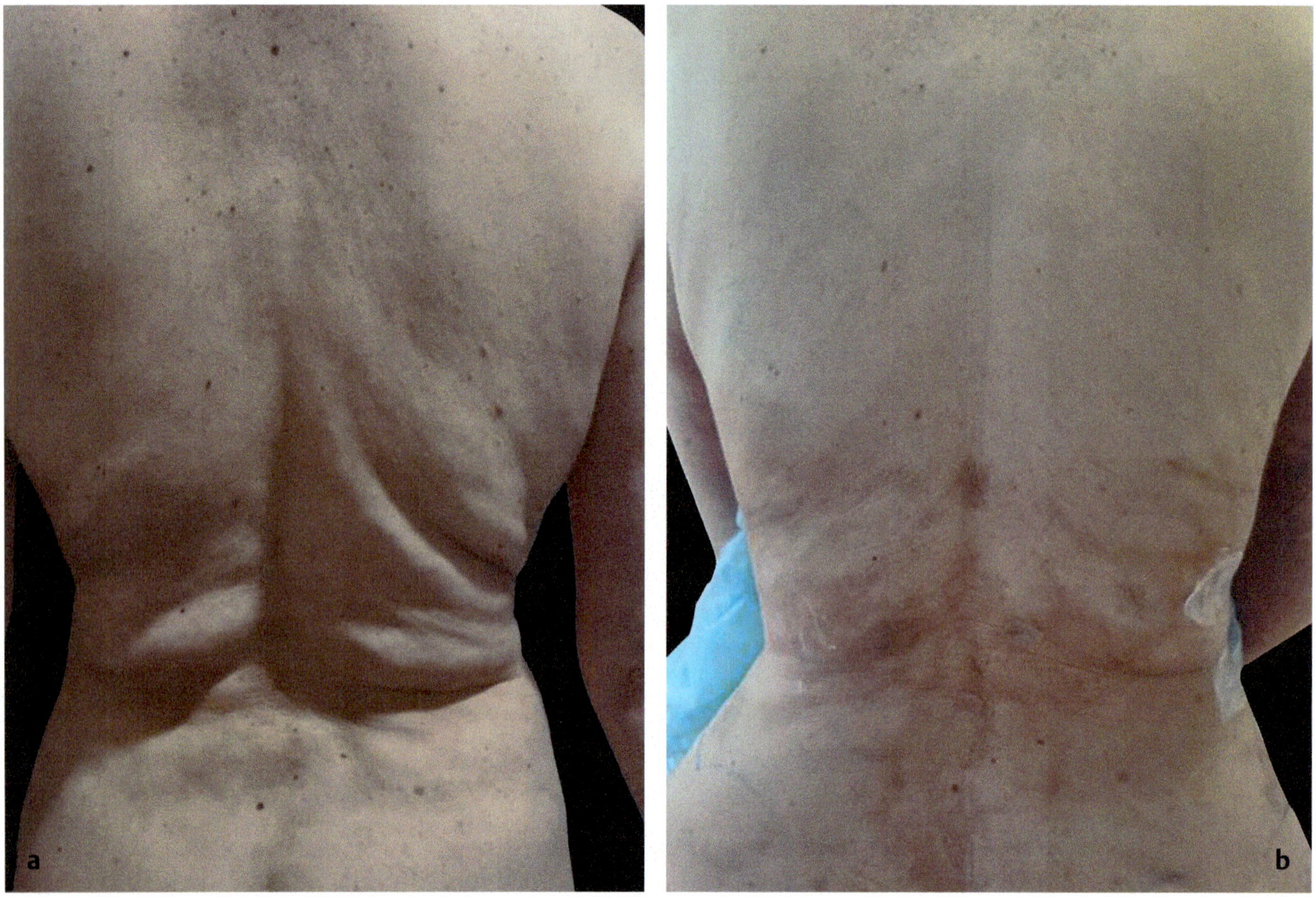

Fig. 13-9. Laserlipólise. (a) pré e (b) pós.

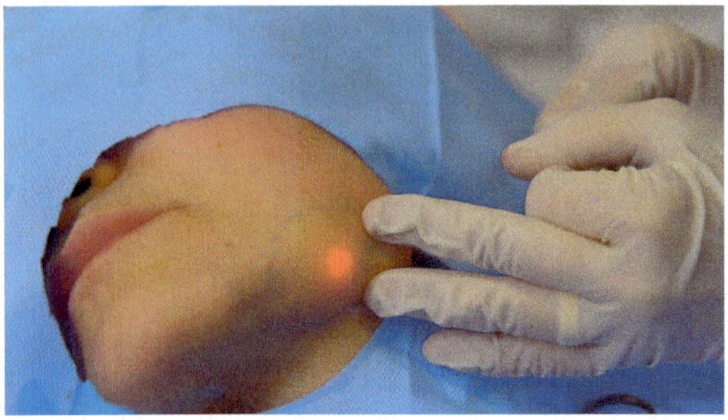

Fig. 13-10. *Endolaser* em região de *jowl*.

Os cuidados com os parâmetros e temperatura são fundamentais para que não ocorram queimaduras com consequentes aderências teciduais. A termografia cutânea por infravermelho é um método complementar útil, não invasivo, que proporciona um monitoramento térmico confiável, minimizando o risco de queimaduras (Fig. 13-10).

LASERS DE BAIXA INTENSIDADE

Os *lasers* de baixa intensidade também chamados de LLLT (*low level laser therapy*) agem na mitocôndria exercendo o efeito de fotobiomodulação, alterando permeabilidade das membranas, estimulando fibroblastos, regulando expressão de gens, aumentando produção de ATP. A fotobiomodulação é uma alternativa não térmica para o rejuvenescimento cutâneo, mas necessita de várias sessões para redução do processo inflamatório, aceleração do processo cicatricial, alterações pigmentares. Estes *lasers* podem ser inclusive utilizados no corpo e estudos evidenciam espessamento epidérmico e aumento de elastina. Sua utilização no pós-operatório modula o processo cicatricial e minimiza a dor e o edema.

INDICAÇÕES E CONTRAINDICAÇÕES

Os *lasers* ablativos, pela curta penetração, são mais bem indicados para tratar textura cutânea, cicatrizes, discromias e promover leve retração cutânea. Os *lasers* não ablativos penetram mais profundamente estimulando a neocolagênese, mas também tratam melanoses e textura cutânea com menor tempo de recuperação. As alterações vasculares podem ser tratadas tanto com o *pulsed dye laser* 585 nm como pelos *lasers* de Nd: YAG pulso longo ou curto. Os *lasers* de baixa intensidade têm sua maior indicação no pós-operatório como fotobiomoduladores do processo inflamatório. Os *lasers* subdérmicos com fibra, geram aquecimento e podem fazer lipólise com consequente retração cutânea, sendo que esta energia pode ser entregue por vários comprimentos de onda.

A utilização dos *lasers* deve ser evitada ou postergada nos casos de infecção ativa na área a ser tratada. Em pacientes com fototipos altos, pelo risco de hiperpigmentação pós-inflamatória, devem ser evitados os *lasers* ablativos. O uso de isotretinoína oral pode aumentar a incidência de cicatrizes hipertróficas. Os cuidados são redobrados nos pacientes com psoríase e líquen plano em atividade, herpes ativo, tendência à hipertrofia cicatricial, uso de retinoides via oral nos últimos 6 meses, doenças autoimunes e expectativas não realistas.

PLANEJAMENTO TERAPÊUTICO

Avaliar corretamente o alvo a ser atingido e escolher o comprimento de onda do *laser* a ser utilizado. O médico, ao fazer o *assessment*, avalia a textura, a flacidez de pele, se existem melanoses e alterações vasculares e discute o plano de tratamento com o paciente, decidindo a melhor tecnologia. Na sequência, escolher os parâmetros adequados como energia e duração do pulso em virtude do fototipo cutâneo, espessura de pele e objetivos do tratamento, gerando a destruição do alvo (cromóforo) com mínimo dano térmico. Normalmente, estes parâmetros já estão em tabelas, mas podem ser modificados pela experiência do operador. Uso de anestésico tópico 30 minutos antes e medicamentos para dor. A aplicação simultânea dos resfriadores de ar, minimiza muito o desconforto do paciente. Os disparos são dados lado a lado, podendo haver leve sobreposição. No caso dos *lasers* vasculares, é importante o resfriamento da pele, tanto antes como após o disparo, para preservar a integridade da epiderme. Após o procedimento, podem ser feitas compressas de soro ou água termal gelados, cremes cicatrizantes para casa. O paciente recebe a prescrição de analgésicos e orientações por escrito. O uso de antibióticos não é necessário, mas os antivirais são prescritos no caso de história prévia de herpes. A utilização dos *lasers* pode acontecer no mesmo tempo do procedimento cirúrgico, já que está anestesiado, minimizando a questão de dor e aproveitando o tempo. Além da cirurgia e tecnologias, podem-se associar outras técnicas como lipoenxertia, *nanofat* como *drug delivery* (Fig. 13-11). No pós-procedimento se recomendam compressas com água termal gelada e cremes à base de zinco e substâncias cicatrizantes. É importante ressaltar as medidas de segurança ao utilizar os *lasers*, evitando espelhos no local de aplicação que possam refletir a energia e utilizando óculos específicos para cada comprimento de onda, tanto no paciente como no operador.

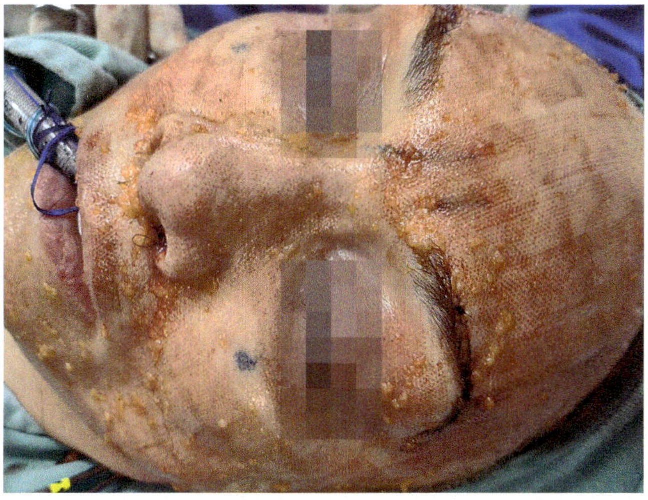

Fig. 13-11. Pós imediato de *lifting* facial com elevação de supercílios, *lip lift*, *laser* de CO_2 e *nanofat* como *drug delivery*.

COMPLICAÇÕES E MANEJO

Dentre os efeitos adversos, podemos observar eritema prolongado, acne ou formação de *milium*, hiperpigmentação pós-inflamatória, hipopigmentação, herpes simples, infecções de pele e cicatrizes hipertróficas. Os *lasers* que geram aquecimento podem provocar queimaduras, o que requer conhecimento e experiência por parte do operador com relação ao equipamento e parâmetros escolhidos. As hiperpigmentações são controladas com LEDs (*light emitted diodes*) e cremes clareadores com hidroquinona a 4%, ácidos azeláico e glicólico. As hipopigmentações podem responder aos *lasers* de baixa intensidade e LEDs e alguns injetáveis como 5-fluoracil. Todos os pacientes submetidos a *lasers* ablativos devem receber profilaxia antiviral. Após 3 dias do procedimento, podem iniciar o uso de protetores solares. O resfriamento da pele auxilia no controle da dor e minimiza superaquecimento das áreas tratadas.

DISCUSSÃO

A maioria dos *lasers* envolve emissão de calor, podendo provocar queimaduras, o que requer rigoroso controle paramétrico por parte do operador. O dano dérmico por coagulação ou calor promove a desnaturação do colágeno e outras proteínas e desencadeia o processo cicatricial, resultando em neocolagênese e remodelamento de matriz extracelular relacionadas com a resposta das proteínas de choque térmico. O colágeno tipo I sofre alterações em sua estrutura entre 60-70 C. A fototermólise seletiva permite a seleção de alvos específicos, minimizado danos térmicos a estruturas vizinhas. O tipo de *laser* a ser escolhido depende do que se quer tratar como textura, flacidez, vasos ou cicatrizes. Os parâmetros a escolher dependem do fototipo e da espessura da pele. Atualmente, a associação de várias técnicas é o que proporciona resultados melhores e isso requer treinamento adequado. A cada dia são desenvolvidos novos equipamentos, trazendo tecnologias híbridas, plataformas com várias ponteiras de diferentes tecnologias, *scanners* e inteligência artificial que podem ser incorporados aos procedimentos cirúrgicos potencializando os resultados.

CONCLUSÃO

A utilização de *lasers* e tecnologias no tratamento do envelhecimento cutâneo vem evoluindo exponencialmente nos últimos anos, com evidentes melhoras na neocolagênese, produção de elastina, textura cutânea, melanoses, flacidez de pele e cicatrizes. Uma avaliação adequada das necessidades do paciente e a escolha certa da tecnologia a ser utilizada para tratar um ou mais alvos específicos traz os melhores desfechos. A tecnologia mais apropriada para cada caso depende da experiência do médico, da severidade das rugas e da flacidez cutânea, além das expectativas e do estilo de vida do paciente. A utilização de plataformas ou equipamentos com combinações de tecnologias e comprimentos de onda permite a associação de tratamentos, inclusive no ato cirúrgico. Os avanços tecnológicos na área médica exigem o treinamento constante para que se possam oferecer os melhores resultados aos pacientes.

BIBLIOGRAFIA

Boehm KS, Avashia YJ, Savetsky IL, Rohrich RJ. Laser Resurfacing: Safety and Technique. 2020;8(4):e2796.

Chen SX, Cheng J, Watchmaker J, et al. Review of Lasers and Energy-Based Devices for Skin Rejuvenation and Scar Treatment With Histologic Correlations.Dermatologic surgery. 2022;48(4):441-448.

Franck P, Henderson P, Rothaus K. Basics of Lasers History, Physics, and Clinical Applications. Clin Plastic Surg. 43(2016):505-13.

Gupta A, Sadasivam M, Vecchio D, Pam N. Low-Level Laser (Light) Therapy (LLLT) in Skin: Stimulating, Healing, Restoring. Seminars in Cutaneous Medicine and Surgery. 2013:41-52.

Hessler JL, Trujillo O. Combining Laser Resurfacing and Facial Rejuvenation Surgery. Facial Plast Surg. 2021;37:233-239.

Houreld NN. The use of lasers and light sources in skin rejuvenation. D.Tech Biomedical Technologies Clinics in Dermatology. 2019;37:358-364.

Issa MC, Tamura B.(eds.), Lasers, Lights and Other Technologies, Clinical Approaches and Procedures in Cosmetic Dermatology. 2018;3:1-16.

Kamamoto F, Neto OF, Gomes Reis JO, et al. Técnica termoguiada de lipólise e retração da pele com laser diodo 980nm.Rev. Bras. Cir. Plást. 2021;36(1):2-8

Keyvan Nouri. Springerlink (Online Service). Lasers in Dermatology and Medicine: Dermatologic Applications. Cham: Springer International Publishing. 2018.

Khattar M. Non-ablative Lasers for Photorejuvenation. In: Lasers, Lights and Other Technologies. Springer AG. 2017:89-103.

Longo L, Dell`Avanzato R, Longo D. ENDOLIFT and multi-wavelength laser photobiomodulation: a randomized controlled trial study on 96 subjects, treating skin laxity of the lower third of the face. 2022;29.

Lu K, Cai S. Efficacy and safety comparison between 1927 nm thulium laser and 2940 nm Er:YAG laser in the treatment of facial atrophic acne scarring: a prospective, simultaneous split-face clinical trial. Lasers in Medical Science. 2022;37:2025-2031.

Tripathi P, Nelson JS, Wong BJ. Posttraumatic Laser Treatment of Soft Tissue Injury. Facial Plast Surg Clin. 2017(25):617-628.

Worthington A, Cedotti M. Princípios Físicos do Laser do Laser de CO_2 In Yamada T, Feijó E. Master Techniques, 1ed.-São Paulo. 2022:1-12.

Zhou Y, Hamblin MR, Wen X. An update on fractional picosecond laser treatment: histology and clinical applications. In: Lasers in Medical Science. 2023:38-45.

ENVELHECIMENTO CUTÂNEO – AVALIAÇÃO A LONGO PRAZO DOS TRATAMENTOS COM *LASER* DE CO_2 E ERBIUM:YAG

CAPÍTULO 14

Romulo Mene ▪ André Ney Freire
Yuri Mene ▪ Sabrina Engel Guimaraes Mene

INTRODUÇÃO

O envelhecimento da pele humana sempre foi um fator de grande preocupação para homens e mulheres em todos os tempos e, com o crescente aumento da expectativa de vida, tende a se intensificar.

O cronoenvelhecimento e o fotoenvelhecimento se originam de fatores distintos e provocam lesões com diferentes características, que requerem ações terapêuticas específicas.

As medidas preventivas que podem ser adotadas para evitar, minimizar ou retardar os sinais destes dois processos de envelhecimento precisam ser discutidas com nossos pacientes.

O objetivo deste capítulo é demonstrar a correlação entre as alterações histológicas encontradas na avaliação dos principais *lasers* utilizados para *skin resurfacing*, os *lasers* de CO_2 e Er:YAG pulsados e/ou fracionados, e os resultados clínicos obtidos no tratamento da pele envelhecida (*laser skin resurfacing*).

FISIOLOGIA DA PELE

A pele é constituída de um tecido epitelial, a epiderme, e de um tecido conjuntivo, a derme, que repousam sobre um tecido conjuntivo frouxo, rico em células adiposas, a hipoderme ou tecido celular subcutâneo.

A epiderme, medindo de 0,04 a 1,5 mm de espessura, é um epitélio pavimentoso estratificado queratinizado que se renova continuamente e forma os anexos da pele (pelos, unhas, glândulas sudoríparas e glândulas sebáceas). Constitui-se de queratinócitos, melanócitos, células de Langerhans e células de Merkel.

A maior parte das células da epiderme é de queratinócitos, distribuídos em camadas que correspondem aos vários estágios de maturação e diferenciação deste tipo celular, a saber: camada basal ou germinativa, camada espinhosa, camada granulosa e camada córnea.

A derme é um tecido conjuntivo sobre o qual repousa a epiderme e que fornece a resistência estrutural da pele. As células do tecido conjuntivo atuam em meio a uma rica matriz extracelular (colágeno, elastina, proteoglicanas e glicoproteínas interativas), banhadas por vasos sanguíneos e atravessada por fibras nervosas.

Fibroblastos, macrófagos e mastócitos são os tipos de células residentes que se somam aos linfócitos, neutrófilos, eosinófilos, que provêm da corrente sanguínea e desenvolvem proeminentes funções durante os mecanismos de defesa.

A região papilar da derme insinua-se na epiderme, que é irregular, formando projeções de tecido conjuntivo, mais rico em células do que em matriz fibrosa, chamadas de papilas. Abaixo da derme papilar situa-se a derme reticular, onde preponderam os feixes de fibras de colágeno mais espessos e grossas fibras elásticas. Nessa camada estão presentes feixes de fibras vasculonervosas mais calibrosos do que na derme papilar.

A junção dermoepidérmica é constituída por um somatório de estruturas epidérmicas e dérmicas que contribuem para a aderência entre os dois folhetos e dela fazem parte: as células basais epidérmicas, a membrana basal e a zona superficial da derme.

PATOLOGIA E HISTOLOGIA DAS LESÕES IMPORTANTES

O envelhecimento cutâneo é um fenômeno complexo e, tanto o intrínseco como o extrínseco têm efeitos danosos bastante definidos sobre o colágeno e a elastina da derme.

Quanto às alterações histológicas que afetam a pele envelhecida, verifica-se que no cronoenvelhecimento, intrínseco, é comum o achatamento das papilas dérmicas, com a retificação da camada basal, a manutenção da polaridade celular e diferenciação epidérmica normal.

É notável a diminuição de síntese de colágeno causando atrofia dérmica e dificuldade de cicatrização. Na derme papilar nota-se uma perda primária do sistema elástico superficial, as denominadas fibras oxitalânicas e elaunínicas. Por sua vez, na derme reticular encontramos espessamento, fragmentação e desorganização das fibras elásticas.

Existem alterações nos fibroblastos da derme que são mediadas por raios UV, causando a produção de elastina anormal. O material elastótico é composto por uma massa amorfa, entrelaçada e espessada que, devido à sua degradação, dificulta o desempenho da função elástica da pele. Também é notável a degeneração da matriz colagênica. Somando-se a esses fatores as alterações na função e na atividade dos fibroblastos da derme acarretam a diminuição do volume da matriz extracelular, que perde a sua capacidade de reter água nessa camada.

As lesões epidérmicas são diretamente ligadas à exposição excessiva ao sol, condições adversas do meio ambiente e o tabagismo. Nesse tipo de envelhecimento, extrínseco, as lesões mais frequentes são as sardas, o lentigo solar, *age spots* ("manchas de idade"), a ceratose actínica e os epiteliomas cutâneos, como o basocelular superficial simples e o espinocelular. Lentigos malignos e melanomas precisam ter seus diagnósticos diferenciais minuciosamente estudados.

AVALIAÇÃO DO PACIENTE

A seleção de candidatos ao tratamento com *laser* requer uma anamnese rigorosa e um exame físico completo.

Importante avaliar os hábitos alimentares e o tempo em que o paciente se expõe ao sol, para que ele busque uma rotina de vida mais saudável no futuro.

O histórico de procedimentos anteriores e com processos de cicatrização devem ser investigados. Essas ocorrências podem limitar muito a agressividade e a profundidade dos tratamentos. No exame físico é importante analisar a presença de cicatrizes anteriores e de lesões hipercrômicas ou hipocrômicas.

Qualquer lesão existente na pele deve ser estudada em profundidade para afastar a suspeita de epiteliomas cutâneos, e algumas outras manifestações cutâneas de doenças sistêmicas, como lúpus eritematoso sistêmico, sarcoidose, febre reumática, psoríase e outras doenças imunodepressoras.

A seleção do paciente de acordo com a escala de Fitzpatrick, a identificação criteriosa das lesões a serem tratadas, a escolha correta dos parâmetros dos *lasers*, e a elaboração de um protocolo simplificado para o período pós-*laser* são a chave para os melhores resultados.

A documentação fotográfica (fotos e vídeos) deve ser detalhada, tanto nos períodos pré-operatório e transoperatório, bem como em todas as fases do pós-operatório.

EQUIPAMENTOS USADOS PARA DIAGNÓSTICO DAS LESÕES

Na rotina do autor, a pele a ser tratada e suas lesões específicas são fotografadas com equipamento fotográfico NIKON D-300 digital, com lente Micro de 105 mm, que permite uma documentação de alto grau de resolução. Sempre que possível, recomenda-se também o registro em vídeo.

O dermatoscópio digital DermLite DL3 é outro equipamento que deve estar sempre disponível, para se realizar um exame ou um diagnóstico diferencial, quando necessário.

EXAMES COMPLEMENTARES

A rotina básica inclui, além do hemograma completo, coagulograma, proteínas totais e frações e o lipidograma completo, a radiografia de tórax AP e perfil, ultrassom de abdome, complementados por uma avaliação clínico-cardiológica.

SELEÇÃO DOS PACIENTES

Na seleção de pacientes é importante conhecer suas pretensões e discutir com o candidato quais as possibilidades de ajudá-lo, de fato, a partir dos diferentes procedimentos disponíveis a *laser*.

Os níveis de expectativa de cada paciente e o seu estilo de vida devem ser levados em consideração para o prognóstico do tratamento.

Os atuais equipamentos de *laser* de CO_2 pulsado, ablativo e fracionados de CO_2 e ER:YAG estão desenvolvidos com *software* de alta tecnologia, dispondo de oito parâmetros que podem ser selecionados de diferentes maneiras, proporcionando combinações quase infinitas (em torno de 1.500.000 combinações).

A interação *laser*-tecido é um aspecto que deve ser compreendido e estudado em profundidade, bem como a experiência clínica deve ser consolidada, de modo a permitir uma condução eficiente dos tratamentos no período pós-*laser*.

INDICAÇÕES E CONTRAINDICAÇÕES

Os pacientes com melhor indicação para o tratamento com *lasers* são aqueles que apresentam fototipo I, II e III, segundo a classificação de Fitzpatrick. Estes fototipos aceitam bem os diferentes graus de eritemas e possíveis processos inflamatórios adversos.

Para os fototipos mais altos devemos limitar os níveis de energia utilizada e também o número de passes sobre a mesma área tratada. As contraindicações formais para os tratamentos com *lasers* são: a presença de quadros infecciosos na pele a ser tratada; pele sensibilizada por qualquer tratamento ou doença anterior. As contraindicações relativas para tratamentos com *lasers* devem ser: pacientes com quadros psicóticos; pacientes que abrigam perspectivas fora da realidade e pacientes com histórico de hipo ou hipercromias (peles que reagem fortemente a processos de hiperpigmentação após o período inflamatório). Inclui-se aqui, ainda, pacientes com episódios recorrentes de herpes-zóster.

DIAGNÓSTICO DIFERENCIAL DOS PROCESSOS DE ENVELHECIMENTO – MEDIDAS PREVENTIVAS E TRATAMENTOS COADJUVANTES DA PELE ENVELHECIDA

No processo natural de envelhecimento, denominado de cronossenescência, a causa principal é o processo de depósito de placas de colesterol ao longo das paredes de artérias de nosso corpo. Este processo inflamatório, chamado de aterosclerose, endurece as artérias e pode levar à obstrução total ou parcial desses vasos. Em consequência, os tecidos periféricos dependentes do recebimento de sangue e dos nutrientes que ele transporta são prejudicados, bem como os diferentes órgãos e tecidos. A atrofia progressiva é natural nestes casos.

Outros processos inflamatórios crônicos, relacionados com diversas doenças, como o diabetes melito, a hipertensão arterial e a insuficiência renal crônica podem acelerar o processo do envelhecimento e também acentuar o aspecto envelhecido da face.

Medidas preventivas podem ser usadas para bloquear a oxidação da fração LDL do colesterol e evitar a aterosclerose, por exemplo, pelo consumo de resveratrol e de chá verde. Dietas pobres em proteínas específicas podem ser associadas a extensas perdas de massa muscular durante o processo natural de envelhecimento.

A massa muscular flácida pode ser recuperada através de um programa nutricional de reposição proteica e exercícios musculares adequados.

No envelhecimento produzido pelo sol, o fotoenvelhecimento cutâneo, a lesão principal ocorre sobre a microcirculação dérmica. Repetidas exposições ao sol, sujeitas à radiação

UVA, provocam um processo inflamatório que, ao longo dos anos, promovem a atrofia desta rede vascular.

Nos casos mais severos de fotoenvelhecimento, ficamos quase sem opção de tratamento para restaurar a circulação da pele, a não ser recorrer a alguns métodos que possam proporcionar uma vascularização do tecido. No século passado, diferentes métodos cirúrgicos foram desenvolvidos para amenizar os sinais do tempo. Inicialmente faziam-se pequenos descolamentos e retirava-se o excesso de pele. A evolução destas técnicas levou a grandes descolamentos e trações de pele e músculos da face, deixando o aspecto do rejuvenescimento muitas vezes visivelmente artificial.

Diferentes tipos de *peelings* químicos também foram desenvolvidos para corrigir os sinais do tempo que afetam a pele envelhecida. *Peelings* químicos profundos promovem bons resultados, mas, por causarem necroses profundas (fenol e ácido tricloroacético), estão com o seu uso limitado a fototipos bastante seletivos, requerendo muita habilidade do médico que recorre a essas modalidades de *peelings*. Por sua vez, os *peelings* químicos superficiais, como o ácido glicólico e derivados do ácido retinoico, são mais populares e podem promover grandes benefícios para reverter o quadro atrófico da pele envelhecida.

Nas últimas quatro décadas, uma variedade de equipamentos de *laser* foi desenvolvida para atuar no estado atrófico e envelhecido da pele.

EQUIPAMENTOS DE *LASERS* MAIS UTILIZADOS EM CIRURGIA PLÁSTICA, SUAS CARACTERÍSTICAS E PARÂMETROS DE SEGURANÇA

Os equipamentos denominados de *laser* (*Light Amplified by Stimulated Emission of Radiation*) remontam de 1960, quando Maiman construiu o primeiro deles (*laser* de rubi), mesmo embora muitos anos antes Einstein houvesse previsto ser possível obter-se a emissão de radiação através de estímulo apropriado.

Por muitos anos, o *laser* de rubi que emite um pulso de luz vermelha profunda foi o único a ser utilizado na prática dermatológica. Nos anos 1970, com a introdução do *laser* de argônio e do *laser* de dióxido de carbono (*laser* de CO_2), que possibilitaram obter-se a coagulação e o corte, tais instrumentos passaram a ser amplamente mais utilizados, apesar de as cicatrizes terem sido referenciadas como um efeito colateral imprevisível.

Nos anos 1980, Anderson e Parrish propuseram uma teoria sobre como causar lesão histológica seletiva com o uso dos *lasers* pulsados, chamada de *processo de fototermólise seletiva*, o que levou ao desenvolvimento de uma nova geração de *lasers* pulsados altamente seletivos em dermatologia. Transformou-se esta metodologia em verdadeiro tratamento de baixo risco para lesões microvasculares, tatuagens e lesões pigmentadas benignas.

No início da década de 1990, os *lasers* de CO_2 de alta energia e curta exposição foram aperfeiçoados de modo a permitir a evaporação perfeita e previsível de pele queratinizada, degenerada ou displásica sem provocar danos térmicos significativos à pele circundante.

A razão disso é que tais equipamentos podem emitir pulsos em intervalos suficientemente curtos (695 a 950 microssegundos), o que provoca uma vaporização de microestruturas com o mínimo de acúmulo de calor nos tecidos circundantes ao local de impacto do *laser*.

Nas últimas três décadas os *lasers* de CO_2 estão sendo largamente utilizados em dermatologia e cirurgia plástica com a finalidade de refazer a superfície da pele *(skin resurfacing)*, sendo muito útil no tratamento das lesões actínicas, rugas e cicatrizes faciais. Muito embora a tecnologia utilizada nos *lasers* de CO_2 ofereça excelentes resultados clínicos, tem sido notado, através de cuidadosas observações em pacientes submetidos a esse tratamento, que os danos térmicos, na maioria dos casos, são muito significativos. Eles chegam a provocar um processo inflamatório excessivo que se traduz pela presença de um eritema indesejável e proporcional ao grau da agressão produzida pela irradiação do *laser* na pele (Figs. 14-1 a 14-3).Apesar de

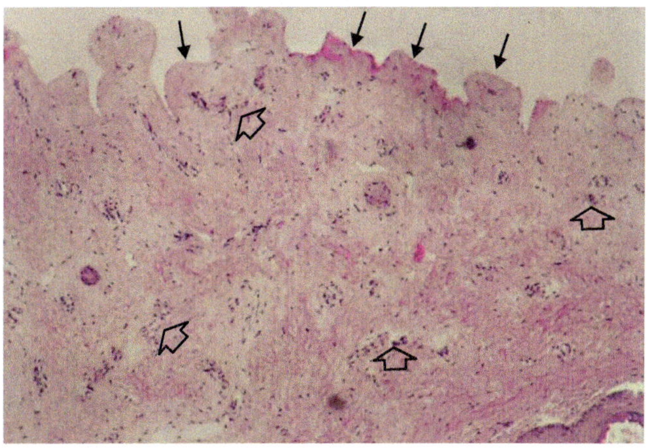

Fig. 14-1. Pele da região pré-auricular tratada pelo processo de fototermólise seletiva com 1 passagem de *laser* de CO_2 – 6 watts (Silk Touch Sharplan), vendo-se a zona de clivagem revestida pela membrana basal que raramente deixou ficar sobre ela quaisquer materiais basofílicos provenientes de mumificação da camada basal de epiderme (setas delgadas). No derma papilar observa-se zona de coagulação de proteínas da matriz extracelular, e na derme reticular evidenciam-se pequenas zonas de desidratação, mas os elementos celulares, vasculares e anexiais não demonstram sinais de comprometimento (setas vazadas). Coloração: H-E. Aumento: × 40.

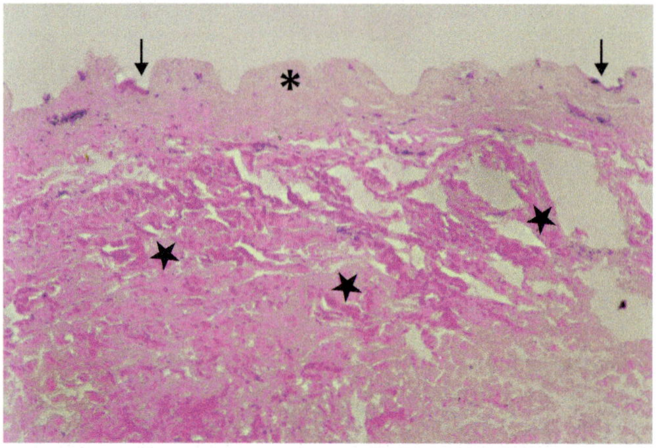

Fig. 14-2. Pele da região pré-auricular tratada pelo processo de fototermólise seletiva com 3 passagens de *laser* de CO_2 – 6 Watts (Silk Touch – Sharplan), vendo-se a zona de clivagem formada pela membrana e algumas áreas basílicas (setas delgadas). Na derme papilar ocorreu coagulação de proteínas (asterisco) e na derme reticular nota-se intenso grau de desidratação (estrelas). Coloração: H-E. Aumento: × 40.

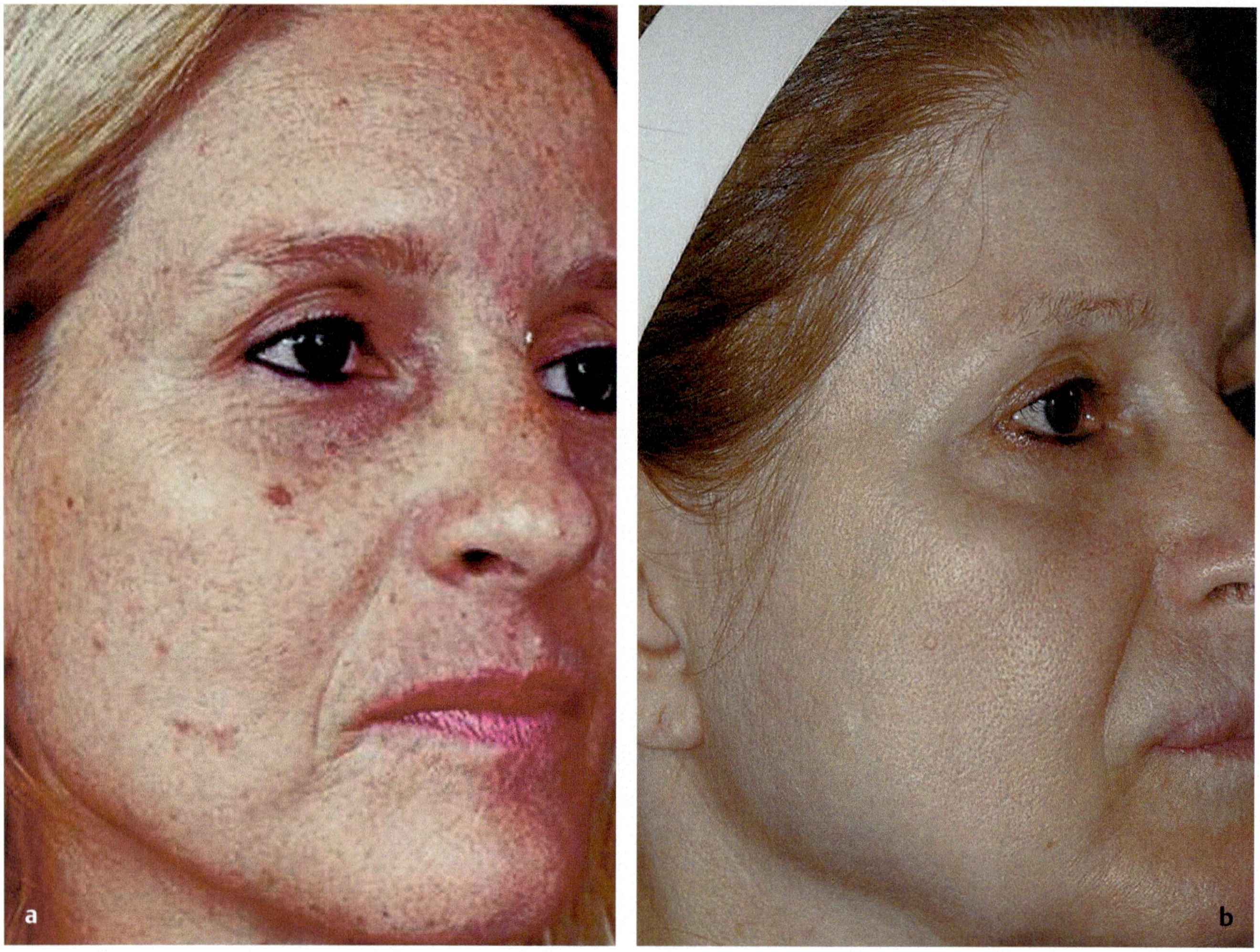

Fig. 14-3. RA, fem., 45 anos. (a) Pré-tratamento. (b) RA, com 64 anos em 2015. Após 19 anos de tratamento. Resultado tardio. *Laser skin resurfacing* CO_2, *laser* de CO_2 pulsado, 2–3 passes com os parâmetros da Figura 14-1.

alguns autores considerarem o eritema provocado pela agressão do *laser* de CO_2 uma ocorrência normal e até importante indicador de que o tratamento está sendo efetivo, é pensamento corrente que um eritema persistente (2 a 3 meses) aumenta a chance de hiperpigmentação ou hipopigmentação e até mesmo do surgimento de cicatriz hipertrófica.

No final da década de 1990, Hohenleutner *et al.* adaptaram para o uso dermatológico, os *lasers* de Er:YAG de alta potência, anteriormente utilizados em odontologia. Tem como características um comprimento de onda de 2.940 mm, trabalha de 5 a 12 pulsos por segundo, com variação de energia de 0,1 a 1,7 Joules, chegando aos parâmetros máximos conjuntamente, ou seja, atingindo 12 pulsos por segundo com uma energia final de 1,7 Joules (DERMA™ 20, ESC Medical Systems Ltd, Yokneam, Israel). Este mesmo equipamento pode realizar uma eficiente remoção de camadas superficiais da pele (*skin resurfacing*) com algumas vantagens sobre os equipamentos de *laser* de CO_2. A energia emanada dos *lasers* de Er:YAG é altamente absorvida pela água tecidual (aproximadamente 10 vezes em relação ao *laser* de CO_2) e, por isso, existe a necessidade da utilização de altas quantidades de energia (1,0 a 1,7 Joules/pulso) para que haja uma eficiente remoção de camadas da pele. Em contrapartida, existe um benefício muito grande porque esta absorção de energia pela água tecidual age como um filtro protegendo a derme de danos térmicos indesejáveis e, em consequência, diminuindo substancialmente o processo inflamatório pós-cirúrgico bem como o período de eritema. Há, no entanto, a desvantagem de não promover a coagulação nem o corte nos tecidos, o que pode ser eficientemente realizado com o *laser* de CO_2.

Visando superar as deficiências citadas anteriormente no *laser* de Er:YAG (DERMA™ 20), os fabricantes resolveram desenvolver um novo equipamento que possui no seu interior uma ampola de CO_2 capaz de gerar uma energia de 7 watts de potência. Este equipamento é versátil e pode ser utilizado somente em sua parte de Er:YAG. (com as mesmas características para o DERMA™ 20) ou isoladamente utilizado como CO_2 puro (cumprindo as funções de corte, coagulação e, quando acoplado a um *scanner*, podendo realizar remoções programadas de camadas de pele semelhante aos tradicionais *lasers* de CO_2). A maior vantagem apresentada por este novo equipamento de *laser* Er:YAG/CO_2 (DERMA™ K) é a possibilidade de associar os dois tipos de *lasers* em um mesmo disparo do equipamento (Fig. 14-4).

A interação *laser*-tecido e o estudo das alterações histológicas – provocadas por estes equipamentos de *lasers* – devem ser previamente conhecidas para que os efeitos colaterais possam ser evitados ou minimizados (Figs. 14-5 a 14-7).

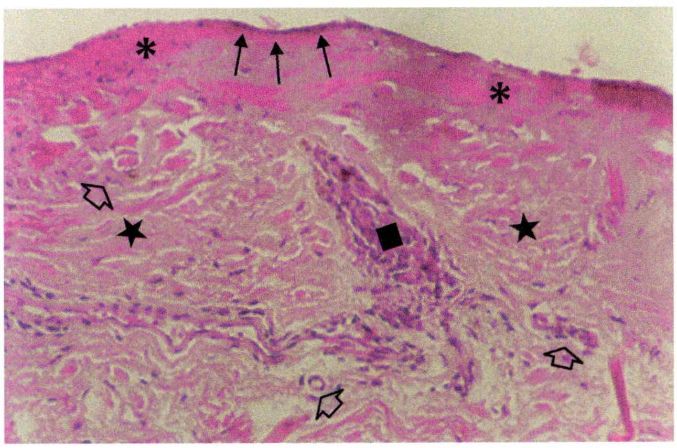

Fig. 14-4. Pele da zona pré-auricular tratada pelo processo de fototermólise seletiva com 3 passagens de *laser* combinado Erbium – YAG/CO (DERMA™ K) (1,7 Joules/2 Watts), vendo-se a zona de clivagem formada pela membrana basal sobre a qual, em áreas, distingue-se pontilhado basofílico, provavelmente núcleos das células basais (setas delgadas). Na derme papilar evidencia-se intensa faixa de coagulação de proteínas (asterisco), enquanto na derme reticular ocorre uma desidratação de grau moderado (estrelas), vendo-se também a presença de folículo atrófico (quadrado). Observam-se, também na derme média e profunda, alguns vasos preservados (seta vazada). Coloração: H-E. Aumento: × 100.

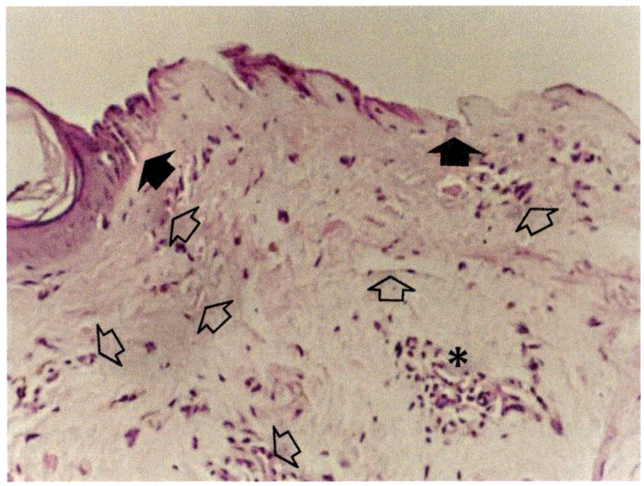

Fig. 14-5. Pele da região pré-auricular submetida ao processo de fototermólise seletiva com *laser* Er:YAG a 1,7 Joules (DERMA™ 20), vendo-se limitado pela seta espessa à esquerda, epiderme íntegra, ao centro, região que sofreu uma só passagem e, à direita, uma zona com 3 passagens. No derma, vasos sanguíneos (seta vazada) estão preservados e ao redor de alguns deles (asterisco) nota-se infiltrado inflamatório. Coloração: H-E. Aumento: ×100.

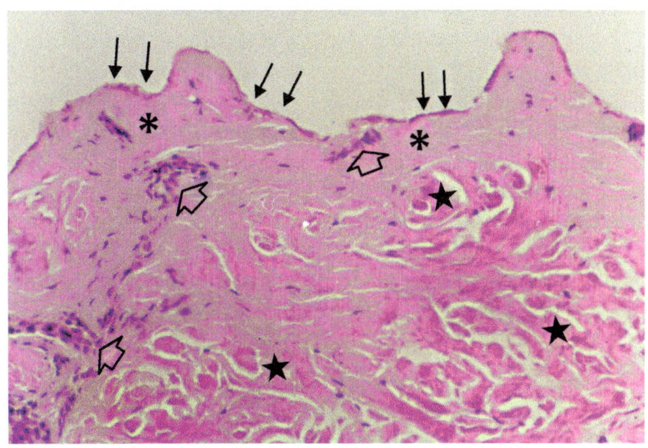

Fig. 14-6. Pele da região pré-auricular submetida ao processo de fototermólise seletiva com 6 passagens de *laser* de Er:YAG a 1,7 Joules (DERMA™ 20), vendo-se a zona de clivagem (setas delgadas) formada pela membrana basal e regiões densas provavelmente constituída por células basais da epiderme mumificadas. Na derme superficial ocorrem zonas de coagulação da matriz extracelular (asterisco) e nas derme média e profunda ocorrem zonas de desidratação (estrelas). As setas vazadas apontam para vasos sanguíneos preservados. Coloração: H-E. Aumento: ×100.

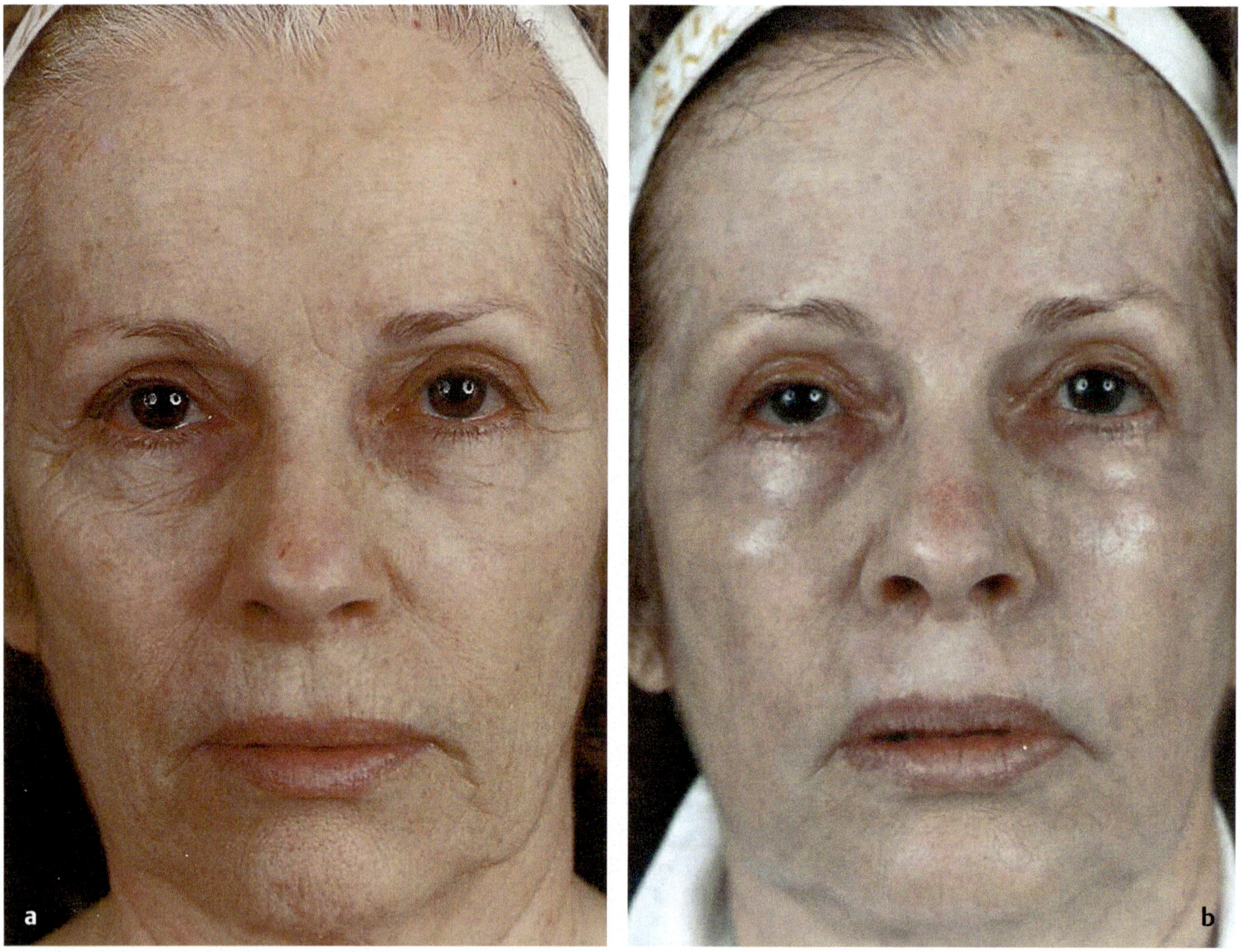

Fig. 14-7. MSV, fem., 70 anos. (a) Pré-tratamento em 2005. (b) 14 meses após o tratamento com *laser skin resurfacing*, fototermólise seletiva por *laser* pulsado de Er:YAG, 4–6 passes, com os parâmetros descritos nas Figuras 14-3.

Laser Pulsado Fracionado de CO_2 e Erbium:YAG

Novos estudos de Mainstein, publicados no ano de 2004, propõe o desenvolvimento de um sistema de filtro que deixa passar seletivamente a radiação. Esse sistema é conhecido como fracionamento, permitindo uma densidade de pontos podendo variar de 200 a 2.000 micrometros (1.000 micrometros = 1 milímetro), permitindo o tratamento parcial e seletivo da superfície atingida pela radiação do *laser*. *Softwares* de última geração controlam oito parâmetros que podem ser selecionados pelo operador. Isto pode promover uma infinidade de combinações que podemos utilizar em diferentes tipos de pele e lesões, com maior margem de segurança. Em geral, utilizando-se o equipamento de *laser* de CO_2 pulsado, ablativo e fracionado DEKA SMARTXIDE, fixamos a energia de saída em 10 WATTS, em peles com maior risco de pigmentação, 10-15 WATTS para a maioria dos tratamentos de *resurfacing*, e 20-25 WATTS para alguns protocolos especiais, como tratamentos de sequelas de acne e para fazer orifícios no músculo orbicular inferior, por via transcutânea. Uma das possibilidades do *laser* de CO_2 pulsado, ablativo e fracionado é o de aumentar ou diminuir a densidade dos furos produzidos pelo processo de fracionamento.

A Profundidade Variável de 1–5 Stack

Também podemos regular a profundidade de penetração do feixe de luz e regular o tempo de contato da energia com o tecido tratado (T▲). O número de passagens sobre a mesma área tratada pode intensificar e melhorar a qualidade do tratamento (Figs. 14-8 a 14-10).

Drug Delivery: Liberação Assistida de Drogas com o Uso do *Laser* CO_2 Pulsado, Ablativo e Fracionado

Os *lasers* de CO_2 pulsado, ablativo e fracionado e Er:YAG estão sendo utilizados desde 2004 para aumentar o potencial de ação de diferentes substâncias aplicadas por via tópica. Estudos demonstram que estas substâncias são cinco vezes mais absorvidas desta forma do que quando aplicadas na epiderme normal e íntegra. Este fato cria novas possibilidades terapêuticas para o tratamento de peles atróficas (Figs. 14-8 a 14-15), na veiculação de substâncias nutritivas como vitaminas, fatores de crescimento e ácidos graxos. Também é muito útil para aumentar a penetração de drogas para a fototerapia dinâmica nos tratamentos de tumores cutâneos não melanomas (5-fluorouracil e o 5-ácido aminolevulínico-ALA). Outro campo de aplicação recente dos *lasers* de CO_2 pulsado, ablativo e fracionado e Er:YAG são os tratamentos para sequelas de queimaduras. Os canais criados pelos *lasers* de CO_2 pulsado, ablativo e fracionado podem ser vias de penetração ou migração para as células pré-adipocitárias, que encontramos no aspirado do tecido adiposo e que hoje já são reconhecidas como células-tronco derivadas deste tecido.

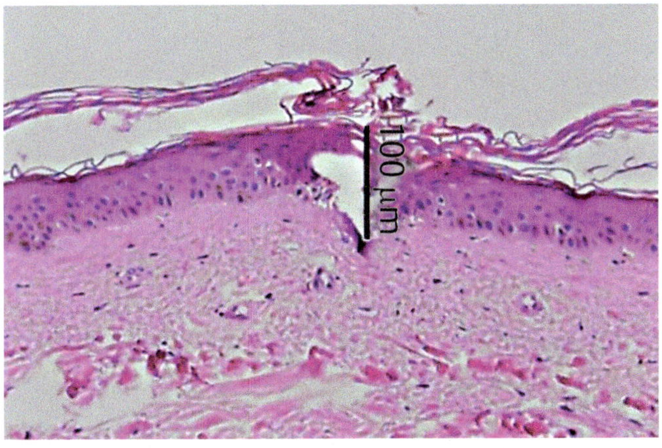

Fig. 14-8. Corte histológico de pele tratada por *laser* de CO_2 pulsado, ablativo e fracionado de CO_2 (Dual Deep/Skintec, cortesia do Dr. Kim Won-Serk). Fragmento atingido na camada epidérmica (4 mj, 100 microns de profundidade).

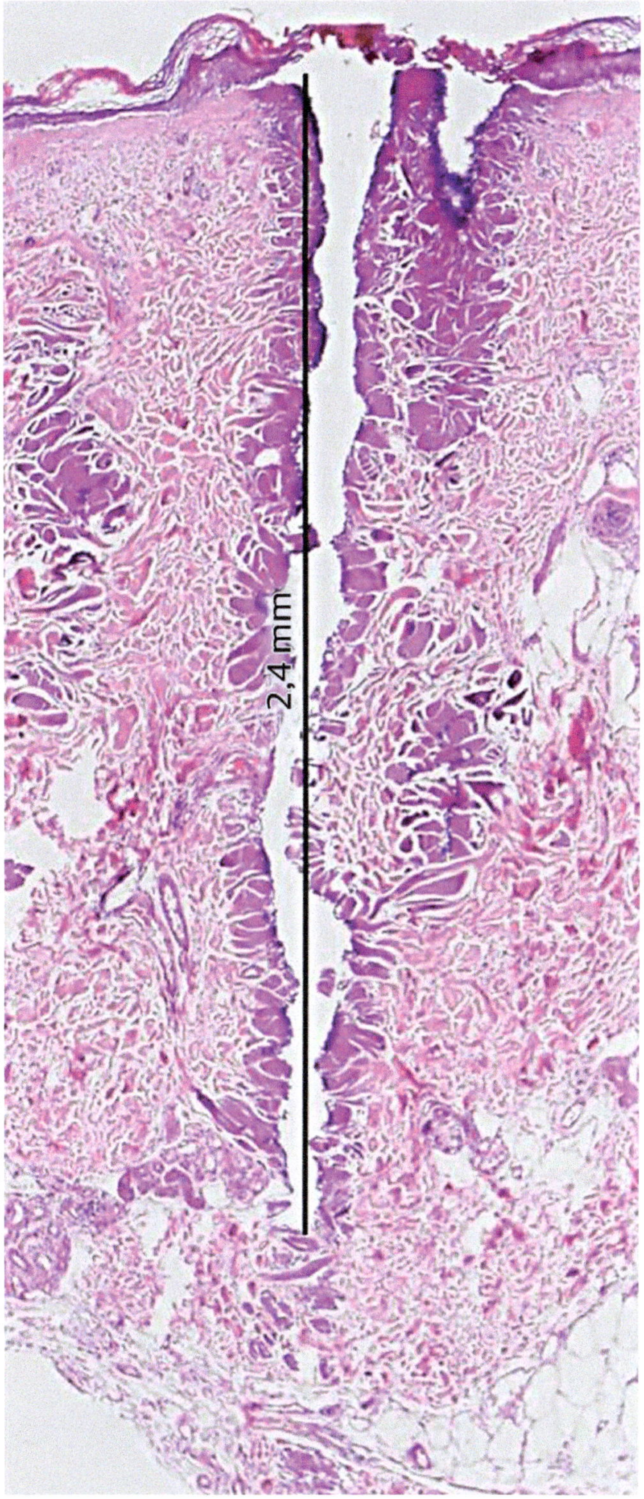

Fig. 14-9. Orifício produzido por fototermólise seletiva por *laser* de CO_2 pulsado, ablativo e fracionado de CO_2 (Dual Deep/Skintec, cortesia do Dr. Kim Won- Serk), profundidade de 2,4 mm.

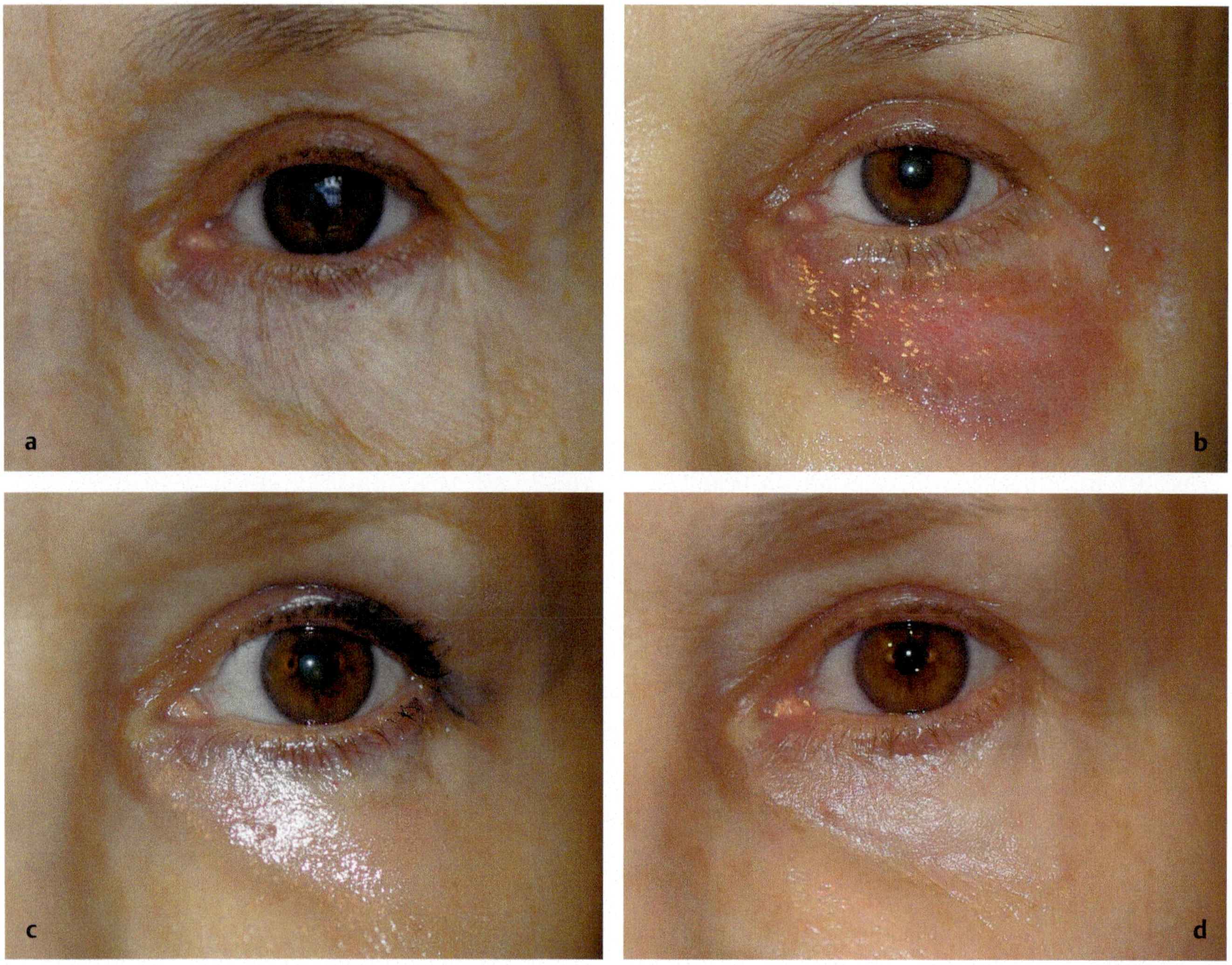

Fig. 14-10. MTF, fem. (**a**) Pré-tratamento (pele atrófica) proposta: *laser* de CO_2 fracionado para "*drug delivery*" de ácidos graxos e outros nutrientes tópicos. (**b**) Após três dias de tratamento com o *laser* de CO_2 fracionado (Deka Smartxide 2: 10 W–200 de densidade – 300 T▲ - *stack* 2 – 1-2 passes). (**c**) Após 21 dias de tratamento. (**d**) Após 5 anos de tratamento.

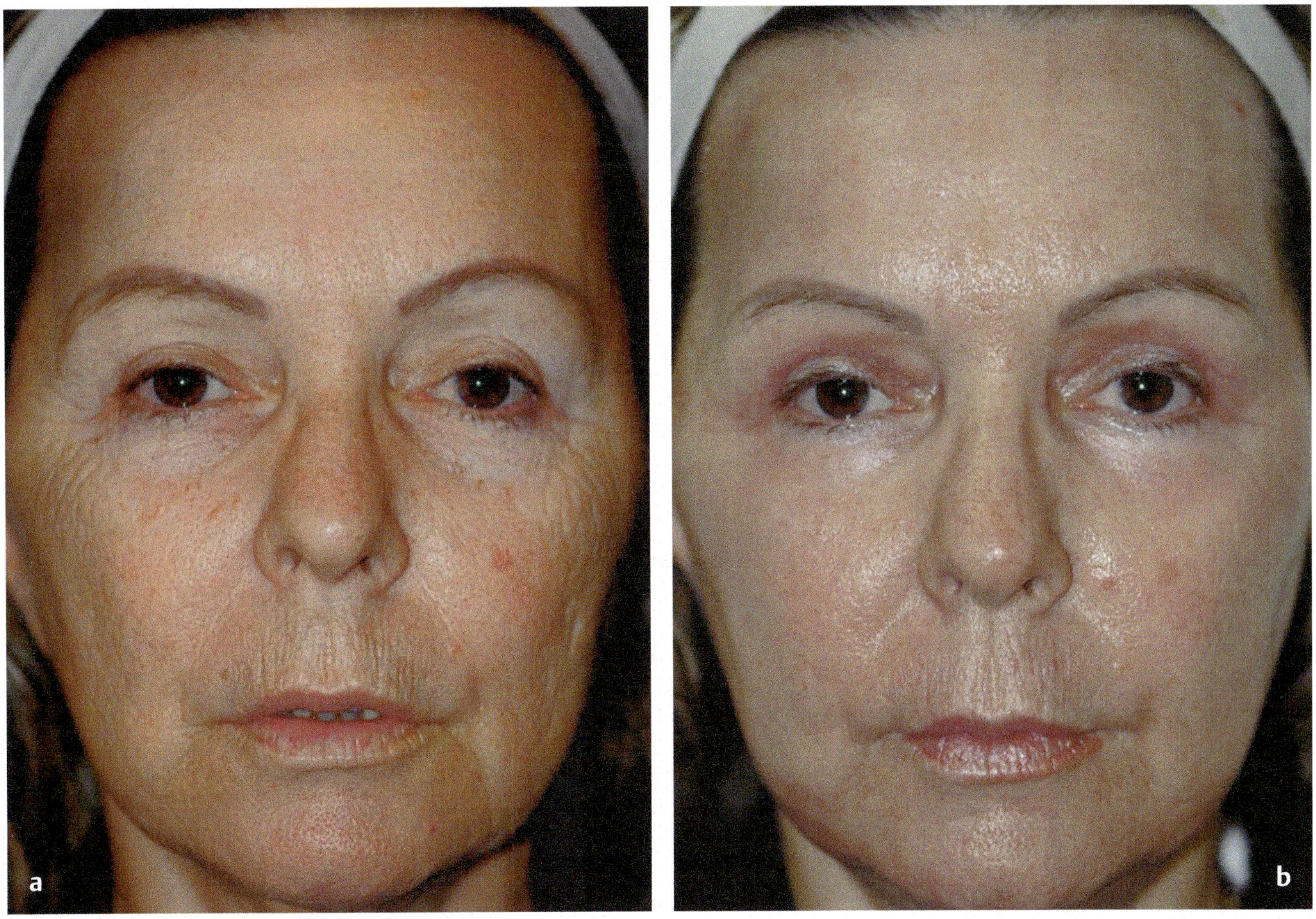

Fig. 14-11. MLPB, fem., 53; anos. (**a**) Pré-operatório em 2012. Tratamento proposto. (**b**) Após 16 dias: tratamento da pele com *laser* de CO_2 fracionado (20 W, densidade 500, T▲ 300, *stack* 4, 3 passes), blefaroplastia superior com retirada de bolsas médias e internas.

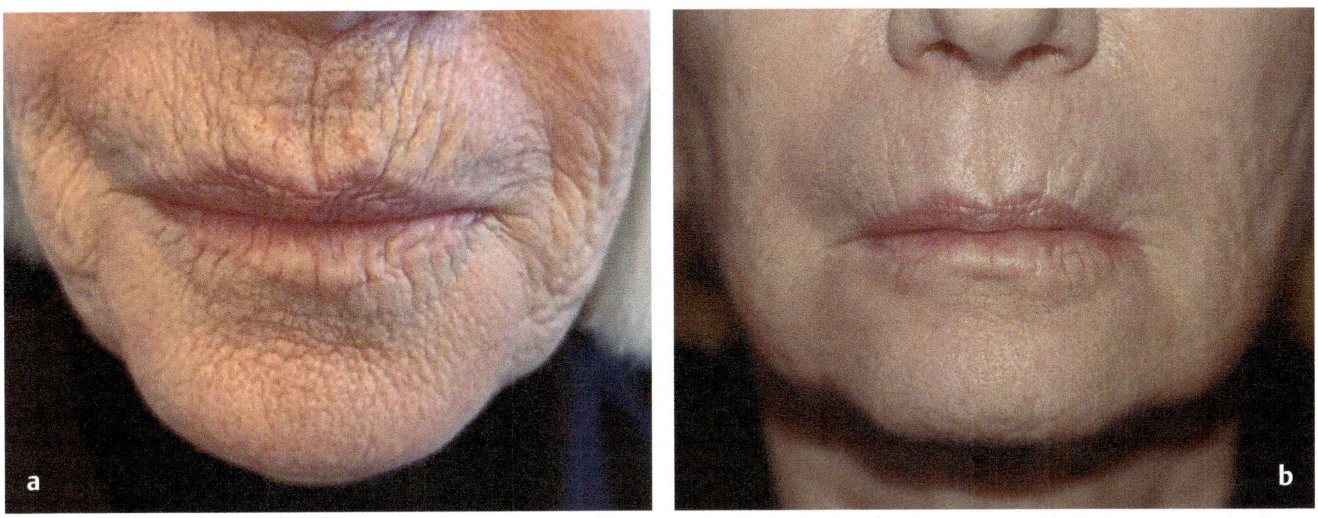

Fig. 14-12. MJG, fem., 72 anos. (**a**) Pré-tratamento. (**b**) Após 56 dias de *resurfacing* com *laser* de CO_2 pulsado, ablativo e fracionado para rugas profundas (25 W – st 3 – Densidade 200, 300 T▲, 4-6 pass.)

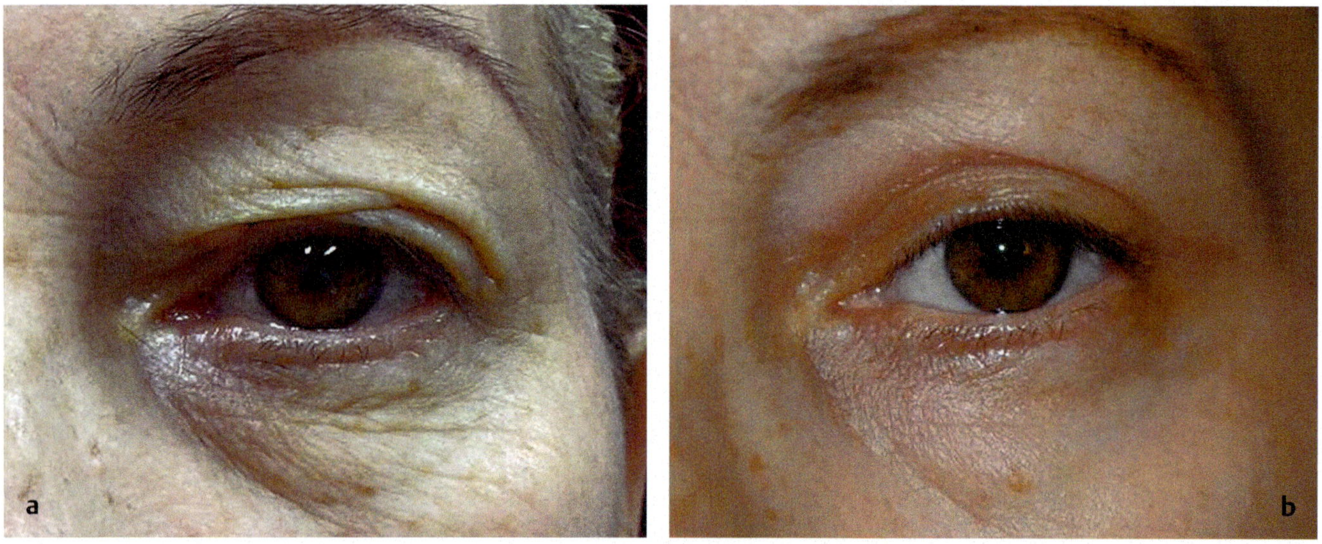

Fig. 14-13. TMO, fem., 51 anos. (a) Prosposta: blefaroplastia superior e inferior, sem retirada de bolsas. (b) Pós-operatório, 58 dias de blefaroplastia superior sem retirada de bolsa e tratamento direto da flacidez do músculo orbicular superior com *laser* de CO_2 contínuo (cw) desfocado. Parte inferior tratada com os parâmetros descritos na Figura 14-11.

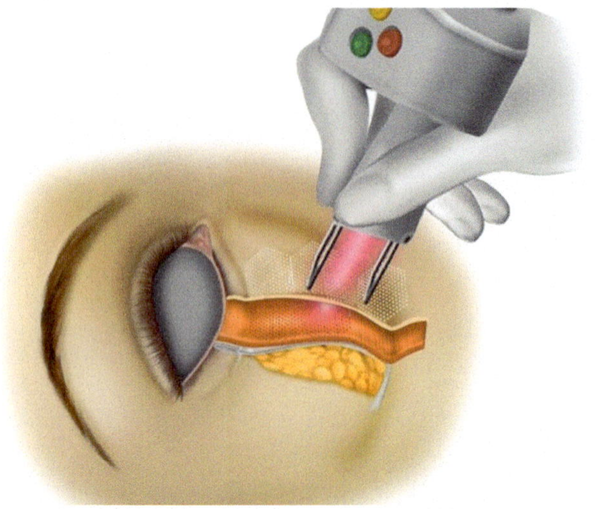

Fig. 14-14. Tratamento por via transcutânea da flacidez do músculo orbicular inferior, com o *laser* de CO_2 fracionado (Deka Smartxide 2: 20 W – 500 de densidade – 300 T▲ – stack 5 – 2-3 passes, visando causar dano térmico sobre a musculatura).

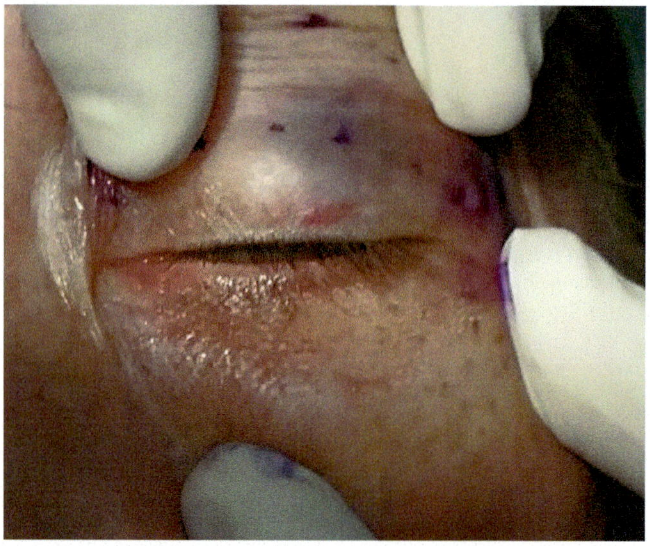

Fig. 14-15. Tratamento por via transcutânea da flacidez do músculo orbicular inferior, com o *laser* de CO_2 fracionado (Deka Smartxide 2: 20 W – 500 de densidade – 300 T▲ – stack 5 – 2-3 passes, visando causar dano térmico sobre a musculatura).

ORIENTAÇÕES PRÉ-OPERATÓRIAS

Nas orientações pré-operatórias devemos dar ênfase ao preparo da pele com *peelings* químicos superficiais, que pode ser iniciado de 1 a 2 meses antes do procedimento, visando uniformizar a textura da pele e melhorar as condições vasculares, promovendo o aumento do volume da derme. Isto pode reduzir substancialmente a necessidade de maior agressividade na aplicação do *laser* para corrigir grandes distorções da pele envelhecida. A prevenção do herpes-zóster pode ser iniciada 48 horas antes do procedimento. É importante programar com o paciente as suas atividades nesse período.

CUIDADOS PÓS-IMEDIATOS E PRESCRIÇÃO PARA TODO O PERÍODO INFLAMATÓRIO

Os cuidados no pós-operatório imediato, até a eliminação de todas as crostas, ou seja, até o 10º dia, requerem uma rotina simplificada: higienizar as mãos antes de tocar a pele, manter a cabeça mais elevada durante o sono e durante as horas do dia, para facilitar a drenagem do edema.

O curativo é feito somente com o uso tópico de pomadas contendo ácidos graxos de origem animal ou vegetal, para promover a umidificação da ferida. A lavagem da pele é feita com sabão neutro tipo Johnson & Johnson e soro fisiológico nas primeiras 72 horas.

A pomada deve ser renovada várias vezes ao dia, enquanto permanecer a sensação de pele seca e irritada. O sabão neutro, tipo Johnson & Johnson, deve ser mantido durante todo o período de eritema. O uso de protetor solar só está liberado após a fase aguda do processo inflamatório, normalmente a partir do 12º ao 15º dia. Antes deste período recomendamos o afastamento total do sol, tendo em vista que, muitas vezes, o uso precoce de protetores solares pode desenvolver irritações e aumentar o processo inflamatório local. O uso de creme clareador é recomendado e pode ser iniciado por ocasião da liberação para o uso do protetor solar, mas esses produtos não devem conter ácidos irritantes em suas formulações. Em nossa rotina evitamos ao máximo o uso tópico de antibióticos ou corticosteroides, bem como seu uso oral ou injetável, a menos que surja um quadro infeccioso, que justificaria a indicação do antibiótico, ou prurido intenso, no caso dos corticosteroides.

DOCUMENTAÇÃO FOTOGRÁFICA

Os resultados obtidos com os tratamentos de *laser* de CO_2 pulsado, ablativo e fracionado *resurfacing* são documentados nas fases de pré-operatório, trans e pós-operatórios, de acordo com o seguinte esquema: imediatamente após a aplicação, e nas próximas 48 e 96 horas, e depois, nos 6º, 10º, 20º, 30º, 60º, 120º, 180º e 360º dias, sempre com a câmera fotográfica digital, NIKON D-300 com lente de 105 mm, utilizando-se a mesma iluminação e o mesmo local.

COMPLICAÇÕES

As complicações mais frequentes nos procedimentos de *laser skin resurfacing* são os eritemas prolongados, as hiperpigmentações pós-inflamatórias, as infecções de pele, a acne e o *milium*. As menos frequentes são as hipocromias, o herpes-zóster, além de cicatrizes hipertróficas e queloideanas. Para evitar estes efeitos colaterais, protocolos específicos devem ser utilizados para cada caso.

PERSPECTIVAS FUTURAS

Novas tecnologias estão sendo desenvolvidas e estarão em uso em poucos anos. A mais recente e promissora entre elas é o uso do *laser* de Er:YAG não ablativo, que permite o seu uso intraoral, ou seja, dentro da cavidade oral, com acesso indireto sobre a musculatura facial, podendo encurtá-la, reduzindo a flacidez da musculatura facial envelhecida. Estes estudos já foram comprovados histologicamente.

Outra aplicação deste tipo de *laser* é a de correção de algumas patologias e doenças para área do canal vaginal e de outros tecidos do períneo. A reparação do excesso de relaxamento da porção distal do esôfago, em casos de hérnias de refluxo, também é possível mediante o uso não invasivo de equipamentos de ultrassom, radiofrequência ultrapulsada e de micro-ondas.

PONTOS IMPORTANTES

Recomendações ao operador de procedimentos com *laser* em medicina:

- Estudos sobre anatomia e histologia da pele humana.
- Estágio prolongado com profissionais médicos que usam *laser* em sua rotina, para familiarizar-se com o controle dos parâmetros específicos para o tipo de *laser* a ser utilizado.
- A seleção de pacientes e lesões a serem tratadas e a escolha dos parâmetros corretos aplicados em cada paciente é a chave para o sucesso dos tratamentos com *lasers*.
- O gerenciamento do eritema no período inflamatório é um ponto importante para evitar a hiperpigmentação pós-inflamatória.
- Evitar iatrogenias no período pós-*laser*. Usar precocemente clareadores e filtros solares químicos durante o período inflamatório pode aumentar o tempo do processo inflamatório.
- Lembrar que a ferida precisa somente de componentes que possam ser utilizados no processo de reepitelização (ácidos graxos e sabão neutro).

BIBLIOGRAFIA

Anderson RR, Parrish JA. Seletive photothermolysis: precise microsurgery by selective absorption of pulsed radiation. Science. 1983;220:524.

Bickey LS, Szilagyi PG. Bates' Guide to physical examination and history taking, 8th ed. Philadelphia: Lippincott Williams and Wilkins; 2003. p. 95-103.

Burns AJ. A personal approach to laser resurfacing. Aesthetic Surg. Quarterly Winter. 1996;16(4):272-80.

Connolly KL, Chaffins M, Ozog D. Vascular patterns in mature hypertrophic burn scars treated with fractional CO_2 laser. Lasers Surg Med. 2014;46:597-600. Cotta-Pereira G. Junção dermo-epidérmica da pele humana: um estudo aos microscópios ótico e eletrônico. [Monografia]. Rio de Janeiro: Academia Fluminense de Medicina – AFM; 1991.

Curtiss LK. Clinical implications of basic research: reversing atherosclerosis? N Engl Med. 2009;360(11):1144-6.

Fitzpatrick TB. The validity and practicality of sun reactive skin types i through VI. Arch Dermatol. 1988;124(6):869-71.

Forster B, Klein A, Szeimies RM, Maisch T. Penetration enhancement of two topical 5-aminolaevulinic acid formulations for photodynamic therapy by Er:YAG laser ablation of the stratum corneum: Continuous versus fractional ablation. Exp Dermatol. 2010;19(9):806-12.

Geronemus RG. Fractional photothermolysis: current and future applications. Lasers Surg Med. 2006;38:169-76.

Goldman L, Rockwell RJJr. Laser in medicine. New York: Gordon and Breach; 1971.

Hædersdal M, Katsnelson J, Sakamoto FH, et al. Enhanced uptake and photoactivation of topical methyl aminolevulinate after fractional CO_2 laser pretreatment. Lasers Surg Med. 2011;43:804-13.

Hohenleutner U, Hoenleutner S, Bäumler W, Landthaler M. Fast and effective skin ablation with an er-yag laser: determinous of avlation rates and thermal damage zones. Lasers Surg and Med. 1997;20:242-5.

Holbrook KA, Wolf K. The struture and development of skin. In: Fitzpatrick TB, Eisen ZA, Wolf K, Freedberg IM, Austen KF. Dermatology in general m edicine, 4th ed. 1993;8:489-571.

Khan MH, Sink RK, Manstein D, et al. Intradermally focused infrared laser pulses: thermal effects at defined tissued depths. Lasers Surg Med. 2005;36:270-80.

Kaufmann R, Hibst R. Pulsed er:yag and 308 mm uv-ex laser: an in vitro and in vivo study of skin-ablative effects. Lasers Surg and Med. 1989;9:132-40.

Laubach HJ, Tannous Z, Anderson RR, Manstein D. Skin responses to fractional photothermolysis. Lasers Surg Med. 2006;38:142-9.

Lask G, Keller G, Lowe N, Gormley D. Laser skin resurfacing with the silktouch flashscanner for facial rhytides. Dermatol Surg. 1995;21:1021-4.

Le Qu, Austin Liu, Li Zhou, et al. Clinical and molecular effects on mature burn scars after treatment with a fractional CO_2 laser. Lasers Surg Med. 2012;44:517-24.

Lin JY, Warger WC, Izikson L, et al. A prospective, randomized contolled trial on the efficacy of fractional photothermolysis on scar remodeling. Lasers Surg Med. 2011;43:265-72.

Maiman TH. Stimulated optical radiation in ruby. Nature. 1960;187:439.

Mainstein D, Herron GS, Sink RK, et al. Fractional photothermolysis: a new concept for cutaneous remodeling using microscopic patterns of thermal injury. Lasers Surg Med. 2004;34:426-38.

Mene RM. Aspectos histológicos preliminares das alterações da pele humana submetida ao tratamento isolado ou combinado com *laser* Er:yag, de alta potência e *laser* de CO_2. [Monografia]. São Paulo: Sociedade Brasileira de Cirurgia Plástica - SBCP; 1997.

Mene RM, Cotta-Pereira G. Rejuvenescimento facial: uso oral de aminoácidos precursores dos constituintes da matriz extracelular da pele humana (proteína isolada). Congresso da Sociedade Italiana de Dermo-Estética, 1990, Sorrento.

Moy LS, Mene RM. Glycolic acid chemical peels. In: Roenigk RK, Roenigk HH (eds). Dermatologic surgery, principles and practice. New York: Marcel Dekker, Inc., 1997. p. 1103-13.

Ostertag JU, Quaedvlieg PJF, Geer S, et al. A clinical comparasion an long-term follow-up of topical 5-fluorouracil versus laser resurfacing in the treatment of widespread actinic keratose. Lasers Surg Med. 2006;38:731-9.

Sang Ju Lee, In Kwon Yeo, Jim Moon Kang, et al. Treatment of hypertrophic burn scars by comnination laser-cision and pinhole method using a carbon dioxide laser. Lasers Surg Med. 2014;46:380-4.

Sklar LR, Burnett CT, Waibel JS, et al. Laser assisted drug delivery: a review of an evolving technology. Lasers Surg Med. 2014;46:249-62.

Thompson RC, Allam AH, Lombardi GP, et al. Atherosclerosis across 4000 years of human history: the study of for ancient populations. Lancet. 2013 Apr 6;381(9873):1211-22.

Waibel JS, Wulkan AJ, Shumaker PR. Treatment of hypertrophic scars using laser and laser assisted corticosteroid delivery. Lasers Surg Med. 2013;45:135-40. Zweig AD, Frenz M, Romano V, Weber HP. A comparative study of laser tissue intereation at 2.94 µm and 10.6 µm. Appl Phis B. Springer-Verlag; 1988. 47. p. 259-65.

Vídeo

CAPÍTULO 15

NOVAS TECNOLOGIAS PARA RETRAÇÃO DE PELE

Francisco de Assis Montenegro Cido Carvalho ▪ Eduardo Antonio Torres Furlani
Juliana Paula Costa Montenegro Carvalho ▪ Douglas Rodrigues de Macedo

INTRODUÇÃO – BREVE HISTÓRIA DO TRATAMENTO ESTÉTICO DA FACE

Até o início do século XX, a ritidoplastia e a cirurgia estética como um todo eram encaradas com desdém, e até mesmo como um ato de pura vaidade, sendo fortemente rejeitadas tanto na Europa quanto na América. Tal panorama somado à pequena quantidade de publicações e propagações de técnicas, impediu por muito tempo o avanço da ritidoplastia, até que no início do século XXI, a abundância das publicações impulsionou esse campo cirúrgico.

Um dos primeiros procedimentos de suspensão da face descrito, data de 1912, onde Eugene von Hollander descreveu a retirada de fusos de pele na região temporal, pré e retroauricular, com mínimo descolamento. Charles Miller foi o primeiro americano a publicar sobre a ritidoplastia e seu livro texto de 1924 inspirou o modelo das incisões cutâneas empregadas na atualidade.

O avanço tecnológico obtido nas duas Grandes Guerras Mundiais, bem como o advento dos antibióticos e a evolução da anestesia, proporcionaram a adoção de procedimentos de ritidoplastia cada vez mais agressivos, sob as mãos de Gillies, Millard, Skoog, e outros grandes cirurgiões. Maliniak foi o primeiro a descrever a importância do tratamento do pescoço. Finalmente, os estudos anatômicos de Mitz e Peyronie, ajudaram a compreender o sistema músculo-aponeurótico superficial (SMAS), embasando as técnicas mais empregadas atualmente.

EVOLUÇÃO TECNOLÓGICA

O dinamismo e a fluidez da sociedade moderna, associados à exposição das redes sociais, trouxeram a necessidade de procedimentos que proporcionassem uma recuperação mais precoce, com um menor custo e menos estigmas da cirurgia convencional. Sendo assim, surgiram diversas tecnologias como ultrassom, *lasers*, microagulhamento, radiofrequência, agentes químicos, neurotoxinas e gordura autóloga com finalidade ética, proporcionando resultados cada vez melhores, naturais e duradouros, trazendo ainda novos conceitos como miomodulação, estimulação de colágeno e retração cutânea.

Nesse contexto, embora a ritidoplastia corrija adequadamente os efeitos gravitacionais nos tecidos, não é eficaz quanto à qualidade da pele, textura, pigmentação e rítides finas. Para isto, a renovação e a remodelação cutânea podem ser obtidas através da associação das tecnologias acima citadas, realizadas de forma isolada ou associadas às cirurgias da face.

Dentre as novas tecnologias, a radiofrequência (RF) merece destaque devido à sua capacidade de estimular colágeno e promover retração cutânea com um baixo potencial de complicação. A RF é uma tecnologia que já é utilizada há mais de um século para os mais diversos fins, como eletrocoagulação, ablações cardíacas etc. Atualmente, foi aprovado o seu uso cosmético para estimulação de colágeno e tratamento de rugas e sua combinação com procedimentos mecânicos, como microagulhamento, proporcionou melhores resultados com menos complicações.

CONHECENDO A RADIOFREQUÊNCIA

A radiofrequência é uma tecnologia que transforma energia elétrica em energia térmica. A quantidade de energia liberada depende principalmente da impedância de cada tecido e da duração do estímulo. Esse conceito é fundamental para o entendimento do mecanismo de ação desta ferramenta, visto que as temperaturas-alvo para cada camada de tecido tratada são distintas, tornando o conhecimento desses limites de essencial importância para o adequado tratamento de cada camada, evitando queimaduras.

A contração ideal do colágeno ocorre quando a temperatura da derme atinge uma faixa entre 65 e 68°C, enquanto a faixa de temperatura na epiderme não deve exceder 42°C, visto que queimaduras epidérmicas podem ocorrer a 44°C. Em um dos aparelhos mais utilizados, para garantir que essas faixas sejam respeitadas, uma constante monitorização da temperatura é realizada para que o estímulo seja automaticamente suspenso ao atingir o limiar preestabelecido e reiniciado quando ocorrer o decréscimo de 0,1°C no tecido tratado, sendo tais medidas realizadas diversas vezes a cada milissegundo. Além da contração imediata das fibras colágenas, promovendo em conjunto a contração da pele, a lesão térmica estimula o mecanismo de reparo das lesões, levando ao aumento da produção de colágeno com pico entre 3 e 4 meses, podendo seus efeitos perdurarem por até 12 meses.

Existem diversas marcas de aparelhos de radiofrequência, cada uma com eletrodos próprios que podem ser monopolares, bipolares ou fracionados. Atualmente, os dois últimos são os mais amplamente utilizados, devido a maior segurança e precisão que oferecem.

Os eletrodos monopolares entregam a energia diretamente sobre a pele, proporcionando um aquecimento volumétrico que induz a contração cutânea; um mecanismo secundário de resfriamento é utilizado para proteção da epiderme. Já os aparelhos bipolares (Fig. 15-1) funcionam de forma diferente, entregando a energia entre dois eletrodos carregados, causando um aquecimento mais localizado e mais controlado.

Os eletrodos fracionados (Fig. 15-2), combinam a radiofrequência com o microagulhamento. A energia é liberada por cada uma das microagulhas, que funcionam como eletrodos positivos, e uma placa presente no aparelho funcionando como o polo negativo. Esse tipo de tecnologia otimiza a retração cutânea e a remodelação adiposa, pois garante o aquecimento adequado da derme, da subderme e do tecido adiposo, enquanto protege a epiderme. Tais dispositivos permitem a regulação da profundidade e a intensidade nas quais a energia será administrada. A partir desse estímulo, é observada uma contração.

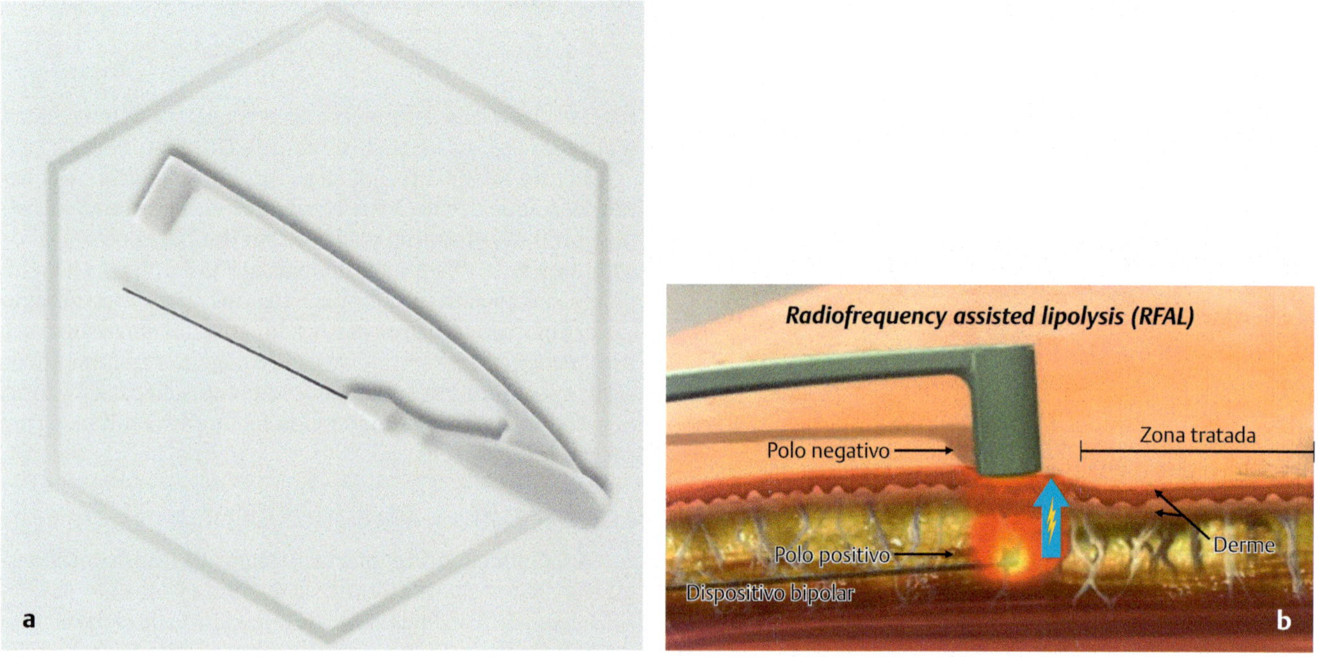

Fig. 15-1. (a) Ilustração de um dispositivo bipolar. (b) Dispositivo bipolar. À direita podemos evidenciar a contração da zona tratada em comparação com a zona não tratada. A direção da corrente vai do polo positivo (*probe*) ao polo negativo (seta azul).

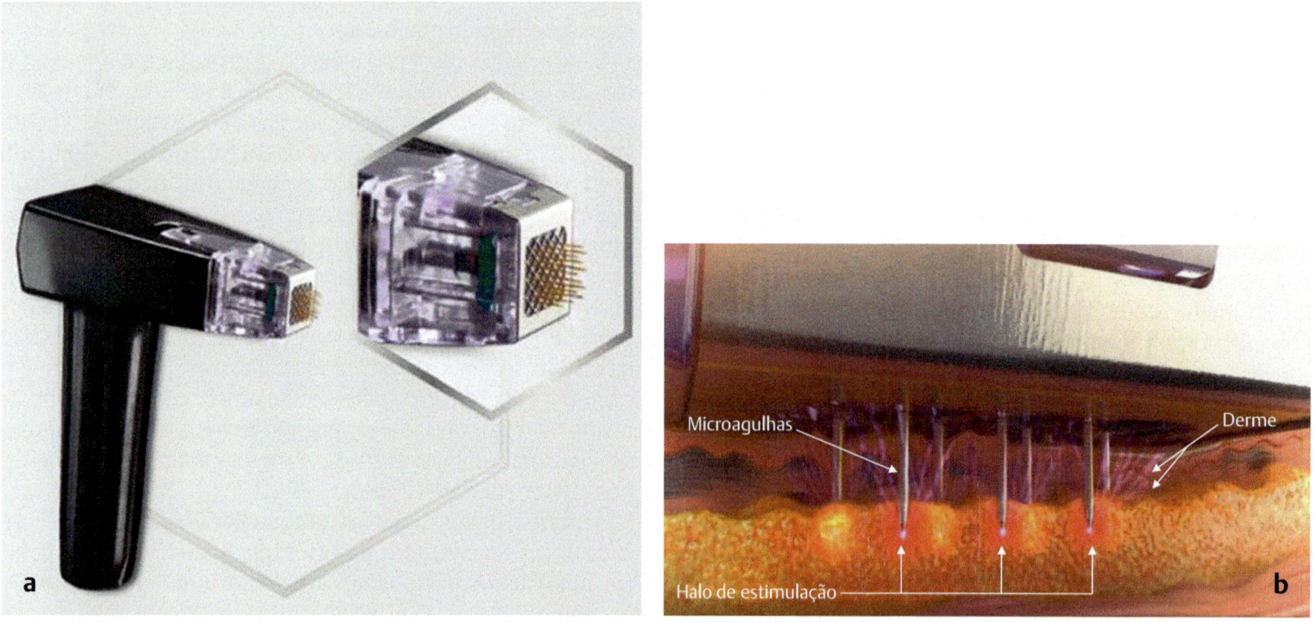

Fig. 15-2. (a) Ilustração de um dispositivo microagulhado para face; podendo ser evidenciadas as suas 24 agulhas destinadas ao tratamento facial. (b) Dispositivo fracionado de radiofrequência. A energia é liberada por cada um dos polos positivos (microagulhas) e seguem em direção ao polo negativo (placa metálica na base do *probe*).

INDICAÇÕES E CONTRAINDICAÇÕES

A RF pode ser indicada no rejuvenescimento cutâneo, tratamento de cicatrizes de acne, melasma, rarefação capilar e rosácea. Seu uso pode ser realizado em quase todo o corpo, mostrando-se uma ótima opção no tratamento da celulite, das estrias e da hiperidrose axilar. Na face, os melhores resultados são em pacientes na terceira e na quarta décadas de vida, com flacidez cutânea de leve a moderada.

Existem três grupos de pacientes com flacidez facial nos quais a RF é bem indicada:

1. Pacientes jovens com flacidez de leve a moderada, ainda sem indicação de tratamento cirúrgico convencional e que os tratamentos não invasivos não seriam suficientes.
2. Pacientes que já se submeteram a tratamento cirúrgico, mas que apresentam flacidez recorrente.
3. Pacientes com indicação de ritidoplastia, que desejam evitar a cirurgia, estando dispostos a resultados mais modestos.

As principais contraindicações são: uso de dispositivos eletrônicos implantáveis (marca-passo, implantes cocleares, neuroestimuladores etc.), doenças do colágeno e outras doenças autoimunes, estado de infecção ativa, estados de imunossupressão, gravidez e histórico de desordens cicatriciais; histórico de injeção de preenchedores, como ácido hialurônico, devido ao risco de deformação do gel na temperatura atingida, efeito este que não foi observado com o uso de dispositivos monopolares. Os autores não recomendam a utilização de radiofrequência bipolar ou fracionada em pacientes submetidos a preenchimento com polimetilmetacrilato ou outras substâncias devido à carência de estudos que comprovem a segurança. Histórico de infecção por herpes simples vírus deve ser considerado, devido ao procedimento ser um possível deflagrador da reativação da doença, devendo, nesses casos, ser realizado tratamento prévio com valaciclovir.

A realização desse procedimento em pacientes com flacidez acentuada pode gerar resultados insatisfatórios, sendo mais recomendada a a ritidoplastia, se o estado de saúde do paciente permitir.

CUIDADOS PRÉ-PROCEDIMENTO

Deve ser feita uma avaliação meticulosa do paciente, identificando as áreas com maior grau de flacidez, sendo estas demarcadas com caneta demográfica (Fig. 15-3). A avaliação deve ser realizada na posição sentada, de forma estática e dinâmica, com exposição da face e do pescoço. Qualquer assimetria ou imperfeição encontrada durante o exame deve ser documentada e revisada com o paciente.

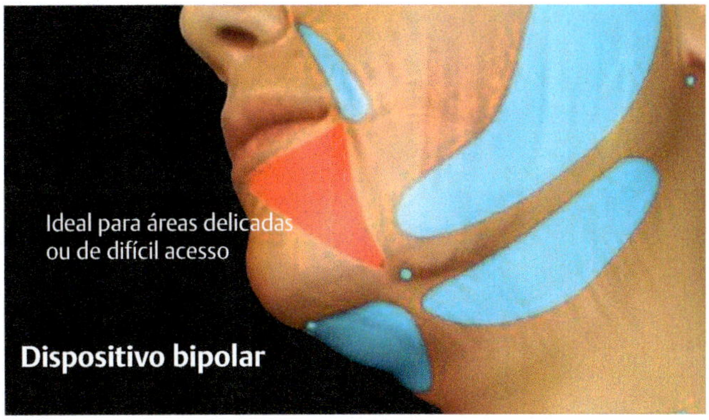

Fig. 15-3. Demarcação das áreas a serem tratadas com o dispositivo bipolar.

A documentação fotográfica é recomendada, através de uma sequência predefinida (Fig. 15-4), com boa qualidade para avaliar detalhes sutis da pele, como manchas e poros (o paciente não lembra de pequenos detalhes anteriores ao tratamento, portanto, as imagens são importantes para avaliar o grau de melhora da qualidade da pele).

A área a ser tratada deve ser limpa cautelosamente com solução de clorexidina. A infiltração é feita com 50 mL de lidocaína a 2% associada a 1,5 mL de adrenalina (1:1.000), 1,5 mL de bicarbonato de sódio (8,4%) para cada 1.000 mL de solução de Ringer lactato. Deve ser realizada infiltração tumescente de 200-250 mL desta solução, em toda a face e pescoço a serem tratados, utilizando cânula de 18 ou 16-gauge. Essa infiltração, além de garantir a anestesia, melhora a condutividade da RF e facilita a passagem do probe devido à hidrodissecção. Pode ainda ser adicionado 1 grama de ácido tranexâmico à solução de infiltração, a fim de diminuir a incidência de hematomas.

Para maior segurança e conforto do paciente, pode ser realizada a administração oral de uma associação de benzodiazepínico, antibiótico oral e analgésico de média potência (esquema proposto pelo autor: 10 mg de diazepam, 500 mg de cefalexina e 500/30 mg de paracetamol/codeína).

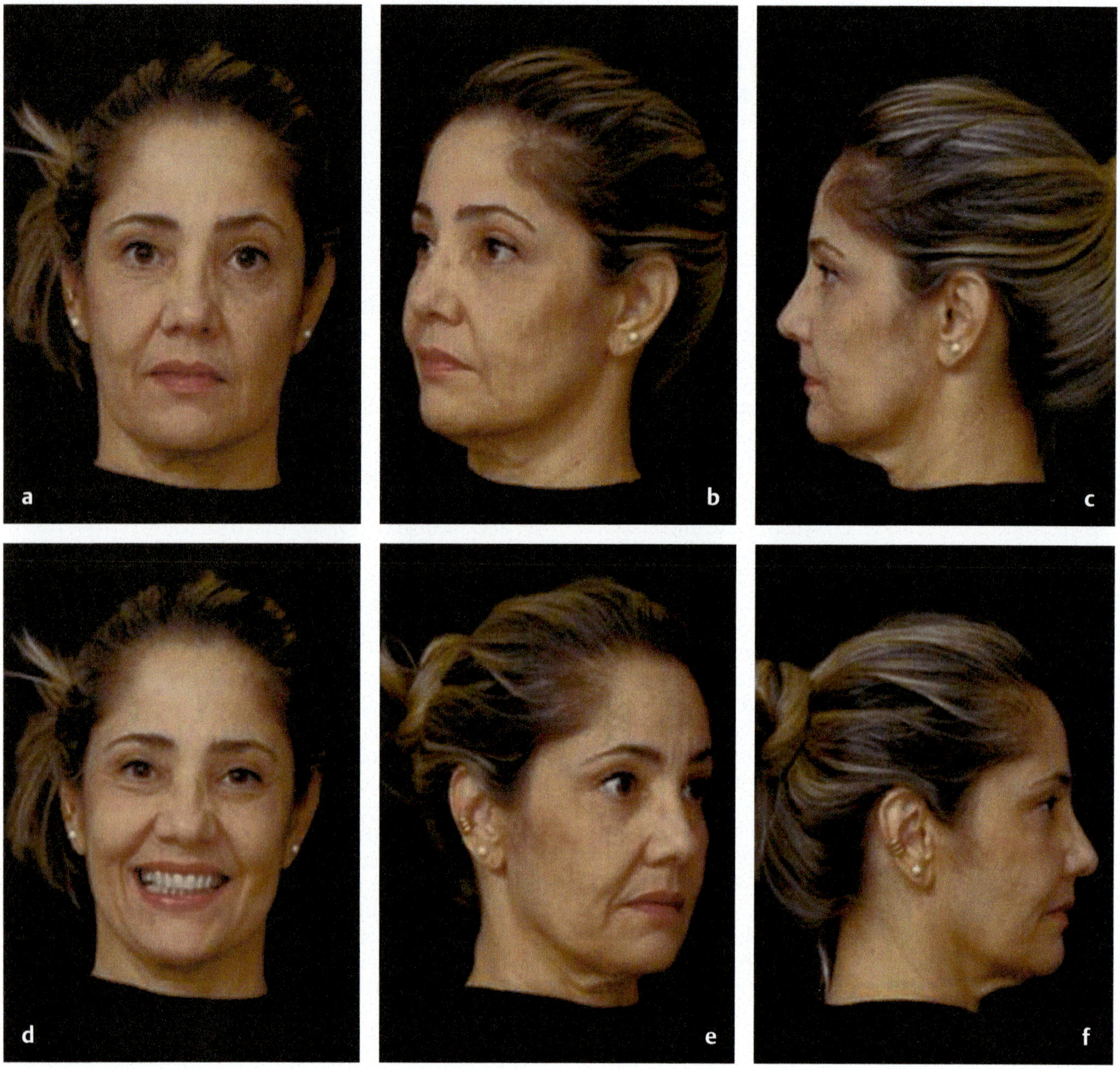

Fig. 15-4. (a-f) Sequência de posições recomendadas para documentação fotográfica.

TÉCNICA DE UTILIZAÇÃO

Na utilização dos aparelhos bipolares, é feita uma pequena incisão prévia de 2-3 mm com bisturi-lâmina nº 11. Recomenda-se a confecção dos orifícios de entrada na região infralobular bilateralmente (próximo ao ângulo da mandíbula) e na região submentual para melhor acesso à região cervical central. A profundidade deve ser subcutânea superficial e não deve ultrapassar o músculo depressor do ângulo oral, para evitar lesões ao ramo marginal da mandíbula do nervo facial.

Deve ser realizada uma tunelização prévia do tecido subcutâneo, com a utilização de uma cânula de lipoaspiração de espessura semelhante à do probe, de forma radial a partir do orifício de entrada. Após confeccionados os túneis, o probe deve ser inserido no subcutâneo e o dispositivo bipolar deve ser passado por cima da pele, sobre uma camada de gel estéril à base de água que facilite seu deslocamento e a condução de energia. Essa passagem deve ser realizada de maneira sistemática até que a temperatura preestabelecida para cada camada seja atingida (entre 65-68°C na derme e cerca de 38°C na epiderme). A sistematização do tratamento deve ser realizada na seguinte sequência: terço inferior da face à direita, região lateral direita do pescoço, região submentual, terço inferior da face à esquerda e região lateral esquerda do pescoço.

Para melhor controle, o dispositivo deve ser ativado com a utilização do pedal apenas durante o movimento retrógrado do probe, em intervalo de 3 a 5 segundos em cada retirada, preservando um raio de 1 cm de pele em volta do portal a fim de evitar sobreaquecimento dessa região. O tempo de tratamento de cada área é de aproximadamente 8 a 10 min por lateral do pescoço, 3 min em cada lateral da face e 4 a 5 min para a região central do pescoço, com média de 45 minutos de tratamento (podendo chegar a 58 minutos quando associado ao tratamento fracionado), com um protocolo predefinido (Quadro 15-1). Todas os orifícios de entrada devem ser fechados com fio 5-0 absorvível ao fim do procedimento.

Existem diversos dispositivos de RF microagulhada no mercado, variando de 10 a 126 agulhas, revestidas ou não, que podem atingir uma profundidade de 1 a 7 milímetros. A energia liberada varia de 5 a 62 quilowatts de potência, devendo inicialmente ser entregue com não mais de 15 kW, principalmente em fototipos mais altos (Quadro 15-2).

As aplicações devem progredir com uma sobreposição de cerca de 50% da área selecionada anteriormente para que o resultado ideal seja atingido. A energia empregada, o número de sessões, o intervalo entre sessões e o período de recuperação vão variar de acordo com a região a ser tratada. Conforme descrito anteriormente, este procedimento é geralmente realizado sob anestesia local, mas bloqueios de nervos podem ser necessários em procedimentos mais extensos, podendo ainda ser associados à sedação venosa ou inalatória.

A aplicação da RF com microagulamento pode ser repetida uma ou duas vezes, com intervalo de 60 dias, dependendo da indicação.

Quadro 15-1. Indicação do autor para parâmetros de tratamento

Dispositivo bipolar	Face	Pescoço
Temperatura: Interna: 38° Externa: 60°	3 Joules Total: 2 emifaces 1,5	6 Joules Total Divididos em 3 quadrantes lateral/medial/lateral

Quadro 15-2. Indicação do autor para parâmetros de tratamento

Dispositivo fracionado	Face (Joule e bola de Bichat)	Face (*Full face*)	Pescoço
Profundidade	5/4/3 mm	2/1 mm	5/4/3 mm
Energia	35-30 Joules	20-25 Joules	30-35 Joules
Modo	Fixado	Fixado	Fixado

CUIDADOS PÓS-PROCEDIMENTO

O resfriamento imediato da região tratada deve ser realizado a fim de reduzir o desconforto. Deve ser utilizado antibiótico tópico na região do microagulhamento por um período de 1 a 3 dias, devendo, neste período, ser evitada a aplicação de qualquer outra substância sobre a região tratada.

Nas abordagens em que a região cervical é incluída, é recomendada malha de compressão cérvico-facial por 72 horas, sendo mantido o uso noturno por 7 dias. A dor é controlada com analgésicos de baixa potência na maioria dos casos.

RESULTADOS

Em todos os pacientes a tecnologia foi utilizada de forma associada, tanto o dispositivo bipolar quanto a RF microagulhada, com exceção dos casos em que foi associado o *face-lifting*; nesses pacientes foi realizada somente a RF microagulhada. Não foi feita lipoaspiração em nenhum dos casos. Houve melhora da flacidez e do volume, principalmente na região do terço médio e da pescoço. Em alguns pacientes o procedimento foi realizado duas ou três vezes, sendo obedecido o intervalo de 2 a 3 meses. Os resultados foram satisfatórios considerando o grau de expectativa que foi passado aos pacientes de forma realista (Figs. 15-5 a 15-7).

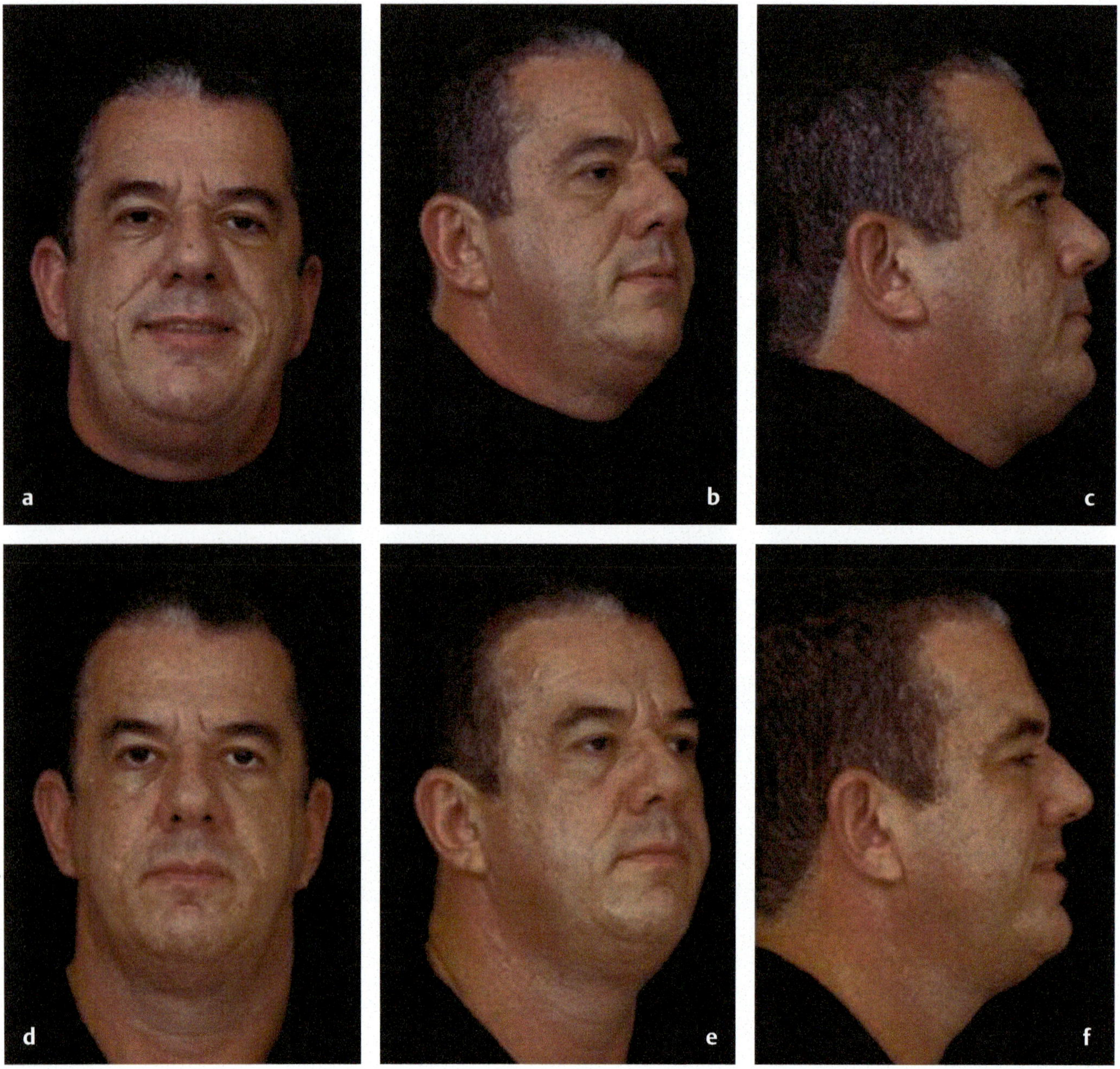

Fig. 15-5. (a-f) Sequência de paciente submetido a uma sessão de radiofrequência em associação: bipolar e agulhada. (a) Pré-procedimento e (b) pós-procedimento (120 dias).

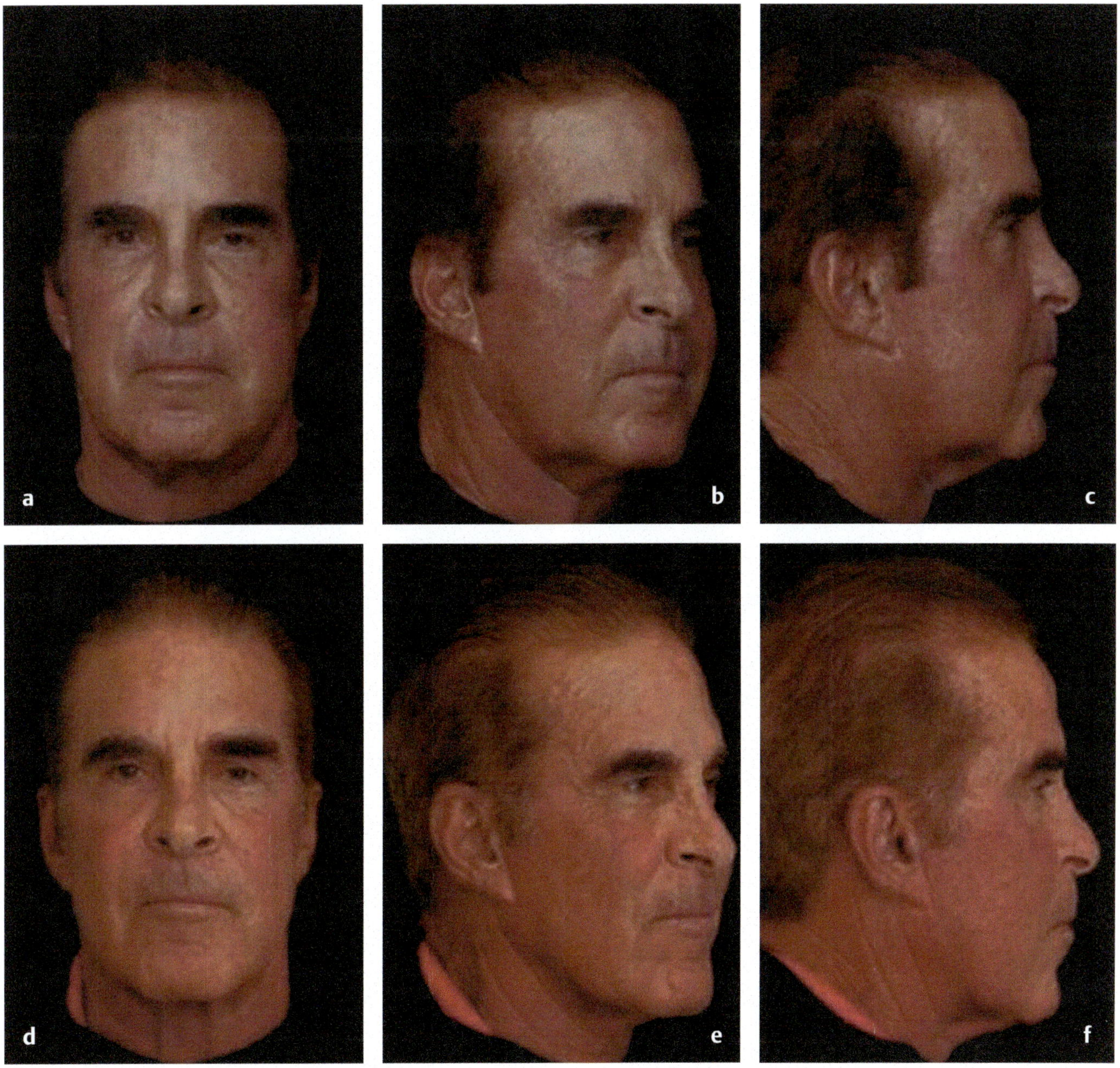

Fig. 15-6. (a-f) Sequência de paciente submetido a uma sessão de radiofrequência em associação: bipolar e agulhada. (a) Pré-procedimento e (b) pós-procedimento (120 dias).

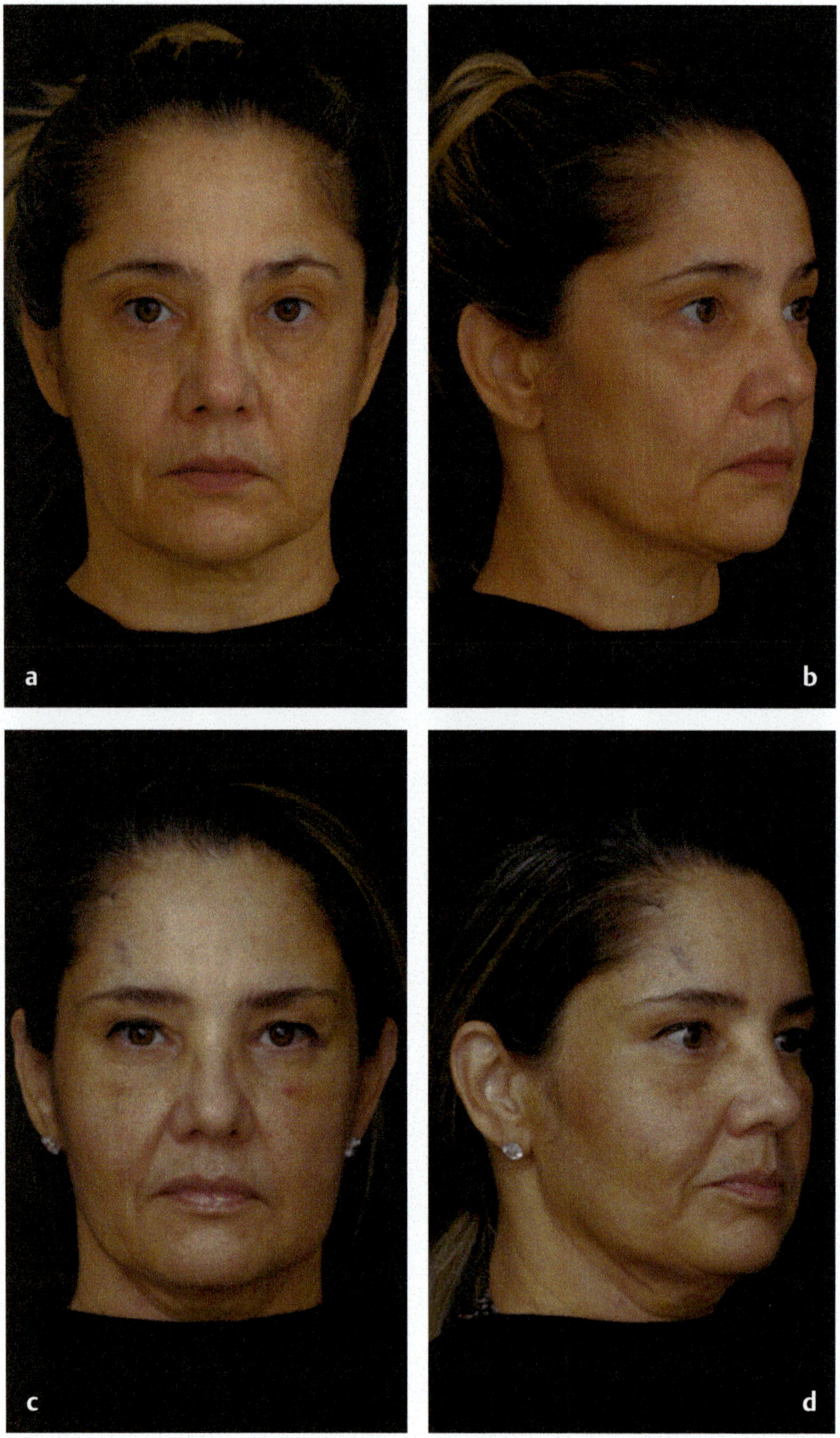

Fig. 15-7. (a-h) Sequência de paciente submetida a uma sessão de radiofrequência em associação: bipolar e fracionada. Progressão temporal. (a,b) Pré-procedimento; (c,d) 7 dias pós-procedimento; (e-f) 120 dias pós-procedimento; (g-h) 180 dias pós-procedimento). *(Continua)*

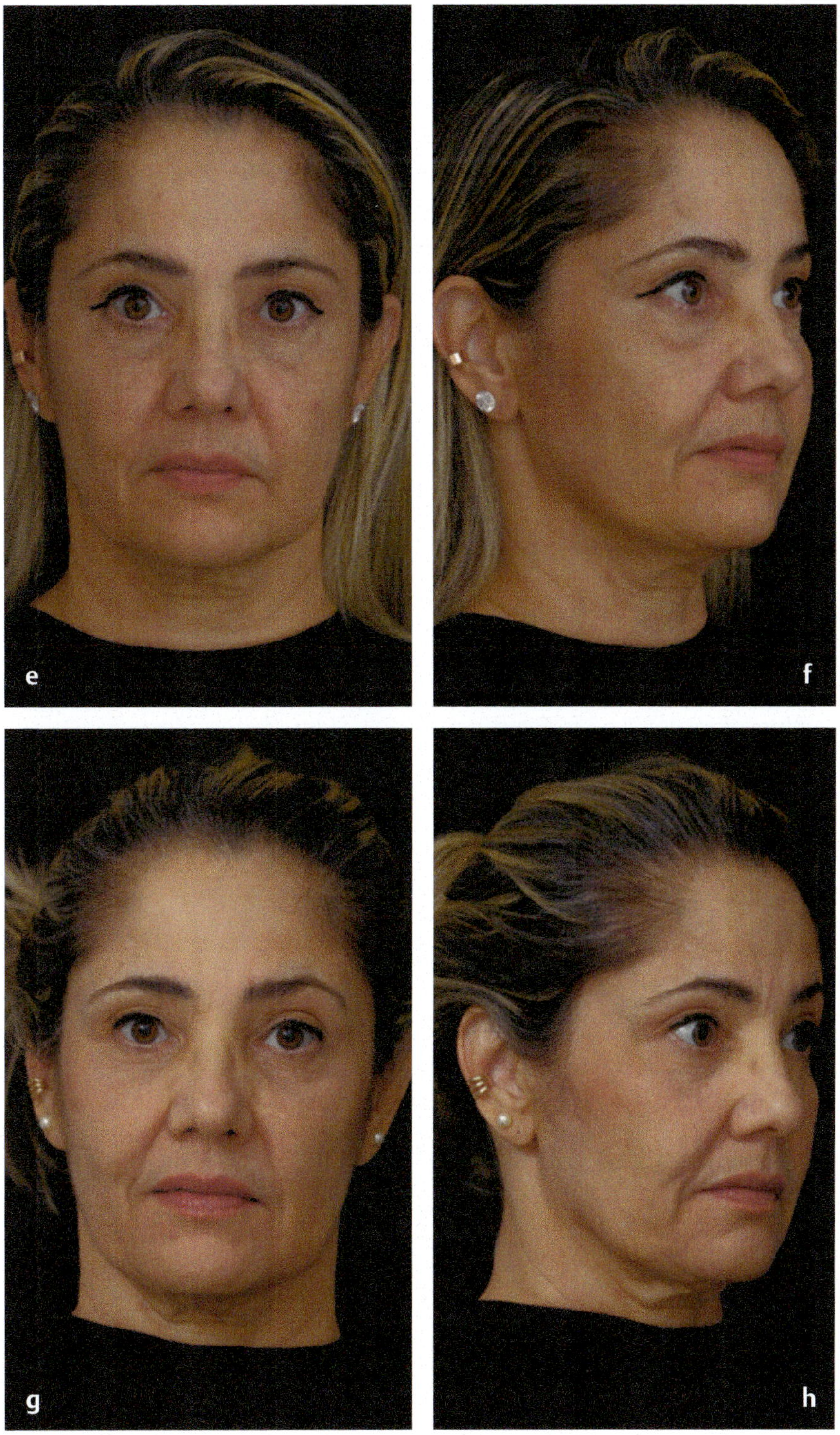

Fig. 15-7. *(Cont.)*

COMPLICAÇÕES E EFEITOS ADVERSOS

Os principais efeitos adversos são dor, eritema, equimoses e edema, que geralmente se resolvem ao longo de 5 dias. As complicações mais comuns são hiperpigmentação pós-inflamatória e eritema, que devem ser tratados com fotoproteção, sendo na maioria das vezes suficiente para resolução do quadro. Podem ocorrer ainda edema persistente, retrações e neuropraxia (principalmente do nervo marginal da mandíbula), que se resolvem espontaneamente em até 12 semanas. Seromas e queimaduras são raros, sendo relatados em menos de 1% dos pacientes.

Em uma revisão sistemática realizada por Swanson em 2022, foi evidenciado que as complicações são relativamente comuns, chegando a 19% em alguns estudos, contudo autolimitadas em sua maioria.

DISCUSSÃO

A maioria dos estudos tem mostrado uma melhora de 20% a 60% nas rugas faciais, flacidez e textura cutânea após uma a três sessões. Esses resultados já podem ser observados 1 mês após o procedimento, tendo o seu pico de melhora aos 3 meses, com uma manutenção dos efeitos por 7 meses a 1 ano.

Os melhores resultados obtidos nos estudos foram utilizando uma temperatura-alvo de 67°C durante 3 a 4 segundos de exposição, em uma profundidade de 1,3 a 2 milímetros. O uso de temperaturas maiores não mostrou melhores resultados e apresentam maior risco de complicações.

Em um estudo realizado por Dayan *et al.* (2020), foram avaliados 37 pacientes submetidos a tratamentos com RF utilizando dispositivos bipolares, fracionados ou a combinação dos dois métodos, não sendo observada alteração significativa da perfusão ou drenagem linfática dos tecidos tratados, demonstrando a segurança do método.

O uso de outro dispositivo de RF com jato de plasma tem demonstrado bons resultados no corpo, mas na face fica limitado pela menor espessura do subcutâneo e áreas delicadas e relevos específicos.

Em relação a outras formas não cirúrgicas de combate à flacidez, no tangente aos injetáveis, não há estudos de eficácia comparando-os com a radiofrequência. Na esfera das novas tecnologias, o ultrassom microfocado mostrou-se tão eficaz quanto a RF monopolar, não havendo estudos comparando-o com as formas bipolar e fracionada. Contudo, quando comparadas, a RF bipolar mostrou resultados superiores ao dispositivo monopolar.

CONSIDERAÇÕES FINAIS

A radiofrequência é uma tecnologia menos invasiva que a ritidoplastia cirúrgica, garantindo bons resultados em pacientes com flacidez cutânea leve a moderada, com um tempo de recuperação e custo menores.

A sua utilização em associação com a ritidoplastia em pacientes com flacidez acentuada promove uma melhora na qualidade da pele no pós-operatório, ajudando na obtenção de melhores resultados cirúrgicos.

A maior parte dos estudos que analisaram a utilização da radiofrequência possui conflitos de interesse, devendo o cirurgião analisar criticamente o real benefício da aquisição desta tecnologia devido ao seu alto custo.

BIBLIOGRAFIA

Ahn DH, Mulholland RS, Duncan D, Paul M. Non-Excisional Face and Neck Tightening Using a Novel Subdermal Radiofrequency Thermo-Coagulative Device. Journal of Cosmetics, Dermatological Sciences and Applications. 2011;01(04):141-6.

Alhaddad M, Wu DC, Bolton J, et al. A Randomized, Split-Face, Evaluator-Blind Clinical Trial Comparing Monopolar Radiofrequency Versus Microfocused Ultrasound With Visualization for Lifting and Tightening of the Face and Upper Neck. Dermatologic Surgery. 2019;45(1):131-9.

Arnaoutakis D, Kochhar A, Magro I, Karimi K. The Role of Subcutaneous Radiofrequency-Assisted Liposculpture in the Facial Plastic Surgeon's Practice. Facial Plastic Surgery & Aesthetic Medicine. 2022;24(S1):S-11-S-16.

Chia CT, Marte JA, Ulvila DD, Theodorou SJ. Second Generation Radiofrequency Body Contouring Device. Plastic and Reconstructive Surgery - Global Open. 2020;8(9):e3113.

Dayan E, Burns AJ, Rohrich RJ, Theodorou S. The use of radiofrequency in aesthetic surgery. Plastic and Reconstructive Surgery - Global Open. 2020;8(8):e2861.

Dayan E, Rovatti P, Aston S, et al. Multimodal radiofrequency application for lower face and neck laxity. Plastic and Reconstructive Surgery - Global Open. 2020;8(8):e2862.

Dayan E, Theodorou S, Rohrich RJ, Jay Burns A. Aesthetic Applications of Radiofrequency: Lymphatic and Perfusion Assessment. Plastic and Reconstructive Surgery - Global Open. 2020;8(10):e3193.

Duncan DI. Improving Outcomes in Upper Arm Liposuction: Adding Radiofrequency-Assisted Liposuction to Induce Skin Contraction. Aesthetic Surgery Journal. 2012;32(1):84-95.

Goldman MP, Alster TS, Weiss R. A Randomized Trial to Determine the Influence of Laser Therapy, Monopolar Radiofrequency Treatment, and Intense Pulsed Light Therapy Administered Immediately after Hyaluronic Acid Gel Implantation. Dermatologic Surgery. 2007;33(5):535-42.

Hsu SH, Chung HJ, Weiss RA. Histologic Effects of Fractional Laser and Radiofrequency Devices on Hyaluronic Acid Filler. Dermatologic Surgery. 2019;45(4):552-6.

Magro I, Kochhar A, Arnaoutakis D, Karimi K. Transcutaneous Radiofrequency Microneedling in the Facial Plastic Surgeon's Practice: A Review. Facial Plastic Surgery & Aesthetic Medicine. 2022;24(S1):S-3-S-10.

Mangat D, Frankel J. The History of Rhytidectomy. Facial Plastic Surgery. 2017 Jun;33(03):247-9.

Stochaj A, Dorota, Jezierska H, Kubisz L. Comparing the E cacy of Monopolar and Bipolar Radiofrequency Treatment on Facial Skin in Women. JCAD JOURNAL OF CLINICAL AND AESTHETIC DERMATOLOGY. 2022;15(12):22-7.

Swanson E. A Systematic Review of Subsurface Radiofrequency Treatments in Plastic Surgery. Annals of Plastic Surgery. 2022;89(3):274-85.

Theodorou SJ, Del Vecchio D, Chia CT. Soft Tissue Contraction in Body Contouring With Radiofrequency-Assisted Liposuction: A Treatment Gap Solution. Aesthetic Surgery Journal. 2018;38(2):S74-83.

Vídeo

CAPÍTULO 16

ULTRASSONOGRAFIA FACIAL

Luciana C. Zattar ▪ Cláudia B. Fontan Câmara
Simone Afonso Dini ▪ Juliana P. Rezende

INTRODUÇÃO

A ultrassonografia de alta resolução pode ser utilizada na prática do consultório e no centro cirúrgico, antes, durante e após os procedimentos faciais, trazendo mais segurança e assertividade nos diagnósticos, condução e tratamento dos pacientes. O conhecimento a respeito da técnica e das mais diversas aplicações da ultrassonografia é, então, imprescindível para o correto uso desta ferramenta e objetivo deste capítulo.

TÉCNICA E REQUISITOS

Para estudo da face preconiza-se a utilização de transdutores preferencialmente lineares e com frequência mínima de 15 MHz; maiores frequências poderão trazer informações superficiais mais detalhadas, e menores frequências melhor definição profunda.

Para a correta avaliação, os pacientes devem ser posicionados de acordo com a área a ser examinada, à direita do médico e do aparelho, deitado na maca ou sentado em cadeira. Para o mapeamento facial é imprescindível o uso de grande quantidade de gel para se evitar a compressão das áreas a serem estudadas, para que não se alterem características como padrão de vascularização (Fig. 16-1).

INDICAÇÕES, VANTAGENS E DESVANTAGENS

O ultrassom pode ser utilizado na avaliação pré-procedimentos da face para avaliação da anatomia e variantes da normalidade, para identificação e localização de procedimentos antes realizados, como cirurgias, injetáveis e implantes, além da avaliação específica e direcionada de queixas e lesões que possam contraindicar ou prejudicar a realização de novos tratamentos na região. Pode ainda auxiliar na análise de estruturas durante os procedimentos, e após, avaliando-se resultados e possíveis complicações.

É o único método que permite a avaliação *in vivo*, e de maneira não invasiva, dos tecidos, antes, durante e após a realização de tratamentos faciais. É mais acessível, rápido e flexível nas aplicações e mais econômico quando comparado com os outros métodos radiológicos de avaliação, não exige confinamento, tampouco utiliza radiação ou contrastes potencialmente danosos. Possui ainda a vantagem de ser móvel ou portátil, realizado em tempo real, com possibilidade de procedimentos guiados com monitorização contínua, permitindo ainda a avaliação e a varredura em múltiplos planos. No entanto, é operador, técnica e tecnologia dependente, sendo mais difícil de ser reproduzido ou analisado seu resultado por outros operadores.

Os outros métodos radiológicos axiais de diagnóstico por imagem, como a tomografia computadorizada (TC) e a ressonância magnética (RM), possuem indicações específicas nas avaliações pré-operatórias e nas complicações de procedimentos na face, como em infecções profundas e acometimento neural ou ósseo que não foram possíveis de serem avaliados pelo ultrassom.

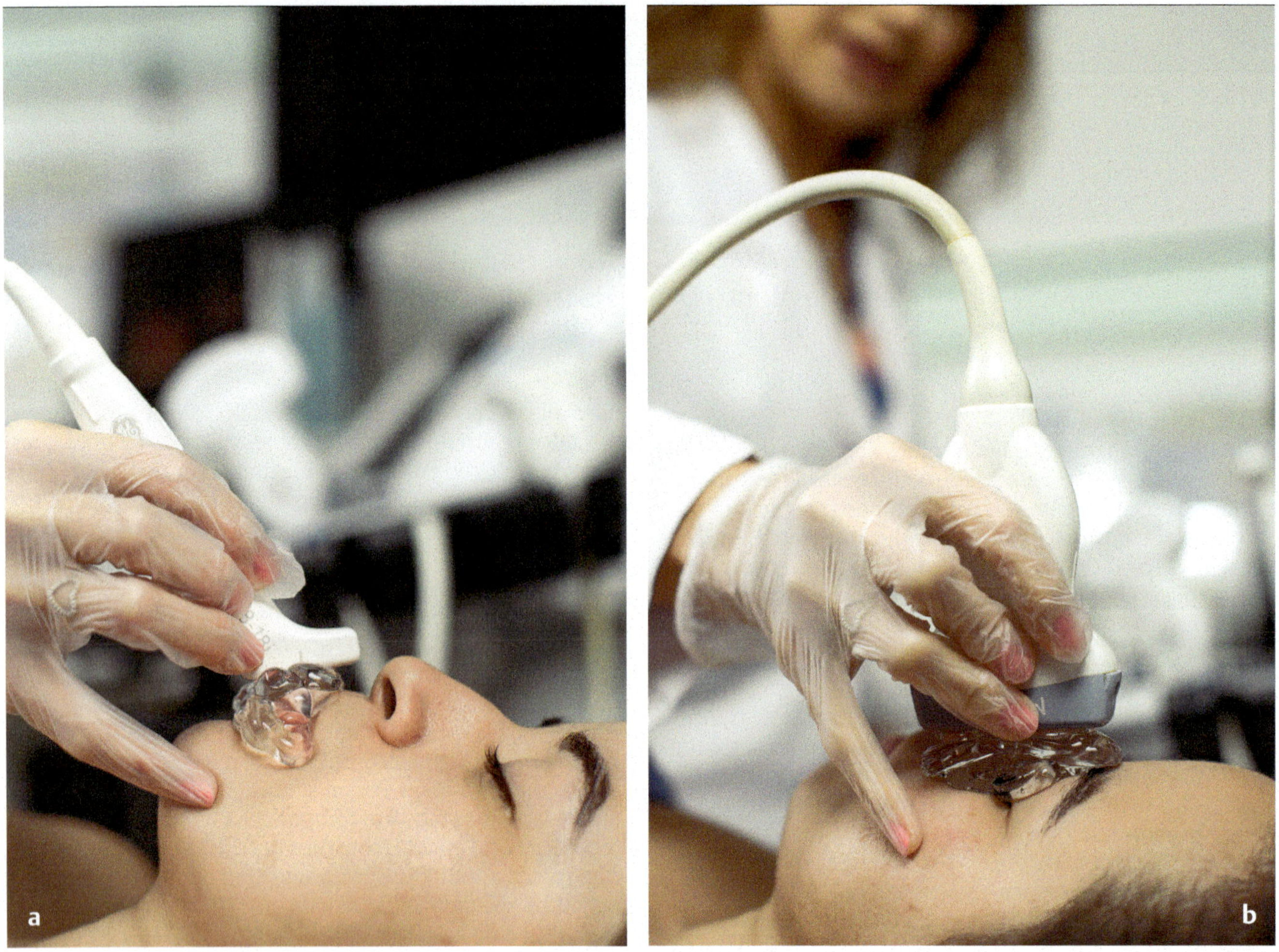

Fig. 16-1. Imagens da correta técnica para avaliação e mapeamento facial com transdutores de alta frequência e uso de grande quantidade de gel para se evitar a compressão das áreas a serem estudadas como (**a**) lábios e (**b**) pálpebras.

ANATOMIA ULTRASSONOGRÁFICA FACIAL POR CAMADAS

Na avaliação ultrassonográfica, a face pode ser dividida em seis camadas anatômicas: pele, segmentos superficiais de gordura, o sistema musculoaponeurótico superficial (SMAS), camada muscular, segmentos profundos de gordura e esqueleto ósseo. Os vasos e nervos de maneira geral encontram-se entre o SMAS e os músculos.

Na face a pele apresenta espessura mais fina quando comparada com outras regiões do corpo. Aparece no ultrassom (modo B) como estrutura bilaminar (Fig. 16-2), com camada linear superficial branca (hiperecogênica) pelo maior conteúdo de queratina, que corresponde à epiderme; e camada mais profunda mais escura ou acinzentada (hipoecogênica) pelo maior conteúdo de colágeno, em correspondência à derme, local onde se identificam os anexos cutâneos como glândulas sebáceas e folículos pilosos. Na imagem, existem diferenças qualitativas e quantitativas na pele, de acordo com o local ou a região examinada, a idade, o sexo e a fotoexposição. A presença de uma banda hipoecogênica subepidérmica (SLEB: *subepidermal low echogenicity band*) está relacionada com o fotoenvelhecimento e pode ser monitorada para avaliação de resposta a tratamentos cosméticos e tecnologias (Fig. 16-3).

A segunda camada compreende os segmentos superficiais de gordura ou tecido subcutâneo, que possui espessura variável e geralmente aparece na imagem como camada mais hipoecogênica (preta), com septos fibrosos lineares

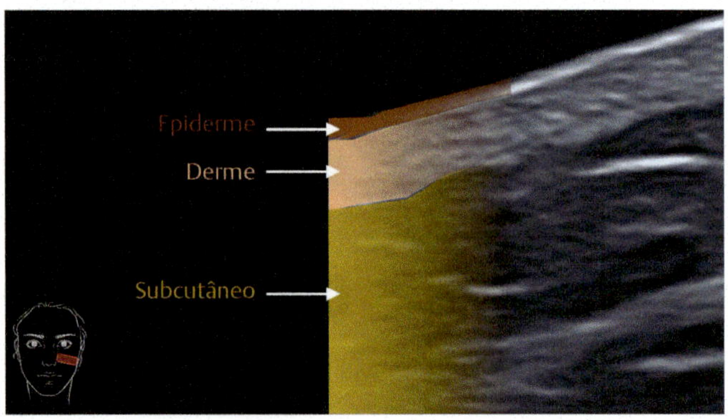

Fig. 16-2. Imagem de ultrassom 24 MHz modo B demonstrando a anatomia normal da pele na face, bilaminar, com camada linear superficial branca (hiperecogênica) pelo maior conteúdo de queratina, que corresponde à epiderme; e camada mais profunda mais escura ou acinzentada (hipoecogênica) pelo maior conteúdo de colágeno, em correspondência à derme.

hiperecogênicos de permeio (Fig. 16-4). Apresenta ecogenicidade variável de acordo com a conformação da rede de tecido conjuntivo com componentes fibrosos e elásticos que compõem a terceira camada da face, e configuram os diferentes tipos do sistema musculoaponeurótico superficial (I a V), sendo mais hiperecogênica no mento e no sulco nasolabial, onde apresenta menor diferenciação da transição da derme com o subcutâneo (SMAS tipo II) (Fig. 16-5), e com estruturação de septos fibrosos hiperecogênicos em paralelo ao longo da pele e ancorando a fáscia parotídea (Fig. 16-6) no SMAS tipo IV, importante no descolamento e acesso de ritidoplastias e procedimentos de *lifting* facial.

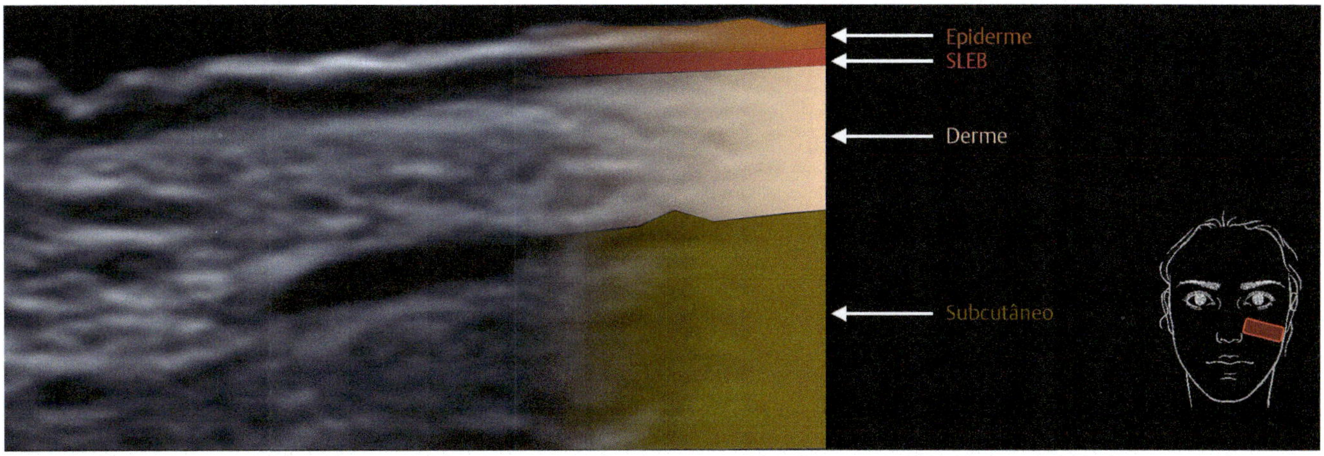

Fig. 16-3. Imagem de ultrassom 24 MHz modo B demonstrando a presença de uma banda hipoecogênica subepidérmica (SLEB – *subepidermal low echogenicity band*) que está relacionada com o fotoenvelhecimento.

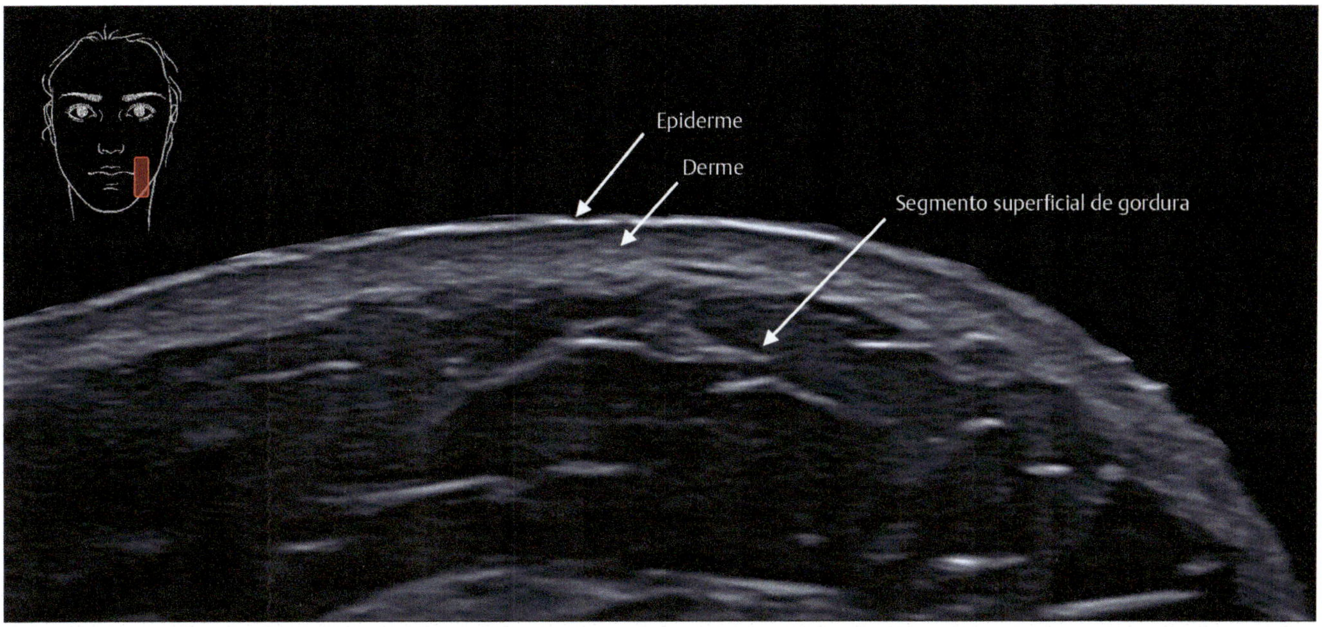

Fig. 16-4. Imagem de ultrassom 24 MHz modo B demonstrando a segunda camada da face que compreende os segmentos superficiais de gordura caracterizada como camada mais hipoecogênica (preta), com septos fibrosos lineares hiperecogênicos de permeio.

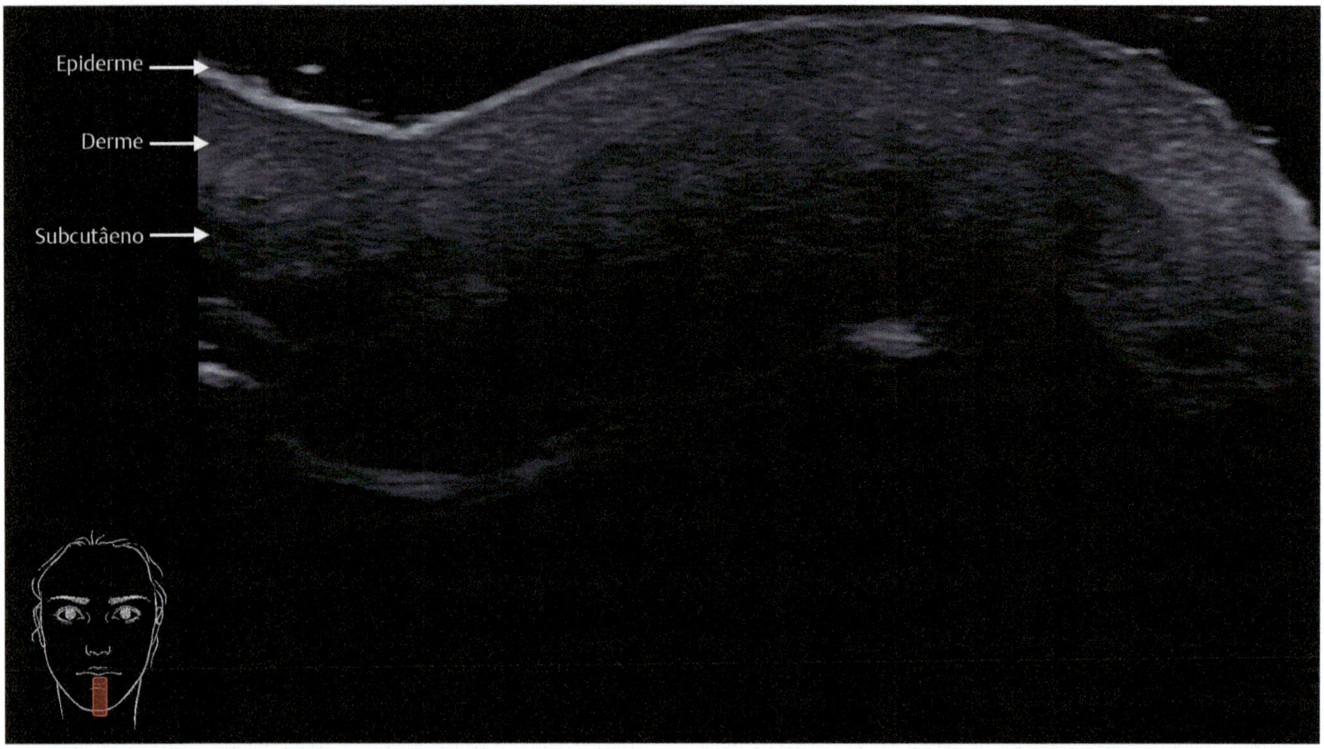

Fig. 16-5. Imagem de ultrassom 24 MHz modo B demonstrando o mento com segmento superficial de gordura mais hiperecogênico e com menor diferenciação da transição da derme com o subcutâneo (SMAS tipo II).

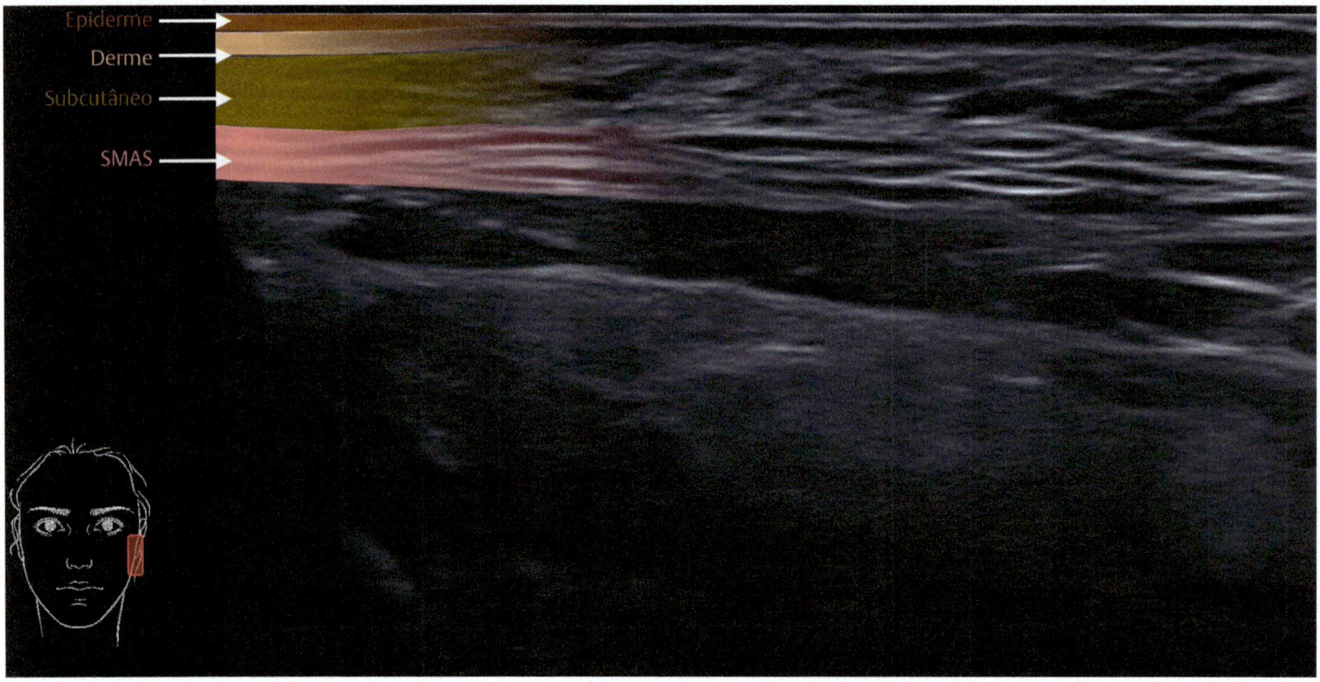

Fig. 16-6. Imagem de ultrassom 24 MHz modo B demonstrando a estruturação de septos fibrosos hiperecogênicos em paralelo ao longo da pele e ancorando a fáscia parotídea no SMAS tipo IV.

A quarta camada é formada por estruturas musculotendíneas, que podem apresentar alterações dinâmicas de ecogenicidade (anisotropia), de acordo com a inclinação do transdutor, e aparecem como estruturas fibrilares, sendo os tendões hiperecogênicos e os músculos hipoecogênicos (Fig. 16-7). A correta caracterização, localização e avaliação dinâmica dos músculos, por meio do conhecimento da origem e inserção e de sua principal ação, permitem o entendimento de complicações, como paralisias, e de aplicações estéticas de miomodulação, com o uso de injetáveis e toxina botulínica.

Os segmentos profundos de gordura são compostos por lóbulos maiores de gordura contendo escassa rede de finos septos fibrosos, e com características na imagem em geral semelhantes aos segmentos superficiais de gordura. Podem ser analisados de acordo com a queixa estética e a região facial. Seu estudo se destaca na avaliação do processo do envelhecimento, com o descenso e as mudanças de volume, determinando o surgimento de rugas e sulcos, especialmente nas regiões periorbitárias (gorduras orbitais (Fig. 16-8), orbital retro-orbicular (ROOF) (Fig. 16-9) e ocular suborbicular (SOOF) (Fig. 16-10) dos olhos), mandibular (*Jowl*) (Fig. 16-11) e compartimento bucal (Bichat) (Fig. 16-12).

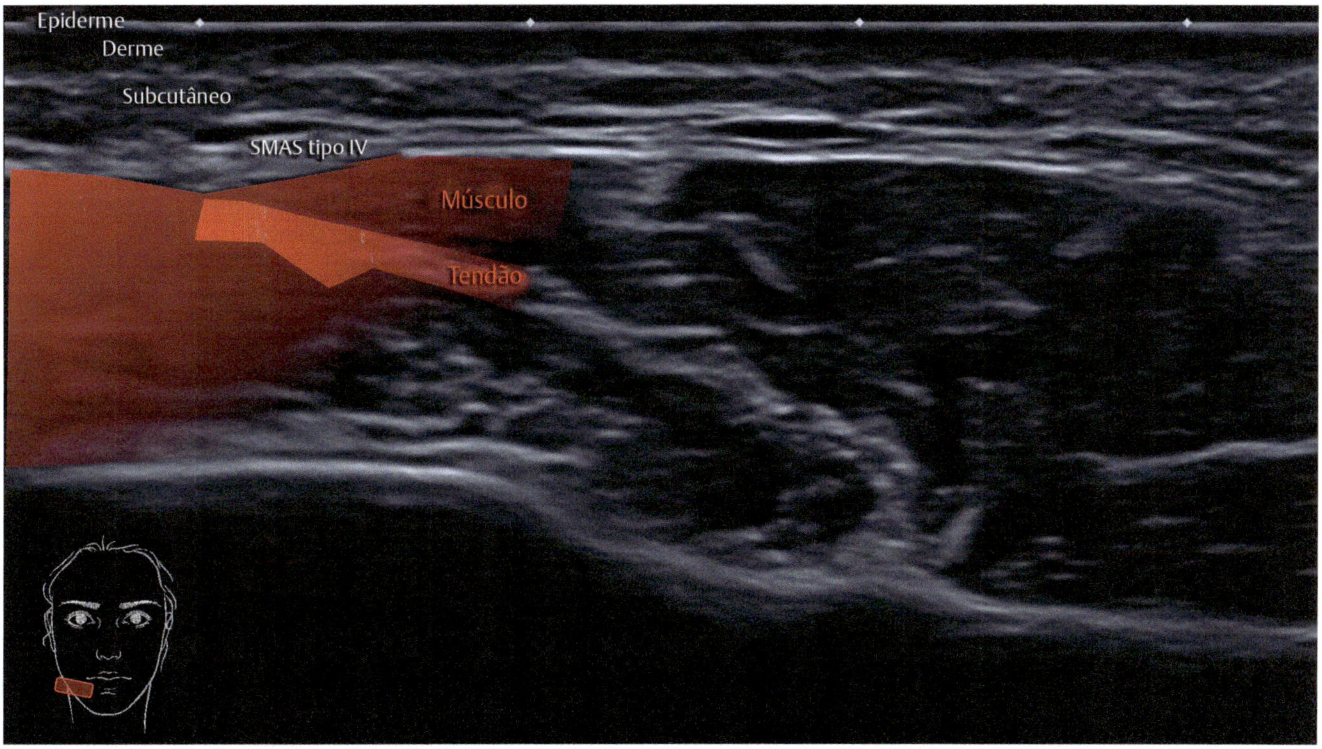

Fig. 16-7. Imagem de ultrassom 24 MHz modo B demonstrando o músculo masseter que compõe a quarta camada facial, formada por estruturas musculotendíneas, que aparecem como estruturas fibrilares, sendo os tendões hiperecogênicos e os músculos hipoecogênicos.

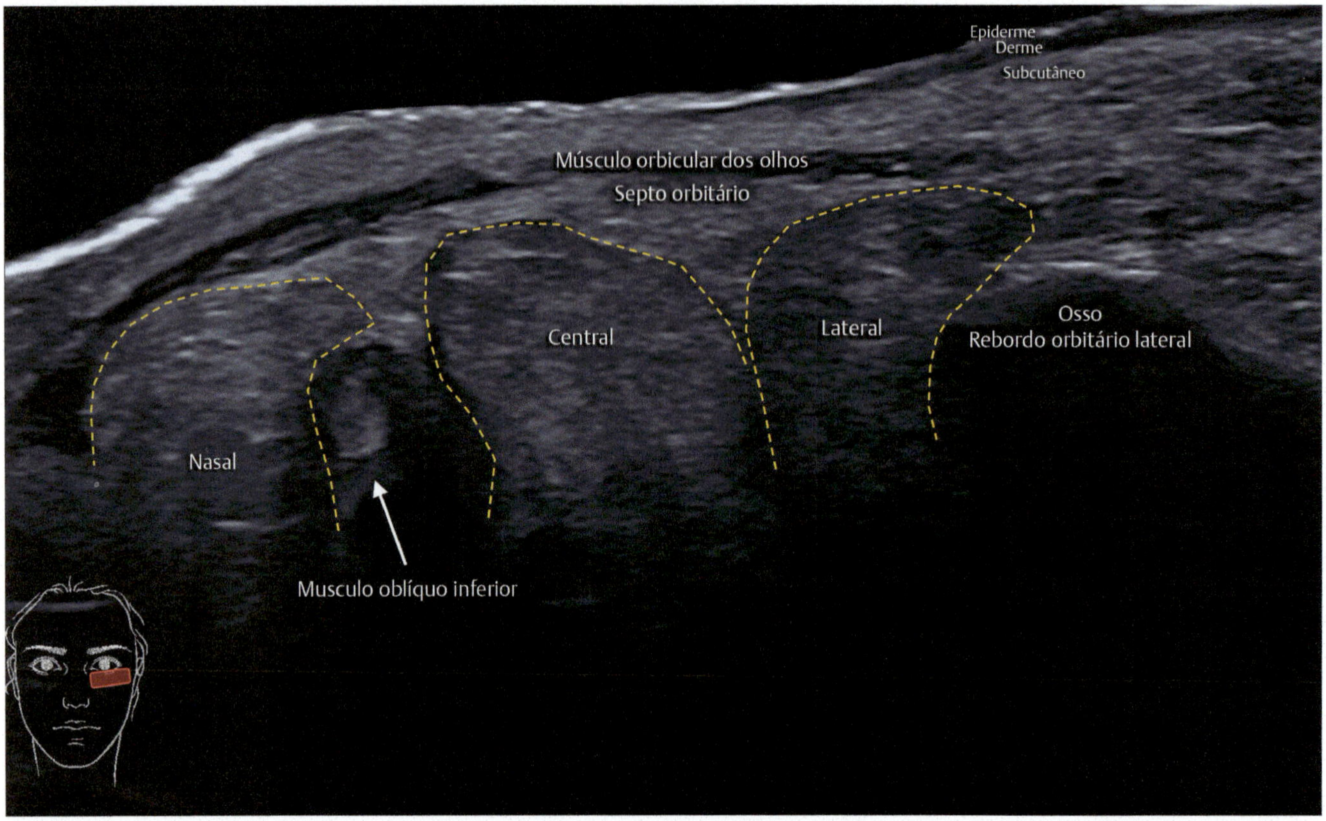

Fig. 16-8. Imagem de ultrassom 24 MHz modo B demonstrando os três componentes do segmento profundo de gordura da pálpebra inferior: orbitais inferior nasal, central e lateral (linhas pontilhadas amarelas). Seu estudo se destaca na avaliação do processo do envelhecimento nas regiões periorbitárias.

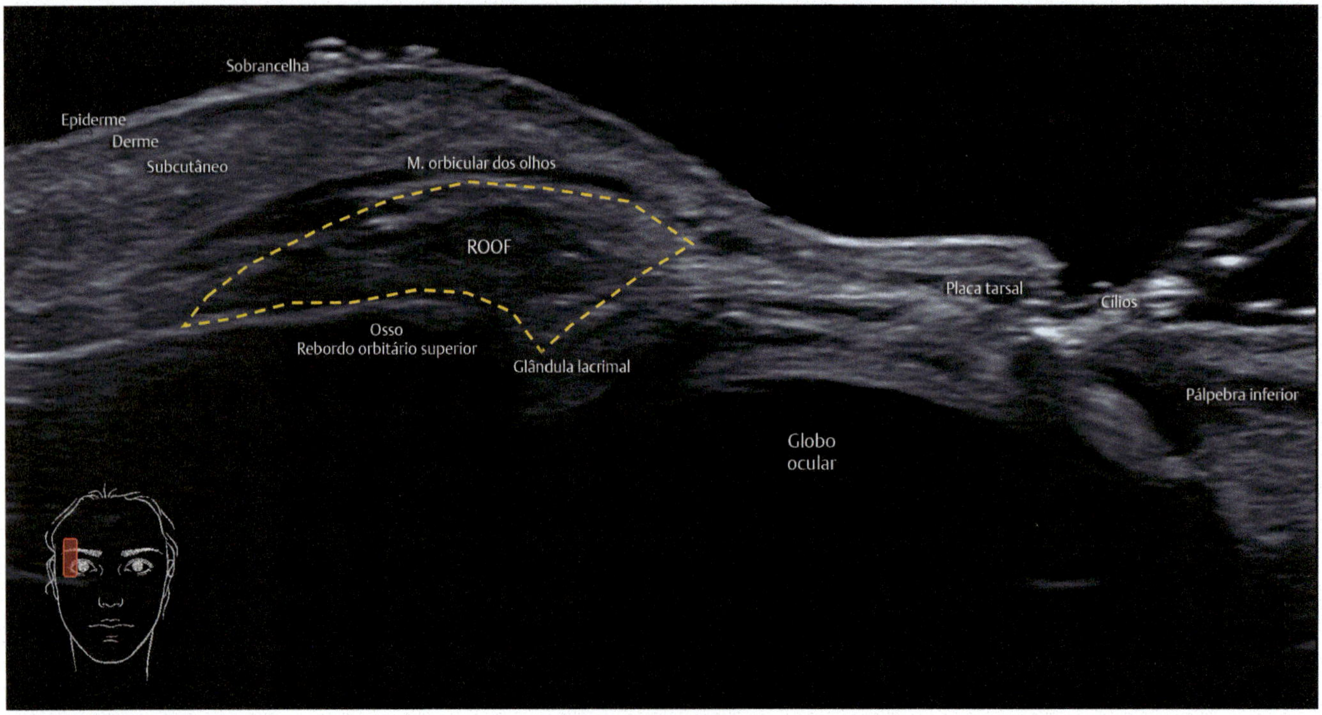

Fig. 16-9. Imagem de ultrassom 24 MHz modo B demonstrando a gordura retrorbicular dos olhos (ROOF: linha pontilhada amarela) que compõe os segmentos profundos de gordura da face, compostos por lóbulos maiores de gordura contendo escassa rede de finos septos fibrosos. Seu estudo se destaca na avaliação do processo do envelhecimento nas regiões periorbitárias.

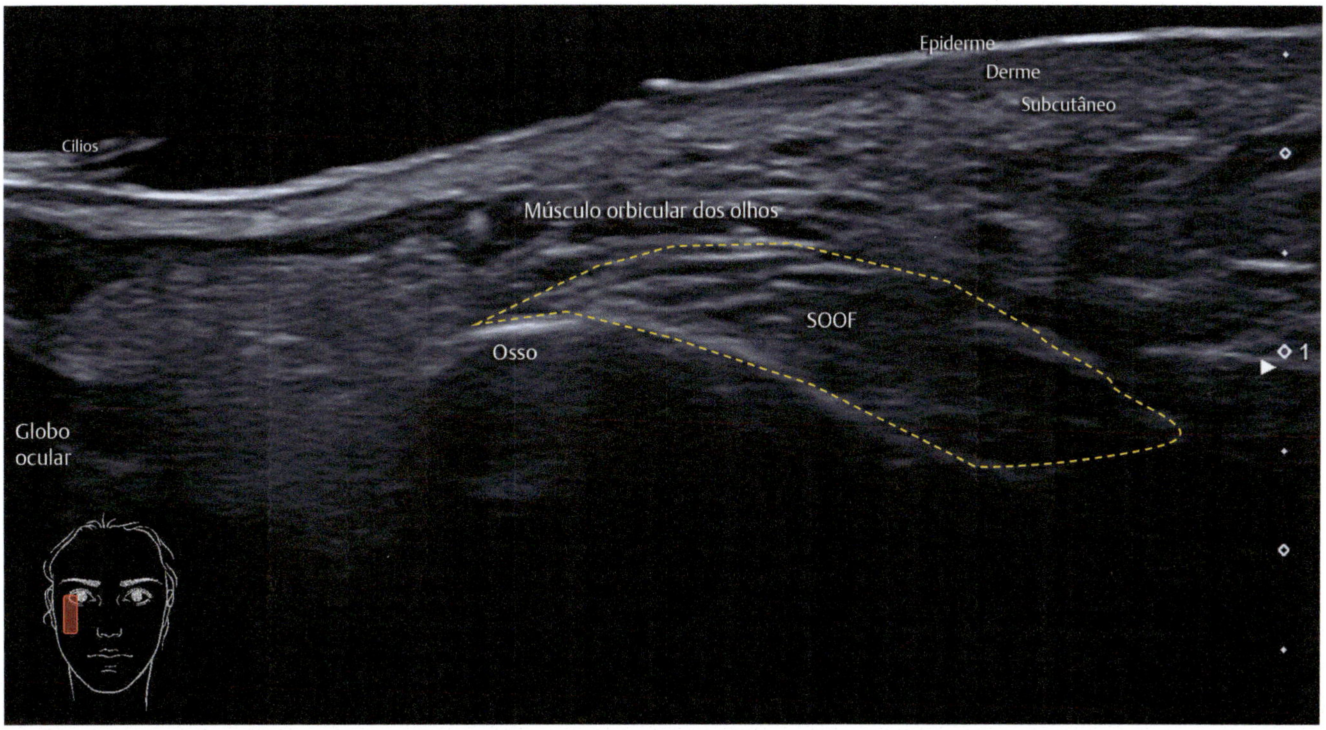

Fig. 16-10. Imagem de ultrassom 24 MHz modo B demonstrando a gordura suborbicular dos olhos (SOOF: linha pontilhada amarela) que compõe os segmentos profundos de gordura da face, compostos por lóbulos maiores de gordura contendo escassa rede de finos septos fibrosos. Seu estudo se destaca na avaliação do processo do envelhecimento nas regiões periorbitárias.

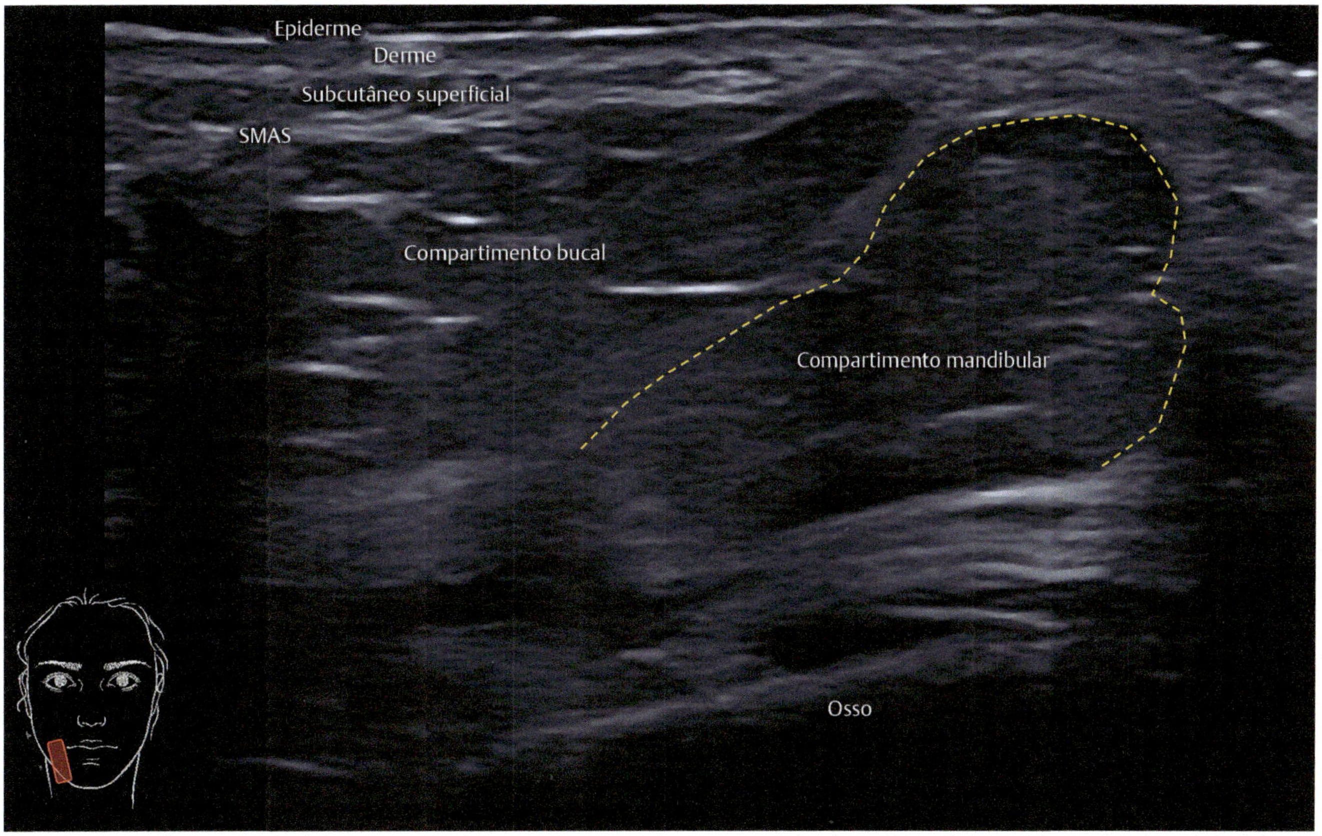

Fig. 16-11. Imagem de ultrassom 24 MHz modo B demonstrando a gordura submandibular (Jowl: linha pontilhada amarela) que compõe os segmentos profundos de gordura da face, compostos por lóbulos maiores de gordura contendo escassa rede de finos septos fibrosos. Seu estudo se destaca na avaliação do processo do envelhecimento do terço inferior da face.

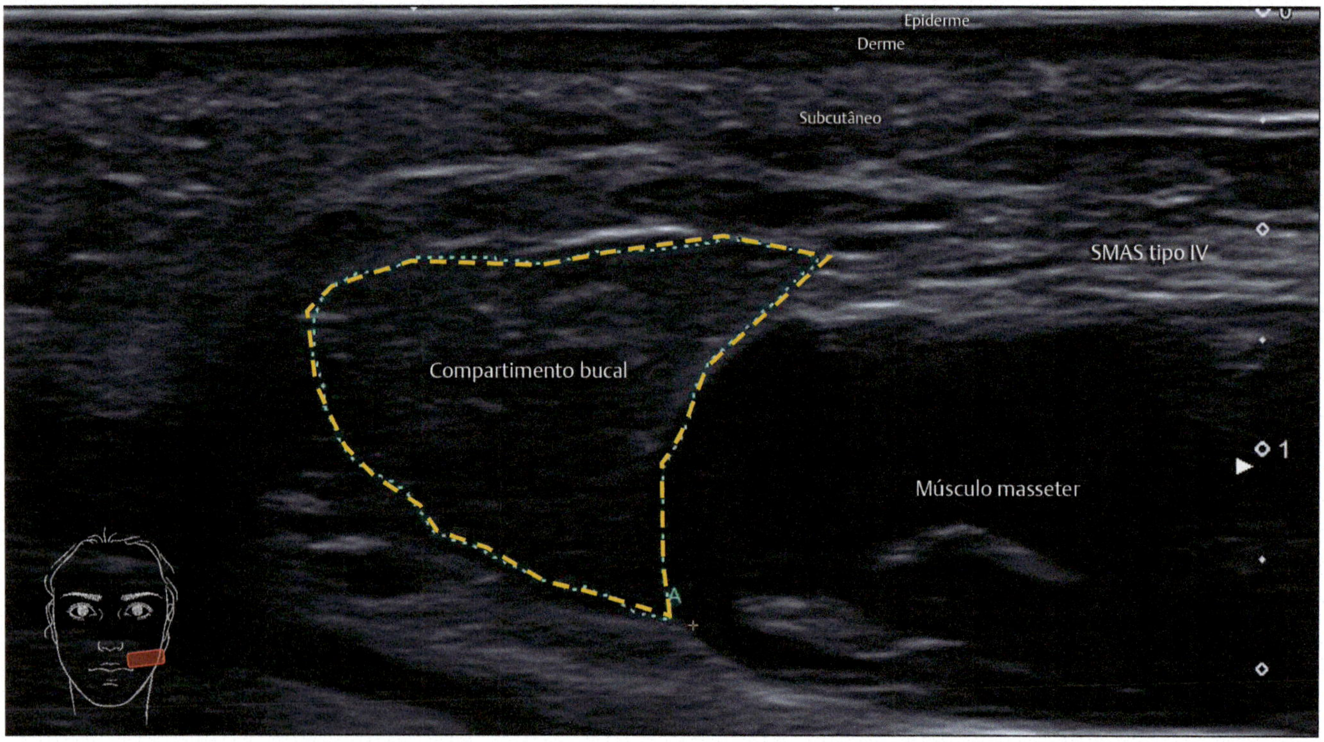

Fig. 16-12. Imagem de ultrassom 24 MHz modo B demonstrando o compartimento bucal da gordura de Bichat (linha pontilhada amarela) que compõe os segmentos profundos de gordura da face, compostos por lóbulos maiores de gordura contendo escassa rede de finos septos fibrosos. Uma gordura dinâmica na face, e seu estudo se destaca na avaliação de aumentos de volume no terço médio da face.

O estudo por imagem de ligamentos da face é algo ainda pouco comentado, pode ser realizado com aparelhos de ultra-alta frequência (Fig. 16-13) e pode ter importância no entendimento do envelhecimento e no planejamento e melhor indicação de procedimentos de cosmiatria e cirurgia.

Mais profundamente, o esqueleto ósseo pode ser observado através do ultrassom e especialmente na análise dos forames faciais, que aparecem como falhas ósseas por onde saem os feixes neurovasculares (Fig. 16-14). As veias e artérias são identificadas como estruturas tubuliformes com conteúdo anecoide (preto) e paredes hiperecoicas, mais espessas e não compressíveis nas artérias e mais finas e compressíveis nas veias (Fig. 16-15). Os nervos também podem ser identificados e avaliados ao ultrassom, especialmente os nervos infraorbitários, mentuais e supraorbitários nas suas emergências na face, assim como os ramos do nervo facial, caracterizados como pequenas estruturas lineares hipoecogênicas (Fig. 16-16).

Além das camadas faciais, o ultrassom ainda permite a avaliação de glândulas salivares (Fig. 16-17) e lacrimais (Fig. 16-18), que aparecem hiperecogênicas e homogêneas na imagem, e de cartilagens nasais (Fig. 16-19) e auriculares (Fig. 16-20), que são identificadas como bandas hipo ou anecogênicas sem vascularização evidente ao Doppler.

O conhecimento da anatomia e dos aspectos normais da imagem são imprescindíveis para a detecção de alterações, mesmo que tênues, e o entendimento do processo do envelhecimento, do surgimento de lesões e das complicações.

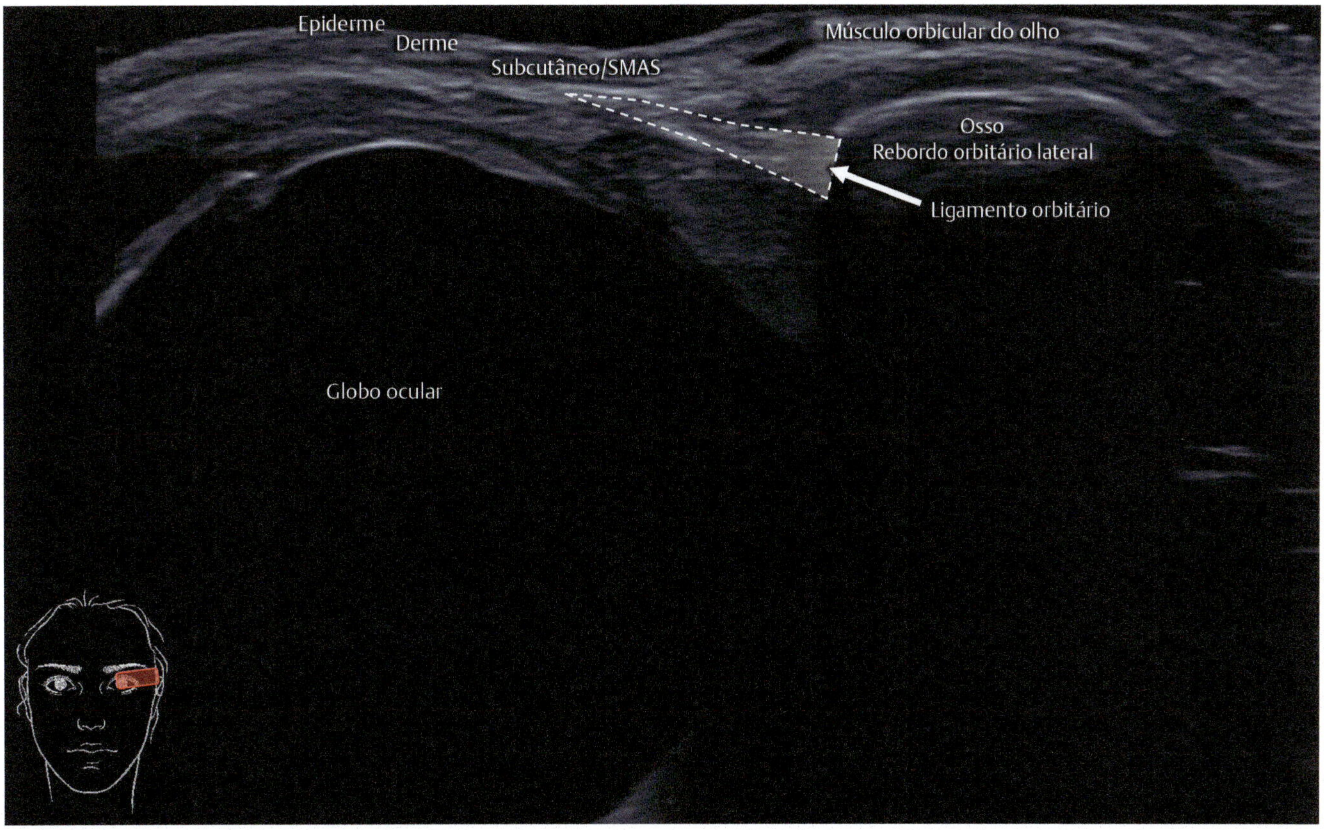

Fig. 16-13. Imagem de ultrassom 24 MHz modo B demonstrando o aspecto normal do ligamento orbitário (linha pontilhada branca) no rebordo lateral da órbita esquerda, caracterizado como estrutura hiperecogênica com origem óssea (seta).

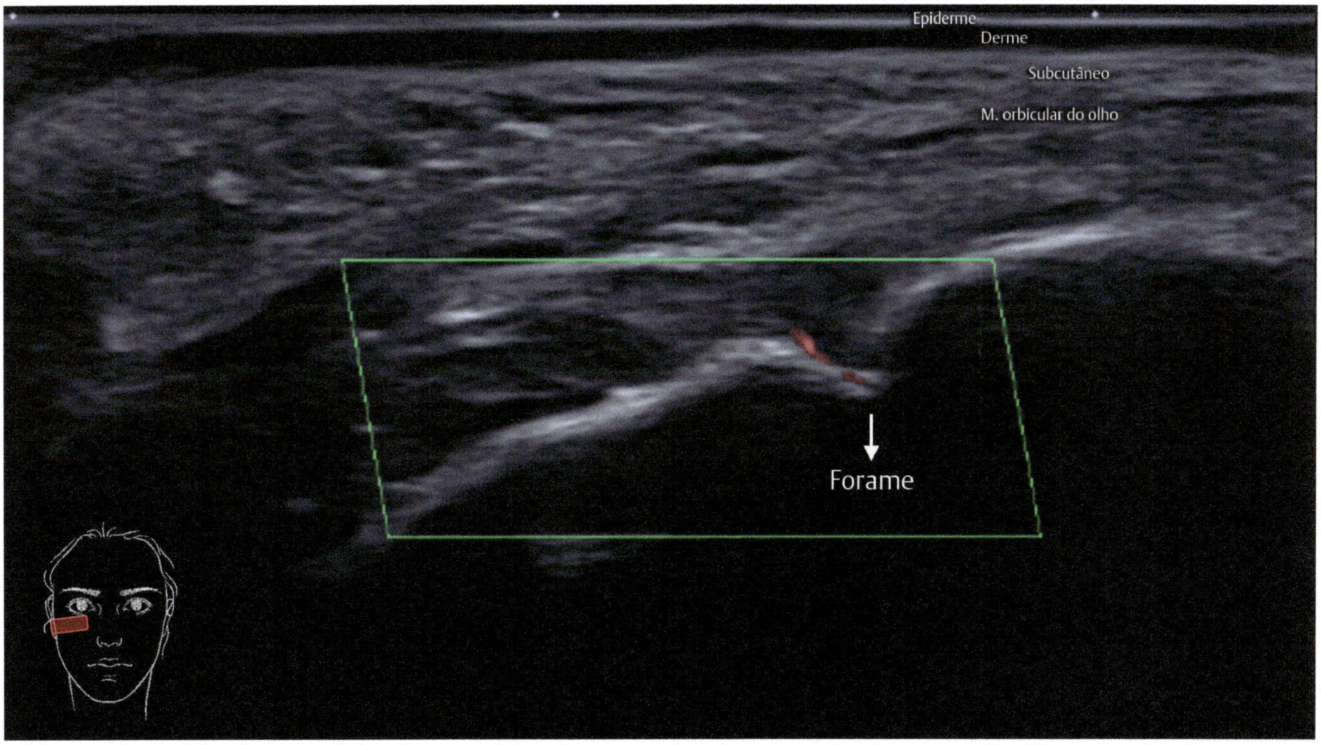

Fig. 16-14. Imagem de ultrassom 24 MHz Doppler de microcirculação (SMI: *superb microvascular imaging*) demonstrando falha óssea no zigomático (seta) caracterizando um forame zigomaticofacial (acessório) por onde saem estruturas neurovasculares.

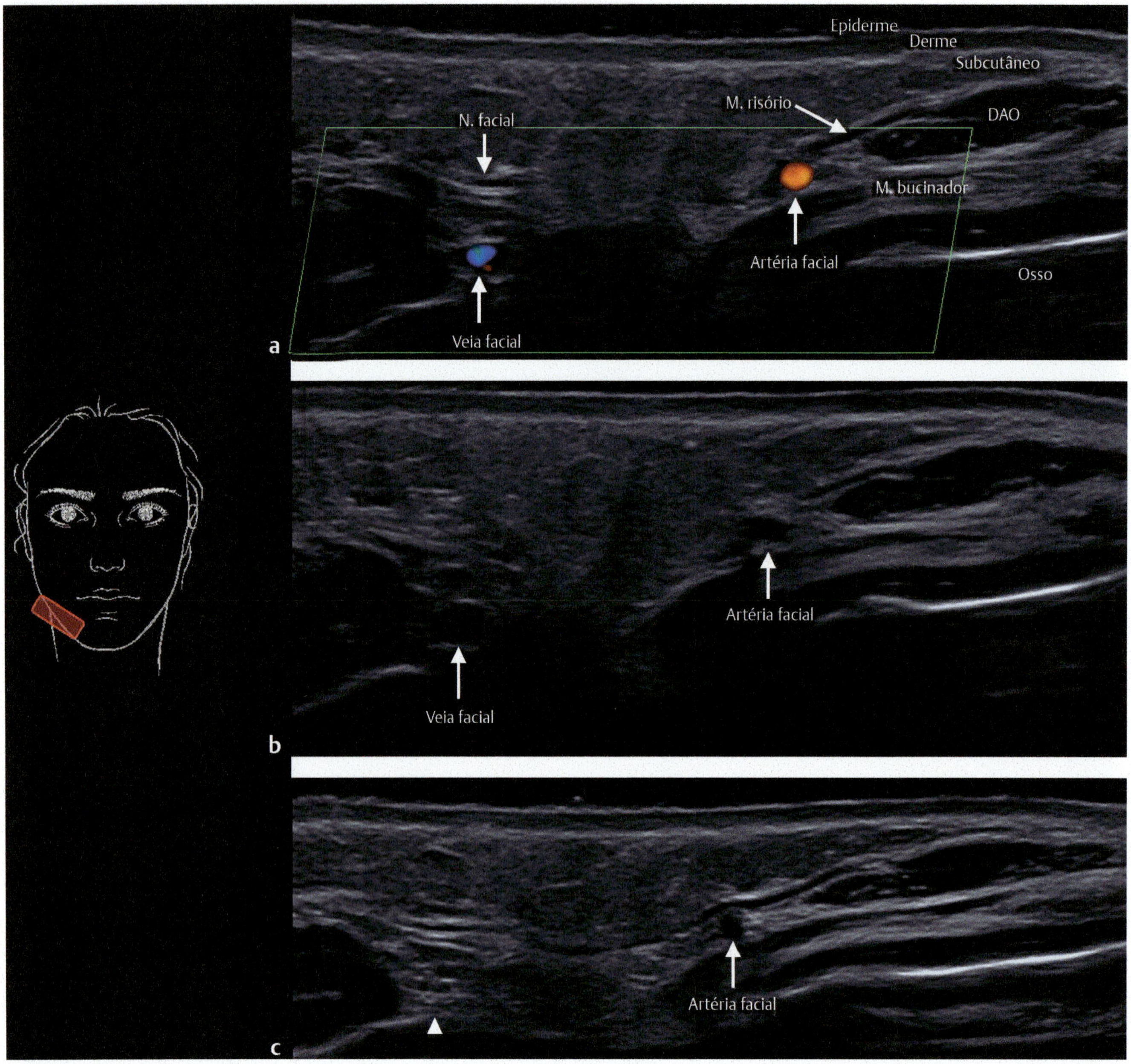

Fig. 16-15. (**a**) Imagens de ultrassom 24 MHz de Doppler colorido, (**b-c**) e modo B demonstrando a avaliação dos vasos faciais. A artéria tem fluxo pulsátil anterógrado (A: vermelho) e paredes mais espessas (**b**), não compressíveis (**c**) e a veia tem fluxo contínuo retrógrado (A: azul), paredes mais finas (**b**) e compressível (**c**).

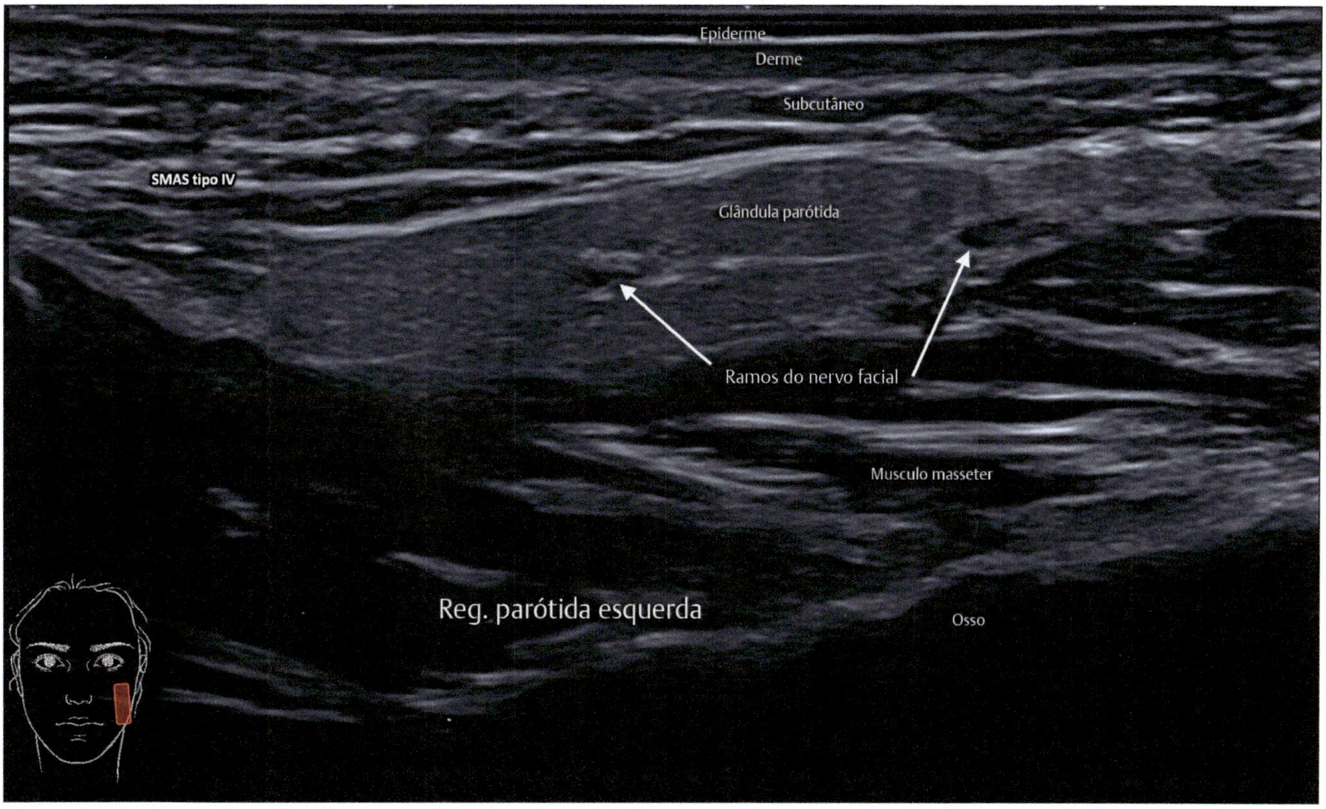

Fig. 16-16. Imagem de ultrassom 24 MHz modo B demonstrando a identificação no eixo curto de ramos do nervo facial em seu trajeto intraparotídeo (setas) caracterizados como diminutas imagens arredondadas hipoecogênicas.

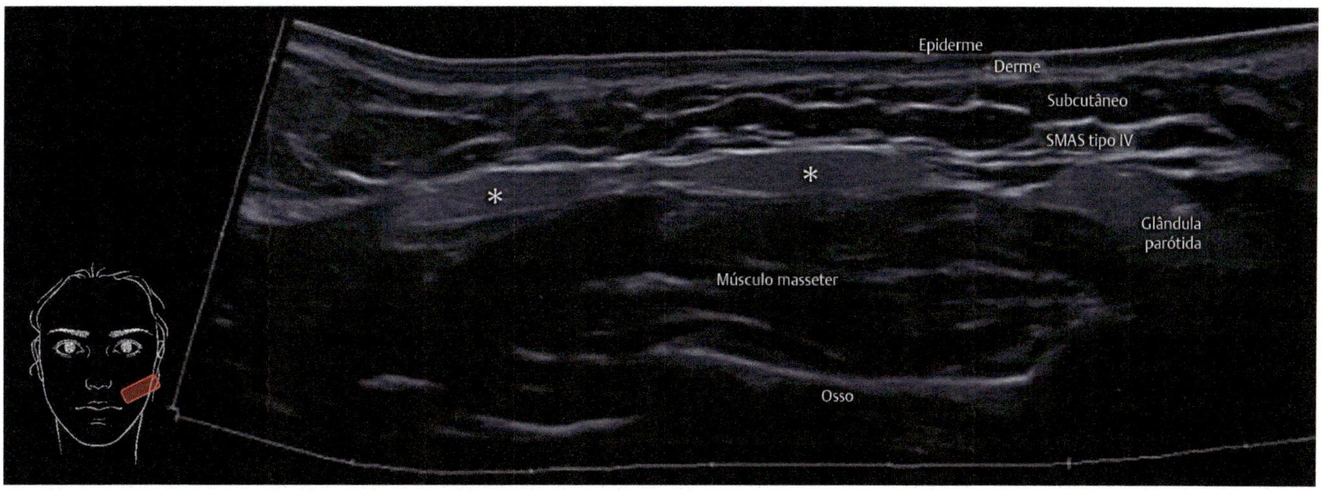

Fig. 16-17. Imagem de ultrassom 24 MHz modo B panorâmica demonstrando a glândula parótida caracterizada como estrutura hiperecogênica homogênea, neste caso com lobos acessórios (asteriscos).

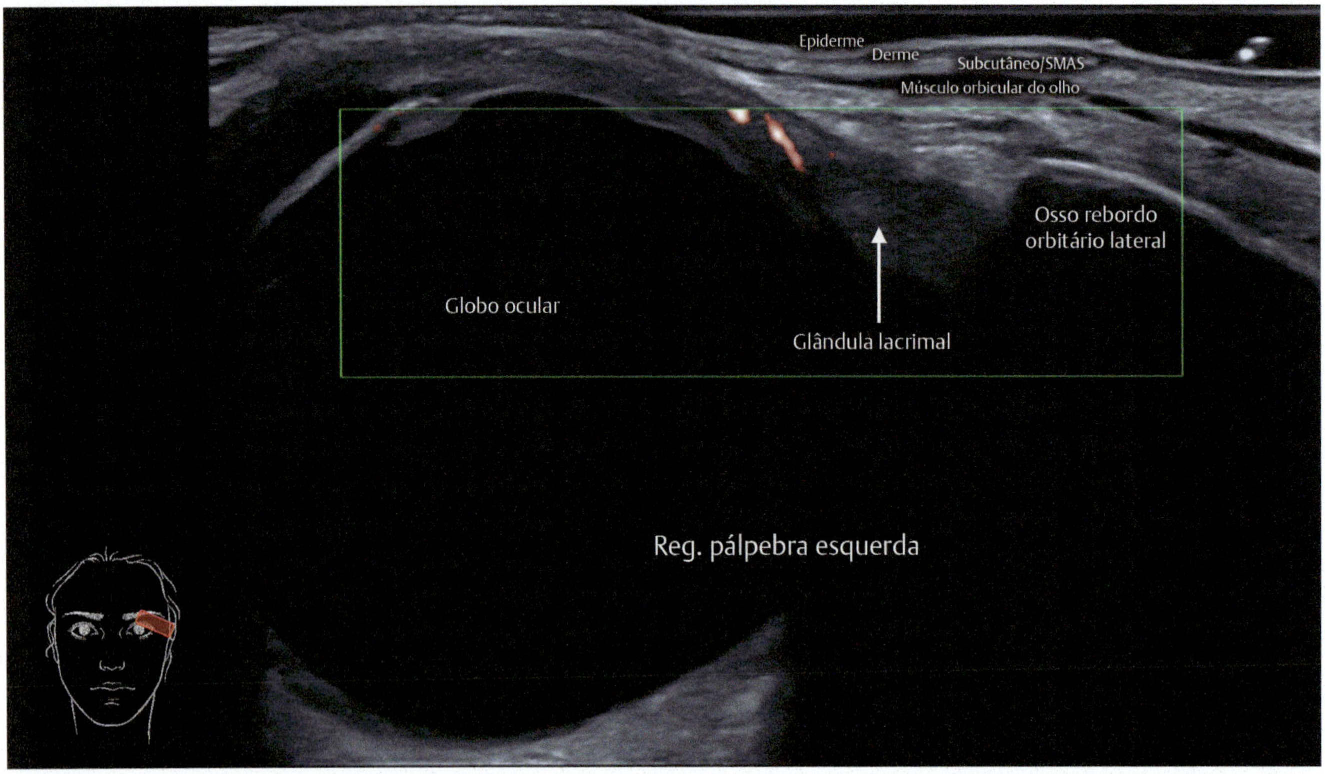

Fig. 16-18. Imagem de ultrassom 24 MHz Doppler SMI demonstrando a glândula lacrimal caracterizada como estrutura hiperecogênica homogênea (seta) caracterizada no rebordo orbitário superior e externo.

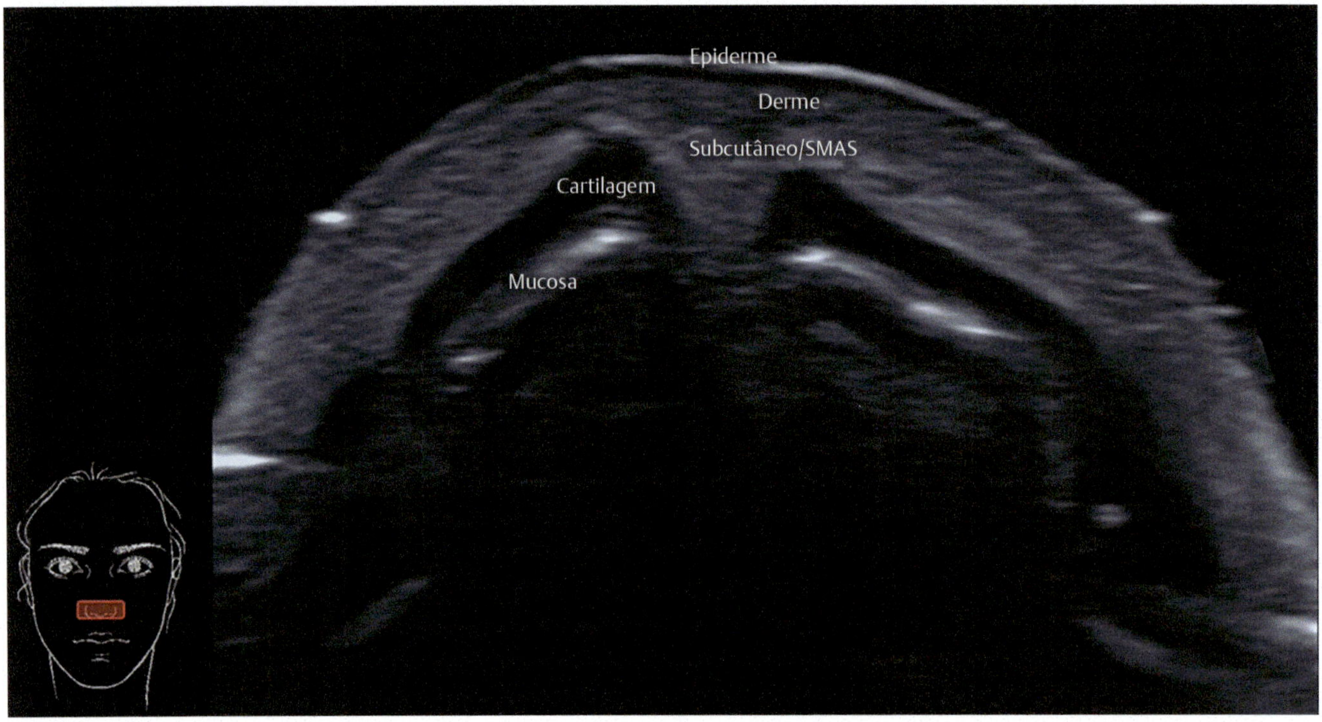

Fig. 16-19. Imagem de ultrassom 24 MHz modo B demonstrando a anatomia da ponta nasal demonstrando as cartilagens alares caracterizadas como faixas anecogênicas.

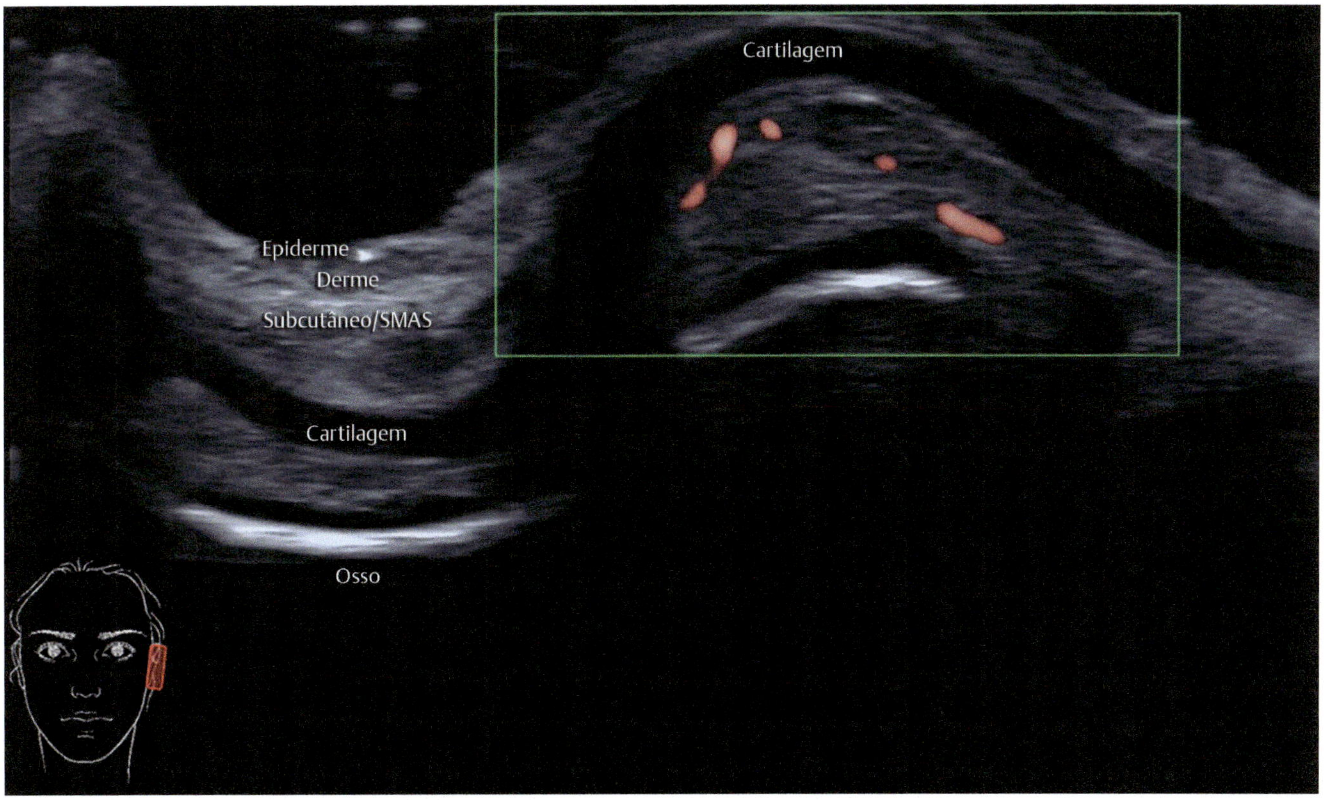

Fig. 16-20. Imagem de ultrassom 24 MHz Doppler SMI demonstrando a anatomia do pavilhão auricular demonstrando a cartilagem caracterizada como faixa anecogênica sem evidente vascularização ao método.

CONSIDERAÇÕES ESPECÍFICAS DE REGIÕES ANATÔMICAS FACIAIS IMPORTANTES

A face pode ser ainda avaliada e pormenorizada através da ultrassonografia, de acordo com cada região ou cada procedimento a ser realizado.

- Nas cirurgias de blefaroplastias e procedimentos periorbitários é possível identificar as gorduras periorbiculares (SOOF e ROOF) e orbitais, o septo orbital, ligamentos periorbitários, a glândula lacrimal e características do músculo orbicular dos olhos.
- Antes de procedimentos de rinoplastias e rinomodelações a avaliação nasal pode auxiliar na medida de espessura cutânea, na melhor caracterização das configurações das cartilagens nasais, identificação e marcação do trajeto e calibre das artérias locais, além de identificar a presença de enxertos condrais, fios, preenchedores e materiais sintéticos.
- No planejamento de procedimentos de *lifting* facial e ritidoplastias, a caracterização e a análise do SMAS tipo IV pode ser realizada, especialmente em pacientes com antecedente de tratamentos estéticos com injetáveis e fios, o que pode influenciar na indicação, abordagem e nos resultados finais.
- Para procedimentos na região do pescoço e da papada, a avaliação da anatomia local, da camada de gordura, acima e abaixo do platisma, e a mensuração e a análise das glândulas submandibulares pode ser realizada, ajudando no planejamento de novos tratamentos.

Para cada tipo de procedimento proposto no tratamento da face, a análise prévia com a ultrassonografia pode trazer informações relevantes quanto a anatomia local e manipulações prévias, trazendo mais segurança e assertividade nos tratamentos.

ANATOMIA E ALTERAÇÕES DO ENVELHECIMENTO

As mudanças que ocorrem nas diferentes camadas da face podem ser avaliadas pela ultrassonografia. No fotoenvelhecimento há alterações de espessura e ecogenicidade da pele, com o surgimento de uma banda hipoecogênica subepidérmica (SLEB), relacionada com elastose, e mensurável ao ultrassom. Neste mesmo processo, os compartimentos de gordura sofrem com ptoses e inversão de volume, e a camada muscular com hipertonias e até mudanças de tamanho e espessura, que também podem ser avaliados e mensurados através da ultrassonografia. O marco final do envelhecimento é o surgimento de rugas, por vezes relacionadas com os ligamentos cutâneos, estes também caracterizados ao ultrassom. A correta análise destas alterações pode auxiliar no planejamento terapêutico e na melhor indicação de procedimentos.

AVALIAÇÃO PRÉ-OPERATÓRIA – MAPEAMENTO FACIAL

O mapeamento facial através da ultrassonografia permite a melhor avaliação prévia e o melhor planejamento de tratamentos. Antes dos procedimentos, é importante o conhecimento da anatomia local e a avaliação da presença de variantes anatômicas, como estruturas vasculares ou glandulares em topografia mais superficial, incluindo lobos acessórios parotídeos, por exemplo, para se evitar iatrogenias e isquemias.

O detalhamento do método permite a identificação de manipulações cirúrgicas anteriores, que possam determinar algum grau de fibrose ou alteração local dos tecidos e vascularização. Além de cirurgias, é possível identificar e localizar materiais como implantes, fios, preenchedores e bioestimuladores já utilizados previamente, sendo o ultrassom o único método com resolução e achados de imagem suficientes que pode diferenciar as substâncias utilizadas. Essa caracterização é imprescindível e de suma importância para melhor planejamento de novos tratamentos, uma vez que interações ou a coexistência de materiais e procedimentos estéticos em uma mesma camada da pele e região podem aumentar a taxa de complicações.

O ultrassom de alta resolução é o único método que permite a identificação *in vivo* de diferentes tipos de materiais que podem ser encontrados e caracterizados na face (Fig. 16-21).

- *Ácido hialurônico*: na imagem seu aspecto vai depender da reologia, composição/combinação e densidade. Aparece como áreas anecoicas/pseudocísticas milimétricas, quando de baixa densidade, e maiores, geralmente mais volumosas e profundas, quando de alta densidade.
- *Gordura (lipoenxertia)*: na imagem suas características dependem da composição; se liquefeita, aparece como depósito anecoico ou pseudocístico, já se não liquefeita, como depósitos hipoecoicos lobulados com septos hiperecoicos de permeio.
- *Hidroxiapatita de cálcio*: na imagem aparece como depósitos hiperecoicos contínuos ou focais com ou sem sombra acústica posterior, dependendo da concentração.
- *Ácido poli-L-lático*: na imagem pode-se observar apenas aumento da espessura e da vascularização da pele, porém quando há nódulos ou maiores concentrações do produto, observa-se material homogêneo hipoecogênico com vascularização interna.
- *Policaprolactona*: na imagem aparece como matriz hipoecoica com focos hiperecoicos "em cauda de cometa".
- *Silicone*: quando em óleo, apresenta-se como depósitos hiperecoicos com reverberação posterior em "tempestade de neve", já quando puro, cursa como áreas ovaladas anecoicas.
- *Polimetilmetacrilato*: na imagem aparece como camada irregular com artefatos "em cauda de cometa" com sombra acústica posterior após 6 meses. Distintas concentrações e composição dos materiais injetados apresentam diferentes padrões de imagem.
- *Hidrogel*: na imagem a poliacrilamida aparece como depósitos ovais e anecoicos com linhas hiperecogênicas de permeio e hiperecogenicidade circunjacente; já a poliamida como depósitos hiperecogênicos com *debris* e reverberação posterior.
- *Fios*: o ultrassom pode ser utilizado para localização, identificação do tipo e conformação dos fios. Na imagem se apresentam como estruturas lineares hiperecogênicas com duas linhas paralelas no eixo longo, e variações que podem incluir espículas ou cones, geralmente subdérmicas ou no tecido subcutâneo. Podem apresentar sombra acústica posterior, o que pode facilitar sua localização.
- *Implantes*: compostos que podem ser formados por inúmeros materiais, apresentando diferentes achados na imagem. Quando de silicone, são anecogênicos, e quando de polietileno, hiperecogênicos.

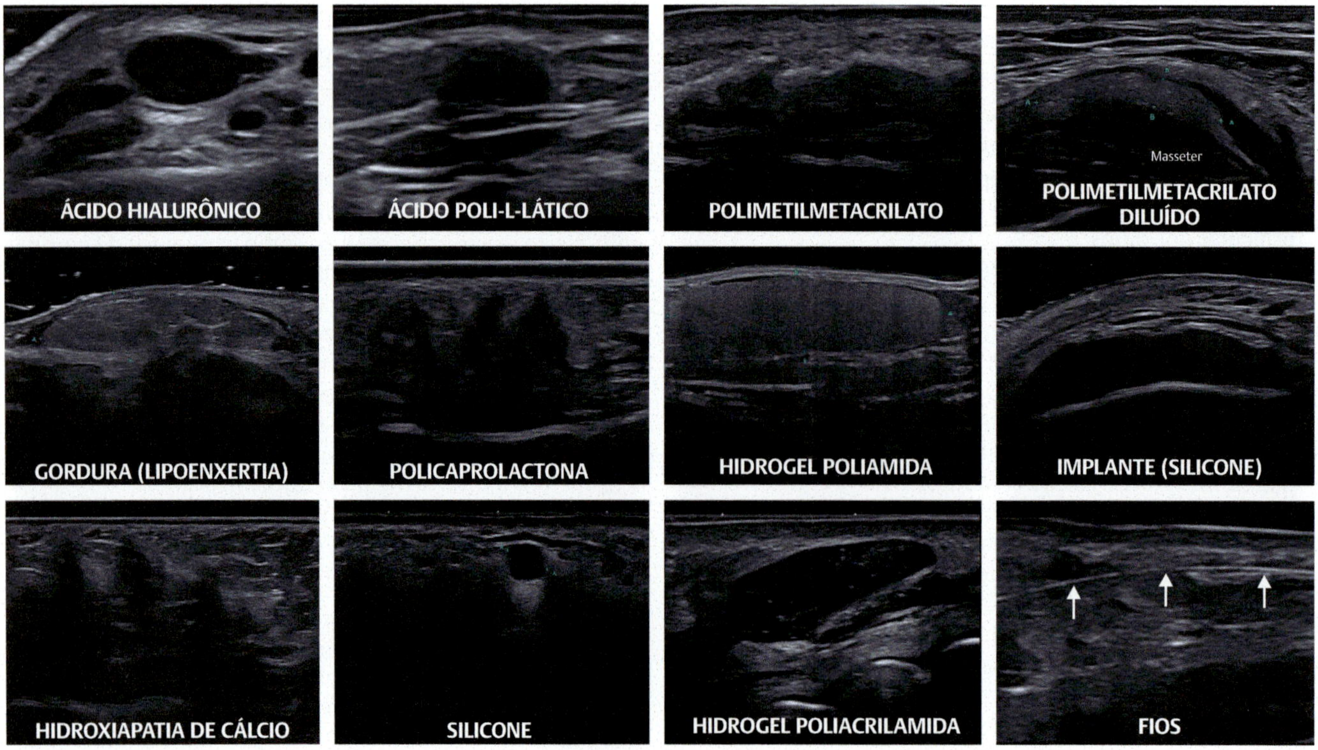

Fig. 16-21. Imagens de ultrassom 24 MHz modo B demonstrando diferentes materiais identificados através da ultrassonografia na face.

Outros injetáveis, como toxina botulínica e mesoterapia, e tecnologias utilizadas em procedimentos faciais podem determinar achados de imagem e ter seus efeitos caracterizados ao ultrassom. Em procedimentos com esvaziadores de gordura, lipolíticos ou *emptiers* a ultrassonografia pode ser utilizada antes do procedimento para medida de espessura do tecido adiposo. Após seu uso, na imagem aparecem áreas de paniculites focais com tecido adiposo mais hiperecoico. Já na miomodulação química proposta para o uso da toxina botulínica, o ultrassom pode demonstrar borramento entre camadas da pele e hiperecogenicidade da musculatura, além de sinais de hipotrofia ou atrofia muscular. Da mesma maneira, após o uso de tecnologias como radiofrequência, terapias a *laser* e o ultrassom macro e microfocado, o ultrassom de alta resolução pode demonstrar aumento da ecogenicidade e espessura da pele.

Além disso, é possível analisar de forma direcionada diferentes queixas antes dos procedimentos, identificando-se possíveis causas relacionadas, como alterações anatômicas com proeminência de tecido adiposo e presença de materiais, ou excluindo-se patologias, como linfonodomegalias, lesões císticas ou sólidas.

PROCEDIMENTOS GUIADOS

O uso do ultrassom para guiar procedimentos na cosmiatria e cirurgia plástica, como biópsias, aspirações, colocação de materiais e injeções de substâncias, tem ganhado popularidade nos últimos anos. O plano correto da aplicação dos diferentes produtos é crítico para alcançar melhores resultados e minimizar os eventos adversos. Recorrer à imagem não só aumenta a segurança dos procedimentos como também aumenta a acurácia e diminui iatrogenias. O método pode ainda ser utilizado no manejo de complicações, guiando biópsias, punções e aspirações e até a injeção de medicamentos, como hialuronidase, corticoides e antifibróticos.

DIAGNÓSTICO E MANEJO DE COMPLICAÇÕES PÓS-OPERATÓRIAS

As complicações relacionadas com os procedimentos faciais são diversas e possuem inúmeras classificações, que incluem severidade (leve, moderada e grave), natureza (isquêmica, não isquêmica, inflamatória e não inflamatória) e tempo de ocorrência (imediata quando ocorre com menos de 24 horas, precoce que acontece entre 24 horas e 4 semanas, e tardia quando surge com mais que 4 semanas).

Os efeitos colaterais mais comuns relacionados com tratamentos faciais incluem hematomas, eritema e edema, e a depender de cada caso e evolução, a ultrassonografia pode auxiliar no seu diagnóstico, diferenciação e condução.

Alterações de Cor da Pele

Podem ser avaliadas ao ultrassom, e incluem: hematoma, equimose, eritema e neovascularização. O método permite diagnosticar a injeção superficial de preenchedores como o ácido hialurônico, com consequente coloração azulada da pele no caso de efeito Tyndall (Fig. 16-22), migração ou superficialização de materiais permanentes com hiperpigmentações e até reação morfeiforme, já relatada após cirurgias plásticas, mas em região abdominal.

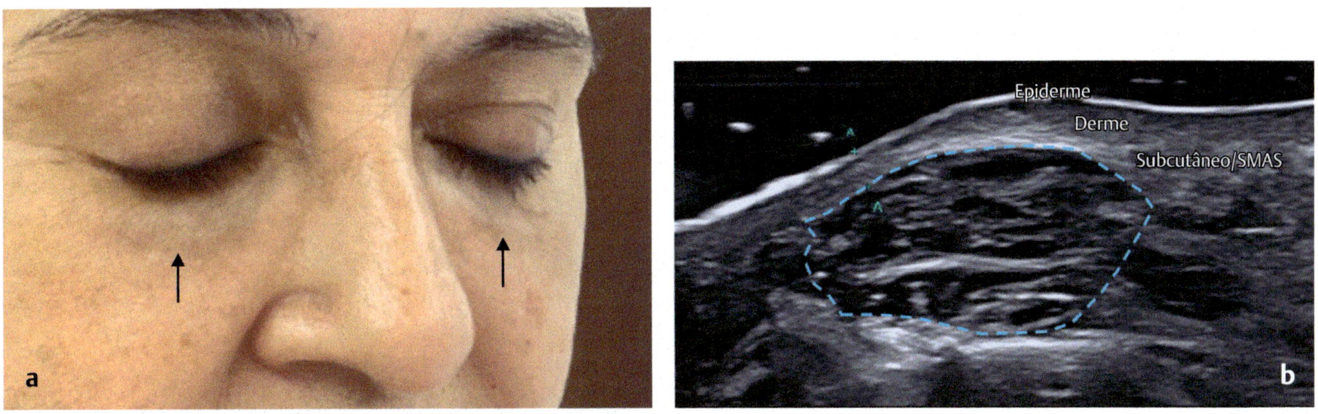

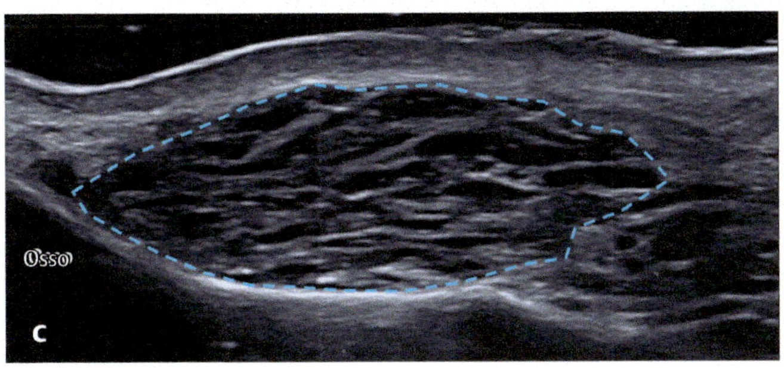

Fig. 16-22. (**a**) Imagens clínica. (**b**) Ultrassom 24 MHz modo B (**b** sagital e **c** axial) demonstrando achados compatíveis com efeito Tyndall após preenchedor injetável, caracterizado clinicamente por coloração azulada da pele das pálpebras inferiores (setas em **a**) e localização superficial de produto sugestivo de ácido hialurônico. (**b**, **c**) Linhas azuis pontilhadas.

Edema

Considerado uma das complicações mais comuns dos procedimentos cirúrgicos e injetáveis, é geralmente localizado ou autolimitado. Pode ocorrer por causa da intervenção ou do trauma tecidual local, por angioedema e outros, ou ainda ser relacionado com nódulos, sejam estes inertes ou inflamatórios. Nestes casos, o ultrassom permite ótima caracterização e diferenciação das causas de edema.

Edema sem Nódulo

Pode ocorrer por edema inerente ao procedimento, angioedema, urticária, sialoadenites e paniculite, ou relacionada com o produto, edema este geralmente com quadro intermitente e recorrente (ETIP: edema tardio intermitente persistente). As paniculites podem ser diagnosticadas ao ultrassom e na imagem geralmente se observa aumento da espessura e vascularização da derme e do subcutâneo, maior hipoecogenicidade da derme e hiperecogenicidade do subcutâneo, perda da interface derme-subcutânea e aumento da vascularização ao Doppler (Fig. 16-23).

Edema com Nódulo

Nódulos Não Inflamatórios/Inertes

A complicação mais comumente avaliada ao ultrassom se deve à formação de nódulos ou saliências locais pós-operatórias ou pela infiltração superficial, má distribuição e sobrecorreção ou injeção de quantidades excessivas de produtos preenchedores ou bioestimuladores em um único local.

Nódulos inertes podem ainda ser formados por neoformação tecidual e reação do tipo corpo estranho ao redor de materiais injetáveis (hipersensibilidade tipo IV) com formação de granulomas, diagnóstico anatomopatológico. Na imagem observam-se nódulos circunscritos com material em seu interior, e podem ser calcificados, sem sinais inflamatórios ou alterações ao Doppler (Fig. 16-24).

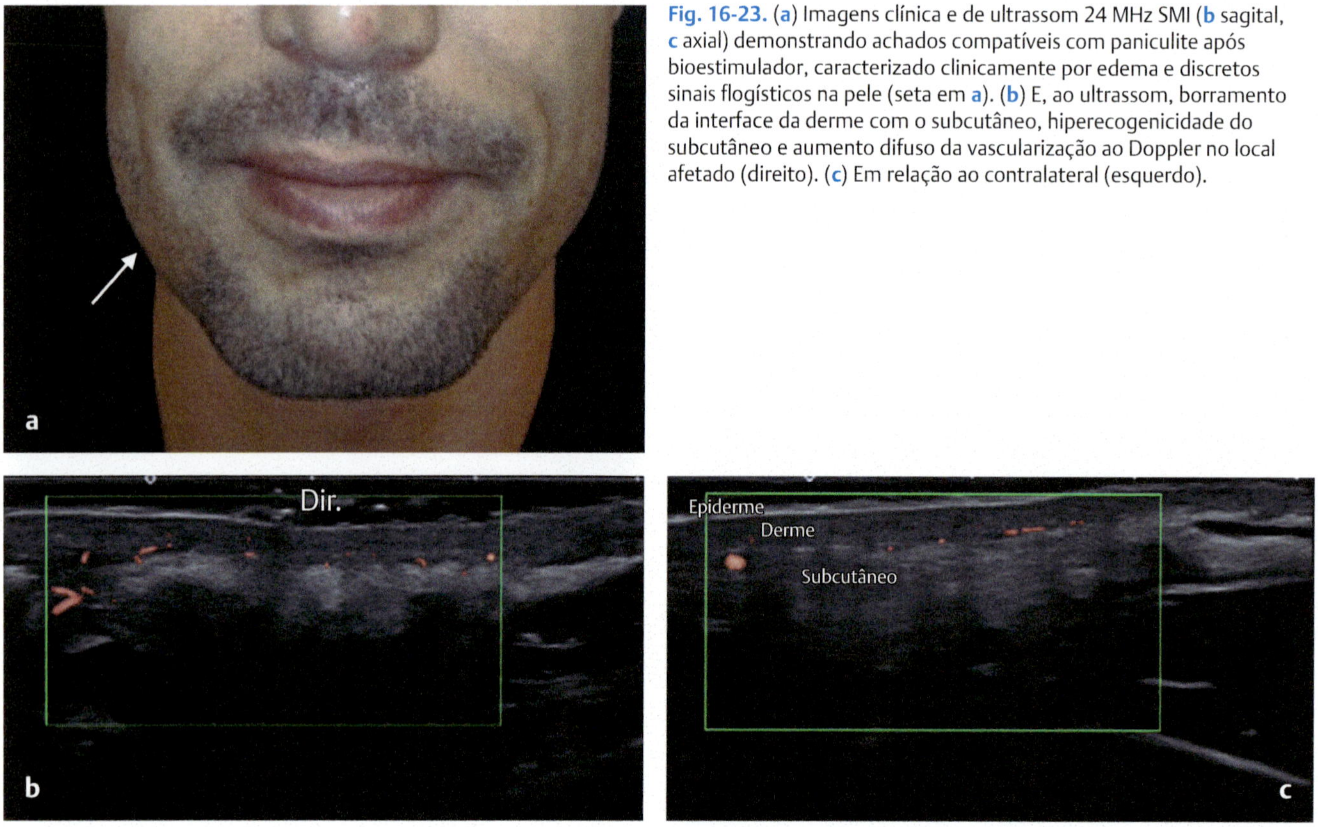

Fig. 16-23. (a) Imagens clínica e de ultrassom 24 MHz SMI (b sagital, c axial) demonstrando achados compatíveis com paniculite após bioestimulador, caracterizado clinicamente por edema e discretos sinais flogísticos na pele (seta em a). (b) E, ao ultrassom, borramento da interface da derme com o subcutâneo, hiperecogenicidade do subcutâneo e aumento difuso da vascularização ao Doppler no local afetado (direito). (c) Em relação ao contralateral (esquerdo).

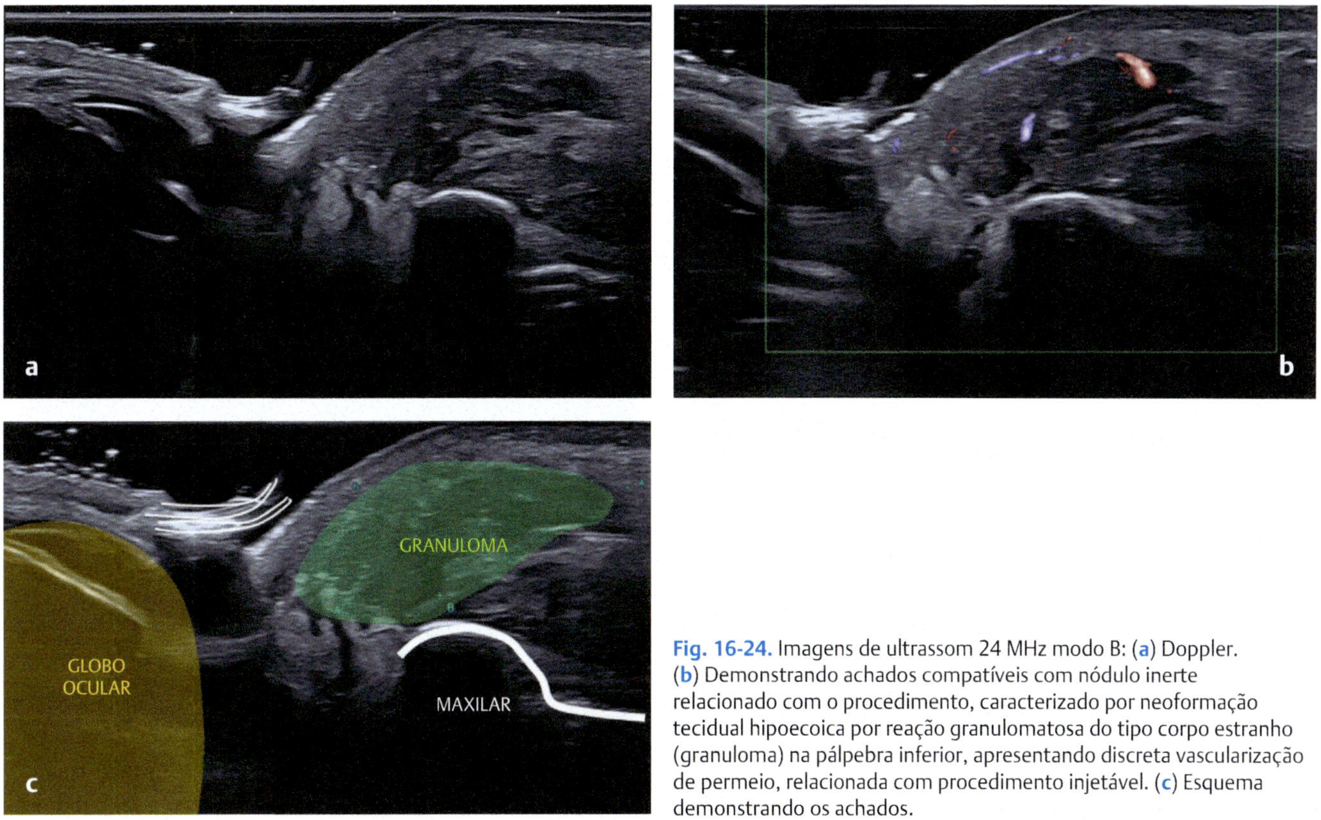

Fig. 16-24. Imagens de ultrassom 24 MHz modo B: (a) Doppler. (b) Demonstrando achados compatíveis com nódulo inerte relacionado com o procedimento, caracterizado por neoformação tecidual hipoecoica por reação granulomatosa do tipo corpo estranho (granuloma) na pálpebra inferior, apresentando discreta vascularização de permeio, relacionada com procedimento injetável. (c) Esquema demonstrando os achados.

Nódulos Inflamatórios/Não Inertes

São mais comumente associados a abscessos, coleções causadas por microrganismos da flora residente da pele (*Staphylococcus ou Streptococcus*) inoculados pela cirurgia ou injeção, em associação com sinais flogísticos e até sintomas sistêmicos como febre e calafrios. Na imagem aparecem como coleções heterogêneas/septadas, aumento da ecogenicidade e da vascularização circunjacente (Fig. 16-25). O ultrassom é importante para a localização e a mensuração de coleções, assim como ferramenta para guiar aspirações e drenagens, melhorando a possibilidade de culturas e tratamento antibiótico direcionado.

Nódulos inflamatórios quando endurecidos e não relacionados a coleções, podem ser formados por reação granulomatosa (hipersensibilidade tipo IV), com eritema, sensibilidade e sinais flogísticos. Quando relacionado aos preenchedores e associados a edema pétreo podem ser caracterizados como *Angry red bumps*, que na imagem aparecem como nódulo mal definido, com vascularização de permeio ao Doppler. Já na presença de corpos estranhos pós-operatórios, é possível a caracterização de materiais de inclusão cirúrgica no interior de coleções ou nódulos inflamatórios (Fig. 16-26).

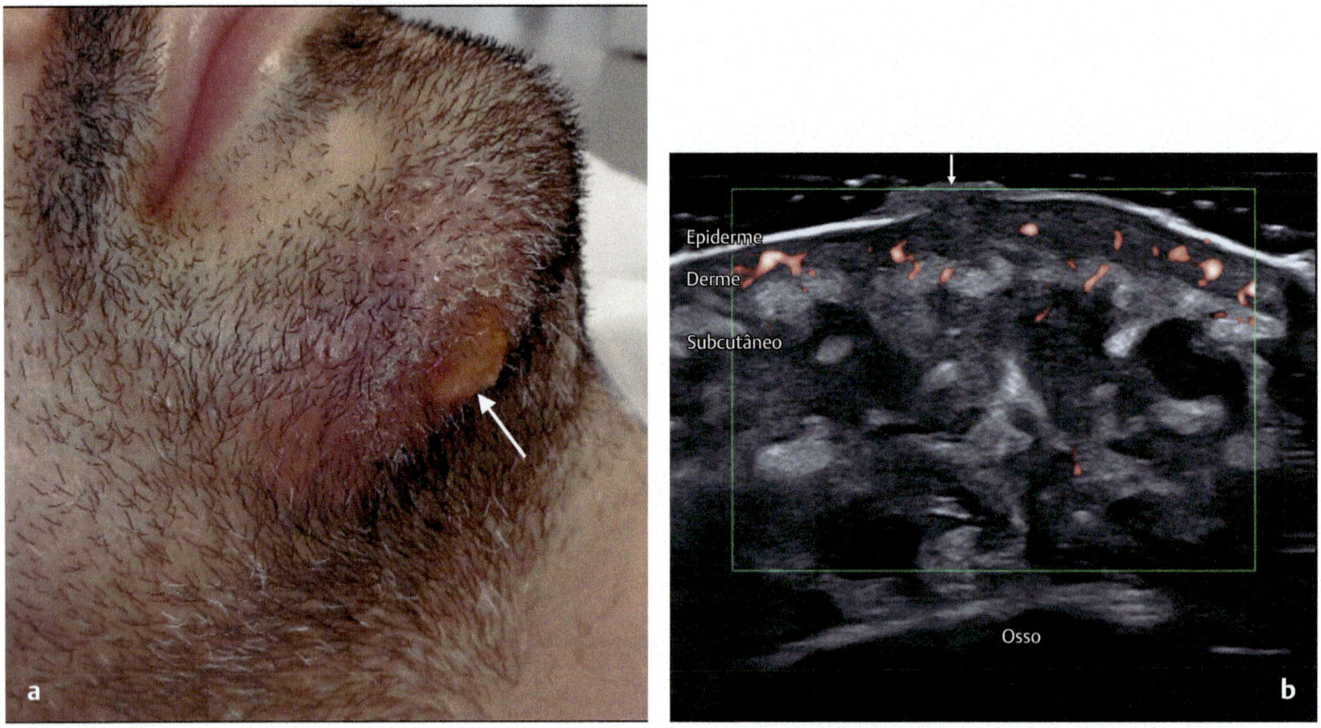

Fig. 16-25. Imagens clínica e de ultrassom 24 MHz SMI demonstrando achados compatíveis com abscesso após preenchedor injetável, caracterizado clinicamente por edema com nódulo inflamatório: (**a**) Drenagem de secreção purulenta (setas) por solução de continuidade na pele. (**a**) Coleção anfractuosa ao ultrassom, de limites imprecisos no subcutâneo do mento, associado a sinais inflamatórios com borramento da interface da derme com o subcutâneo, hiperecogenicidade do subcutâneo e aumento difuso da vascularização ao Doppler.

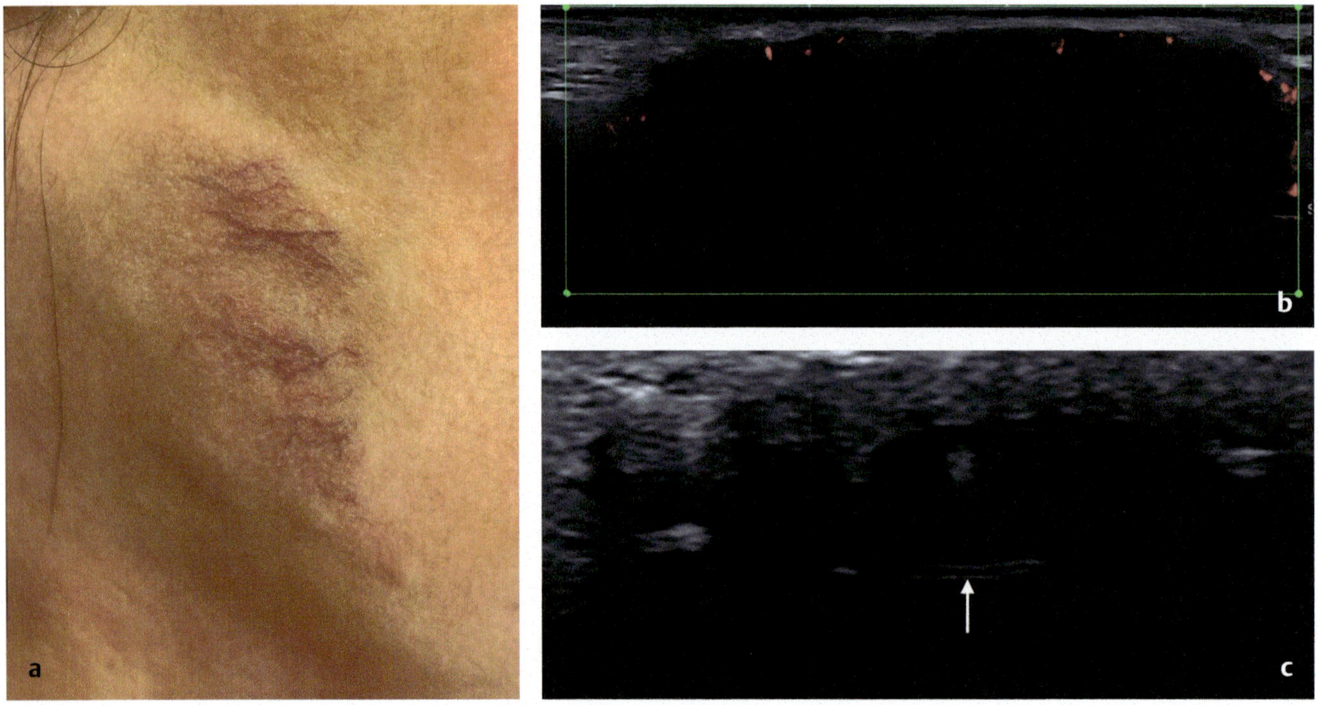

Fig. 16-26. (**a**) Imagens clínica. (**b**) ultrassom 24 MHz SMI. (**c**) 33 MHz modo B demonstrando achados compatíveis com corpo estranho pós-cirúrgico, caracterizado clinicamente por nódulo endurecido com sinais flogísticos e neovascularização cutânea. (**a**) Material com sombra acústica. (**b**) Posterior ao ultrassom, associado a aumento da vascularização circunjacente ao Doppler. (**c**) Estruturas lineares/fios de permeio.

Dor

A dor após procedimentos cirúrgicos ou com injetáveis pode estar relacionada com causas infecciosas agudas, neurais e vasculares. O ultrassom com Doppler exerce papel importante, porém, não deve atrasar condutas de urgências ou emergências. Podem-se observar causas como neuropraxia, compressão neural ou vascular com isquemia e embolização (Fig. 16-27).

Outras Complicações de Injetáveis

Possíveis complicações incluem ainda a migração, mais comumente em produtos permanentes, caracterizada como produto mais superficial ou em locais diferentes da aplicação, até dentro de linfonodos regionais. Podem ocorrer inflamações de baixo grau com biofilmes, alterações subclínicas de glândulas lacrimais e salivares e até síndrome autoimune induzida por adjuvantes (ASIA).

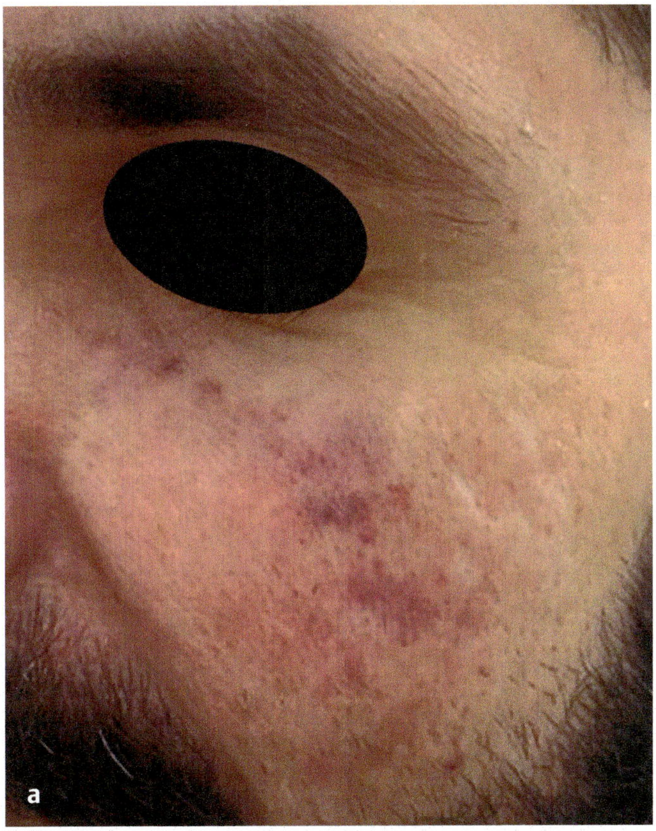

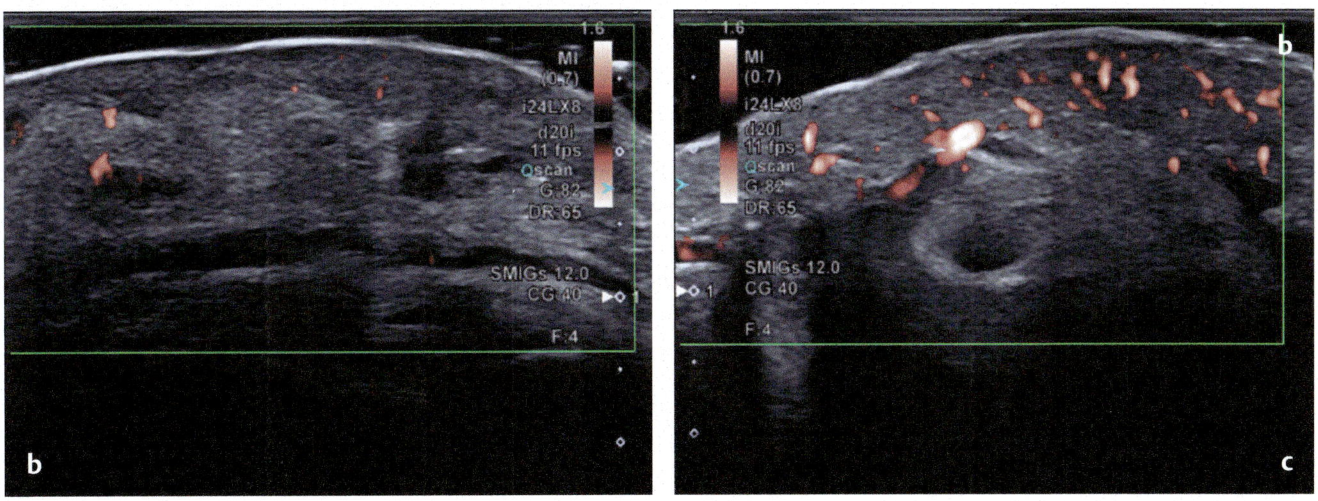

Fig. 16-27. (a) Imagens clínica. (b e c) Ultrassom 24 MHz SMI demonstrando achados compatíveis com isquemia cutânea pós-procedimento injetável. (a) Caracterizado clinicamente por livedo reticular tênue na região malar esquerda. (b) E redução importante da vascularização da pele ao Doppler na área afetada. (c) Em comparação com a área contralateral normal.

DISCUSSÃO E CONCLUSÃO

Nos últimos anos o uso da ultrassonografia em tratamentos estéticos faciais vem aumentando, desde aplicações de injetáveis, fios a cirurgias plásticas , pois o método comprovadamente aumenta a segurança destes procedimentos. A abordagem da estética facial pode então ser feita de forma multidisciplinar, considerando-se a possibilidade do uso da imagem para se trazer mais assertividade aos procedimentos nesta região. O uso do ultrassom ganha importância pelo detalhamento alcançado, e respaldo na resistência e dificuldade de realizar punções em regiões sensíveis ou esteticamente importantes, e para se evitar biópsias e cicatrizes. Neste contexto, a aplicação deste método pode agregar informações antes, durante e após os procedimentos faciais, otimizando resultados e reduzindo complicações.

BIBLIOGRAFIA

Alghoul M, Codner MA. Retaining ligaments of the face. review of anatomy and clinical applications. Aesthet Surg J. 2013;33(6):769-82.

Cotofana S, Lachman N. Anatomy of the Facial Fat Compartments and their Relevance in Aesthetic Surgery. J Dtsch Dermatol Ges. 2019;17(4):399-413.

Ghassemi A, Prescher A, Riediger D, Axer H. Anatomy of the SMAS revisited. Aesthetic Plast Surg. 2003;27(4):258-64.

Lee W, Moon HJ, Kim JS, et al. Doppler ultrasound-guided thread lifting. J Cosmet Dermatol. 2020;19(8):1921-7.

Mendelson BC. Anatomic study of the retaining ligaments of the face and applications for facial rejuvenation. Aesthetic Plast Surg. 2013;37(3):513-5.

Safran T, Gorsky K, Viezel-Mathieu A, et al. The role of ultrasound technology in plastic surgery. J Plast Reconstr Aesthet Surg. 2018;71(3):416-24.

Schelke LW, Decates TS, Velthuis PJ. Ultrasound to improve the safety of hyaluronic acid filler treatments. J Cosmet Dermatol. 2018;17(6):1019-24.

Tucunduva MJ, Tucunduva-Neto R, Saieg M, et al. Vascular mapping of the face. B-mode and doppler ultrasonography study. Med Oral Patol Oral Cir Bucal. 2016;21(2):e135-41.

Urdiales-Galvez F, Delgado NE, Figueiredo V, et al. Treatment of Soft Tissue Filler Complications. Expert Consensus Recommendations. Aesthetic Plast Surg. 2018;42(2):498-510.

Velthuis PJ, Jansen O, Schelke LW, et al. A Guide to Doppler Ultrasound Analysis of the Face in Cosmetic Medicine. Part 2. Vascular Mapping. Aesthet Surg J. 2021;41(11):NP1633-NP44.

Velthuis PJ, Jansen O, Schelke LW, et al. A Guide to Doppler Ultrasound Analysis of the Face in Cosmetic Medicine. Part 1. Standard Positions. Aesthet Surg J. 2021;41(11):NP1621-NP32.

Witmanowski H, Blochowiak K. The whole truth about botulinum toxin - a review. Postepy Dermatol Alergol. 2020;37(6):853-61.

Wortsman X. Identification and Complications of Cosmetic Fillers. Sonography First. J Ultrasound Med. 2015;34(7):1163-72.

Wortsman X. Top Advances in Dermatologic Ultrasound. J Ultrasound Med. 2023;42(3):521-45.

Zattar LC, Cerri GG. Ultrassonografia Dermatológica. 1 ed. São Paulo. Manole. 2021.

CAPÍTULO 17

ANESTESIA PARA CIRURGIA PLÁSTICA DA FACE

Fabio Hideki Hiratsuka ▪ Luis Guilherme Misorelli ▪ Carolina Ashihara

INTRODUÇÃO

O aperfeiçoamento e o desenvolvimento de novas técnicas para cirurgia plástica da face, envolvendo estruturas anatômicas mais profundas, com retalhos mais amplos, e a associação com múltiplos procedimentos de cosmiatria, como o *laser*, a radiofrequência, as injeções de produtos e tantos outros complementares à cirurgia, exigiram uma grande evolução da técnica anestésica e dos cuidados perioperatórios relacionados especificamente com este tipo de cirurgia.

A maior complexidade cirúrgica e a frequente presença de múltiplos produtos previamente injetados, causadores de importante inflamação e neovascularização como PMMA, silicone, ácido hialurônico, entre outros, tornaram as dissecções cirúrgicas mais difíceis e sangrantes, contribuindo para o prolongamento do tempo operatório. Procedimentos combinados cada vez mais frequentes também têm colaborado no aumento significativo do número de complicações.

Somam-se os fatores relacionados com os pacientes, como alta prevalência de obesidade e maior expectativa de vida populacional, acompanhada pelo aumento da idade média dos pacientes operados, com um número crescente destes acima dos 80 anos, que trazem consigo as comorbidades da senilidade e o uso de polifármacos. Todos estes aspectos aumentaram os riscos envolvidos, que incluem a formação de hematomas, os fenômenos tromboembólicos, lesões de posicionamento e de pressão, complicações pulmonares e *delirium*.

Cuidados importantes estão envolvidos na prevenção da formação de hematomas, a complicação mais frequente nas ritidoplastias: a avaliação pré-anestésica detalhada, o manuseio anestésico e hemodinâmico adequados a cada etapa da cirurgia, os cuidados relativos ao posicionamento e à temperatura corporal intraoperatórios, e a prevenção de dor e de náusea pós-operatórios. Todos esses cuidados visam proporcionar conforto e segurança na realização de procedimentos e serão discutidos adiante.

AVALIAÇÃO PRÉ-ANESTÉSICA

A rigorosa análise da condição clínica e psicológica do paciente submetido a procedimentos é etapa primordial no planejamento da equipe cirúrgico-anestésica.

Nesta avaliação, as informações gerais de saúde, quais medicações estão em uso e quais devem ser descontinuadas (Quadro 17-1), possíveis alergias e eventos anestésicos prévios, somados aos exames físico e laboratoriais fornecem uma melhor estratificação individualizada dos riscos do paciente e quais condutas serão necessárias.

Conforme mencionado, devemos ter atenção com o aumento na idade média dos pacientes. Sobretudo nos idosos, a avaliação cardiológica meticulosa será determinante no manejo hemodinâmico intraoperatório. Ademais, esse grupo apresenta risco aumentado de *delirium*, grande contribuinte para eventos de morbimortalidade pós-operatórios.

Por ser considerado um procedimento de baixo risco para eventos tromboembólicos, a profilaxia medicamentosa nas cirurgias de face é reservada aos pacientes com pontuação elevada no escore de Caprini . Nestes casos, devemos avaliar

Quadro 17-1. Ajuste de medicações habituais no perioperatório

Análogo GLP-1	Saxenda® e Victosa®: suspender 2 dias antes
	Ozempic®, Trulicity®, Rybelsus®, Mounjaro®: suspender 10-14 dias antes
Vasodilatadores	Ciali®, Viagra® e Levitra®: suspender 5 dias antes e reiniciar uso 14 dias depois
Antiplaquetários e anticoagulantes	AINE, AAS, clopidogrel e warfarina: suspender 7 dias antes
	Dabigratana, rivaroxabana, apixabana e edoxabana: conforme *clearence* de creatinina. Em geral, suspender 2-3 dias antes
Anti-hipertensivo	IECA, BRA e diuréticos: suspender dose do dia da cirurgia
Fitoterápicos	Alho, ginseng, gingko, camomila, gengibre e erva de São João: suspender 7 dias antes
	Antidepresivos da classe IMAO: suspender 3 semanas antes
Outros	Naltrexoe: suspender 7 dias antes

GPL-1: *Glucago-like peptide* 1; AINE: anti-inflamatório não esteroidal; AAS: ácido acetilsalicílico; IECA: inibidor da enzima conversora de angiotensina; BRA: bloqueador do receptor de angiotensina; IMAO: inibidor da monoamina oxidase.

como reduzir os fatores de risco modificáveis ou até mesmo considerar a suspensão da cirurgia, visto que há aumento no risco de sangramento pós-operatório em ritidoplastias com o uso de anticoagulantes profiláticos.

ESCOLHA DA TÉCNICA ANESTÉSICA

Diante da necessidade de imobilidade plena do paciente, a anestesia geral associada à infiltração de solução anestésica apresenta-se como técnica de escolha na maioria dos casos. A sedação tem sido reservada para as cirurgias mais leves e de menor tempo cirúrgico, à medida que o aprofundamento desta está relacionada com importantes efeitos adversos e complicações.

Apresentam-se como fatores de risco associados à sedação:

- Depressão respiratória intraoperatória e necessidade de intubação de urgência.
- Queimaduras pela associação de oxigênio e bisturi elétrico.
- Laringoespasmo e broncoaspiração.
- Anestesia local insuficiente em planos de descolamento mais profundos.
- Superficialização do plano anestésico com movimentação inadvertida e consciência intraoperatória.

Em comparação com os bloqueios regionais, a infiltração de solução contendo adrenalina e anestésico local mostra-se mais eficiente, útil e rápida, tendo em vista a extensa área a ser abordada, e, quando realizada em etapas, adequada à rotina do cirurgião, diminui a sobrecarga de adrenalina e o risco de intoxicação por lidocaína.

Solução anestésica sugerida:

- Soro fisiológico 0,9% 200 mL.
- Lidocaína 2% sem vasoconstritor 30-40 mL.
- Adrenalina 1 mg/1 mL.

É importante que a revisão da hemostasia seja realizada após 3 horas da infiltração da solução, a fim de que o efeito vasoconstritor da adrenalina esteja menos presente. Para isso, a realização da blefaroplastia, enxerto de gordura e se possível do trabalho submental após a dissecção lateral do rosto e antes da revisão de hemostasia possibilitaria este tempo adicional para que o efeito da epinefrina se dissipe.

PREPARO NA SALA DE CIRURGIA

Ao admitir o paciente em sala, certifica-se que a temperatura ambiente esteja confortável, o que evita hipotermia e vasoconstrição cutânea.

Em procedimentos longos, recomenda-se aplicar placas acolchoadas para prevenção de lesão por pressão em região sacral, vestir meias elásticas de compressão associadas ao compressor pneumático intermitente para prevenção de trombose venosa.

Os membros superiores são posicionados ao longo do corpo e colocam-se coxins nos membros inferiores, deixando os joelhos semifletidos e calcâneos livres de pressão. Se for realizada sondagem vesical de demora, a retirada deve ser tardia a fim de se evitar bexigoma no pós-operatório.

Após indução da anestesia geral, a laringoscopia ideal deve ser atraumática, podendo ser direta ou com videolaringoscópio, sendo que este último possibilita manobras mais delicadas. De preferência utilizar tubos aramados, que fornecem maior flexibilidade e liberação de espaço para melhorar o campo cirúrgico. A fixação do tubo pode ser realizada com fio amarrado ao dente mais adequado. Quando utilizados, bloqueadores neuromusculares devem ter administração limitada ao momento da intubação, pois seu uso indiscriminado ao longo do procedimento pode comprometer a monitorização da resposta muscular a estímulos do nervo facial.

Muitos métodos cirúrgicos têm sido descritos com o intuito de minimizar a formação de hematomas pós-operatórios, incluindo selantes, colas teciduais, redes de hemostasia, uso de drenos, curativos compressivos, entre outros. A técnica do *second look* para revisão da hemostasia após a passagem do efeito residual da epinefrina na tumescência reduziu a incidência do sangramento de rebote. Do ponto de vista anestésico, as principais evidências estão relacionadas com o uso de ácido tranexâmico endovenoso e manejo hemodinâmico constante.

Uso de Ácido Tranexâmico

O ácido tranexâmico é um antifibrinolítico sintético que, através do bloqueio reversível em sítios de ligação da lisina no plasminogênio, impede a formação de plasmina, agente atuante na fibrinólise.

Apesar da carência de estudos de alta evidência científica voltados às cirurgias plásticas de face, o uso endovenoso desta medicação foi analisado em situações hemorrágicas de diversas especialidades. Os resultados benéficos de segurança com esta medicação e de redução significativa na perda sanguínea e em necessidades transfusionais, demonstrados em variados cenários cirúrgicos, tiveram como efeito a sua aplicabilidade de seu uso na prática da anestesia para cirurgias em face, cabeça e pescoço.

A infusão endovenosa de 10-15 mg/kg^{-1} de peso, com máximo de 1 g, em dose única, ao longo de pelo menos 10 minutos, no momento da hemostasia cirúrgica, parece concordar com alguns trabalhos na redução de sangramentos pós-operatórios.

A aplicação tópica, descrita como menos efetiva na redução de perda sanguínea, pode ser uma alternativa quando há contraindicação ao uso sistêmico, como por exemplo em pacientes que apresentam convulsões, porém não dispomos de evidência que sugira uma dose ideal nesta via de administração.

Uso de Dexmedetomidina

Potente agonista α2-adrenérgico, a dexmedetomidina tem propriedade sedativa por ação nos adrenorreceptores localizados no *locus coeruleus*. Produz um efeito qualitativo de sedação diferente das drogas atuantes no sistema gabaérgico, conferindo um despertar mais tranquilo, interessante para as cirurgias da face, potencialmente amenizando riscos na formação de hematomas, tanto por reduzir a agitação pós-operatória, como pelos seus efeitos hemodinâmicos atenuadores.

HEMODINÂMICA

O manejo hemodinâmico intraoperatório é uma ferramenta importante para auxiliar o cirurgião na realização da hemostasia e diminuir o risco de hematoma pós-operatório. O aumento do débito cardíaco (DC), e não apenas da pressão arterial (PA), possibilita a melhor visualização dos vasos contraídos pelo repouso anestésico e sua cauterização em condição hiperdinâmica. O entendimento da física do sistema circulatório e suas variáveis proporcionam a otimização do débito cardíaco. Nessa parte vamos analisar os conceitos hemodinâmicos e as estratégias utilizadas durante a fase de hemostasia.

Conceitos Hemodinâmicos

Velocidade e Fluxo

A velocidade tem a mesma definição da mecânica geral, é a razão entre distância e tempo (p. ex., centímetros/min). O fluxo é a relação entre o volume e o tempo (p. ex., mililitros/min). Dessa forma o fluxo pode ser compreendido como o produto da velocidade pela área de seção transversa.

Fluxo (mL/min) = velocidade (cm/min) × área de seção transversa (cm^2)

O princípio da continuidade estabelece que para um sistema de condutores fechado, como o sistema circulatório, o fluxo é igual para qualquer seção transversa do sistema. Assim na raiz da aorta – menor seção transversa – a velocidade é máxima, enquanto nos capilares – maior seção transversa – a velocidade é mínima.

Resistência, Pressão e Fluxo

O conceito de resistência hidráulica é análogo ao de resistência elétrica. É a relação entre um potencial e o fluxo – no caso a resistência vascular sistêmica (RVS) é igual a diferença de pressão entre a raiz da aorta e do átrio direito dividido pelo débito cardíaco (Rvascular = ΔP/DC). Sendo assim, situações de PA normal podem decorrer de alta RVS e baixo DC. Situações de PA alta podem decorrer de DC baixo ou normal e RVS aumentada ou DC alto com RVS baixa ou normal. Assim, o aumento da pressão arterial por si só não está relacionado com a elevação da perfusão.

No sistema vascular sistêmico, a resistência é controlada pelo calibre dos vasos. Em situações com alta resistência vascular, o calibre dos vasos tende a diminuir. A diferença de pressão é determinada pela pressão arterial média e pressão do átrio direito. O débito cardíaco é o produto da frequência cardíaca pelo volume sistólico (DC = FC × VS).

O anestesista, ao manejar a interação complexa desses fatores, propicia ao cirurgião melhores condições cirúrgicas na fase de dissecção assim como para a realização da hemostasia e dessa forma tentar diminuir a ocorrência de hematomas após as cirurgias faciais.

Estratégias para Otimização da Fase de Hemostasia

As estratégias para otimizar o sangramento na fase de hemostasia podem atuar no DC, na RVS e na PA. Para isso podemos citar o aumento da volemia, da frequência cardíaca e da contratilidade, sem gerar elevação na resistência vascular sistêmica. As medidas tomadas proporcionam uma condição hiperdinâmica do paciente aproximando ao estado do despertar ou até mesmo superior ao seu basal acordado, ao qual ele retornará após o procedimento. Uma vez que a anestesia geral reduz os parâmetros hemodinâmicos globalmente, essas medidas proporcionam, dessa forma, condições de hemostasia similares às do paciente sob *stress* no pós-operatório.

Reposição Volêmica

O aumento da infusão de fluidos (cristaloides) visa aumentar a volemia e consequentemente o retorno venoso, por sua vez aumentando o DC. O balanço hídrico deve estar próximo a zero ao término da cirurgia com o intuito de evitar o edema em excesso.

Atropina

A atropina é uma medicação anticolinérgica que aumenta a FC. Utilizada com frequência para diminuir o efeito do reflexo oculocardíaco durante a blefaroplastia. Deve ser evitada na etapa final da cirurgia pois favorece o despertar taquicárdico.

Dobutamina e Adrenalina

Promovem o aumento do DC por ação inotrópica e cronotrópica. Seu uso deve ser selecionado individualmente, tanto pela experiência do anestesista quanto pela avaliação da resposta do paciente, com o objetivo de estimular o sistema cardiovascular e retornar aos parâmetros hemodinâmicos prévios ao início da anestesia ou pouco acima.

Metaraminol e Noradrenalina

São medicações vasopressoras que visam aumentar a PA através do aumento da RVS. Devem ser usadas após avaliação individual do caso.

Aumento da Pressão de Vias Aéreas e Manobras de Valsalva

Utilizados durante a fase de hemostasia com o objetivo de aumentar a pressão venosa e expor leito sangrante para a cauterização. Também promovem recrutamento alveolar pulmonar, diminuindo atelectasia decorrente de ventilação mecânica prolongada.

CONSIDERAÇÕES PÓS-CIRÚRGICAS

Assim como em tantos outros procedimentos nos quais evitamos a tosse na extubação, na cirurgia plástica da face este cuidado também se torna desejável, diminuindo o risco de sangramentos.

Aliada ao despertar tranquilo, a manutenção de um paciente calmo, sem dor ou náuseas, confortável em seu pós-operatório, e estável hemodinamicamente, desde a sala de recuperação anestésica ao leito de enfermaria, completa o sucesso do procedimento.

Observam-se índices de reabordagem cirúrgica para drenagem de hematomas em torno de 2% dos pacientes operados, sendo a frequência em homens três vezes maior em relação às mulheres. Do ponto de vista anestésico, trata-se de uma condição de urgência, na qual não há tempo hábil para o jejum, aumentando o risco de broncoaspiração e do enfrentamento de uma possível via aérea difícil em virtude do hematoma em si, situação de potencial catastrófico devido a possibilidade de hipóxia, obstrução da via aérea e falha de intubação. Seu manejo deve ser individualizado pelo anestesista, que pode optar pela intubação sob sequência rápida ou sob anestesia tópica com o paciente acordado, ou até sugerir a exploração do hematoma somente com a infiltração de anestésico local até que haja melhores condições para a indução anestésica, sobretudo estar preparado para o uso de recursos emergenciais, como uma potencial realização de cricotireoidostomia.

CONCLUSÃO

As complicações relacionadas com o *facelift* são bem reconhecidas. A avaliação minuciosa do paciente, a otimização pré-operatória e a adequada sincronização da rotina entre o anestesiologista e o cirurgião plástico tornam a cirurgia e o pós-operatório mais seguros e com melhores resultados.

BIBLIOGRAFIA

Agrawal NA, Hillier K, Kumar R, Izaddoost SA, Rohrich RJ. A Review of Venous Thromboembolism Risk Assessment and Prophylaxis in Plastic Surgery. Plast Reconstr Surg. 2022;149(1):121e-9e.

Auersvald A, Auersvald LAB-S MLP. Hemostatic net: an alternative for the prevention of hematoma in rhytidoplasty. Rev Bras Cir Plást. 2012;27(1):22-30.

Baker TJ, Gordon HL. Complications of rhytidectomy. Plast Reconstr Surg. 1967;40(1):31-9.

Beer GM, Goldscheider E, Weber A, Lehmann K. Prevention of acute hematoma after face-lifts. Aesthetic Plast Surg. 2010;34(4):502-7.

Burk RW, Guzman-Stein G, Vasconez LO. Lidocaine and epinephrine levels in tumescent technique liposuction. Plast Reconstr Surg. 1996;97(7):1379-84.

Cohen JC, Glasgold RA, Alloju LM, Glasgold MJ. Effects of Intravenous Tranexamic Acid During Rhytidectomy: A Randomized, Controlled, Double-Blind Pilot Study. Aesthet Surg J. 2021;41(2):155-60.

Durnig P, Jungwirth W. Low-molecular-weight heparin and postoperative bleeding in rhytidectomy. Plast Reconstr Surg. 2006;118(2):502-7;discussion 8-9.

Flood PR, J. P.; Shafer, S. L. Stoelting's Pharmacology & Physiology in Anesthetic Practice Lippincott Williams & Wilkins. 2014.

Gupta V, Winocour J, Rodriguez-Feo C, et al. Safety of Aesthetic Surgery in the Overweight Patient: Analysis of 127,961 Patients. Aesthet Surg J. 2016;36(6):718-29.

Kietaibl S, Ahmed A, Afshari A, et al. Management of severe perioperative bleeding: Guidelines from the European Society of Anaesthesiology and Intensive Care: Second update 2022. Eur J Anaesthesiol. 2023;40(4):226-304.

Reinisch JF, Bresnick SD, Walker JW, Rosso RF. Deep venous thrombosis and pulmonary embolus after face lift: a study of incidence and prophylaxis. Plast Reconstr Surg. 2001;107(6):1570-5;discussion 6-7.

Scholz J, Tonner PH. Alpha2-adrenoceptor agonists in anaesthesia: a new paradigm. Curr Opin Anaesthesiol. 2000;13(4):437-42.

Silva MR. Fisiopatologia Cardiovascular. 1. ed: Atheneu. 2000:240.

Sinclair NR, Coombs DM, Kwiecien G, Zins JE. How to Prevent and Treat Complications in Facelift Surgery, Part 1: Short-Term Complications. Aesthet Surg J Open Forum. 2021;3(1):ojab007

Suominen S, Svartling N, Silvasti M, et al. The effect of intravenous dopamine and dobutamine on blood circulation during a microvascular TRAM flap operation. Ann Plast Surg. 2004;53(5):425-31.

Vídeo

CAPÍTULO 18

REJUVENESCIMENTO CIRÚRGICO DO TERÇO SUPERIOR DA FACE PELA TÉCNICA DE CORONAL

Alexandre Piassi Passos

INTRODUÇÃO

O rejuvenescimento cirúrgico do terço superior da face é um procedimento estético complexo que requer habilidades cirúrgicas avançadas e um profundo conhecimento da anatomia facial. Neste capítulo, abordaremos em detalhes a técnica de coronal, uma abordagem cirúrgica amplamente utilizada por cirurgiões plásticos para tratar os sinais de envelhecimento nessa região. Discutiremos os músculos e nervos envolvidos, assim como as complicações possíveis e os resultados esperados.

ANATOMIA, MÚSCULOS E NERVOS ENVOLVIDOS

Antes de realizar o rejuvenescimento cirúrgico do terço superior da face através da técnica de coronal, é essencial ter um conhecimento aprofundado da anatomia facial, incluindo os músculos e nervos da região. A região do terço superior da face é composta por músculos importantes, como o músculo frontal, responsável pela elevação das sobrancelhas, e os músculos prócero e corrugador, que contribuem para a formação das rugas na região entre as sobrancelhas. Durante o processo de envelhecimento, esses músculos podem sofrer alterações, resultando em rugas profundas na testa, nas sobrancelhas caídas e excesso de pele nas pálpebras superiores.

Além dos músculos, existem nervos importantes na região do terço superior da face que desempenham um papel crucial no movimento e na expressão facial. Durante o procedimento de rejuvenescimento, é essencial preservar e proteger esses nervos para evitar complicações e garantir resultados estéticos satisfatórios.

Um dos nervos principais na região do terço superior da face é o nervo supratroclear, um ramo do nervo oftálmico que fornece inervação para a pele da testa e da região medial das pálpebras superiores. Durante o procedimento, é importante preservar o nervo supratroclear para evitar perda de sensibilidade nessas áreas.

Outro nervo essencial é o nervo frontal, uma ramificação do nervo facial responsável pelo movimento dos músculos da testa e pela elevação das sobrancelhas. Durante o procedimento, é fundamental identificar e preservar as ramificações do nervo frontal para garantir a função adequada dos músculos da testa e evitar assimetrias ou perda de movimento. Trações exageradas dos retalhos devem ser evitadas, para não lesionar o nervo frontal.

A preservação dos nervos da região do terço superior da face não apenas garante resultados estéticos satisfatórios, mas também preserva a função neuromuscular e a expressão facial natural do paciente.

TÉCNICA DE CORONAL

Preparação do Paciente

Antes do procedimento, é essencial realizar uma avaliação completa do paciente, incluindo histórico médico, exames pré-operatórios e fotografias para documentação. O paciente também deve ser informado sobre os riscos e benefícios do procedimento.

Anestesia

A escolha da anestesia depende da preferência do cirurgião e das características individuais do paciente. A anestesia geral ou a anestesia local com sedação podem ser utilizadas. Preferencialmente, utilizamos a anestesia geral associada à anestesia local.

Incisão

A incisão é feita ao longo da linha do cabelo, iniciando-se na região temporal e seguindo até a região oposta. Uma distância média de três dedos da linha capilar anterior. É fundamental realizar uma incisão em ziguezague, como uma plástica em Z, para quebrar a cicatriz e obter um resultado estético mais natural.

Dissecção

Após a incisão, o cirurgião realiza a dissecção delicada e precisa dos tecidos, expondo as estruturas faciais subjacentes, incluindo os músculos prócero e corrugador. A técnica de dissecção deve ser precisa e delicada para evitar danos aos nervos. O plano mais utilizado é o plano subgaleal, evitando o plano subperiosteal (Fig. 18-1).

Tratamento dos Músculos

O músculo frontal pode ser tratado de diferentes maneiras, dependendo das necessidades do paciente, habitualmente realizamos incisões paralelas até a exposição do músculo. Nos músculos glabelares (prócerus e corrugador) realizamos miectomias parcimoniosas (Fig. 18-2). Alguns nervos devem ser poupados, principalmente o nervo supratroclear. Neste momento, utilizamos o bisturi elétrico bipolar.

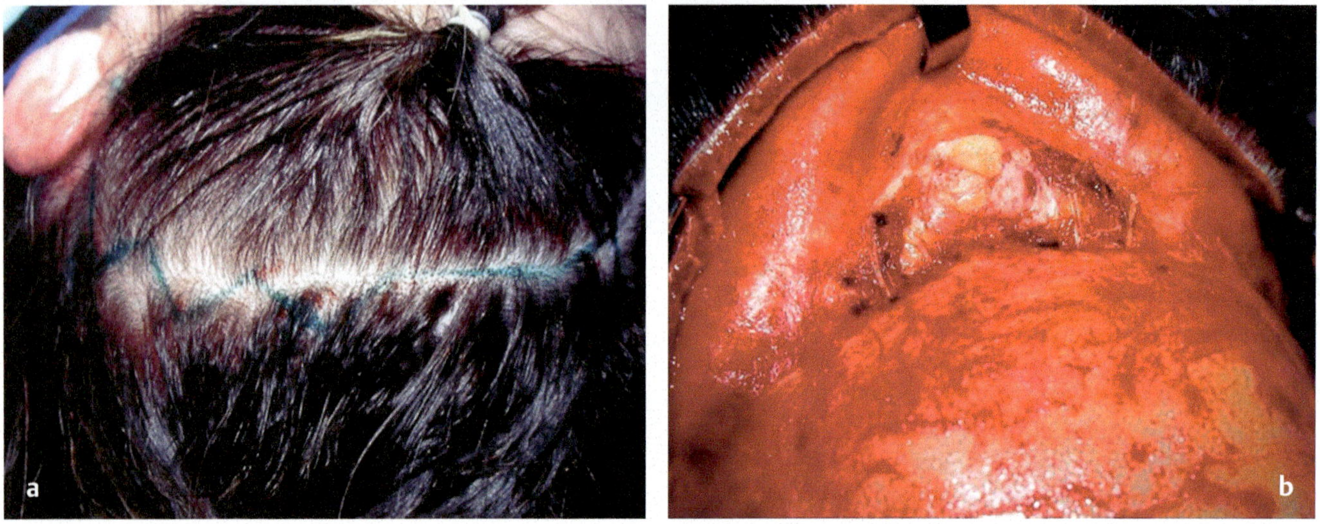

Fig. 18-1. Acesso coronal. Aproximadamente 3 cm da linha pré-capilar. A incisão é no plano subgaleal, quebrada. A dissecção é simétrica até o rebordo orbitário superior.

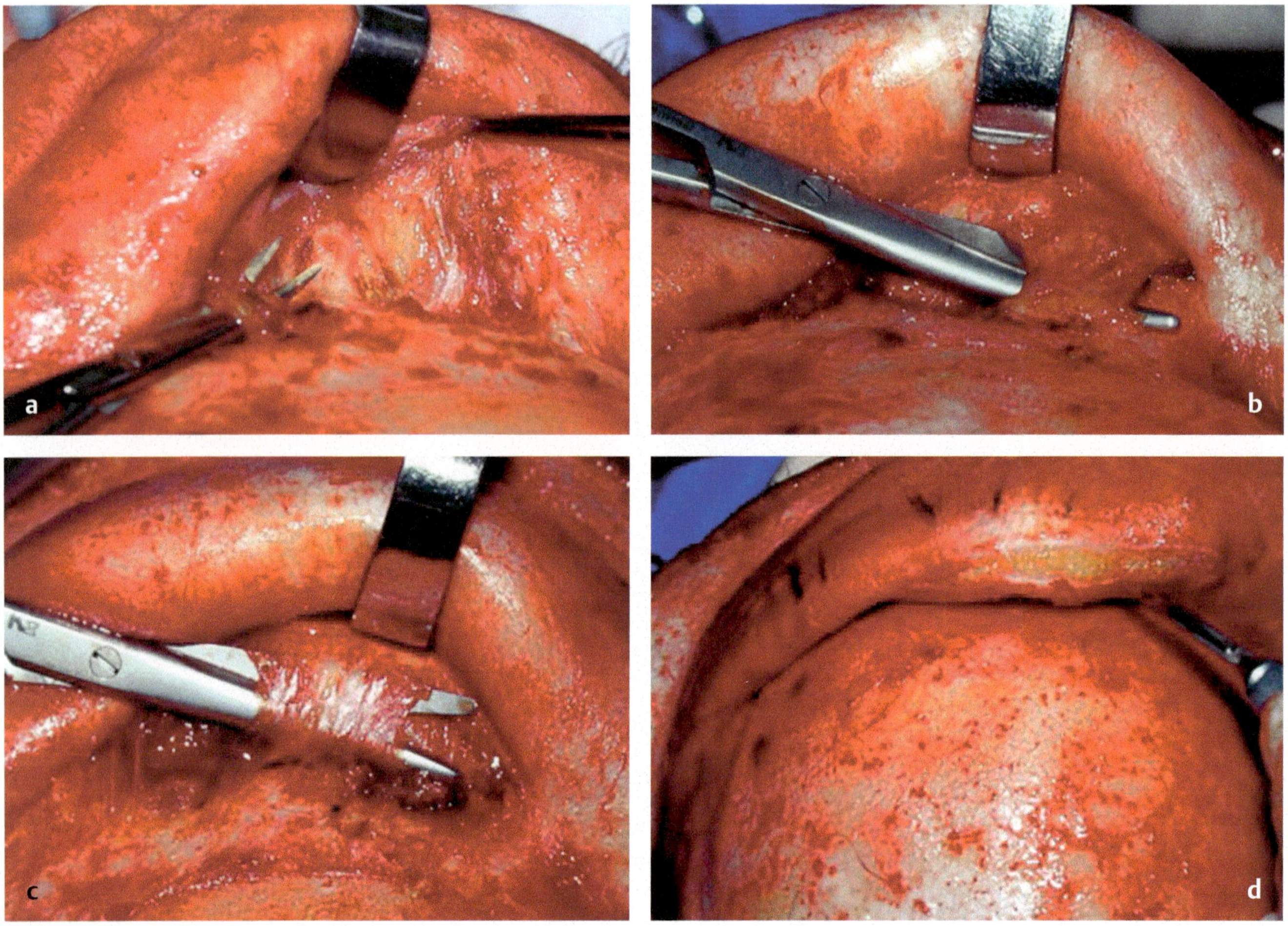

Fig. 18-2. Miectomia do prócerus e corrugador.

Remoção de Excesso de Pele

Caso haja excesso de pele, o cirurgião realiza a remoção cuidadosa desse tecido, utilizando técnicas de excisão adequadas para obter resultados estéticos satisfatórios. É importante evitar ressecções exageradas, pois o reposicionamento e a simetrização dos supercílios são suficientes.

Fechamento da Incisão

Após a conclusão das correções necessárias, a incisão é fechada com suturas precisas e delicadas, levando em consideração a tensão adequada para minimizar a formação de cicatrizes visíveis e alopecias. Usamos suturas contínuas com *nylon* 3-0.

COMPLICAÇÕES E CUIDADOS PÓS-OPERATÓRIOS

Embora o rejuvenescimento cirúrgico do terço superior da face através da técnica de coronal seja geralmente seguro e eficaz, existem complicações possíveis que devem ser consideradas. Entre as complicações mais comuns estão hematomas, edema, cicatrizes visíveis e alterações na sensibilidade da pele, raramente alopecias. É fundamental informar o paciente sobre essas possíveis complicações antes do procedimento e realizar um acompanhamento pós-operatório adequado para garantir uma recuperação tranquila.

Durante o período pós-operatório, o paciente deve seguir repouso adequado, evitar atividades físicas intensas, manter a área operada limpa e seguir uma dieta saudável para promover a cicatrização. O uso de medicamentos prescritos, como analgésicos e antibióticos, também pode ser necessário para controle da dor e prevenção de infecções.

Além disso, é essencial que o paciente evite exposição ao sol e use protetor solar durante o período de recuperação, pois a exposição solar pode causar danos à pele e interferir na cicatrização. O acompanhamento regular também é importante para avaliar a evolução do processo de cicatrização e para que qualquer complicação seja identificada e tratada precocemente.

RESULTADOS ESPERADOS

Após a recuperação completa do procedimento de rejuvenescimento cirúrgico do terço superior da face através da técnica de coronal, o paciente pode esperar uma aparência mais jovem e rejuvenescida. As rugas na testa serão suavizadas, as sobrancelhas serão reposicionadas para uma posição mais elevada. O resultado final será uma aparência mais descansada, rejuvenescida e natural.

É importante ressaltar que os resultados podem variar de acordo com as características individuais de cada paciente e que o envelhecimento natural do rosto continuará ocorrendo ao longo do tempo. No entanto, o rejuvenescimento cirúrgico do terço superior da face através da técnica de coronal proporciona um resultado duradouro e pode ser combinado com outros procedimentos estéticos para obter uma aparência globalmente mais jovem.

CONCLUSÃO

O rejuvenescimento cirúrgico do terço superior da face através da técnica de coronal é uma opção eficaz para tratar os sinais de envelhecimento nessa região. No entanto, é fundamental um conhecimento aprofundado da anatomia facial e das técnicas cirúrgicas envolvidas. Com uma abordagem cuidadosa e habilidades cirúrgicas avançadas, é possível obter resultados estéticos satisfatórios.

BIBLIOGRAFIA

Fagien S. The coronal brow lift: The evolution of technique. Aesthetic Surgery Journal. 2018;38(2):123-133.

Guyuron B, et al. The coronal incision for forehead rejuvenation: A 20-year experience. Plastic and Reconstructive Surgery. 2017;139(1):1-9.

Hamra ST. The coronal brow lift: A 30-year perspective. Aesthetic Surgery Journal. 2019;39(2):123-133.

Mendonça R, et al. Rejuvenescimento facial: técnicas e resultados. Revista Brasileira de Cirurgia Plástica. 2020;35(1):123-130.

Rohrich RJ, Bolden K. Ethnic rhinoplasty. Clin Plast Surg. 2010;37(2):353-70.

Smith J, et al. Surgical rejuvenation of the upper third of the face: A retrospective study of 50 patients. Journal of Plastic, Reconstructive & Aesthetic Surgery. 2018;71(5):678-684.

Vídeo

Vídeo Aula-Cirurgia

REJUVENESCIMENTO ENDOSCÓPICO DA FACE – CONCEITO *FULL SMAS*

CAPÍTULO 19

Carlos Casagrande ■ Renato Saltz ■ Maria Eduarda Caramori

INTRODUÇÃO

A introdução de novos conceitos de rejuvenescimento, como a reposição anatômica da região periorbitária, o reposicionamento dos supercílios, a reposição do volume tridimensional da face, especialmente no nível do terço médio e o apagamento do sulco nasogeniano, torna importante uma avaliação global de todos segmentos faciais.

A cirurgia videoendoscópica evoluiu muito nos últimos 25 anos, devido ao melhor entendimento da anatomia da região frontorbitária, do SMAS e dos ligamentos retentores da face.

Atualmente, quando consideramos um rejuvenescimento facial completo, temos utilizado a cirurgia endoscópica para tratar 2/3 da face (região frontal, região periorbitária e terço médio), associada ao *lifting* cervical aberto. Esta abordagem é denominada de FULL SMAS *concept*.

MUDANÇAS ANATÔMICAS NO ENVELHECIMENTO

Terço Superior

No terço superior, o envelhecimento manifesta-se classicamente por ptose de todas as porções dos supercílios, mudança do semblante facial, com alterações que traduzem um aspecto bravo, triste e cansado do olhar. Temos também o surgimento de rítides que se formam pela força dos músculos glabelares entre as sobrancelhas, rugas frontais pela contração do músculo frontal. A órbita lateral sofre uma ptose pela frouxidão ligamentar da região.

Excesso de pele e bolsas nas pálpebras superiores e inferiores também devem ser investigados. Outro fator importante é a redução do tecido subcutâneo na fronte, especialmente na região temporal e periorbital, que forma depressão temporal e esqueletização da órbita, causando um aspecto envelhecido à face.

A falta de sustentação anatômica do músculo frontal à cauda dos supercílios e o deslizamento tecidual devido aos coxins gordurosos temporiais fazem com que a ptose lateral dos supercílios seja mais comum.

Terço Médio

No terço médio (TM) da face podemos dizer, de um modo geral, que os tecidos moles possuem um vetor de movimento inferior, lateral e anterior durante o envelhecimento. Ocorre dessa forma um esvaziamento na margem orbitária inferior e uma queda sobre as áreas de aderência, como o sulco nasogeniano. Além dessa ptose observada com o passar do tempo, há uma hipertrofia seletiva da parte superior do coxim gorduroso da bochecha na altura do seio maxilar. Na posição vertical, esse volume extra pesa sobre o sulco nasolabial, contribuindo também para a impressão de aprofundamento do mesmo. Esse fenômeno mostra a necessidade de cautela no emprego de técnicas de aumento dessa região, sob o risco de criarmos um desequilíbrio entre as dimensões da face.

O sulco nasogeniano e palpebromalar acentuados e a perda de volume do TM são as principais caraterísticas do grande envelhecimento do TM.

AVALIAÇÃO PRÉ-OPERATÓRIA

Acreditamos que, para chegarmos a um resultado que satisfaça ambas as partes, paciente e cirurgião, devemos analisar de forma detalhada e sistemática cada aspecto do envelhecimento facial. A comunicação nesta etapa deve ser clara e objetiva, e é interessante usarmos elementos gráficos e esquemas que expliquem de maneira simples os fundamentos da nossa técnica para o paciente. Raramente a queixa apresentada será sobre a ptose da sobrancelha, por exemplo, mas sim da pele redundante na pálpebra superior. Dessa forma, noções da importância da posição adequada dos supercílios e da necessidade do tratamento de estruturas mais profundas transmitem a complexidade do nosso trabalho e consolidam a relação médico-paciente, contribuindo para um pós-operatório mais tranquilo.

Durante o exame, os sinais que chamam atenção para a presença de ptose das sobrancelhas são: rugas compensatórias horizontais na região frontal, pés de galinha estáticos e profundos, supercílios no mesmo nível da margem orbitária superior (mulheres) ou abaixo deste (homens), e a cobertura lateral da pálpebra superior pelo excesso de pele, fenômeno este mais apropriadamente descrito por Flowers como um pseudoexcesso. Um teste que podemos empregar consiste em pedir para o paciente segurar um espelho na altura do epigastro enquanto olha para o seu reflexo; o espelho então é elevado até a altura da órbita, forçando a utilização do músculo frontal para elevação do supercílio e fazendo o paciente notar a acentuação das rugas horizontais. Neste momento, observando a elevação dos supercílios frente ao espelho, conseguiremos ter o diagnóstico se devemos ou não elevar as sobrancelhas ou somente tratar as pálpebras. Com frequência o aspecto da cauda mais elevada do supercílio é bastante atrativo. Nos homens temos ainda uma queda que normalmente é mais acentuada. Logicamente que o aspecto estético do supercílio masculino é mais reto, com a cauda menos elevada, mas muitas vezes uma blefaroplastia pode piorar o aspecto cansado da face se os supercílios não forem elevados.

Na região glabelar, devemos procurar por linhas profundas verticais, canto medial da sobrancelha posicionado abaixo da margem orbitária e consequente o olhar de zangado. Esse tipo de paciente pode ser muito beneficiado pela lise seletiva dos músculos prócero e corrugador que a videoendoscopia possibilita. Nessa etapa também tomamos nota de eventuais assimetrias e déficit de força, que podem ser corrigidos no transoperatório, porém deve ficar claro que poderá haver uma limitação do resultado se a assimetria é devida a uma alteração da estrutura óssea da face ou a déficits de volume.

Com relação ao terço médio, é importante avaliarmos aqueles parâmetros anteriormente citados como referências do envelhecimento nessa região. Isso inclui o contorno ósseo subjacente, a espessura do coxim adiposo malar, a elasticidade da pele, a distribuição do tecido subcutâneo, a profundidade dos sulcos nasolabial e nasojugal, e a existência de festões e rugas periorais. Os dois últimos, juntamente com peles fotodanificadas, devem ser assinalados para o paciente como condições que pouco respondem ao *lifting* de face, pois não são incomuns queixas no pós-operatório sobre as rugas que não saíram na cirurgia. Também aproveitamos o exame físico para propor enxertos de gordura e a suspensão do terço médio com Ribbon® quando julgamos necessário.

Não podemos esquecer também de realizar uma investigação clínica direcionada para a prevenção de complicações. Com o aumento da expectativa de vida, estamos sendo procurados por indivíduos com idades mais avançadas, porém em plena atividade, e é natural que algumas doenças crônicas tornem-se mais prevalentes em nosso consultório. Entre elas, a hipertensão arterial sistêmica (HAS) é de particular importância, pois é frequentemente silenciosa e negligenciada pela população, e suas crises podem desencadear a formação de hematomas. Dessa forma, mesmo os pacientes que se dizem hígidos precisam ser reavaliados, e aqueles já diagnosticados devem manter um rigoroso controle no periperatório.

Com relação aos remédios e fitoterápicos, suspendemos o uso daqueles que podem prejudicar a coagulação (AAS, *ginkgo biloba*, ômega 3) cerca de 2 semanas antes da cirurgia. O tabagismo não é para nós uma contraindicação absoluta. A videocirurgia trabalha em plano profundo, retalhos espessos e portanto sem risco de necroses.

PLANEJAMENTO

Toda a demarcação topográfica da face é baseada em conceitos anatômicos e técnicos que facilitarão o entendimento e a realização da cirurgia. São delimitadas topograficamente as zonas de dissecção descritas a seguir.

Terço Superior e Médio

Compreende três regiões: a frontal, a temporal e o terço médio da face. Para defini-las, desenhamos pontos fixos na face: a linha temporal anterior, a margem orbitária inferior e lateral, o sulco nasogeniano, e a união do ponto A com o sulco nasogeniano (Fig. 19-1). Demarcação do ramo zigomático borda superior e inferior é bastante importante para orientar com relação ao trânsito dos ramos do facial. O trajeto do ramo frontal do facial também deve ser delimitado por uma linha que vai do lóbulo da orelha passando por um ponto 2 cm acima da órbita superior.

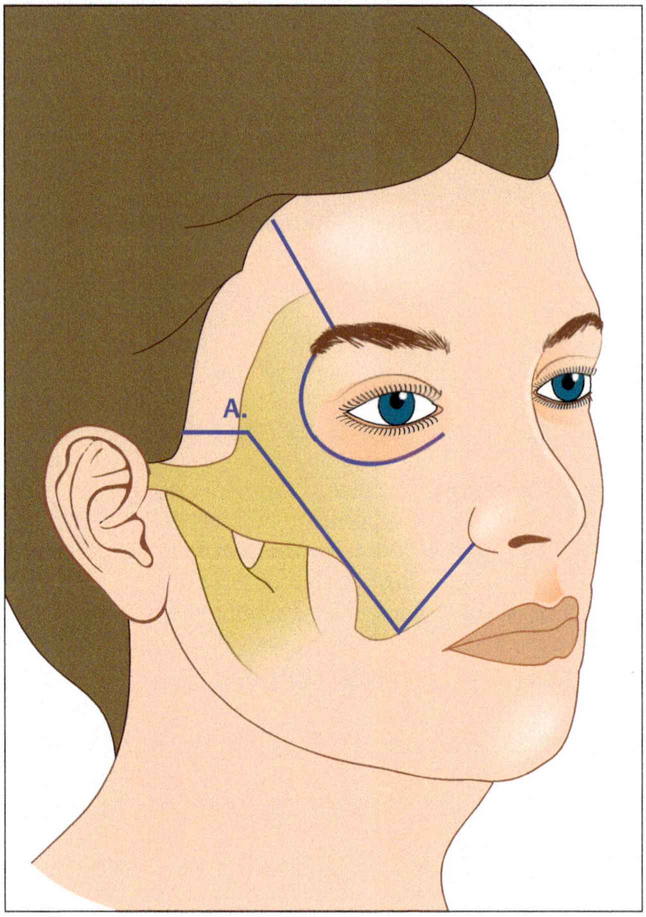

Fig. 19-1. Definição topográfica dos andares superior e médio da face e sua relação com a inervação.

Linha Temporal Anterior

Define a divisão da região temporal com a frontal. Anatomicamente, essas duas unidades estão na mesma estratigrafia, permitindo um descolamento em plano único, o que facilita a mobilização dos retalhos. As duas regiões têm detalhes muito importantes a serem considerados.

Na região frontal, a dissecção é subperióstea, e a 1 cm da margem orbitária superior abre-se o periósteo para se fazer a miomectomia dos músculos depressores dos supercílios, permitindo, sob visão endoscópica, preservar a inervação sensitiva dos feixes supraorbitários e supratrocleares.

Na região temporal, encontraremos o ligamento supraorbitário descrito por Hakme, que é um espessamento final da linha temporal anterior que, juntamente com as adesões supraorbitárias, prende o supercílio ao osso e deve ser desfeito para permitir a subida dos mesmos. O grau de liberação desse ligamento e das adesões regulará uma ascensão maior ou menor do supercílio, dependendo de cada caso (Fig. 19-2).

A veia sentinela também é encontrada nessa região e marca o trajeto do ramo temporal na superfície, o término

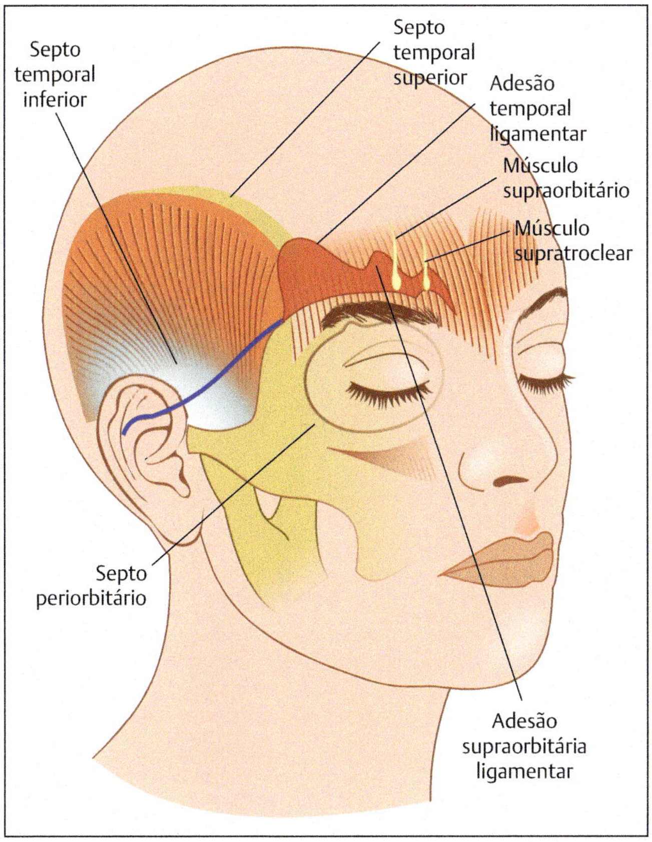

Fig. 19-2. Adesões supraorbitárias.

da dissecção temporal e o início da dissecção do terço médio da face.

Ponto A

Ponto imaginário situado na borda superior do arco zigomático, cerca de 3 cm lateralmente ao canto externo do olho. Nós demarcamos essa região, pois indica o trajeto do ramo temporal do facial, que emerge da borda inferior do arco zigomático nos seus dois terços posteriores. O ponto A separa os dois terços anteriores do arco zigomático, onde podemos transitar no plano profundo, sem risco de lesar a inervação motora frontal. Ele também representa a área de união do descolamento da região temporal com o terço médio e indica a posição do ligamento zigomático. Uma evolução do tratamento endoscópico do terço médio é que hoje dissecamos de forma ampla toda esta região além do ponto A, com segurança pela vista endoscópica, melhorando muito a mobilidade na suspensão do terço médio da face.

Sulco Nasogeniano

Representa um marco topográfico do final do terço médio.

Arco Zigomático da Borda Inferior

É traçado para facilitar a identificação do trajeto dos ramos do facial. Logo abaixo do arco zigomático correm os ramos zigomático e bucal paralelamente.

Margem Orbitária Inferolateral

Define a dissecção medial. Indica que devemos ter cuidado com a região ocular no descolamento.

União do Sulco Nasogeniano com o Ponto A

Delimita o terço médio lateral. Divide o ponto onde a dissecção será em plano profundo no terço médio, com o plano superficial subcutâneo da região cervical.

Trajeto do Ramo Temporal do Nevo Facial

Vai de uma linha entre o lóbulo das orelhas passando por um ponto 2 cm acima da órbita superior. Ele emerge da borda inferior do arco zigomático nos seus dois terços posteriores.

Preparo do Paciente

Como rotina, os cabelos são lavados com clorexidina degermante no quarto logo antes do procedimento. Ao chegar à sala de cirurgia, com o paciente sentado, a área de descolamento é delimitada e marcamos três portais com 1 cm de abertura, um na linha média e outros dois na linha pupilar bilateralmente, na transição entre a pele e o cabelo. O portal temporal é determinado traçando-se uma linha que começa na asa nasal, passa pelo canto lateral do olho e avança cerca de 3 cm dentro do couro cabeludo. Nesse ponto, fazemos uma incisão de 2 a 3 cm, suficiente para manobrarmos o instrumental com liberdade (Fig. 19-4).

Acreditamos que um campo operatório limpo e organizado facilita sobremaneira todas as etapas seguintes, por isso podemos dizer que essa preparação equivale a um passo da cirurgia em si. Os cabelos são enrolados e amarrados com elásticos para expor os locais de entrada do instrumental conforme o esquema da Figura 19-3. Logo atrás das incisões temporais, os cabelos devem ser puxados para trás, de modo

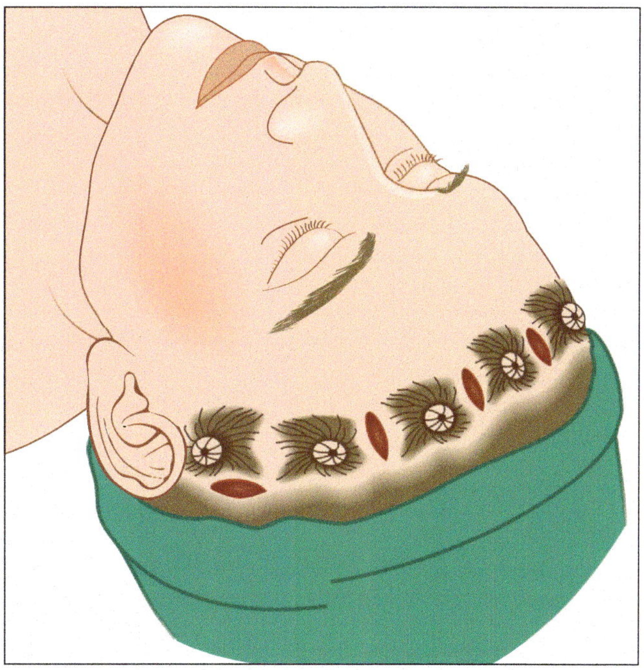

Fig. 19-3. Desenho mostrando a disposição do cabelo, permitindo a entrada e a livre movimentação do instrumental.

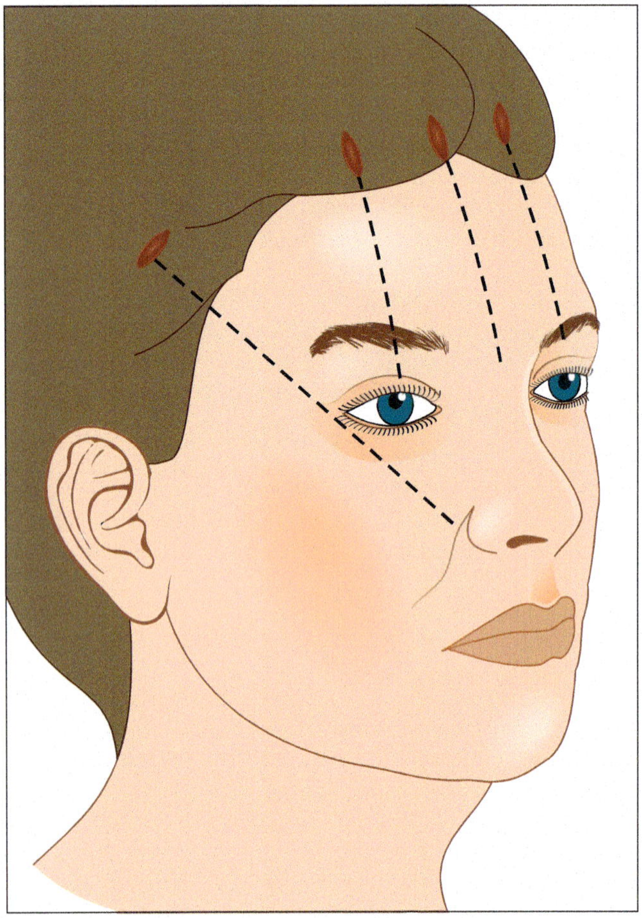

Fig. 19-4. Incisões para acesso do endoscópio.

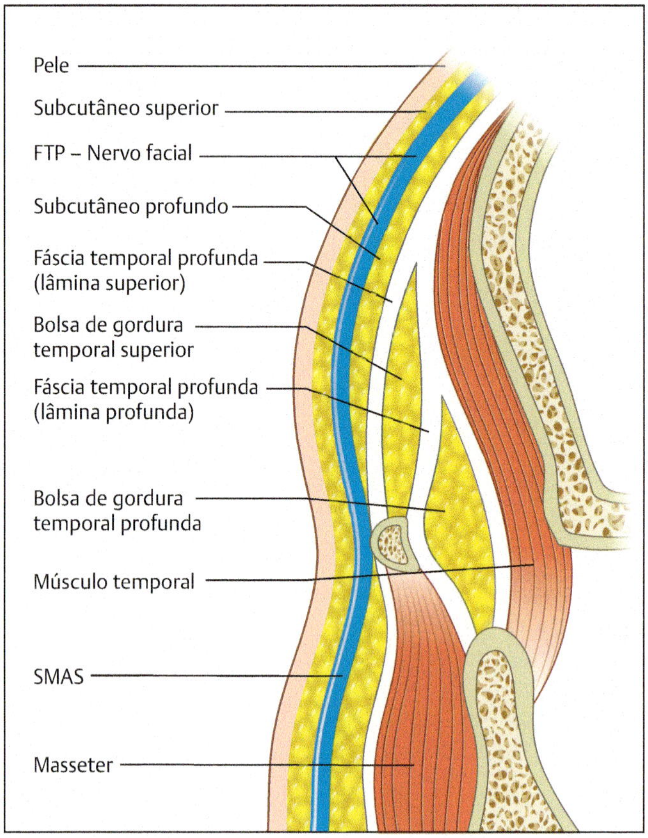

Fig. 19-5. Estratigrafia da região temporal.

que não criem acúmulos que dificultem o movimento livre da câmera. Confeccionamos ainda uma touca com TNT estéril que é suturada no paciente com *mononylon* 3-0, mantendo os fios rebeldes longe dos portais e incisões.

A infiltração é realizada com uma solução padronizada de 40 mL de xilocaína a 2% sem vasoconstritor, 200 mL de SF a 0,9% e 1 mL de adrenalina. Começamos pelos portais, apenas sob a incisão, e nunca na região temporal logo acima da sobrancelha, pois o volume nessa região impede a subida adequada do supercílio. Depois realizamos alguns pontos de bloqueio anestésico diretamente nas sobrancelhas, região glabelar, periórbita e malar com xilocaína a 2% pura com vasoconstritor, intercalada por aplicações de cerca de 2 mL da solução previamente descrita. Novamente, sem volume excessivo. A seguir, infiltramos a área de descolamento do retalho, o trajeto da incisão até atrás da orelha, e a região cervical e submentoniana.

Técnica Operatória

Região Temporal

Por meio da incisão temporal, inicia-se a dissecção no plano acima da fáscia. É muito importante iniciarmos a dissecção no plano correto e, para nos certificarmos disso, basta realizar uma pequena abertura da fáscia e visualizar o músculo logo abaixo. A fáscia do músculo temporal sofre uma delaminação a partir da margem orbitária superior. Até este nível é um folheto único, passando depois a se subdividir em dois folhetos mais finos, a fáscia temporal profunda e a superficial (Fig. 19-5). Esse aspecto anatômico é importante, pois devemos manter a dissecção superiormente à fáscia profunda. Se dissecarmos mais profundamente, atingiremos o coxim gorduroso profundo da região temporal, que é ricamente vascularizado e, consequentemente, teremos sangramentos, o que dificulta o campo de visão endoscópico. Se a dissecção for mais superficial, atingiremos o coxim gorduroso superficial, por onde transita o ramo temporal do facial. A dissecção a partir desse ponto (margem orbitária superior) deve ser mais cautelosa, para não sairmos do plano correto. O plano do início da dissecção é avascular (espaço temporal superior e inferior) e se mantém assim até atingirmos a veia sentinela.

A veia sentinela é uma perfurante que emerge a aproximadamente 2,5 cm lateral e 1,8 cm superior ao canto lateral do olho. Ela aponta para o trajeto do ramo temporal do facial. Pode variar de posição, calibre e unidades, ou mesmo estar ausente em alguns casos. Na nossa experiência, sua coagulação é fundamental, mesmo no *lifting* frontal sem abordagem do terço médio, pois preconizamos a ampla liberação de todos os ligamentos periorbitários laterais das adesões supraorbitárias, para garantirmos um resultado duradouro e previsível na elevação da cauda dos supercílios. Manipulações teciduais próximas à veia podem rompê-la, o que normalmente causa um sangramento considerável para o campo endoscópico, e a sua coagulação nessas condições aumenta o risco de lesão do ramo temporal. Outro detalhe importante é que, ao ser coagulada, devemos pinçar o mais justo possível à fáscia, para

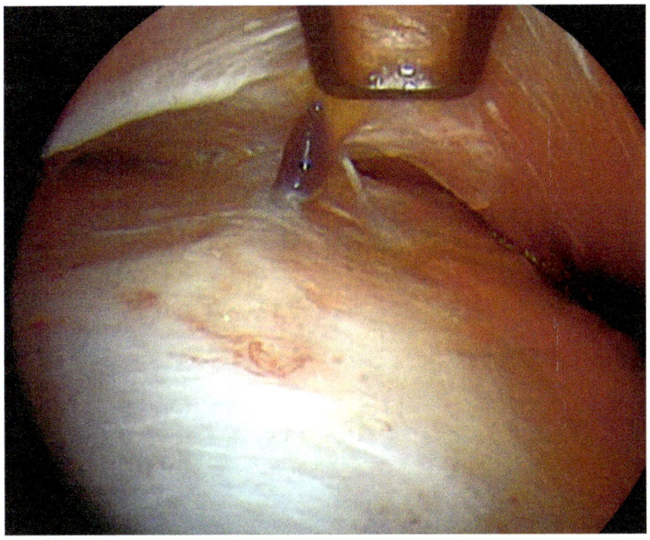

Fig. 19-6. Veia sentinela.

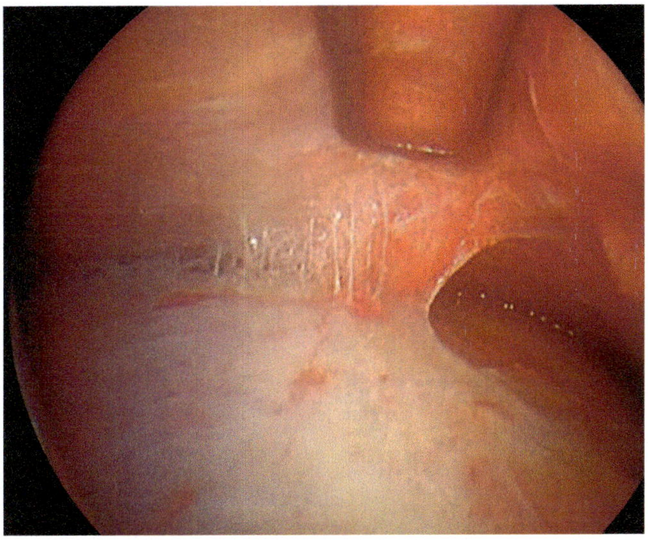

Fig. 19-7. Adesão temporal sendo liberada.

evitarmos a transmissão de corrente térmica ao nervo que está superiormente (Fig. 19-6).

O próximo passo da dissecção depois de coagulada a veia é unir o plano suprafascial temporal com o subperiósteo frontal, com a lise da linha temporal anterior. Colocamos o descolador na área dissecada temporal e, com um movimento firme em direção medial, forçamos a ruptura dessa adesão temporal em um plano subperiosteal. Esse movimento pode ser feito às cegas até próximo da margem orbitária. Isso amplia a cavidade óptica e permite maior mobilidade para manusear os equipamentos. Após esta manobra, inserimos o endoscópio para finalizar a liberação da linha temporal anterior. Esta tem um espessamento final, que é o ligamento orbitopalpebral ou de Hakme. Com o auxílio da tesoura, é feita uma ampla liberação do mesmo e assim teremos acesso ao plano subperiosteal da órbita superior (Fig. 19-7).

O osso é sempre um excelente guia na dissecção endoscópica, servindo de referencial por sua cor branca e seu brilho. Prosseguimos a dissecção em plano subperiosteal da margem orbitária lateral, área em que iniciamos a dissecção do retináculo lateral. O retináculo é um labirinto de tecido conectivo, responsável pela fixação e pela estabilização da estrutura palpebral inferior, tendo influência sobre a função ocular, uma vez que mantém a oclusão palpebral e a drenagem lacrimal. Ao dissecá-lo, podemos corrigir a ptose orbitária lateral e do canto do olho quando a dissecção é mais ampla nesta estrutura, o que nem sempre é necessário pois traciona mais o canto do olho e pode dar aspecto artificial se nos for bem indicado.

Terço Médio

Essa manobra é feita às cegas. Logo após a região onde foi coagulada a veia sentinela, forçamos o descolador mais largo inferiormente entre a margem orbitária lateral e o ponto A. Vale lembrar que essa região é a área de segurança onde não teremos riscos de lesões nervosas. Ao ultrapassarmos esse nível de transição entre o terço superior e o médio, criamos um espaço que permitirá introduzir o endoscópio. Nessa região, a primeira estrutura visualizada no teto da cavidade óptica é o SOOF (*suborbicular oculli fat*).

O descolamento prossegue em um plano sub-SMAS, no espaço zigomático, porém sob visão direta, uma vez que aumentamos a cavidade óptica para facilitar a manipulação do instrumental. Descolar lateralmente, neste plano, liberando o ligamento zigomático e parte do massetérico. Temos que ter em mente aqui a emergência do ramo temporal. Por isto é importante ter o trajeto demarcado na pele e saber que ele emerge da borda inferior do ramo zigomático. Todo o descolamento deve ser rombo sem cortar ou coagular nada nesta zona devido ao risco de lesão nervosa. Ampliamos o descolamento lateralmente o máximo possível em cima do arco zigomático. Inferiormente devemos identificar o músculo zigomático maior que é um marco anatômico que nos indica estar no plano correto, uma vez que o ramo zigomático do facial corre abaixo desta estrutura (Fig. 19-8).

O descolamento prossegue de forma romba até o espaço bucal. Próximo à borda da margem orbitária inferior, o escoamento irá variar de acordo com as alterações anatômicas que temos. Em pacientes com sulco palpebromalar acentuado procedemos um deslocamento subperiostal restrito ao rebordo, ou mantemos o descolamento no mesmo plano subsmas. Da mesma forma procedemos na periórbita, onde podemos liberar todas as adesões periorbitárias se pretendemos reposicionar o canto do olho.

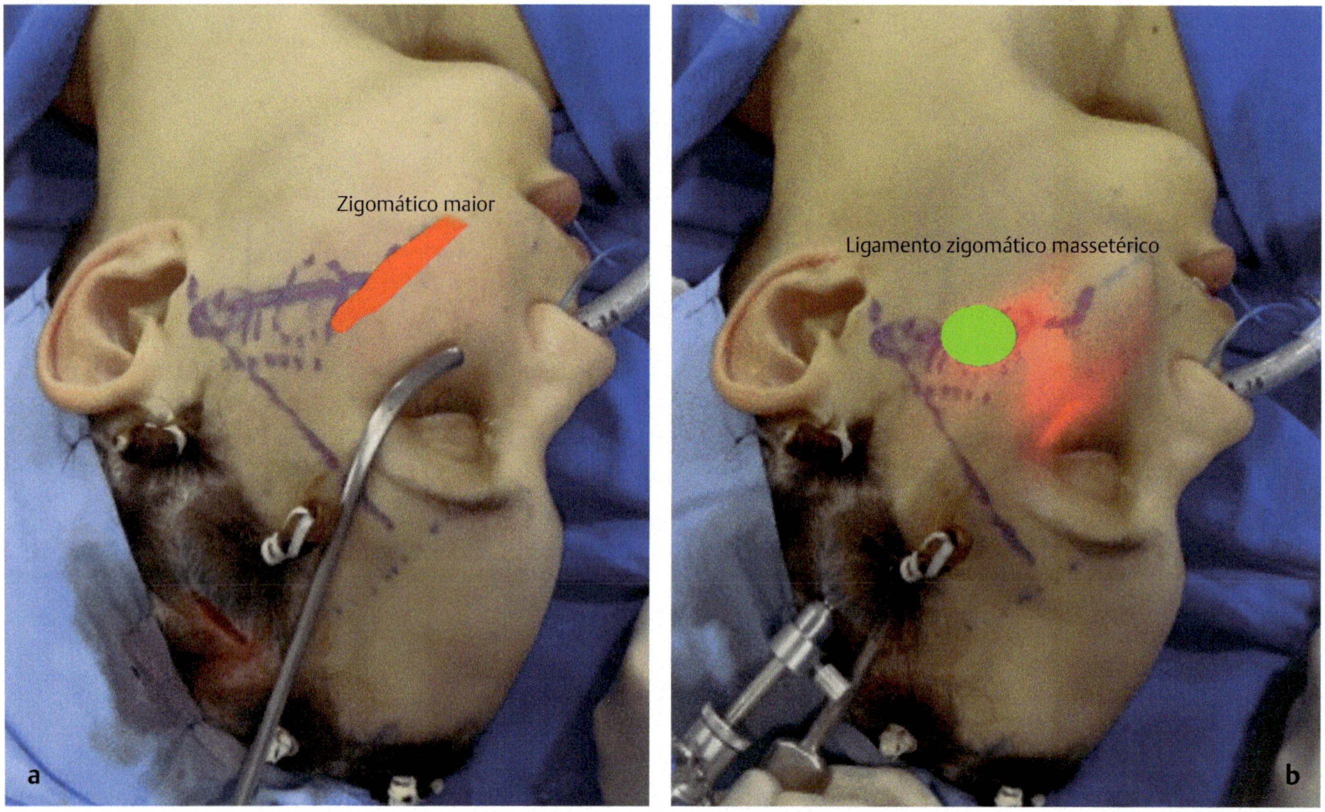

Fig. 19-8. Limite lateral do descolamento do terço médio ampliado. (a) Músculo zigomático maior. (b) Ligamento zigomático.

Região Frontal

Concluído o descolamento temporal e do terço médio, a região frontal é dissecada em um plano subperiosteal. O descolamento poderá ser às cegas até aproximadamente 2 cm acima da margem orbitária superior. A partir desse ponto, o periósteo é incisado. Quanto mais perto da margem orbitária for feita a abertura do periósteo, mais aderidos estarão os pedículos vasculonervosos. Entretanto, a abertura do periósteo mais próxima à margem orbitária facilita sua elevação durante a fixação. Devemos abrir o periósteo o mais próximo possível da margem orbitária.

Para evitar a lesão do pedículo, iniciamos a abertura na região glabelar (linha média), por ser uma área onde não encontramos inervação ou vascularização. A partir desse ponto, ampliamos lateralmente a abertura do periósteo até encontrarmos a dissecção realizada no final do septo temporal anterior. Costumamos abrir horizontalmente todo o periósteo frontal, para facilitar o acesso à musculatura glabelar, ao pedículo vasculonervoso e às adesões supraorbitárias. Não recomendamos a abertura vertical no nível da glabela (dorso nasal), para que não ocorra o afastamento das cabeças dos supercílios. Não costumamos deixar ilhas de periósteo fixas, pois acreditamos que a simples abertura do mesmo nos permite pouca mobilização dos supercílios. O que verdadeiramente libera os supercílios são as miotomias e as lises das adesões supraorbitárias.

A abertura do periósteo inicia-se na glabela. Com auxílio da tesoura, realizamos uma pequena incisão e, a partir desse ponto, divulsionamos o periósteo com movimentos craniocaudais, no sentido das fibras nervosas. Depois de abrir o periósteo e identificar os pedículos dos nervos supratroclear e supraorbitário, iniciamos as miotomias. O endoscópio deve ser posicionado de forma a manter tenso o retalho e com uma aproximação que permita uma visualização detalhada da região. Com a mão direita, manipularemos os instrumentais de dissecção. O músculo prócero posiciona-se mais verticalizado, no nível da glabela, lateral ao supratroclear. Com movimentos de divulsão, afastamos os ventres de origem e inserção. Utilizamos para isso a tesoura ou pinça endoscópica fechada. Em seguida, abordamos o corrugador, músculo mais extenso, colocado horizontalmente à órbita superior, de formato e extensão variáveis de acordo com a morfologia da face de cada paciente. Suas fibras se entremeiam com o pedículo vasculonervoso supraorbitário, em posição mais superficial. Para realizarmos uma boa miotomia, devemos dissecar entre as fibras nervosas, de modo a encontrarmos as fibras musculares, que podem ser divulsionadas com um *grasper* endoscópico ou incisadas com a tesoura. O eletrocautério pode ser utilizado na hemostasia dos ventres musculares, porém com cuidado para não queimar a pele, que está bastante próxima (Fig. 19-9).

O aumento da imagem proporcionado pelo videoendoscópio pode dar uma falsa ideia de distância. Nesse nível de dissecção, teremos acesso às adesões supraorbitárias, um tecido conectivo resistente que se posiciona entre os nervos e músculos da região. A liberação do supercílio depende não só das miotomias, que normalmente proporcionam uma subida de 0,5 cm sem nenhuma fixação, mas também da dissecção das adesões. Quem de fato fixa os supercílios são as adesões supraorbiárias laterais e anteriores. Regulamos o quanto desejamos subir o supercílio dissecando mais amplamente ou

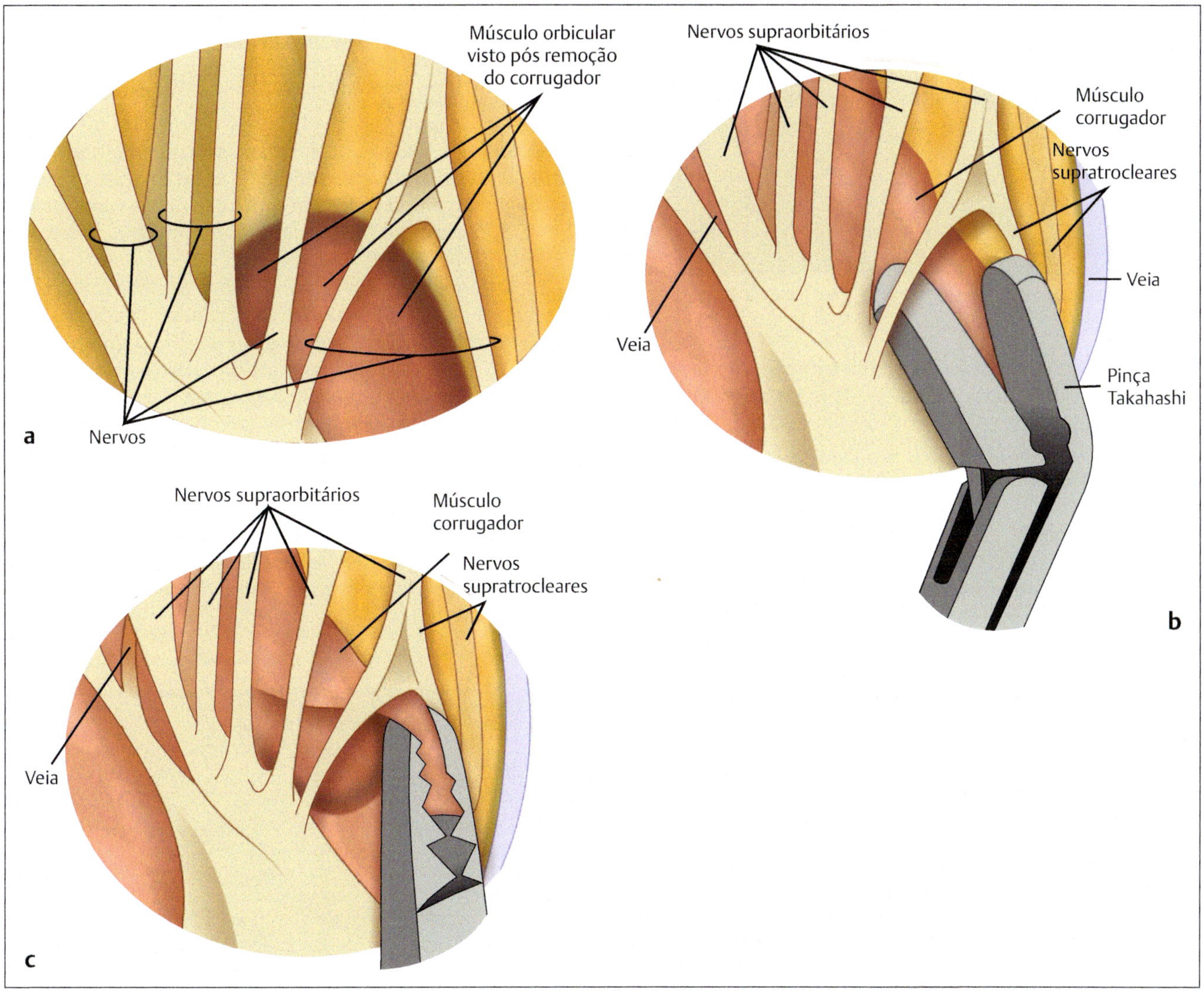

Fig. 19-9. (a-c) Ressecção endoscópica do músculo corrugador e próceros com preservação das estruturas nervosas locais.

não as adesões suprorbitárias. Costumamos dissecar em graus variáveis as adesões supraorbitárias. Nos casos em que a ptose do supercílio é completa e mais acentuada, uma ampla liberação garante um resultado mais intenso na elevação e na manutenção a longo prazo dos resultados.

Após a dissecção dos músculos e das adesões, chegaremos ao subcutâneo. A partir desse ponto, é desnecessário prosseguir a dissecção. Isso pode causar uma verdadeira desconexão do supercílio da órbita e, com o passar do tempo, causa um exagero na elevação da sobrancelha, pela ação constante de suspensão do músculo frontal. Ainda poderemos ter depressões por falta de tecido gorduroso (mais comuns na região glabelar) e, em pacientes mais magras, a margem orbitária pode ficar visível pela fina espessura do retalho cutâneo, especialmente no nível da cauda dos supercílios.

Fixação

A fixação tem por objetivo manter a elevação do supercílio e do terço médio durante o tempo necessário até que ocorram a cicatrização e a aderência teciduais na nova posição. Deve ser feita, de preferência, com um material de sutura inabsorvível. Devemos sempre lembrar que mais importante que o método de fixação é o descolamento adequado das estruturas que fixam o supercílio e o TM aos planos profundos.

Basicamente devemos lembrar que temos três regiões diferentes para fixar. A região frontal, onde precisamos de uma fixação vertical superior; a região temporal, onde as suturas e a tração devem ser laterais e têm o objetivo de elevar a cauda do supercílio; e o terço médio, onde o objetivo é elevar a bolsa malar e todo o TM móvel, corrigindo as depressões palpebromalares e devolvendo a volumetria do terço médio.

Primeiramente fixaremos o terço médio e depois os das regiões temporal e frontal.

Em nossa abordagem, utilizamos a técnica de fixação direta com agulha Casagrande para região frontal e terço médio, e para o terço médio temos a opção também do Endotine®. Preferencialmente utilizamos o *endotine ribbon* mas temos também *endotine* de TM (Fig. 19-10).

O *ribbon* é um *tape* flexível, colocado dentro do *box* que o acompanha. Depois de introduzido no espaço bucal, parte do *box* é removido e prendemos as garras nos tecidos do TM

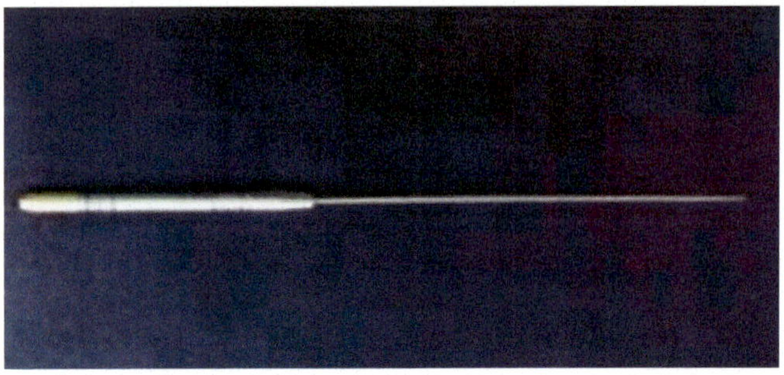

Fig. 19-10. Agulha Casagrande.

inferior. Tracionamos superiormente e depois de mobilizarmos o TM móvel superiormente e liberadas as garras do *ribbon* de tecido firmes. Pelos orifícios de regulagem o mesmo será fixado à fáscia temporal (Fig. 19-11).

O *endotine* TM tem um círculo com garras mais resistentes que será introduzido também no espaço bucal e fixado na região temporal.

A escolha do *device* depende da disponibilidade do material, custo e preferência do cirurgião. No Brasil o *ribbon* tem um custo menor e está disponível nos distribuidores.

A fixação direta com agulha é outro método mais barato e bastante eficaz na suspensão também do terço médio.

Em pacientes com bom volume de tecido no TM podemos utilizar melhor a agulha Casagrande escolhendo sempre a parte do TM com maior volume de tecido para não causar encores na pele. Podemos colocar mais de um ponto se necessário. Com agulha devemos ter mais atenção à simetria pela fixação de um ponto único diferente das fitas e *endotine* que tem vários pontos de fixação no TM minimizando o risco de assimetria (Fig. 19-12).

Na região temporal, o primeiro ponto é colocado na região do ponto A (topograficamente marcado a 3 cm do rebordo orbitário lateral sobre o arco zigomático). O segundo, na linha pré-capilar, no prolongamento da cauda do supercílio. O terceiro, acompanhando o vetor dos pontos do terço médio, também na linha pré-capilar

Na região frontal utilizamos a técnica do duplo V, que permite uma suspensão vertical do supercílio (cauda, cabeça e corpo) sem necessidade de fixações ósseas. Esta técnica faz um sistema de polias em que a resultante é a subida vertical do supercílio sem necessidade de fixações ao osso. A posição onde será colocado o ponto depende de quanto desejamos subir o supercílio.

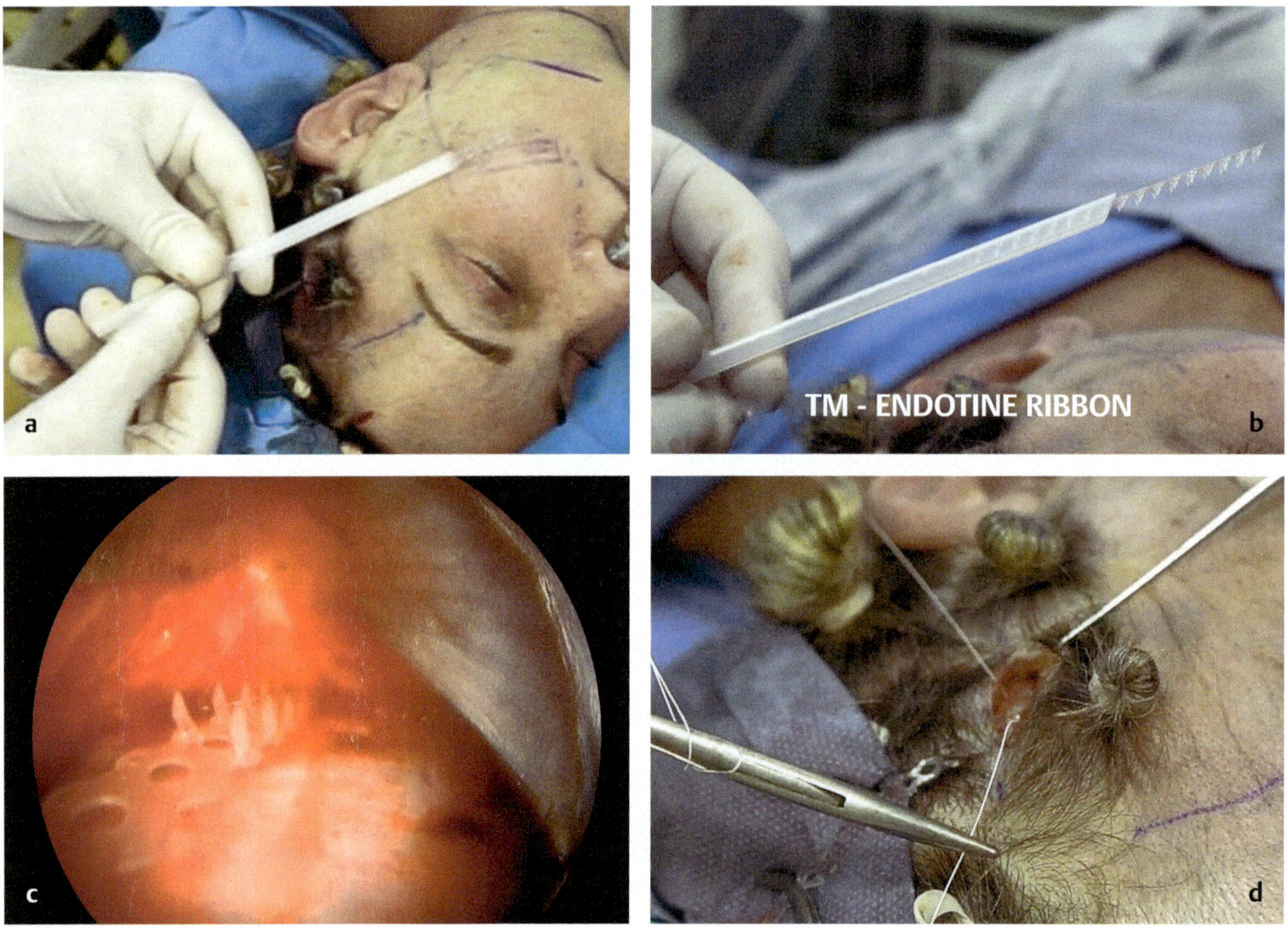

Fig. 19-11. (a-d) Fixação com *endotine ribbon*.

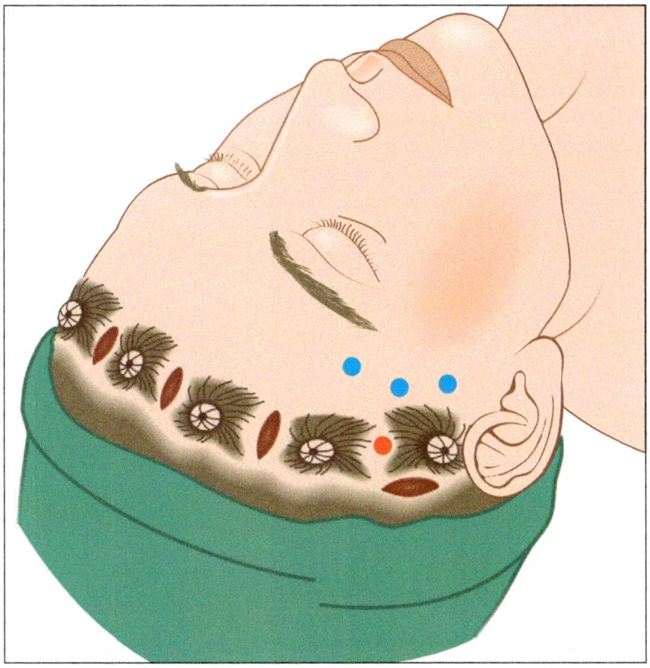

Fig. 19-12. Pontos de entrada da agulha Casagrande. *A.* Ponto do terço médio; *B.* ponto do *malar bag; C.* pontos da região temporal.

Normalmente o duplo V tem a função de manter os supercílios como se encontram, na posição deitada, e não uma subida forçada. Se tivermos uma dissecção adequada do periósteo das adesões supraorbitárias e as miotomias glabelares bem executadas, não teremos necessidade de fixações que exerçam uma tração excessiva e, sim, uma simples manutenção natural do reposicionamento do supercílio. De uma maneira geral, a posição do ponto na região frontal é a 5 ou 6 cm lateral à linha mediofrontal, o mais próximo possível da linha de implantação capilar. De qualquer forma, devemos ter em mente que, quanto mais inferior (próximo ao rebordo orbitário) forem colocados os pontos, maior será a força de suspensão, mas também maior será a sobra de pele superior ao ponto, o que pode deixar encoches na pele. Normalmente utilizamos um parâmetro fixo para posicionar o ponto a 6 cm da linha mediofrontal e a 1 cm da linha de implantação do cabelo (Fig. 19-13).

Outra opção para a elevação frontal é o *endotine* frontal. Este é fixado à calota craniana com um orifício feito por um *drill*, e retalho fixado às garras triangulares (Fig. 19-14).

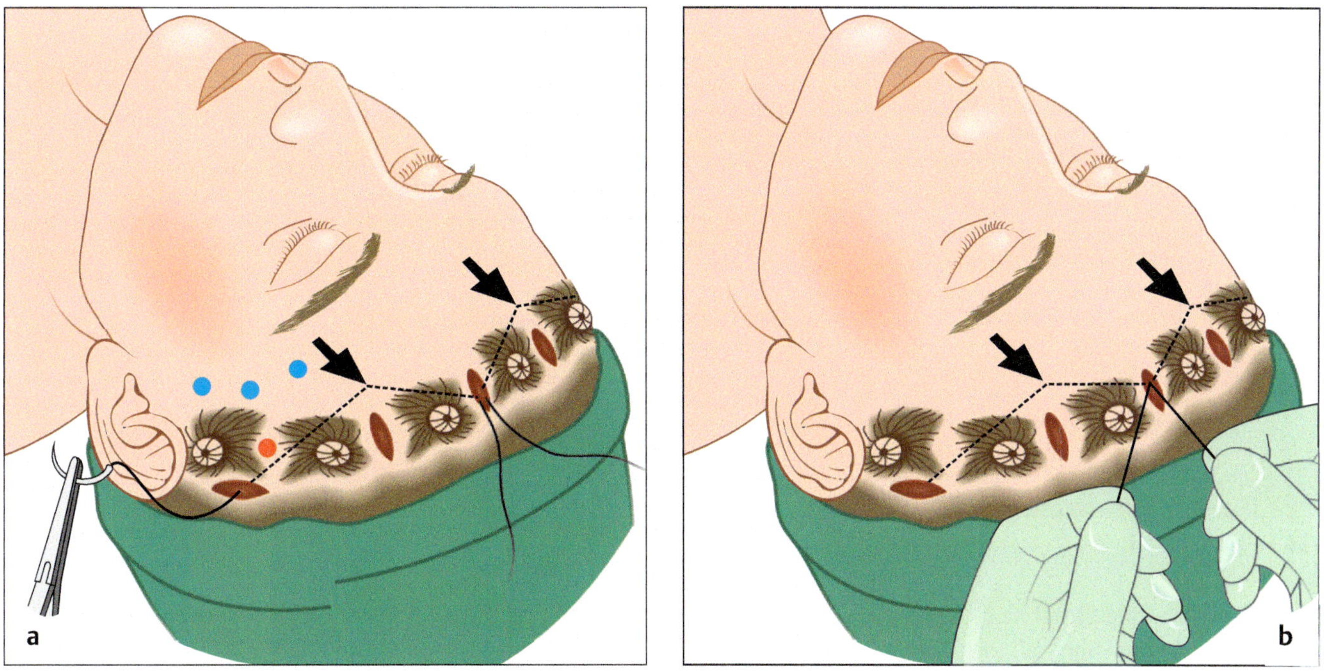

Fig. 19-13. (a) Método de fixação direta com agulha Casagrande. (b) Duplo V para elevação da região frontal verticalmente.

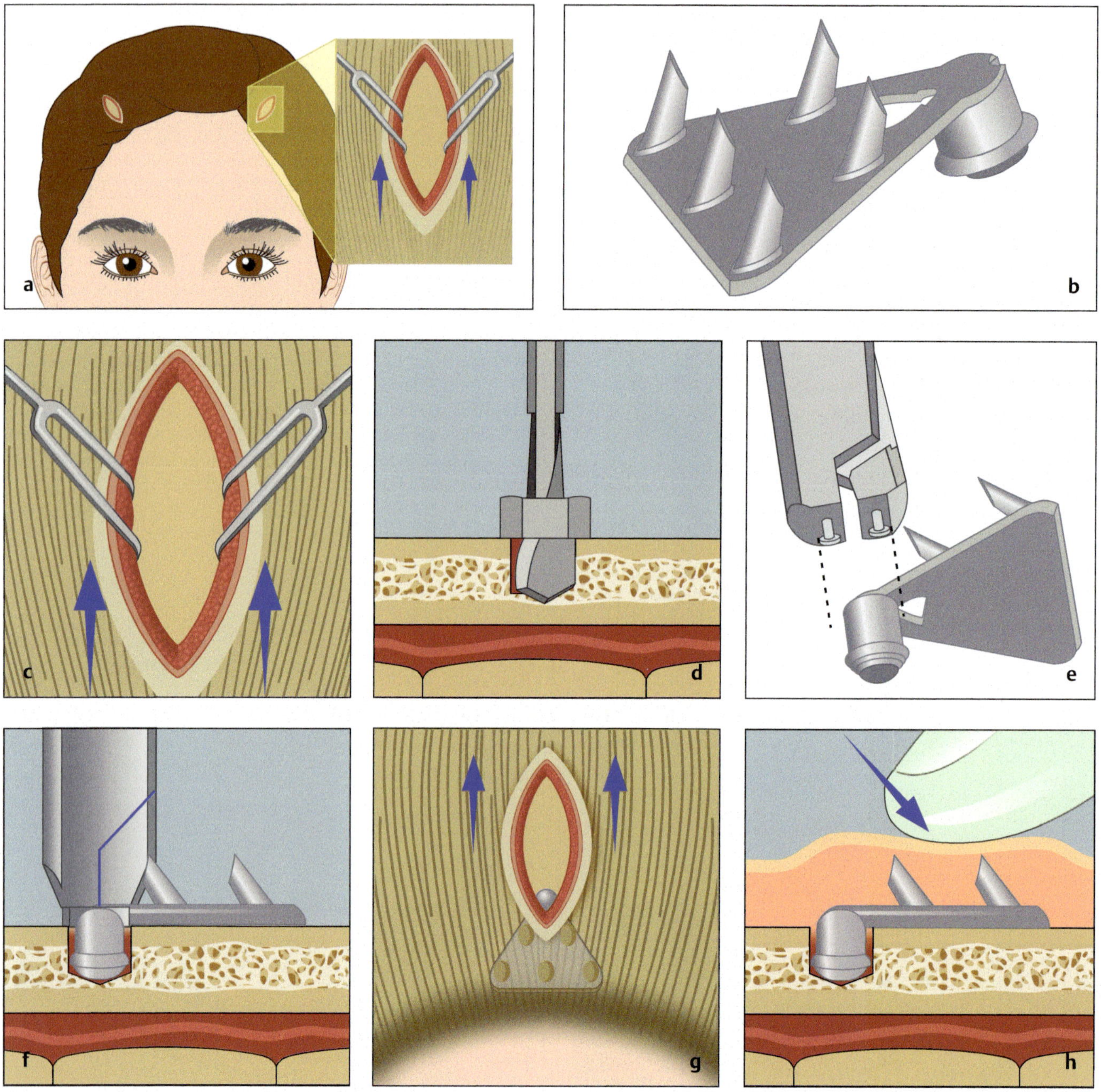

Fig. 19-14. (a-h) Método de fixação *endotine frontal*.

Tratamento Palpebral

A videocirurgia muda as indicações de tratamento palpebral, tornando a ressecção de pele menos frequente ou menor. Outro conceito importante que aplicamos é a preservação da integridade funcional do músculo orbicular, o que mantém o seu tônus no pós-operatório, diminuindo significativamente a ocorrência de complicações imediatas ou tardias. A pálpebra superior é retirada de forma tradicional para eliminar o excesso cutâneo e, se necessário, também são ressecadas as bolsas de gordura. Na pálpebra inferior, preferimos o acesso transconjuntival para as bolsas e, havendo excesso de pele, utilizamos quase exclusivamente a excisão sem descolamento, ou técnica do *no touch*, descrito por Glenn Jelks. Nessa técnica, faz-se um pinçamento próximo à margem ciliar e, com uma tesoura delicada, o excesso cutâneo é removido. Novamente, quanto menor o trauma sobre a pálpebra inferior, maiores são as chances de mantermos a normalidade da cobertura e a lubrificação ocular.

CONCLUSÃO

A abordagem endoscópica para o rejuvenescimento das áreas dos supercílios e do terço médio tem muitas vantagens. Ela oferece uma excelente exposição para a dissecção do periósteo, visualização das estruturas importantes, utilizam-se de incisões pequenas e reduz o risco de alopecia e alterações sensitivas no escalpo. Tem-se aprimorado a técnica durante os últimos 15 anos, graças a um melhor entendimento da anatomia, habilidade aprimorada dos cirurgiões, melhora na qualidade dos dispositivos de fixação e também dos instrumentos videoendoscópicos. Com isso, temos uma técnica que maneja de forma eficiente e duradoura as poses do supercílio periórbita e TM.

A videocirurgia sofreu muitas críticas ao longo de sua evolução. Uma delas é que os resultados não eram duradouros. Hoje percebemos que as falhas de resultados duradouros eram em função do não conhecimento da anatomia endoscópica, e insuficiência nos descolamentos. Depois que entendemos estes aspectos, e termos um *flow up* de 25 anos e milhares de casos podemos afirmar que o procedimento endoscópico é definitivo no reposicionamento dos supercílios. Isto se deve ao balanço das forças musculares de elevadores e depressores que mantêm o resultado a longo prazo da videocirurgia. No TM a dissecção ligamentar mais ampla nos garante uma suspensão eficiente e duradoura.

Na busca de menores incisões, resultados duradouros e eficientes e um rejuvenescimento harmonioso de todos os terços da face, a videocirurgia é sim uma ferramenta valiosa para a cirurgia de rejuvenescimento facial moderno.

BIBLIOGRAFIA

Berneburg M. research in practice: more than skin deep-aging of subcutaneous fat tissue: adF: aging subcutaneous fat tissue. J Dtsch Dermatol Ges. 2010;8(10):776-8.

Branchet MC, Boisnic S, Frances C, Robert AM. Skin thickness changes in normal aging skin. Gerontology. 1990;36(1):28-35.

Brincat MP. Hormone replacement therapy and the skin. Maturitas. 2000;35(2):107-17.

Coleman SR, Grover R. The anatomy of the aging face: volume loss and changes in 3-dimensional topography. Aesthet Surg J. 2006;26(1):S4-S9.

Gierloff M, Stöhring C, Buder T, et al. Aging Changes of the midfacial Fat Compartments: a Computed Tomographic Study. Plast Reconstr Surg. 2012;129(1):263-73.

Gosain AK, Klein MH, Sudhakar PV, Prost RW. A Volumetric analysis of Soft-Tissue Changes in the aging midface using High-resolution mri: implications for Facial rejuvenation: Plast Reconstr Surg. 2005;115(4):1143-52.

Kohl E, Steinbauer J, landthaler M, Szeimies RM. Skin aging: Skin ageing. J Eur Acad Dermatol Venereol. 2011;25(8):873-84.

Mathes SJ, Hentz Vr. Plastic surgery. Saunders Elsevier. 2006.

Niedernhofer LJ, Garinis GA, Raams A, et al. a new progeroid syndrome reveals that enotoxic stress suppresses the somatotroph axis. Nature. 2006;444(7122):1038-43.

Penna V, Stark GB, Iblher N. Aging Changes of the male lips-a lesser evil Than in Females? Ann Plast Surg. 2017;78(3):334-7.

Rohrich RJ, Pessa JE. The Fat Compartments of the Face: anatomy and Clinical implications for Cosmetic Surgery: Plast Reconstr Surg. 2007;119(7):2219-27.

Warren RJ, Neligan PC. Plastic Surgery: Volume 2: aesthetic Surgery (expert Consult online). Elsevier Health Sciences. 2012.

Vídeo
Aula

GBL – *GLIDING BROW LIFTING*

CAPÍTULO 20

Fausto Viterbo

INTRODUÇÃO

O envelhecimento, via de regra, provoca a queda dos supercílios. Assim, é quase um consenso que o rejuvenescimento facial deve abordar esta região com a elevação dos supercílios.

Existem muitas opções para isto. Ressecções cutâneas na região frontal, intra ou pré-capilares, ou até mesmo no meio da região frontal, associadas ou não a descolamentos cutâneos ou subperiosteais, *lifting* endoscópico ou fios de tração. Aspectos como recidiva, cicatrizes e capacidade de remodelagem são levados em consideração e definem a escolha do método.

Depois de passar por todas estas opções, encontramos no *gliding brow lifting* (GBL) a forma mais simples e eficaz quanto à elevação e também à remodelagem das sobrancelhas, além de baixíssimo índice de recidiva.

AVALIAÇÃO E MARCAÇÃO PRÉ-OPERATÓRIA

No pré-operatório, o paciente em frente a um espelho mostra, com os dois dedos indicadores, a posição desejada quanto a altura e o formato desejado das sobrancelhas. Neste momento é feita um fotografia que será usada para nortear o cirurgião (Figs. 20-1 e 20-2).

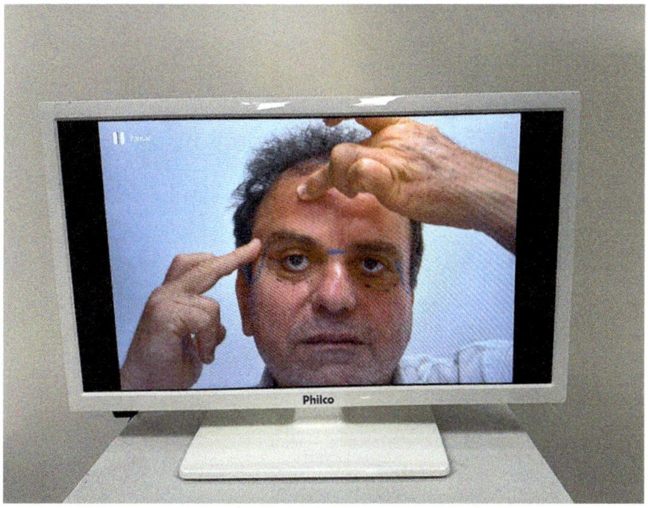

Fig. 20-1. O paciente mostra em frente a um espelho a nova altura e a forma desejadas para as sobrancelhas.

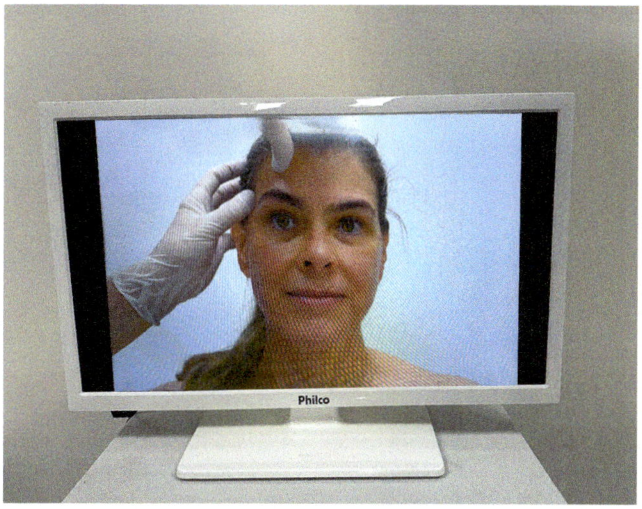

Fig. 20-2. O médico mostra em frente a um espelho sugestão quanto a altura e forma para as sobrancelhas.

TÉCNICA CIRÚRGICA

Duas incisões de 3 mm são realizadas na região temporal no couro cabeludo em ambos os lados. O descolador reto de Viterbo é introduzido no plano subcutâneo e diversos movimentos são realizados criando inúmeros túneis na região frontal, temporal e paraorbital até o meio do arco zigomático. Com o descolador curvo de Viterbo os túneis são unidos. Finalmente, com o descolador em "L" de Viterbo, faz-se a checagem e obtém-se a garantia de que não resta nenhuma trave que possa impedir o adequado descolamento cutâneo (Figs. 20-3 a 20-7). Em casos de região frontal muito ampla, pode-se adicionar uma terceira incisão na linha média para facilitar o descolamento.

A pele é elevada permitindo a elevação e a alteração da forma do supercílio conforme o desejo do paciente, mediante tração cutânea ou com dois ganchos de Gillies. Três pontos externos, separados, com *mononylon* 5-0, são aplicados horizontalmente, um acima do outro, bilateralmente, na região desejada de maior elevação das sobrancelhas (Fig. 20-8).

A seguir, a cabeceira da mesa operatória é elevada 45 graus e a cabeça do paciente é elevada até a posição vertical. É então feita a checagem quanto ao formato, altura e simetria das sobrancelhas. Mede-se a distância até o rebordo orbital inferior e a equipe presente opina. Este momento é de extrema importância. Caso o resultado não tenha sido alcançado, os pontos devem ser substituídos até que não restem dúvidas (Fig. 20-9).

Após a tração cutânea na pele periorbital, são aplicados pontos separados horizontais nesta região (Fig. 20-10).

A região frontal é dividida horizontalmente. A porção inferior é tracionada superiormente e são aplicados pontos separados horizontais. Com esta elevação é frequente observar-se excesso cutâneo na região superior. São aplicados mais pontos separados horizontais iniciando-se na região central desta área dividindo-a ao meio e provocando duas áreas de menor excesso cutâneo. Novos pontos são colocados no meio destas regiões formando áreas menores de excesso de pele. A manobra é repetida até que toda a pele fique acomodada. Dois ou três pontos são aplicados no centro da área pilosa das sobrancelhas (Figs. 20-11 a 20-13).

A tração vertical promovida pelo GBL, permite o tratamento do excesso cutâneo desta região sem a necessidade de incisão cutânea temporal, pré ou intrapilosa (Fig. 20-14).

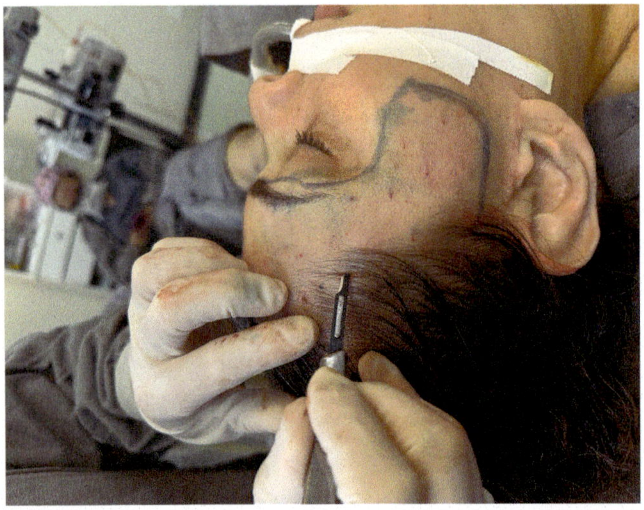

Fig. 20-3. Incisão na região temporal, intrapilosa, sempre que possível.

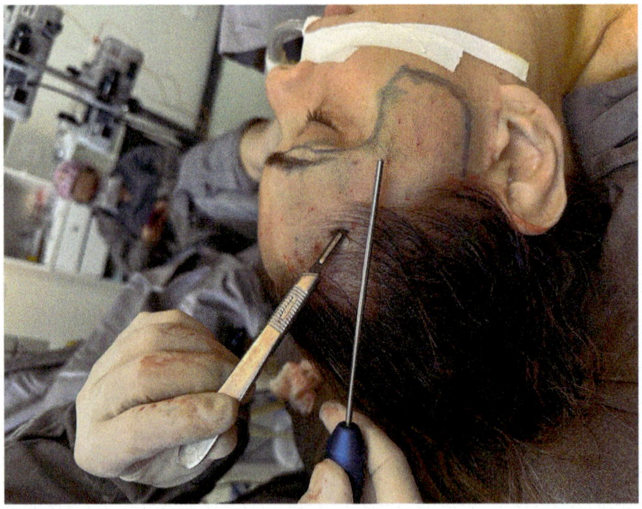

Fig. 20-4. O descolador reto é utilizado inicialmente.

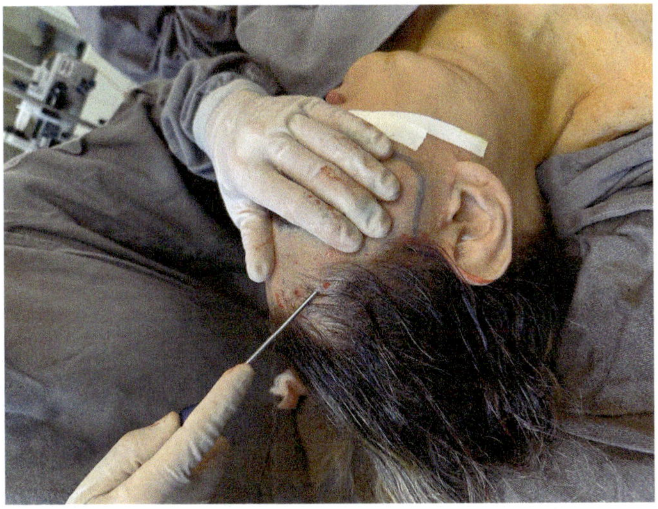

Fig. 20-5. Utilizando-se o descolador reto com movimentos de "vaivém" realizam-se inúmeros túneis abaixo da pele.

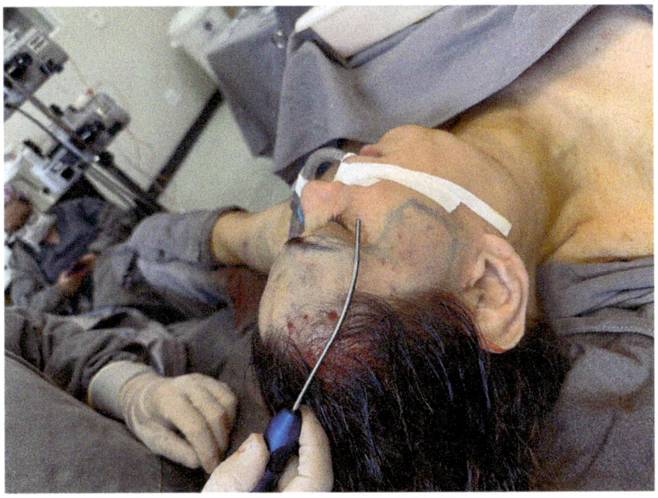

Fig. 20-6. Com o descolador curvo faz-se a união dos vários túneis.

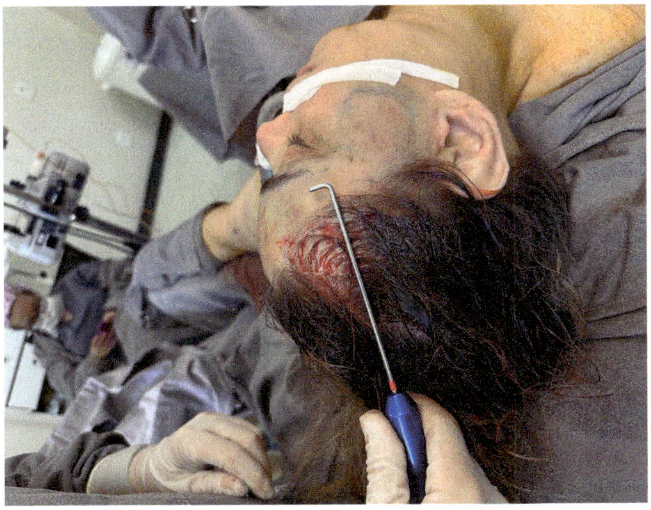

Fig. 20-7. O descolador em "L" é passado sob a pele para desfazer possíveis traves remanescentes. É importante que a pele fique totalmente solta para que sofra elevação "em bloco".

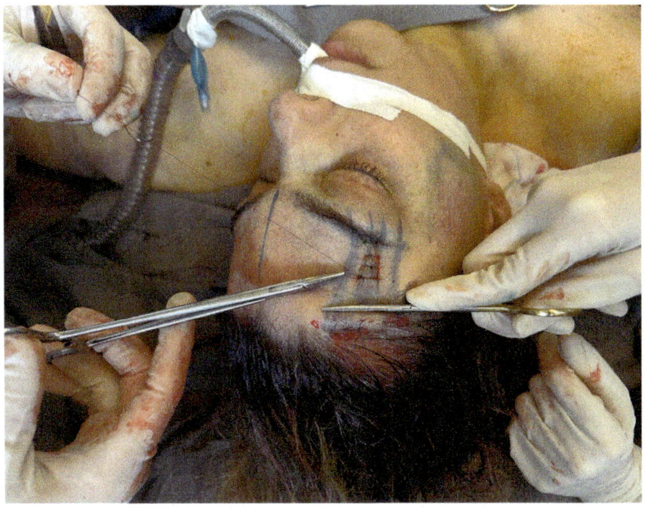

Fig. 20-8. A sobrancelha é tracionada superiormente e colocada na nova posição. Três ou quatro pontos, dependendo da altura da região frontal, são aplicados bilateralmente.

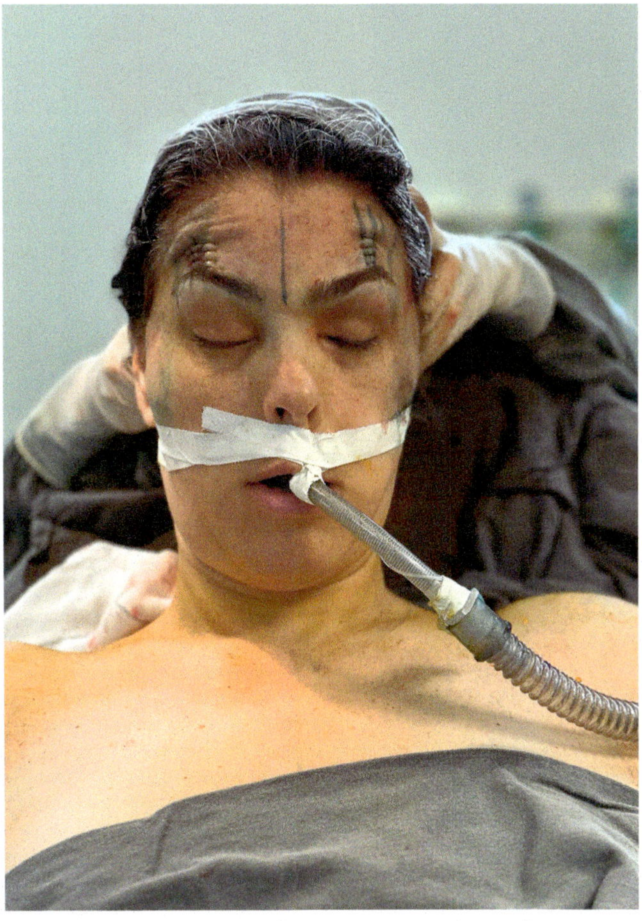

Fig. 20-9. O paciente é colocado na posição sentada e a cabeça é flexionada para a frente para a conferência quanto a posição e simetria. Com régua mede-se a distância da sobrancelha e o rebordo orbital inferior.

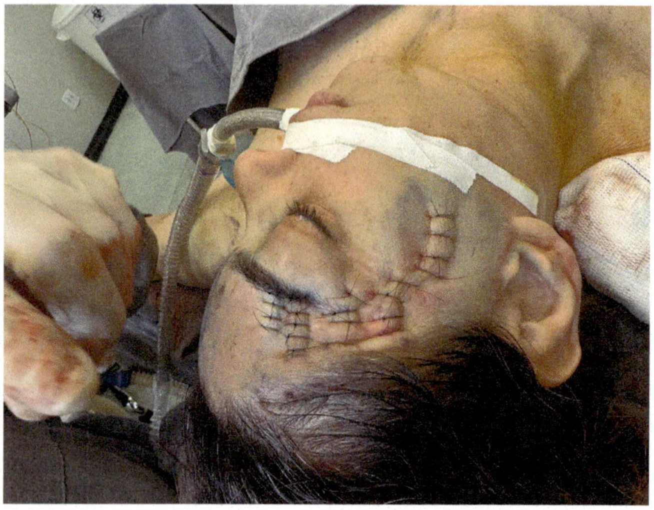

Fig. 20-10. A pele da região paraorbital e arco zigomático é tracionada superiormente e fixada com pontos de "A-Net".

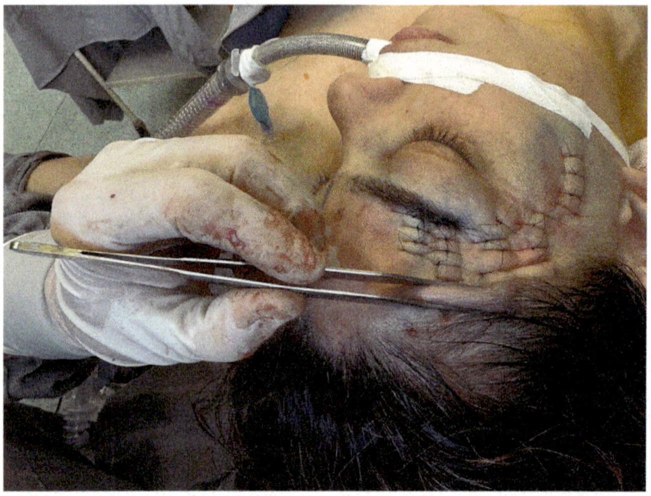

Fig. 20-11. O excesso cutâneo na metade superior significa que houve adequado descolamento e real elevação da sobrancelha, garantindo a manutenção do resultado.

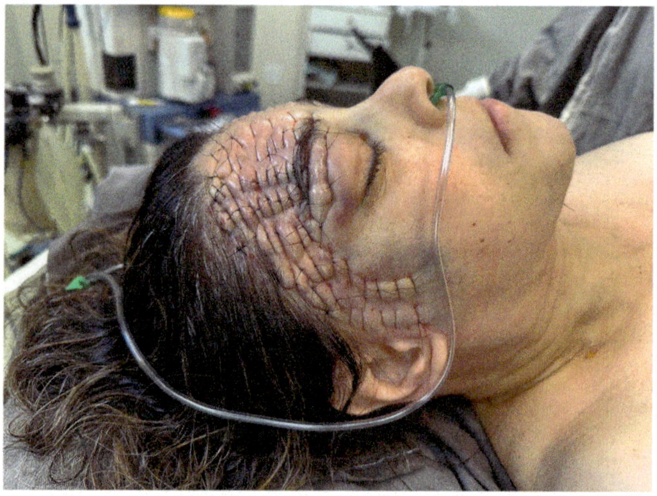

Fig. 20-12. Dois ou três pontos de "A-Net", dependendo do comprimento da sobrancelha, são aí colocados. Estes pontos, por não deixarem marcas visíveis, são retirados depois de 8 dias.

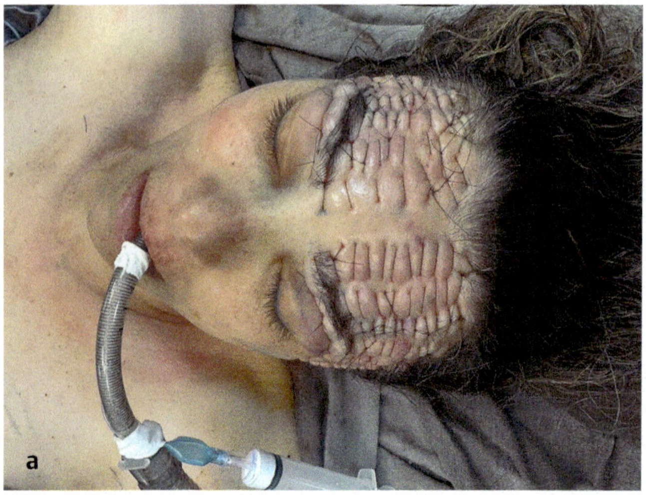

a

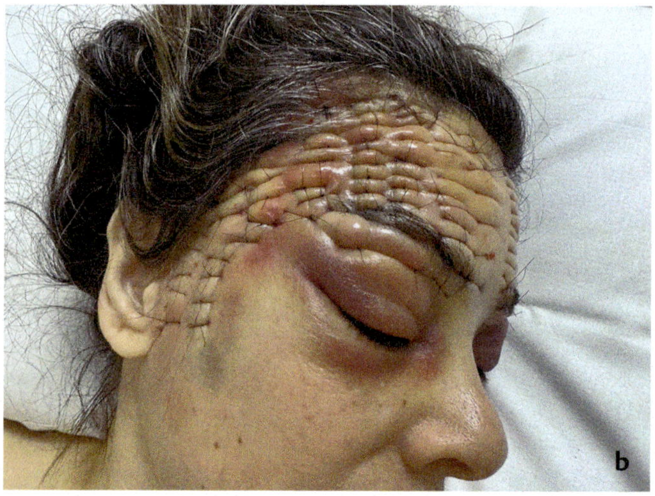

b

Fig. 20-13. Final da cirurgia. (a) Visão frontal. (b) Visão oblíqua.

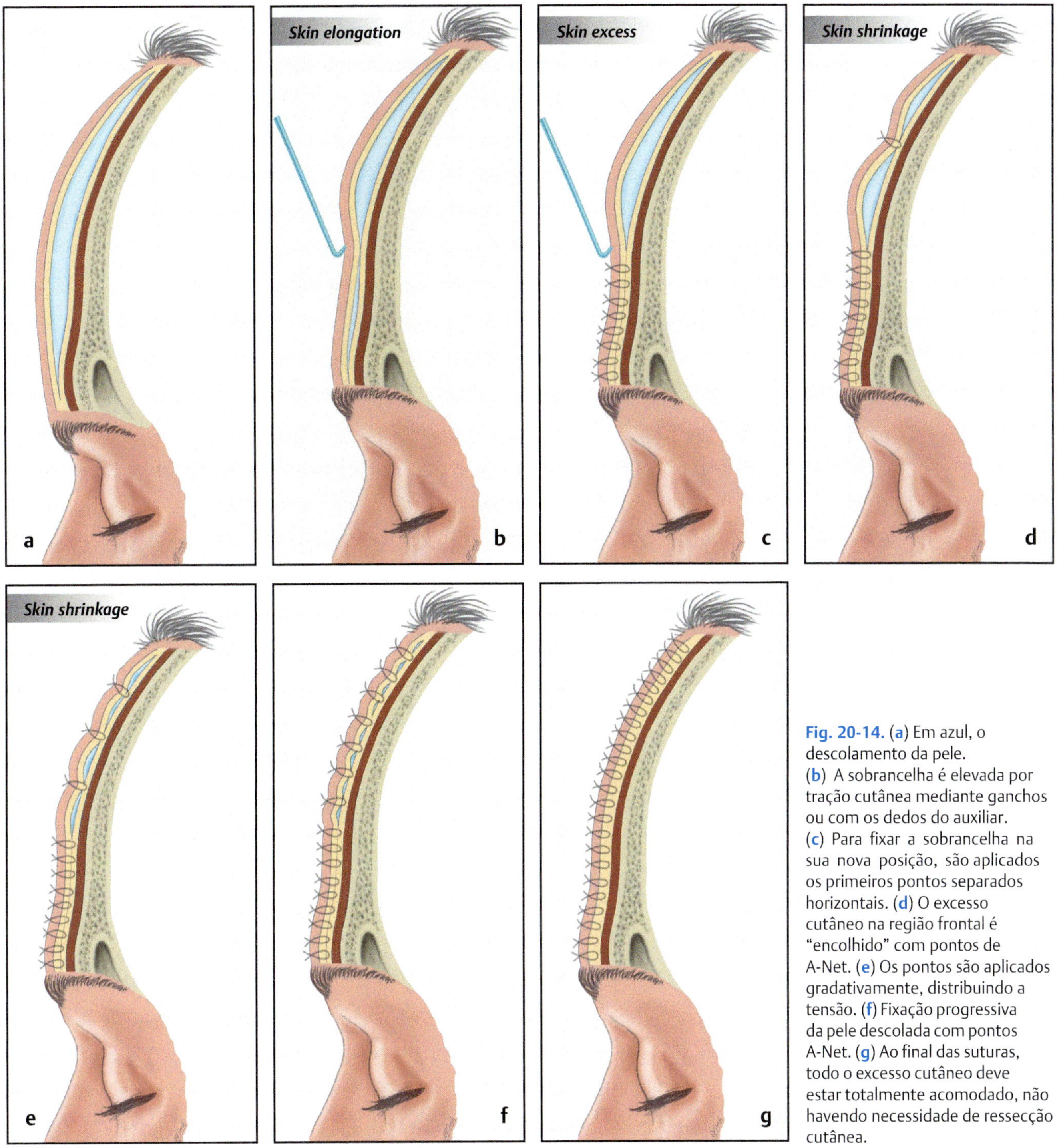

Fig. 20-14. (a) Em azul, o descolamento da pele. (b) A sobrancelha é elevada por tração cutânea mediante ganchos ou com os dedos do auxiliar. (c) Para fixar a sobrancelha na sua nova posição, são aplicados os primeiros pontos separados horizontais. (d) O excesso cutâneo na região frontal é "encolhido" com pontos de A-Net. (e) Os pontos são aplicados gradativamente, distribuindo a tensão. (f) Fixação progressiva da pele descolada com pontos A-Net. (g) Ao final das suturas, todo o excesso cutâneo deve estar totalmente acomodado, não havendo necessidade de ressecção cutânea.

CUIDADOS NO PÓS-OPERATÓRIO

É importante avaliar a cor da pele após 2 horas. Se houver alguma área esbranquiçada, indicando isquemia, a sutura na parte central desta área deve ser cortada, aliviando a tensão e a normalização da cor retorna em poucos minutos. Não é necessário retirar a sutura. A ocorrência deste fenômeno é rara, mas requer atenção.

O paciente recebe alta depois de algumas horas caso tenha recebido apenas anestesia local, ou até a plena recuperação caso tenha recebido sedação.

Os pontos são retirados após 3 a 5 dias, exceto os pontos aplicados na área pilosa das sobrancelhas, que, por não deixarem marcas visíveis, são retirados em 7 a 8 dias. A marcas dos pontos desaparecem entre 2 e 3 semanas (Figs. 20-15 e 20-16).

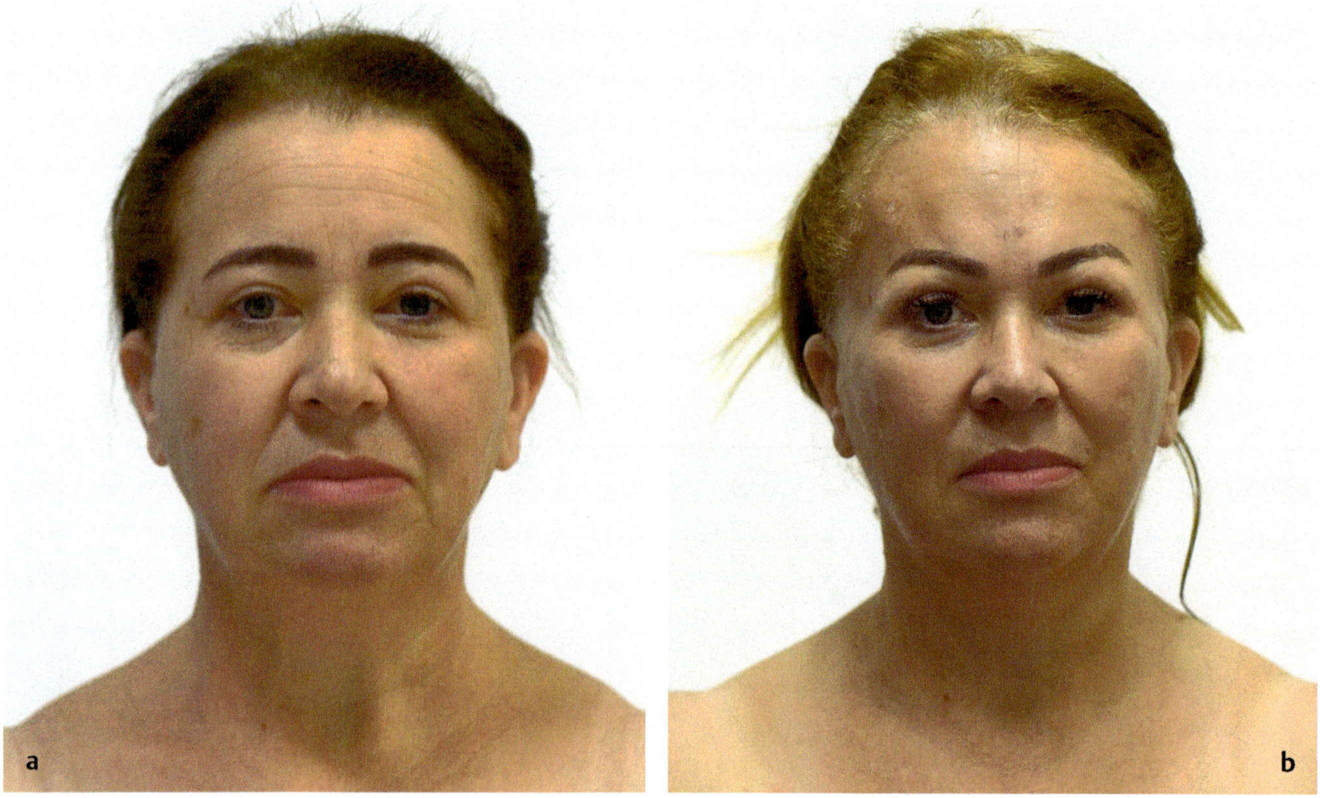

Fig. 20-15. Paciente de 50 anos. (a) Pré-operatório. (b) 1 ano de pós-operatório.

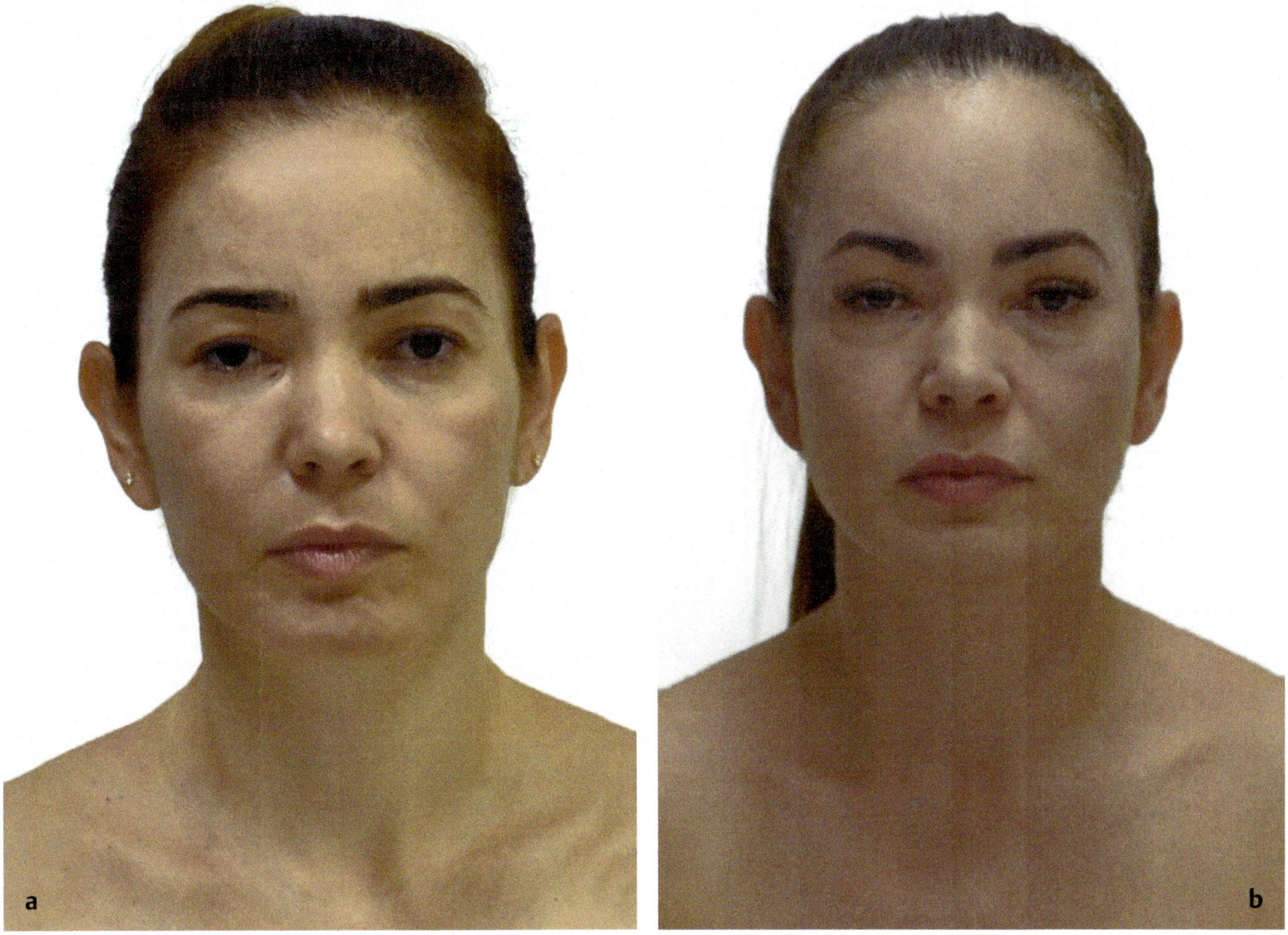

Fig. 20-16. Paciente de 43 anos. Observa-se assimetria na altura e na curvatura dos supercílios. (**a**) Pré-operatório. (**b**) Três anos de pós-operatório, com manutenção dos resultados.

DISCUSSÃO E CONCLUSÕES

Incisões de 3 mm tornam impossível o descolamento cutâneo com instrumentos habituais, por isso desenvolvemos descoladores especiais (Faga Medical).

Os pontos cutâneos externos, temporários, chamados de rede hemostática, foram descritos por Auersvald e Auersvald para evitar hematoma em *lifting* e foram fundamentais no desenvolvimento da técnica GBL aqui descrita. Iniciamos este novo método em 2014 e o publicamos em 2019.

A liberação ampla da pele permite elevar ou abaixar os supercílios amplamente, o que é uma vantagem, mas também aumenta o risco de assimetrias, o que exige maior cuidado. Caso se observe assimetria no pós-operatório, quanto antes for feita a correção com substituição dos pontos, melhor, pois a pele está descolada e o procedimento pode ser feito com anestesia local.

Quando associado ao *lifting* facial, o descolamento periorbital continua-se com o descolamento da pele da face, o que permite a elevação da pele desta região, sem a necessidade de incisão cutânea temporal. Isto representa uma grande vantagem pois a cicatriz nesta região é muito visível, o que poderá obrigar o paciente a usar penteado especial para disfarçá-la.

BIBLIOGRAFIA

Abraham RF, De Fatta RJ, Williams III EF Thread-lift for facial rejuvenation: assessment of long-term results. Arch Facial Plast Surg. 2009;11(3):178-183.

Auersvald A, Auersvald LA, Biondo-Simões MLP. Hemostatic net: an alternative for the prevention of hematoma in rhytidoplasty. Rev Bras Cir Plast. 2012;27:22-30.

Auersvald, A, Auersvald LA. Hemostatic net in rhytidoplasty: an efficient and safe method for preventing hematoma in 405 consecutive patients. Aesthetic Plast Surg. 2014;38:1-9.

Friedman O, Changes associated with the aging face. Facial Plast Surg Clin N Am. 2005;13:371-380.

Isse NG. Endoscopic facial rejuvenation: endoforehead, the functional lift. Case reports. Aesthetic Plast Surg. 18(1):21-29 rejuvenation. Can J Plast Surg. 1994;1(3):116-122.

Paul MD, Subperiosteal transblepharoplasty forehead lift. Aesthetic Plast Surg. 1996;20(2):129-134.

Ramirez OM. Endoscopic full facelift. Aesthetic Plast Surg. 1994;18(4):363-71.

Tessier P, Subperiosteal face-lift. Ann Chir Plast Esthet. 1989;34(3):193-197.

Vasconez LO, Core GB, Gamboa-Bobadilla M, et al. Endoscopic techniques in coronal brow lifting. Plast Reconstr Surg. 1994;94(6):788-193.

Viterbo F, Auersvald A, O'Daniel TG. Gliding Brow Lift (GBL): A New Concept. Aesthetic Plast Surg. 2019;43(6):1536-1546.

Wojtanowski MH, Subcutaneous forehead lift: a technical alternative for upper facial. 1993.

Vídeo

CAPÍTULO 21

REJUVENESCIMENTO PERIORBITÁRIO

André Cervantes ▪ Rafaela Rosa Cavaca ▪ Vinicius Gomes

INTRODUÇÃO

A beleza é algo que não se define, é algo que agrada os olhos de quem avalia. Suspeita-se de várias proporções ideais e algumas associações matemáticas para atingi-la.

Desde a Antiguidade, no Egito, o padrão de beleza foi definido pela rainha Nefertiti, que é talvez a mais bela imagem facial que o mundo já tenha conhecido, com simetria, ângulos e projeções perfeitas.

Com o processo do envelhecimento, diversas estruturas superficiais e profundas da face sofrem alterações, desconstruindo a simetria e a harmonização que hora geraram beleza. Tratando-se de face, a região orbitopalpebral é uma das primeiras a sofrer com esse processo, trazendo um olhar mais cansado, envelhecido, com mais flacidez, rugas, perda de volume e contorno.

Portanto, esta é uma das primeiras áreas que o paciente vai em busca do cirurgião plástico a fim de encontrar um tratamento que reformule o embelezamento do olhar.

Neste capítulo, abordaremos os principais tratamentos para rejuvenescimento dessa fascinante região anatômica.

ANATOMIA

A órbita é formada pelo conjunto de sete ossos: etmoide, esfenoide, zigomático, frontal, maxilar, lacrimal e palatino, que se unem para formar um quadrilátero ósseo.

Em relação a inervação sensitiva das pálpebras ela é feita pelos ramos do nervo trigêmeo, sendo na pálpebra superior pelo ramo oftálmico, e na pálpebra inferior pelo ramo maxilar.

A elevação motora da pálpebra superior se dá através do nervo oculomotor que inerva o músculo elevador da pálpebra superior. Já o músculo de Müller é inervado pelo sistema simpático e exerce função na manutenção da abertura palpebral.

O músculo frontal tem uma pequena ação sobre sua abertura, e o músculo orbicular dos olhos uma ação no fechamento palpebral e na ação de piscar os olhos. Esses são inervados pelos ramos bucais e zigomáticos do quinto par craniano (nervo facial).

O sistema de irrigação vascular orbital é complexo, derivando da artéria carótida interna, através da artéria oftálmica, e de forma secundária da carótida externa, através dos ramos da artéria infraorbital.

As pálpebras são estruturas anatômicas únicas e extremamente delgadas.

Sua estratificação se divide em:

- Porção tarsal:
  1. Pele e tecido subcutâneo;
  2. Músculo orbicular do olho;
  3. Tarso;
  4. Conjuntiva.
- Porção proximal:
  1. Pele e tecido subcutâneo;
  2. Músculo orbicular do olho;
  3. Septo orbital;
  4. Gordura pós-septal ou orbital;
  5. Aponeurose do elevador da pálpebra superior;
  6. Músculo de Müller;
  7. Conjuntiva.

PROCESSO DE ENVELHECIMENTO ORBITÁRIO

Dois elementos se associam para promover o envelhecimento facial. São eles:

1. *Elemento volumétrico:* perda de volume global da face, em todos os compartimentos.
2. *Elemento gravitacional:* o volume não se perde, apenas migra para a região inferior da face. Isso se deve aos efeitos gravitacionais associados com a evolução da frouxidão ligamentar pelo envelhecimento.

Entretanto, na região orbitopalpebral, o envelhecimento ocorre principalmente por alterações volumétricas, uma vez que é uma área rica em ligamentos retentores e estes estabilizam os tecidos evitando sua mudança de posição.

As principais alterações anatômicas observadas nessa região são:

A) Redundância da pele da região palpebral superior por flacidez, que pode ser acompanhada pela queda do supercílio.
B) Alteração do posicionamento da pálpebra inferior, com migração do canto lateral para baixo, resultando em um olho mais redondo.
C) Perda do tônus e elasticidade da pele, juntamente com a perda da produção de colágenos, gerando formação de rugas finais nesta região.
D) Redução de volume da região, resultando em escurecimento da área devido à superfície mais visível dos vasos sanguíneos.
E) O *festoon* orbitário foi descrito por Furnas como uma área de flacidez da região do músculo orbicular dos olhos,

juntamente com a pele. Entretanto, Pessa e Garza, em seus estudos propuseram que os *festoons* resultam da progressão do edema malar, causando montes malares. Ambas as teorias existem e pioram com o envelhecimento.

F) Enfraquecimento do septo orbitário, resultando em protrusão das bolsas de gordura orbital, principalmente no nível da pálpebra inferior. Um grau de piora a esse envelhecimento dá-se pela queda da gordura malar, diminuindo também o volume da região malar anterior, ressaltando o sulco nasojugal e o envelhecimento palpebral.

G) A glândula lacrimal também sofre um prolapso devido à frouxidão dos ligamentos da região.

H) Os ossos da região periorbital afinam devido à reabsorção e iniciam um processo de alongamento superomedial e inferolateral, alterando o formato da órbita.

TRATAMENTOS INDICADOS

Para devolver a satisfação do paciente com a região palpebral, diversos tratamentos podem ser recomendados, sendo eles cirúrgicos e não cirúrgicos, a depender do grau das alterações diagnosticadas.

Tratamentos Não Cirúrgicos

Alterações como rugas estáticas e dinâmicas, manchas, pequeno grau de flacidez, alteração de relevo por perda de volume ou colágeno e depressão na região palpebral são mudanças que acontecem com o envelhecimento, que podem ser evitadas ou tratadas com alguns procedimentos ancilares.

Toxina Botulínica

As rugas do canto lateral do olho são causadas pela contração das fibras laterais do orbicular do olho e do músculo zigomático sobre uma pele delgada.

A forte contração do músculo orbicular dos olhos pode ser facilmente evitada e tratada com doses de toxina botulínica.

- Para aplicação são realizados de três a seis pontos na borda lateral do músculo orbicular dos olhos. Ficar bastante atento ao grau de envelhecimento da pele, pois o relaxamento da musculatura pode produzir piora das bolsas de gordura infra palpebrais e da flacidez.
- A injeção deve ser superficial, pois este é um músculo fino e aderido à pele. A linha do arco zigomático não deve ser ultrapassada, para não se aplicar erroneamente no músculo levantador do lábio superior, provocando uma assimetria labial, e no sorriso.
- A técnica de microdoses superficiais é bastante útil em músculos finos e planos e em região de pele flácida. Sendo assim, recomendamos que ela seja associada à aplicação tradicional na área palpebral em casos indicados. Sua aplicação é intradérmica, com a diluição dobrada para a dose usual.

Plasma

O plasma é o quarto estado da matéria, gera sublimação da pele, mantendo uma área intacta da epiderme, o que facilita a cicatrização. O objetivo do tratamento é concentrar a energia na região com excesso de pele e flacidez, a fim de reduzir essas alterações. Tem sua indicação para pacientes que ainda não querem dar um passo à cirurgia, ou apresentam contraindicação à mesma.

Laser

A pele da região palpebral, por ser muito fina, e muito suscetível ao fotoenvelhecimento e flacidez, apresenta um alvo difícil de tratamento para o cirurgião plástico e o dermatologista.

Os melhores *lasers* indicados para esta região são os com fototermólise fracionada, uma vez que mantém uma área íntegra da lesão térmica, facilitando assim a cicatrização, contribuindo para um baixo percentual de sequelas como o ectrópio.

Peeling

Os *peelings* químicos utilizam substâncias, que geram um dano na pele, a fim de produzir colágeno, melhorar textura, manchas ou coloração.

Eles podem ser divididos em superficiais, médios e profundos dependendo da sua necessidade de ação na pele da área aplicada.

Os superficiais agem apenas na epiderme, melhorando a textura e a coloração. Para seu melhor efeito, há necessidade de múltiplas aplicações quinzenais. Os produtos mais utilizados nesse caso são: ácido glicólico a 20%, ácido lático a 15% e ácido salicílico a 20%.

Os *peelings* médios atingem a derme reticular superficial, gerando produção de colágeno e grande melhora na textura e rugas dessa região. Nesses casos, o paciente precisa de um acompanhamento pré (preparo da pele) e pós (hidratação e proteção solar da pele) procedimento. Os ativos mais utilizados são as concentrações de ácido tricloroacético.

Os *peelings* profundos atingem a camada média da derme reticular, gerando alta produção de colágeno e melhora significativa de rugas profundas e cicatrizes. Nesses casos, também há uma necessidade de monitoramento pré e pós-procedimento. Lembrar que devido à localização e delicadeza da pele da região palpebral, esse tipo de *peeling* pode evoluir com o mau posicionamento da pálpebra devido a sequelas cicatriciais (ectrópio). Os mais comumente usados são os *peelings* de fenol, não indicados pelo autor, uma vez que em casos de grande flacidez ou alteração palpebral, a cirurgia passa a ser necessária.

Preenchimento

Para melhorar o contorno da região palpebral, quando ainda não há indicação cirúrgica, podemos recorrer ao uso dos preenchedores temporários. Os mais utilizados nessa região são os produtos à base de ácido hialurônico com baixo a moderado *Gprime* e baixa viscosidade.

Lembrar que nessa região, devido à rica vascularização e sua anastomose com a artéria central da retina, o injetor deve estar sempre muito familiarizado com a anatomia.

Outra ressalva importante é sobre o plano de aplicação, que deve ser sempre realizado em região submuscular ou periosteal, a fim de evitar piora da protrusão de bolsas ou mesmo alteração da drenagem linfática local.

A aplicação pode ser realizada tanto com cânula, quanto com agulha (realizando a aspiração positiva antes da injeção).

A velocidade de aplicação do produto nessa região também é muito importante, pois, quanto maior a velocidade, maior a chance de permeabilidade do produto para a região intravascular e formação de êmbolo.

Equimoses, edema e eritema são as complicações mais comuns nessas áreas.

Tratamento Cirúrgico

Quando o paciente já realizou diversos tratamentos não cirúrgicos da região palpebral, e mesmo assim encontra-se insatisfeito com os resultados, ou mesmo quando há grande excesso de pele, protrusão de bolsas palpebrais, alteração do posicionamento da pálpebra, queda do supercílio, esclera aparente ou queda do canto lateral do olho, nesses casos o ideal é recomendar ao paciente o tratamento cirúrgico das pálpebras.

De acordo com a Sociedade Americana de Cirurgia Plástica, a blefaroplastia é uma das cirurgias mais realizadas nos Estados Unidos.

Nas pálpebras superiores, a cirurgia visa basicamente a remoção do excesso de pele e da protrusão das bolsas de gordura. Em caso de perda de volume, um *fat grafting* pode ser associado, e se há protrusão da glândula lacrimal, a mesma deve ser reposicionada em sua origem.

Já o tratamento das pálpebras inferiores acaba sendo mais polêmico e com uma curva de aprendizado maior. Seu acesso pode ser feito por via transcutânea ou transconjuntival. A abordagem subciliar tornou-se padronizada desde que fora descrita por Noel. Mc Cord em suas publicações, enfatiza a via subciliar preservando 3 mm da porção pré-tarsal do músculo, associando sempre a uma cantopexia. A primeira publicação descrevento o uso do músculo orbicular na blefaroplastia foi realizada por Adamson. Por outro lado, Jelks advoga em favor da preservação do músculo orbicular intacto na intenção de prevenir uma possível denervação e recomenda o acesso transconjuntival.

Para o tratamento das palpebras inferiores, o autor tem utilizado uma técnica que associa a via subciliar, a ressecção do excedente de bolsas palpebrais e a confecção de um retalho em fita do músculo orbicular dos olhos (vídeo anexo).

Vale chamar a atenção que o retalho em fita do músculo orbicular traz uma curva de experiência maior ao cirurgião, assim como um melhor refinamento estético ao resultado da cirurgia, além de reforçar a lamela anterior.

Esta abordagem tem sua aplicação no paciente que apresenta excedente de musculatura associado a alterações senis mais proeminentes.

Blefaroplastia Inferior com Retalho do Músculo Orbicular em Fita

Técnica Cirúrgica

A abordagem da pálpebra inferior é transcutânea. Utiliza-se uma lâmina 11 para a incisão subciliar da derme, iniciando desde do canto lateral até o limite de 2 mm do *punctum* lacrimal. Realiza-se então a dissecção cutânea de 3 mm em direção craniocaudal preservando a porção tarsal do músculo orbicular dos olhos. A confecção do retalho miocutâneo inicia-se a partir da porção pré-septal do músculo orbicular até a topografia do rebordo orbitário inferior.

O tratamento das bolsas de gordura inferiores é realizado por três incisões independentes (medial, média e lateral) e de pequena amplitude. Através das incisões descritas a gordura herniada em excesso é ressecada e cauterizada. Importante atentar-se para a ressecção restritamente do excedente das bolsas de gordura, uma vez que a abordagem agressiva pode levar à piora do *tear trough*.

Após a revisão da hemostasia, reposiciona-se o retalho sobre o septo orbital e demarca-se a porção mais cranial do músculo orbicular que será de fato utilizado para o retalho. Prossegue-se com a dissecção do retalho em fita, desde a disjunção da sua porção lateral em direção à linha hemipupilar. A extensão do retalho poderá variar de acordo com o eixo de tração que será submetido à pele da pálpebra. A espessura da fita muscular pode variar de 2,5 a 5 milímetros.

Findada a confecção do retalho, traciona-se o mesmo em direção à parte lateral do rebordo orbitário inferior, na topografia em que deverá ser fixado. Deve-se então avaliar a tração realizada na pele e, caso necessário, podem-se liberar pequenas aderências.

Segue-se então para a avaliação do correto posicionamento da pálpebra: pálpebra inferior tocando o limbo da íris e a esclera, lateralmente. Caso ocorra mal posicionamento do retalho, deve-se realocar o ponto de fixação e após uma nova avaliação (mais cranial ou mais caudal).

O retalho em fita muscular é então fixado no periósteo do rebordo orbitário lateral utilizando-se *nylon* 5-0 com ponto em "U". Se observado excedente muscular no retalho em fita, o mesmo deverá ser ressecado. Também pode ser necessária a confecção de um ponto simples de *nylon* 5-0 para o fechamento lateral do músculo orbicular.

Retira-se então o protetor ocular, reposiciona-se a pele e resseca-se a região de redundância.

O procedimento então é finalizado com pontos simples de prolene 6-0 na pálpebra inferior.

Dentre os cuidados pós-operatórios habituais, usam-se compressa com soro fisiológico gelado a cada 2 horas na primeira semana, uso de colírio (diurno) e gel (noturno) lubrificante por 2 semanas.

Também se realiza a microporagem na região órbito-malar. Esta é composta por três fitas de aproximadamente 5 cm, alocada uma imediatamente abaixo da pálpebra inferior em sentido oblíquo e duas em sentido horizontal. O objetivo da microporagem é conter o edema e manter o posicionamento do canto lateral livre de tensão, sendo realizada por aproximadamente 2 semanas e substituídas a cada 5 dias.

Antibioticoterapia e analgésicos nos primeiros 7 dias completam os cuidados.

Um ponto de questionamento que poderia ser suscitado em relação à confecção do retalho em fita do músculo orbicular seria quanto à viabilidade da inervação local. Conforme descrito por Choi *et al.*, a inervação do músculo orbicular em sua parte inferior é prioritariamente realizada por terminações mediais de ramos bucais do nervo facial. Sendo assim, a confecção do retalho em fita não comprometeria a inervação ou mesmo reduziria a segurança do procedimento.

BIBLIOGRAFIA

Adamson JE, McCraw JB, Carraway JH. use of a muscular flap in lower blepharoplasty Plast. Reconstr. Surg. 1998;102:2471.

Choi Y, Kang HG, Nam YS, et al. Facial Nerve Supply to the Orbicularis Oculi around the Lower Eyelid: Anatomy and Its Clinical Implications. Plast Reconstr Surg. 2017;140(2):261-271.

Furnas DW. Festoons of orbicularis muscle as a cause of baggy eyelids. Plast Reconstr Surg. 1978;61(4):540-6.

Jelks GW, Jelks EB. The no touch lower blepharoplasty. Can J Plast Surg. 2009;17:102-103.

McCord CD, Codner MA, Hester TR. Redraping the inferior orbicularis arc. Plast. Reconstr. Surg. 1998;102:2471.

Noel A. Aesthetic Surgery [in French]. Clermont de l'Oise: Theron et Cie. 1928.

Vídeo Aula

Vídeo Cirurgia

CAPÍTULO 22

PTOSE PALPEBRAL

Aneta Hionia Vassiliadis ▪ Fábio Lopes Saito ▪ Natália de Lima e Silva Crema

INTRODUÇÃO

O termo ptose tem origem grega e significa queda. No caso da ptose palpebral ou blefaroptose refere-se à posição anormalmente baixa da pálpebra superior. Esta guarda uma relação com o limbo escleral superior de normalidade, podendo cobrir até 2-3 mm do mesmo.

A ptose palpebral pode causar déficit funcional associado ou ser uma preocupação puramente estética, de toda forma temos que ter em mente que a ptose é apenas o sinal, e que por trás dela existe uma chave aberta de diagnósticos que devem ser feitos, antes de propor uma solução cirúrgica.

A ptose pode ser verdadeira ou uma pseudoptose. Sendo verdadeira, necessitamos então definir se é congênita ou adquirida, para então planejar as possibilidades terapêuticas.

ANATOMIA DA PÁLPEBRA SUPERIOR

Devemos nos recordar da estratificação das estruturas palpebrais, (Fig. 22-1) pele, músculo orbicular, septo palpebral, bolsas de gordura, músculo levantador da pálpebra superior (MLPS), músculo de Müller (MM), conjuntiva.

A inervação é dada por:

- *Músculo levantador da pálpebra superior (MLPS) e aponeurose do MLPS*: nervo oculomotor (NC III).
- *Músculo de Müller*: inervação simpática (músculo liso). Atua até 2 mm de abertura.
- *Músculo frontal*: nervo facial (NC VII): auxilia na abertura do olhar.

DIAGNÓSTICO

Pseudoptose

Não está relacionada com causas no aparelho levantador da pálpebra, apenas dificulta sua ação: blefarodermatocalázio, ptose de sobrancelha, hipotropia, microftalmo, enoftalmo, ftise bulbar, retração de pálpebra superior contralateral.

Ptose Verdadeira

Sendo então ptose palpebral, devemos considerar se é adquirida ou congênita.

Adquirida

Ptose Aponeurótica – Alteração na Junção Tarsoaponeurótica

É a situação mais frequente nos consultórios. Pode ter como causas:

- *Trauma local:* traumas propriamente ditos ou iatrogênias em blefaroplastias. Existem casos de ptose da região medial apenas quando, ao ressecar a bolsa medial, lesamos a porção medial do tendão do MLPS ou ao ressecar a fita de músculo orbicular, na altura da inserção do MLPS no tarso.

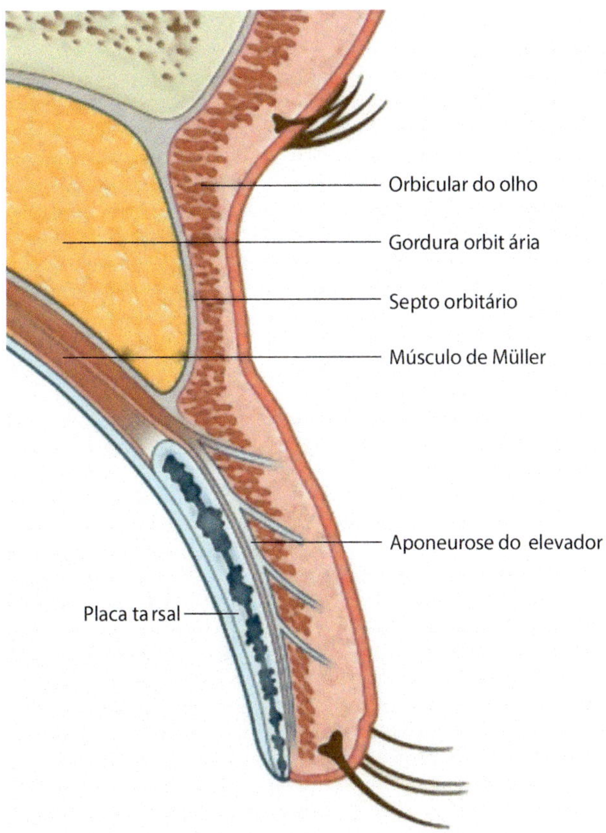

Fig. 22-1. Anatomia transeccional da pálpebra superior de caucasiano.

- *Uso crônico de lentes de contato:* o contato contínuo da parte superior da lente com a junção tarsoaponeurótica pode causar a desinserção do MLPS.
- *Cirurgia ocular prévia:* trauma direto na cirurgia ou pelo afastador usado para abertura palpebral.
- *Edema muito intenso:* hematomas ou celulites periorbitárias.
- *Involucional:* causa mais frequente. A aponeurose pode estar desinserida, delaminada, esticada, distrófica. O músculo tem função normal.

No exame físico é comum a elevação da sobrancelha do lado com ptose para compensá-la. Classicamente, a tríade da desinserção da aponeurose do músculo levantador é: sulco palpebral alto, ptose em posição primária e quando faz infraversão, transparência com visibilidade da íris através da pálpebra superior (facilmente observada ao movimentar o globo) (Figs. 22-2 e 22-3).

Ptose Miogênica

Alteração do músculo levantador da pálpebra propriamente dita.

Miastenia Gravis

Doença autoimune na qual o organismo desenvolve anticorpos contra receptores de acetilcolina na fenda pós-sináptica. Ocorre ptose, diplopia uni ou bilateral, que flutua e de forma característica, piora no final do dia. Sempre pesquisar em pacientes com ptose e diplopia. Pode ser generalizada ou restrita à região ocular.

O teste do abalo palpebral de Cogan sugere o diagnóstico: paciente olha para baixo e para a frente rápido. Então a pálpebra se eleva acima da sua posição normal e desce sofrendo ou não um abalo. Pode ser feita ainda a detecção do anticorpo, eletroneuromiografia e testes de estimulação repetidas do nervo. Devemos verificar fadiga do MLPS, pedindo para o paciente manter olhar para cima, sem piscar, por 30 segundos. Testamos mais quando houver acentuação da ptose. Não tem alteração pupilar associada. O tratamento usualmente começa com agentes anticolinesterase e imunossupressores. O tratamento cirúrgico é muito conservador, só para desobstrução do eixo visual, em que pese o risco de exposição da córnea.

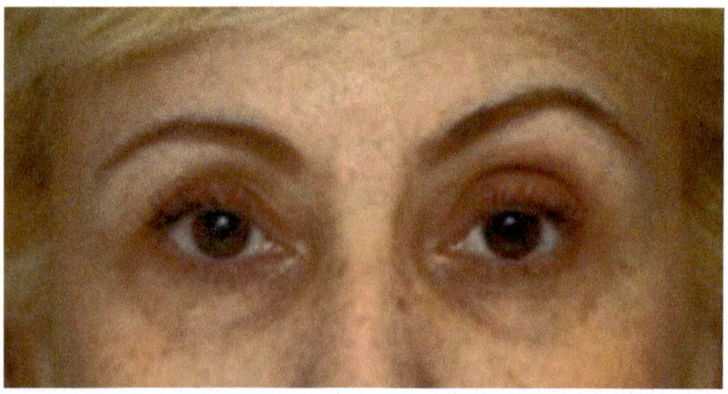

Fig. 22-2. Paciente em posição primária do olhar com assimetria de sulco palpebral, não apresenta assimetria da altura das pálpebras superiores, mas tem contração assimétrica do frontal, sugerindo desinserção do lado E. Caso emblemático para ilustrar dificuldade no diagnóstico se não houver uma detalhada observação e exame físico do paciente.

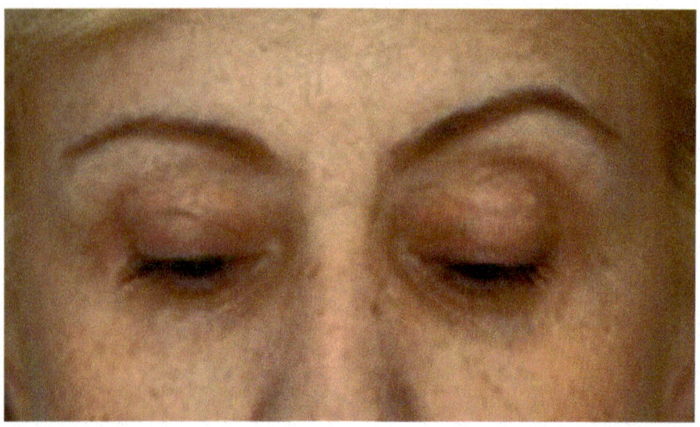

Fig. 22-3. Ao fazer infraversão, notamos que a pálpebra superior esquerda fica mais baixa que a direita, confirmando o diagnóstico de desinserção da aponeurose.

Blefarofimose

Ptose palpebral, epicanto inverso, diminuição da fenda palpebral. Usualmente corrigimos o epicanto e o telecanto primeiro, mas se a ptose for grave, com obstrução de eixo visual, começamos pela ptose

Diagnósticos diferenciais que podem ser considerados: oftalmoplegia crônica progressiva, síndrome oculofaríngea, distrofia muscular miotônica, fibrose congênita dos músculos extraoculares.

Neurogênica

Associadas a alterações na inervação do MLPS e músculo de Müller. As mais frequentes são: síndrome de Horner e lesão do terceiro par.

Lesões do nervo Oculomotor

Ptose, usualmente associada a alterações de motilidade ocular e pode ou não ter anisocoria. Usualmente o comprometimento da musculatura ocorre para adução, supra e infraversão do globo. Associado a: tumores (efeito de compressão), eventos vasculares e trauma.

Síndrome de Horner

Interrupção da via simpática gerando deficiência de contração do m. Müller. Temos então uma ptose leve, miose, anidrose, aparente enoftalmo, ocorre ausência de contração do músculo tarsal inferior, pode ocorrer heterocromia da íris nos que desenvolvem o quadro na infância, por uma alteração de pigmentação da íris, uma vez que os melanócitos são estimulados pela via simpática. O diagnóstico é clínico usualmente com os testes de: cocaína, hidroxianfetamina, fenilefrina.

Ainda há que se considerar como diagnósticos diferenciais nesses casos a migrânea oftalmoplégica e a esclerose múltipla.

Ptose Mecânica

Tumores com efeito de massa nas pálpebras superiores, excesso de pele (pseudoptose), bridas cicatriciais na conjuntiva, prendendo a pálpebra em posição mais baixa que o normal.

Congênita

Deficiência no desenvolvimento embriológico das fibras musculares estriadas do levantador, e o grau desta alteração irá determinar a gravidade da ptose como:

- Ptose congênita simples.
- Ptose congênita com fraqueza do m. reto superior.
- Ptose sincinética mandibulopalpebral (fenômeno de Marcus-Gunn: a pálpebra se mexe (abre/fecha), quando o indivíduo mexe a boca (abre/fecha).

EXAME FÍSICO

O paciente deve ser avaliado em posição primária do olhar, para que assim possamos determinar o grau da ptose, se é uma retração contralateral, fazendo parecer ptose. Ao movimentar a cabeça para cima e para baixo, as pálpebras se movem e podem nos levar a diagnósticos incorretos.

Parâmetros para classificar a ptose:

- *Normal*: cobre até 2 mm o limbo superior.
- *Retração*: está 1 mm acima do limbo superior.
- *Ptose leve*: 2-3 mm (Fig. 22-4):
- *Ptose moderada:* 3-5 mm
- *Ptose grave:* > 5 mm

Avaliar assimetrias, testando a função do MLPS (paciente em posição ortostática e na posição primária do olhar). O cirurgião faz o bloqueio manual do músculo frontal, e realiza a medida da excursão da pálpebra superior entre a sua infraversão e supraversão. A partir desta medida é possível classificar a função do músculo levantador como:

- *Normal*: ≥ 13 mm.
- *Boa*: 8-12 mm.
- *Regular*: 5-7 mm.
- *Fraca*: ≤ 4 mm.
- *Ausente*: 0 mm.

Avaliar sulco palpebral (inserção da aponeurose do MLPS):

- Se muito alta, maior que 10 mm, sugere desinserção da aponeurose.
- Se ausente, sugere distrofia congênita.

Avaliar se o fenômeno de Bell está presente (movimento superolateral do globo ocular durante a oclusão dos olhos):

- Deve ser avaliado antes de correções das ptoses.
- Ausente nos casos de oftalmoplegia, paralisia congênita do levantador, fibrose congênita generalizada e ptose miogênica.
- Sua ausência implica em hipocorreção da ptose para proteção da córnea.

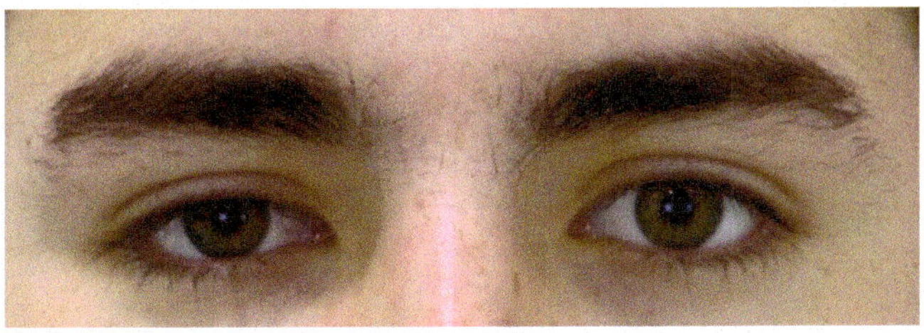

Fig. 22-4. Ptose leve à direita e posição normal à esquerda.

Avaliar irritação nos olhos e produção lacrimal antes de indicar correções das ptoses. Se necessário, realizar teste de Schirmer: pingamos uma gota de colírio anestésico, depois de 5 min mede-se a quantidade de lágrimas ao longo das tiras de papel no canto dos olhos: 10 mm ou mais podem ser considerados normais

Em ptoses leves ou para casos revisionais, realizar teste de fenilefrina 10% :

- Instilar uma gota no saco conjuntival da pálpebra ptótica.
- Aguardar 10 min. – Como é um agonista simpatomimético, sua aplicação estimula a contração das fibras lisas do músculo de Müller (MM). – Se pálpebra voltar para posição anatômica (houver um aumento da fenda palpebral), o teste é considerado positivo. Pode-se então considerar a realização de uma conjuntivo-müllerectomia.

TRATAMENTO

A ptose palpebral incorre em tratamento cirúrgico na grande maioria dos casos. O diagnóstico correto da causa, será o indicador de qual procedimento deverá ser realizado. Devemos lembrar de fazer um bom registro fotográfico em posição primária do olhar, em supra e infraversão e com os olhos fechados. Orientar o paciente em casos de ptose unilateral, que após a correção devido ao fenômeno de Hering (igualdade inervacional motora de músculos que funcionam de maneira correspondente), a outra pálpebra pode ficar mais baixa. É interessante corrigir a ptose no espelho e observar o que ocorre com a outra pálpebra.

Entendemos que temos três estruturas responsáveis pela abertura ocular (MM, MLPS, músculo frontal) de forma que baseados no diagnóstico pré-operatório determinaremos nossa conduta.

Procedimento no Músculo de Müller (MM)

Após realizar o teste da fenilefrina, em pacientes responsivos, que têm ptose leve, com boa função do MLPS, podemos executar a conjuntivomullerectomia (Putterman e Urist – 1972). Lembrando que este procedimento não retira uma parte do tarso como descrito por Fasanella-Servat (1961).

A Figura 22-5 mostra a sequência da cirurgia (aula em anexo).

Quanto retirar? Caso no teste de fenilefrina a correção seja boa, retiramos 8 mm de conjuntiva com músculo Muller. Se houver hipercorreção ressecamos 7 mm e se houver hipocorreção 9 mm.

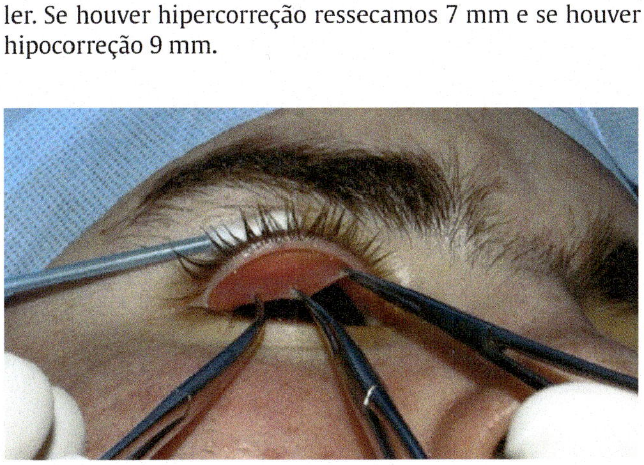

Fig. 22-5. Eversão palpebral e apresentação da conjuntiva e do músculo de Müller.

Cirurgia Baseada na Aponeurose do MLPS

Cirurgia indicada para ptose leve e moderada em pacientes com boa função do MLPS.

É a técnica mais empregada, visto que a grande maioria das ptoses tem causas aponeuróticas, relacionadas com a desinserção, deiscência, distrofia da aponeurose do MLPS (o vídeo mostra a cirurgia de reinserção da aponeurose do MLPS).

Em ptoses com causa aponeurótica, muitas vezes encontramos a aponeurose totalmente desinserida, mas em muitos casos ela está distrófica, e o músculo lipossubstituído. Isso usualmente pode ser predito pela boa história clínica e pelo exame físico detalhado do paciente. Se desinserida, voltar à posição original. Se aponeurose alongada, distrófica, músculo com função pior, precisamos plicar com uma razão de 2:1 a 3:1. A aponeurose pode ser plicada ou desinserida e avançada, ressecando a porção anterior da mesma (Quadro 22-1).

Reinserir e conferir a abertura da fenda palpebral, com paciente sentado na mesa de cirurgia. Caso não seja possível fazer a cirurgia com local e sedação para utilização deste recurso, fazemos um teste de distração das pálpebras superiores e checando se a velocidade de retorno é simétrica, ou mesmo a tensão que se sente, ao tracionar as pálpebras para direção caudal deve ser a mesma.

A cada ponto, checar se não tem fio exposto na conjuntiva, e se não ocorreu entalhe na margem ciliar. Usualmente usamos um ponto central, alinhado com a linha mediopupilar e outros dois, lateral e medialmente a este. Eventualmente, podem ser necessários mais pontos.

Suspensão Frontal

Esse procedimento é indicado para casos de ptose severa com função fraca do MLPS (menor que 4 mm). Eventualmente pode ser a primeira opção para pacientes que tenham risco grande de lagoftalmo se submetidos a procedimentos aponeuróticos, em casos de ptose miogênica e neurogênica, devido à ausência do fenômeno de Bell.

Devemos lembrar que pacientes que têm a aponeurose encurtada, ou mesmo um músculo distrófico e encurtado reinserido podem ter, por um período, algum grau de lagoftalmo. Quando por alguma patologia, ou por alterações involucionais, o fenômeno de Bell está ausente, teremos exposição da córnea, podendo levar a ceratites e até úlceras de córnea.

Quadro 22-1. Grau de ptose e quantificação de ressecção da aponeurose do MLPS

Grau ptose (mm)	Função MLPS (mm)	Procedimento
Leve (1,5-2)	▪ Boa (8 ou mais) ▪ 8 ou mais	▪ Ressecção 10-13 mm ▪ Ressecção 14-17 mm
Moderada (3)	▪ 5-7 ▪ Menor ou igual a 4	▪ Ressecção 18-22 mm ▪ Ressecção acima de 23 mm
Grave (4 ou mais)	▪ 4 ou menos ▪ 5-7	▪ Ressecção acima de 23 mm ▪ Ressecção acima de 23 mm

Diversos materiais podem ser utilizados para realizar essa suspensão como: fáscia *lata*, fáscia temporal, goretex, fios de silicone e suspensor palpebral pré-moldado de silicone.

Várias técnicas foram descritas utilizando esses materiais: técnica de FOX, com fio de silicone, Técnica de Crawford, com tiras de fáscia *lata*, uso do suspensor pré-moldado de silicone, descrita por Friedhofer.

Temos que ter em mente que a abertura ocular só ocorre no momento da contração do músculo frontal, e que independentemente da técnica de preferência, a conexão entre a pálpebra superior e o músculo frontal precisa estar ajustada. Pode requerer revisões ao longo dos anos, principalmente em crianças, devido ao processo de crescimento da face.

CUIDADOS PÓS-OPERATÓRIOS

Compressas frias, repouso relativo, uso de colírios lubrificantes e gel lubrificante antes de dormir. É comum em casos de encurtamento/plicatura da aponeurose que ocorra uma exposição noturna da córnea por edema. Podemos ainda realizar uma sutura de Frost para controlar essa situação.

COMPLICAÇÕES

- *Hipocorreção*: devemos esperar pelo menos 3 meses para afirmar que ela ocorreu, porque por um período inicial a pálpebra parece mais baixa por edema pós-operatório.
- *Hipercorreção:* podemos iniciar fisioterapia com tração da pálpebra superior em direção caudal. O paciente segura a margem ciliar e traciona a pálpebra para baixo. Desejamos assim um alongamento na região da cicatriz para evitar o lagoftalmo.
- *Entalhes na margem palpebral*: suturas que causaram tração além do ideal e deixam um entalhe na margem ciliar.
- *Perda de cílios*: ocorre por dissecção extrema na região onde estão os folículos pilosos.
- *Granulomas*: as suturas internas podem causar granulomas.

BIBLIOGRAFIA

Tyers AG, Collin JRO. Atlas em cores de Cirurgia Plástica Oftálmica, 4° edição. Ed Dilivros. 2019.

Codner MA, McCord CD. Eyelid and Periorbital Surgery, 2nd ed. 2016.

Franco FF, Kharmandayan P. Manual de Cirurgia OrbitoPalpebral,1st ed. 2022.

Thorne CH. Grabb and Smith's Plastic Surgery, Sixth Edition by. 2014.

https://www.dicionarioetimologico.com.br/ptose/

Koka K, Patel PC, Ptosis Correction StatePearlsPublishing. 2023.

Long AJ. Surgical Techniques in Ophtalmology Series: Oculoplastic Surgery: Text with DVD 1st Edition. 2009.

Nunes TP, Matayoshi S. Ação do Colírio de fenilefrina 10% no posicionamento palpebral de indivíduos normais, Arq Bras Oftamol. 2008;71(5).

Pereira IC. Comparação do teste de fenilefrina 10% com teste do levantamento manual da pálpebra ptótica em pacientes portadores de ptose palpebral involucional, Tese apresentada à FMUSP para título de doutor em ciências. 2015.

Saito FL, Gemperli R, Hiraki PY, Ferreira MC. Cirurgia da ptose palpebral: análise de dois tipos de procedimentos cirúrgicos. Rev. Bras. Cir. Plást. 2010;25(1):11-17.

CAPÍTULO 23

BLEFAROPLASTIA SUPERIOR

Antonio Carmo Graziosi

INTRODUÇÃO

A blefaroplastia é uma das cirurgias plásticas faciais mais realizadas, podendo ter objetivos funcionais ou estéticos. A blefaroplastia superior, que é o escopo deste capítulo, para ser bem-sucedida requer do cirurgião plástico um conhecimento profundo da anatomia e da fisiologia da região. Assim sendo, é mister saber interpretar a relação entre as estruturas das regiões orbital e frontal e a pálpebra superior, assim como entender as mudanças anatômicas e histológicas que ocorrem durante o processo de envelhecimento.

Tradicionalmente, as técnicas de blefaroplastia ficam restritas à excisão do excesso de pele e gordura das pálpebras.

Os conceitos atuais sobre o envelhecimento das pálpebras envolvem não apenas a flacidez tecidual, projeções inestéticas (bolsas de gordura, ptose de glândula lacrimal) mas também a perda volumétrica orbital e as alterações cutâneas. Essa perda de volume envolve todos os tecidos, inclusive o tecido ósseo, e resulta entre outras coisas na ptose superciliar, especialmente na região temporal. Essa ptose superciliar cria um excesso extra de pele na pálpebra superior, contribuindo dessa forma para o aumento da dermatocálase.

Um princípio fundamental na realização das blefaroplastias é a manutenção da proteção do bulbo ocular pelas pálpebras. Portanto, qualquer que seja nosso objetivo no tratamento dessa região, terá como prioridade preservar essa função.

Neste capítulo vamos abordar especificamente a blefaroplastia superior em todos os seus aspectos não incluindo, porém, o tratamento da região frontal e dos supercílios que apesar de sua inter-relação, será abordado em outro capítulo.

Objetivos da blefaroplastia superior:

- Melhora funcional do campo visual (redução do excesso cutâneo).
- Melhora estética da região orbital.
- Preservação da aparência natural.
- Preservação da função das pálpebras e naturalidade anatômica.
- Alívio da contração frontal e elevação compensatória das sobrancelhas.
- Satisfação do paciente, otimizada pelo gerenciamento de expectativas pré-operatórias.

Riscos:

- Perda de visão por hemorragia orbital.
- Lagoftalmo temporário ou definitivo.
- Edema palpebral temporário.
- Piora do quadro clínico de olho seco.
- Correção insuficiente das alterações.
- Correção excessiva com alteração da anatomia.
- Cicatriz visível ou inestética.
- Deiscência da cicatriz.
- Infecção aguda ou tardia.

Benefícios:

- Melhora nos campos visuais superior e temporal.
- Melhora na sensação de peso, menor necessidade de contração crônica do músculo frontal e elevação das sobrancelhas.
- Melhora estética na região.

ANATOMIA CIRÚRGICA

Anatomia Superficial

A forma das pálpebras apresenta posicionamentos e medidas-padrão para orientar nas cirurgias estéticas ou reparadoras. A distância da fenda palpebral mede 28 a 30 mm no sentido horizontal e 10 a 12 mm no sentido vertical. A margem da pálpebra superior deve estar 2 mm abaixo do limbo escleral e seu ponto de máxima concavidade é localizado medialmente à pupila. Um detalhe importante é a espessura da pele palpebral que é menor que 1 mm sendo a mais fina de nosso corpo e com um escasso subcutâneo.

O sulco palpebral superior geralmente está localizado na margem superior da placa tarsal e é formado pela inserção de projeções do tendão do músculo levantador da pálpebra superior. A pele da região pré-tarsal é mais aderida que a pele pré-septal, que normalmente é a pele removida na blefaroplastia.

Na órbita superior são encontradas duas bolsas de gordura: medial e mediana. Uma terceira projeção lateral possível é a presença da glândula lacrimal.

Placas Tarsais

As placas tarsais superiores abrangem as pálpebras superiores, tornando-se os tendões ligamentares medial e lateral do canto. As placas tarsais superiores têm cerca de 10 mm de altura e 1 mm de espessura.

Septo Orbital

O septo orbitário é uma estrutura que se origina do arco marginal e se insere na aponeurose do músculo levantador da pálpebra superior. Sua inserção é mais baixa nas pálpebras asiáticas. Atrás do septo orbital está a gordura pré-aponeurótica. O músculo levantador da pálpebra superior é protegido por essa gordura, à frente da qual está o septo orbitário.

Bolsas de Gordura

A pálpebra superior tem duas bolsas de gordura separadas por um septo frouxo. As bolsas de gordura medial das pálpebras superiores e inferiores têm uma coloração amarela mais clara do que as outras bolsas de gordura. A cor amarela mais escura da bolsa de gordura central na pálpebra superior pode ser devido a quantidades mais altas de betacaroteno e luteína em comparação com a bolsa de gordura mediana. São encontrados mais vasos nas bolsas de gordura medianas por serem revestidos por endotélio e septos fibrosos do que nas bolsas mediais.

Aponeurose do Músculo Levantador da Pálpebra Superior

O músculo levantador da pálpebra superior é inervado pela divisão superior do terceiro par craniano (nervo oculomotor), e continua como aponeurose logo após passar inferiormente ao ligamento de Whitnall. A aponeurose se insere na superfície anterior do terço superior das placas tarsais com inserções também indo para a pele que formam o sulco palpebral superior.

Músculo de Müller

O músculo de Müller é inervado pelo sistema nervoso simpático. Origina-se do músculo elevador e se insere na margem superior da placa tarsal.

Sistema Lacrimal

A glândula lacrimal divide-se em lobo palpebral e lobo orbital. Ambas as glândulas enviam ductos para o fórnix superolateral, onde o conteúdo lacrimal é emitido. A glândula lacrimal geralmente não é visível, mas pode tornar-se proeminente como uma bolsa de gordura lateral se houver ptose (Fig. 23-1).

Tendões Cantais

O tendão cantal medial é uma estrutura com ramos superior e inferior, bem como anterior e posterior. O tendão cantal lateral (Fig. 23-2) fixa as placas tarsais ao rebordo orbital lateral com dois ramos principais: o ramo anterior fixa-se ao rebordo orbital anterior e funde-se com a condensação orbital lateral. O ramo posterior se insere no tubérculo de Whitnall 3 a 4 mm atrás da borda orbital.

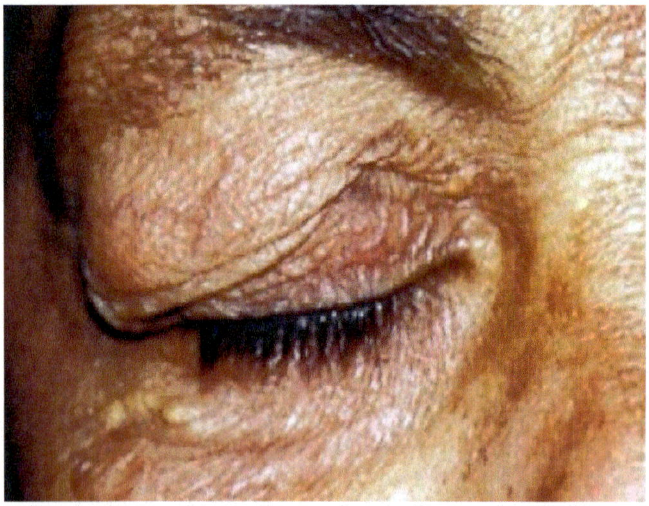
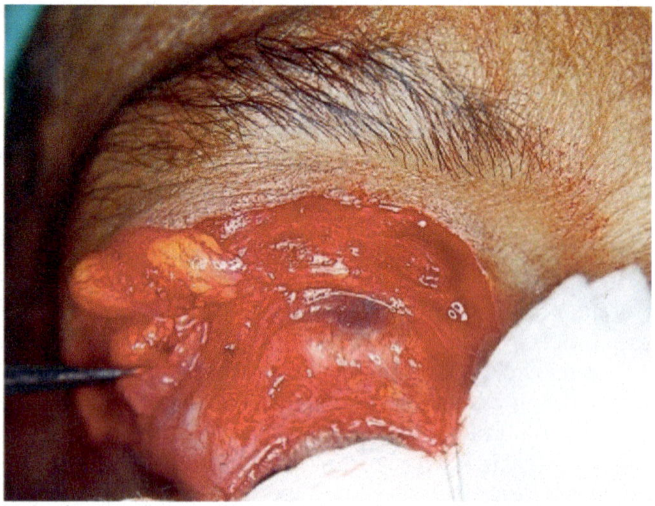

Fig. 23-1. Sistema lacrimal.

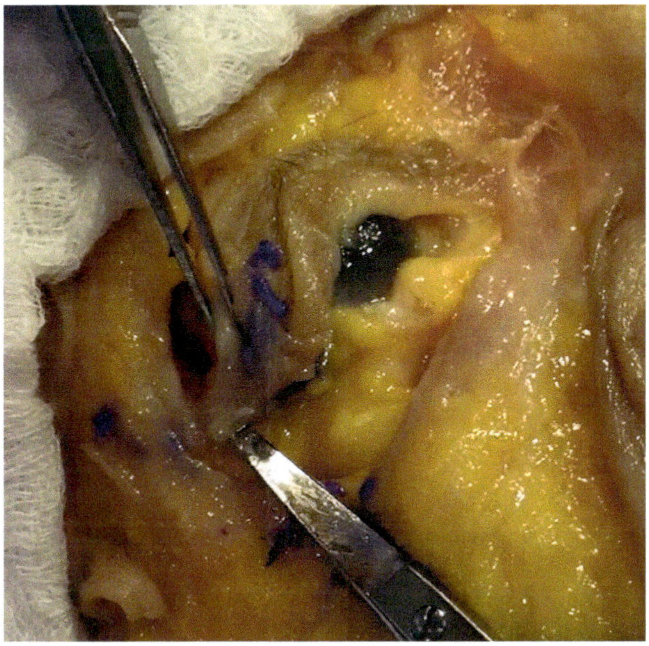

Fig. 23-2. Tendão cantal.

INDICAÇÕES E CONTRAINDICAÇÕES DA TÉCNICA

A indicação cosmética mais frequente é a remoção do excesso de pele e bolsas de gordura. No entanto, como foi dito anteriormente, atualmente temos outras indicações tais como: preenchimento de olhos "encovados", ptose de glândula lacrimal, correção de ptose palpebral, correção do ligamento lateral.

Indicações

1. Excesso de pele da pálpebra superior.
2. Obstrução do campo visual (que melhora com a remoção do excesso cutâneo).
3. Melhora estética da região orbital.

Contraindicações

1. Ausência de dermatocalasis da pálpebra superior.
2. Suspeita de malignidade cutânea periocular e necessidade de possível rotação de retalho ou enxerto de pele.

A contraindicação de remoção de pele de pálpebra superior se impõe quando não há excesso cutâneo medido com a paciente deitada e com os olhos fechados. Alguns pacientes com proptose apresentam excesso de pele na posição ortostática, porém, quando examinados na posição supina, fica evidente o limite de ressecção cutânea (Fig. 23-3).

Com relação a remoção de bolsas de gordura, encontramos contraindicação nos olhos "encovados" que podem apresentar-se primariamente ou em cirurgias secundárias ou mesmo terciárias.

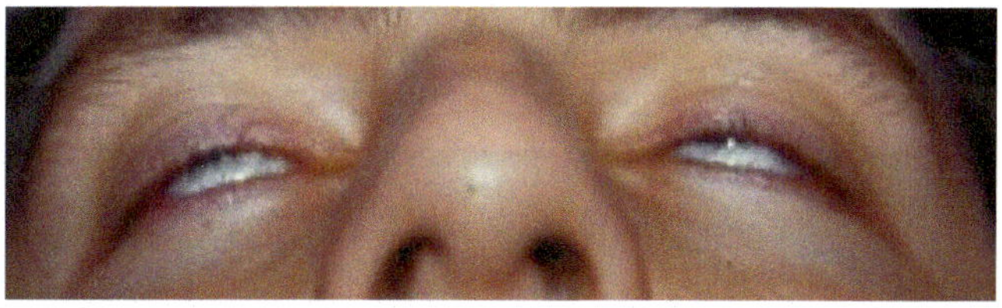

Fig. 23-3. Falta de excesso cutâneo.

PLANO PRÉ-OPERATÓRIO E MARCAÇÃO CIRÚRGICA

O plano pré-operatório será realizado após uma anamnese e avaliação física pré-operatória minuciosa.

Anamnese:

- Sexo.
- Idade.
- Etnia.
- Cirurgia primária ou secundária ou mesmo terciária.
- Olhos secos.
- Blefarite.
- Conjuntivite.
- Expectativa da paciente.
- Doenças autoimunes.

Exame físico:

- Excesso e textura da pele.
- Flacidez dos ligamentos cantais interno e externo.
- Posicionamento do sulco palpebral superior.
- Presença de bolsas de gordura ou presença de olhos "encovados".
- Presença de ptose palpebral.
- Proptose.
- Presença de xantelasmas.
- Ptose de glândula lacrimal.
- Mau posicionamento do sulco palpebral superior.
- Processos inflamatórios.
- Estrabismo.
- Presença de *nevus* e tumores cutâneos.
- Lagoftalmo (avaliar também em posição supina).
- Deflação dos coxins de gordura da região orbital e periorbital.

Com a paciente sentada, devemos avaliar quais estruturas adjacentes e periorbitárias estão influenciando no excesso de pele palpebral ou alterações anatômicas que dão aspectos de envelhecimento (Fig. 23-4). É muito frequente a presença de ptose ou assimetria superciliar que em menor grau passa desapercebida, porém quando a diferença de nível entre elas é maior passa a ser perceptível, inestética e passível de correção.

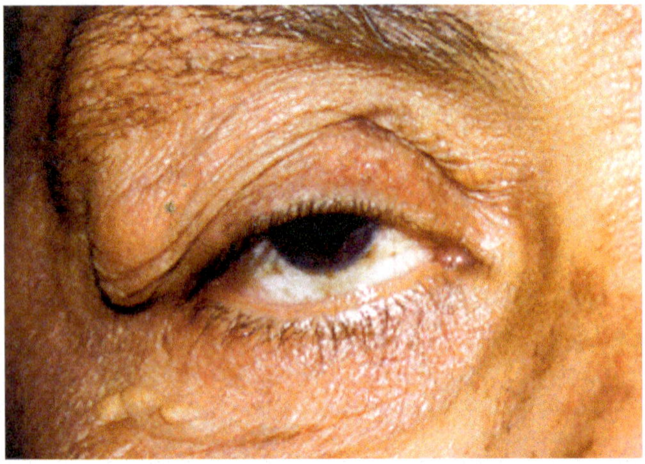

Fig. 23-4. Excesso de pele palpebral, causando aspecto envelhecido.

Na sequência, passamos ao exame físico com a paciente na posição deitada. Esta posição é importante para a correta avaliação do excesso cutâneo das pálpebras superiores devido à mobilização cranial dos supercílios. Consequentemente, haverá uma redução no excesso cutâneo da pálpebra superior para um completo fechamento da fenda palpebral.

Alguns pacientes rejeitam a princípio a correção conjunta da ptose superciliar e blefaroplastia. Nesta circunstância, orientamos a paciente para deixamos de 1 a 2 mm de excesso de pele na pálpebra superior, principalmente em seu terço lateral, com o objetivo de evitar a elevação da cicatriz residual ou mesmo inviabilizar uma elevação superciliar futura.

Nos casos em que diagnosticamos ptose palpebral, é necessário investigar a sua causa. Se a paciente estiver em uma faixa etária acima de 50 anos, a causa mais provável é de desinserção do tendão do músculo levantador da pálpebra superior. Nestes casos, realizamos primeiro a correção com a reinserção da porção distal do tendão na margem superior da placa tarsal com anestesia local e a paciente acordada (Fig. 23-5). É útil a colaboração da paciente para medirmos com maior acuidade simetria e posicionamento da margem palpebral. O aprofundamento nesse tema é motivo para um capítulo específico (ver Capítulo 22 - Ptose Palpebral).

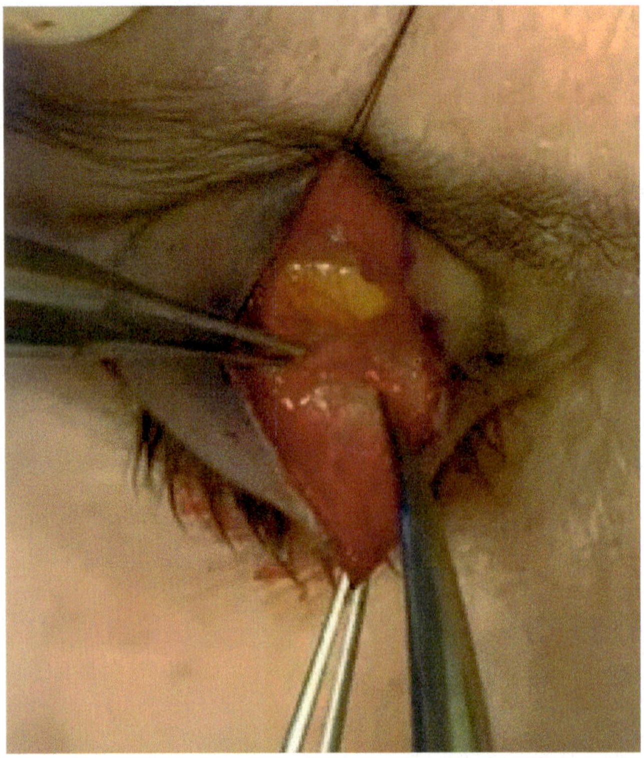

Fig. 23-5. Correção da ptose palpebral com a reinserção da porção distal.

Marcação Pré-Operatória

Marcação do Excesso Cutâneo

Com a paciente sentada e de olhos fechados, utilizamos duas pinças sem dentes para simular a resseção cutânea e desta forma avaliar com precisão o seu real excesso. Podemos mostrar nesse momento para um acompanhante ou mesmo filmar o exame clínico e apresentar à paciente os limites da ressecção cutânea evitando assim o lagoftalmo ou outras deformidades. Desta forma, transmitimos segurança quanto à prevenção dessas deformidades tão temidas pelos pacientes.

Na sequência colocamos a paciente deitada e iniciamos a marcação no sulco palpebral superior em toda a sua extensão (Fig. 23-6). Com duas pinças sem dentes medimos o excesso cutâneo de ambas as pálpebras e marcamos com a caneta seus limites (Fig. 23-7). É importante salientar que esta marcação não deve ultrapassar a margem orbital lateralmente e nem o canto interno medialmente. A qualidade de cicatrizes nessas localizações normalmente é visível e de baixa qualidade estética. Também é fundamental nunca ultrapassar essas marcações da linha do equador, ou seja, sempre estar 2 mm acima da linha horizontal do canto lateral. Caso contrário haverá uma cicatriz em forma de ponte semelhante a um epicanto de difícil correção.

Com o objetivo de conferir a simetria, medimos as distâncias da margem ciliar palpebral até o sulco palpebral superior. Medimos ainda o excesso de pele a ser removido, nestes casos, porém é frequente haver diferenças de excesso. No final da marcação, avaliamos a paciente na posição sentada para checarmos se a cicatriz resultante estará na posição correta e desejada.

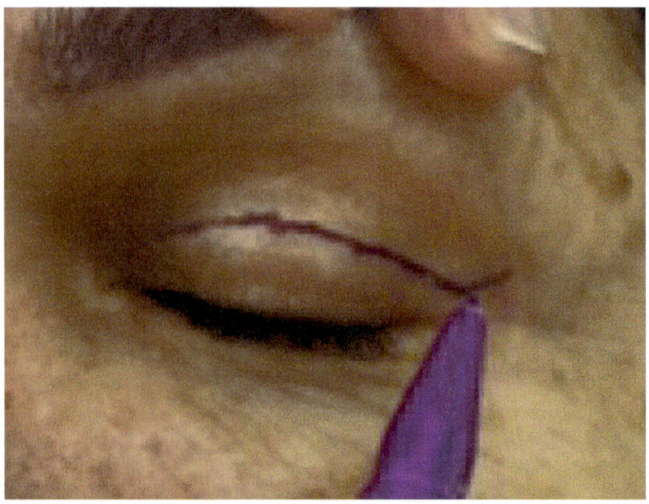

Fig. 23-6. Marcação do sulco palpebral superior.

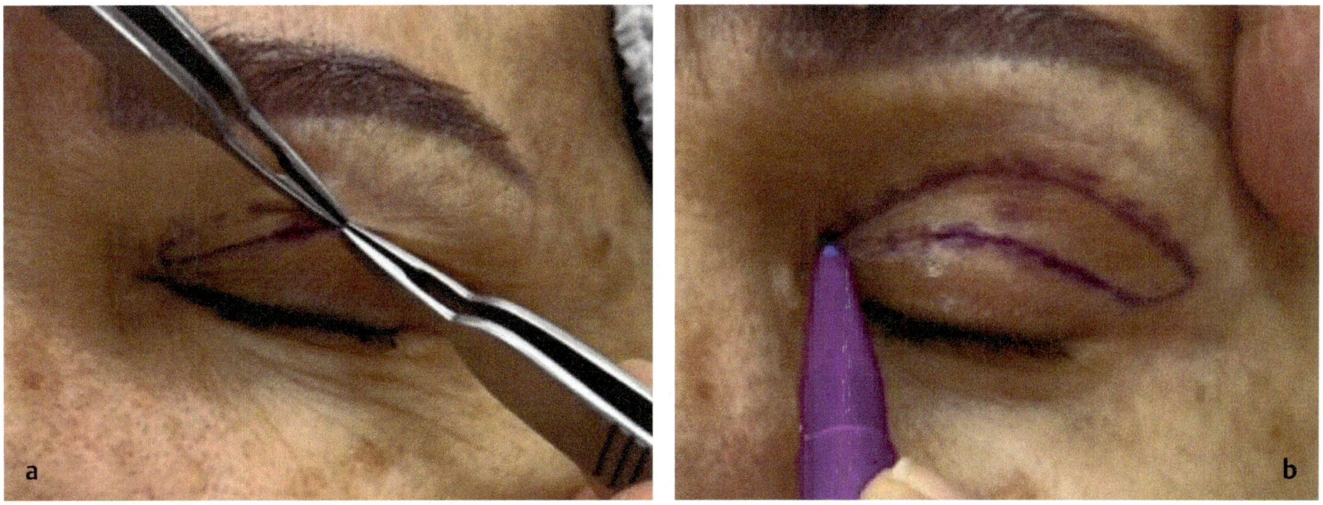

Fig. 23-7. (a) Pinçamento e (b) marcação dos limites do excesso cutâneo da pálpebra.

Marcação dos Locais para Reposição Volumétrica

Importante realizar a marcação desses locais com a paciente sempre sentada. Delimitamos com canetas os locais em que encontramos depressão e desejamos preencher. Normalmente esse preenchimento é realizado por meio de enxerto autólogo de gordura. Nunca realizamos essas marcações na posição supina sob risco de avaliação equivocada da deformidade.

TÉCNICA CIRÚRGICA

Alternativas de Anestesia

As opções de anestesia para a blefaroplastias são:

A) Somente a infiltração com anestesia local com vaso constritor.
B) Anestesia local e sedação.
C) Anestesia geral com entubação orotraqueal ou máscara laríngea (Fig. 23-8) ambas associadas a infiltração com anestesia local.

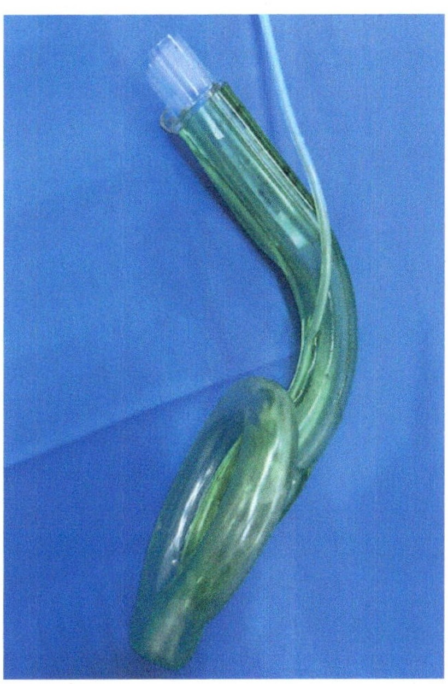

Fig. 23-8. Máscara laríngea.

Na nossa rotina, quando a blefaroplastia é completa (superior e inferior), damos preferência à realização com a máscara laríngea e infiltração com anestésico local realizada em centro cirúrgico com todos os recursos necessários para sua segurança.

A solução que utilizamos para infiltração é:

- Lidocaína 2% -- 20 mL
- Ropivacaína ---------- ---------------------------------- 20 mL
- Soro fisiológico --------- -------------------------------- 10 mL
- Adrenalina (1:1.000 + 9 mL de SF) -------------------- 5 mL

Posicionamento do Paciente

A cirurgia é realizada com o paciente em decúbito dorsal horizontal.

Técnica Cirúrgica Propriamente Dita

Sobre a marcação prévia, a incisão cutânea é realizada com bisturi lâmina 15 e removido o excesso de pele com bisturi elétrico ponta colorado (Fig. 23-9).

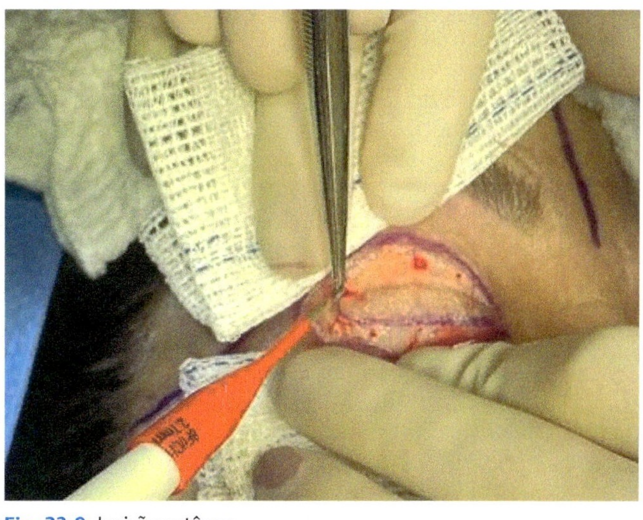

Fig. 23-9. Incisão cutânea.

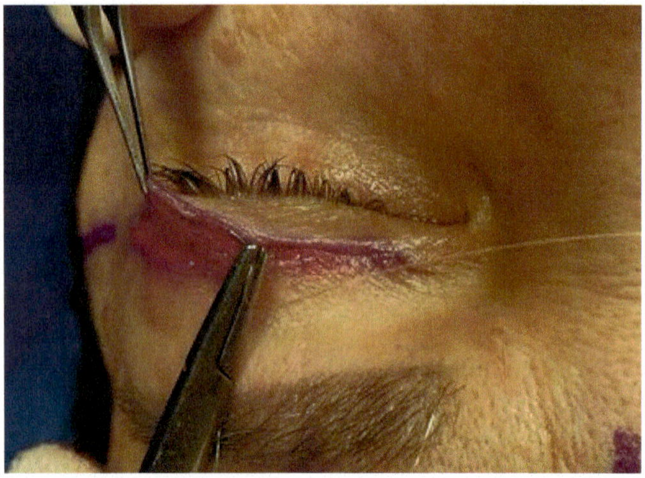

Fig. 23-10. Sutura intradérmica.

Nos casos em que desejamos acentuar o sulco palpebral superior, podemos realizar a exérese de uma fita de músculo orbicular da região pré-septal.

Na sequência tratamos as bolsas de gordura que podem ser por remoção nos casos de excesso ou mesmo transposição para preenchimento orbital. Devemos avaliar qual das bolsas deve ser removida e qual o critério para evitar o "A-frame". Nesses casos realizamos a remoção com bisturi elétrico com coagulação prévia dos vasos. Se houver ptose de glândula lacrimal realizamos uma pexia com pontos de *vycril* 6-0 na cápsula da glândula e no periósteo orbital na sua porção interna.

A sutura cutânea é realizada de forma contínua intradérmica com fio *mononylon* 5-0 ou *monocryl* 5-0 (Fig. 23-10).

Enxerto de Gordura

Restauração Cutânea e Volumétrica da Pálpebra Superior

A remoção de gordura do compartimento nasal, como é tradicionalmente preconizada, pode acentuar uma concavidade, gerando uma aparência mais envelhecida e inestética. Um rejuvenescimento mais adequado e atraente da órbita superior é obtido quando o compartimento atrófico é reconstituído por lipoenxertia.

Utilizamos o plano pré-septal para a enxertia evitando o plano subseptal devido ao risco de sangramento intraorbital e retrobulbar ou outros problemas. Também é aconselhável evitar uma injeção puramente subcutânea nesta área devido à espessura extremamente fina da pele. Um equívoco comum no tratamento da órbita superior côncava é que a gordura deve ser injetada na porção pré-septal da própria pálpebra. Devemos realizar o enxerto de gordura em uma posição pré-orbital ao longo da margem anteroinferior da borda supraorbitária.

Este processo cria uma pálpebra superior volumizada, com aparência jovem. Uma vez que se aceita que a melhora é obtida pela injeção da órbita, e não da pálpebra propriamente dita, torna-se evidente que são necessários volumes maiores do que se poderia esperar. As cânulas de injeção menores agora disponíveis tornam a injeção na órbita superior mais fácil e previsível, pois avançam com mais suavidade e precisão através dos tecidos e permitem a deposição de quantidades muito pequenas de gordura por passagem. É altamente recomendável que pequenas cânulas sejam usadas para tratar essa área. Utilizamos uma cânula de 0,7 mm de 4 cm de comprimento e 1 a 3 mL de gordura tratada são colocados em cada órbita superior para obter a melhora normalmente necessária. Ao fazer enxerto de gordura na órbita superior, deve-se sempre ter em mente que se está trabalhando muito próximo ao olho. Embora as cânulas de injeção sejam de ponta romba, elas são pequenas e capazes de perfurar o globo ocular. Diante disso, os locais de punção das injeções são posicionados de forma que a cânula de injeção seja passada paralelamente ao globo e ao rebordo supraorbitário e não perpendicular a ele. Direcionar a cânula para o globo ao injetar na órbita superior é potencialmente perigoso e deve ser evitado. Além disso, o cirurgião deve sempre manter o dedo indicador da mão não dominante (não injetável) firmemente na margem inferior da borda supraorbitária enquanto a cânula é introduzida

CUIDADOS PÓS-OPERATÓRIOS

Cuidados Gerais

Utilizamos como profilaxia antibiótica cefalosporina 2 g EV antes da indução anestésica e prescrevemos analgésicos para conforto do paciente no pós-operatório.

Cuidados Locais

Indicamos o uso de compressas com soro fisiológico frio durante os primeiros 4 dias com o objetivo de limpeza local e redução do edema nessa fase. Utilizamos ainda colírios substitutos da lágrima principalmente para o período noturno.

A retirada dos pontos é realizada no terceiro dia pós-operatório. Ë possível a utilização de *taping* para redução do edema palpebral.

PROBLEMAS E COMPLICAÇÕES

Quando bem planejada e executada, a blefaroplastia superior é uma cirurgia segura com ótimos resultados (Fig. 23-11).

As complicações da blefaroplastia da pálpebra superior são raras. Bom conhecimento da anatomia, bom planejamento, local adequado e uma técnica meticulosa podem prevenir a maioria das complicações. Embora incomuns, as complicações sérias precisam ser reconhecidas precocemente e tratadas adequadamente para evitar resultados devastadores.

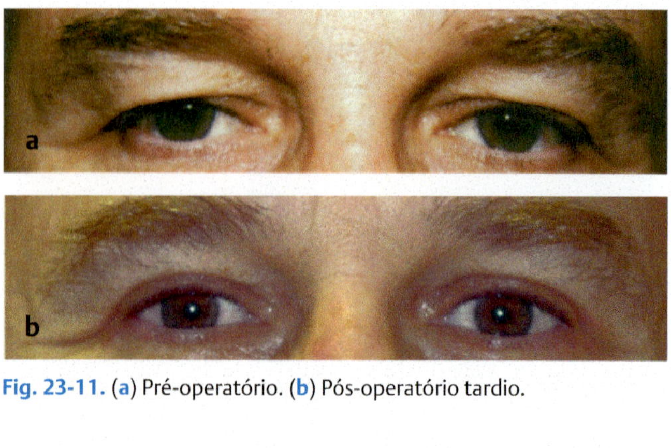

Fig. 23-11. (a) Pré-operatório. (b) Pós-operatório tardio.

Perda de Visão

A perda de visão é a complicação mais temida. Há relatos de perda de visão após blefaroplastia da pálpebra superior devido a neuropatia óptica posterior e lesão ocular inadvertida durante a cirurgia. No entanto, hemorragia retrobulbar é a causa mais comum de perda de visão permanente após blefaroplastia (0,005%).

Hemorragia Retrobulbar

A hemorragia retrobulbar é mais provável de ocorrer nas primeiras 2 a 3 horas após cirurgia, sendo fatores de risco a hipertensão, uso de anticoagulação perioperatória/medicação antiplaquetária, vômito pós-operatório e aumento da atividade física. Os achados do exame incluem proptose, dor orbitária intensa, quemose, oftalmoplegia e hemorragia conjuntival. A diminuição da acuidade visual e um defeito pupilar aferente devem levantar suspeitas de síndrome do compartimento orbital e pressão intraocular significativamente elevada. Modelos experimentais mostram que danos irreversíveis ao nervo óptico ocorrem dentro de 2 horas após a oclusão da artéria retiniana. O manejo inicial da hemorragia retrobulbar inclui a liberação das suturas e a abertura da incisão. O local cirúrgico pode ser explorado e quaisquer vasos sangrantes ativos cauterizados. Esteroides intravenosos e manitol podem ser administrados para diminuir a pressão intraocular. Uma cantotomia lateral e cantólise são realizadas para reduzir imediatamente a pressão intraocular para perda visual iminente ou progressiva.

Mau Posicionamento das Pálpebras: Lagoftalmo e Ptose

O mau posicionamento da pálpebra é uma complicação desafiadora após a blefaroplastia da pálpebra superior. O lagoftalmo observado pós-operatório precoce, com menos de 2 a 3 mm, geralmente desaparece. Essa complicação geralmente ocorre devido a edema pós-operatório e desnervação reversível. O tratamento conservador com lubrificantes oculares e proteção ocular à noite pode ser suficiente até que o lagoftalmo resolva. No entanto, lagoftalmo ou ectrópio devido à excisão excessiva da pele ou cicatriz septal podem exigir tratamento secundário para correção. A reconstrução da lamela anterior com enxerto de pele de espessura total ou liberação de aderências septais pode ser necessária em casos graves. Blefaroplastia de revisão, elevação concomitante da sobrancelha e globos proeminentes devem ser reconhecidos como fatores predisponentes para lagoftalmo ou ectrópio da pálpebra superior. A blefaroptose após a blefaroplastia da pálpebra superior pode ocorrer devido a edema ou equimose, que devem ser resolvidos com tratamento conservador. Lesão inadvertida do músculo levantador da pálpebra superior ou de sua aponeurose pode levar a uma recuperação tardia ou incompleta da sua função. Se houver ptose persistente, o seu reparo é necessário. É importante observar qualquer ptose preexistente com documentação fotográfica adequada e discutir com os pacientes antes da cirurgia para evitar mal-entendidos no pós-operatório.

Olhos Secos

A irritação ocular causada por olhos secos e diminuição do piscar é um problema comum após a blefaroplastia da pálpebra superior. Em pacientes com síndrome do olho seco, o trauma do músculo orbicular deve ser limitado. O edema da pálpebra superior e o trauma da cirurgia interrompem a produção normal de lágrima e a função orbicular. Os pacientes são tratados com lubrificantes oftálmicos e lágrimas artificiais. Olhos secos persistentes após a cirurgia podem exigir avaliação oftalmológica formal.

Problemas Relacionados com a Incisão

Com desenho e fechamento adequados, as incisões de blefaroplastia superior geralmente cicatrizam de forma excelente. No entanto, existem vários problemas potenciais que podem surgir relacionados com a cicatrização de feridas, incluindo deiscência, cicatrizes hipertróficas e alterações pigmentares. A deiscência da cicatriz geralmente ocorre lateralmente ao longo da pele mais espessa quando a incisão é realizada com uma sutura contínua. Essa complicação pode ser evitada com suturas interrompidas adicionais e espaçamento menor da sutura contínua ao longo da incisão no momento do fechamento. Cicatrizes hipertróficas na pálpebra superior são raras. Se a incisão permanecer elevada e endurecida após a blefaroplastia, uma massagem suave da incisão pode ajudar a suavizar a cicatriz. A injeção intralesional de esteroide (triancinolona 5 mg/mL) ou 5-fluorouracil 50 mg/mL pode ser útil para tratar cicatrizes ou queloides mais proeminentes. A formação de um epicanto medial pode ocorrer se a incisão se estender além do canto medial.

Pode ocorrer hiperpigmentação temporária da linha de incisão devido à deposição de hemossiderina ao longo da incisão; pode ocorrer hiperpigmentação da incisão, especialmente em pacientes de pele mais escura (Fitzpatrick III e superior).

Outras complicações possíveis são comuns a outros cirurgias tais como: hematoma, hipertrofia cicatricial (rara na região palpebral) e infecção (rara na face).

DISCUSSÃO E CONCLUSÃO

A blefaroplastia da pálpebra superior é um procedimento cirúrgico gratificante para rejuvenescimento e restauração da região periorbitária. Compreender a relação da unidade estética da região frontal e supercílios, bem como os conceitos atuais sobre o envelhecimento orbital e periorbital e a percepção da estética são essenciais para a realização de uma cirurgia eficaz. Entender as mudanças estéticas e funcionais desejadas pelos pacientes e fornecer expectativas realistas é fundamental para obter um resultado bem-sucedido.

BIBLIOGRAFIA

Branham G, Holds JB. Brow/upper lid anatomy, aging, and aesthetic analysis. Facial Plast Surg Clin North Am. 2015;23(2):117-27.

Codner MA, Kikkawa DO, Korn BS, et al. Blepharoplasty and brow lift. Plast Reconstr Surg. 2010;126:1e.

Eyelid & Periorbital surgery Mark A. Cordner, Clinton D. McCord Jr 2 Edition. 2016.

Jelks GW, Jelks EB. Preoperative evaluation of the blepharoplasty patient. Bypassing the pitfalls. Clin Plast Surg. 1993;20(2):213-24.

Knize DM. An anatomically based study of the mechanism of eyebrow ptosis. Plast Reconstr Surg. 1996;97(7):1321-33.

McCord CD, Doxanas MT. Browplasty and browpexy: an adjunct to blepharoplasty. Plast Reconstr Surg. 1990;86:248.

McCord CD, Seify H, Codner MA. Transblepharoplasty ptosis repair: three-step technique. Plast Reconstr Surg. 2007;120:1037.

McCord CD. Upper blepharoplasty and eyebrow surgery. In:Chen WP, editor. Oculoplastic Surgery. New York: Thieme. 2001:125-45.

Mendelson BC, Luo D. Secondary upper lid blepharoplasty: a clinical series using the tarsal fixation technique. Plast Reconstr Surg. 2015;135:508e.

Pepper JP, Moyer JS. Upper blepharoplasty: The aesthetic ideal. Clin Plast Surg. 2013;40:133-8.

Putterman's CosmeticOculoplastic Surgery. 4th edition 2008 Saunders Elsevier.

Whipple KM, Lim LH, Korn BS, Kikkawa DO. Blepharoplasty complications: Prevention and management. Clin Plast Surg. 2013;40:213-24.

Wilhelmi BJ, Mowlavi A, Neumeister MW. Upper blepharoplasty with bony anatomical landmarks to avoid injury to trochlea and superior oblique muscle tendon with fat resection. Plast Recons Surg. 2001;108:2137-40.

Wobig JL, Dailey RA. Surgery of the upper eyelid and brow. In: Wobig JL, Dailey RA, eds. Oculofacial Plastic Surgery, Face, Lacrimal System and Orbit. New York: Thieme. 2004:34-53.

Vídeo Aula

Vídeo Cirurgia

CAPÍTULO 24

OCIDENTALIZAÇÃO EM PÁLPEBRA SUPERIOR ORIENTAL

Fábio Lopes Saito ▪ Rafael Eiki Takemura ▪ Alberto Yoshikazu Okada

INTRODUÇÃO – DEFINIÇÃO DE OCIDENTALIZAÇÃO NA CIRURGIA PLÁSTICA ORBITOPALPEBRAL

Características anatômicas distinguem a região orbitopalpebral de diferentes etnias, com especial atenção à ausência do sulco palpebral superior e da prega epicantal, em orientais. Procedimentos cirúrgicos podem ser realizados com o objetivo de modificar essas características, de onde surge o termo ocidentalização. Isso pode incluir o aumento da altura do sulco palpebral superior, a remoção do excesso de gordura e outras técnicas para produzir um olhar mais aberto, que é frequentemente associado à beleza ocidental.

CONSIDERAÇÕES HISTÓRICAS

As técnicas iniciais foram desenvolvidas em países asiáticos, especialmente na Coreia, no Japão e na China, onde a ocidentalização era vista como uma maneira de melhorar as oportunidades de trabalho e de casamento.

A primeira descrição desta cirurgia foi em 1896 por Mikamo, indicada para mulheres japonesas que não possuíam a dobra supratarsal ou "pálpebra dupla" em somente uma das pálpebras superiores. O sulco palpebral era desenhado a 6-8 mm da margem ciliar e confeccionado através de três suturas com fio de seda 4.0 em plano total da conjuntiva até a superfície da pele. Esta sutura era retirada após 2-6 dias.

Maruo, em 1929, descreveu a primeira cirurgia com incisão externa a 7 mm da margem ciliar. O fechamento da pálpebra continha as bordas da incisão com sutura transpalpebral passando através do lado conjuntival logo acima da borda superior do tarso.

A evolução da técnica passou a incluir procedimentos como a remoção de gordura excessiva ao redor dos olhos, a criação de uma prega palpebral mais alta e a elevação da sobrancelha.

Em 1951, Ohashi descreveu sua técnica utilizando o eletrocautério. Aplicava a ponta da agulha do eletrocautério verticalmente sobre a superfície da pele até a formação de bolhas, para criação da linha do sulco palpebral; eram realizados mais duas linhas de cauterização logo abaixo desta primeira linha.

Nesse contexto, a ocidentalização na cirurgia plástica órbito-palpebral tem ganhado maior relevância com a utilização de técnicas menos invasivas e praticamente sem afastamento das atividades cotidianas.

EVOLUÇÃO DAS PERSPECTIVAS CULTURAIS SOBRE A OCIDENTALIZAÇÃO NA CIRURGIA PLÁSTICA

Enquanto a ocidentalização era vista como uma maneira de melhorar as oportunidades de trabalho e de casamento em países asiáticos, nos países ocidentais, as técnicas de cirurgia plástica orbitopalpebral tornaram-se mais populares para melhorar a aparência geral.

Na visão de especialistas, o ideal de beleza transcende o tempo, os limites geográficos e a etnicidade, e o grande crescimento da realização desta cirurgia é mais bem explicado pelo aumento da disponibilidade para realização da mesma, do que pela influência cultural ocidental.

ANATOMIA

Estudos mostram que 50% dos asiáticos não possuem o sulco supratarsal nas pálpebras superiores, e os outros 50% possuem pelo menos alguma forma de sulco (Fig. 24-1).

Existem duas principais diferenças anatômicas relacionadas com a presença do sulco supratarsal na pálpebra dupla. A principal se dá pela presença de interdigitações terminais entre a aponeurose do levantador que penetram o músculo orbicular em direção ao subcutâneo na pele da pálpebra, principalmente na borda superior do tarso que estão mais presentes em pálpebras caucasianas e menos em asiáticas. Desta forma, a presença desta conexão entre a aponeurose do levantador e a pele podem explicar a formação da prega supratarsal.

Outro fator contribuinte para a formação do sulco supratarsal é o nível de fusão do septo orbitário à aponeurose do elevador. Como mencionado, o sulco supratarsal é formado pela inserção dérmica presente na confluência do septo orbitário e a aponeurose do levantador. Assim, a altura da adesão entre o septo e a aponeurose vão definir o sulco palpebral superior. Na pálpebra asiática, esta fusão ocorre mais inferiormente resultando em uma queda ou ausência de sulco na pálpebra do asiático. Na pálpebra caucasiana, o septo orbital se funde com a aponeurose do levantador aproximadamente 5-10 mm acima da borda superior do tarso (Fig. 24-2).

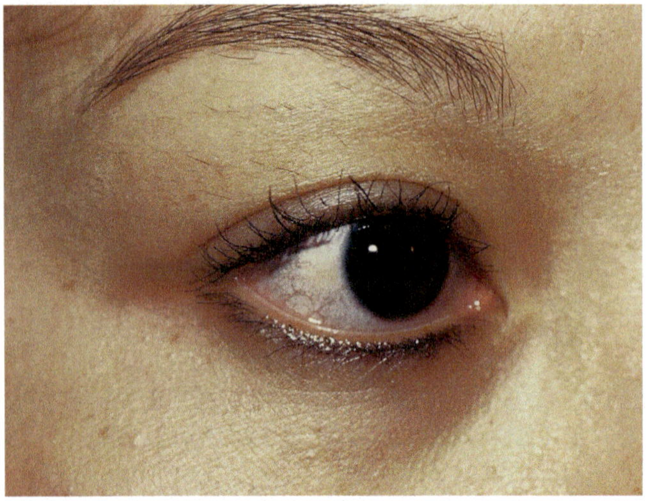

Fig. 24-1. Pálpebra dupla com visualização de sulco supratarsal paralelo à margem ciliar.

Outras considerações anatômicas contribuintes à ausência do sulco supratarsal na pálpebra asiática são: maior espessura da pele palpebral, maior volume adiposo nos compartimentos de gordura no septo orbitário e a existência de coxins de gordura pré-tarsais abaixo do músculo orbicular.

A prega epicântica também é um achado anatômico característico da pálpebra superior asiática e não uma deformidade. Trata-se de uma pele redundante associada a tecido subcutâneo e músculo orbicular pré-septal no canto medial entre as pálpebras superior e inferior, ocultando parte medial do olho, incluindo a carúncula e o sulco lacrimal, e aumentando a distância intercantal. Houve uma tendência para a realização da epicantoplastia medial a fim de diminuir a distância intercantal e aumentar a largura horizontal das aberturas palpebrais. Entretanto, deve-se ter cuidado em realizar esta cirurgia pela possibilidade de deixar a cicatriz visível ou produzir uma perda de identidade étnica (Fig. 24-3).

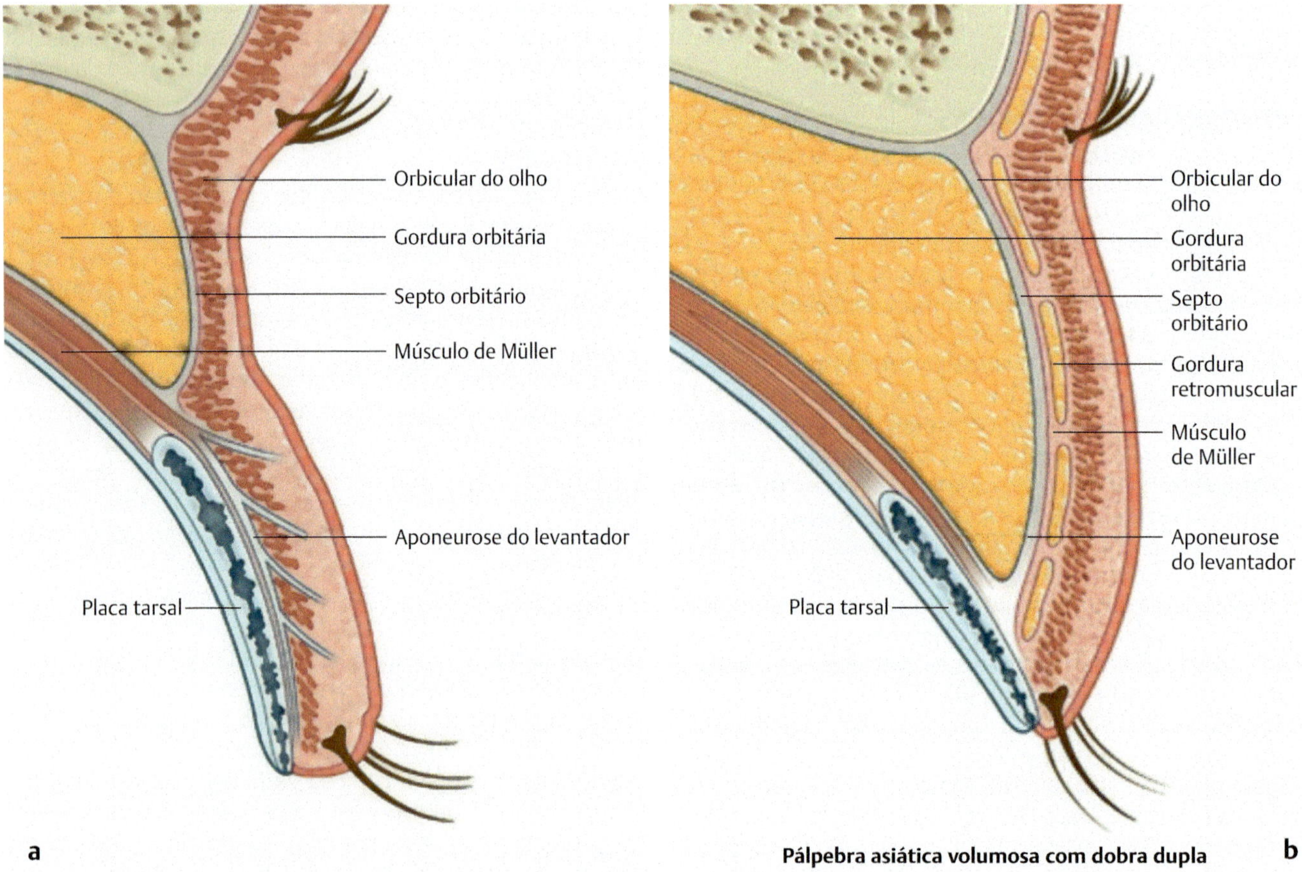

Fig. 24-2. (a) Anatomia transeccional da pálpebra superior de caucasiano. (b) Anatomia transeccional de asiáticos com pálpebras volumosas.

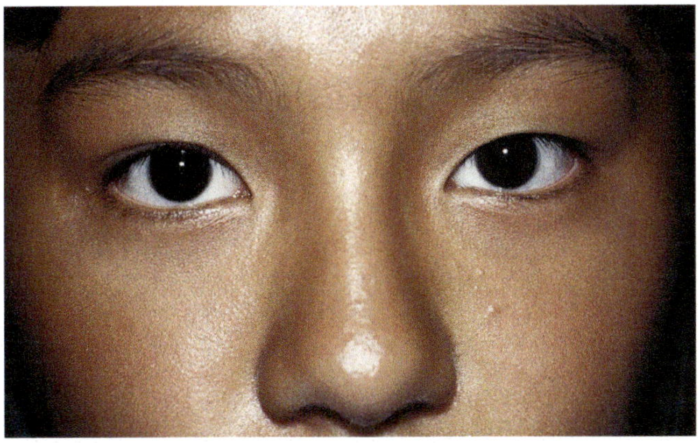

Fig. 24-3. Pálpebra dupla parcial em pálpebra superior direita e ausência de sulco supratarsal em pálpebra superior esquerda. Nota-se também a prega epicântica bilateral.

TÉCNICAS DE OCIDENTALIZAÇÃO

Aberta

Envolve a realização de uma incisão na pele para acessar e modificar as estruturas internas dos olhos, como a pele, os músculos e os tecidos adiposos. Essa abordagem cirúrgica é mais invasiva e pode resultar em cicatrizes mais visíveis.

Uma das principais vantagens das técnicas de ocidentalização abertas é a maior capacidade do cirurgião plástico para modificar e controlar as estruturas internas dos olhos para alcançar um resultado estético desejado. Por exemplo, a blefaroplastia aberta permite uma maior remoção de gordura e pele em excesso e permite que o cirurgião plástico ajuste a posição e a tensão da pele para criar uma prega palpebral mais alta e ocidentalizada.

Como desvantagens, apresentam tempo de recuperação e maior risco de complicações, como infecções e cicatrizes visíveis. Além disso, a técnica aberta por ser mais invasiva, requer anestesia geral, o que pode aumentar o risco para pacientes com problemas de saúde pré-existentes.

Fechada

São técnicas cirúrgicas para criar uma prega palpebral mais alta e ocidentalizada sem a necessidade de uma incisão externa na pele (sutura invisível).

Uma das principais vantagens é a menor invasão cirúrgica, o que resulta em um tempo de recuperação mais curto, menor risco de complicações e pode resultar em cicatrizes menos visíveis. Além disso, a técnica fechada pode ser realizada com anestesia local, o que é menos arriscado para pacientes com problemas de saúde pré-existentes.

No entanto, estas técnicas podem apresentar algumas desvantagens, como a menor capacidade de modificar as estruturas internas dos olhos para alcançar um resultado estético desejado. Por exemplo, a blefaroplastia fechada é menos invasiva, mas pode ter limitações na remoção de gordura e pele em excesso. Além disso, a técnica fechada pode ser mais difícil de realizar em pacientes com pálpebras mais grossas ou que requerem uma maior modificação na prega palpebral.

É importante que o cirurgião plástico avalie cuidadosamente as estruturas dos olhos e discuta com o paciente as expectativas realistas e os riscos e benefícios da técnica antes de realizar a cirurgia.

ESCOLHA DA TÉCNICA: ABERTA × FECHADA

A escolha da técnica deve ser baseada de forma individualizada de acordo com as características anatômicas de cada paciente (pele mais grossa ou fina, idade, cirurgias prévias), e isto será importante para o resultado final e satisfação do paciente (Quadro 24-1).

Quadro 24-1. Vantagens e desvantagens entre as técnicas

	Aberta	Fechada
Paciente Ideal	▪ Todos os pacientes, especialmente casos revisionais, pele palpebral grossa ou pacientes com blefarocalaze	▪ Pele palpebral fina
Vantagens	▪ Visualização direta ▪ Permite correção da ptose palpebral concomitante e retirada de excesso de pele ▪ Melhor controle da hemostasia ▪ Maior previsibilidade da preservação ou reposicionamento da gordura pré-aponeurótica	▪ Mínima cicatriz externa
Desvantagens	▪ Maior tempo de recuperação operatória ▪ Maior curva de aprendizado	▪ Menor visualização dos tecidos ▪ Maior dificuldade em criar um sulco orientado paralelamente com desaparecimento do sulco medial
Complicações	▪ Assimetria	▪ Assimetria ▪ Recorrência ▪ Extrusão da sutura ▪ Palpabilidade da sutura ▪ Formação de um sulco somente parcial

ESCOLHA DA ALTURA E DESENHO DO SULCO SUPRATARSAL

São pontos importantes que devem ser discutidos em conjunto com a paciente.

Altura

O sulco supratarsal não deve ser posicionado muito acima da borda superior do tarso para não levar à diminuição da contratilidade do músculo levantador, além de que em cirurgias revisionais é mais difícil abaixar um sulco do que elevar. Além disso, um sulco alto é menos natural.

Desenho

Existem duas principais formas de sulco supratarsal: paralelo ou "em meia-lua" (Fig. 24-4). Para auxílio na marcação, podem ser usados instrumentos específicos, ou até mesmo um clipe aberto, para simular e decidir com a paciente a aparência e diferentes alturas do sulco no pós-operatório (Fig. 24-5).

CONCEITO DA PÁLPEBRA DUPLA DINÂMICA

O ideal estético mais importante da pálpebra dupla é a natureza dinâmica do sulco. O sulco dinâmico é aquele que está aparente durante a abertura palpebral, porém imperceptível quando as pálpebras estão fechadas ou olhando para baixo. Para a criação deste sulco dinâmico, um componente da lamela anterior (derme) deve ser fixado a um elemento da lamela posterior (aponeurose do levantador), que é responsável pela elevação da pálpebra, ou seja, o retalho de pele deve ser fixado nos tecidos septoaponeuróticos. Assim, para evitar uma deformidade na qual o sulco permaneça aparente de forma estática com a pálpebra fechada, é importante que a pele não esteja diretamente ancorada no tarso.

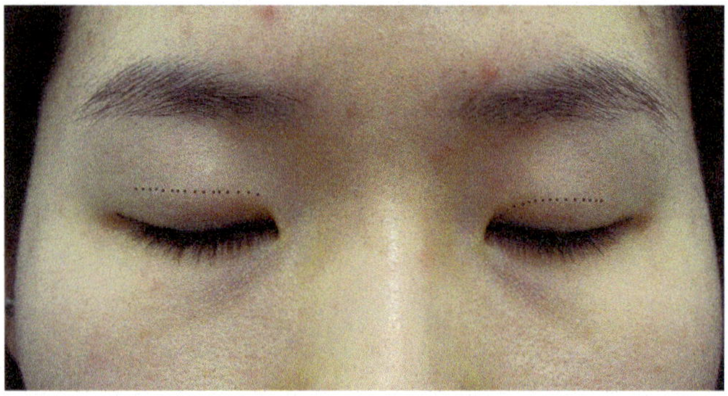

Fig. 24-4. Na pálpebra direita: marcação pontilhada para confecção de um desenho em paralelo; à esquerda: marcação pontilhada para um sulco palpebral em meia-lua. Observa-se o rebaixamento da marcação na porção nasal.

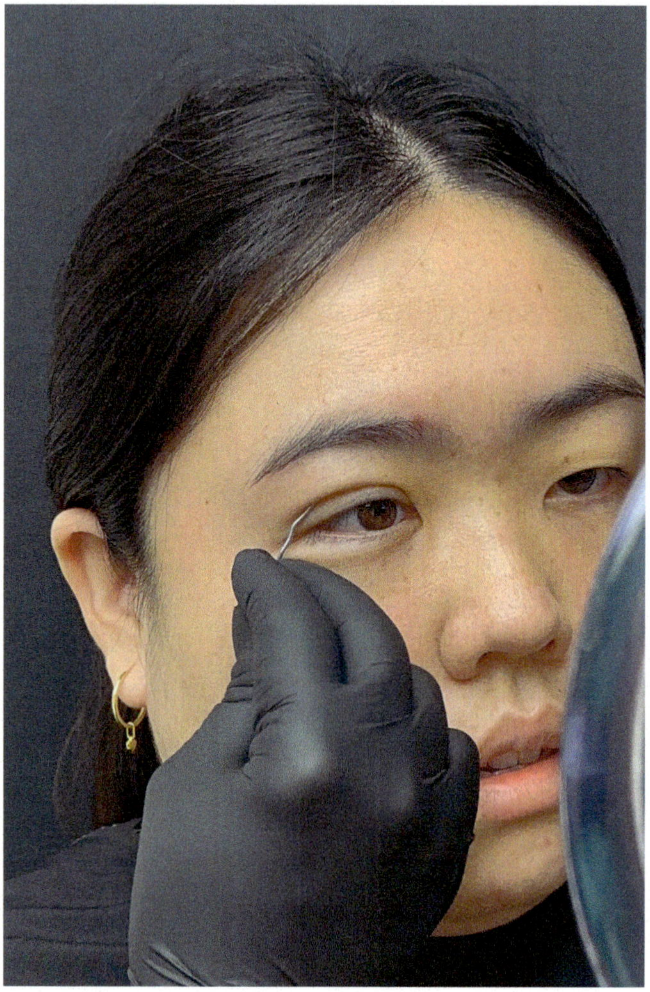

Fig. 24-5. Com auxílio de um clipe aberto, é possível simular o resultado final para escolha da altura e desenho da prega palpebral dupla em conjunto com a paciente.

DESCRIÇÃO DA TÉCNICA FECHADA

Marcação

Realiza-se a marcação de três pares de pontos com uma distância de 3-4 mm ao longo do eixo previamente escolhido. O primeiro par é marcado no terço lateral; o segundo par no eixo central que passa pela pupila; por fim o terceiro par é marcado no terço medial, mas que pode ser locado superiormente à prega epicântica para um desenho paralelo ou locado mais inferiormente acompanhando a prega epicântica para um *design* de meia-lua (Fig. 24-6).

Anestesia

Inicia-se com aplicação oftálmica de colírio anestésico; colocação de protetor escleral; infiltração de anestésico local em plano total da pálpebra em cada ponto marcado. Em alguns casos, opta-se também pela sedação para evitar desconforto durante a cirurgia.

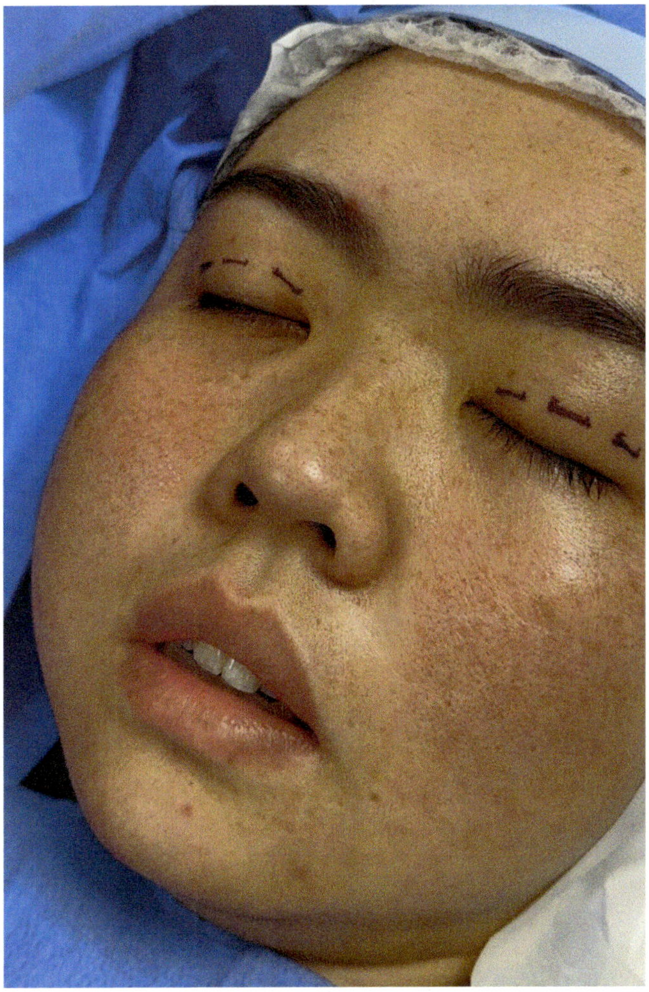

Fig. 24-6. Marcação pré-operatória. Observa-se a marcação dos três pares de pontos com uma distância de 3-4 mm ao longo do desenho escolhido (paralelo ou meia-lua) para a criação do sulco supratarsal.

Sutura

Através da eversão da pálpebra superior e com a utilização de um fio inabsorvível 6.0 (*Prolene, nylon*) agulhado nas duas extremidades, cada agulha é introduzida pelo lado conjuntival na altura da marcação dos pontos da pele e é transpassada por toda a pálpebra até sua exteriorização no local do ponto marcado na pele. Durante a manobra de eversão da pálpebra a impressão do tarso sob a conjuntiva é facilmente reconhecida, e é importante que o ponto sempre deve ser passado acima do tarso, e nunca sobre ele. Após a exteriorização das duas agulhas pela pele, uma das agulhas é introduzida novamente pelo próprio orifício de sua saída e vai em sentido à saída da outra agulha em plano subdérmico. Assim, aperta-se o ponto com quatro nós. Realiza-se esta sutura em cada par de pontos (Fig. 24-7).

DESCRIÇÃO DA TÉCNICA ABERTA

Marcação

O desenho é semelhante à blefaroplastia convencional, sendo que o eixo previamente escolhido será a borda inferior da marcação da área de pele a ser . A avaliação do excesso de pele é realizada através do *pinch test*, e em caso de não haver excesso, marca-se um fuso de 2-3 mm de largura nas porções centrais e laterais e de 1 mm na porção medial.

Anestesia

Inicia-se com aplicação oftálmica de colírio anestésico; colocação de protetor escleral; infiltração de anestésico local (lidocaína 2% com epinefrina numa diluição de 1:100.000). Em alguns casos, opta-se também pela sedação para evitar desconforto durante a cirurgia.

Incisão

Excisão de pele na área demarcada com lâmina 15 seguida pela exposição do músculo orbicular e controle da hemostasia. Com lâmina fria ou eletrocautério monopolar em baixa energia e no modo corte, a camada muscular é incisada superiormente à altura do tarso. A incisão biselada superiormente ao longo do músculo orbicular permite o acesso ao septo orbital um pouco acima da borda superior do tarso, e evita o dano inadvertido nas inserções tarsais do músculo levantador.

Abertura do Septo Orbitário

Quando a gordura pré-aponeurótica é vista através de uma pequena incisão sobre o septo, o septo orbitário pode ser cuidadosamente aberto horizontalmente com tesoura romba, evitando o dano de vasos nas bolsas de gordura ou do músculo levantador que está abaixo. Se necessário, o excesso de gordura nas bolsas palpebrais pode ser removido.

Excisão de Músculo Orbicular

Retira-se um fino segmento de músculo orbicular ao longo da margem inferior da pele incisada na altura da borda superior do tarso.

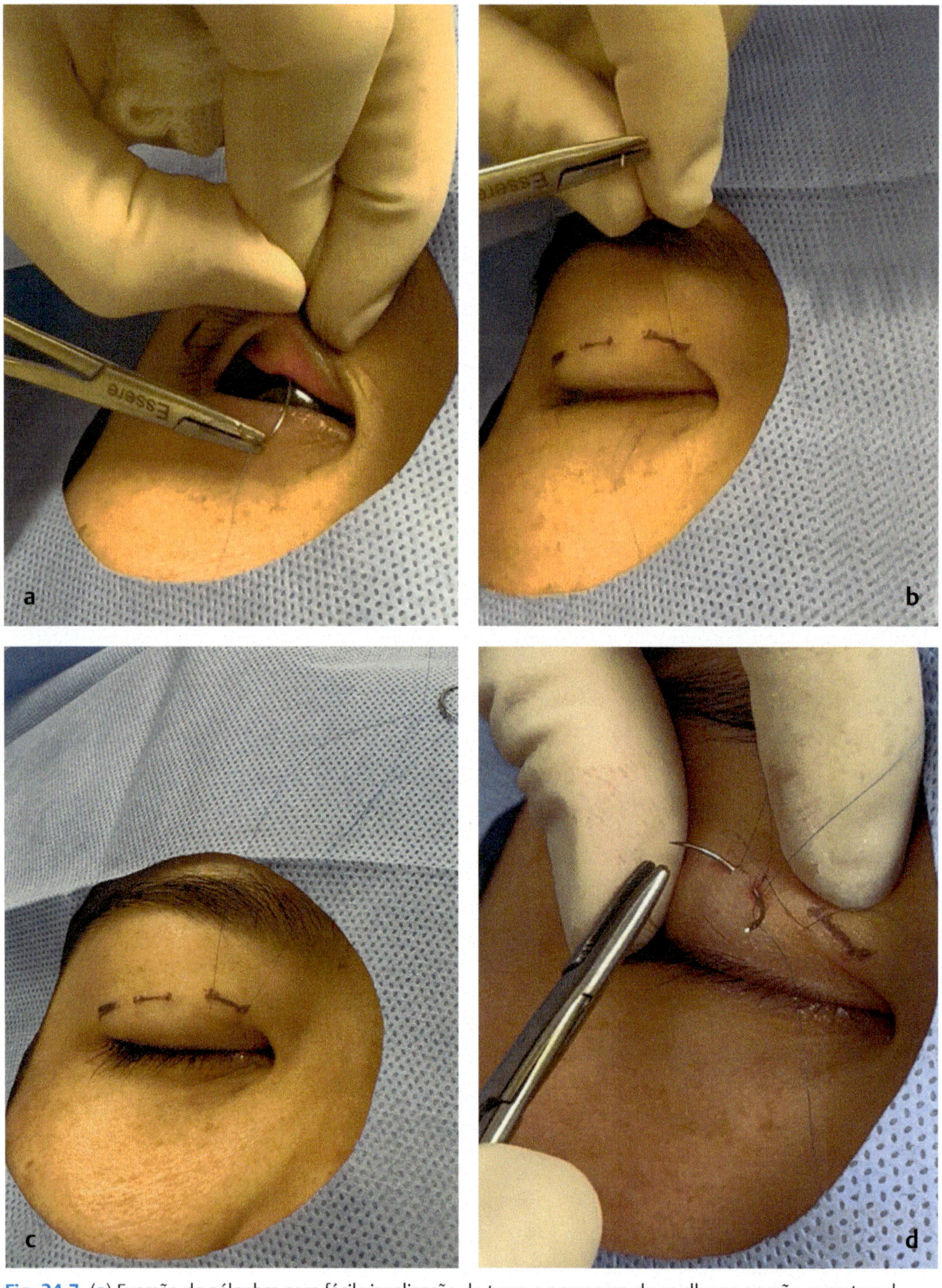

Fig. 24-7. (**a**) Eversão da pálpebra com fácil visualização do tarso e passagem da agulha na porção supratarsal. (**b**) Exteriorização da agulha pela pele. (**c**) Visualização da exteriorização das duas extremidades do fio pelos pontos demarcados. (**d**) Passagem do fio em plano subdérmico para encontro da outra extremidade do fio.

Epicantoplastia

Os pacientes que possuem uma maior proeminência da prega epicantal, podem precisar de uma diminuição desta prega. Para obter uma melhor invaginação do sulco nesta área, realiza-se uma pequena dissecção sob a prega epicântica associada à retirada da pele redundante da prega, possibilitando o deslocamento superior da borda inferior da pele.

Criação do Sulco Supra-tarsal

Realizam-se quatro pontos simples com fio inabsorvível 6.0 (terço lateral, borda lateral da íris, borda medial da íris e terço medial). Passa-se o ponto na margem inferior da pele em direção à aponeurose do músculo levantador, pegando-o acima da borda superior do tarso, e então se finaliza o ponto saindo pela borda superior de pele com nó para fora da incisão.

Fechamento

A pele é fechada com sutura intradérmica com fio inabsorvível. Retira-se o protetor escleral, lavam-se dos olhos com soro fisiológico 0,9% e, assim, o cirurgião consegue checar a simetria para avaliar a necessidade de correções (Fig. 24-8).

CUIDADOS OPERATÓRIOS

Para controle do edema, orienta-se a colocação de compressas frias sobre as pálpebras de forma contínua no primeiro dia associada a repouso e a cada 3 horas por mais 2 dias. Afastamento de atividades físicas por pelo menos 1 semana.

Orienta-se o uso de colírios lubrificantes a cada 2 horas, além de pomada oftálmica noturna para proteção ocular por 7 dias.

Em ambas as técnicas (aberta e fechada), retiram-se os pontos após 7 dias (Fig. 24-9).

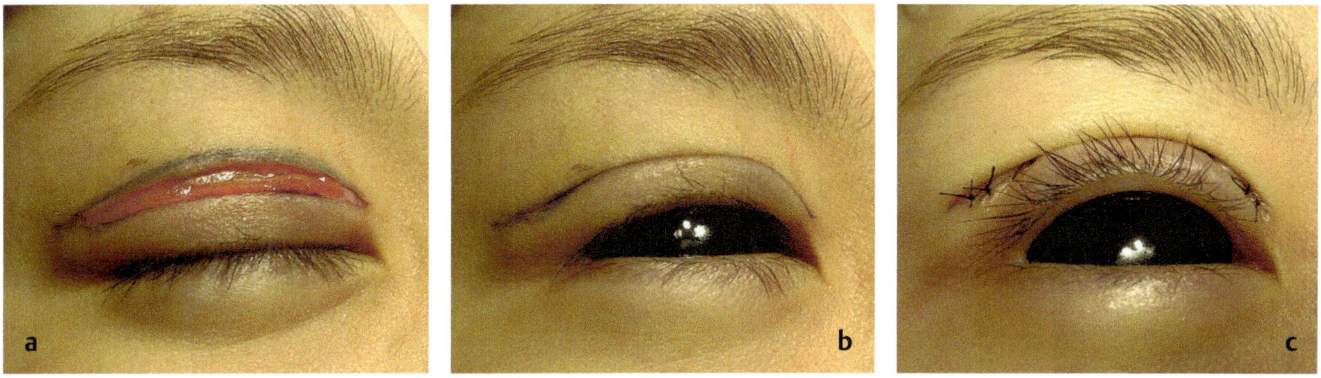

Fig. 24-8. Técnica aberta para criação da pálpebra dupla. (a) Excisão de pele e do músculo orbicular. (b) Pálpebra superior aberta para avaliação de alguma irregularidade sobre a altura do sulco criado. (c) Ferida operatória fechada e visualização de livre abertura palpebral e definição da prega supratarsal.

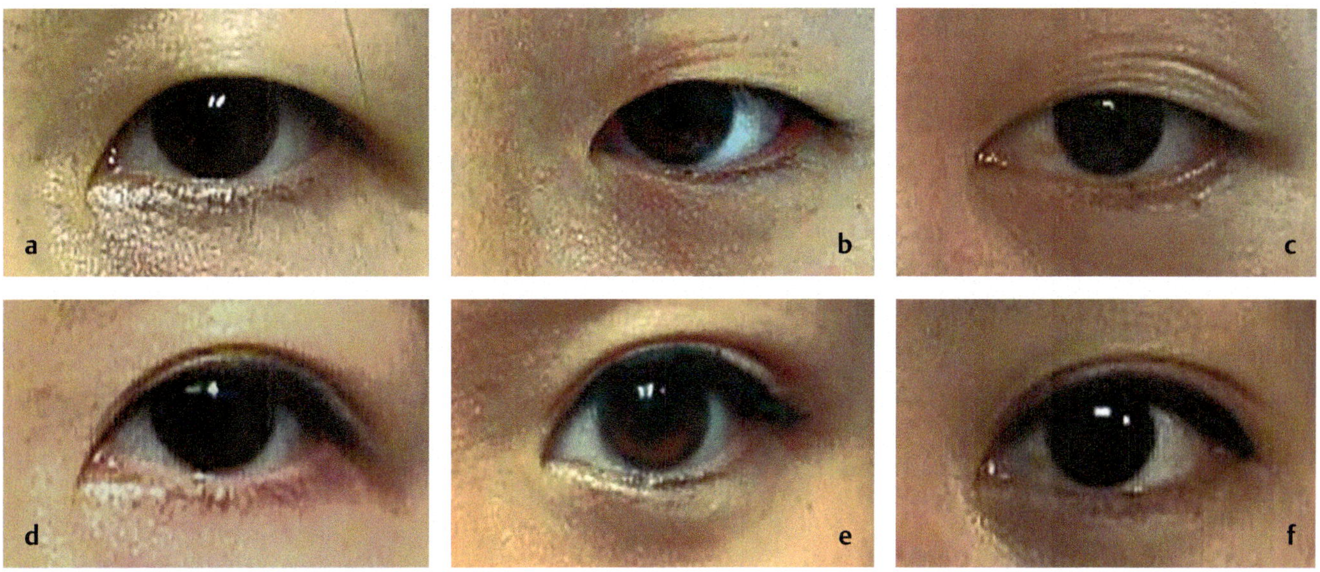

Fig. 24-9. Fotos pré-operatórias (a-c) e pós-operatórias (d-f).

COMPLICAÇÕES

No período pós-operatório recente, uma queixa comum pode estar relacionada com a assimetria entre os sulcos, que pode ser causada pelos graus variados de edema entre as pálpebras (Fig. 24-10). Além disso, após a retirada da sutura em 1 semana, o edema residual pode esconder ou distorcer a pálpebra dupla.

Sangramentos ou hematomas podem ocorrer nos dois primeiros dias, apesar de serem infrequentes. Outras complicações possíveis são infecção e celulite.

Dentre as complicações tardias temos:

- Endurecimento sobre a porção medial da incisão (a derme sobre a prega epicântica é mais grossa).
- Formação de cisto sobre a sutura.
- Deiscência (raro).
- Quemose da conjuntiva (raro).

CONSIDERAÇÕES FINAIS

O objetivo desta cirurgia é criar uma prega dupla do olho que seja natural, esteticamente agradável, e combine harmoniosamente com as características faciais do paciente.

É importante lembrar que as técnicas cirúrgicas podem ter limitações na criação de um resultado estético ideal, e é essencial que os pacientes tenham expectativas realistas e sejam informados sobre os riscos e benefícios antes de realizar a cirurgia.

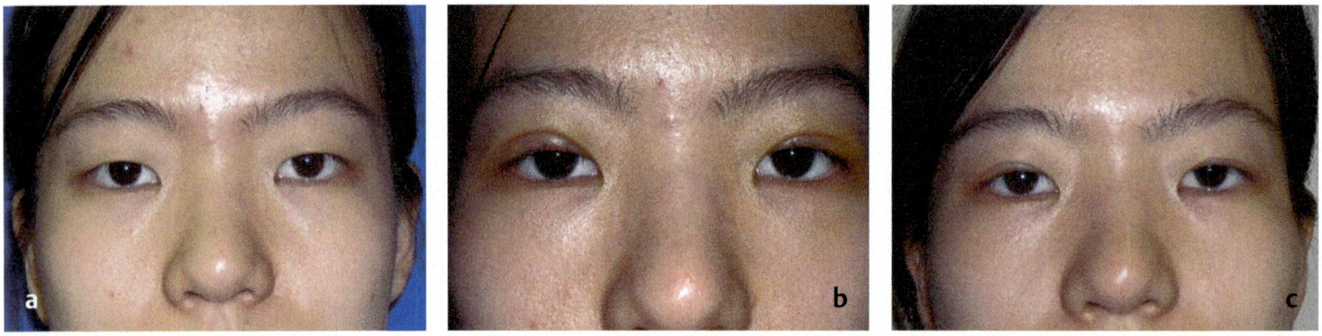

Fig. 24-10. (a) Pré-operatório. (b) Após 15 dias de pós-operatório de ocidentalização das pálpebras com técnica fechada e desenho em meia-lua, observa-se ainda edema residual. (c) Seis meses de pós-operatório.

BIBLIOGRAFIA

Chang SH. Comprehensive Review of Asian Cosmetic Upper Eyelid Oculoplastic Surgery: Asian Blepharoplasty and the Like. Arch Aesth Plast Surg. 2014;20(3):129-139.

Chen, WP, Asian Blepharoplasty and the Eyelid Crease: Third Edition. Elsevier. 2016.

Chen, WP, Lee S. Double eyelid surgery. Clin Past Surg. 2017;44(3):405-413.

Hwang K, Kim DJ. Aesthetic double eyelid surgery in Asians. Asia Pacific J Ophthalmol. 2016;5(4):284-290.

Jang JW, Lee S, Kim SK. Current concepts of upper blepharoplasty in Asian patients. Arch Plast Surg. 2019;46(1):6-14.

Jeong SH, Lemke BN. Global Trends in Eyelid Surgery. Aesth Surg J. 2019;39(5):NP221-NP227.

Kim JH, Park JH. East Asian blepharoplasty: A review of anatomy and variations. Archives of Plastic Surgery. 2019;46(2):107-118.

Lam SM, Glassman DC. Asian blepharoplasty. Sem Plast Surg. 2016;30(4):184-192.

Warren RH, Neligan PC. Plastic Surgery: Volume 2: Aesthetic Plastic Surgery. 3rd ed Philadelphia, PA: Saunders Elsevier. 2012.

Wong CH, Mendelson B. Global Aesthetic Surgery: Statistics, Context, and Trends. Plast Reconstruct Surg. 2017;140(5):790e-802e.

Vídeo 1 | Vídeo 2 | Vídeo 3 | Vídeo 4

CAPÍTULO 25

BLEFAROPLASTIA INFERIOR

Eduardo Horacio Errea

INTRODUÇÃO

As pálpebras são estruturas anatômicas delicadas, com importância estética e funcional na face. Elas fornecem cobertura protetora ao globo ocular e têm um papel fundamental na função de bomba lacrimal e lubrificação dos olhos. E não menos importante é o papel estético das pálpebras no rejuvenescimento facial.

Conforme dados da ISAPS (Sociedade Internacional de Cirurgia Plástica Estética) a blefaroplastia é o terceiro procedimento cirúrgico estético mais frequente no mundo.

Com o passar dos anos, além da lassitude, perda de elasticidade e atrofia dos tecidos periorbitários, observa-se a reabsorção óssea que gera aumento do volume da cavidade orbitária, redução da projeção malar e da área central da face.

Observa-se também a reabsorção dos coxins adiposos do centro da face com descida da gordura malar, que aumenta o comprimento vertical da pálpebra inferior e aprofunda a fenda nasojugal e palpebromalar, levando à exposição da borda orbitária com esqueletização dessa borda e do terço médio facial, em especial em sua região anterior, por baixo da borda orbitária inferior.

Como a região malar sustenta a pálpebra inferior, esse efeito de perda de volume centrofacial diminui o suporte dessa pálpebra, o que destaca a evidência dos coxins adiposos na superfície da pálpebra inferior. O conhecimento desses efeitos e das causas do envelhecimento facial levou à tendência de menores ressecções cirúrgicas com maior preservação de volume, pela redistribuição da gordura orbitária e/ou reposição de volume com enxertos de gordura, para correção do aspecto desinflado dessa região.

Existem várias técnicas disponíveis para a realização de blefaroplastia inferior:

A) Incisões cutâneas diretas nos volumes gerados pelos coxins adiposos.
B) Abordagens cutâneas por meio de incisões subciliares, com retalhos cutâneos e incisões limitadas no músculo orbicular para ter acesso aos coxins.
C) Abordagens cutâneas por meio de incisões subciliares, com retalhos musculocutâneos que fornecem ampla exposição dos coxins adiposos para ressecação ou mobilização com retalhos sobre a borda orbitária inferior.
D) Abordagens através da conjuntiva.
E) Ressecação do coxim lateral inferior por abordagem palpebral superior (Jelks).

FORMATO DA FENDA PALPEBRAL

- Medida horizontal: 27 a 30 mm.
- Medida vertical: 8 a 11 mm.
- Pálpebra superior 2 mm embaixo do limbo superior.
- Comissura lateral em contato com o globo ocular.
- Comissura medial separada do globo ocular pela carúncula.
- Pálpebra inferior tangencial ao limbo esclerocorneal inferior.
- Canto lateral 2 mm acima e posterior ao canto medial.

A posição do canto lateral mais alta que a do medial é observada em 70% das pessoas e fornece a forma e a inclinação da fenda palpebral (*cantal tilt*). Cerca de 20% das pessoas apresentam ambos os cantos na mesma altura, e 10% apresentam, por constituição, a inserção do canto lateral mais baixa que a do canto medial, produzindo um formato antimongoloide da fenda palpebral, que dá ao olhar um aspecto de tristeza ou de cansaço (Fig. 25-1).

A posição da pálpebra inferior, tangencial ao limbo inferior, é fornecida por:

- Forma e inclinação constitutiva da fenda palpebral (*cantal tilt*).
- Tensão, trofismo e elasticidade do tarso e dos ligamentos cantais (lâmina posterior).
- Ação antigravitacional do músculo orbicular sobre a pálpebra inferior (lâmina anterior).

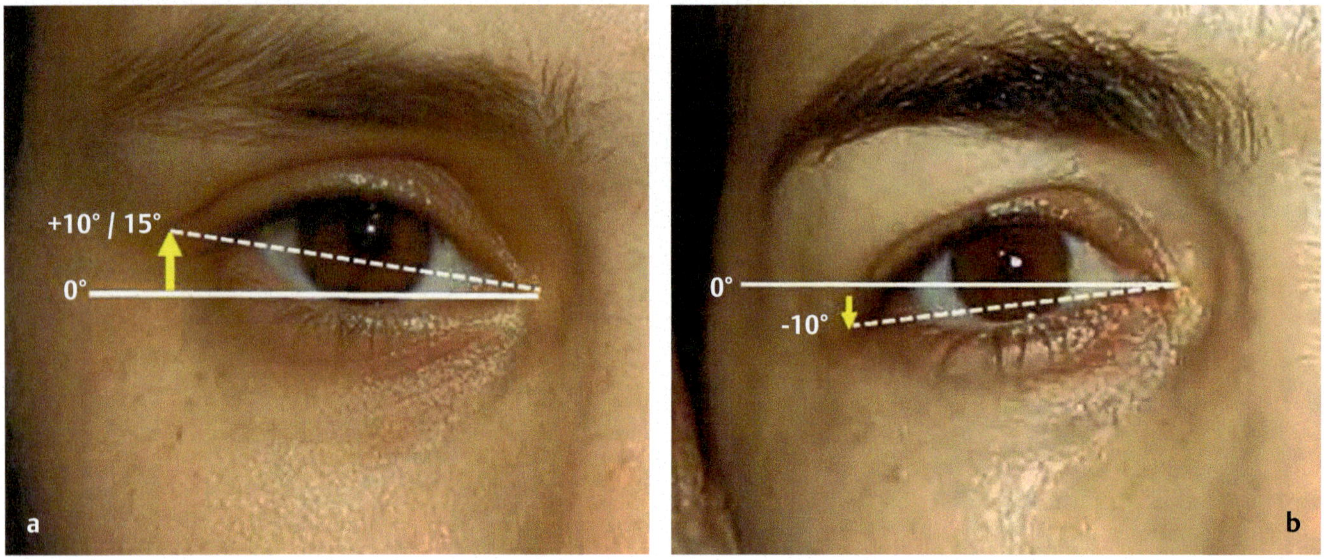

Fig. 25-1. Inclinação cantal (*cantal tilt*). (a) Canto lateral mais acima que o medial (vetor positivo): 70% da população. (b) Canto lateral mais abaixo que o medial (vetor negativo): 10% da população.

ANATOMIA CIRÚRGICA

As pálpebras inferiores têm uma lâmina anterior formada pela pele e pelo músculo orbicular (protrátil) e uma lâmina posterior formada pelo tarso, fáscia capsulopalpebral (retrátil) e a conjuntiva. Na pálpebra inferior há três coxins adiposos retrosseptais, o coxim medial está separado do central pelo músculo oblíquo inferior (único músculo oculomotor que nasce na borda inferointerna da órbita) e o coxim central está separado do lateral pela expansão arqueada.

O tarso e os tendões cantais são a principal estrutura de suporte palpebral e, junto com a ação antigravitacional exercida pelo músculo orbicular sobre a pálpebra inferior, mantêm a borda palpebral inferior bem posicionada com respeito ao globo ocular (na altura do limbo esclerocorneal inferior).

A inervação do músculo orbicular na pálpebra inferior é fornecida pelos ramos bucais e zigomáticos do nervo facial; esses filetes de nervos correm pela face profunda do músculo orbicular em direção perpendicular no sentido de suas fibras musculares.

Os ramos bucais que abordam o músculo orbicular inferior nos arredores do canto medial são os responsáveis pelo pestanejar involuntário do tônus muscular para manter uma posição satisfatória da pálpebra inferior em relação ao globo ocular e pela conservação de uma função satisfatória da bomba lacrimal, enquanto os zigomáticos são os responsáveis pelo pestanejar voluntário.

Por essa razão, as técnicas transcutâneas deveriam respeitar o músculo orbicular nos arredores do canto medial.

Essas técnicas, seja com retalhos cutâneos ou miocutâneos, ao incidirem pelo músculo orbicular para acessarem os coxins adiposos, debilitam esse músculo por desenervação e produzem fibrose em suas fibras musculares. Esses motivos podem justificar a grande incidência de posições inadequadas nas pálpebras inferiores, nessas pálpebras operadas por abordagem transcutânea.

MECÂNICA DE OCLUSÃO PALPEBRAL

Os músculos orbiculares dos lábios e das pálpebras, embora sejam esfincterianos, protráteis e responsáveis, respectivamente, pela oclusão bucal e palpebral, apresentam modo e funcionamento totalmente diferentes.

O músculo orbicular dos lábios está inserido nas partes moles, não possui inserções ósseas e, consequentemente, contrai-se de forma centrípeta.

Por outro lado, o orbicular das pálpebras insere-se nas cristas lacrimais e na borda inferointerior da órbita. Ao se contrair, esse músculo gera um vetor de tração horizontal em direção à linha média e esse vetor em sentido horizontal é o responsável pela mobilização vertical das pálpebras. Para que esse mecanismo seja eficiente, deve haver uma ancoragem satisfatória no canto lateral.

À medida que envelhecemos, por efeito da pálpebra e das trocas involutivas que ocorrem nos tecidos ao longo da vida, surge um alongamento tarsoligamentar, com lassitude e perda de elasticidade dessas estruturas de apoio, o que modifica a forma e a inclinação da fenda palpebral (alongamento e descida do canto lateral), podendo alterar a mecânica de oclusão e gerar instabilidade do tarso que, com o passar dos anos, produz ou predispõe a posicionamentos insatisfatórios das pálpebras inferiores.

AVALIAÇÃO PRÉ-CIRÚRGICA

Em primeiro lugar, durante o exame e anamnese na consulta, fazemos um interrogatório detalhado sobre aspectos clínicos, cirúrgicos, alérgicos, oftalmológicos (cirurgias anteriores, lacrimejamento, pênfigo, glaucoma, secura ocular, uso de lentes de contato e grau de correção, herpes, cirurgia de cataratas ou refrativa, estrabismo).

Se o paciente estiver em tratamento com toxina botulínica, recomendamos repetir a consulta a partir de, pelo menos, 5 meses após a aplicação.

Quando houver preenchedores (*fillers*) aplicados (ácido polilático, hidroxiapatita de cálcio, metacrilato, silicone, ácido hialurônico etc.) podem surgir, algumas vezes, nódulos visíveis ou palpáveis com edema na pálpebra inferior, fenda nasojugal, fenda palpebromalar ou região malar. O edema após o preenchedor é uma reação adversa particularmente significativa, porque é desfigurante, mal tolerado pelos pacientes, pode persistir durante muitos meses e não responde, ou responde quase nada ao tratamento. A cirurgia palpebral em pacientes com edema malar prolongado ou naqueles que manifestem edema no momento do exame pode torná-lo crônico depois da cirurgia e duradouro por muito tempo.

Posteriormente avaliamos:

1. Formato da fenda palpebral (*cantal tilt*).
2. Conjuntiva (pterígio, pinguécula, quemose, irritação da conjuntiva).
3. Acuidade visual.
4. Mobilidade ocular extrínseca e intrínseca.
5. Função do elevador.
6. Oclusão.
7. Sensibilidade da córnea.
8. Fenômeno de Bell. 9. Identificação do olho dominante.

Então, com o paciente na frente do espelho, solicitamos que nos informe, detalhadamente, o que o motiva a corrigir a região periorbitária.

É importante a avaliação topográfica pré-cirúrgica das diferentes fendas, depressões e caroços na área e uma correlação correta com as estruturas anatômicas que os geram, prestando atenção especial às assimetrias prévias, tornando-os evidentes para o paciente, registrando-os na história clínica e documentando-os com fotos e vídeos (Fig. 25-2).

É útil solicitar ao paciente que traga fotografias de quando ele era mais jovem, entre 20 e 30 anos, para que se possam avaliar as mudanças de lassitude, deflação, rugas dinâmicas e alterações no formato do olhar com o paciente durante a consulta.

Não nos esqueçamos de:

1. Obter fotografias do paciente sem maquiagem, de frente, a 45°, 90°, cabeça para cima e cabeça para baixo.
2. Gravar vídeos pré-operatórios documentando coxins, lassitude tarsoligamentar (teste de retorno, teste de elasticidade), retrações das pálpebras (prova de deslocamento superior do tarso), assimetrias e alterações motoras palpebrais e oculares, se existirem.

Nessa inspeção avaliamos a pálpebra inferior em três terços de sua constituição vertical:

1. Terço superior (pré-tarsal). É a parte situada entre a borda palpebral e a fenda palpebral inferior. Nessa porção da pálpebra, a lâmina posterior está fundida com a lâmina anterior e nessa área podemos observar fotoenvelhecimento cutâneo, hipertrofia do músculo orbicular pré-tarsal, lassitude tarsoligamentar e a posição palpebral em relação ao globo ocular. Essa lassitude tarsoligamentar é considerada como uma causa muito importante do envelhecimento periorbitário, por gerar flacidez na pálpebra inferior e instabilidade do tarso.
2. Terço médio (pré-septal). Situado entre a fenda palpebral inferior e o arco marginal. Nesse terço a lâmina anterior está separada da lâmina posterior pelos coxins adiposos (gordura

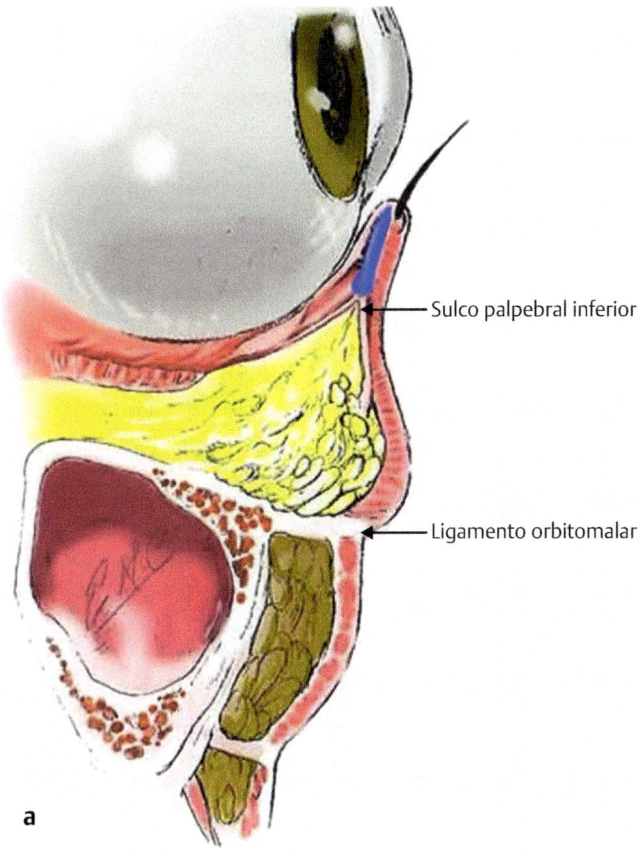

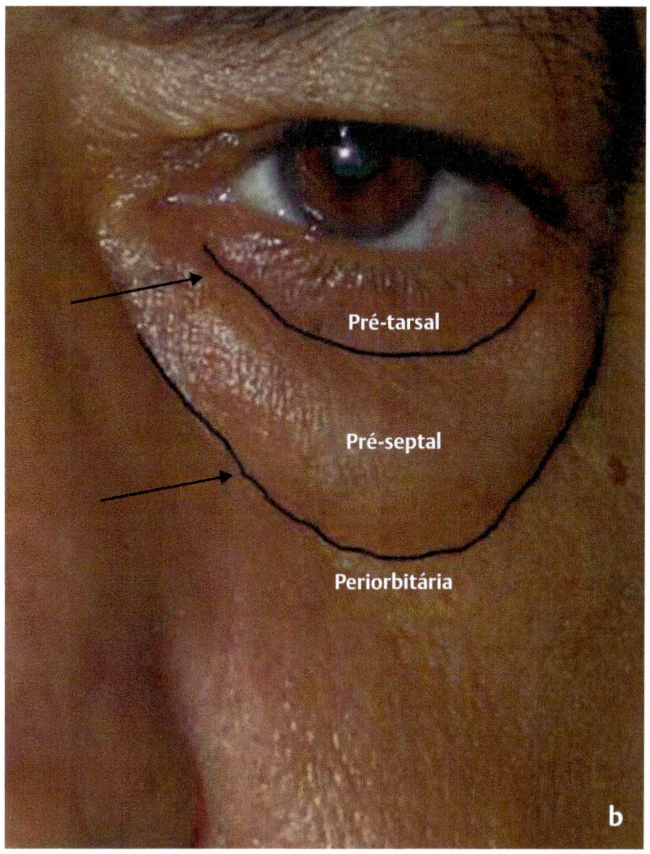

Fig. 25-2. (a, b) Anatomia.

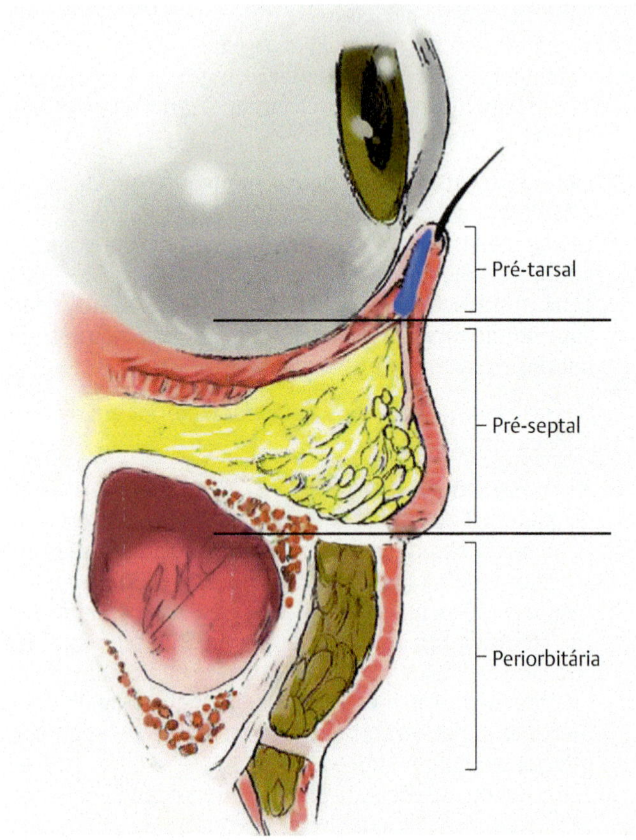

Fig. 25-3. Divisão topográfica da pálpebra inferior.

orbitária extraconal). Existem diferenças sutis entre os três coxins adiposos: a gordura do compartimento medial é tipicamente branca e membranosa (produz mais reflexos vagais ao ser tracionada), enquanto a gordura dos compartimentos central e lateral é amarelada e frouxa. O compartimento lateral da gordura contém mais tabiques que os compartimentos medial e central e, por isso, é menos propenso a se herniar anteriormente, e o coxim lateral fica mais evidente quando o paciente dirige o olhar até o nariz.

Com o aumento da idade, ocorrem alterações involutivas e lassitude das estruturas de sustentação, com protrusão dos coxins adiposos que produzem convexidade na região pré-septal.

3. Terço inferior (periorbitário). Situado por baixo do arco marginal e do ligamento orbitomalar. Nessa zona encontramos, superficial ao músculo orbicular, a almofada subcutânea de gordura malar (*malar fat pad*) e, atrás desse músculo a gordura pré-perióstea suborbicular, a chamada *SOOF* (*sub orbicularis oculi fat*) (Fig. 25-3).

Damos muita importância à detecção das pálpebras que têm risco aumentado de descer e gerar má posição das pálpebras inferiores após a blefaroplastia, e nessas estruturas realizamos procedimentos de reposição do canto lateral (cantopexias ou cantoplastias).

A descida da pálpebra inferior com exposição da esclera ocular (esclera aparente), ectrópio ou entrópio (com ou sem retração palpebral) é a complicação mais frequente na blefaroplastia inferior (descrita entre 15% e 20% das cirurgias inferiores realizadas por via transcutânea). Essa complicação produz alterações na morfologia e na função palpebrais, podendo gerar irritação da conjuntiva, secura ocular, epífora, sensação de corpo estranho, ceratite e sintomatologia por exposição ocular que levam o paciente a considerar essa situação como um fracasso da cirurgia.

Realizamos cantopexias ou cantoplastias em 70% das blefaroplastias. Indicamos cantopexias ou cantoplastias como profilaxia, já que é melhor prevenir que curar quando houver:

A) Lassitude tarsoligamentar (diagnosticada pelos testes de retorno (*Snap-Back test*) e teste de elasticidade (*pinch test*) (Figs. 25-4 e 25-5).
B) Olho proeminente (vetor negativo) (Figs. 25-6 e 25-7).
C) Reoperações.

Indicamos cantopexias ou cantoplastias terapêuticas para:

A) Alterar o formato da fenda palpebral (*cantal tilt*) na direção mongoloide.
B) Reparar as posições palpebrais inferiores insatisfatórias (esclera exposta, ectrópio, entrópio e retrações das pálpebras inferiores) (Fig. 25-8).

Realizamos também um teste de deslocamento do tarso inferior para cima, para diagnosticar retrações de alguma das lâminas palpebrais, especialmente em blefaroplastias secundárias (em uma pálpebra com boa elasticidade, podemos fechar o olho deslocando o tarso inferior para cima) (Fig. 25-9).

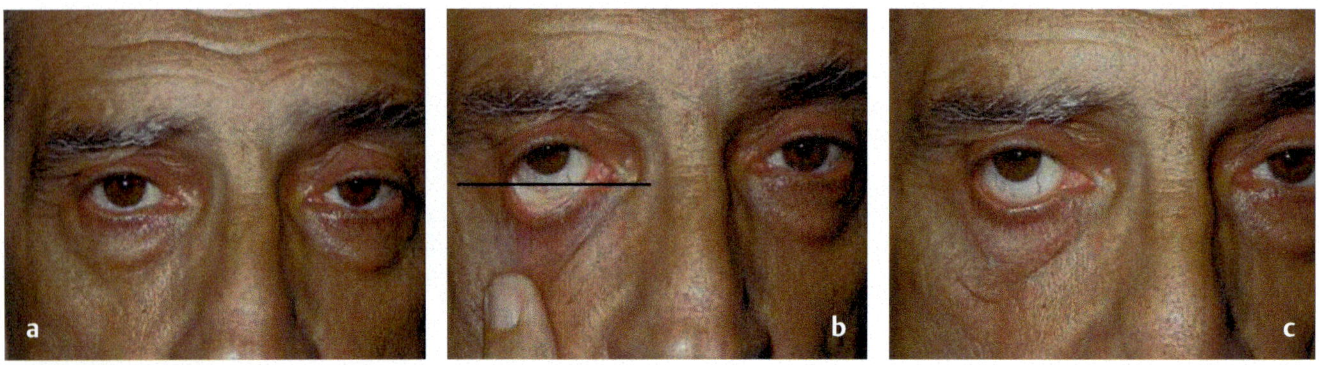

Fig. 25-4. (a-c) Teste de retorno (*snap back test*): é realizado tracionando-se a pálpebra inferior para baixo e soltando-a em seguida. Se a comissura palpebral chegar mais abaixo do limbo esclerocorneal inferior, e ao soltá-la a pálpebra não voltar a se apoiar no olho, na altura do limbo inferior, esse quadro mostrará alongamento e lassitude tarsoligamentar.

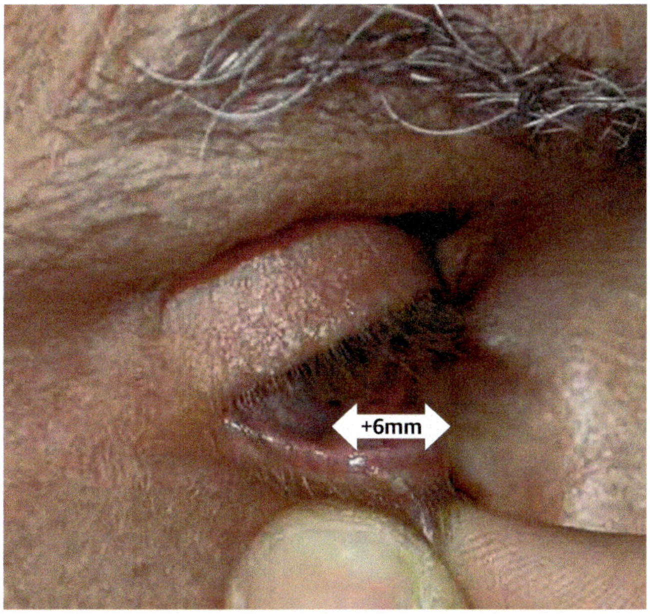

Fig. 25-5. Teste de elasticidade (*pinch test*): é realizado tracionando-se a pálpebra inferior para a frente, separando-a do globo ocular. Se a separação medir mais que 6 mm do globo ocular, essa condição nos indicará alongamento e lassitude tarsoligamentar.

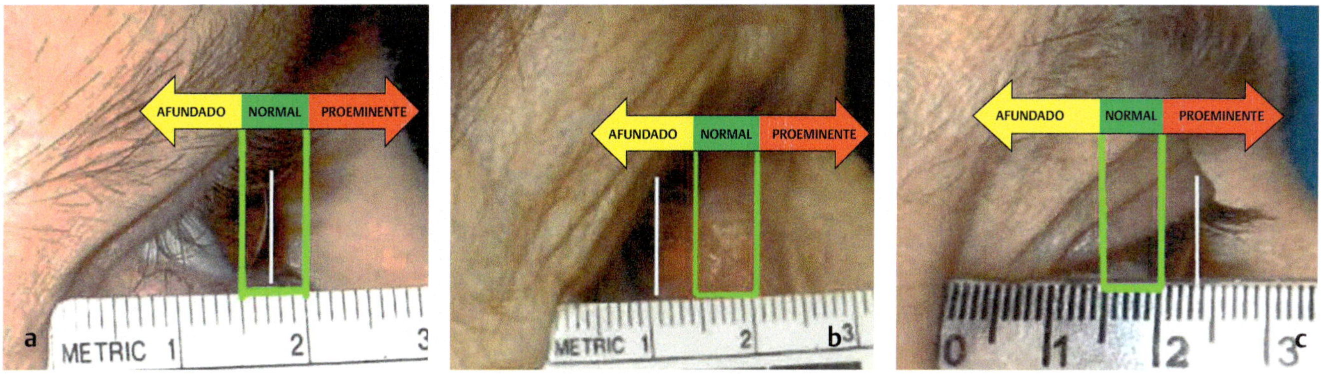

Fig. 25-6. (a-c) Avaliação da posição do globo ocular na órbita: pode ser realizada com um exoftalmômetro de hertel, ou apoiando-se o zero de uma régua milimetrada na borda externa da órbita e medindo-se a projeção anteroposterior de um plano que passe pela córnea (linha branca). Se a projeção da córnea ficar entre 15 e 20 mm, a posição do olho será neutra; se for menor que 15 mm teremos um olho recuado para dentro (enoftalmo), e se for maior que 20 mm teremos um olho proeminente (vetor negativo).

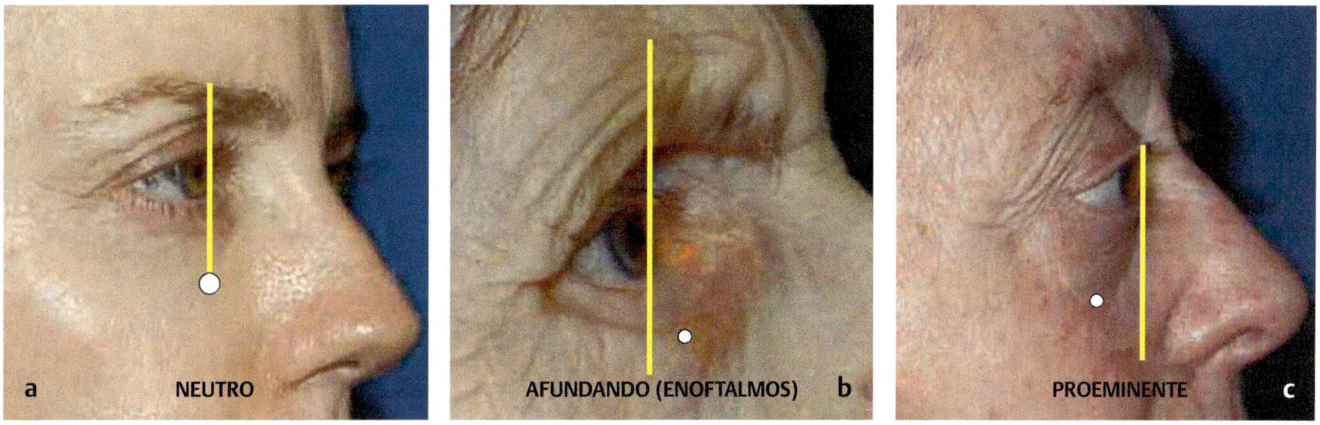

Fig. 25-7. (a-c) Avaliação da posição do globo ocular na órbita: pode ser feita na visualização de perfil, observando-se a relação de um plano tangencial à córnea (linha amarela) com a borda orbitária inferior. Se a relação coincidir com a borda inferior da órbita, o olho estará em posição neutra; se cair atrás da borda óssea, teremos um olho recuado (enoftalmo) e se cair na frente teremos um olho proeminente (vetor negativo).

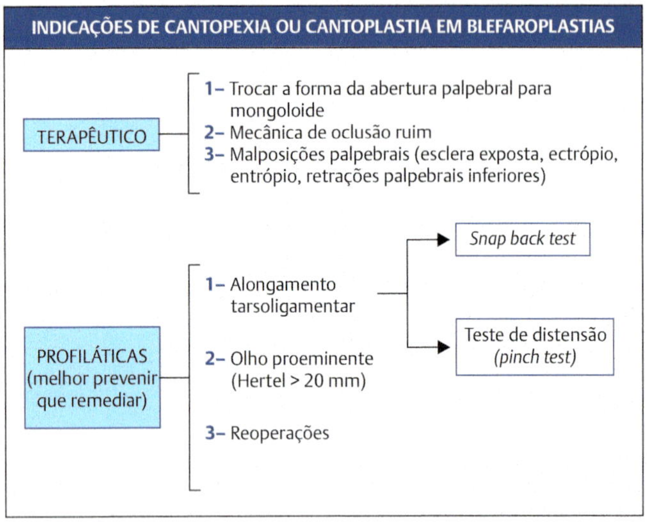

Fig. 25-8. Indicações de cantopexia ou cantoplastia em blefaroplastia.

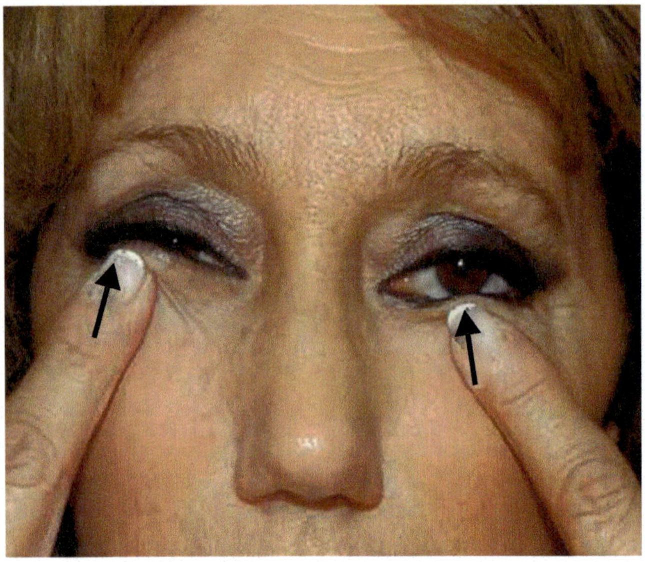

Fig. 25-9. Teste de deslocamento tarsal: é realizado deslocando-se com um dedo o tarso inferior para cima. Permite avaliar a presença de retração da pálpebra inferior e que a lâmina está retraída.

Quando houver retrações da lâmina anterior realizamos um aporte de tecido nessa lâmina por meio de: recrutamento de pele malar (elevação da bochecha transpalpebral), enxertos cutâneos ou retalhos de expiração, associados a cantoplastias.

Quando houver retrações da lâmina posterior colocamos enxertos formadores de espaço de mucosa palatina ou condropericôndricos de concha auricular (Matsuo) ou de escápula auricular (Friedhofer), associados a cantoplastias.

Nosso objetivo é:

A) Conquistar uma superfície plana nos terços palpebrais superior e médio, com uma fenda palpebral inferior pouco profunda e bom posicionamento da pálpebra em relação ao globo ocular, com tensão tarsoligamentar satisfatória.
B) Um terço médio palpebral sem nódulos nem depressões.
C) Uma transição suave entre a pálpebra inferior e a região malar (fendas nasojugal e palpebromalar) com boa projeção malar.
D) Melhorar a pele palpebral fotodanificada e sua eventual hiperpigmentação.

INDICAÇÕES PRÉ-CIRÚRGICAS

Recomendamos ao paciente:

A) Suspender por 15 dias antes da cirurgia o consumo de ácido acetilsalicílico, arnica, ibuprofeno, vitamina E, *ginko biloba* e todos os outros medicamentos ou substâncias que interfiram na coagulação normal do sangue.
B) Controle restrito da pressão arterial e compensação adequada, se for hipertenso.
C) Se sofrer de constipação, tratar com antecedência para evitar manobras de Valsalva durante o pós-operatório.

TÉCNICA CIRÚRGICA

Há 30 anos realizamos a blefaroplastia inferior via transconjuntival, seguindo os ensinamentos do Dr. Sergio Lessa. Quando necessário, associamos uma ressecação cutânea de pele subciliar (*pinch technic skin resection*). A vantagem do acesso pela conjuntiva é a preservação da lâmina anterior, mantendo intacta a elasticidade e a inervação do músculo orbicular sem alterar sua ação antigravitacional. Em nossa experiência não temos tido descida pós-operatória da pálpebra inferior nem retrações com esta abordagem.

Realizamos a cirurgia com o paciente deitado e a cabeça sobre-elevada, com sedação endovenosa e anestesia local infiltrativa com lidocaína a 1% e epinefrina 1:200.000.

A infiltração é feita com agulha 30 G de lateral a medial, no plano suborbicular, com uma injeção anestésica subconjuntival 15 minutos antes do início da cirurgia.

Colocamos dois pontos de tração na conjuntiva, realizamos uma incisão conjuntival de longitude variável entre 10-15 mm de comprimento, localizada entre os pontos de tração a 7 mm por baixo da borda inferior do tarso, com tesoura de ponta aguda ou com bisturi de radiofrequência e com ponta fina Colorado. Reparamos o ponto da borda inferior da incisão conjuntival com uma pinça hemostática de Halstead, leve e delicada, deixando-o por cima da testa, para que tracione a conjuntiva e proteja a córnea. Não usamos protetores de córnea, pois estes devem ser usados com pomadas oftálmicas que podem produzir granulomas se houver resíduos de pomada na cama sangrenta. Separamos a fáscia da cápsula palpebral e fazemos uma abordagem retrosseptal até a margem orbitária inferior (Fig. 25-10).

Buscamos, rotineiramente, o músculo oblíquo inferior, entre as bolsas medial e central, para ser identificado e respeitado. Em pacientes jovens, ressecamos moderadamente o excedente de coxins adiposos, conforme avaliado previamente, começando pelo coxim lateral, para que os coxins residuais fiquem no nível da face anterior da borda orbitária inferior, evitando assim a produção de afundamento na região pré-septal (Fig. 25-11).

Quando a fenda nasojugal estiver muito marcada e profunda, liberamos o ligamento orbitomalar desde a linha média da pupila até a crista lacrimal anterior, com muito cuidado para não ferir o músculo oblíquo inferior. Separamos a fenda nasojugal no plano da *SOOF* confeccionando uma bolsinha

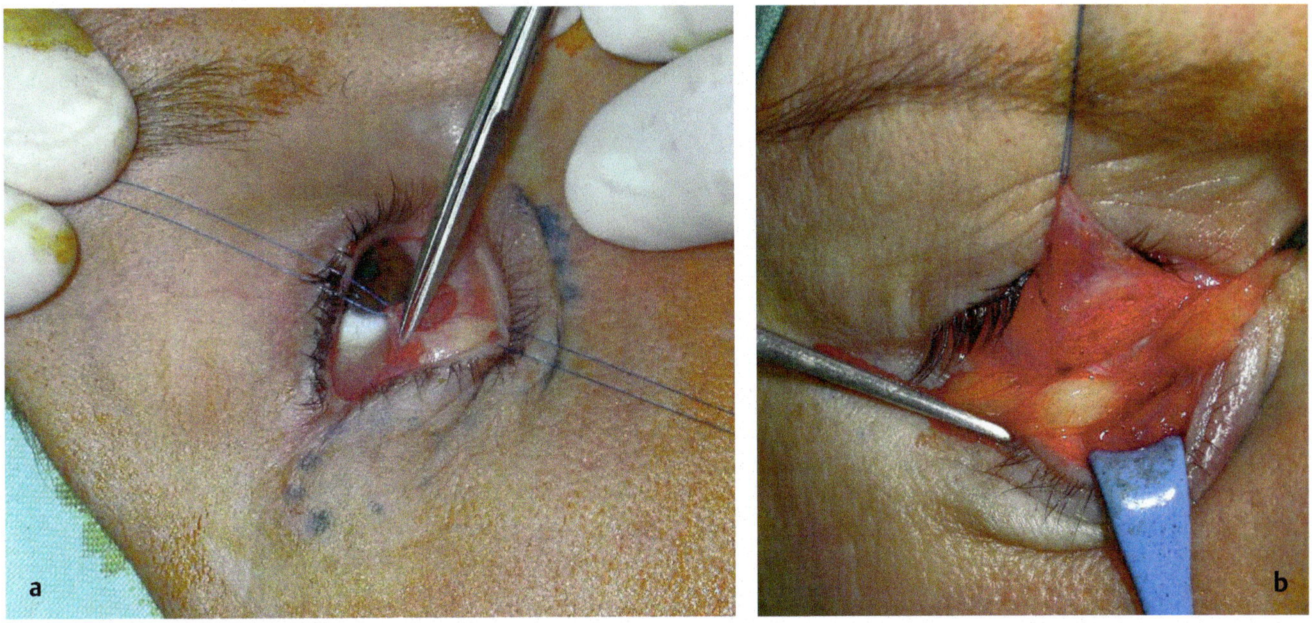

Fig. 25-10. (a) Incisão da conjuntiva a 6 mm da borda inferior do tarso. (b) Acesso retrosseptal até o arco marginal.

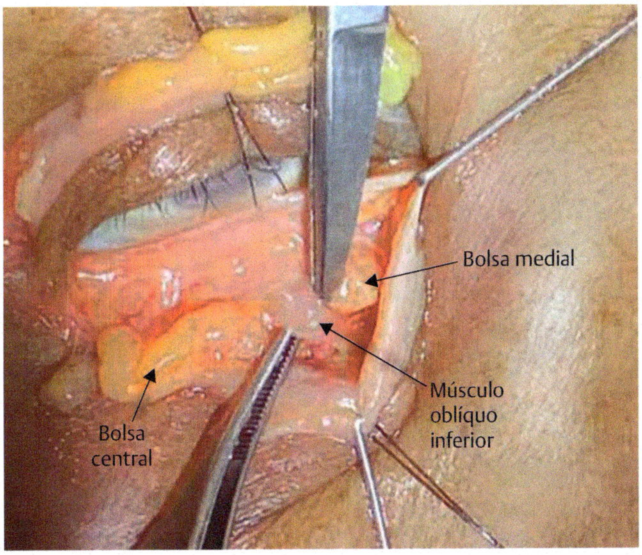

Fig. 25-11. Exposição das bolsas adiposas das pálpebras e identificação do músculo oblíquo inferior.

pré-periosteal de onde transpomos, como retalhos, o coxim medial e/ou o central, após liberados de suas aderências, e evitando a tração indevida das almofadas de gordura, fixamos esses coxins à *SOOF* com pontos de Vycril™ 6/0. Realizamos a transposição de coxins à *SOOF* em cerca de 30% das blefaroplastias, e quando fazemos a transposição dos coxins adiposos, mobilizamos o coxim central em 80% dos casos, e o coxim medial em cerca de 20% (Fig. 25-12).

Se a tensão tarsoligamentar nos permitir um bom campo cirúrgico para suturar os coxins de gordura à *SOOF*, então rebocamos os coxins com pontos de polipropileno 5-0 que, ao ingressarem na pele da bochecha, tomam o coxim e voltam a sair através da pele, transferindo-o para o interior da bolsinha; essas suturam se amarram sobre um acolchoado (*capitón* em

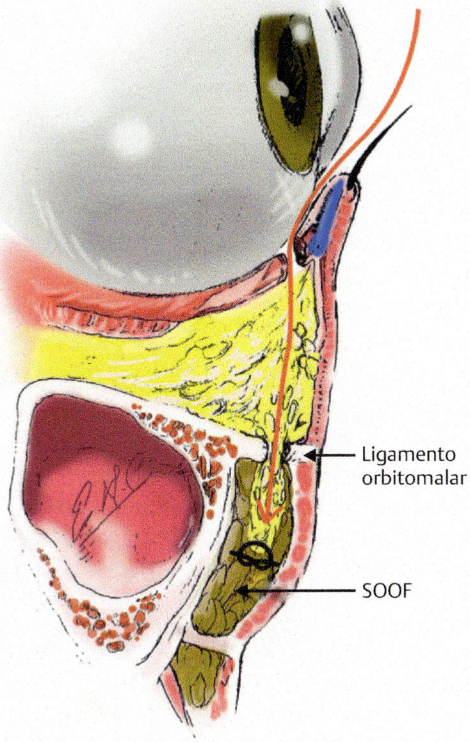

Fig. 25-12. Liberação do ligamento orbitomalar e transposição das bolsas adiposas como um retalho à região malar, em plano pré-periόstico, para melhorar a fenda nasojugal.

francês) confeccionado com o rebordo de uma luva cirúrgica. A técnica meticulosa é fundamental nessa etapa, já que irregularidades no contorno dos coxins de gordura avançados podem ser notadas através da pele. Dessa forma, conseguimos atenuar a profundidade da fenda nasojugal (Fig. 25-13).

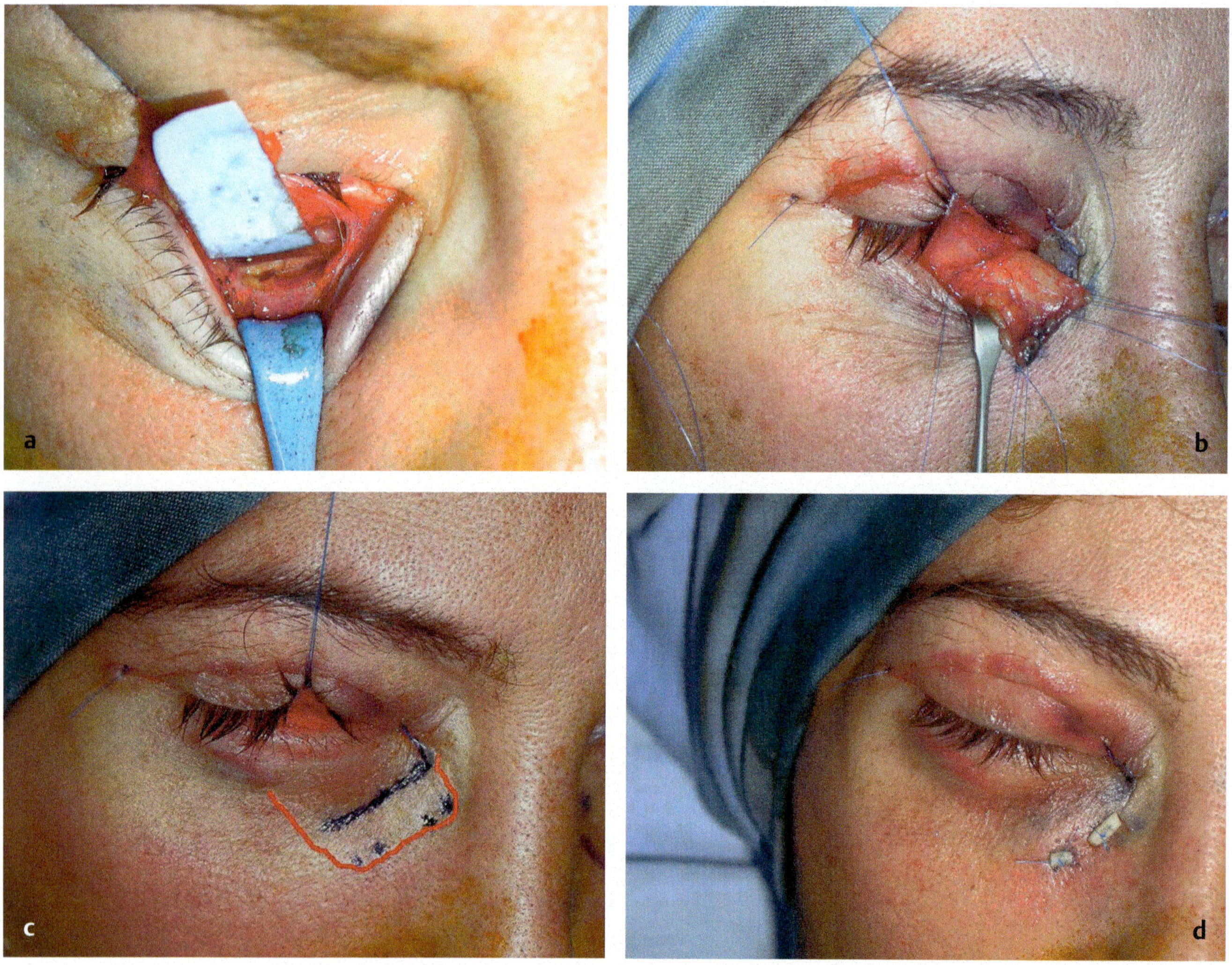

Fig. 25-13. Trasposição de bolsas adiposas. (a) Liberação do ligamento orbitomalar. (b) Mobilização e liberação da bolsa que vai ser transposta como retalho. (c) Amplitude do bolso (em vermelho) e fenda nasojugal (em azul). (d) Bolsas transpostas e suturas de tração fixas capitonadas.

Em pacientes mais velhos, quando a fenda palpebromalar estiver muito acentuada e com descida franca da gordura malar, podemos realizar uma subida da bochecha transpalpebral. Executamos uma cantotomia e cantólise e uma incisão através da conjuntiva, a 6 mm da borda inferior do tarso, liberamos o ligamento orbitomalar e a condensação desse ligamento nas vizinhanças do canto lateral. Separamos a região malar no plano pré-periosteal com muito cuidado para não ferir o pacote infraorbitário e zigomaticofacial. Posteriormente, realizamos a suspensão da bochecha descolada, fixando-a com sutura de multifilamento não absorvível 4/0 (Mersilene™ ou Ethibond™) ao periósteo da borda inferior externa da órbita, ou a duas ou três pequenas perfurações que efetuamos na borda inferior externa da órbita, lateralmente à área do pacote infraorbitário. A seguir, suturamos a fáscia capsulopalpebral com dois ou três pontos de Vycril™ 7-0 e reconstruímos o canto lateral, habitualmente com uma cantoplastia que encurta a distância horizontal da pálpebra inferior (*tarsal strip*). Este procedimento exige a reconstrução correta do canto (Fig. 25-14).

Realizamos habitualmente microenxertos de gordura por lipotransferência para repor o volume periorbitário na bochecha, região malar, borda superior externa da órbita e fossa temporal. Recolhemos o tecido gorduroso ao injetarmos, de preferência, o abdome inferior ao umbigo, a face interna das coxas ou a face interna dos joelhos. Infiltra-se a zona doadora com solução de Klein sem bicarbonato, com seringas Luer-Lock de 20 cc e cânula de 3 mm, e ralador multiperfurado com forames de 1 mm de diâmetro. Como a zona doadora está infiltrada de maneira tumescente, devemos obter um volume aproximado 6 a 8 vezes maior que o volume necessário para injetar.

Lavamos o tecido gorduroso recolhido com solução de soro fisiológico sobre uma tela fina e esterilizada de véu de poliéster; quando a gordura não mostrar presença de sangue, ela é emulsionada com quatro passagens entre seringas Luer-Lock de 20 cc por transferidor de 1,2 mm e, sem centrifugação, passamos esse tecido por um filtro de 0,50 mm, de modo a obter partículas homogêneas de gordura, deixando no filtro restos de tecido fibroso para descartar. Com seringas de policarbonato de 1 cc carregadas com enxertos de gordura de partículas finas (microenxertos) preenchemos a região periorbitária, malar e bochechas com cânulas de 0,9 mm e

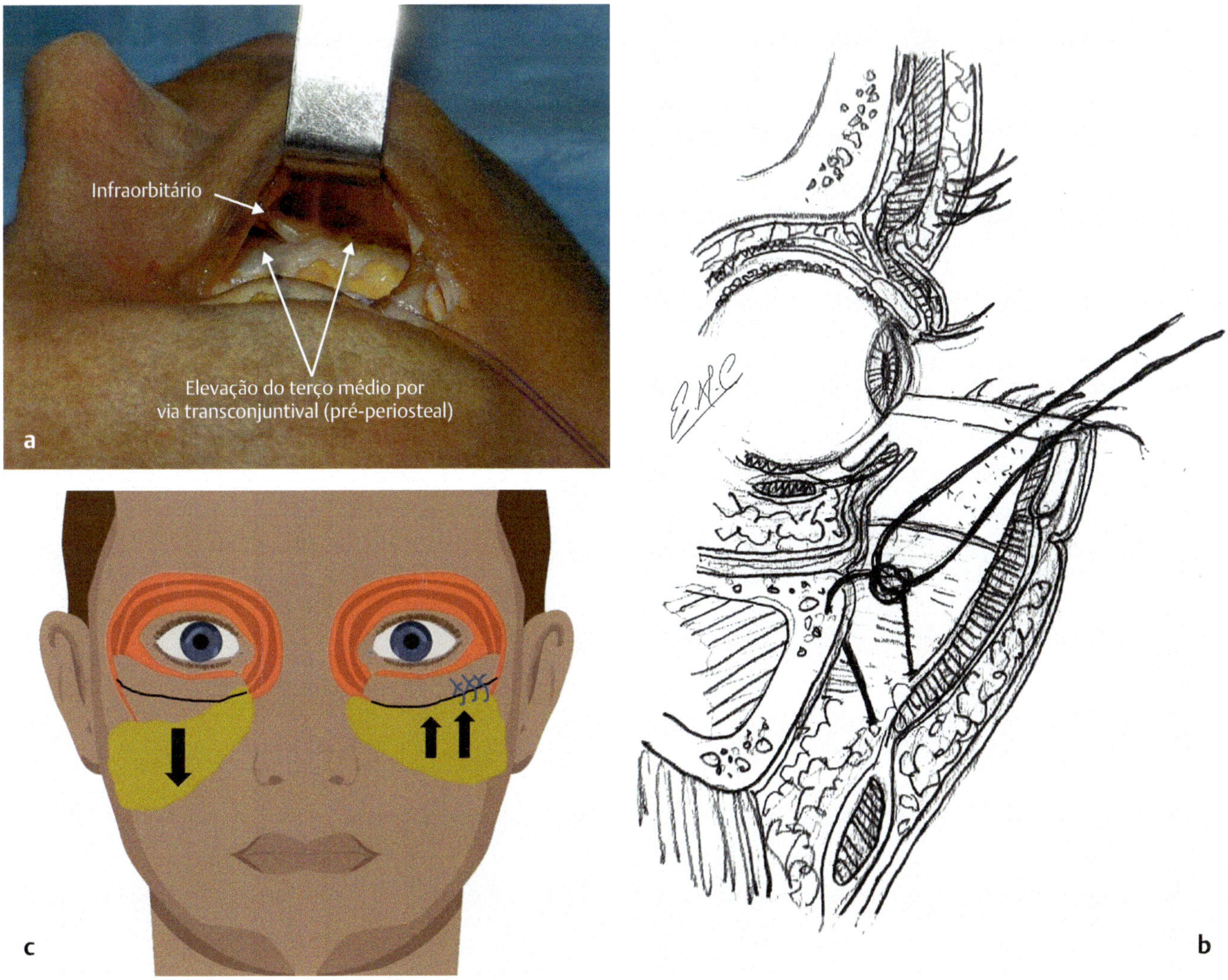

Fig. 25-14. Elevação de bochecha transpalpebral (recrutamento de pele malar). (a) Descolamento da região malar pré-perióstea respeitando o infraorbitário e o zigomático-facial. (b, c) Suspensão da bochecha em duas ou três perfurações na borda inferior externa da órbita (lateral ao pacote infraorbitário).

de 1 mm com só um orifício lateral e ponta obtusa, no plano pré-periosteal, em múltiplos túneis e sempre em retroinjeção.

Injetamos a região zigomática, a borda superior externa da órbita e a fossa temporal desde a incisão da blefaroplastia superior.

Para a bochecha, a região malar e as fendas nasojugal e palpebromalar, executamos o procedimento desde a incisão da conjuntiva, atravessando o ligamento orbitomalar com a cânula, ou por meio de duas punções na bochecha, cuidando para que a cânula chegue perpendicular à fenda a ser preenchida e os depósitos de gordura sejam entrecruzados desde o outro sítio de punção, com cuidado para não injetar gordura no espaço pré-septal (por cima do ligamento orbitomalar), e sempre em plano pré-periósteo (suborbicular).

A absorção da gordura injetada é inevitável e individual para cada paciente, e a porcentagem de reabsorção varia especialmente durante os primeiros 6 meses; apesar disso preferimos não sobrecorrigir e, se for necessário para alcançar os resultados satisfatórios, repetimos a lipotransferência 2 a 3 vezes, com intervalo de cerca de 6 meses entre cada procedimento. Esse quadro tem consenso e é explicado muito claramente ao paciente, sendo expresso pelo consentimento informado pré-operatório.

A decisão de combinar o enxerto de gordura da área malar com a transposição de gordura orbitária sobre a borda da órbita, através da cirurgia da pálpebra inferior, baseia-se na extensão da hérnia adiposa na parte inferior das pálpebras. Em pacientes com protrusão não significativa dos coxins adiposos palpebrais e cuja união pálpebra-bochecha esteja ligeiramente marcada (principalmente na fenda nasojugal), a proposta é a de somente um enxerto de gordura da fenda nasojugal e da zona malar.

Quando indicamos cantopexias e temos uma bolsa lateral proeminente na pálpebra inferior, executamos a ressecação dessa bolsa via uma abordagem palpebral superior. Isso nos permite tratar as bolsas medial e central por uma incisão através da conjuntiva inferior mais curta.

Nesses casos, o músculo orbicular incide-se desde a incisão da pálpebra superior e descola-se em plano suborbicular, liberando o ligamento osteocutâneo formado pelo espessamento orbitário lateral do ligamento orbitomalar, que se encontra na vizinhança do canto lateral. Uma vez ultrapassado o tendão cantal lateral em sentido caudal, estamos sobre o compartimento da bolsa lateral da pálpebra inferior, que é ressecada por essa via.

Realizamos a cantopexia fazendo uma tomada do tendão cantal próximo à comissura palpebral e o fixamos com uma sutura de multifilamento não reabsorvível (Mersilene™ 4-0 ou Ethibond™ 4-0) ao periósteo da borda lateral da órbita, ou a uma perfuração realizada com broca e macaco. Realizamos a cantopexia após o tratamento da pálpebra inferior, já que, se a executarmos antes, ao aplicarmos tensão sobre o tarso teríamos um campo cirúrgico limitado para o acesso através da conjuntiva.

Quando fixamos o tendão cantal à borda orbitária é importante termos em conta quatro fatores que podem alterar a mecânica de oclusão palpebral:

1. A fixação deve ser feita na fase interna da borda orbitária para que mantenha a comissura palpebral aplicada contra o globo ocular e não se separe do olho.
2. A comissura palpebral deve ficar não menos que 5 mm da borda orbitária, pois se ficar muito próxima da borda, poderá alterar a mecânica de oclusão.
3. A fixação cantal não deve ser feita com sobreposição, não deve ser realizada por cima da borda superior da pupila.
4. A tensão sobre o tarso não deve ser exagerada.

Para tratar rugas finas e fotodanos vamos recorrer aos preceitos da medicina regenerativa, realizando injeções intradérmicas com agulhas 27 G de nanogordura (*nanofat*), seguindo as experiências dos cirurgiões que demonstram resultados excelentes no tratamento de rugas finas, fotodanos e hiperpigmentação cutânea. A nanogordura é uma solução altamente concentrada de células progenitoras sem adipócitos viáveis. O enxerto de nanogordura cria melhoria surpreendente na qualidade e na pigmentação da pele. A disponibilidade de tecido adiposo combinado com um protocolo simples de emulsão e filtração mecânica para processar a gordura permite-nos contar com essa ferramenta. Realizamos também *peelings* com TCA a 30%.

INDICAÇÕES PÓS-OPERATÓRIAS (FIGS. 25-15 A 25-24)

- Dormir com a cabeça elevada.
- Gotas oftálmicas com tobramicina + dexametasona a cada 8 h.
- Compressas frias com chá de camomila.
- Evitar esforço.
- Não dirigir veículos nos 10 primeiros dias e começar quando as condições visuais o permitirem.
- Não usar lentes de contato por 15 dias.
- Atividade física a partir de 30 dias.

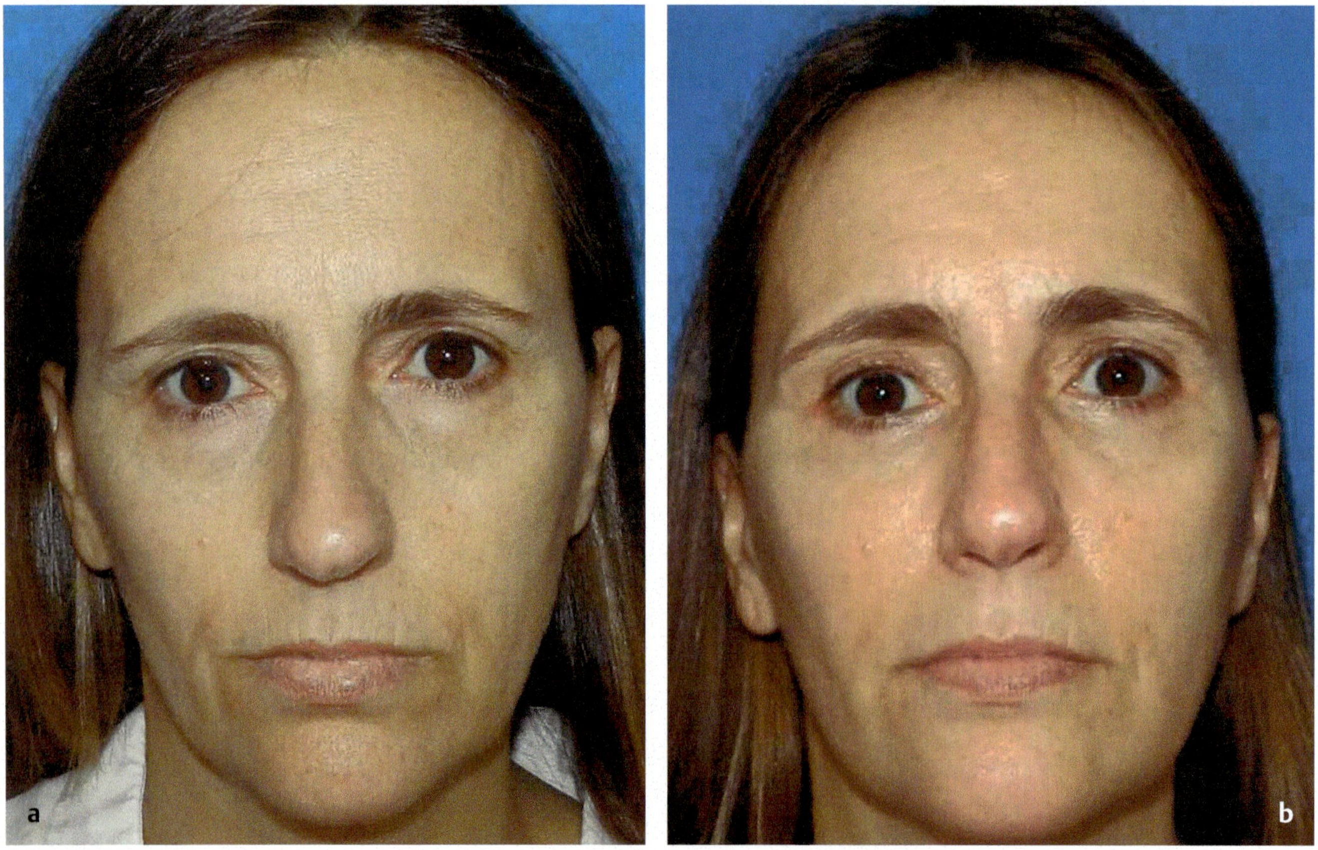

Fig. 25-15. Paciente que apresentava assimetria facial com hipotrofia malar (vetor negativo). Correção: blefaroplastia superior e blefaroplastia inferior transconjuntival, lipotransferência de região malar, fenda nasojugal, palpebromalar e borda superior externa da órbita. (**a**) Pré-operatório. (**b**) Pós-operatório.

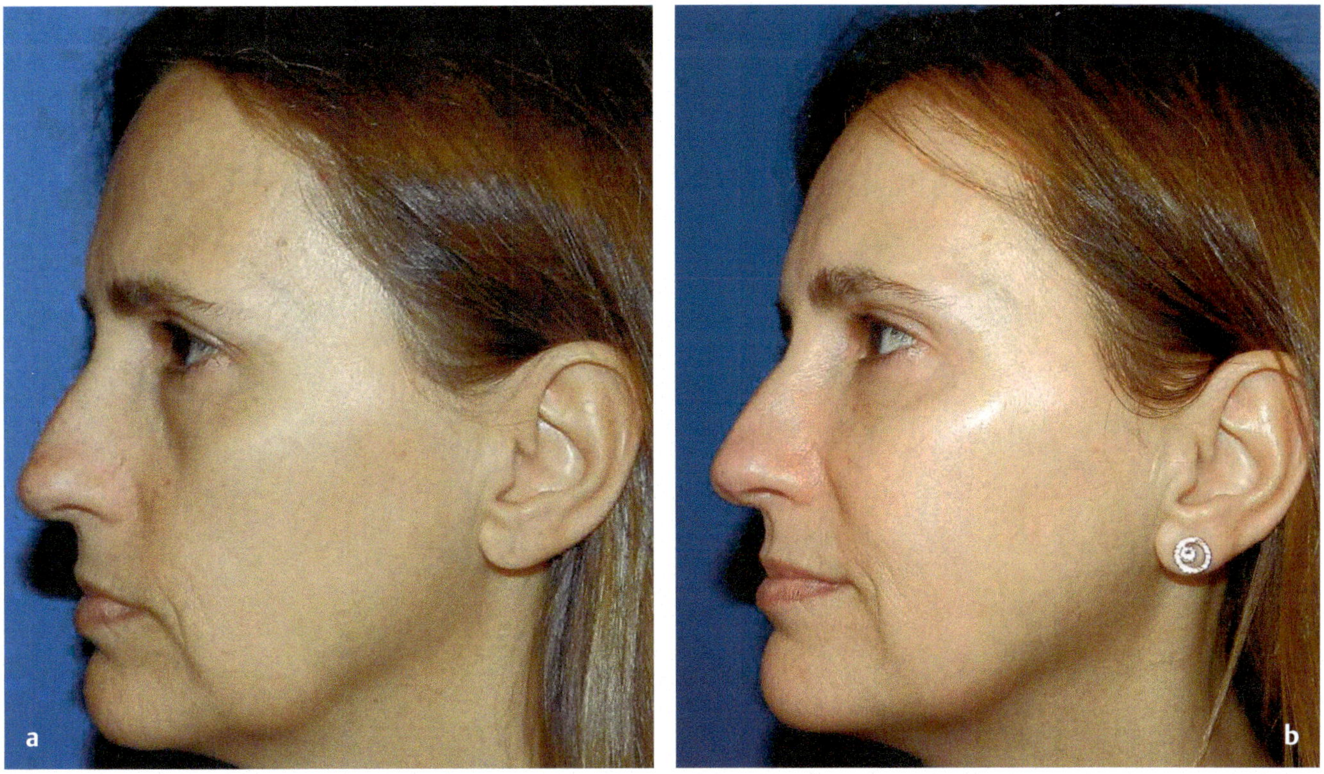

Fig. 25-16. Paciente que apresentava assimetria facial com hipotrofia malar (vetor negativo). Correção: blefaroplastia superior e blefaroplastia inferior transconjuntival, lipotransferência de região malar, fenda nasojugal, palpebromalar e borda superior externa da órbita. (a) Pré-operatório. (b) Pós-operatório.

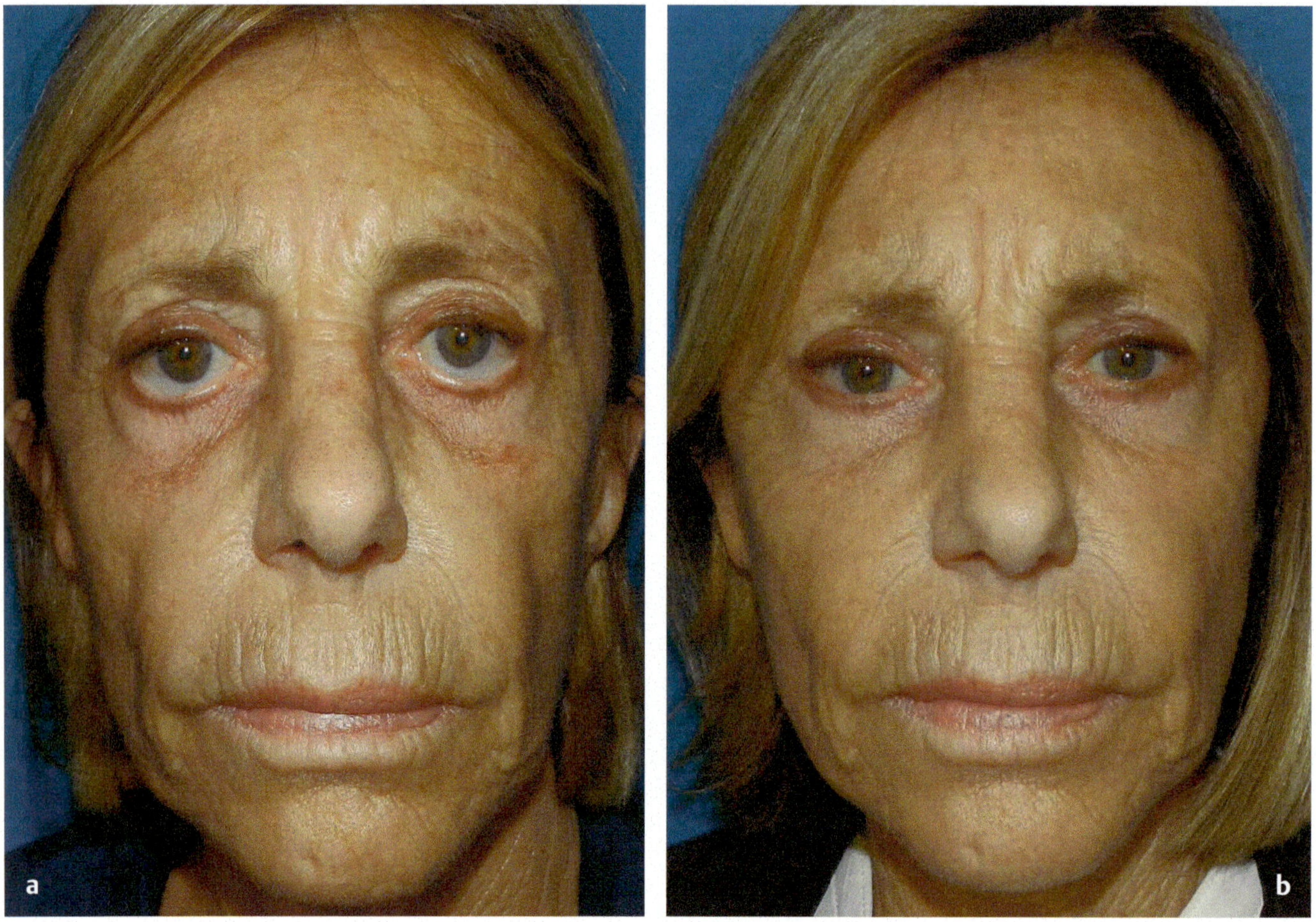

Fig. 25-17. Paciente com esclera exposta pós-blefaroplastia, esqueletização periorbitária e bolsa lateral residual. Correção: ressecação da bolsa lateral da pálpebra inferior desde a pálpebra superior, cantopexia e lipotransferência. (a) Pré-operatório. (b) Pós-operatório.

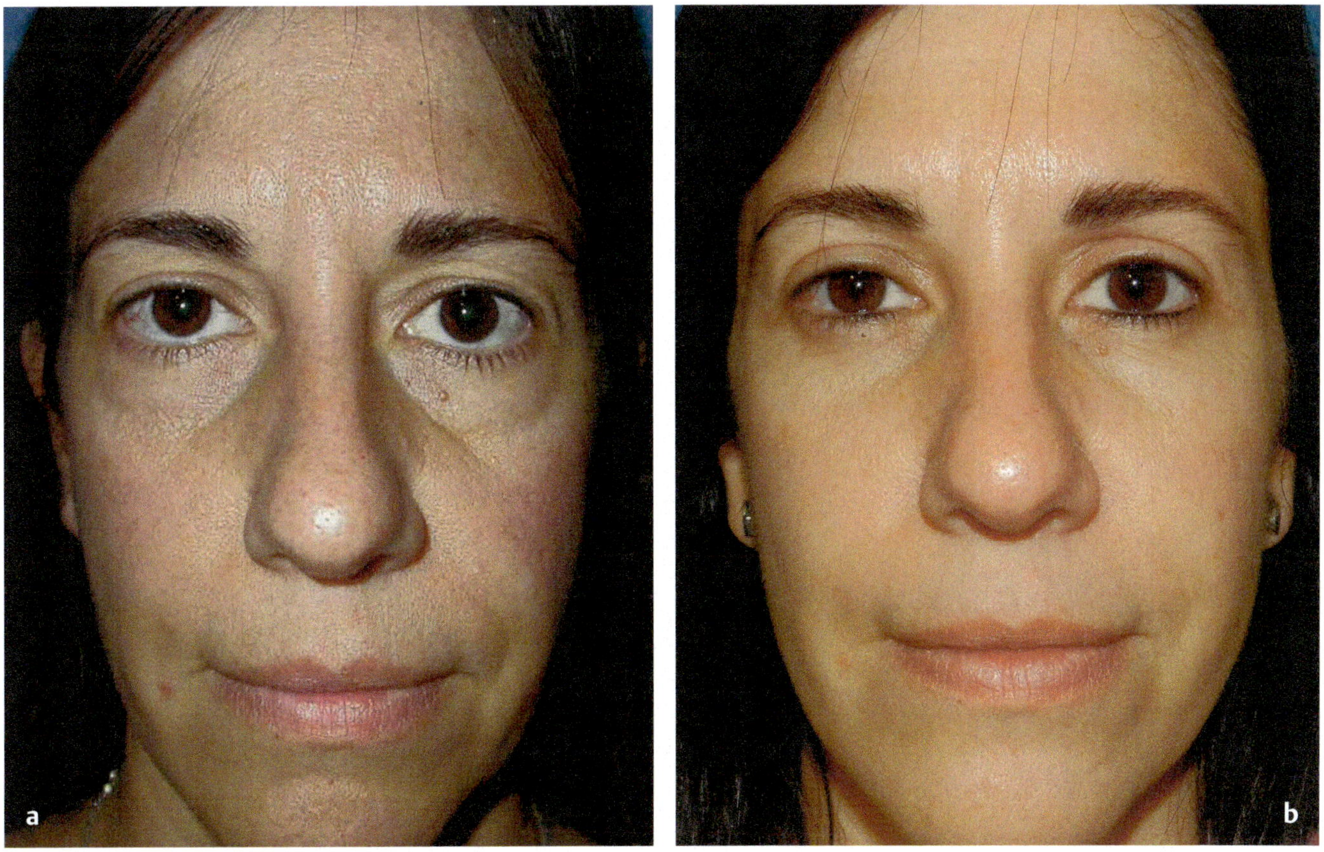

Fig. 25-18. Paciente com bolsas nas pálpebras inferiores, esclera exposta, fendas nasojugais e palpebromalares marcadas, hipotrofia malar (vetor negativo). Correção: blefaroplastias superior e inferior transconjuntivais, cantopexia e lipotransferência em fenda nasojugal, palpebromalar e região malar. (a) Pré-operatório. (b) Pós-operatório.

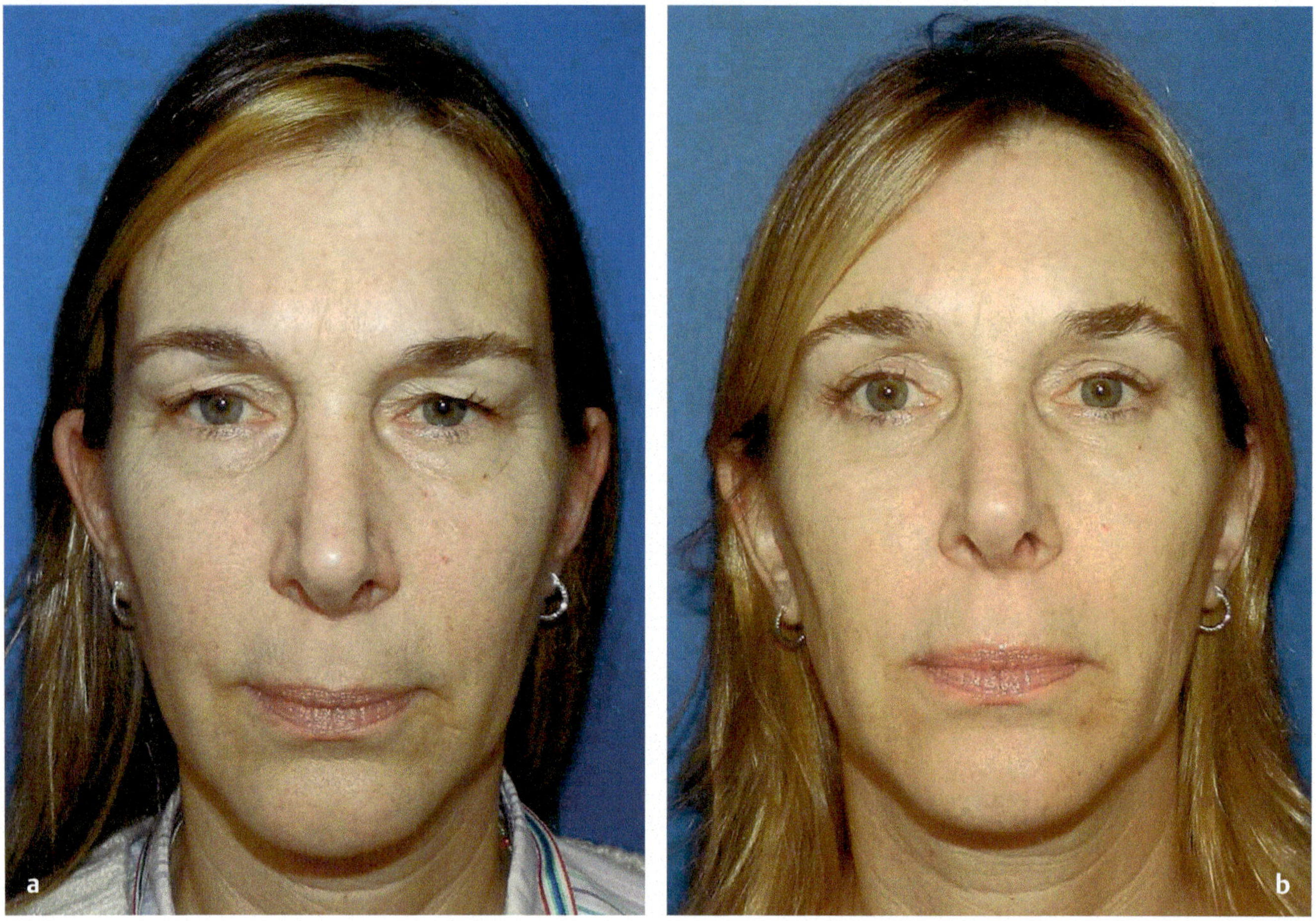

Fig. 25-19. Paciente que apresentava dermatocalasia, bolsas palpebrais e fendas nasojugais e palpebromalares profundas. Correção: blefaroplastias superior e inferior transconjuntivais, com transposição de toda a gordura suborbicular dos olhos (*soof*) da bolsa central e lipotransferência na fenda palpebromalar e região malar. (**a**) Pré-operatório. (**b**) Pós-operatório.

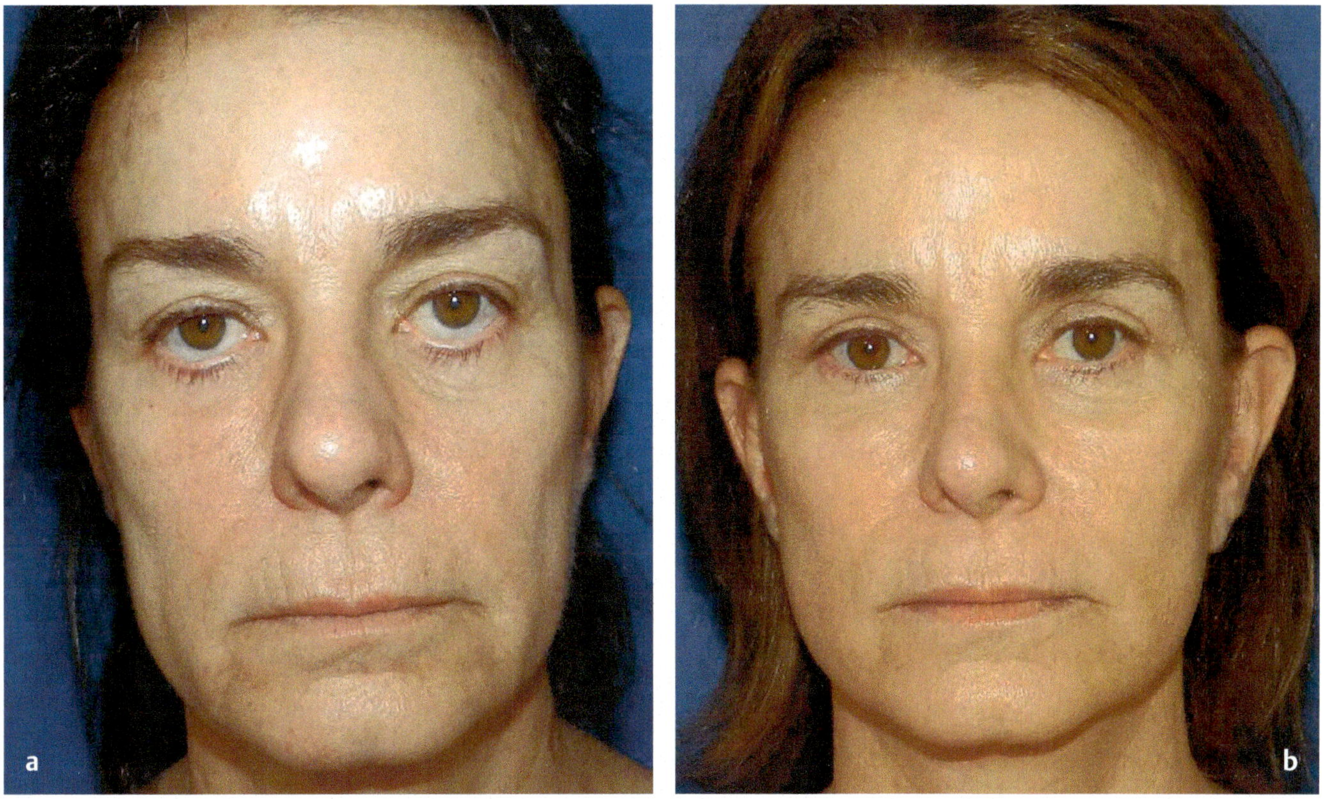

Fig. 25-20. Paciente que apresentava esclera exposta, bolsas palpebrais e esqueletização periorbitária. Correção: blefaroplastias superior e inferior transconjuntivais, cantopexia e lipotransferência periorbitária. (**a**) Pré-operatório. (**b**) Pós-operatório.

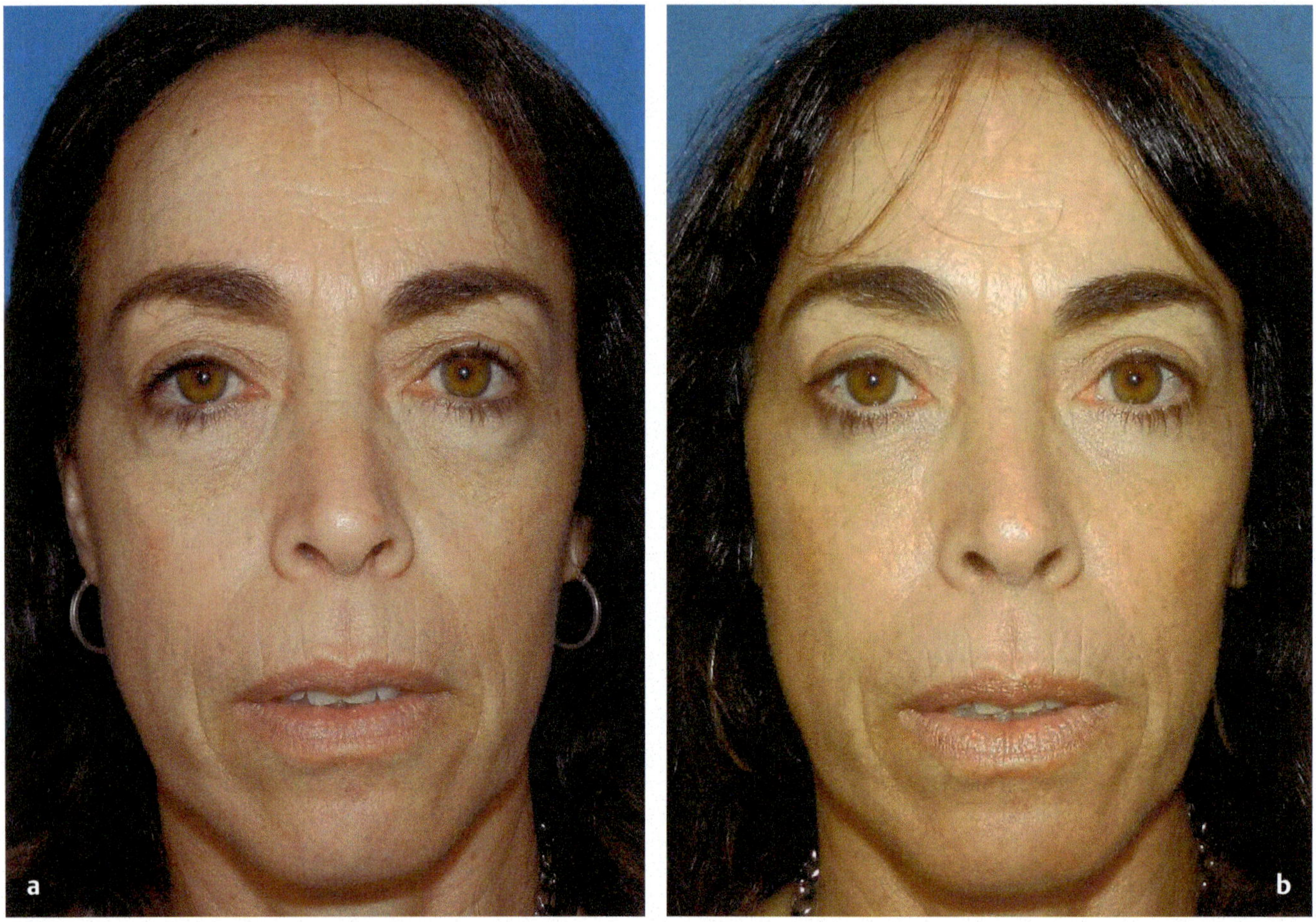

Fig. 25-21. Paciente que apresentava bolsas palpebrais, lassitude tarsoligamentária, olho proeminente (vetor negativo). Correção: blefaroplastias superior e inferior transconjuntivais, cantopexia e lipotransferência malar. (**a**) Pré-operatório. (**b**) Pós-operatório.

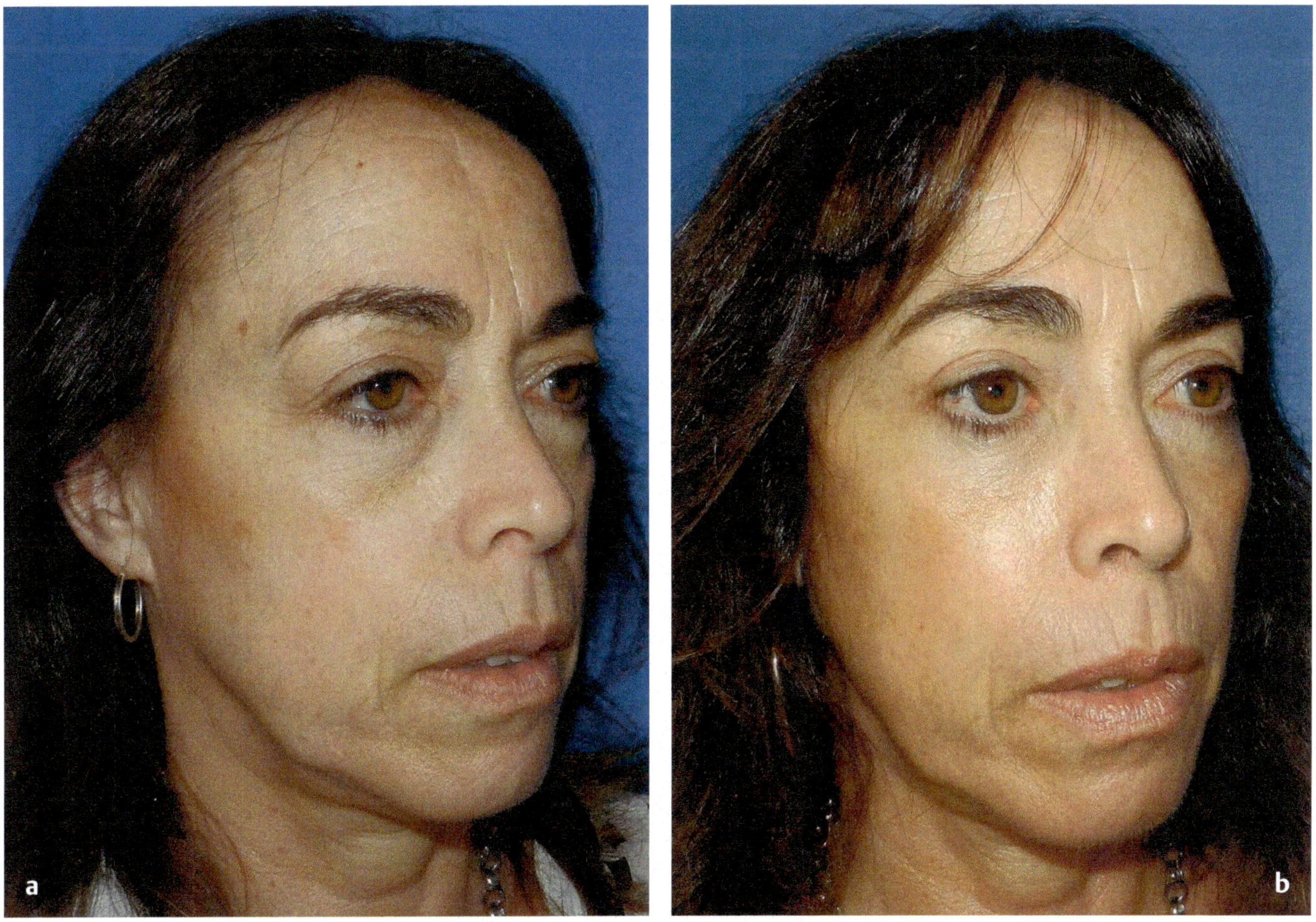

Fig. 25-22. Paciente que apresentava bolsas palpebrais, lassitude tarsoligamentária, olho proeminente (vetor negativo). Correção: blefaroplastias superior e inferior transconjuntivais, cantopexia e lipotransferência malar. (a) Pré-operatório. (b) Pós-operatório.

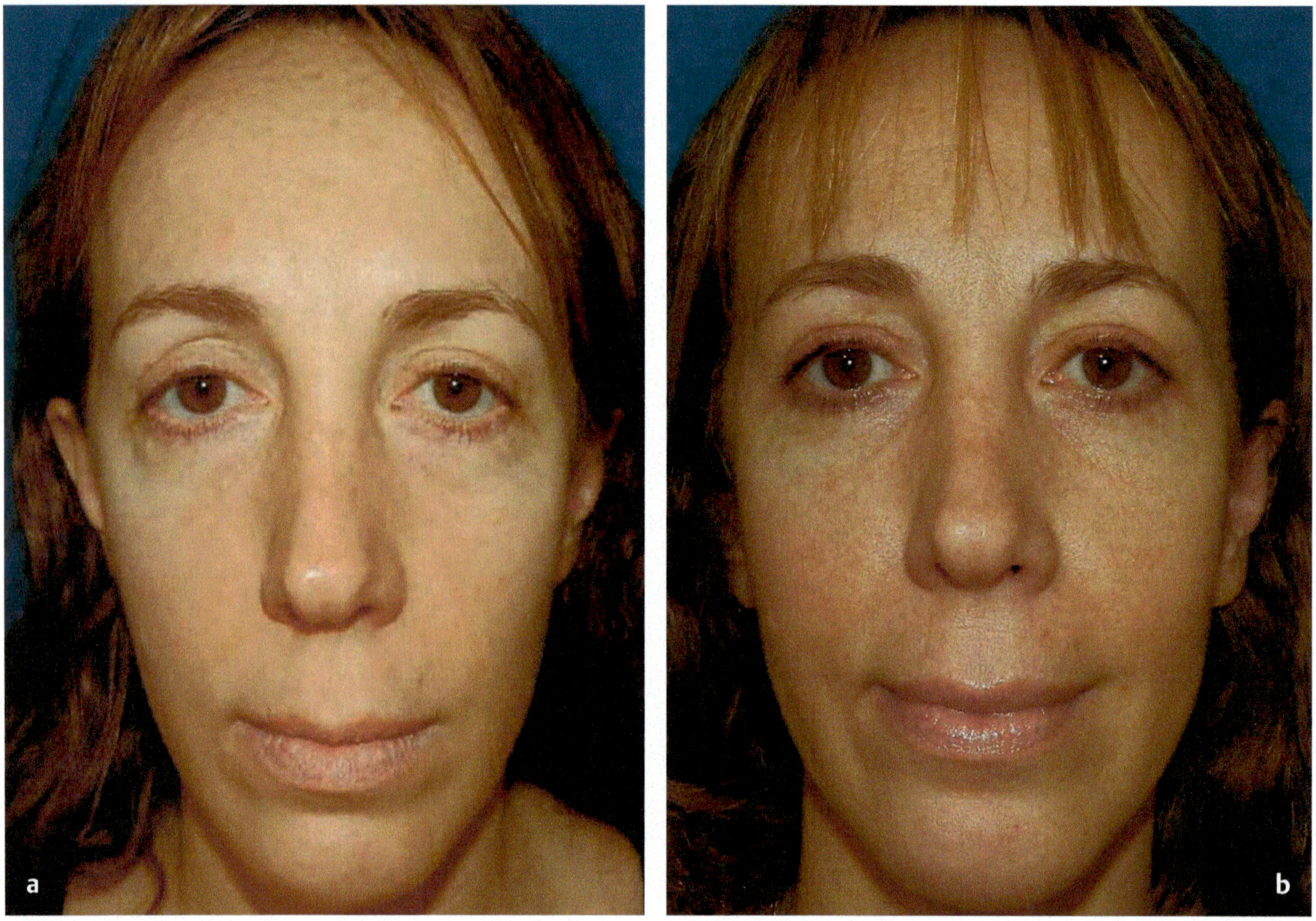

Fig. 25-23. Paciente que apresentava esclera exposta pós-blefaroplastia, forma antimongoloide da inclinação cantal e bolsas residuais. Correção: blefaroplastias superior e inferior transconjuntivais + cantopexia. (**a**) Pré-operatório. (**b**) Pós-operatório.

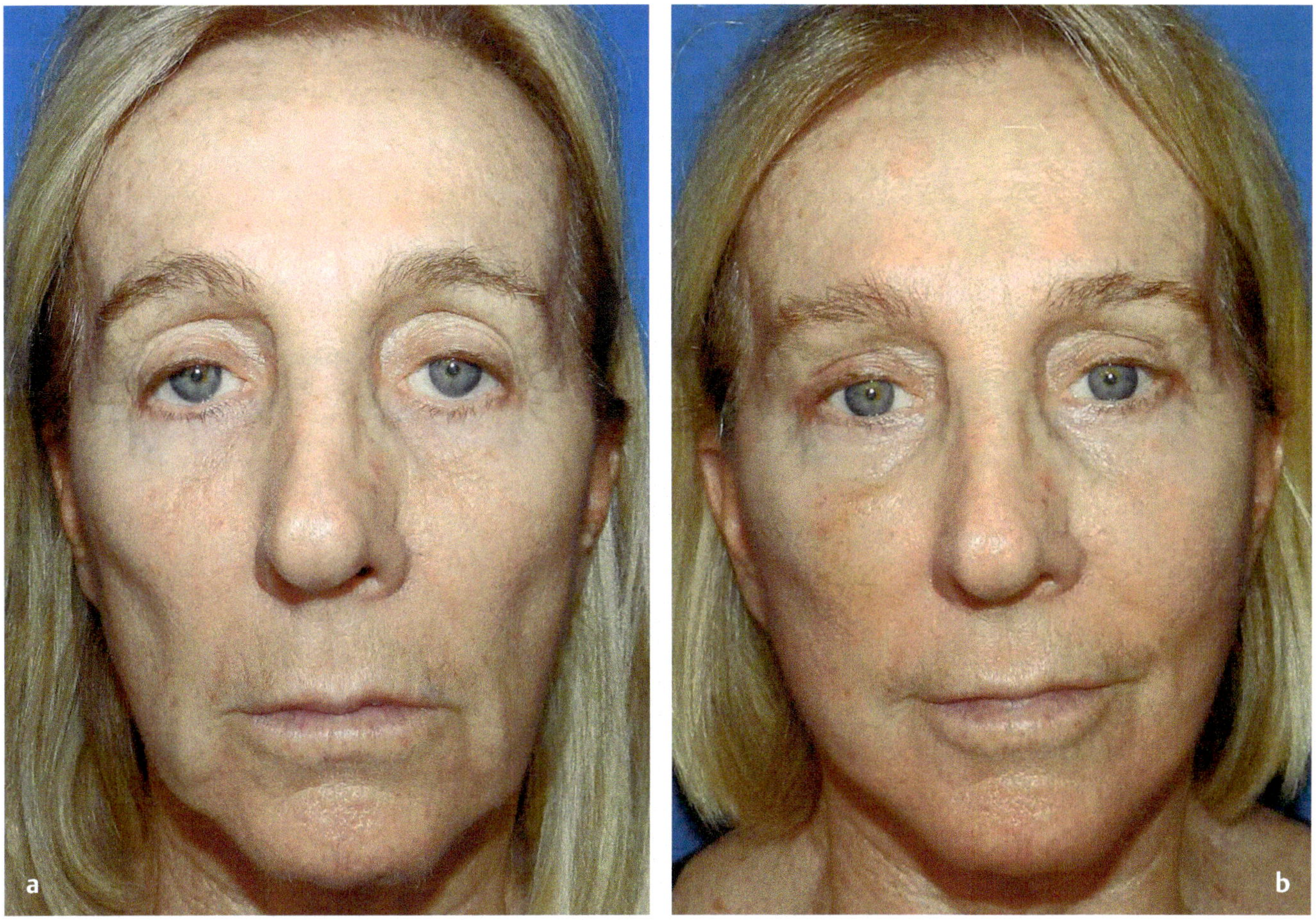

Fig. 25-24. Paciente que apresentava esclera exposta pós-blefaroplastia, forma antimongoloide da inclinação cantal e esqueletização periorbitária. Correção: blefaroplastia superior, cantopexia e lipotransferência periorbitária. (a) Pré-operatório. (b) Pós-operatório.

CONCLUSÃO

A blefaroplastia é, habitualmente, o primeiro procedimento cirúrgico de rejuvenescimento facial ao qual um paciente se submete.

Realizando blefaroplastias inferiores por abordagem transconjuntival e procedimentos de ancoragem do canto lateral nas pálpebras de risco, não tivemos posições insatisfatórias das pálpebras inferiores, e a quemose sendo a complicação mais frequente.

A lipotransferência de microenxertos de gordura e de nanogordura permitem reverter, com tecido autólogo, o volume perdido e alcançar a melhora do trofismo, da qualidade e da pigmentação da pele.

A avaliação pré-cirúrgica e a identificação das condições que possam aumentar o risco de posições palpebrais inferiores insatisfatórias após a cirurgia são de extrema importância para se obterem resultados seguros, naturais e confiáveis depois de uma blefaroplastia de pálpebra inferior.

Tomando essas precauções, a blefaroplastia é uma cirurgia que traz grande satisfação a pacientes e cirurgiões.

BIBLIOGRAFIA

Bourguet J. Les hernies graisseuses de l'orbite. Notre traitement chirurgical Bull Acad Med (Paris). 1924;92:1270-1272.

Codner MA, Hirmand H. Lid-cheek blending: the tear trough deformity. In: Aston S, Steinbrech D, Walden J, eds. Aesthetic Plastic Surgery. Philadelphia, PA: Saunders Elsevier. 2009.

Coleman SR. The technique of periorbital lipoinfiltration. Op Tech Plast Reconstr Surg. 1994;1(3):120-126.

Di Francesco LM, Anjema CM, Codner MA, et al. Evaluation of conventional subciliary incision used in blepharoplasty: preoperative and postoperative videography and electromyography findings. Plast Reconstr Surg. 2005;116:632-639.

Flower RS. Canthopexy as a routine blepharoplasty component. Clin Plast Surg. 1993;20:351.

Friedhofer H, et al. Eyelid reconstruction using cartilage grafts from auricular scapha. Eur J Plast Surg. 1999;479.

Hwang K, Lee DK, Chung IH, Lee SI. Innervation of the lower eyelid in relation to blepharoplasty and mid face lift: clinical observation on cadaveric study. Ann Plast Surg. 2001;47:1-7.

Hwang K, Nam YS, Kim DJ, Han SH. Surgical anatomy of retaining ligaments in the periorbital area. J Craniofac Surg. 2008;19(3):800-804.

Jelks G, Jelks E. Curso Intensivo Pre Simposio de Oculoplastias. 20º SIMPOSIO Internacional de Cirugia Plastica Siglo XXI Sociedad de Cirugía Plástica de Buenos aires – Buenos Aires- Argentina. Año. 2015.

Kawamoto HK., Bradley,JP. The tear ˝TROUF˝ procedure: transconjuntival repositioning of orbital unipedicled fat. Plast. Reconstr. Surg. 2003;112(7):1903-1907;Discussion 1908-9.

Kikkawa DO, Lemke BN, Dortzbach RK. Relations of the superficial musculoaponeurotic system to the orbit and characterization of the orbitomalar ligament. Ophthal Plast Reconstr Surg. 1996;12(2):77-88.

Lessa S, Pontello J, Duarte D, et al. The conjunctival vascular arcades and the position of the postseptal incision in lower eyelid transconjunctival blepharoplasty. European Journal of Plastic Surgery. 2021.44,749-754.

Lessa S, Pontello J, Wanick R, et al. Histological characteristics of the orbicularis oculi muscle after lower blepharoplasty with or without myotomy. Aesthet Plast Surg. 2019;43:673-679.

Loeb R. Fat pad sliding and fat grafting for leveling lid depressions. Clin. Plast. Surg. 1981;8:757-776.

Marten T, Elyassnia D. Periorbital Fat Grafting A New Paradigm For Rejuvenation of the Eyelids. Facial Plast Surg Clin N Am. 2021;29:243-273.

McCord CD, Codner MA. Eyelid and Periorbital Surgery. St Louis, MO: Quality Medical Publishing. 2008.

Muzaffar AR, Mendelson BC, Adams WP. Surgical anatomy of the ligamentous attachments of the lower lid and lateral canthus. Plast Reconstr Surg. 2002;110(3):873-884.

Pessa JE, Desvigne LD, Zadoo VP. Changes in ocular globe-to-orbital rim position with age: implications for aesthetic blepharoplasty of the lower eyelids. Aesthetic Plast Surg. 1999;23:337-342.

Tonnard PL, Verpaele AM, Bensimon RH. Centrofacial Rejuvenation. Volume III – Thieme. 2018.

Yoo DB, Peug GL, Massry GG. Transconjunctival lower blepharoplasty with fat repositioning. Facial Plast Surg. 2013;15:176-181.

Vídeo 1 Vídeo 2 Vídeo 3 Vídeo 4

CAPÍTULO 26

CANTOPEXIA E CANTOPLASTIA

Sergio da Fonseca Lessa ▪ Deilton Duarte Junior

Vídeo 5 Vídeo 6 Vídeo 7 Vídeo 8

INTRODUÇÃO

A inexorável perda de elasticidade da placa tarsal e do ligamento cantal lateral tem um profundo efeito no tarso, na posição e na movimentação da pálpebra inferior.

Uma das complicações mais frequentes das blefaroplastias inferiores, especialmente nos acessos anteriores ou cutâneos é a alteração de posição palpebral, principalmente a retração palpebral. Esta deformidade resulta de uma série de fatores como ressecção exagerada da pele, enfraquecimento ou denervação do músculo orbicular, retrações da lamela média e ausência de tratamento da flacidez tarsoligamentar.

O suporte lateral nas blefaroplastias tornou-se um procedimento essencial para evitar complicações. Numerosas variações cirúrgicas têm sido descritas.

Infelizmente as cirurgias que conferem um suporte lateral (cantopexia ou cantoplastia) muitas vezes confundem o cirurgião plástico, principalmente aqueles que não estão familiarizados com a cirurgia desta área. O objetivo deste capítulo é revisar a anatomia cantal lateral e rever os inúmeros procedimentos cirúrgicos nesta área.

ANATOMIA DO CANTO LATERAL

A dimensão horizontal da pálpebra inferior é de 27 a 30 mm nos adultos. A pálpebra superior se funde com a inferior lateralmente formando o ângulo lateral e o ponto de fusão é denominado comissura lateral. O canto lateral é mantido em posição com uma conexão profunda com a estrutura óssea. Esta conexão é denominada ligamento cantal lateral, constituído por um dispositivo anatômico que integra a estrutura fibrosa (o tarso) ao osso (tubérculo de Whitnall). A fixação lateral do ligamento cantal lateral mantém o canto lateral ligeiramente mais elevado que o canto medial.

Estruturas ligamentares originárias do prolongamento lateral da aponeurose do levantador, prolongamento do ligamento superior de Whitnall e ligamento de Lockwood convergem associados ao ligamento cantal lateral para formar o retináculo lateral.

A despeito da variedade de descrições anatômicas e nomenclaturas, o canto lateral deve ser considerado como um ligamento que se fixa na estrutura óssea e em uma estrutura fibrosa superficial, o espessamento orbitário lateral.

A fixação profunda estabiliza as placas tarsais, enquanto as estruturas superficiais têm funções de fixação, estabilizando o orbicular sobre o rebordo orbitário.

O tendão cantal lateral toma a forma de um "Y" e se apresenta como uma condensação fibrosa medindo 6 mm no comprimento transverso e até 10 mm no comprimento vertical. Estende-se do tarso superior e inferior e é reforçado por estruturas como prolongamento lateral da aponeurose do levantador, ligamento proveniente do músculo reto lateral como também do ligamento de Lockwood. Esta confluência de estruturas denomina-se retináculo lateral e se fixa na parede interna óssea da órbita, no tubérculo de Whitnall.

Superficialmente, fibras do músculo orbicular pré-septal das pálpebras superior e inferior se interdigitam para formar a rafe cantal lateral. A rafe é conectada na sua superfície profunda com o septo orbital e se estende lateralmente com uma significante estrutura fibrosa denominada espessamento orbitário lateral. O espessamento constitui uma condensação fascial que passa sobre o rebordo orbitário lateral. Esta estrutura é também denominada de folha superficial do ligamento cantal lateral. Constitui uma adesão fibrosa triangular conectando a fáscia orbicular profunda com a fáscia profunda lateral temporal. O espessamento orbitário lateral apresenta continuidade com o ligamento orbitomalar e deve ser liberado para efetividade de uma cantoplastia.

O canto lateral é posicionado aproximadamente 2 mm mais elevado do que o canto medial. Variações de posição do canto lateral podem ter um impacto no aspecto estético em pacientes normais, mudando a aparência e predispõe o aspecto envelhecido periorbitário.

AVALIAÇÃO DOS PACIENTES PARA CIRURGIA CANTAL LATERAL

A grande importância da cirurgia estética cantal lateral é estabelecer um suporte e estabilizar a pálpebra, preservando a posição e a aparência do canto lateral.

A avaliação da estrutura tarsoligamentar determina o método mais apropriado de correção. A presença de flacidez palpebral deve ser identificada em todos os pacientes.

Existem na prática dois métodos para avaliar a flacidez palpebral, medida da integridade dos ligamentos cantais e tônus do músculo orbicular.

1. Teste de distração palpebral: A pálpebra inferior é tracionada para fora do globo ocular. Clinicamente a flacidez significativa está presente se a pálpebra tracionada mostra uma medida maior que 8 mm de distância do globo ocular.
2. *Snapback* teste: A pálpebra inferior é tracionada inferiormente, nos casos de normalidade, a pálpebra inferior retorna rapidamente à sua posição normal, sem piscamento (Fig. 26-1) Caso retorne lentamente à posição normal, mostra flacidez tarsoligamentar moderada. (Fig. 26-2) Caso não retorne à posição de normalidade e as duas conjuntivas não se toquem, a pálpebra apresenta alteração tarsoligamentar severa (Fig. 26-3).

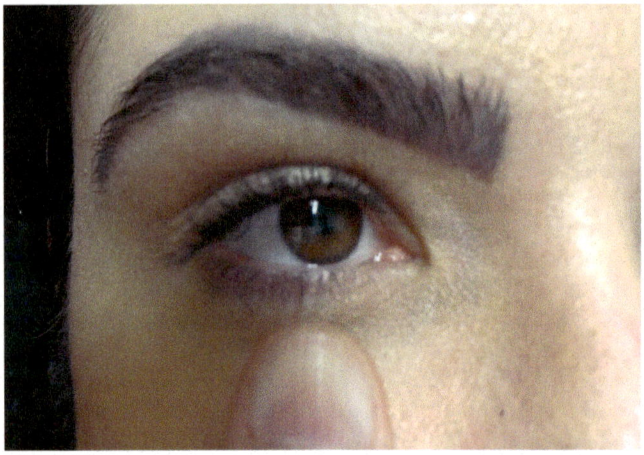

Fig. 26-1. *Snap back test* – ausência de flacidez tarsoligamentar.

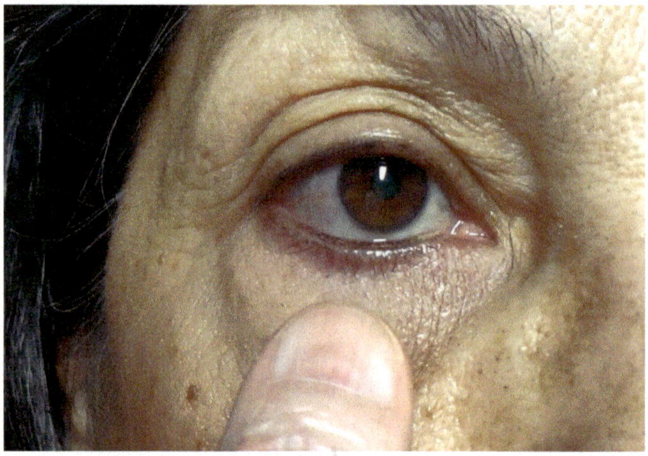

Fig. 26-2. *Snap back test* – flacidez tarsoligamentar moderada.

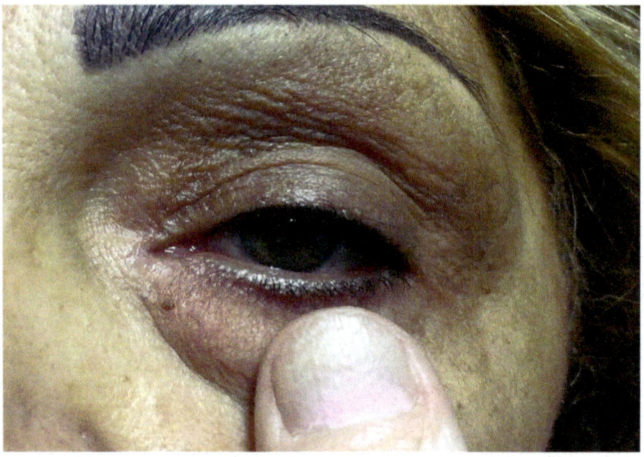

Fig. 26-3. *Snap back test* – flacidez tarsoligamentar severa.

TÉCNICAS CIRÚRGICAS EMPREGADAS

A determinação do tipo de flacidez tarsoligamentar vai definir a técnica cirúrgica cantal lateral. Nos casos de flacidez discreta e moderada, as cantopexias podem ser executadas com êxito (Fig. 26-4) Nos casos de flacidez severa as cantoplastias são indicadas.

A cantopexia envolve a correção da flacidez palpebral lateral sem cantotomia, contrastando com a cantoplastia que implica na cantotomia-cantólise e suspensão da pálpebra inferior no periósteo orbitário lateral.

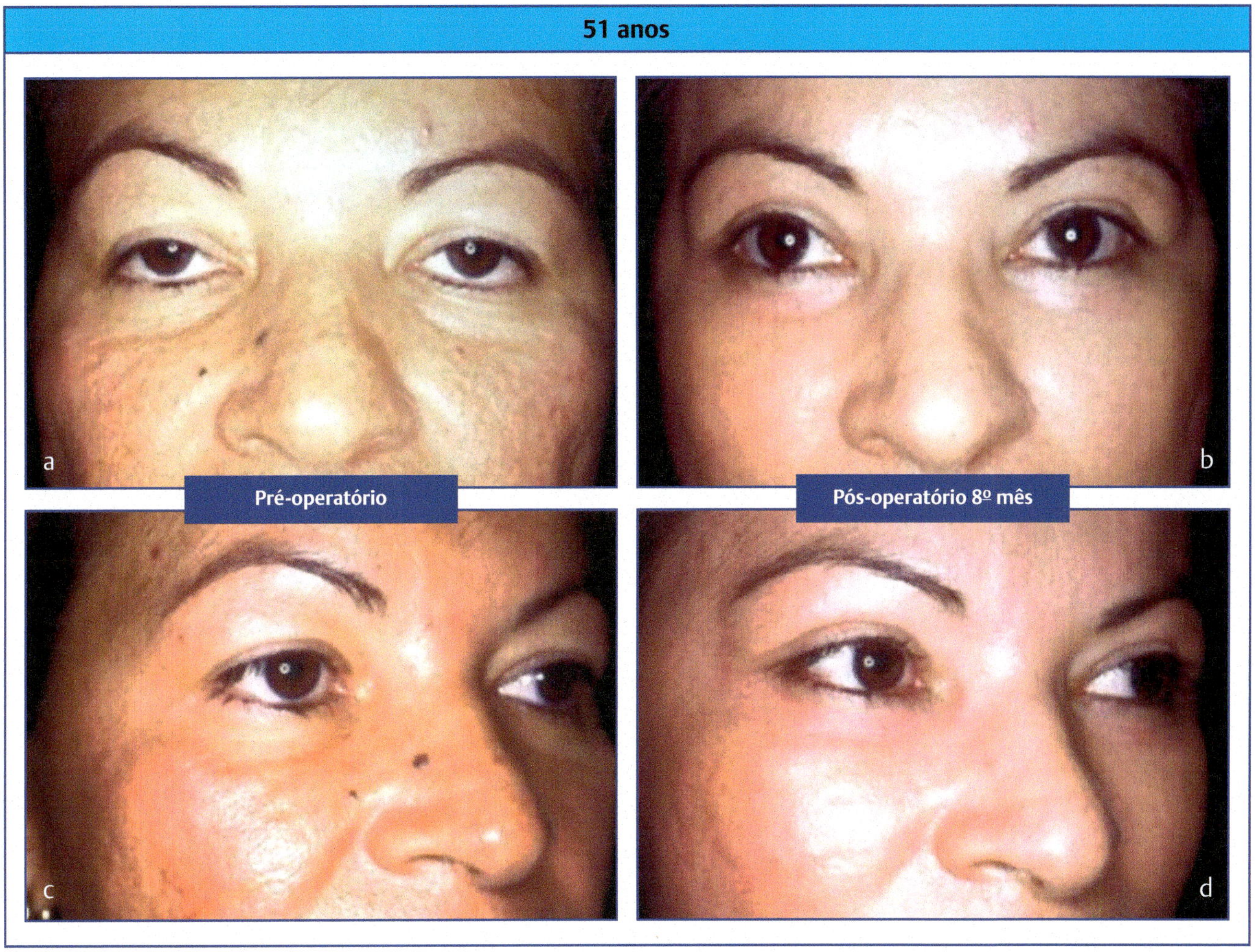

Fig. 26-4. Paciente 51 anos. (a,c) Pré-operatório. (b,d) Pós-operatório.

CANTOPEXIAS

Suspensão Muscular

A suspensão muscular palpebral inferior foi adaptada da técnica de *Mladick*, publicada em 1979. (Fig. 26-5) O músculo pré-tarsal é uma importante estrutura, contribuindo para posição e tônus da pálpebra inferior. Em casos de flacidez discreta a moderada da pálpebra inferior, a porção lateral do músculo orbicular pré-tarsal é fixada no aspecto interno do periósteo orbitário lateral, ligeiramente acima do ângulo interno palpebral. Geralmente esta fixação é realizada com fio de *nylon* 6-0, usando um único ponto de sutura.

Esta cantopexia pode ser realizada após a confecção de um retalho cutâneo ou *pinch* cutâneo palpebral inferior. A técnica proporciona melhora da tensão palpebral, corrigindo a leve alteração tarsoligamentar e confere uma ligeira elevação cantal lateral (Fig. 26-6).

Retinaculoplastia (Sutura e Cantopexia)

Reticanuloplastia é empregada por Lessa desde 1995 para tratamento da flacidez palpebral moderada. É uma cantopexia especial que evita a secção do ligamento cantal lateral. Esta cantopexia é usada nas blefaroplastias clássicas transcutâneas ou nas blefaroplastias transconjuntivais. Nas indicações de correção das obliquidades antimogólicas, são associadas as ressecções dos retratores palpebrais inferiores.

A cirurgia se inicia após a ressecção de pele palpebral superior e uma faixa orbicular pré-septal na posição lateral, expondo o rebordo orbitário superior. A cantopexia é iniciada marcando uma incisão de 2 mm imediatamente abaixo e lateral ao canto lateral, nos casos das blefaroplastia conjuntival. Uma agulha de polipropileno (Ethicon, Johnson & Johnson, Summerville, NJ) medindo 19 mm apreende o periósteo no rebordo orbitário superior, atravessa o músculo orbicular em posição vertical emergindo através da pequena incisão cutânea lateral, no canto externo da pálpebra inferior. Através da mesma incisão, a agulha retorna superiormente, englobando o retináculo lateral e saindo próximo à entrada inicial junto ao periósteo, onde o nó é realizado. E observada uma elevação palpebral e do canto lateral. Completada a cantopexia, a ferida da pálpebra superior é suturada e o procedimento se completa.

Durante 2 ou 3 semanas é observada uma relativa tensão e elevação do canto lateral. Esta técnica evita a dissecção do túnel submuscular e a secção do ligamento cantal lateral.

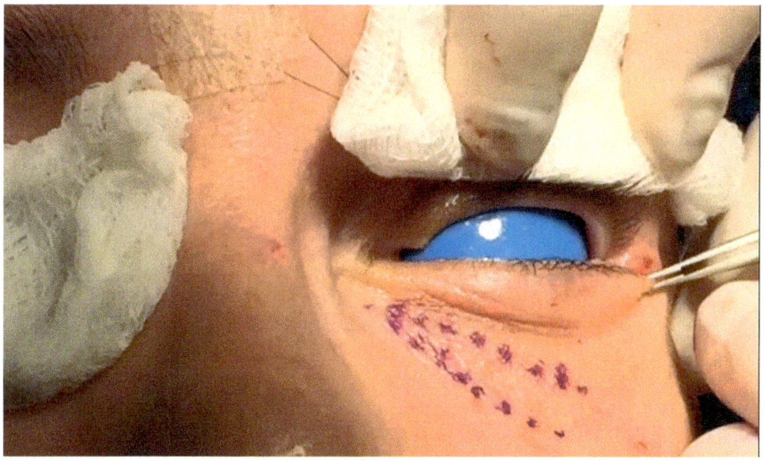

Fig. 26-5. Cantopexia à Mladick.

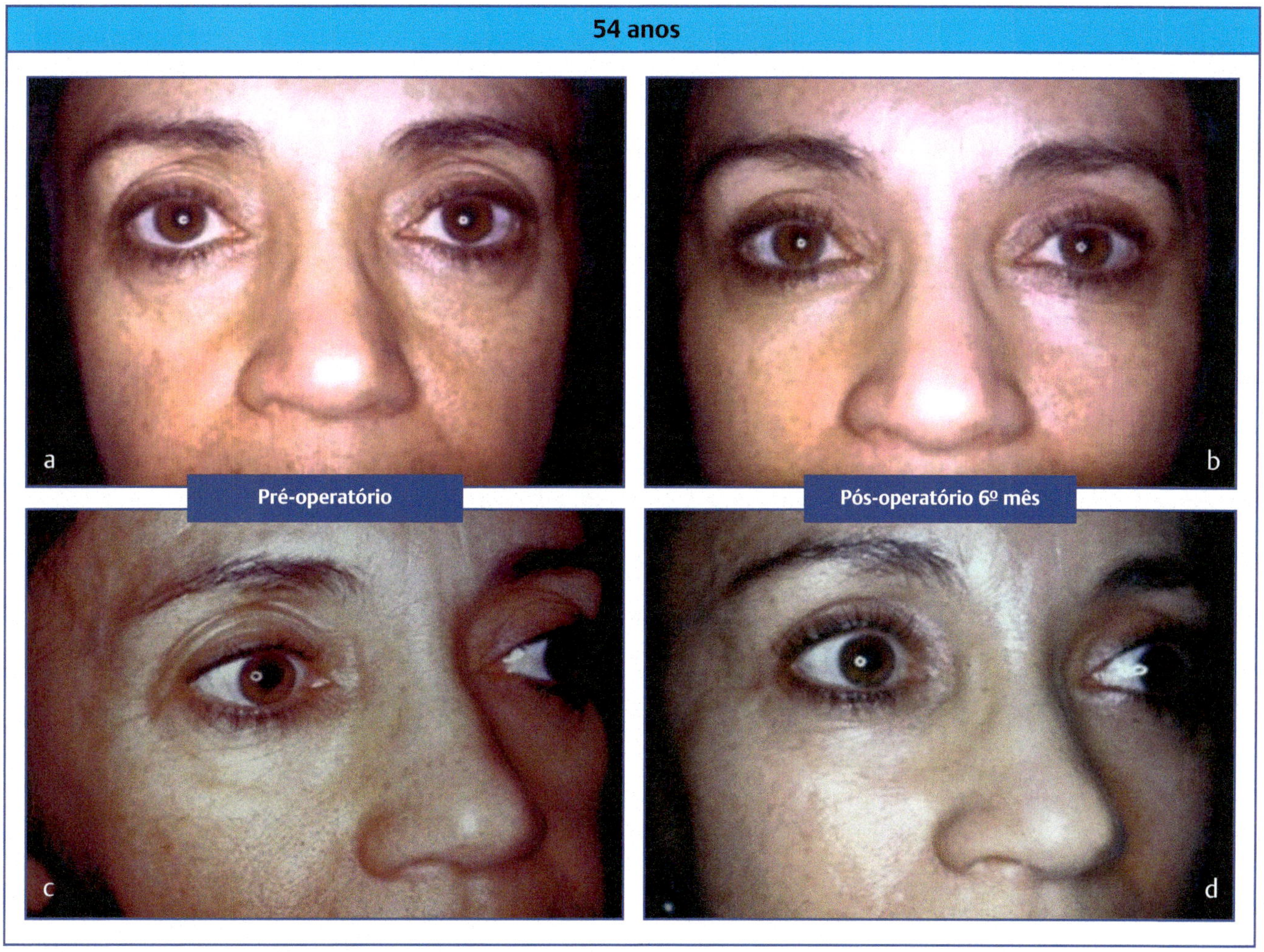

Fig. 26-6. Paciente 54 anos. (a,c) Pré-operatório. (b,d) Pós-operatório de 6 meses.

CANTOPLASTIAS

Suspensão Tarsal

As cantoplastias sempre abrem o ângulo lateral, através da cantotomia e cantólise, antes de suspender a pálpebra inferior em direção ao periósteo lateral do rebordo orbitário.

A técnica de suspensão tarsal é empregada em casos de flacidez tarsoligamentar moderada onde não ocorre um alongamento da pálpebra inferior. A técnica se inicia com uma cantotomia lateral, seguida da cantólise. A seguir, pequenos triângulos de 2 mm são removidos das extremidades palpebrais superiores e inferiores, para melhor exposição das extremidades laterais dos tarsos superior e inferior. Um movimento discreto, através da ferida lateral expõe o periósteo do rebordo orbitário. Uma sutura de fio de *nylon* 5-0 com agulha cortante de 1,6 cm penetra na linha cinzenta da extremidade livre da pálpebra inferior, sai no tarso, apreende o periósteo do rebordo orbitário numa posição ligeiramente acima do ângulo interno palpebral. Em seguida, a mesma agulha entra pela extremidade tarsal superior e emerge e volta apreendendo a linha cinzenta. Finalmente a agulha penetra na linha cinzenta da pálpebra inferior e os nós terminais são completados (Fig. 26-7).

Em resumo, esta cantoplastia é realizada refazendo o canto lateral com a apreensão do periósteo. Constitui num procedimento rápido, indicado para os casos de flacidez tarsoligamentar moderada onde não observamos excesso longitudinal da pálpebra inferior. A técnica preserva as dimensões horizontais das fendas palpebrais e pode ser empregada para tratamento das retrações palpebrais, ectrópios ou alterações do canto lateral (Fig. 26-8).

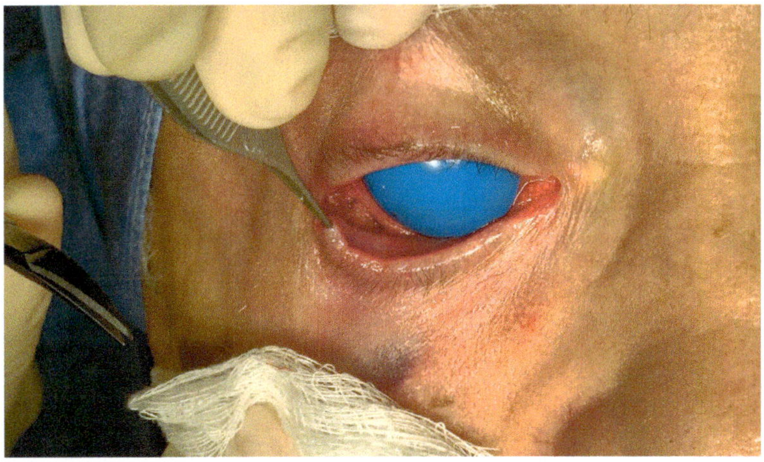

Fig. 26-7. Suspensão tarsal.

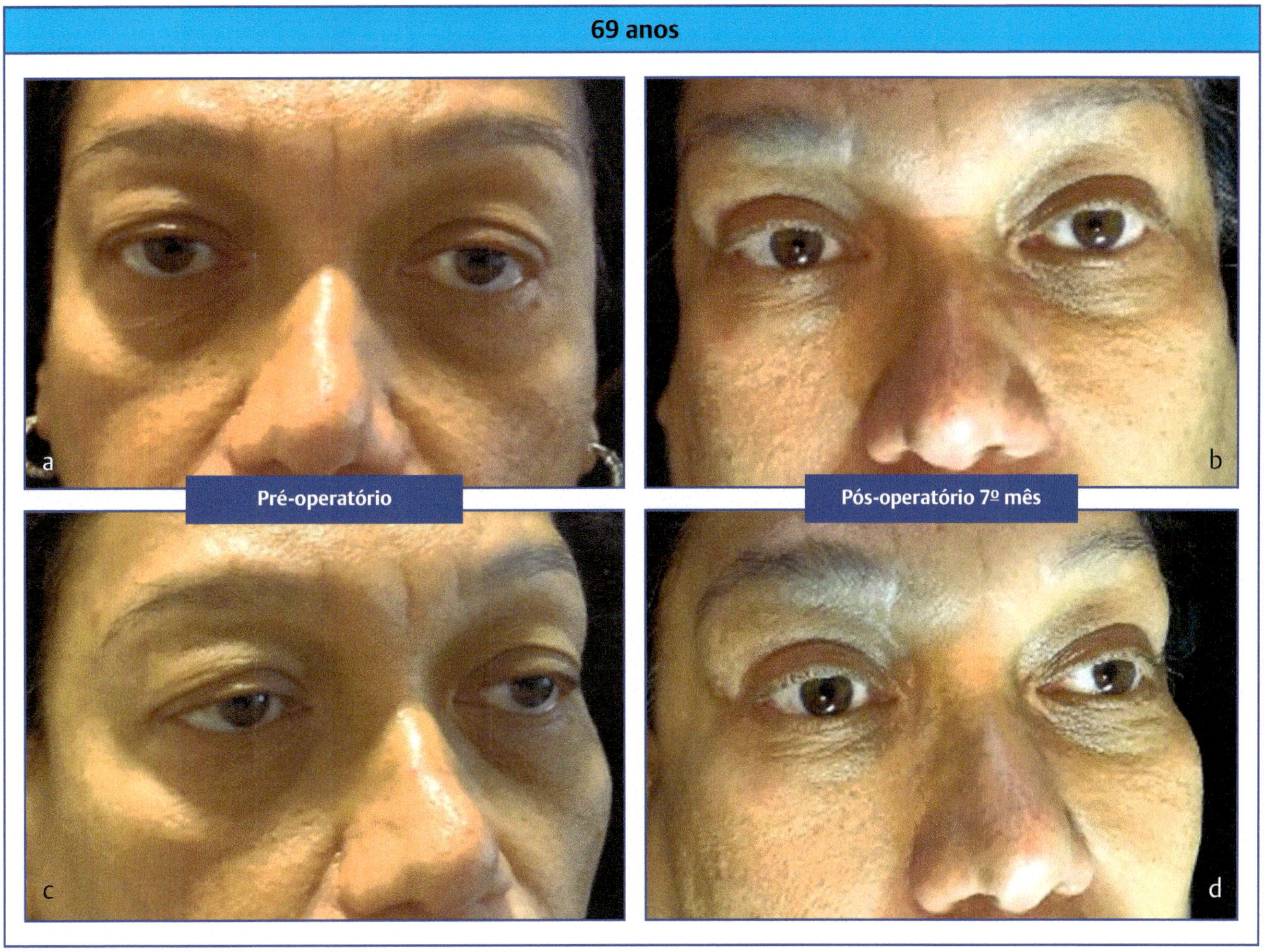

Fig. 26-8. Paciente 69 anos. (a,c) Pré-operatório. (b,d) Pós-operatório de 7 meses.

Retalho Tarsal Lateral

A técnica do *lateral tarsal strip*, popularizada no fim dos anos 1970, permanece como um dos procedimentos de cantoplastia mais empregados.

Lateral tarsal strip é uma técnica largamente empregada em casos de flacidez tarsoligamentar severa, ectrópio ou entrópio, onde está indicado um encurtamento horizontal palpebral, necessário para ser obtido um suporte lateral adequado. Este procedimento é particularmente efetivo devido à fixação do tarso (estrutura menos elástica palpebral) no periósteo lateral do rebordo orbitário.

Uma flacidez severa com excesso de tecido horizontal palpebral inferior exige um procedimento de encurtamento do tipo *tarsal strip*.

O *lateral tarsal strip* é realizado inicialmente com uma cantotomia e cantólise inferior. O bordo inferior do tarso é liberado das ligações conjuntivais, dos retratores inferiores e do septo orbital. Ressecção limitada da junção mucocutânea é realizada e o tarso é liberado da conjuntiva e da lamela anterior, onde pequena retirada triangular é executada. A extremidade da estrutura tarsal é fixada no periósteo, na porção inferior com fio de *nylon* 5.0. O canto lateral é reformado com sutura de *nylon* 5.0 e a pequena ferida lateral é suturada com pontos separados de fio de seda 6.0 (Figs. 26-9 e 26-10).

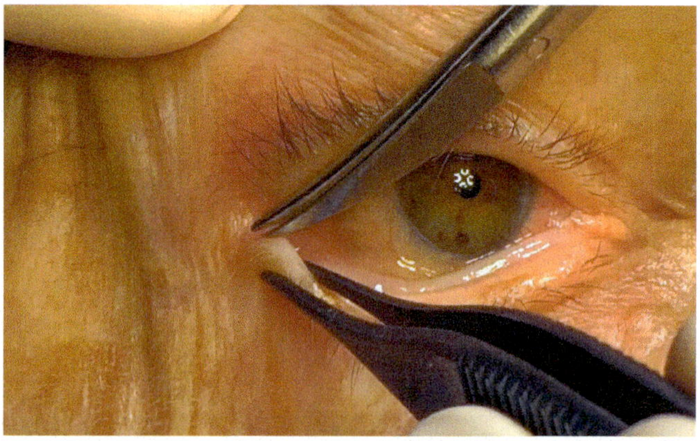

Fig. 26-9. Retalho tarsal.

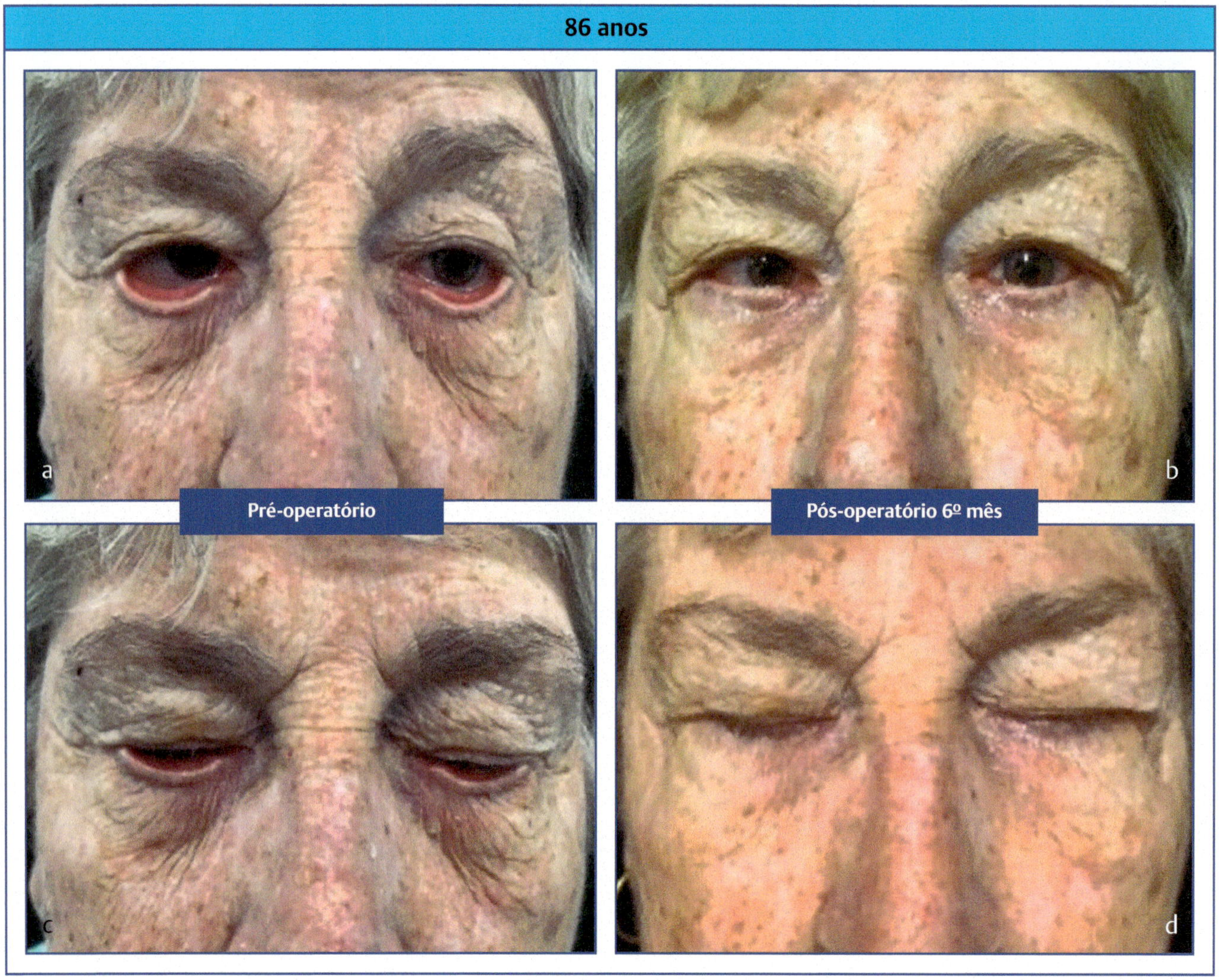

Fig. 26-10. Paciente 86 anos. (**a**,**c**) Pré-operatório. (**b**,**d**) Pós-operatório de 6 meses.

CUIDADOS PÓS-OPERATÓRIOS

A) Instilar uma combinação antibiótico-corticoide 3× ao dia, durante 7 dias.
B) Empregar lubrificantes oculares de 2/2 h.
C) Empregar compressas frias várias vezes ao dia, durante 5-7 dias.
D) Manter cabeceira elevada ao dormir, principalmente na primeira semana.
E) Evitar esforços e exercícios físicos nas primeiras semanas.

Os pacientes são orientados para visita pós-operatória no fim da primeira semana, onde são reavaliados e os pontos são removidos. As suturas dos cantos laterais que refazem os cantos são removidas na segunda semana. Em casos eventuais, nas semanas iniciais do período pós-operatório, pode ocorrer uma ligeira elevação do canto lateral, com queixas leves de dor local, aspectos que melhoram espontaneamente.

COMPLICAÇÕES

As cirurgias no canto lateral podem apresentar algumas complicações benignas e pouco duradouras. Uma sensação de tensão geralmente termina após 1 mês de pós-operatório e o paciente deve compreender que este evento faz parte do processo cicatricial. Dor no canto lateral, principalmente ao toque é comum, na ausência de abscesso ou celulite. Dor local pode ocorrer devido à manipulação periosteal. Abscessos e granulomas podem ocorrer no canto lateral poucas semanas após a cirurgia. Muitas vezes a retirada do ponto do canto deixa uma "alça", que causa reação inflamatória e gera um granuloma. As compressas quentes e injeções de corticoide podem ser empregadas. Caso não resolva, uma pequena intervenção sob anestesia local ou injeções de corticoides podem ser realizadas.

Quemose geralmente é tratada com aumento da frequência da lubrificação ocular e uso de corticoide tópico, e involui em 2-3 semanas sem outras complicações.

CONCLUSÃO

Existem inúmeros procedimentos cirúrgicos para reforçar o canto lateral nas blefaroplastias. Estes procedimentos são consagrados e reduzem as complicações pós-operatórias. O conhecimento da anatomia cantal lateral e a identificação das alterações tarsoligamentares evita as complicações frequentes pós- blefaroplastia. Quando todos esses conceitos são mantidos, as cirurgias cantais laterais podem ser realizadas com sucesso e reproduzidas na cirurgia estética palpebral.

BIBLIOGRAFIA

Anderson RL, Gordy DD. The tarsal strip procedure. Arch Ophthalmol. 1979;97:2192-2196.

Baylis HI, Nelson ER, Goldberg RA. Lower eyelid retraction following blepharoplasty. Ophthal Plast Reconst Surg. 1992;8:170-175.

Carraway JH, Mellow CG. The prevention and treatment of lower lid ectropion following blepharoplasty. Plast Reconst Surg. 1990;85:971-981.

Dutton JJ. Clinical and Surgical Orbital Anatomy. Philadelphia. PA, Saunders. 1994.

Fagien S. Algorithim for canthoplasty: The lateral retinaculum suspension? A simplified suture canthopexy. Plast Reconstr Surg. 1999;103:2042-2053.

Fox SA. The palpebral fissure. Am J Ophthalmol. 1966;62:1-4.

Gioia VM, Limberc JV, Mc Cormick AS. The anatomy of the lateral canthal tendon. Arch Ophthalmol. 1987;105:529-532.

Goldberg RA. Review of prophylatic lateral canthopexyin lower blepharoplasties. Arch Facial Plast Surg. 2003;5:272-275.

Hamako C, Baylis HI. Lower eyelid retraction after blepharoplasty. Am J Ophthamol.1980;89:517-521.

Jelks GW, Glat PM, Jelks EB, et al. The inferior retinacular lateral canthoplasty: A new technique. Plast Reconstr Surg. 1997;100:1262-1275.

Jordan DR, Aderson RL. The lateral tarsal strip revisited. The enhanced tarsal strip. Arch Ophthalmol. 1989;107:604-606.

Lessa S, Nanci M. Simple canthopexy used in transconjunctival blepharoplasty. Ophthal Plast Reconstr Surg. 2009;25:284-288.

Lessa S, Pontello J, Wanick R, et al. Histopathological characteristics of orbicularis oculi muscle after lower blefapharoplasty with or without myotomy. Aesthet Plast Surg. 2019.

Levine MR, Boynton J, Tenzel RR, et al. Complications of blepharoplasty, Ophthalmic Surg. 1975;6(2):53

Mc Cord CD, Boswell CB, Hester TR. Lateral canthal anchoring. Plast Reconstr Surg. 2003;112:222-237.

Milbratz-Moré GH, Pauli MP, Lohn CBL, et al. Lower eyelid distraction test: New insights on the reference value. Ophthal Plast Recontr Surg. 2019;35:574-577.

Mladick RA. The muscle suspension lower blepharoplasty. Plast Reconstr Surg. 1979;64:171-175.

Resenstein T, Talebzadeh N, Pogrel MA: Anatomy of the lateral canthal tendon. Oral Surg Oral Med Oral Pathol Oral RAdiol Endod. 2000;89:24-28.

Schorr N, Goldberg R, Eshagian B, Cook T. Lateral canthoplasty. Ophthal Plast Reconstr Surg. 2003;19(5):345.

Seiff SR. Complications of upper and lower blepharoplasty. Int. Ophthalmol Clin. 1992;32:67-77.

Vídeo

CAPÍTULO 27

BLEFAROPLASTIA COMPLEXA

Dirk Richter ▪ Maria Wiedner

INTRODUÇÃO

A região periorbital é fundamental para a comunicação e a interação humana. Essa região geralmente fornece percepções sobre a vida cotidiana, o humor e o estado físico de uma pessoa. Veja a seguir alguns motivos pelos quais a região periorbital é fundamental:

- *Primeiro ponto de contato*: quando as pessoas interagem, o ponto inicial de contato visual geralmente são os olhos. Portanto, a condição da região periorbital influencia muito as primeiras impressões.
- *Humor e emoção*: o estado da área periorbital pode refletir fadiga, tristeza, felicidade ou raiva. Por exemplo, olheiras sob os olhos podem indicar privação de sono ou estresse.
- *Saúde e vitalidade*: olhos inchados podem ser vistos como um sinal de doença ou alergia, enquanto olhos claros e brilhantes são geralmente associados a boa saúde e vitalidade.
- *Posição das sobrancelhas*: a posição das sobrancelhas desempenha um papel fundamental nas percepções de idade, humor e intenção. As sobrancelhas levantadas podem indicar surpresa ou interesse, enquanto as sobrancelhas abaixadas podem ser vistas como uma indicação de preocupação ou contemplação, pré-idade ou tristeza

Com relação à pálpebra superior:

- A cirurgia da pálpebra superior pode tratar as pálpebras caídas, que geralmente são vistas como sinais de fadiga ou envelhecimento. Ela pode remover o excesso de pele, gordura ou ambos, fazendo com que o olho pareça mais revigorado e alerta. A blefaroplastia também pode ajudar a expandir o campo de visão se o excesso de pele estiver obstruindo a visão.
- Hoje em dia, no entanto, é possível obter mais por meio de uma incisão de blefaroplastia superior, por exemplo, estabilização, modelagem ou elevação das sobrancelhas por meio da elevação transpalpebral das sobrancelhas e manipulações do corrugador.
- A elevação da sobrancelha é, em geral, um procedimento complexo e frequentemente leva a cicatrizes visíveis. Por exemplo, métodos como o *lifting* de sobrancelha coronal ou endoscópico não são adequados para pessoas com pouco ou nenhum pelo. A elevação direta da sobrancelha, por outro lado, tende a produzir cicatrizes que ficam visíveis por um longo período.
- A blefaroplastia complexa, incluindo a elevação transpalpebral da sobrancelha, apresenta um equilíbrio eficaz entre manter a posição da sobrancelha e melhorar seu formato, evitando cicatrizes adicionais durante uma blefaroplastia da pálpebra superior.

De modo geral, a região periorbital desempenha um papel fundamental nas percepções de saúde, emoção e idade. As correções nessa área, podem melhorar a aparência, a autoconfiança e, em alguns casos, até mesmo a funcionalidade do olho.

ANATOMIA CIRÚRGICA

Dois grupos musculares funcionais são distinguidos na região periorbital – os músculos responsáveis pela abertura e fechamento das pálpebras:

1. *As pálpebras são fechadas exclusivamente pelo músculo* orbicularis occuli: esse músculo corre circularmente ao redor do olho e é inervado pelos ramos finos do nervo facial – ramos temporais, ramos zigomáticos e ramos bucais.
2. *A abertura do olho é executada por dois músculos*: o músculo elevador da pálpebra superior e o músculo mulleriano. O nervo oculomotor e o sistema nervoso simpático são responsáveis pela inervação desses músculos.

O músculo *orbicularis occuli*, o músculo corrugador e o músculo *frontalis* são responsáveis por determinar a posição da sobrancelha.

INDICAÇÕES E CONTRAINDICAÇÕES DO PROCEDIMENTO

A indicação clínica para uma blefaroplastia complexa é baseada na gravidade da deformidade periorbital. Quando o olho manifesta sinais de fadiga, juntamente com pele redundante na área palpebral superior, uma blefaroplastia da pálpebra superior torna-se clinicamente justificada.

No pós-operatório, após a blefaroplastia superior, geralmente há uma ptose ou descida da posição da sobrancelha atribuída à excisão da pele e à subsequente tração para baixo.

Se houver uma descida leve a moderada da sobrancelha, é aconselhável estabilizá-la em sua posição atual ou induzir uma elevação modesta. Isso pode ser feito por meio de uma elevação transpalpebral da sobrancelha.

No entanto, para os casos que apresentam ptose significativa da sobrancelha, uma blefaroplastia combinada da pálpebra superior com um *lifting* transpalpebral da sobrancelha pode não ser a intervenção mais adequada. Estratégias cirúrgicas alternativas, como a elevação direta da sobrancelha ou a elevação deslizante da sobrancelha, devem ser consideradas nesses casos.

Frequentemente, com o avanço da idade, há uma redução no tecido adiposo palpebral, manifestando-se clinicamente como uma pálpebra vazia ou uma deformidade em A. Isso também pode ser observado no pós-operatório após a resseção excessiva de gordura de uma intervenção palpebral superior anterior. Em vez de excisar a gordura pré-aponeurótica, ela pode ser mobilizada medial e lateralmente e, em seguida, ancorada centralmente (transposição de gordura). Esse método facilita o posicionamento estratégico do tecido adiposo na região da pálpebra que parece deficiente. No entanto, em casos de déficit volumétrico pronunciado ou de uma pálpebra notavelmente oca, essa técnica pode ser insuficiente, justificando o *lipofilling* suplementar.

TÉCNICAS DE MARCAÇÃO

Ao marcar as linhas de incisão para uma cirurgia da pálpebra superior (blefaroplastia), há várias considerações críticas para garantir resultados ideais e evitar possíveis complicações:

- *Anatomia individual*: cada paciente tem uma estrutura única de olho e pálpebra. Portanto, a incisão deve ser adaptada individualmente e planejada meticulosamente. A distância entre a margem da pálpebra e a incisão inferior deve ser de 8 a 10 mm, entre a sobrancelha medial e a incisão superior deve ser de aproximadamente 15 mm.
- *Preservação da função da pálpebra*: a incisão deve ser planejada de forma a não comprometer a funcionalidade da pálpebra. O posicionamento inadequado da incisão pode levar a problemas como o mau posicionamento da pálpebra e o fechamento incompleto da pálpebra, especialmente quando o senhor combina a blefaroplastia superior com um *lifting* de sobrancelha.
- *Prega natural da pálpebra*: a incisão deve ser colocada dentro do sulco natural da pálpebra ou um pouco acima para tornar a cicatriz o mais discreta possível.
- *Simetria*: é fundamental marcar cuidadosamente os dois olhos de forma independente para garantir a simetria pós-operatória, pois cada pálpebra será diferente. Mesmo que o outro olho não esteja sendo operado, ele deve ser usado como referência.
- *Evitar a correção excessiva*: a remoção excessiva de pele pode resultar em dificuldades para fechar os olhos. É melhor ser conservador e, se necessário, fazer mais ajustes em uma sessão posterior.
- *Consideração da posição da sobrancelha*: a posição e o formato das sobrancelhas podem influenciar a linha de incisão desejada, especialmente se um *lifting* de sobrancelha simultâneo estiver sendo considerado.
- *Avaliação na posição deitada*: é útil fazer marcações com o paciente deitado em vez de sentado, pois as dobras das pálpebras podem apresentar-se de forma diferente na posição vertical. Na posição supina, a sobrancelha tende a se elevar, reduzindo a probabilidade de correção excessiva. Além disso, deve-se elevar manualmente a sobrancelha até sua posição máxima com uma mão e, em seguida, simular o fechamento da pálpebra para garantir que as marcações sejam precisas. Isso é especialmente pertinente para pacientes que já foram submetidos a uma cirurgia da pálpebra superior.
- *Evite a tensão lateral*: deve-se tomar cuidado durante a marcação para garantir que a parte lateral da incisão não sofra tensão excessiva, reduzindo o risco de uma dobra da pálpebra externa puxada para baixo.

A marcação precisa antes de uma cirurgia complexa da pálpebra superior é de suma importância e requer um entendimento completo das considerações anatômicas e dos resultados estéticos desejados.

TÉCNICAS CIRÚRGICAS

Geralmente, realizamos a operação sob anestesia local com sedação leve. Colocamos a cabeça em um molde para que o cirurgião possa se movimentar bem em torno de toda a face do paciente. A parte superior do corpo é mantida ligeiramente elevada para evitar o refluxo venoso e o sangramento associado. Realizamos toda a operação com a agulha colorado e o cautério monopolar. O bipolar é usado para remover tecido adiposo ou para controlar sangramentos mais finos.

A pele excedente delineada é inicialmente excisada, preservando o músculo *orbicularis oculi*. O músculo *orbicularis oculi*, o único responsável pelo fechamento da pálpebra, se for ressecado, mesmo que parcialmente, pode resultar, no pós-operatório, em fechamento incompleto da pálpebra ou problemas de lubrificação devido à desnervação e às alterações fibróticas. Portanto, sua preservação é imperativa.

Em seguida, as fibras do músculo orbicular são dissecadas ao longo da linha média. Abaixo, encontra-se o septo orbital, que é inicialmente conservado.

ROOF – Redução de Gordura

Utilizando dois ganchos cirúrgicos posicionados na margem superior da incisão orbicular, a dissecção prossegue sobre o septo orbital e inferiormente ao músculo orbicular, estendendo-se em direção à sobrancelha. Dependendo dos achados intraoperatórios, a gordura *retro-orbicularis oculi* (ROOF) pode ser observada posteriormente à sobrancelha, estendendo-se abaixo do músculo *orbicularis* em direção ao septo *orbitale*. Notavelmente, em populações asiáticas, a ROOF pode estender-se até a placa tarsal. Se for considerado necessário, esse tecido adiposo pode ser removido para refinar lateralmente o contorno da sobrancelha, o que é particularmente benéfico em casos com plenitude acentuada da sobrancelha.

Elevação Transpalpebral da Sobrancelha

A dissecção é realizada aproximadamente na metade da sobrancelha e abrange totalmente seu aspecto lateral. Aqui, a borda orbital é palpável. A região da sobrancelha, da metade para a lateral, é totalmente descolada e separada das estruturas subjacentes. As fixações ligamentares laterais que ancoram a sobrancelha são liberadas. A sobrancelha inteira é então mobilizada cranialmente, permitindo a determinação da altura e da posição ideais. A ancoragem da posição da sobrancelha às camadas mais profundas é obtida por meio de suturas, idealmente fixando-a ao periósteo. Comumente, são utilizadas suturas de *vicryl* 5-0. O material de sutura reabsorvível é adequado, pois o descolamento e o reposicionamento da sobrancelha facilitam a adesão do tecido, que é mais duradoura do que a própria sutura. Os nós da sutura podem ser estrategicamente apertados para modelar o contorno da sobrancelha desejado.

Normalmente, um ou dois nós são suficientes para obter a elevação ou o contorno desejado da sobrancelha. Esses nós também aumentam o volume da sobrancelha ao plicar o tecido subjacente, um efeito muitas vezes esteticamente favorável.

Se for considerado necessário, o septo orbital pode ser incisado para acessar e reduzir ou reequilibrar a gordura pré-aponeurótica.

Para a elevação medial da sobrancelha, a intervenção do músculo corrugador, que deprime o segmento medial da sobrancelha, é essencial.

Ressecção do Músculo Corrugador

A abordagem medial da sobrancelha central envolve uma incisão no músculo orbicular, que é então dissecado em direção à borda orbital, revelando a origem do músculo corrugador, composto por um componente profundo e superficial.

Durante a dissecção no terço medial, o nervo supratroclear deve ser preservado, pois ele percorre a porção superficial e fica sobre o segmento mais profundo. As fibras oblíquas distintas do corrugador tornam-se evidentes após uma dissecção cuidadosa.

O músculo é robusto e está completamente exposto. O nervo supraorbital, acompanhado de estruturas arteriovenosas menores, atravessa o músculo aproximadamente entre os terços medial e lateral. Para evitar lesões a essas estruturas neurais e vasculares, recomenda-se que a transecção seja realizada no terço médio do músculo após uma dissecção meticulosa do periósteo da borda orbital.

A excisão de um pequeno segmento muscular e a subsequente colocação de um pequeno segmento de gordura orbital no defeito resultante podem reduzir o risco de aderências pós-operatórias.

Esse procedimento também reduz as linhas de expressão.

Transposição de Gordura

Normalmente, a gordura pré-aponeurótica sofre atrofia ao longo do processo de envelhecimento. Ocasionalmente, desenvolve-se uma "estrutura em A", deixando o paciente com uma aparência cansada e desequilibrada.

Nesses cenários, é indicado redistribuir o tecido adiposo existente dos compartimentos de gordura medial e bilateral em vez de reduzi-lo. Essa abordagem preserva o volume e compensa o "*A-frame*".

Para isso, o septo orbital é incisado lateralmente para localizar a gordura pré-aponeurótica lateral, que é então puxada através do septo. A mesma técnica é empregada para a bolsa de gordura central, onde o tecido adiposo apresenta uma coloração mais pálida. Novamente, a gordura é suavemente puxada através do septo sem causar danos, garantindo que seu suprimento vascular permaneça intacto. Em seguida, os dois prolapsos de gordura são suturados juntos usando um material de sutura fino e absorvível.

Após uma hemostasia cuidadosa, a ferida é fechada em camadas com uma sutura intradérmica, por exemplo, com prolene 6 × 0

CUIDADOS PÓS-OPERATÓRIOS

Os pacientes geralmente permanecem na clínica por 1 a 2 horas para monitoramento.

Deve-se fornecer analgesia suficiente nesse momento para evitar picos de pressão arterial no pós-operatório. Todos os pacientes recebem colírios hidratantes por pelo menos 2 meses, aplicados cinco vezes ao dia para evitar o ressecamento da córnea. Esses colírios são particularmente importantes nos casos de fechamento da pálpebra, que pode durar várias semanas devido ao edema ou à fraqueza do músculo orbicular, e os pacientes devem aplicar compressas frias para resfriamento por pelo menos 48 horas.

As compressas de gelo devem ser usadas no máximo cinco vezes ao dia, por no máximo 20 minutos, e não devem ser aplicadas em contato direto com a pele.

Um segundo travesseiro à noite para elevar a parte superior do corpo pode ajudar na diminuição de edema. As lentes de contato devem ser substituídas por óculos por 2 semanas.

Os pontos geralmente são removidos após 5 a 7 dias.

A drenagem linfática pode ser útil, especialmente se houver inchaço na pálpebra inferior.

Como o procedimento geralmente é indolor, analgésicos simples são suficientes. Foi demonstrado que os anti-inflamatórios não esteroides com bom potencial analgésico têm um efeito descongestionante adicional.

Recomenda-se evitar a prática de esportes por cerca de 14 dias.

DISCUSSÃO E CONCLUSÕES

A região periorbital representa a área mais expressiva do rosto, atraindo muita atenção.

As manifestações do envelhecimento abrangem não apenas a queda das pálpebras (ptose), mas também o posicionamento das sobrancelhas, a frouxidão muscular e a atrofia da gordura.

Para tratar esses sinais multifacetados de envelhecimento ou fadiga, a cirurgia convencional da pálpebra superior (blefaroplastia) muitas vezes não consegue obter resultados satisfatórios. Uma correção abrangente ou complexa da pálpebra superior, que possa modular a posição da sobrancelha, aumentar o volume da dobra da pálpebra superior e possivelmente oferecer uma correção duradoura para as linhas de expressão glabelares, torna-se particularmente benéfica.

A estabilização ou o levantamento de sobrancelhas, frequentemente necessários, quando realizados separadamente, introduzem cicatrizes adicionais, que os pacientes geralmente consideram desagradáveis.

No entanto, a elevação transpalpebral da sobrancelha não é tão eficaz quanto os métodos concorrentes no mesmo espectro.

Uma avaliação meticulosa é imprescindível para otimizar o resultado geral.

BIBLIOGRAFIA

Baker TJ, Gordon HL, Mosienko P. Upper lid blepharoplasty. Plast Reconstr Surg. 1977;60(5):692-698.

Codner M, McCord C jr. (Hrsg) Eyelid and Periorbital Surgery. Thieme Publishers, Nova York. 2016.

Codner MA, Kikkawa DO, Korn BS, Pacella SJ. Blepharoplasty and Brow Lift. Plast Reconstr Surg. 2010;126(1):1e-17e.

Flowers RS. Upper blepharoplasty by eyelid invagination. Anchor blepharoplasty. Clin Plast Surg. 1993 Apr;20(2):193-207.

Horton CE, Carraway JH, Potenza AD. Treatment of a lacrimal bulge in blepharoplasty by repositioning the gland. Plast Reconstr Surg. 1978;61(5):701-702.

McCord CD, Doxanas MT. Browplasty and brow-pexy: an adjunct to blepharoplasty. Plast Reconstr Surg. 1990;86(2):248-254.

McCord CD, Kreymerman P, Nahai F, Walrath JD. Management of postblepharoplasty chemosis. Aesthet Surg J. 2013;33(5):654-661.

Vídeo

CAPÍTULO 28

INCISÕES NA RITIDOPLASTIA

Gisela Hobson Pontes ▪ Ronaldo Pontes ▪ Clara Pontes Werneck Ramos

INTRODUÇÃO

As cicatrizes na cirurgia da face têm relação direta com a técnica indicada pelo cirurgião ao seu paciente. As incisões nas ritidoplastias, quando bem aplicadas e tecnicamente bem posicionadas, trazem bons resultados a curto, médio e longo prazos.

Um dos parâmetros de grande importância para a escolha da incisão é a altura das costeletas na cirurgia masculina e do pé do cabelo na cirurgia feminina (Fig. 28-1).

Neste capítulo serão abordadas as incisões historicamente estabelecidas, além da experiência dos autores com mais de 10.000 pacientes operados (Dr. Ronaldo Pontes - 7.522 e Dra. Gisela Pontes - 3.247).

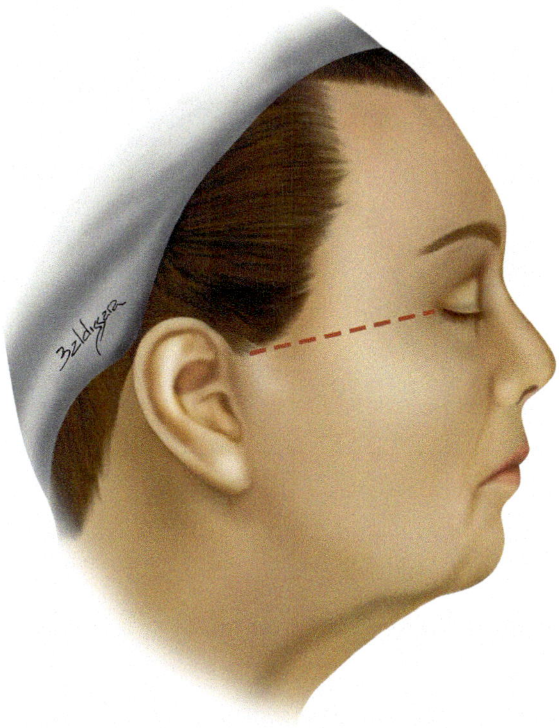
a

Fig. 28-1. Tipos de implantação: (a) alta: o limite inferior seria uma linha imaginária entre o canto externo do olho e a raiz da Hélix; *(Continua)*

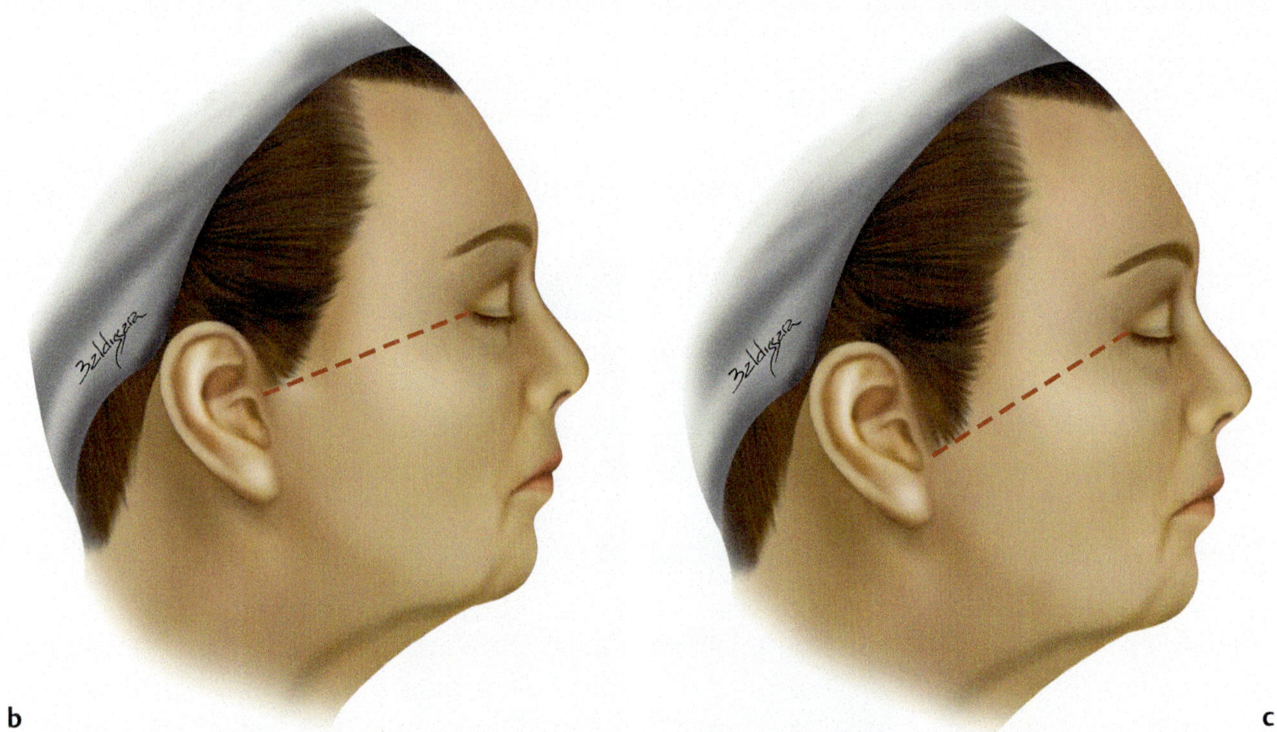

Fig. 28-1. *(Cont.)* (**b**) média: o limite inferior seria uma linha imaginária entre o canto externo do olho e o início do trágus; (**c**) baixa: o limite inferior seria uma linha imaginária entre o canto externo do olho e o final do trágus.

SETORIZAÇÃO DIDÁTICA

A divisão da face em terços propicia o entendimento da interdependência cirúrgica dos três segmentos, que se apresentam como anéis que ao se cruzarem funcionam mecanicamente como uma corrente (Fig. 28-2):

- Terço superior da face.
- Terço médio da face.
- Terço inferior da face.

INCISÃO SEM O COMPONENTE TEMPORAL

Pode ser utilizada em pacientes com pequeno grau de flacidez facial bem como nas revisões cirúrgicas, quando não há necessidade de ressecção cutânea em vetor vertical, já que o sentido da tração desses retalhos é anteroposterior. A incisão se limita na região pré-auricular parando na raiz da hélix (Fig. 28-3).

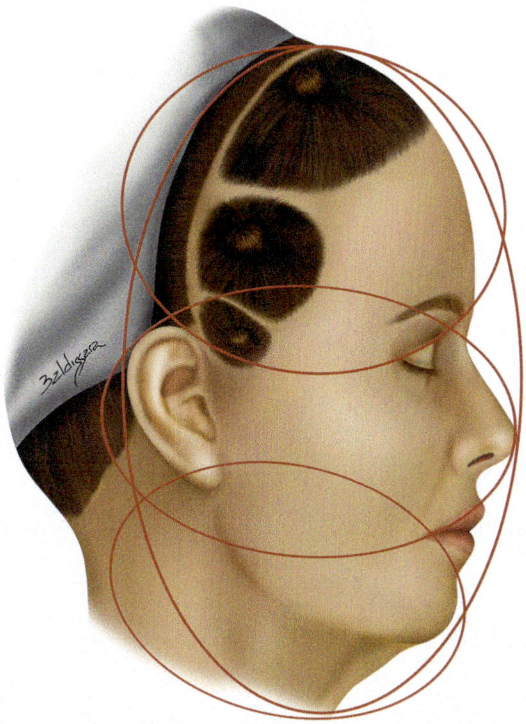

Fig. 28-2. Os anéis simbolizando os três segmentos da face, mostrando não somente sua interdependência, assim como a interposição dos seus limites.

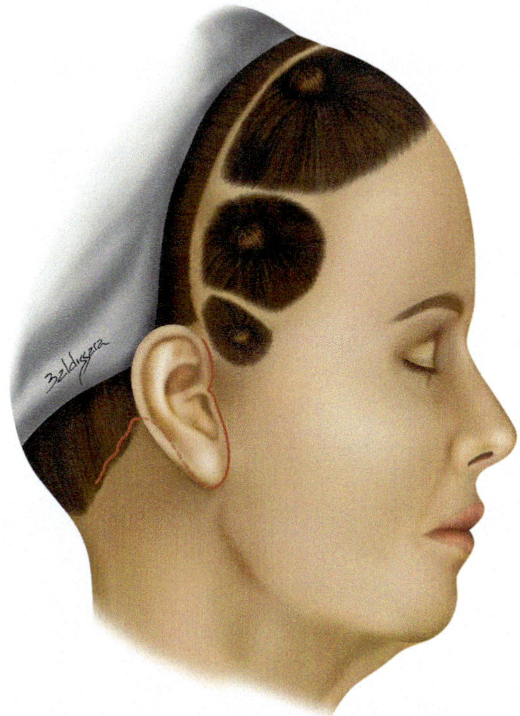

Fig. 28-3. Incisão sem o componente temporal.

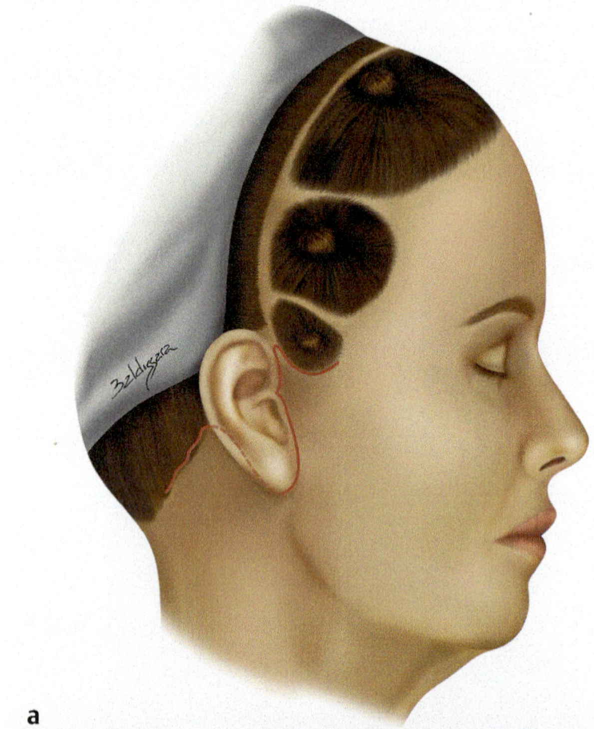

a

INCISÃO CONTORNANDO A IMPLANTAÇÃO CAPILAR PRÉ-AURICULAR

Essa cicatriz permite a manutenção da implantação capilar congênita do paciente, sendo muito utilizada nas abordagens de planos profundos (p. ex., *deep plane*), onde se tem grande mobilização tecidual. Para que a cicatriz resultante dessa incisão seja praticamente inaparente, o ideal é que ela se mantenha na dimensão da costeleta ou do pé do cabelo, que normalmente se apresenta com 2 a 2,5 cm. A incisão tem origem na raiz da hélix e continua seu arco na região temporal contornando a implantação capilar de acordo com sua forma, sendo normalmente indicada para os pacientes com implantação capilar alta ou média (Figs. 28-4).

Fig. 28-4. (a) Incisão contornando a implantação capilar pré-auricular. (b) Visão de perfil de paciente de 52 anos, pré-operatório. (c) Dois anos de pós-operatório.

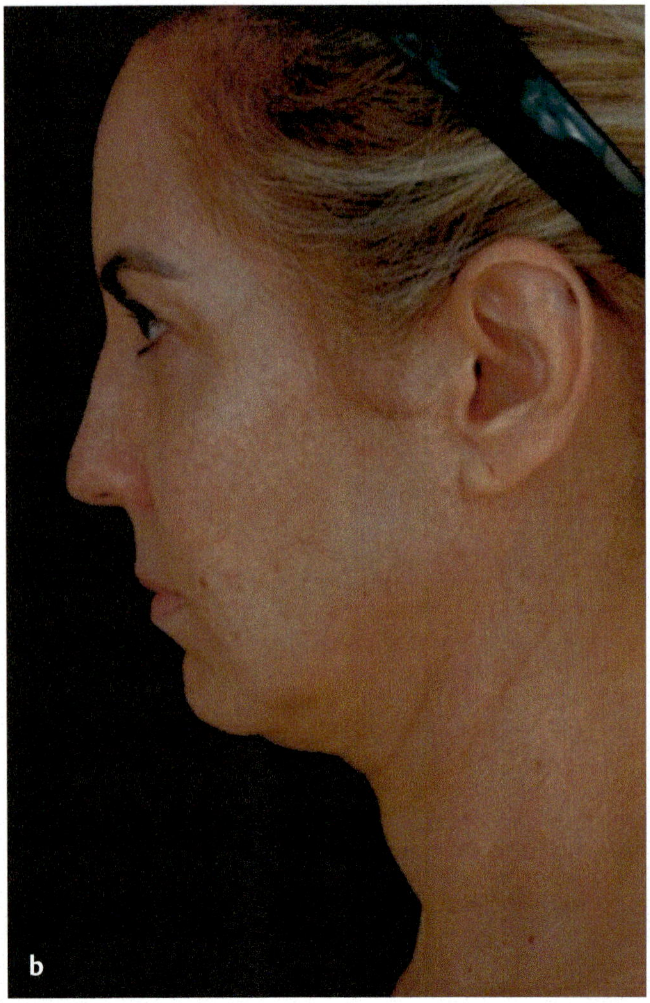

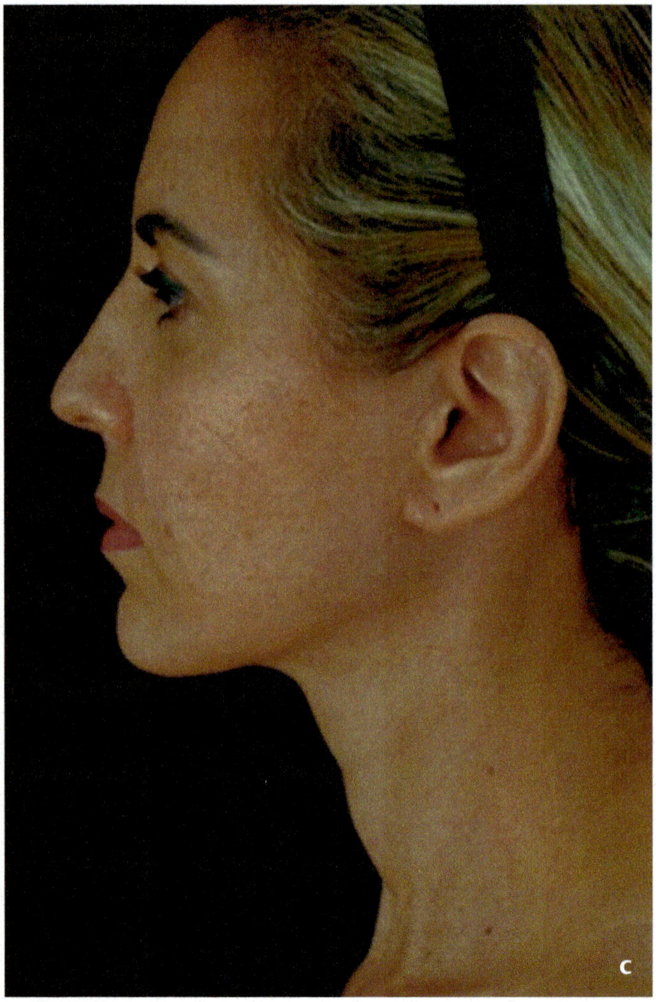

INCISÃO TEMPORAL INTRACAPILAR

A incisão temporal é indicada nos casos em que o paciente possui uma implantação capilar média ou baixa. Tem início na raiz da hélix ascendendo cranialmente em um formato semicircular, sua extensão pode ser curta, em torno de 4 cm, ou alargada, em torno de 8 cm, distando em seu ponto mais curvo de 5 a 8 cm da implantação capilar. Quando indicada corretamente, tem a capacidade de permitir uma abordagem mais corretiva da flacidez e rugas da região temporal, tendo como desvantagem a possível alteração da implantação capilar lateral, podendo haver um deslocamento e um estreitamento do pé do cabelo da mulher ou da costeleta do homem após a mobilização dos retalhos. A extensão cranial da cicatriz temporal pode variar de acordo com cada caso (Fig. 28-5).

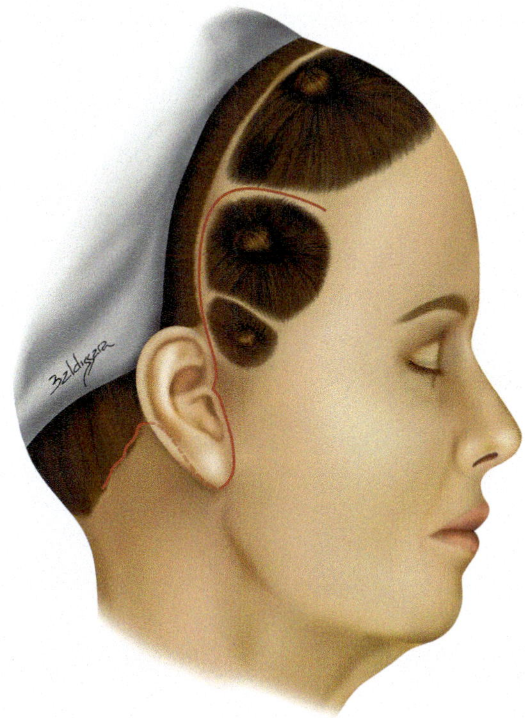

Fig. 28-5. Incisão temporal intracapilar.

INCISÃO CORONAL INTRACAPILAR

A incisão coronal intracapilar vai de um lado ao outro da raiz da hélice, como um arco. Sua marcação se inicia pela linha média que é posicionada cerca de 6 a 7 cm do ápice da implantação capilar, seguindo uma linha semi-arqueada até a hélice, mantendo uma distância entre 7 a 8 cm da implantação capilar na região temporal. Essas medidas variam na decorrência do tipo de implantação capilar na face primária ou secundária. É importante atentar que será ressecado o couro cabeludo nessa região e, portanto, haverá uma anteriorizarão da cicatriz resultante. Também devemos ressaltar que um posicionamento exacerbadamente posterior dessa incisão pode dificultar a rotação do retalho perdendo parcialmente sua função de elevar os supercílios. A dissecção é subgaleal em toda sua extensão exceto na frontal transversa, onde deve ser superficial. Ao atingir a zona lateral próxima à hélice é importante que seja preservado o pedículo no qual está situado o ramo frontal do nervo facial. O acesso coronal quando totalmente dissecado possibilita a exposição do complexo neuromuscular da região frontal, o tratamento da musculatura frontal interciliar e próceros, o acesso ao teto da órbita, o acesso ao dorso nasal, o acesso à fáscia do músculo temporal, além do acesso à calota craniana como zona doadora de enxerto ósseo. Um dos critérios de escolha para a incisão coronal seria quando a distância da sobrancelha à linha de implantação capilar for inferior a 5 centímetros, ou ainda quando a distância da pupila à sobrancelha for inferior a 2,5 centímetros (Fig. 28-6).

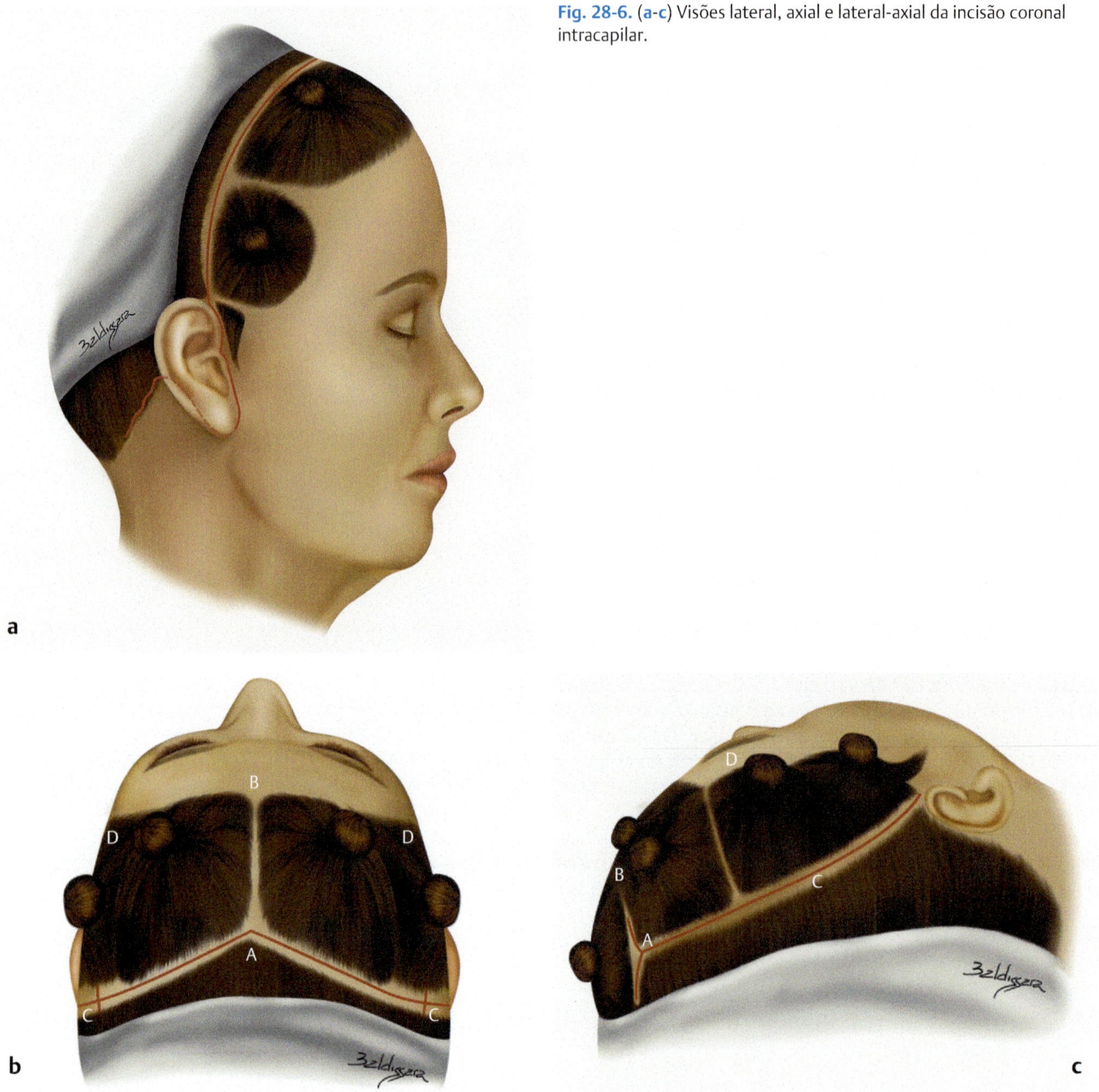

Fig. 28-6. (a-c) Visões lateral, axial e lateral-axial da incisão coronal intracapilar.

PENÍNSULA DE RONALDO PONTES

Desenvolvida pelo autor sênior em 1999, essa incisão permite a preservação das linhas de implantação capilar tanto nas ritidoplastias primárias, quanto secundárias, sendo uma ferramenta indispensável no tratamento de pacientes com implantação capilar alta ou grande flacidez no terço médio da face, onde se vê necessária extensa ressecção de pele. Desde sua concepção essa técnica foi aplicada em mais de 7.000 casos operados.

A península consiste em um conjunto de incisões, que são pilares fundamentais para o tratamento do terço médio e inferior da face. As marcações finais devem seguir os parâmetros indicados, para que se permita a verticalização dos vetores de tração dos retalhos.

Península Temporal

Inicia-se a marcação contornando o pé do cabelo ou criando uma nova linha, ignorando a rarefação capilar porventura existente. A dimensão do pé do cabelo, ou seja, a distância A-B oscila entre 2,5 cm e 3 cm, não sendo relevante se tratar de paciente homem ou mulher, ou ainda de uma cirurgia secundária. A incisão da técnica da península temporal consiste na execução de uma linha iniciando no ponto B e indo em direção ao ponto C, que se localiza perpendicular ao ponto A, em um movimento anteroposterior. A distância entre B e C é entre 5 a 8 cm em comprimento, variando de acordo com o grau de necessidade da elevação da cauda da sobrancelha e da presença de recuos na linha capilar. Na ritidoplastia, é de praxe iniciar a dissecção das regiões retroauricular e pré-auricular da face, e na sequência incisar a península que foi previamente demarcada. Independente do tipo de tratamento aplicado no SMAS (plicaturas, *high SMAS* ou *deep plane*), esse tipo de incisão permite uma tração com vetor vertical sem comprometer as dimensões anatômicas da implantação capilar do paciente.

Península Frontal

A técnica da península frontal inicia-se com a marcação do segmento A-B, previamente descrito, seguindo, então, com uma linha oblíqua que é desenhada do ponto B ao ponto C. Posteriormente, uma linha curva é desenhada em sentido contralateral ao ponto C, definindo a técnica. O ponto B é destacado para demonstrar sua importância para a dinâmica da técnica, uma vez que após a tração dos retalhos, este retorna para sua posição original permitindo que a tração dos retalhos seja feita lateralmente sem modificar a altura da implantação capilar. A dissecção supragaleal é realizada acima do ponto B e no plano superficial logo abaixo. Entre esses dois planos de dissecção, o pedículo Y é preservado, por meio deste percorre o ramo temporal dos nervos faciais.

Península Frontal Pré-Intracapilar

A península frontal com incisão pré-capilar une-se à técnica temporal. A incisão dentada ao lado da implantação capilar frontal penetra aproximadamente meio centímetro para dentro da linha de implantação capilar. Essa técnica é indicada para pacientes com testa longa (> 6 cm), com grande convexidade óssea, podendo apresentar, também, supercílio pesado, pele espessa e rugas severas, tendo ou não cirurgia prévia (Figs. 28-7 e 28-8).

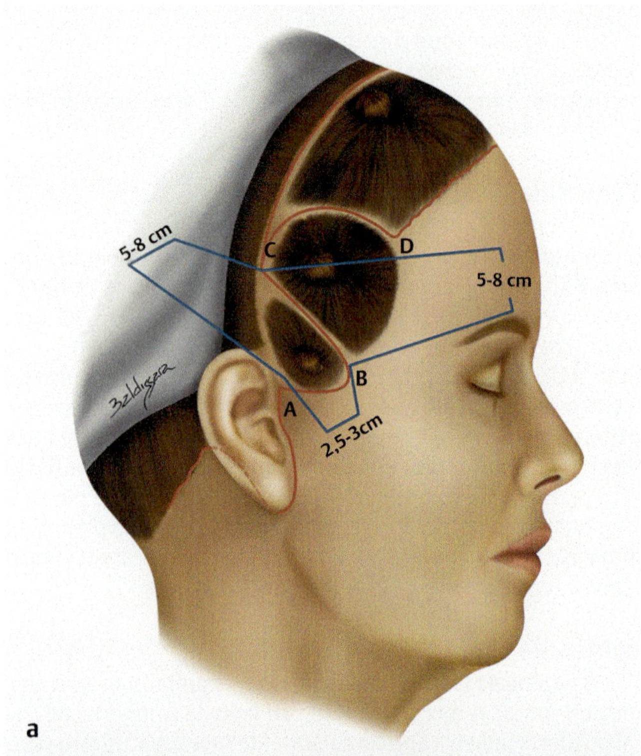

a

Fig. 28-7. (a) Esquemas variantes da península. (b) Visão de perfil de paciente de 49 anos, pré-operatório. (c) Dois anos de pós-operatório, técnica utilizada foi península de Pontes em sua variação temporal.

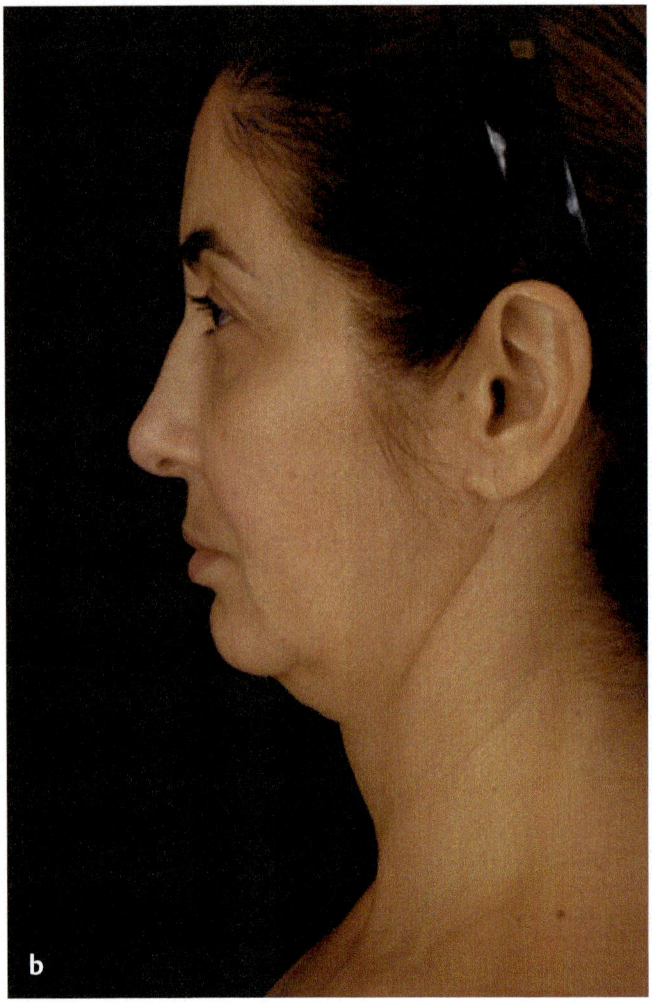

b

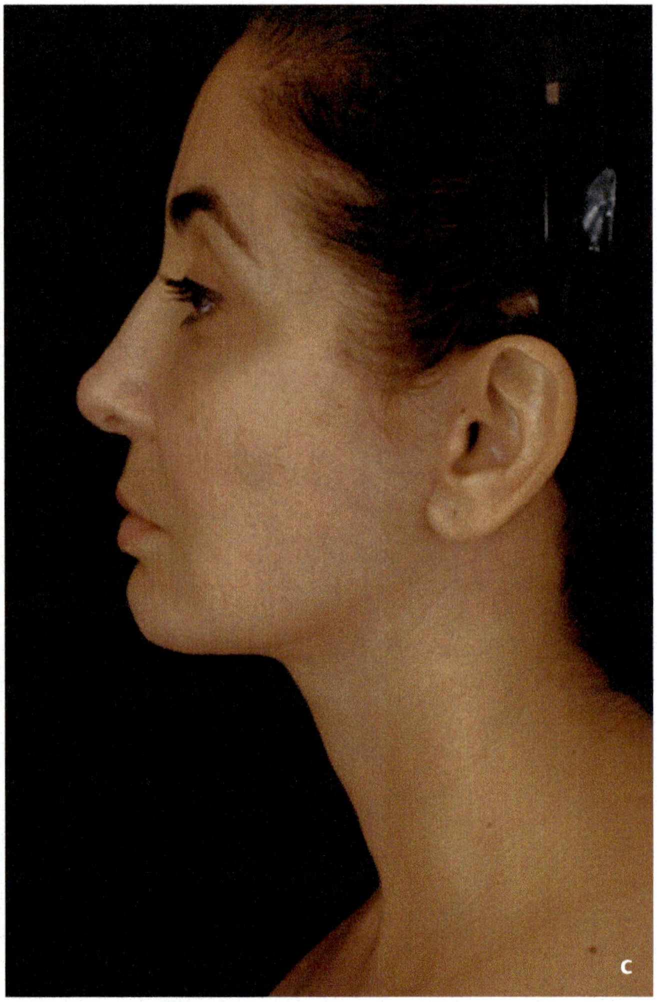

c

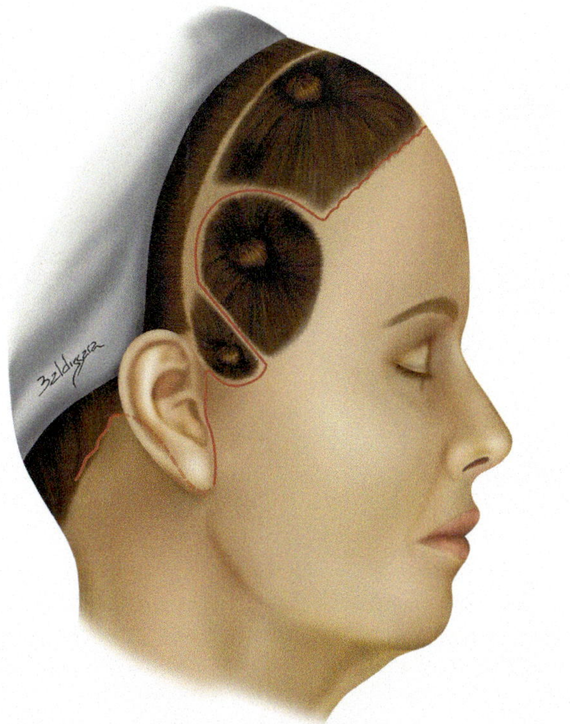

a

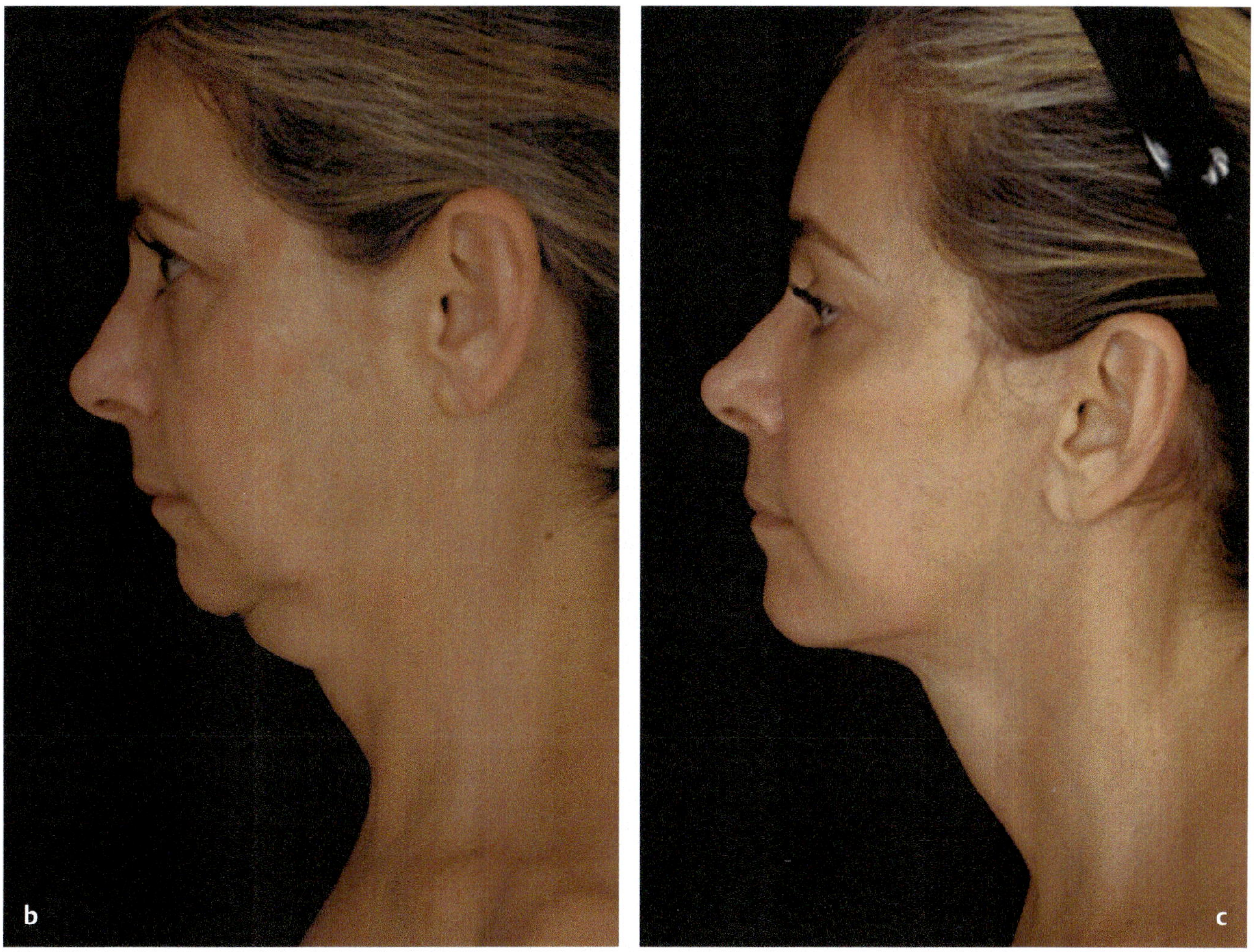

Fig. 28-8. (a) Esquema de península frontal. (b) Visão de perfil de paciente de 54 anos, pré-operatório. (c) Um ano de pós-operatório, técnica utilizada foi península de Pontes em sua variação frontal.

INCISÃO FACIAL TRANSVERSA

Em 1971, Carlin e Gurdin supostamente idealizaram a incisão facial transversa com orientação cranial contornando o supercílio. Posteriormente em 1974, Simon Fredericks publicou artigo denominado "Ritidectomia Inferior", direcionado para a cirurgia masculina, mudando a trajetória da incisão, invertendo sua localização para a pálpebra inferior.

A contribuição do autor sênior para a técnica, feita em 1995, foi a preservação da altura da costeleta, contornando a mesma (Fig. 28-9). Essa é uma incisão de exceção, sendo utilizada em casos secundários complexos, nos quais as abordagens usuais não seriam suficientes. Ela permite uma forte tração cranial, porém a cicatriz resultando de sua aplicação é um fator limitante da sua utilização, sendo essa um tanto mais aparente. Um ponto crítico desta incisão é a sua finalização na pálpebra inferior. Devemos atentar para o fato de que, apesar da tração cranial do retalho resultar a um excedente cutâneo na pálpebra inferior, esse retalho deve ser ressecado com muita cautela para que a longo prazo não resulte em um mal posicionamento palpebral, causando sequelas graves como ectrópio ou *esclera show*. A extensão do descolamento inferior irá depender de cada caso (Fig. 28-9).

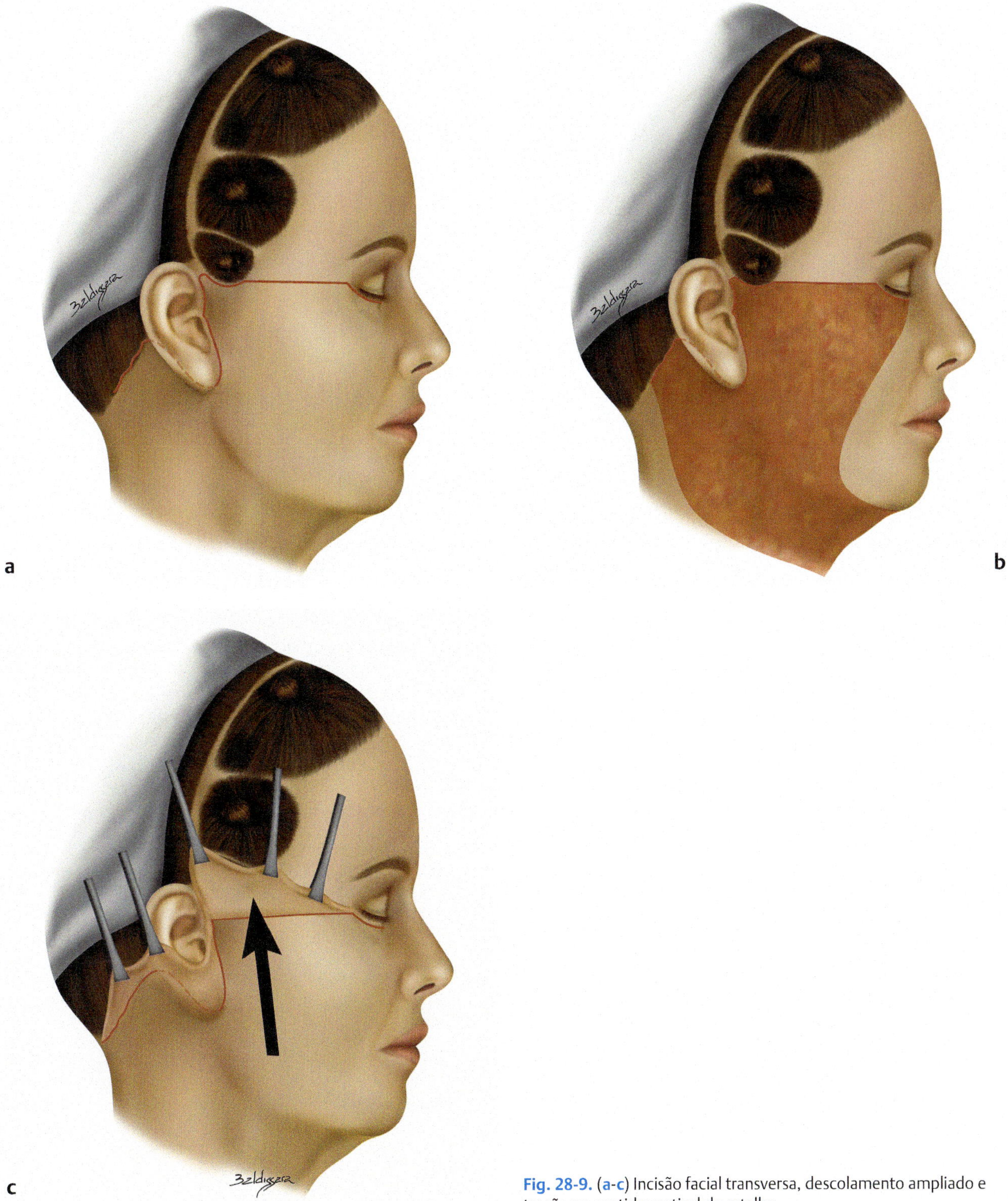

Fig. 28-9. (a-c) Incisão facial transversa, descolamento ampliado e tração no sentido vertical do retalho.

INCISÃO SUBMENTONIANA

Diversas abordagens cirúrgicas mais tradicionais indicam o posicionamento da cicatriz no sulco submentoniano. No entanto, essa deve ser posicionada 1 ou 2 cm posteriormente à prega submentoniana pelo risco de aprofundamento do sulco. A extensão dessa incisão, normalmente abrange entre 2,5 e 4 cm de acordo o caso. Dependendo da abordagem cervical é preferível que a cicatriz seja um pouco mais ampla (próxima a 4 cm) para a prevenção de traumatismo cutâneo durante a abordagem cervical profunda. Alguns autores advogam pelo posicionamento na topografia do osso hioide, a fim de facilitar o acesso a estruturas profundas, como por exemplo a redução parcial da glândula submandibular.

INCISÃO FRONTAL PRÉ-INTRACAPILAR

A incisão frontal pré-intracapilar tem sua indicação em pacientes que dispõem de testa longa (> 6 cm), convexidades, supercílio pesado, pele espessa ou rugas severas. Tal incisão é posicionada a 3 milímetros dentro do couro cabeludo onde é feita uma tricotomia sinuosa que se estende lateralmente, acompanhando a implantação capilar até a projeção da cauda da sobrancelha, seguindo então intracapilar na região temporal, em um sentido semicircular até a raiz da hélix. É importante orientar o paciente sobre a possibilidade desta incisão levar a uma cicatriz visível e por vezes de má qualidade (apresentando hipertrofia ou hiperpigmentação) (Fig. 28-10).

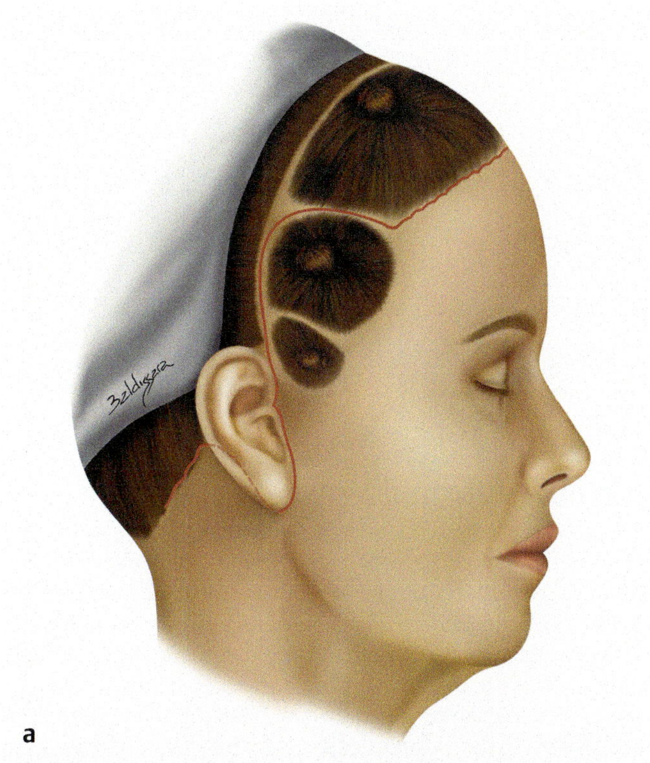

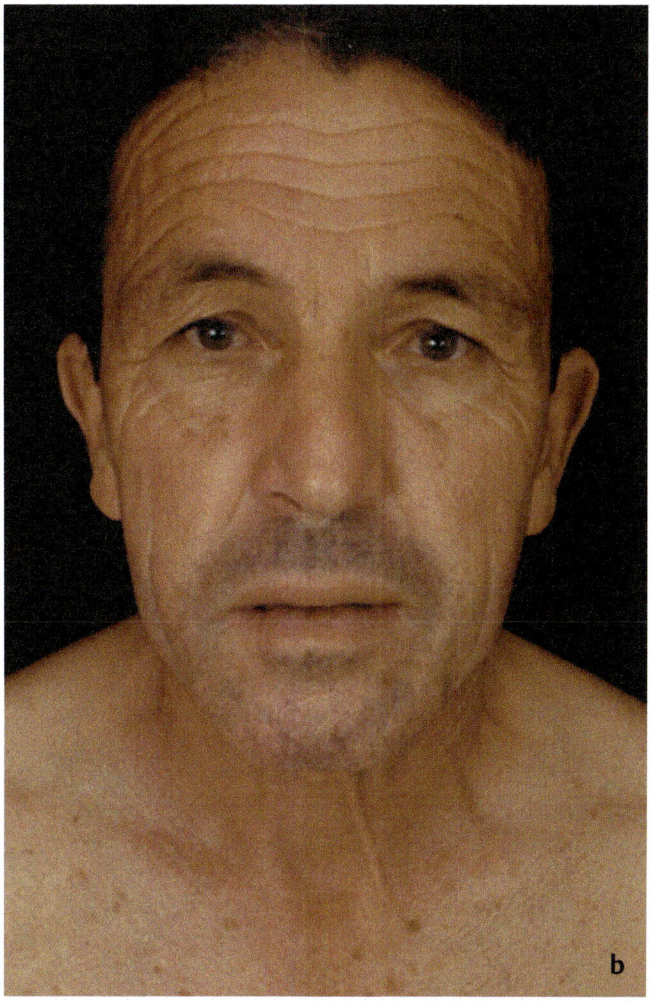

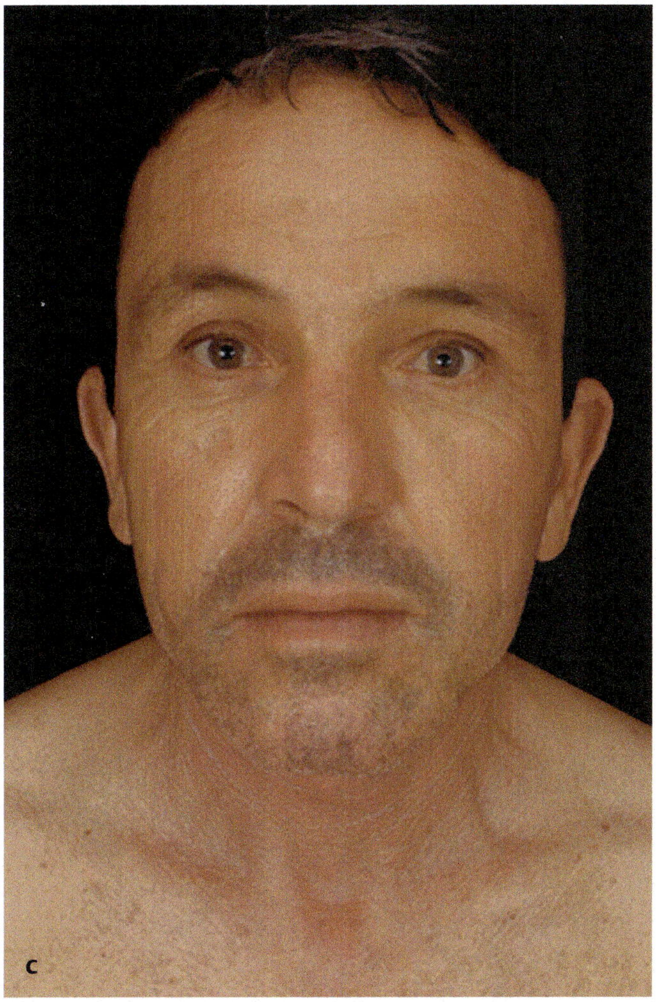

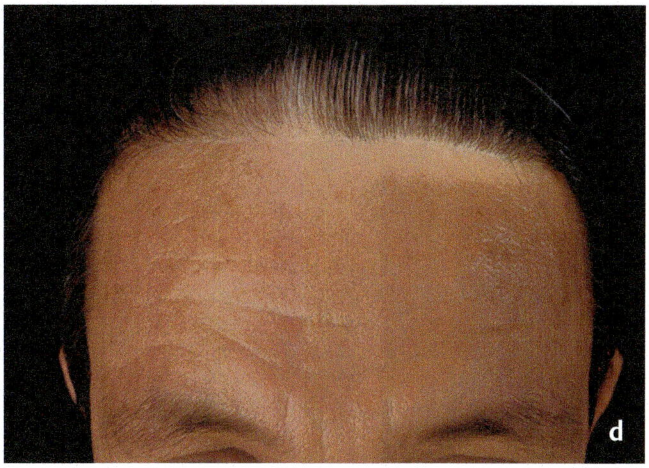

Fig. 28-10. (a) Esquema de incisão frontal pré-intracapilar. (b) Visão frontal de paciente de 60 anos, pré-operatório. (c) Dois anos de pós-operatório. (d) Mesmo paciente, com visão de cicatriz frontal.

INCISÃO PRÉ-AURICULAR

Essa incisão pode ser utilizada pré ou retrotragal. Temos preferência pela incisão pré-tragal, pois consideramos que a abordagem retrotragal pode levar em longo prazo a distorção e apagamento de importante relevo anatômico (trágus). Tem início na raiz da hélix descendo inferiormente até o ápice do trágus onde adentra o pavilhão auricular e desce contornando o trágus de maneira levemente sinuosa até o lóbulo da orelha.

INCISÃO RETROAURICULAR – MACE PRÉ-INTRACAPILAR

A cicatriz retroauricular de preferência dos autores, tem seu posicionamento na região mastoide cervical ligeiramente dentro do couro cabeludo, e é por isto denominada de mace pré-intracapilar. Na projeção do ápice do trágus, essa incisão se inicia na região retroauricular, indo horizontalmente até a implantação capilar, posteriormente ela desce caudalmente, em discreto "ziguezague", pré-intracapilar, e sua extensão irá depender da quantidade de pele cervical a ser ressecada.

INCISÃO FRONTAL REVERSA

Essa incisão atípica foi desenvolvida em 1988 pelo autor sênior Ronaldo Pontes para o tratamento de um paciente portador de paquidermoperiostose ou síndrome de Touraine-Solente-Golé, que é uma doença hereditária rara, predominante no sexo masculino, caracterizada pelo espessamento cutâneo (paquiderme), baqueteamento digital, periostose dos ossos longos, podendo estar relacionada com hiper-hidrose e dermatite seborreica. No caso em questão, a manifestação cutânea era mais expressiva na região frontal da face com presença de pele inelástica, redundante e com formação de sulcos profundos. Pelas características da pele e da distância da incisão coronal ao local a ser tratado, a tração em sentido cranial seria ineficaz, sendo necessária a criação da incisão frontal reversa, na qual a tração do retalho frontal é feita em sentido caudal.

A incisão tem seu início na raiz da hélice (ponto A), contorna o supercílio em linha sinuosa distando meio centímetro da implantação dos pelos da sobrancelha, indo até a região da glabela, curvando para a raiz do nariz e indo encontrar com dimensões idênticas do outro lado, permitindo uma base segura para a nutrição de todo o retalho (Fig. 28-11).

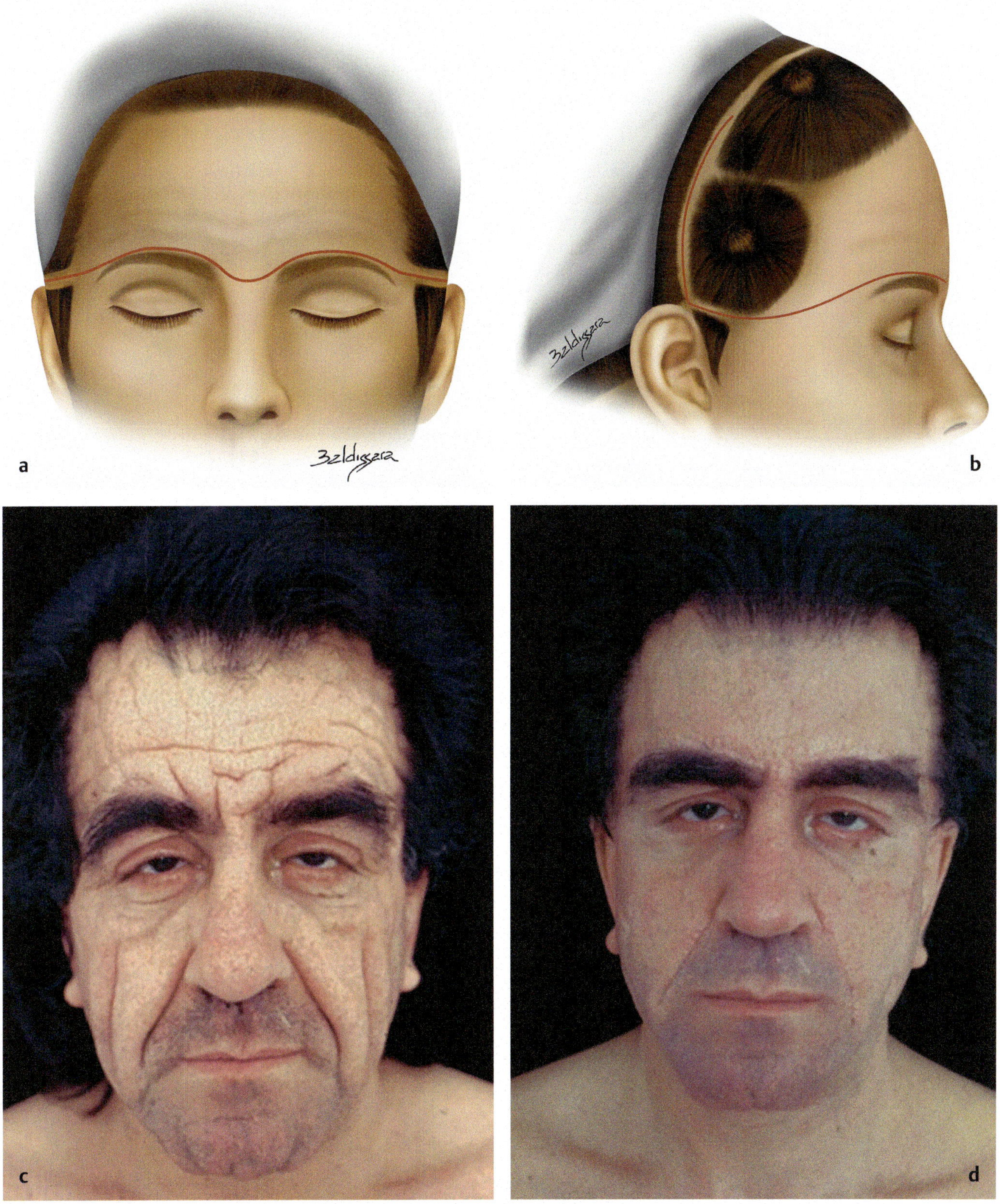

Fig. 28-11. (**a**,**b**) Esquemas de incisão frontal reversa em visão frontal e perfil. (**c**) Paciente masculino 43 anos, pré-operatório. (**d**) Um ano de pós-operatório.

CONCLUSÃO

O envelhecimento é um processo fisiológico, dinâmico e único de cada paciente, portanto devemos ter em nosso arsenal cirúrgico uma gama de técnicas que possam abordar as diferentes queixas e necessidades. A realização do planejamento cirúrgico de uma ritidoplastia segue a mesma lógica, sendo essencial o conhecimento das diversas possibilidades de incisões que podem ser utilizadas. Nesse capítulo buscamos apresentar aquelas mais usadas e algumas de nossas contribuições ao longo de nossa prática cirúrgica. Sendo assim, é clara a ideia de que não existe técnica universal, mas sim um abrangente arsenal que todo cirurgião da face deve conhecer para, dessa forma, melhor tratar das individualidades de seus pacientes.

BIBLIOGRAFIA

Carlin GA, Gurdin MM. Ancillary procedures for the aging face and neck. Surg Clin North Am. 1971;51(2):371-85.

Duarte G, Coelho F, Pontes r. península capilar segmentada, como prevenção da ascensão capilar e seu desalinhamento nas ritidoplastias. Ver Bras Cir Plást. 2016;31(1):53-8.

Giraldo F, González C, Garnica I, et al. Sideburn reconstructionwith an expanded supra-auricular trapezoidal flap. Plast Reconstr Surg. 1997;100:257-61.

Jacono AA. The Art and Science of Estended Deep Plane Facelifting and Complementary Facial Rejuvenation Procedures. [St. Louis], Quality Medical Publishing, Inc. 2021.

Kasai k, Ogawa y, Takeuchi E. A case of sideburn reconstruction using tempoparieto-occiptal island flap. Plast Reconstr surg. 1991;87:146-9.

McKinney P, Mossie RD, Zukowski ML. Chicago, Illinois, USA. Criteria for the forehead lift. Aesthetic Plastic Surgery. 1991;15:141-147.

Mitz V, Peyronie M. The superficial muscolapo-neurotic system (SMAS) in the parotid and cheek area. Plast Reconstr Surg. 1976;58:80.

Nordstrom R, Greco m, Vitagliano T. Correction of sideburn defects after facelift operations. Aesthetic Plast Surg. 2000;24(6):429-432.

Pontes R, et al. Lifting Frontal Reverso: Alternativa Para O Tratamento Da Paquidermoperiostose. Revista Brasileira de Cirurgia Plástica [Internete]. 2001;35(2):235-239.

Pontes R, Pontes Gh, Karvendrish A, Lopes C. A penínsulalana ritidoplastia. Ver Bras Cir Plást. 2017;32(2):262-7.

Pontes R. O Universo da Ritidoplastia. Rio de Janeiro: Revinter. 2011:119-46.

Pontes R: Estended dissection of the mental area in face-lift operations. Ann Plast Surg. 1991,272:439-456.

Rodriguez-Camps S. Reconstructionof sideburnand temporal área after a face lift. Aesth Plast Surg. 2002;26:181-3.

Supradeeptha C, Shandilya SM, Reddy KV, Satyaprasad J. Pachydermoperiostosis - a case report of complete form and literature review. J Clin Orthop Trauma. 2014;5(1):27-32.

Vídeo Aula

Vídeo Cirurgia

CAPÍTULO 29

FREELIFT

Marcelo Araujo ▪ Bernardo Schwartz E Mello ▪ Luiz José Muaccad Gama

INTRODUÇÃO

Ao longo da história da cirurgia plástica facial (Capítulo 1) muitas técnicas que foram desenvolvidas miravam apenas o tratamento da pele com o alisamento e a retirada dos excessos cutâneos. Progressivamente, surgiram abordagens cirúrgicas dos planos mais profundos, com o intuito de também redistribuir os volumes da face e com mais ênfase nos contornos facial e cervical.

Nos 24 anos de experiência deste autor, também aconteceu o mesmo, a procura constante por considerações táticas que se adequavam às exigências atuais dos pacientes e que pudessem tratar faces com múltiplos procedimentos estéticos prévios.

O *freelift* surge como uma combinação de técnicas anteriores, associado ao tratamento profundo do pescoço quando necessário.

ANATOMIA APLICADA

Ao exame físico a face pode ser didaticamente dividida entre áreas fixa (lateral) e móvel (central). Esta divisão se faz pela presença dos ligamentos profundos da face descritos por vários autores. A liberação destes e o acesso à área central da face, possibilita melhor reposicionamento das estruturas e volumes da face, diminuindo assim a tensão aplicada ao retalho cutâneo.

DESCRIÇÃO DA TÉCNICA CIRÚRGICA

O *freelift* se inicia pela região cervical medial, com uma incisão de 2,2 a 2,5 cm no submento, 3 a 4 mm caudalmente à prega submentoniana.

Em 90% dos casos, é feito o tratamento nas bandas mediais do platisma, que consiste no descolamento subplatismal das adesões profundas, ultrapassando as bordas laterais das glândulas submandibulares. O excesso do platisma medial é ressecado e descartado.

O primeiro ponto de aproximação determina a parte mais profunda do ângulo cervicomentoniano e é fixado na aponeurose peri-hióidea no nível do osso hioide.

A cirurgia prossegue com uma ou duas linhas de sutura contínua do hioide até o mento. Então é realizada a transecção horizontal parcial do platisma medial, 2 cm caudalmente ao osso hioide. Nos casos de muita frouxidão muscular medial, complementa-se uma sutura contínua inferior do osso hioide até o nível da cartilagem cricoide. Usamos sempre fios de *nylon* 3.0 e 4.0.

Em 40% dos casos, é realizado o tratamento das estruturas subplatismais, o que convencionamos chamar de *deep neck*. O tratamento de primeira escolha no *deep neck* é a ressecção cuidadosa da gordura subplatismal com atenção para não criar depressão entre os ventres anteriores do músculo digástrico. A seguir fazemos o *shaving* parcial dos ventres anteriores do músculo digástrico deixando-os no mesmo nível da borda óssea mandibular.

A aproximação medial dos músculos digástricos ou de *digastric corset* só é realizada nos casos em que é notada uma pseudo-herniação ou abaulamento do músculo milo-hióideo entre os ventres anteriores do músculo digástrico.

A ressecção parcial das glândulas submandibulares é realizada em 5% dos casos, nos quais notamos o abaulamento ou aumento de volume lateralmente aos músculos digástricos. Após a ressecção é realizada uma sutura contínua com fio *vicryl* 4.0 no coto glandular remanescente.

As incisões cutâneas podem ser variáveis de acordo com a linha de implantação pilosa pré e retroauricular. O descolamento cutâneo, em geral, é realizado até a linha ligamentar entre a face fixa e a móvel e, na região cervical, abaixo da cartilagem cricoide, até a veia jugular externa lateralmente.

O retalho de SMAS-platisma é desenhado entre 1,5 a 2 cm anteriormente ao pavilhão auricular. O limite superior do desenho localiza-se horizontalmente, no meio do arco zigomático até a porção orbital do músculo orbicular dos olhos.

A linha vertical do retalho segue caudalmente, 1,5 a 2 cm à frente do pavilhão auricular e desce na borda anterior do músculo esternocleidomastóideo até encontrar a veia jugular externa. Este ponto geralmente se encontra aproximadamente 5 a 6 cm caudalmente ao ângulo da mandíbula.

O retalho de SMAS-platisma é descolado usando o eletrocautério na voltagem de 15 a 20 watts. Isto possibilita uma cirurgia mais exangue e serve como identificador/estimulador de nervos para uma dissecção intraoperatória mais segura e orientada.

A dissecção com eletrocautério é feita em toda face lateral (fixa) até a liberação imediata dos ligamentos e adesões zigomáticas, massetéricas e mandibulares, quando esta última é necessária.

A partir da liberação de ligamentos, usamos instrumentos de dissecção romba para acesso dos espaços pré-zigomático, pré-bucais (superior e inferior) e subplatismal.

As zonas de transição entre esses espaços podem ser liberadas posteriormente, com eletrocautério, preservando a área anatômica dos nervos cervicais superiores.

Após a dissecção e liberação completa do retalho, este será reposicionado superior e posteriormente para definição dos contornos mandibulares e do malar lateral.

O retalho é fixado com fio inabsorvível (*nylon* 3.0 e 4.0) em áreas anatômicas fixas, resistentes e com aproximação direta dos tecidos sem pontos a distância. Os excessos dos retalhos pré-auriculares podem ser retirados e descartados ou podem ser usados para volumizar determinadas áreas da face e corrigir assimetrias com mais previsibilidade dos resultados. A transecção horizontal do retalho cervical do platisma pode ser realizada 1 cm acima da borda mandibular (alta) ou em uma linha que une a veia jugular externa com a cartilagem cricoide (baixa), sendo possível combiná-las.

O retalho cutâneo cervical é reposicionado com uma tração posterior (retroauricular) seguindo o eixo da mandíbula e sem tensão excessiva na área pré-pilosa posterior.

O retalho cutâneo da face é reposicionado seguindo a linha oblíqua trágus-tubérculo de Darwin como descrito por Pitanguy (buscar referência).

Assim como no *round-lifting* descrito por Pitanguy, o reposicionamento dos lóbulos nas orelhas é a última etapa do *freelift*, para evitar tensão e posterior deformação ou mal posicionamento destes.

A região temporal também deve ser tratada após a elevação malar lateral e pode ser feita por uma incisão temporal (geralmente intracapilar) que pode ser separada ou contígua à incisão pré-auricular.

DISCUSSÃO

A seguir vamos detalhar as vantagens e possíveis desvantagens do *freelift*.

Vantagens:

- Maior liberação da área móvel (central da face).
- Melhor elevação malar lateral.
- Melhor suporte das pálpebras inferiores.
- Correção dos 2/3 superiores do sulco nasolabial.
- Elevação dos cantos da boca.

Desvantagens:

- Técnica mais complexa, com consequentemente tempo cirúrgico e curva de aprendizado maiores.
- Exposição dos ramos do nervo facial que podem ser mais facilmente visualizados nesta cirurgia.

A lipectomia direta da gordura subcutânea do *jowl* diminuiu muito a recidiva destes.

A transecção parcial alta do músculo platisma possibilita melhor definição do contorno mandibular e permite a ascensão mais vertical do SMAS.

A transecção baixa total do platisma, incluindo a fáscia cervical, diminuiu a recorrência das bandas platismais.

Os excessos dos retalhos de SMAS são mais eficazes para correção de assimetrias e podem ser usados para aumentar ou diminuir o volume da face, o que torna a técnica mais versátil. A fixação do SMAS-platisma é realizada em partes fixas e estáveis como o periósteo do arco zigomático e mastoide, o que torna a técnica muito consistente.

A padronização dos passos cirúrgicos torna a cirurgia segura e reprodutível, apesar de complexa tecnicamente.

Nesta técnica, 70% a 80% da tensão do SMAS-platisma é obtida pela tração lateral e superior, com menor tensão medial, diferentemente de outros autores. Na visão do autor, este fato é responsável pela menor necessidade (5%) da ressecção parcial das glândulas submandibulares, tornando a técnica segura e com baixa morbidade.

A fixação e elevação do SMAS-platisma é realizada com aproximação dos tecidos evitando-se pontos a distância ou em alças. Isso elimina a possibilidade de irregularidade visíveis e palpáveis e também a chance do efeito *cheese wiring* (ruptura ou laceração de tecidos por fios longos).

O *freelift* oferece maior liberação dos espaços pré-zigomáticos e pré-bucais. Se aplica muito aos pacientes com faces pesadas e principalmente às pacientes com muitos procedimentos estéticos não cirúrgicos prévios, como consequência do grande aumento destes nos últimos anos. Notadamente, os injetáveis e as tecnologias com maior alcance subdérmico, como ultrassom microfocado e radiofrequência, são causadores de uma resposta inflamatória crônica, irregularidades, nódulos e fibroses em diversas áreas da face.

Para melhor entendimento, o autor classificou essas áreas de fibroses intensas, originadas de procedimentos não cirúrgicos, como "ligamentos não anatômicos da face". Nessas áreas, onde previamente existia apenas um plano mais areolar entre os tecidos, formam-se novas aderências firmes.

Para os cirurgiões que buscam uma melhor mobilização das estruturas profundas, isto cria uma dificuldade adicional durante as cirurgias, mesmo em casos de faces mais magras, leves e/ou primárias. Talvez esta tenha sido a principal motivação do autor para o desenvolvimento desta técnica.

Estes "ligamentos não anatômicos" foram criados pela intervenção humana e criam um novo paradigma da cirurgia facial mostrando que muitas vezes não basta apenas a liberação anatômica clássica previamente conhecida.

Como se trata também de uma técnica biplanar, com maior separação entre a pele e o SMAS-platisma, permite o tratamento com vetores e tensão diferenciadas nestas duas camadas.

Ao longo de 2 anos de experiência, com 640 pacientes operados, o autor não observou nenhum caso de paresia ou paralisia facial em nenhum dos ramos faciais. A incidência de necrose cutânea permanece em zero. Ocorreu apenas um caso de hematoma no pós-operatório (0,0015%).

CONCLUSÃO

Trata-se de uma técnica segura e consistente que surgiu como uma necessidade de nos adaptarmos a uma nova era de muitos procedimentos estéticos prévios à cirurgia de face.

BIBLIOGRAFIA

Andrew AA. The Art and Science of Extended Deep Plane Facelifting and Complementary Facial Rejuvenation Procedures; Quality Medical Publishing, Incorporated. 2021.

Aufricht GUSTAVE. Surgery for excess skin of the face and neck. Transactions of the Second Congress of the International Society of Plastic Surgeons. Baltimore: Williams & Wilkins. 1960;495.

Baker DC, Conley J, Hartstein ME, McKenzie W. Evolution of Technique of Deep Plane Facelift. Archives of Facial Plastic Surgery. 2002;4(1):13-19.

Barton Jr, Fritz E. The high SMAS face lift technique. Aesthetic surgery jornal. 2002;22(5):481-486.

Casabona G, Frank K, Koban KC, et al. Lifting vs volumizing—The difference in facial minimally invasive procedures when respecting the line of ligaments. J Cosmet Dermatol; [Internet]. 2019;00:1-7.

Connell BF. Contouring the neck in rhytidectomy by lipectomy and a muscle sling. Plast Reconstr Surg. 1978 Mar;61(3):376-83.

Feldman, Joel J. Corset platysmaplasty. Plastic and reconstructive surgery. 1990;85(3): 333-343.

Feldman JJ. Neck Lift. St. Louis: Quality Medical. 2006.

Hamra ST. The deep-plane rhytidectomy. Foundational Papers in Oculoplastics. 1990:39.

Marten TJ. High SMAS facelift: combined single flap lifting of the jawline, cheek, and midface. Clinics in plastic surgery. 2008;35(4):569-603.

Mendelson B, Chin-Ho W. Anatomy of the aging face. Plastic surgery. 2013;2:78-92.

Pitanguy I. The round-lifting technique. Facial plastic surgery. 2000;16(03):255-268.

Stuzin JM, et al. Extended SMAS dissection as an approach to midface rejuvenation. Clinics in plastic surgery. 1995;22(2):295-311.

Vídeo 1 Vídeo 2 Vídeo 3 Vídeo 4 Vídeo 5

TÉCNICA DO ESTROMA VASCULAR ENRIQUECIDO COMBINADO À TECNOLOGIA DE PLASMA HÉLIO – UMA ABORDAGEM INOVADORA E MINIMAMENTE INVASIVA PARA O CONTORNO E O REJUVENESCIMENTO FACIAL

Aris Sterodimas ▪ Beatriz Nicaretta

INTRODUÇÃO

O envelhecimento da face é um conjunto complexo de eventos, determinado pela flacidez e redundância da pele e do sistema musculoaponeurótico superficial (SMAS), reabsorção de gordura e diminuição da projeção em muitas proeminências da face, bem como adelgaçamento da derme e diminuição da qualidade do rearranjo cutâneo. Os sinais externos de envelhecimento podem ser muito evidentes na área do rosto e do pescoço. As alterações que afetam a aparência da face e do pescoço podem incluir o aumento ou diminuição da gordura subcutânea, ptose da testa, frouxidão da face média, frouxidão das pálpebras superiores e inferiores, bandas platismais, papada e flacidez generalizada da pele do pescoço. Dependendo da gravidade, encontram-se disponíveis uma variedade de opções de tratamento, isolados ou em combinação, para tratar o envelhecimento do rosto e do pescoço. O rejuvenescimento facial é cada vez mais desafiador, pois os pacientes esperam procedimentos minimamente invasivos e uma rápida recuperação pós-operatória, juntamente com resultados rápidos, tangíveis e de longa duração. O rejuvenescimento facial frequentemente requer uma cirurgia que trata múltiplas áreas (testa, face lateral, face média, pescoço e áreas periorbitais), além dos crescentes procedimentos de escultura facial e bioestimulação por meio de injeção de gordura. Na nossa instituição, foi desenvolvida uma abordagem sistemática que inclui todos estes procedimentos, com resultados consistentes. Embora o padrão-ouro continue a envolver o procedimento cirúrgico tradicional de *lifting* facial, há uma mudança contínua em direção a técnicas minimamente invasivas que promoveram o advento de técnicas e dispositivos que oferecem uma alternativa às técnicas tradicionais. Nosso grupo de pesquisa já descreveu o método de *stromal enriched lipograft* (SEL) para a face e em diversas partes do corpo, sendo um procedimento que combina a extração enzimática da fração vascular do estroma da gordura (SVF), com a intenção de aumentar a duração do volume de gordura enxertada, estipulando assim um resultado mais previsível e estável em termos de sobrevivência do enxerto. Várias tecnologias, incluindo *laser*, ultrassom e radiofrequência (RF), demonstraram alguma retração de pele, além da contração de pele subsequente à estimulação inflamatória subdérmica devido a cânulas. Os mecanismos de ação dos dispositivos de RF subcutâneos incluem a geração de calor através da resistência dentro dos tecidos da derme e a gordura que resulta em neocolagênese, remodelação da elastina e da matriz dérmica, e, leve perda de adipócitos. A contração do tecido subcutâneo pela aplicação em nível mais profundo da tecnologia RF à base de hélio é considerada um mecanismo adicional que resulta em contorno de pele adicional pela contração dos tecidos moles. A redução no volume e na área de superfície tecidual é resultado da desnaturação das proteínas e da contração do colágeno após uma quantidade de energia térmica ter sido transmitida ao tecido. Recentemente, um dispositivo de RF acionado por plasma, Renuvion, foi introduzido e a Food and Drug Administration (FDA) aprovou este dispositivo como o único dispositivo para coagulação de tecidos moles e contração de pele. O sistema Renuvion para o rosto e o pescoço utiliza plasma de hélio frio através de um processo de ionização de gás para produzir um feixe de energia estável e focado resultando na contração do tecido atingido, com o seu efeito máximo de 6-9 meses após a aplicação.

AVALIAÇÃO DO PACIENTE

A espessura dos tecidos epidérmico, dérmico e subcutâneo e o grau de absorção óssea na glabela e ao longo das bordas supraorbitais são observados na análise do terço superior da face. O grau de dano devido a exposição aos raios ultravioletas também deve ser registrado. Em rugas mais profundas é possível o uso de uma técnica de enxerto de gordura intradérmica com agulha perfurante (SNIF). A depressão temporal está associada à perda profunda de gordura, enquanto o aumento da exposição das veias temporais está associado à perda superficial de gordura. Frequentemente, ambos estão presentes em mulheres e homens de meia-idade. As pálpebras superiores e inferiores e a região periorbital são inspecionadas. Perda de plenitude da cauda lateral da sobrancelha, perda de convexidade da pele caudal à sobrancelha e profundidade da prega supratarsal podem ser observadas. Na órbita inferior avalia-se o rebordo e a proeminência da gordura intraorbitária. A *tear trough* e a junção da pálpebra inferior e da área malar devem ser avaliadas. A posição do globo é anotada na posição do vértice para determinar o grau de proptose. A posição da pálpebra sobre a pupila é anotada e o grau de enoftalmia senil é avaliado. No terço médio, o arco e o corpo zigomático são delineados. O arco superior corresponde à região temporal inferior. A gordura suborbicular profunda lateral e medial do olho (SOOF) é observada, assim como o compartimento de gordura medial profundo da região malar. O grau de esvaziamento bucal é avaliado. O nariz é avaliado quanto a qualquer deformidade estética e/ou envelhecimento e o grau de recessão piriforme é anotado. Os lábios juntamente com os tecidos periorais e o grau de afinamento e rugas são avaliados. No terço inferior, avaliam-se as linhas de marionete, as linhas no mento e a prega labiomentoniana. A textura do mento pode ser melhorada através do microagulhamento com Nanofat. A área anterior à mandíbula, imediatamente lateral aos ligamentos de retenção mandibulares, se recortada, é abordada como sendo a borda inferior da mandíbula e o ângulo goníaco. A projeção do queixo é analisada e o pescoço é inspecionado quanto ao excesso de gordura ou grau de perda subcutânea, rugas finas ou profundas e severidade da flacidez. A flacidez de pele na região da testa, pálpebra inferior e pescoço é avaliada e o Renuvion – tecnologia RF à base de hélio – pode ser indicado conjuntamente à técnica SEL.

MARCAÇÕES E TÉCNICA CIRÚRGICA

As áreas a serem tratadas normalmente são marcadas com um ponto em um padrão topográfico. As zonas de aderência e as áreas a serem evitadas são demarcadas em vermelho. Marcações em grade são realizadas visto padronizar a ressecção e reduzir as irregularidades de contorno. As incisões devem ser colocadas em sulcos naturais para minimizar a sua visibilidade. É importante revisar todas as marcações e demarcar os locais das incisões com o paciente observando e consentindo, em frente a um espelho, antes de realizar o procedimento cirúrgico. Todas as marcações, sejam elas nas áreas a serem tratadas com Renuvion, áreas receptoras de lipoenxerto ou a serem lipoaspiradas, devem ser feitas com o paciente em posição ortostática, sejam elas em partes da face, do pescoço ou do corpo. É administrada sedação pré-operatória na sala cirúrgica. O procedimento é realizado sob sedação e anestesia local em posição supina. Cefazolina intravenosa intraoperatória é administrada na indução anestésica. O anestésico local é composto por solução salina normal contendo 1:100.000 de adrenalina e 50 mL de xilocaína a 2%. Uma cânula de pequeno calibre, 23 G é usada para a injeção, e, após esperar 15 minutos, uma cânula romba de 2 mm é inserida através de três pequenas incisões, 1 cm atrás da linha do cabelo, para tratar a área da fronte. No nível supraperiosteal a região frontal é tratada com a cânula Renuvion de 15 mm produzida pela Apyx Medical (Clearwater, FL). A tecnologia de radiofrequência (RF) acionada pelo plasma de hélio frio foi adaptada para aproximar a pele da fáscia subjacente por meio da coagulação das faixas intersticiais de tecido conjuntivo. No sistema Renuvion, a energia de RF de uma unidade geradora eletrocirúrgica é transferida a uma peça de mão, usada para energizar um eletrodo. O plasma de hélio é gerado quando o gás hélio de 1 litro passa sobre o eletrodo energizado, permitindo que o calor seja aplicado ao tecido de duas maneiras diferentes e distintas. O feixe de plasma fornece calor através da ionização e rápida neutralização dos átomos de hélio. Uma porção da energia de RF que passa pela impedância tecidual gera uma pequena quantidade adicional de calor. O dispositivo é ativado até que uma temperatura subcutânea predefinida, na faixa de 75 a 85°C, seja alcançada e mantida. O tecido a ser tratado deve ser mantido nessa temperatura por mais de 120 segundos para que ocorra a contração máxima. A peça de mão é movida no plano subdérmico de maneira semelhante a uma cânula de lipoaspiração. A energia emitida é fracionária. O dispositivo é implantado e ativado de maneira retrógrada. Recomenda-se uma configuração de 65% de energia, com fluxo de plasma de 1 litro de Hélio, para a área da fronte. Uma vez colocado em posição, o dispositivo é utilizado retrogradamente, da extremidade a ser tratada, em direção ao ponto de entrada. Não são realizados mais de cinco movimentos a cada 2 cm. O dispositivo é desligado 1 cm antes do ponto de entrada para evitar queimaduras no local da incisão. O gás hélio precisa de pelo menos três pontos de entrada (incisão) para ter espaço adequado para escapar. O autor normalmente expele o gás manualmente entre os pontos de entrada e utiliza a cânula de 2 mm para lipoaspiração para sugar suavemente o hélio depois de concluído o procedimento, reduzindo assim a chance de enfisema subcutâneo (Vídeo 30-1).

Quando a área da pálpebra inferior precisa ser tratada, 15 mL de anestésico local são injetados de cada lado através de uma incisão temporal pré-capilar. Após o descolamento subcutâneo usando uma cânula de pequeno calibre (23 G), três incisões adicionais são feitas na pálpebra inferior. A região da pálpebra inferior é tratada no nível subcutâneo, com a sonda Renuvion de 15 mm, produzida pela Apyx Medical (Clearwater, FL). A configuração de 65% de energia e fluxo de plasma de 1 litro de hélio é recomendada para a área da pálpebra inferior. Uma vez inserido e posicionado, o dispositivo é utilizado retrogradamente, da extremidade da área de tratamento em direção ao ponto de entrada. Não são realizados mais do que três passagens, de 1 cm cada. O gás hélio precisa de pelo menos três locais de incisão para ter espaço adequado para escapar. O autor normalmente expele o gás manualmente utilizando estas incisões (Vídeo 30-1).

Quando a lipoaspiração do pescoço é necessária injeta-se no tecido subcutâneo do pescoço solução salina normal, contendo 1:200.000 de adrenalina e 50 mL de xilocaína a 2%, por meio de uma cânula de pequeno calibre (21 G). Após esperar 15 minutos, uma seringa de 20 mL acoplada a uma cânula romba de 2 mm é inserida através de pequenas incisões nas pregas pós-auriculares. A gordura é aspirada por uma cânula de aspiração de ponta romba, com quatro furos de 2 mm, conectada a uma seringa Luer-Lok de 20 mL. As aberturas distais da cânula de colheita têm tamanho e forma apropriados para coletar as maiores parcelas de tecido adiposo intacto que podem facilmente passar através do lúmen de uma seringa Luer-Lok. A combinação de uma leve pressão negativa e a ação de curetagem do movimento da cânula através dos tecidos permite que as maiores parcelas de tecido adiposo intactas se movam através da cânula, pela abertura Luer-Lok e para dentro do corpo da seringa, com mínimos danos mecânicos. Após realizar a lipoaspiração, utiliza-se então a sonda Renuvion de 15 mm, específica à região do pescoço, produzida pela Apyx Medical (Clearwater, FL). No nível subcutâneo, a área do pescoço é tratada com a sonda Renuvion de 15 mm produzida pela Apyx Medical

(Clearwater, FL). Recomenda-se um ajuste de nível de potência para 75% e um fluxo de plasma de hélio para 1,5 litro para tratar a área do pescoço. Uma vez encaixado, o dispositivo é puxado para trás, da extremidade da área de tratamento em direção ao ponto de entrada. Não são realizadas mais de seis passagens para cada 1,5 cm. O dispositivo é desligado a 1 cm do local de entrada, para evitar queimaduras nos pontos de incisão. O gás hélio precisa de pelo menos três locais de incisão para ter espaço adequado para evaporar. O autor normalmente expele o gás manualmente entre os pontos e usa uma cânula de 2 mm de lipoaspiração para sugar suavemente o hélio depois de concluído, a fim de reduzir a chance de enfisema subcutâneo (Vídeo 30-2).

O tecido adiposo lipoaspirado é processado da seguinte maneira, conforme anteriormente descrito na literatura médica pelo nosso departamento. Primeiro, dois terços da gordura aspirada são usados para isolar o *stromal vascular fraction* (SVF). A digestão é obtida com colagenase tipo II grau GMP 0,075% (ClZyme AS), produzida pela VitaCyte LLC 1 (Indianápolis, IN) em solução salina tamponada, a qual é agitada por 45 minutos a 37°C. A separação do SVF contendo células-tronco derivadas do tecido adiposo (ADSCs) é então feita por meio de centrifugação a 1.200 rpm por 5 minutos, conforme protocolo já publicado. O SVF está localizado no *pellet* derivado da gordura centrifugada, ou seja, na parte inferior do lipoaspirado. Todas essas etapas do processo da gordura são obtidas através do Automatic Cell Station, produzida pela BSL Ltd (Seul, Coreia). O SVF é derivado da gordura processada em unidade automatizada de processamento celular (Vídeo 30-3). O terço restante da gordura aspirada é tratado da seguinte forma: com a seringa mantida verticalmente e a sua extremidade aberta para baixo, a gordura e o líquido são separados. Solução salina isotônica é adicionada à seringa, a gordura e a solução salina são separadas e o exsudato descartado. O procedimento é repetido até que a gordura fique amarelada, livre de sangue e outros contaminantes. A gordura é tratada com a maior delicadeza de modo a manter uma arquitetura intacta. O processo envolve apenas lavagem e separação por gravidade. SVF contendo ADSCs e a gordura purificada são finalmente misturadas e transferidas para seringas de 20 mL. Cada seringa conterá 1,5 mL de SVF e 18,5 mL de gordura purificada. Esta porção de preparada de *milifat* é colocada de lado para repor a perda profunda do compartimento de gordura e a absorção óssea facial. Os 40 mL restantes de milifat são transferidos para duas seringas de 20 mL e processados em gordura micro e gordura nano usando o *kit* Nanocube, que possui um total de quatro portas cujas funções são redimensionar a gordura usando uma técnica especial de corte (Vídeo 30-4). O procedimento é feito dentro da sala cirúrgica, por dois engenheiros teciduais, e o tempo necessário é de aproximadamente 45 minutos. O enxerto de tecido adiposo enriquecido com SVF é injetado através das incisões e entregue como mili, micro e nanogordura, conforme mostrado na Figura 30-1. O lipoenxerto é injetado em vários níveis de profundidade, desde a junção subcutânea dérmica até a gordura subcutânea profunda, até a projeção desejada. Desta forma, obtém-se uma escultura estrutural e simetria entre os dois lados da face. A gordura é introduzida à medida que a cânula é retirada. A moldagem da gordura é realizada por manipulação digital suave para obter uma distribuição uniforme. A colocação começa com os compartimentos profundos da face e progride superficialmente, usando-se primeiro o *milifat*, depois o *microfat* e terminando com o *nanofat*. Cinco pontos de punção (por lado) são feitos com uma agulha 18 G e são reutilizados sempre que possível na colocação dos três tamanhos de enxertos de gordura, mostrados na Figura 30-2. De acordo com a avaliação topográfica, os enxertos de gordura são atribuídos a locais anatômicos na face, de acordo com os seus tamanhos, *milifat* (2-2,5 mm), *microfat* (1 mm) e *nanofat* (500 mm e/ou menos). A colocação começa, como citado anteriormente, pelos compartimentos profundos da face e progride superficialmente, usando-se primeiro o *milifat*, depois o *microfat* e terminando com o *nanofat*. O *millifat* é inicialmente colocado através de uma punção com agulha de 18 G no sulco nasolabial lateral e superior à comissura oral, nas áreas de absorção óssea e na região piriforme. A cânula é então direcionada cefalicamente para enxertar o compartimento gorduroso medial profundo e o SOOF medial e depois o lateral. A região temporal profunda é enxertada junto com a parte supraorbital lateral da sobrancelha, em nível pré-periosteal. As metades superiores e inferiores do lábio são enxertadas com *milifat*, através da comissura. Para a pele perioral, a gordura micro é enxertada superficialmente, acima do músculo e a partir da incisão feita pela agulha nasolabial para o lábio superior. Pela incisão da comissura oral, enxertam-se as linhas de marionete e o tecido perioral. A técnica SNIF é utilizada para as colunas filtrais (arco do cupido) e rugas perpendiculares à parte branca ao redor dos lábios superior e inferior. O compartimento de gordura temporal superficial é enxertado com gordura micro usando o mesmo local de punção temporal que o compartimento temporal profundo. Nanofat é colocado usando a abordagem SNIF ou topicamente através de microagulhamento. Quando administrada por meio de uma técnica SNIF para rugas dérmicas, essa gordura nano celularmente otimizada, é injetada por via intradérmica utilizando-se uma cânula de 25 G anexada a uma seringa *luer lock* de 5 mL. Finalmente, a *nanofat* é aplicada por meio de um dispositivo mecânico de microagulhamento na face, no pescoço e no decote (Vídeo 30-5).

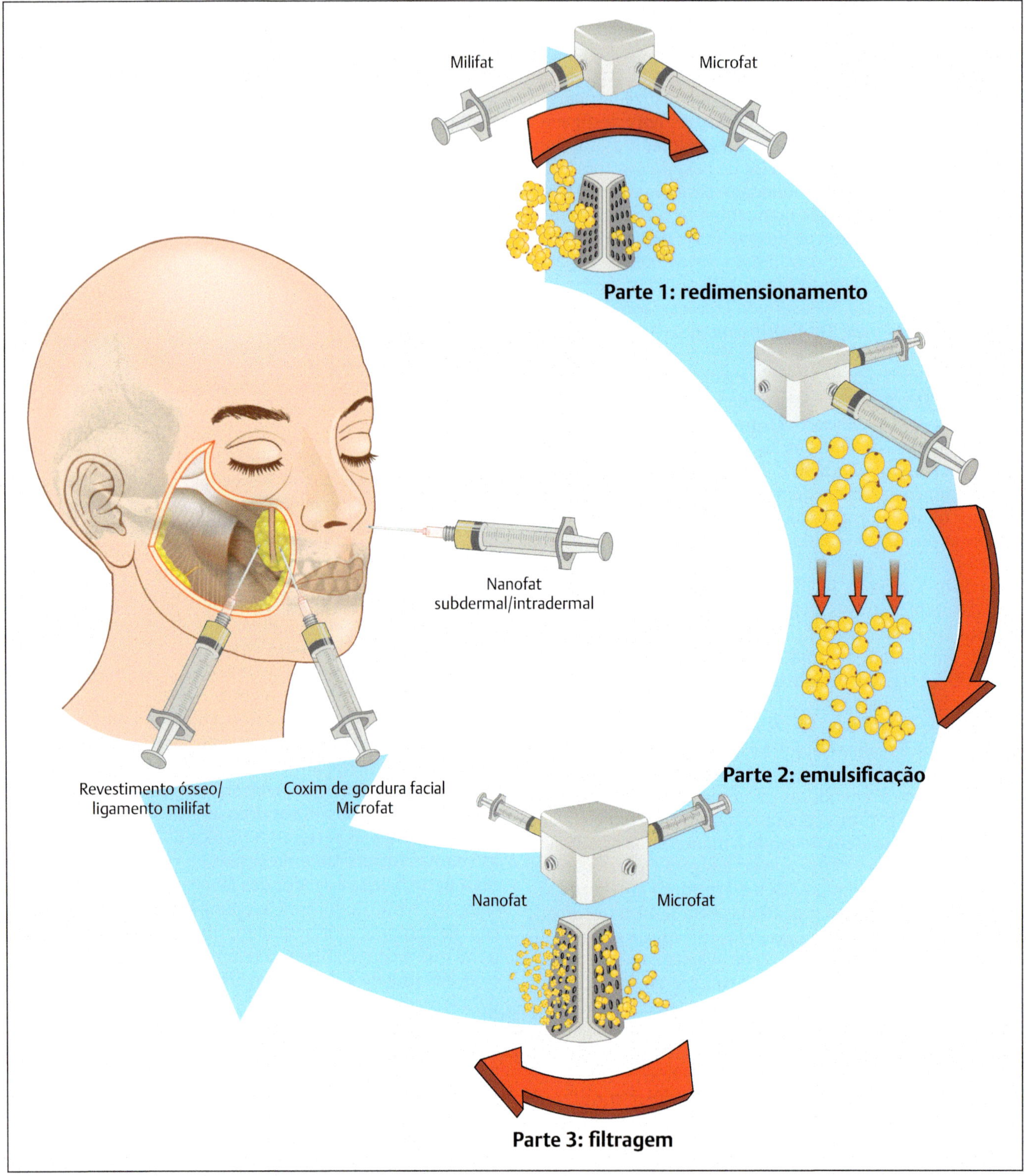

Fig. 30-1. Representação esquemática da técnica de lipoenxerto enriquecido com estroma para preparação de mili, micro e nanofat usando a tecnologia Nanocube (Lipocube, Londres, Reino Unido).

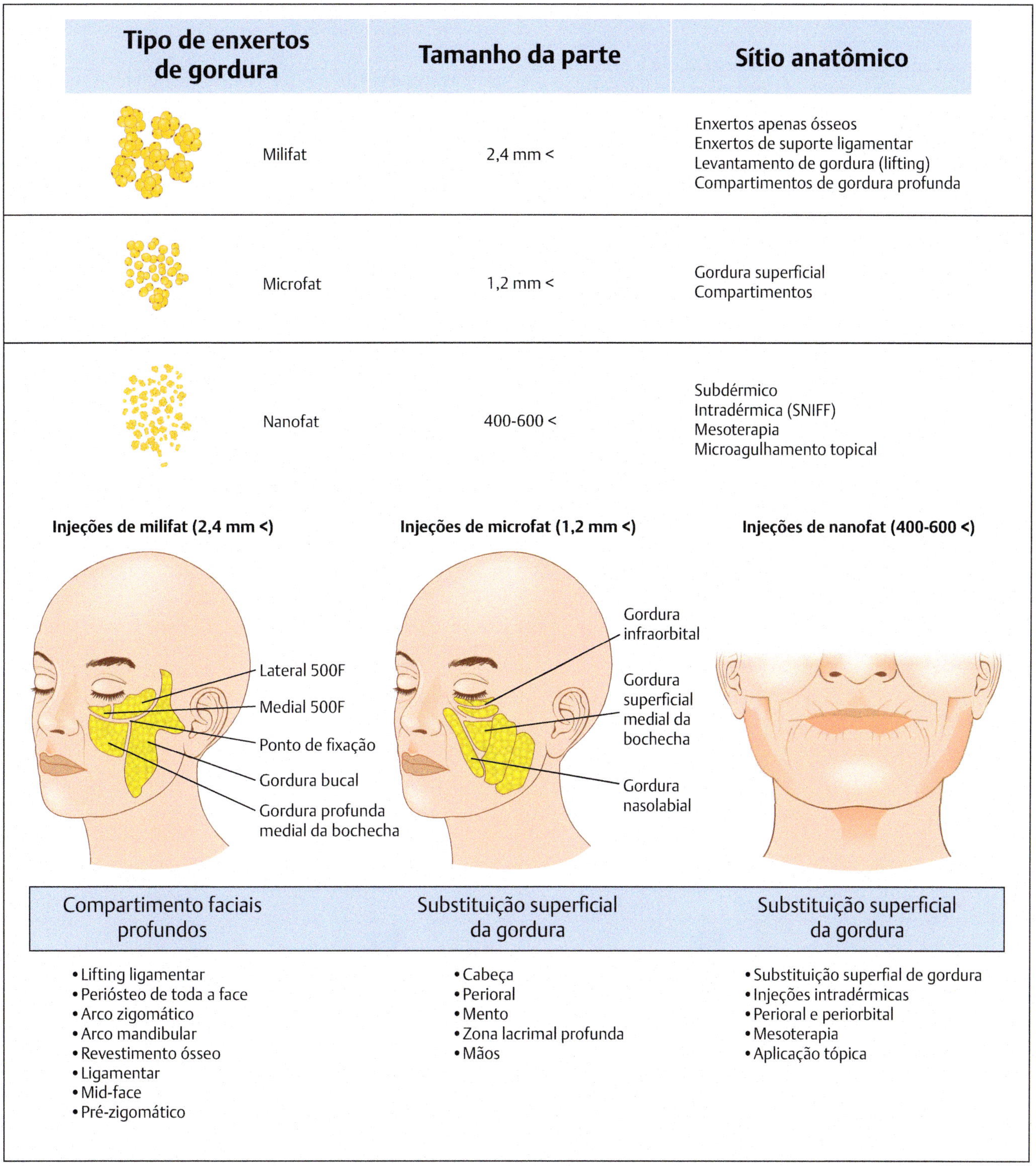

Fig. 30-2. Representação esquemática dos lipoenxertos enriquecidos com estroma atribuídos a locais anatômicos na face de acordo com seus tamanhos de parcela de milifat, microfat e nanofat.

CUIDADOS PÓS-OPERATÓRIOS

Os cuidados pós-operatórios consistem em analgesia, medicamentos anti-inflamatórios não esteroides e arnica para hematomas. A aplicação direta de gelo não é permitida. Os pacientes podem esperar edema facial e equimoses leves, que geralmente se dissipam entre o 5° e o 7° dia. No pós-operatório imediato é aplicado curativo na região do pescoço que foi lipoaspirada. Pacientes que foram submetidos à combinação da técnica SEL e da tecnologia Renuvion como parte do inovador protocolo minimamente invasivo para contorno e rejuvenescimento facial, experimentaram uma diminuição significativa e reversão da ptose tecidual. A combinação de tecnologias emergentes e enxerto de gordura com células-tronco derivadas do tecido adiposo foi comprovada em laboratório por meio de estudos em animais que pode aumentar na regulação positiva em número o efeito regenerativo do plasma de hélio e da sobrevivência das células-tronco adiposas. Como resultado, a sobrevivência do enxerto de gordura transplantada usando a técnica SEL combinada ao Renuvion, pode desempenhar um papel significativo na reversão dos sinais de envelhecimento (Fig. 30-3). As complicações da combinação do uso de SEL associado ao Renuvion são raras e relacionadas apenas com o excesso de lipoenxerto e pequenas queimaduras e foram observadas quando o cirurgião não seguiu o protocolo recomendado.

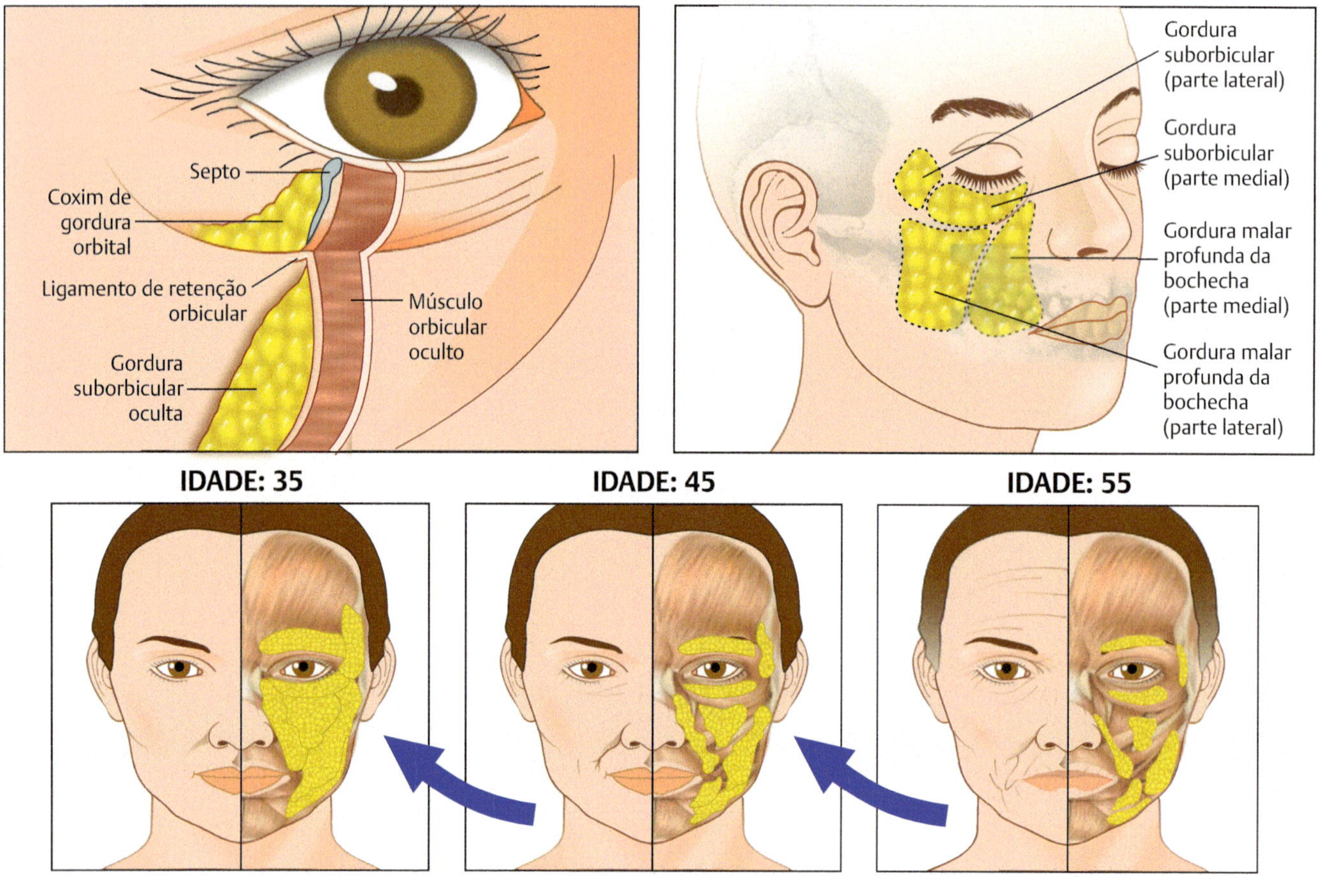

Fig. 30-3. Representação esquemática da técnica de lipoenxerto enriquecido com estroma auxiliada pela tecnologia baseada em plasma de hélio como uma abordagem inovadora e minimamente invasiva para reverter os sinais de envelhecimento facial.

DEMONSTRAÇÕES DE CASOS

Caso 1

Uma mulher de 47 anos solicitou contorno e rejuvenescimento facial e no pescoço (Fig. 30-4a). Foi submetida a tratamento de fronte, pálpebra inferior e pescoço com a tecnologia Renuvion. Um total de 38 mL de gordura SEL (mili, micro e nano) foi colocado nas linhas temporais, sobrancelhas, malares, sulco lacrimal, nariz, sulco nasolabial, lábios e linhas de marionete. É mostrada sua aparência após 5 anos de tratamento (Fig. 30-4b).

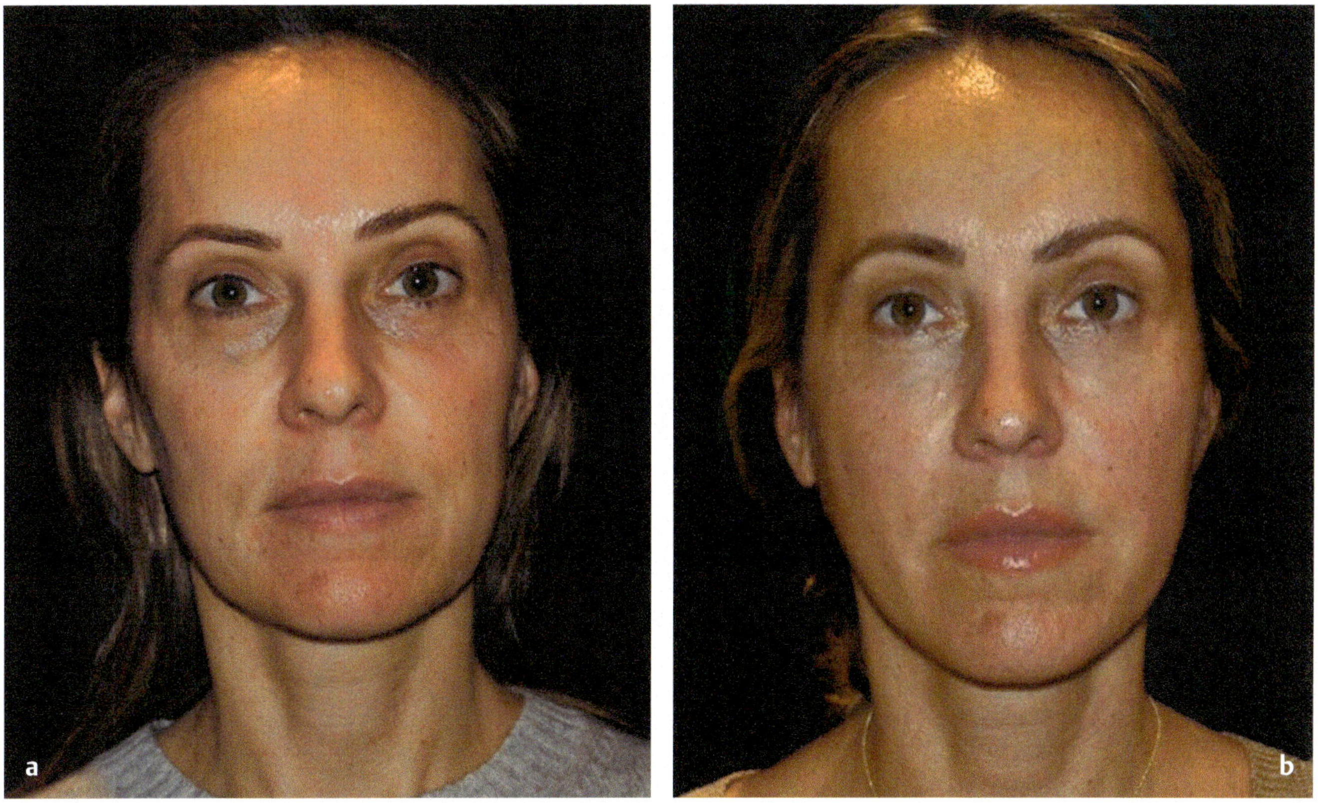

Fig. 30-4. (a) Foto pré-operatória. (b) Foto pós-operatória.

Caso 2

Uma mulher de 52 anos solicitou contorno e rejuvenescimento facial e de pescoço (Fig. 30-5a). Foi submetida a tratamento de área frontal, pálpebra inferior e pescoço com a recnologia Renuvion. Um total de 45 mL de gordura SEL (mili, micro e nano) foi colocado nas linhas temporais, sobrancelhas, malares, sulco lacrimal, nariz, sulco nasolabial, lábios e linhas de marionete. É mostrada sua aparência após 7 anos de tratamento (Fig. 30-5b).

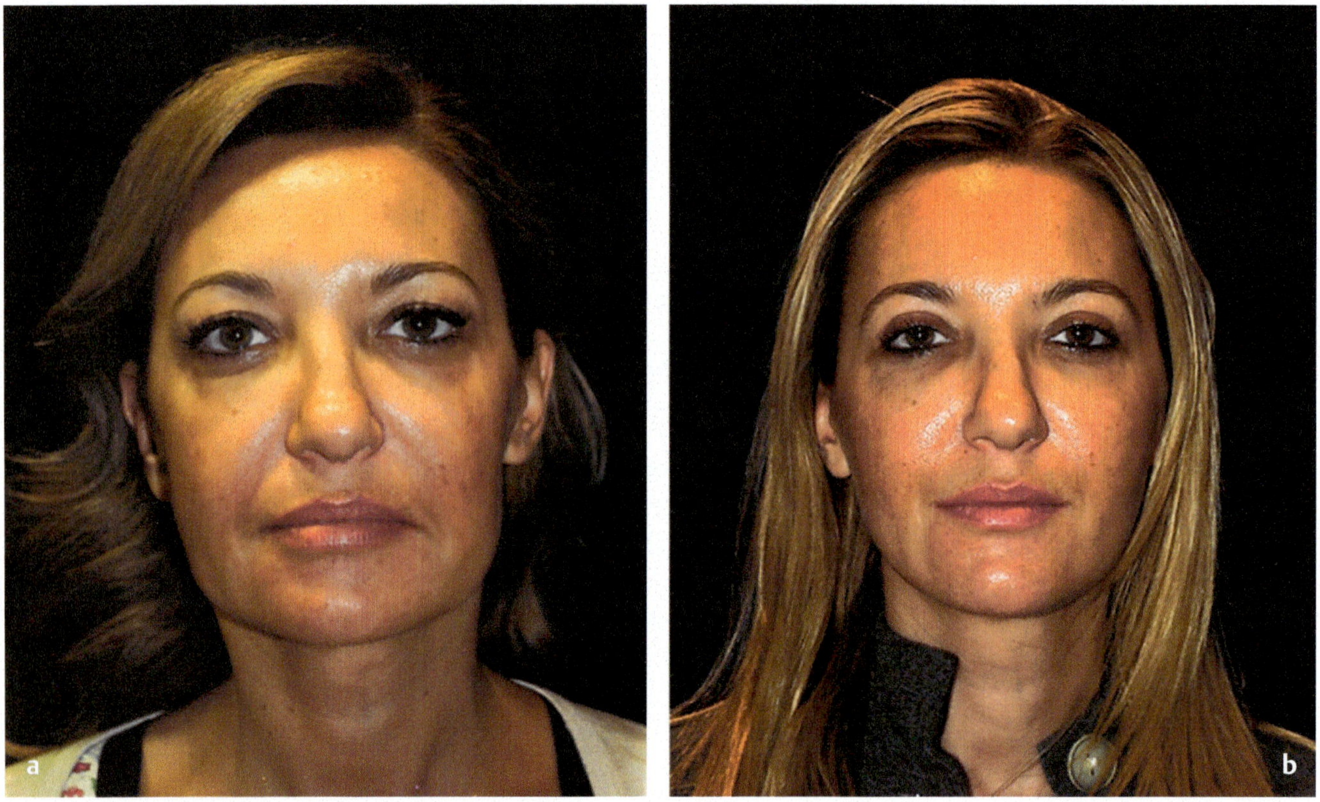

Fig. 30-5. (a) Foto pré-operatória. (b) Foto pós-operatória.

Caso 3

Uma mulher de 44 anos solicitou contorno e rejuvenescimento facial e do pescoço (Fig. 30-6a). Foi submetida a tratamento de fronte, pálpebra inferior e pescoço com a tecnologia Renuvion. Um total de 29 mL de gordura SEL (mili, micro e nano) foi colocado nas linhas temporais, sobrancelhas, malares, sulco lacrimal, nariz, sulco nasolabial, lábios e linhas de marionete. É mostrada sua aparência após 3 anos de tratamento (Fig. 30-6b).

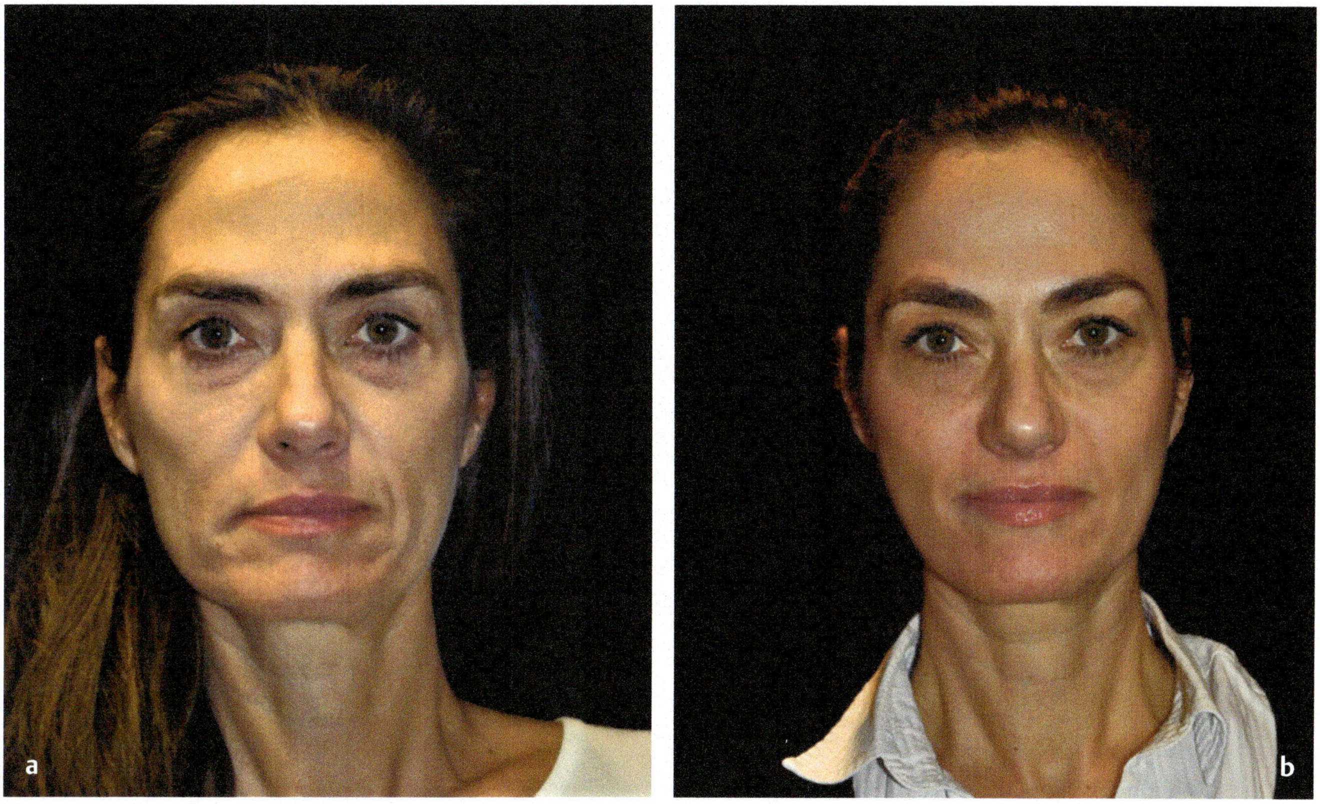

Fig. 30-6. (a) Foto pré-operatória. (b) Foto pós-operatória.

Caso 4

Um homem de 62 anos solicitou contorno e rejuvenescimento facial e de pescoço (Fig. 30-7a). Foi submetido ao tratamento de fronte, pálpebra inferior e pescoço com a tecnologia Renuvion. Um total de 32 mL de gordura SEL (mili, micro e nano) foi colocado nas linhas temporais, sobrancelhas, malares, sulco lacrimal, nariz, sulco nasolabial, lábios e linhas de marionete. É mostrada sua aparência após 6 anos de tratamento (Fig. 30-7b).

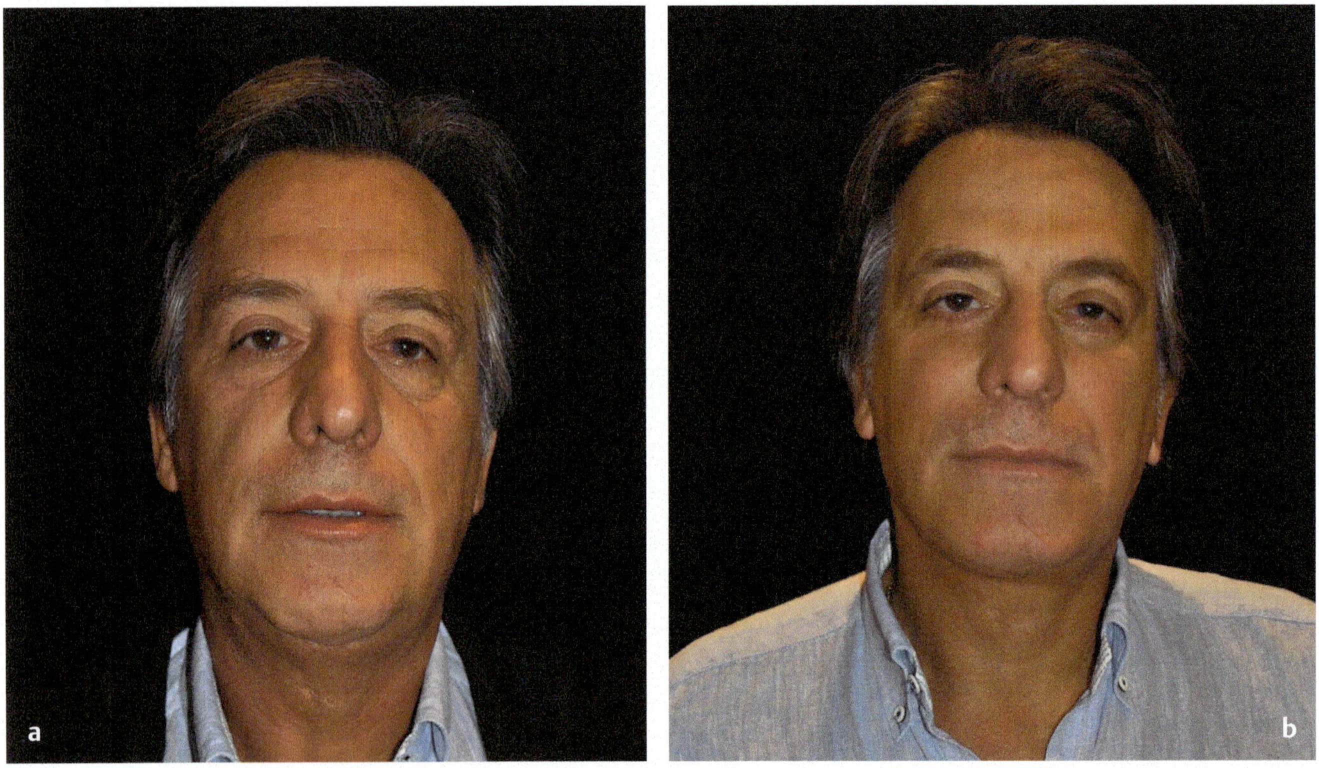

Fig. 30-7. (a) Foto pré-operatória. (b) Foto pós-operatória.

Caso 5

Uma mulher de 56 anos solicitou contorno e rejuvenescimento facial e de pescoço (Fig. 30-8a). Foi submetida ao tratamento de área frontal, pálpebra inferior e pescoço com a tecnologia Renuvion. Um total de 31 mL de gordura SEL (mili, micro e nano) foi colocado nas linhas temporais, sobrancelhas, áreas malares, sulco lacrimal, nariz, sulco nasolabial, lábios e linhas de marionete. É mostrada sua aparência após 5 anos de tratamento (Fig. 30-8b).

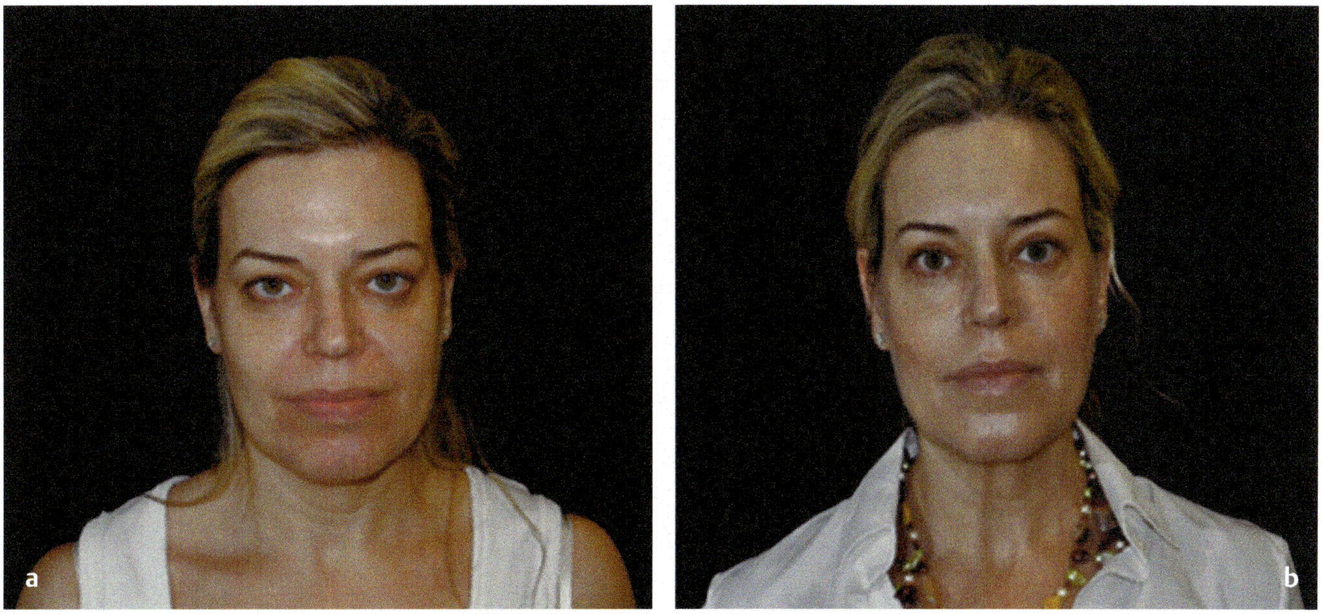

Fig. 30-8. (a) Foto pré-operatória. (b) Foto pós-operatória.

DISCUSSÃO

O envelhecimento facial apresenta um problema desafiador para cirurgiões plásticos estéticos; é um processo multifatorial e de múltiplas etapas que envolvem alterações estruturais e volumétricas na pele, músculos, esqueleto e tecido adiposo. A ptose do tecido facial é causada não apenas pela gravidade, mas também pela reabsorção e reposicionamento do sistema adiposo facial. O rejuvenescimento facial com gordura autóloga tem a vantagem de substituir ou aumentar o tecido por tecido semelhante. O transplante autólogo de gordura facial pode corrigir defeitos cosméticos causados pela perda de tecido subcutâneo, como atrofia da face devido à perda significativa de peso, rugas e involução facial devido ao envelhecimento. O uso clínico de enxertos de gordura autólogos para aumento de tecidos moles faciais cresceu em popularidade na comunidade de cirurgia plástica nos últimos 10 anos. Estratégias regenerativas baseadas em células, como aquelas que abrangem o uso de células-tronco, mostraram que as *adipose-derived stem cells* (ADSCs) autólogas oferecem a possibilidade de finalmente cumprir o princípio fundamental de substituir semelhantes por semelhantes e ainda agir como um preenchimento estético. ADSCs são células-tronco mesenquimais multipotentes que apresentam capacidade regenerativa pela liberação parácrina de fatores de crescimento e diferenciação. As ADSCs são responsáveis pela capacidade de rejuvenescimento dos enxertos de gordura, e seu uso tem demonstrado menor taxa de reabsorção devido à melhora da angiogênese e redução da resposta inflamatória. Na SEL, ADSCs são usadas em combinação com a lipoinjeção. Um SVF contendo ADSCs fresco é isolado da gordura aspirada e recombinado com a estrutura adiposa. Este processo converte gordura aspirada relativamente pobre em ADSC em gordura rica em ADSC. As ADSCs continuam sendo as mais utilizadas pelos cirurgiões plásticos, pois têm o potencial e a capacidade de se diferenciar em linhagens mesenquimais, ectodérmicas e endodérmicas e são facilmente acessíveis para colheita. Os efeitos regenerativos das ADSCs na estética facial foram demonstrados em nível histológico e celular. Foram relatadas regeneração das fibras de elastina e colágeno, melhora na densidade capilar e redução da inflamação. A compreensão da anatomia facial confere maior precisão à nossa capacidade de rejuvenescer o rosto envelhecido. A diminuição do volume de um compartimento específico de gordura facial leva a um excesso de envelope cutâneo e à ilusão de uma prega facial mais proeminente. A técnica SEL pode ser aplicada nos dois terços laterais da sobrancelha, no sulco nasojugal, nos coxins adiposos malar e bucal, no sulco nasolabial, nos lábios e na região perioral. O aumento dos compartimentos de gordura pela técnica SEL tem os seguintes efeitos: aumenta a projeção anterior; diminui a pseudoprojeção da prega ptótica; e um contorno facial jovem e harmonioso é recriado. Usar a gordura como ferramenta anatômica e regenerativa parece ter dois benefícios importantes: aborda as mudanças anatômicas reais que ocorrem com o envelhecimento, em vez de simplesmente usar a gordura como preenchimento estético natural, e a neoangiogênese melhora a saúde dos tecidos, possivelmente retardando a atrofia e substituindo a função da matriz, reduzindo assim a taxa de desenvolvimento de frouxidão e perda óssea. O tratamento é direcionado a todos os tecidos que sofreram deterioração, desde o epitélio até o osso, usando três tamanhos de enxertos de gordura para tratar alterações estruturais, perdas superficiais de gordura e adelgaçamento da pele.

O efeito regenerativo da gordura tem sido amplamente comprovado, tanto na clínica quanto histologicamente, e inclui neoangiogênese e síntese de neocolágeno, que determinam aumento da densidade da matriz extracelular, transformação de células-tronco em fibroblastos secretores de colágeno e melhor retenção de volume quando combinada com lipotransferência simples com tecido adiposo enzimaticamente processado. Com o SEL, consegue-se uma combinação de efeitos: melhor aproveitamento da gordura injetada porque os adipócitos têm maior probabilidade de sobreviver e as células-tronco isoladas rejuvenescem a pele, melhorando sua qualidade, conforme demonstrado por estudos anteriores. O volume de gordura perdido, o volume ósseo reabsorvido e a pele rejuvenescida são restaurados em um único procedimento. A gordura é naturalmente deficiente em células-tronco em termos de concentração para o propósito do cirurgião, e a SEL permite a concentração de elementos regenerativos e, assim, biologicamente sobrecarrega a gordura para aumentar a possibilidade do enxerto de um tecido que foi completamente desconectado de sua rede vascular e transferido livremente para bioambientes variavelmente hostis de sobreviver. Por outro lado, o SVF é restabelecido em seu nicho nativo, o tecido adiposo, o que ajudará em seu enxerto, sobrevivência duradoura, proliferação e atividade biológica. Basicamente, todo o significado da ação é a transferência de gordura contendo maior concentração de células-tronco, células agregadas ao núcleo e outros elementos bioativos da SVF para neutralizar os inevitáveis danos isquêmicos decorrentes do tecido desvascularizado transferido. Os dois componentes histológicos do SEL auxiliam-se mutuamente na superação do desafio biológico da desvascularização e da transferência. Com a SEL é necessário um menor volume de gordura para obter um lipoenxerto durável, graças à combinação com a fração estromal. Isto implica um risco menor de causar edema na face no intra e no pós-operatório. Em nossa série de pacientes tratados, uma única sessão de lipoenxertia com a técnica SEL foi realizada com sucesso em todos os casos.

A tecnologia RF baseada em hélio nas áreas da fronte, pálpebra inferior e pescoço por um breve intervalo resulta em efeitos precisos e previsíveis na pele e no tecido conjuntivo subjacente. O rápido aquecimento do tecido subcutâneo e a subsequente retração da pele ocorrem à medida que o plasma cede energia rapidamente ao tecido circundante a cada passagem do dispositivo. A cada passagem do dispositivo Renuvion, a energia de RF encontra tecidos com impedância variável e muda continuamente os caminhos de transferência de calor. Há uma profundidade mínima de efeito térmico e prevenção do tratamento excessivo do tecido, mesmo com múltiplas passagens, ao mesmo tempo que maximiza o tratamento do tecido não tratado. A liberação de gás hélio no tecido subdérmico ajuda a dissipar rapidamente a energia térmica acumulada. Como o dispositivo aquece rapidamente até 85°C, um pequeno segmento de colágeno subcutâneo sofre uma imediata e forte contração, gerada em 0,044 segundo. Os resultados podem continuar a melhorar ao longo de 1 ano, à medida que ocorre a infiltração de novo colágeno no estroma adiposo. Embora esses dispositivos se tenham mostrado eficazes na obtenção da contração dos tecidos moles, o processo de aquecimento e a manutenção dessa temperatura por longos períodos podem ser demorados. Em dispositivos sem monitor de temperatura externo, a superfície da pele pode ficar superaquecida, causando bolhas ou queimaduras ocasionais. Um dos principais desafios associados à entrega percutânea de energia termicamente induzida para fins de contração do tecido de colágeno é o equilíbrio que deve ser alcançado entre o aquecimento dos tecidos internos o suficiente para atingir a contração desejada e ao mesmo tempo mantendo temperaturas seguras do tecido externo. Os pacientes que não devem ser tratados com Renuvion para contraturas na fronte, pálpebra inferior e pescoço incluem: mulheres grávidas ou amamentando, pacientes com ferida aberta na região de tratamento, pacientes com cicatrização comprometida, pacientes dependentes de oxigênio, com diabetes mal controlada, presença de doenças autoimunes ou pacientes com ptose tecidual grave na região do pescoço. Embora o resultado desejável seja produzir o aumento e a bioestimulação cutânea da região facial por meio da lipoenxertia autóloga em um único estágio, o paciente deve ser avisado de que um procedimento secundário pode ser necessário para alcançar o resultado desejado. A combinação de SEL assistida pela tecnologia de plasma de hélio para o contorno e a regeneração da face e do pescoço é segura e eficaz e a duração prolongada da gordura enxertada é tal que a repetição de procedimentos é rara, e isso pode ser atribuído a uma habitação mais estável do local receptor graças à técnica *stromal enriched lipograft* (SEL).

CONCLUSÕES

Os autores deste capítulo descrevem uma abordagem nova e altamente personalizada de uso de tecnologias emergentes, como o Renuvion e o enxerto de gordura da face e do pescoço, abordando a problemática questão da perda de volume do enxerto de gordura e da flacidez de pele. O método SEL é uma abordagem dinâmica baseada na anatomia para abordar padrões de envelhecimento facial, que ocorrem em compartimentos específicos de gordura superficial e profunda da face e do pescoço. Seguindo as tendências atuais de rejuvenescimento cirúrgico minimamente invasivo a face e pescoço, os autores enfatizam a importância da combinação de técnicas e modalidades para atingir múltiplos objetivos: reposição de volume, retração de pele e melhora da qualidade da mesma. Estas abordagens também são complementos úteis para o tratamento cirúrgico de graus mais extremos de flacidez da pele, sugerindo que o futuro do rejuvenescimento facial e da área do pescoço será uma paleta de escolhas e combinações. Para o paciente com graus de atrofia facial e flacidez de pele – um achado comum – o preenchimento de áreas deficientes com aditivos confiáveis de células adiposas tornou-se o tratamento primário. Como sempre, é o experiente cirurgião plástico, que compreende todas as opções disponíveis – tanto cirúrgicas quantoo minimamente invasivas –, quem está mais capacitado à atender as necessidades, muitas vezes complexas, neste grupo de pacientes.

BIBLIOGRAFIA

Gentile RD. Renuvion/J-plasma for subdermal skin tightening facial contouring and skin rejuvenation of the face and neck. Facial Plast Surg Clin North Am. 2019;27(3):273-290.

Kølle ST, Duscher D, Taudorf M, Fischer-Nielsen A, Sterodimas Contemplations on Recent Clinical Reports on Fat Grafts Enriched With Adipose Tissue-Derived Stromal Cells. Aesthet Surg J. 2023;43(4):NP300-NP301.

Ruff PG 4th, Sterodimas A Enhanced Fat Graft Viability and Remodeling Using a Helium-based Radiofrequency Device to Prepare the Recipient Site. Aesthetic Plast Surg [Online]. 2023 Dec 14.

Ruff PG, Bharti G, Hunstad J, et al. Safety and Efficacy of Renuvion Helium Plasma to Improve the Appearance of Loose Skin in the Neck and Submental Region. Aesthet Surg J. 2023;43(10):1174-1188.

Sterodimas A, Boriani F, Magarakis E, et al. Thirtyfour years of liposuction: past, present and future. Eur Rev Med Pharmacol Sci. 2012;16(3):393-406.

Sterodimas A, Boriani F, Nicaretta B, Pereira LH. Hand rejuvenation by stromal enriched lipograft. J Plast Reconstr Aesthet Surg. 2018;71(10):1507-1517.

Sterodimas A, de Faria J, Nicaretta B, Boriani F. Autologous fat transplantation versus adipose-derived stem cell-enriched li-pografts: a study. Aesthet Surg J. 2011 Aug;31(6):682-93.

Sterodimas A, de Faria J, Nicaretta B, et al. Cell-assisted lipotransfer. Aesthet Surg J. 2010;30(1):78-81.

Sterodimas A, de Faria J, Nicaretta B, Pitanguy I. Tissue engineering with adipose-derived stem cells (ADSCs): current and future applications. J Plast Reconstr Aesthet Surg. 2010; 63(11):1886-1892.

Sterodimas A, Nicaretta B, Boriani F. Composite Face Lifting: The Combination of Stromal Enriched Lipograft With Face Minilift and Upper and Lower Blepharoplasty: A Review of 210 Cases. Ann Plast Surg. 2020;85(6):e20-e23.

Sterodimas A. Adipose stem cell engineering: clinical applications in plastic and reconstructive surgery. In: Illouz YG, Sterodimas A, eds. Adipose Stem Cells and Regenerative Medi-cine. Berlin: Springer-Verlag. 2011:165-179.

Sterodimas A. Aging Face: The Role of Stromal Enriched Lipograft™ in Facial Rejuvenation. Clin Surg. 2019;4:2337.

Sterodimas A. The role of stem cells in face contouring. In: Theodorou S, Chia C, eds. Liposuction & Emerging Technologies in Body Contouring. New York, NY: Thieme. 2018.

Tiryaki T, Cohen SR, Canikyan Turkay S, et al. Hybrid Stromal Vascular Fraction (Hybrid-SVF): A New Paradigm in Mechanical Regenerative Cell Processing. Plast Reconstr Surg Glob Open. 2022;10(12):e4702.

Vídeo

CAPÍTULO 31

RITIDOPLASTIA EUTRÓFICA

Marcelo Daher ▪ Álvaro Cosac Daher

INTRODUÇÃO

Temos realizado ritidoplastias faciais desde 1978 e passado por todas as etapas possíveis desse tipo de procedimento.

Iniciamos com a ritidoplastia superficial e, em seguida, com a execução de plicaturas do SMAS, das lipectomias da região cervicomandibular e, por último, do tratamento do SMAS com técnicas de dissecção do mesmo, trações e rotações.

Nos últimos 10 anos, temos utilizado a ritidoplastia eutrófica (EUR), que propoe zero de descolamento cutâneo. A pele é mobilizada através de tunelizações justasubdermicas em toda a face, terço médio e região cervical, atingindo a fossa supraesternal. Não necessita de procedimentos platismais, pois as trabeculas conectivas que ligam a subderme ao SMAS fazem uma tração uniforme sobre toda a estrutura musculoaponeurótica. O descolamento de pele é reduzido a apenas uma área de 4 cm em volta do pavilhão auricular, para realização da tração e ressecção do excesso de pele.

ANATOMIA CIRÚRGICA

- Técnica de Peterson, utilizada pelo autor no passado, visando uma acentuação do ângulo cervicomandibular. Demonstração em cadáver fresco (Fig. 31-1).
- Anatomia superficial do pescoço, mostrando o pescoço desengordurado, a gordura facial preservada, o bordo posterior do platisma, o músculo externocleidomastóideo, o nervo grande auricular, bem superficializado a 7,5 cm do lóbulo da orelha, e a veia jugular superficial. Demonstração em cadáver fresco (Fig. 31-2).

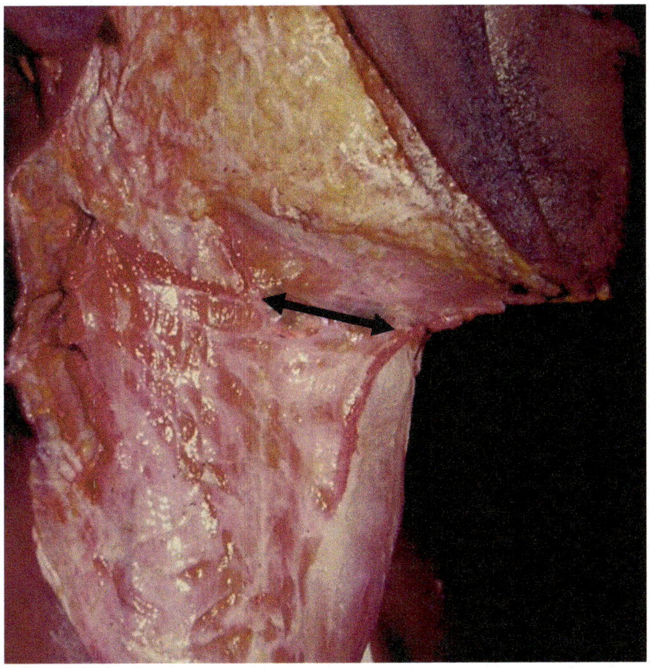

Fig. 31-1. Técnica de Peterson.

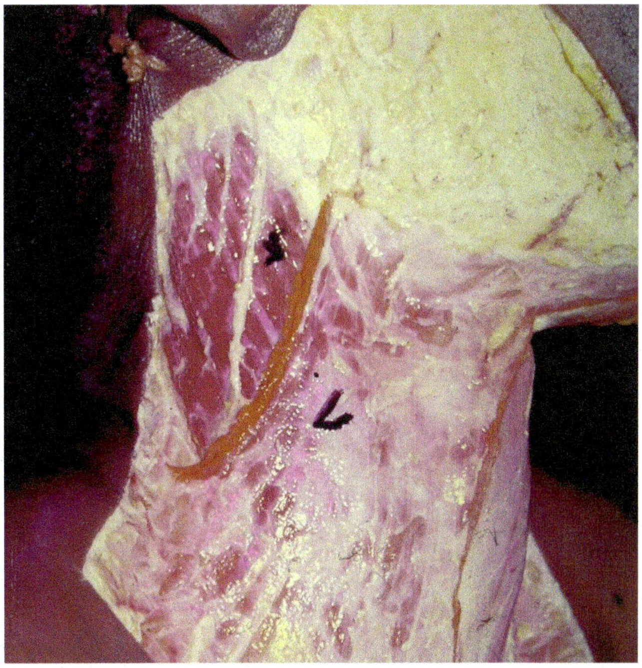

Fig. 31-2. Anatomia superficial do pescoço.

- Técnica de Connel, também utilizada pelo autor no passado e a exposição das glândulas submandibulares quando das plicaturas concomitantes lateral e medial e bipartição total do platisma. Demonstração em cadáver fresco (Fig. 31-3).
- Dissecção feita pelo autor em 1977, demonstrando não haver estruturas nobres nas zonas faciais propostas ao desengorduramento (submandibular, submentoniana e triangulo de Hakme), só havendo mesmo o platisma abaixo da capa de gordura, visto que à época esse conhecimento era exíguo, pois os principais tratados de anatomia (Testut e Rouviere) desprezavam essas duas capas teciduais, indo direto ao plano profundo do pescoço. Demonstração em cadáver fresco (Fig. 31-4).
- Técnica própria do autor, mostrando tração lateral do platisma, com incisões de relaxamento e tração laterossuperior do segmento facial, atingindo a região zigomático-malar. Demonstração em cadáver fresco. (Fig. 31-5)
- Demonstração das estruturas profundas da região cervicomandibular como parótida e glândula submandibular (em verde) e a relação do nervo marginal da mandíbula (em branco) cruzando artéria e veias faciais a aproximadamente 2,5 cm do ângulo da mandíbula (em amarelo). Demonstração em cadáver fresco (Fig. 31-6).
- Intimidade com o nervo grande auricular mesmo na ritidoplastia eutrófica (EUR) que só descola faixa de pele ao redor da orelha. Demonstração *in vivo* (Fig. 31-7).

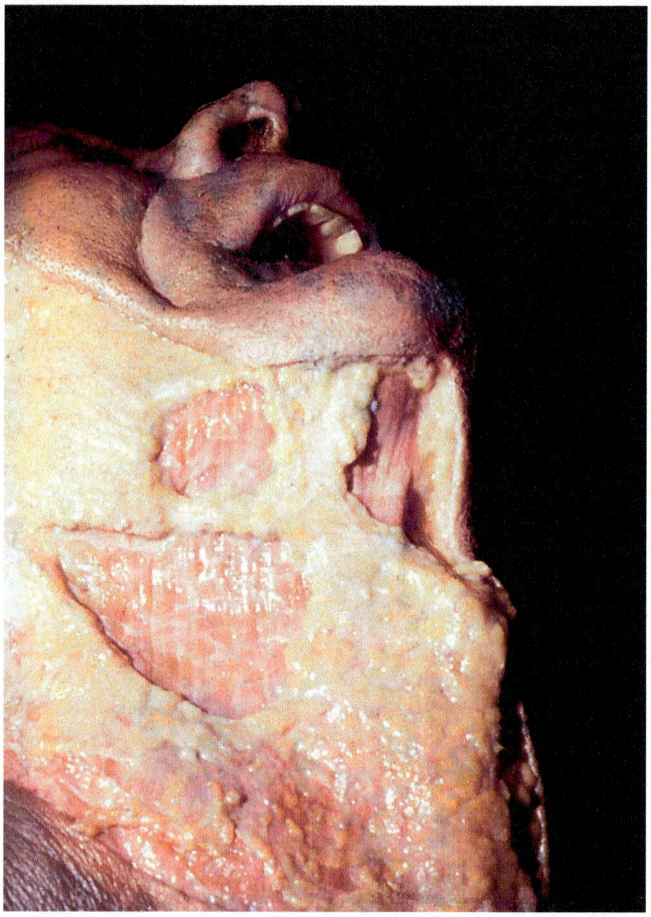

Fig. 31-4. Demonstração feita pelo autor em 1977.

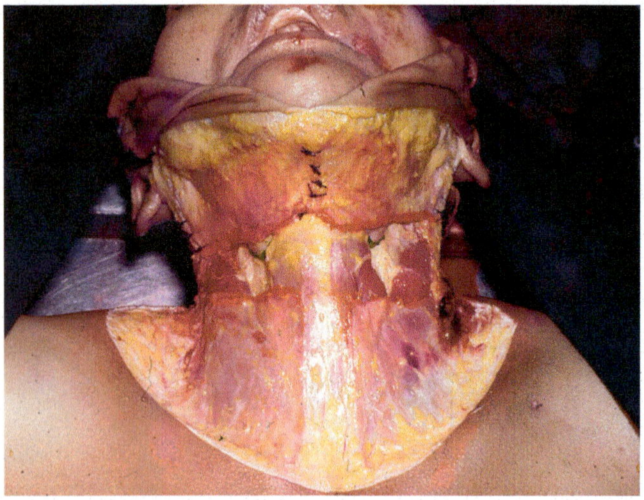

Fig. 31-3. Técnica de Connel.

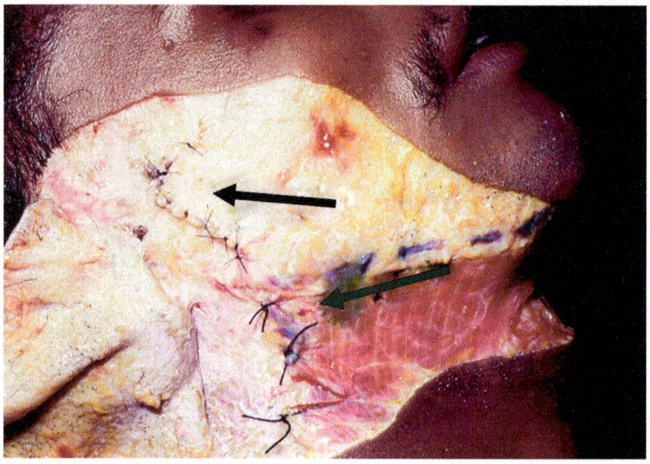

Fig. 31-5. Técnica própria do autor.

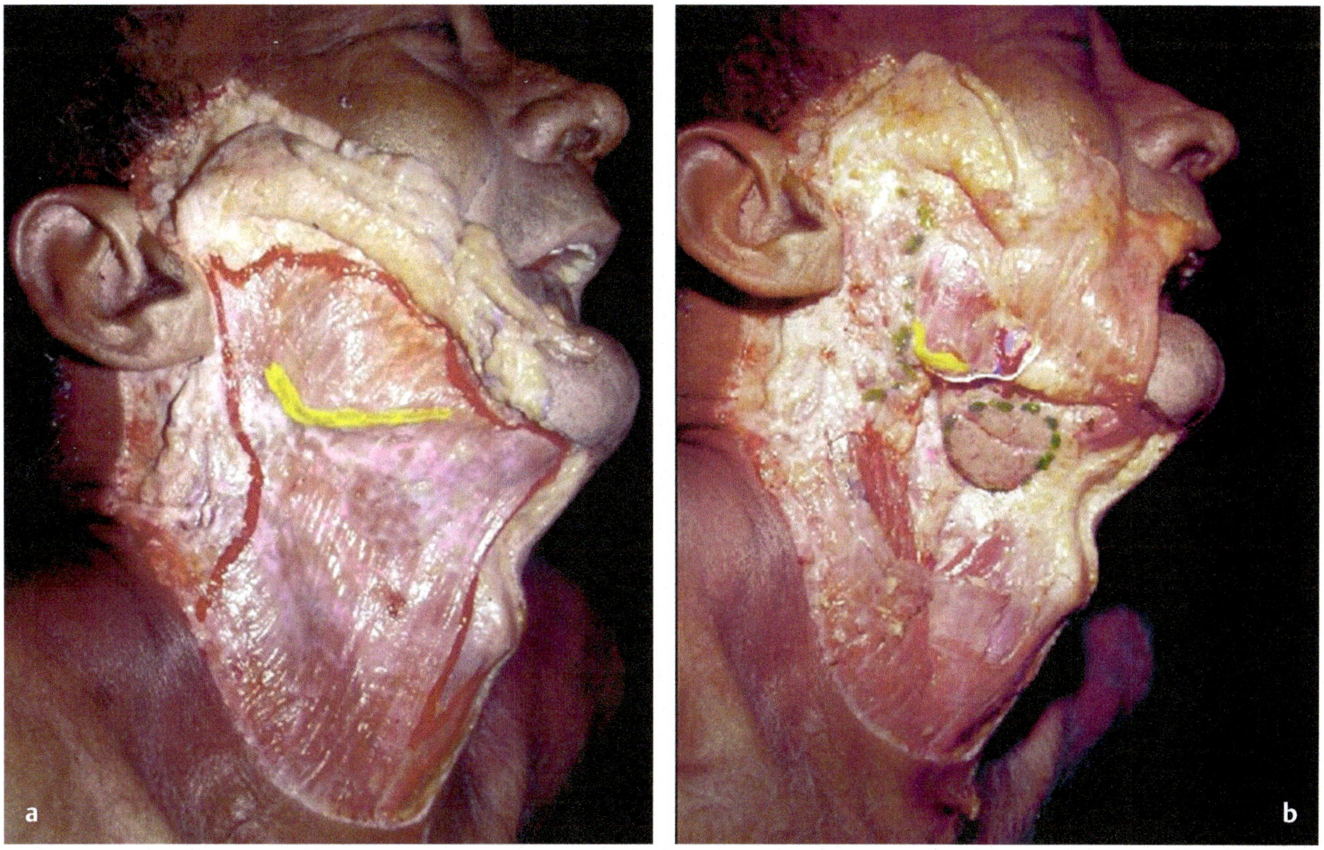

Fig. 31-6. Demonstração das estruturas profundas da região cervicomandibular.

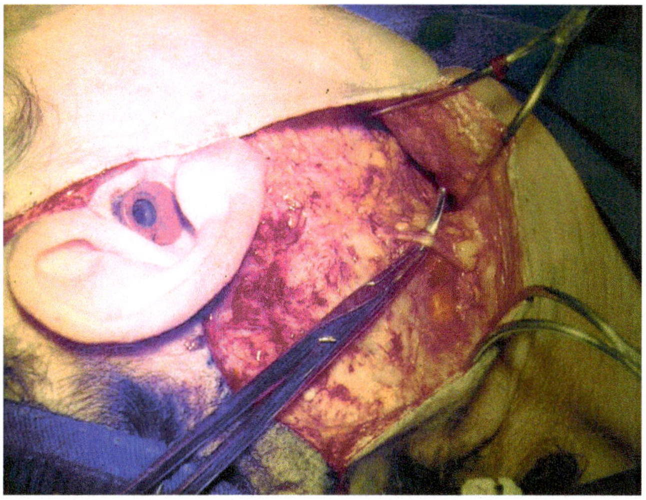

Fig. 31-7. Intimidade com o nervo grande auricular.

CONSIDERAÇÕES FISIOLÓGICAS

A técnica descrita pelo autor, publicada em 2013 sob o título de *Ritidoplastia Eutrófica* (*The Eutrophic Rhytidoplasty. Subdermal tunneling and minimal skin undermining*), é na verdade uma concepção de que os vasos sanguíneos deveriam ser preservados para a manutenção da vitalidade da pele. Esta abordagem já vinha sendo realizada em nosso serviço desde 2002, provavelmente influenciada pela lipoabdominoplastia proposta por Saldanha e Avelar em que não haviam descolamentos completos por tesoura, havendo a preservação vascular das perfurantes arteriais profundas, ao passo que nas abdominoplastias convencionais essa vascularização não era preservada.

Isto foi comprovado pela tese de doutorado da Universidade de Barcelona da dra. Cristina Vicari quando demonstrou a manutenção vascular na lipoabdominoplastia não descolada com a abdominoplastia comum descolada, por imagens termográficas (Figs. 31-8 e 31-9).

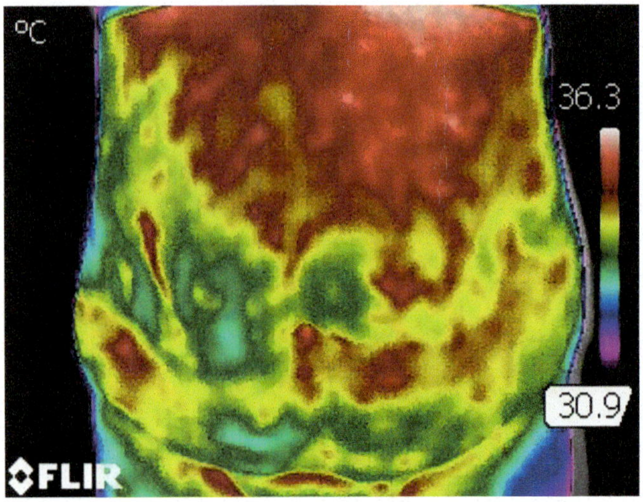

Fig. 31-8. Termografia de lipoabdominoplastia sem descolamento.

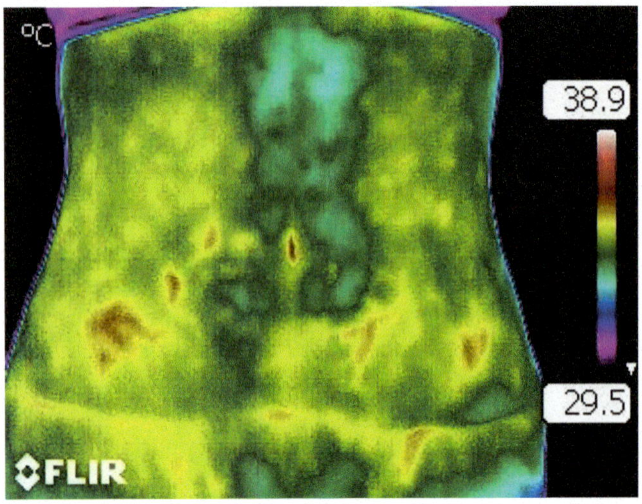

Fig. 31-9. Termografia de abdominoplastia convencional.

INDICAÇÕES E CONTRAINDICAÇÕES

A EUR pode ser indicada para todos os casos. Mantemos intacta a circulação arterial e venosa e a inervação da pele (Fig. 31-10), conseguindo a mesma tração da plástica convencional. Além disso, o SMAS recebe uma tração uniforme das trabéculas conectivas subdérmicas ao longo de toda a área operada.

Muitas vezes é indicada lipoaspiração em algumas áreas de acúmulo, geralmente no triângulo de Hakme e na zona submentoniana e discretissimamente nas *gravity bags* (área do *jawls*).

Para pacientes fumantes ou com algum grau de Von Willebrand ou síndrome de Raynaud ou outras limitações circulatórias é a técnica ideal.

Contraindicações não há, apenas encontramos pouca vantagem em pacientes multioperados. A aplicação prévia de fios de tração e/ou fios de estímulo de colágeno pode dificultar a técnica.

Nas pacientes com grande sequela de acne na zona geniano-malar, essa área pode oferecer resistência à passagem da cânula, sendo necessário maior cuidado para evitar perfurações da pele pelo desvio do trajeto da cânula.

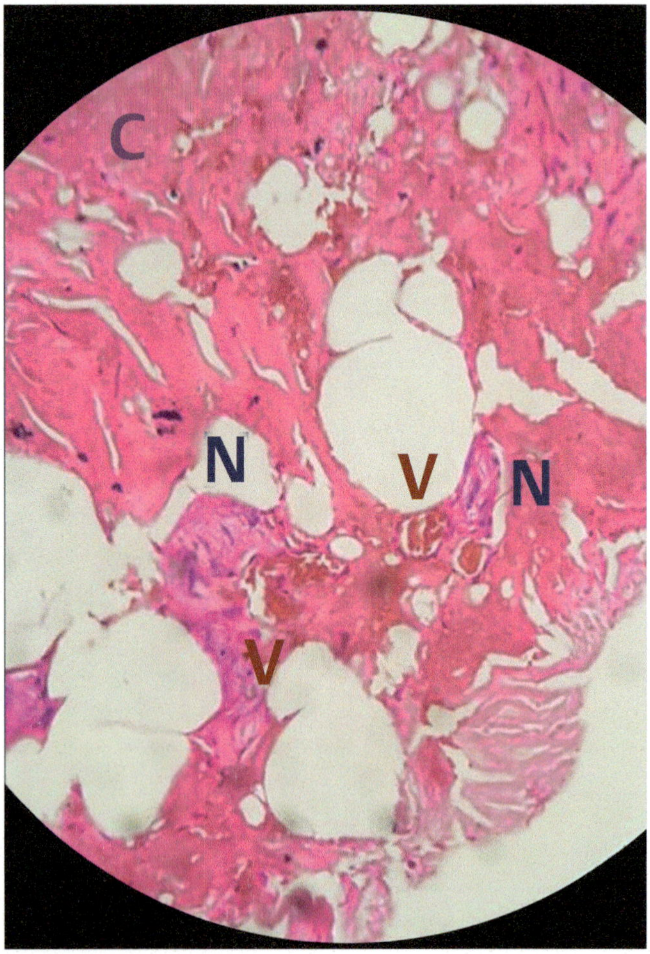

Fig. 31-10. Corte transversal de trabécula conectiva que liga a subderme ao plano profundo platismal, demonstrando vasos e nervos.

TÉCNICA CIRÚRGICA

Ritidoplastia Eutrófica (EUR)

A cirurgia é realizada com sedação e anestesia local (Vídeo 31-1). A demarcação envolve as áreas limites, desde a região malar até o hioide e a retroauricular bilateralmente.

É realizada infiltração com xilocaína a 0,125% e com adrenalina a 1:200.000. Todas as regiões contidas nas áreas demarcadas e infiltradas são tunelizadas com cânula tipo "cabeça de tubarão" (Fig. 31-11), com ou sem lipoaspiração concomitante (Figs. 31-12 e 31-13). A dissecação da pele é realizada ao redor da orelha, numa área com cerca de 4 cm de raio (Fig. 31-14).

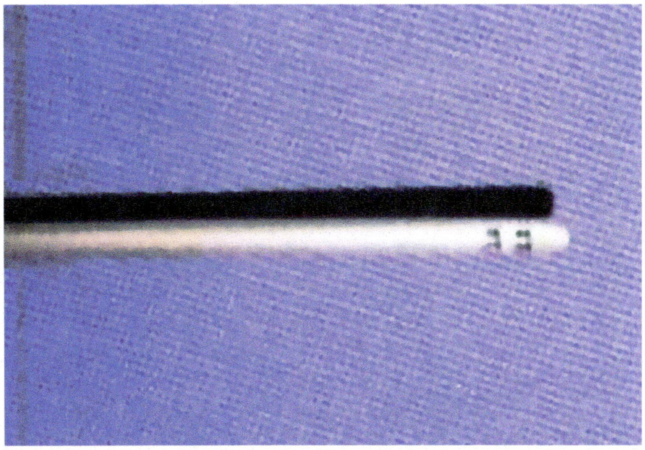

Fig. 31-11. Cânula tipo "cabeça de tubarão" com 2 mm de diâmetro e dois orifícios na extremidade achatada.

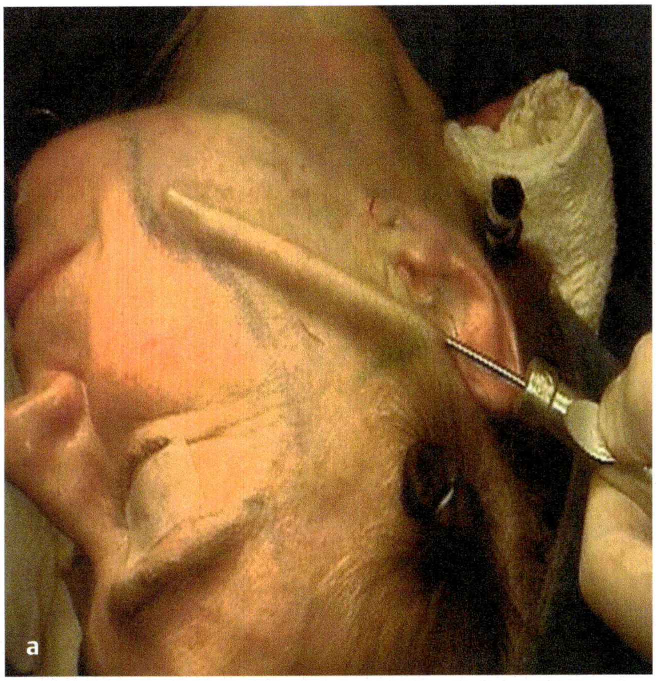

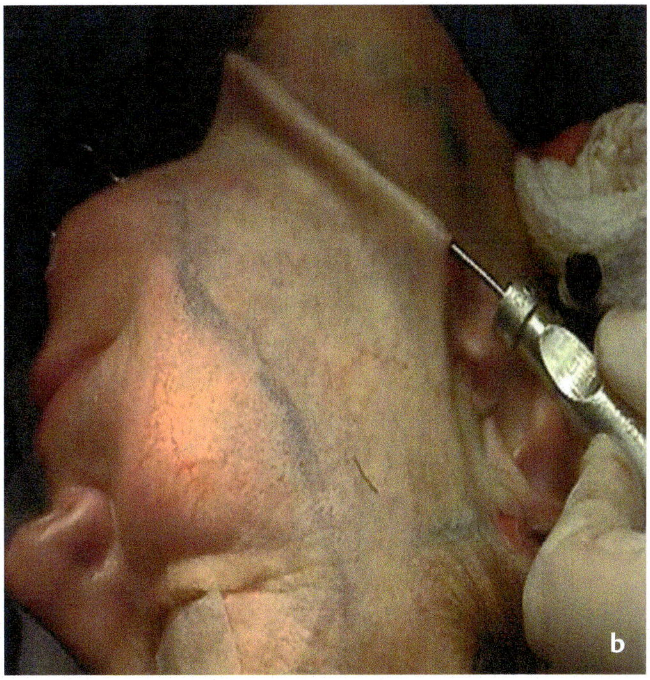

Fig. 31-12. (a, b) Detalhes dos aspectos da tunelização romba com a cânula em todas as regiões previamente delimitadas sem aspiração da gordura, acima e abaixo da linha da mandíbula.

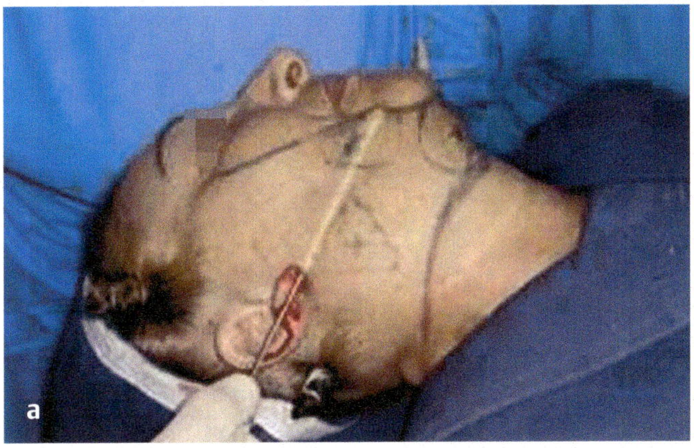

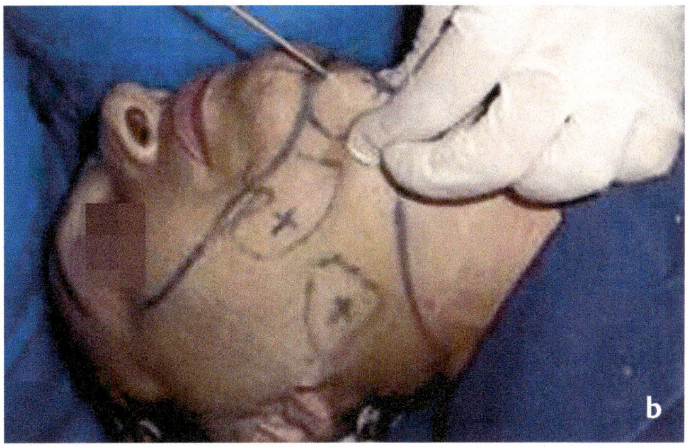

Fig. 31-13. (a, b) Os depósitos específicos de gordura são aspirados, previamente à tunelização romba com cânula nas demais regiões demarcadas.

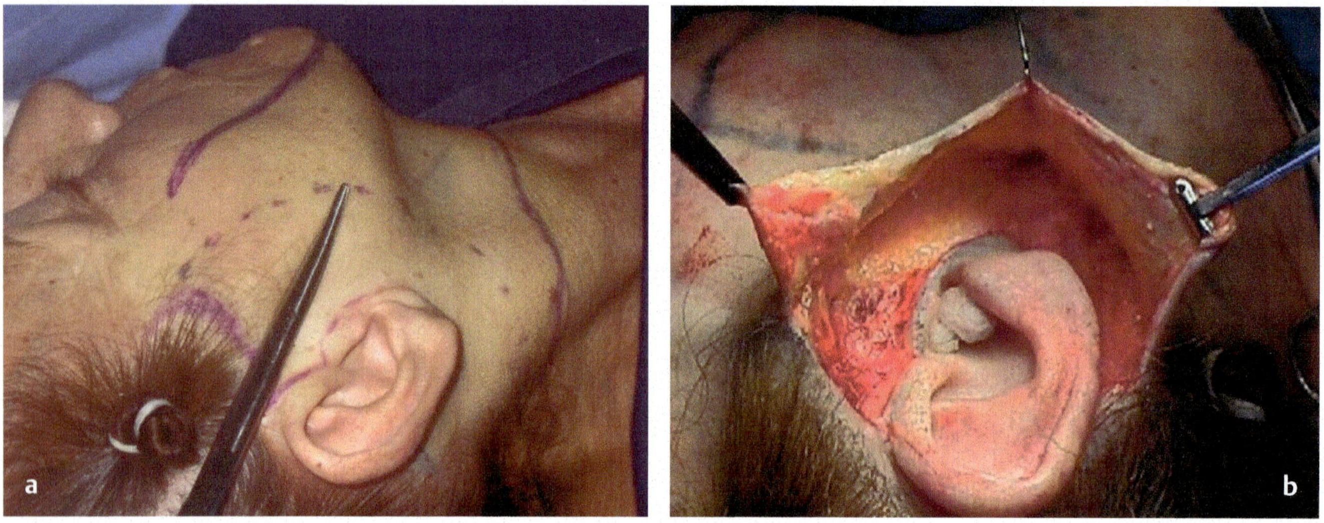

Fig. 31-14. (a, b) Somente uma área de até 4 cm de raio ao redor da implantação da orelha é dissecada para permitir a plicatura do SMAS e a tração e a ressecção dos excessos de pele.

Plicatura Falciforme

Em alguns casos em que o SMAS é muito flácido, podemos indicar uma plicatura de reforço. Ao pinçar o tecido subjacente à arcada zigomática em sua porção mais próxima da orelha, notamos um coxim de gordura que só se move para cima e ligeiramente para trás, delineando uma estrutura em forma de foice, que será fixada por pontos: a plicatura falciforme (Fig. 31-15).

Tração e Ressecção da Pele

A tração dos excessos cutâneos é realizada na direção e no sentido dos vetores de força, espontâneos a tração, um no sentido superior, vertical, mais enfático e o outro posterossuperior na linha trágus-tubérculo de Darwin (Fig. 31-16), como descreveu Pitanguy. Após bloqueio dos retalhos dérmicos em dois pontos com náilon 4-0, nas zonas pré e retroariculares, o excesso de pele é ressecado sem tensão e a síntese da pele

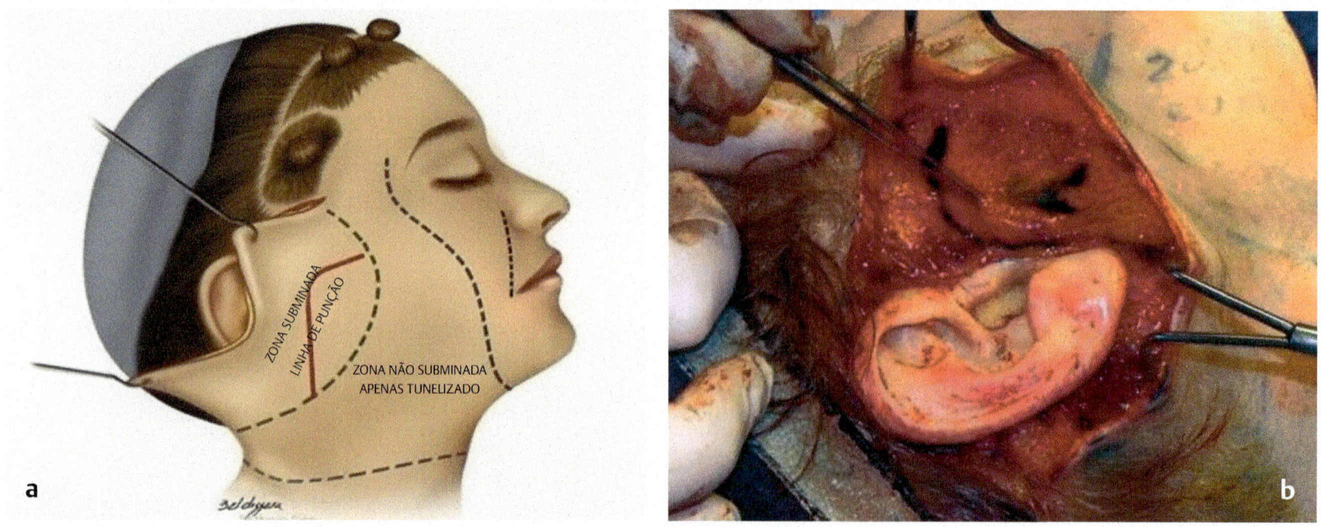

Fig. 31-15. (a, b) Plicatura falciforme

por sutura intradérmica com monocryl® 4-0. São realizados autoenxertos de gordura nas regiões malar, lábios e ângulo da mandíbula, quando indicados (Fig. 31-17). Curativo compressivo é dispensável.

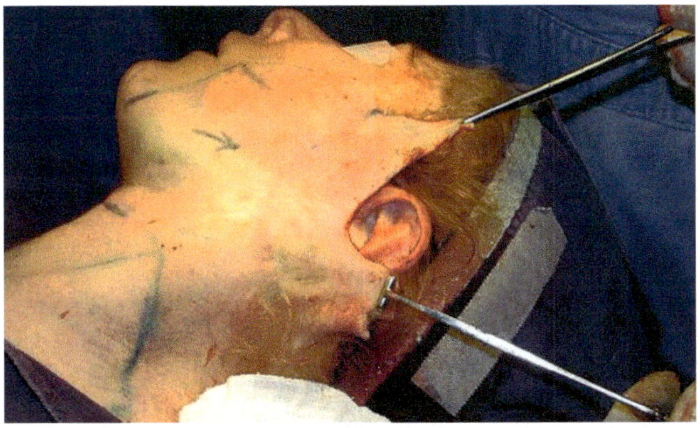

Fig. 31-16. Detalhe sobre o sentido de tração sem tensão dos excessos cutâneos a serem ressecados e a diminuição do espaço dissecado em até cerca de 50% da extensão prévia após a plicatura do SMAS.

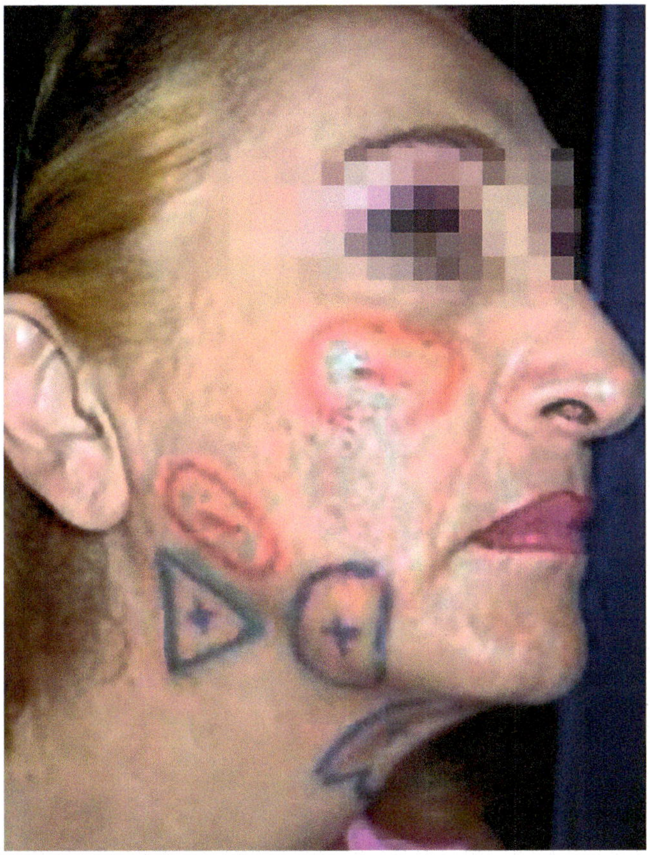

Fig. 31-17. Áreas demarcadas em azul demonstram possível lipoaspiração seletiva moderada nas regiões submentoniana, submandibular e no triângulo entre a borda anterior do esternocleidomastóideo e a linha marginal da mandíbula. Em vermelho, zonas de possível lipoinjeção.

CUIDADOS PÓS-OPERATÓRIOS

O período de pós-operatório com edemas e equimoses foi reduzido comparativamente às ritidoplastias convencionais, permitindo o retorno às atividades habituais e sociais precocemente.

Para atividades desportivas e exposição ao sol, mantivemos o período de repouso de 3 meses. Os procedimentos cirúrgicos, como blefaroplastias, rinoplastias, e o tratamento das bandas platismais por incisão submandibular podem ser realizados no decurso da cirurgia, pela baixa morbidade, já que o tempo cirúrgico é reduzido em torno de 50% quando comparado às ritidoplastias convencionais.

RESULTADO PÓS-OPERATÓRIO

Os casos realizados com a técnica proposta demonstraram resultados estéticos superiores às demais técnicas quanto à textura da pele pós-*lifting*, de aspecto normal e eutrófica. O tempo de recuperação é consideravelmente menor e, depois de poucas horas do pós-operatório, o paciente encontra-se em condições ótimas para ter alta hospitalar.

COMPLICAÇÕES

Mesmo em pacientes fumantes pesados, temos feito a plástica sem necroses de pele, pois a dissecção é limitada e o plano profundo permanece com a vascularização intacta.

DISCUSSÃO

A principal proposta da técnica descrita é a dissecação econômica, que preserva a qualidade da pele comparada com as ritidoplastias extensas, que levam a processos atróficos comumente observados nas ritidoplastias secundárias e terciárias. As trabéculas persistentes após a tunelização da pele mostram as conexões vasculonervosas íntegras (Figs. 31-18 e 31-19). A pele apresenta ampla mobilização à tração, similar à observada nas dissecações mais extensas.

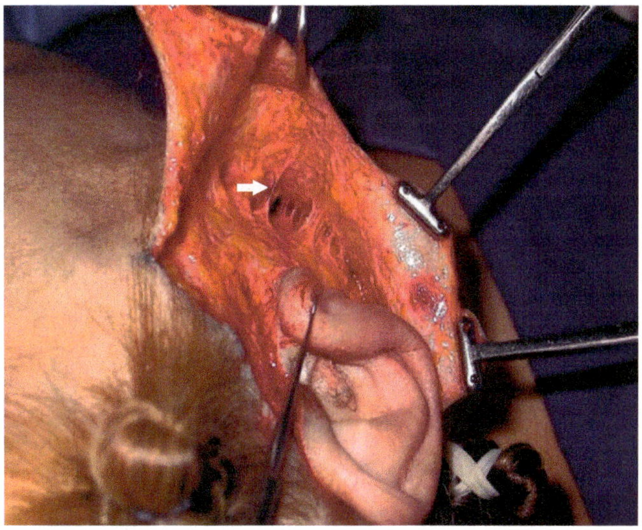

Fig. 31-18. Detalhe dos aspectos dos túneis e trabéculas com preservação vascular (seta branca) após a tunelização dermoepidérmica e a dissecação de rotina com a tesoura.

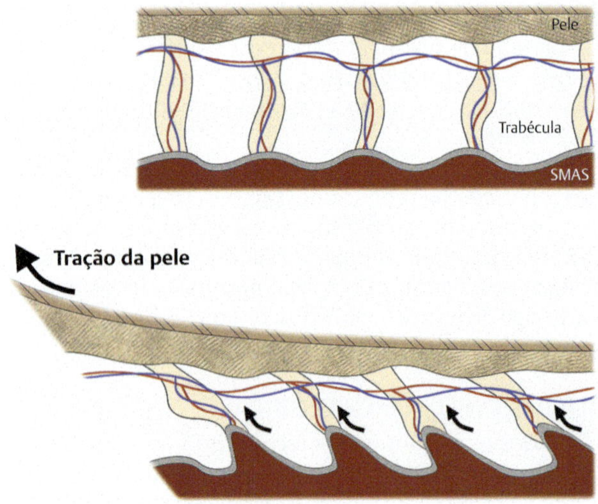

Fig. 31-19. Croquis representando a tração da pele na direção desejada e as trabéculas conectivas dermoaponeuróticas, obedecendo a tração no mesmo sentido do sistema músculo aponeurótico profundo.

A reduzida área dissecada torna desnecessário o uso de drenos, com incidência zero de hematomas nos casos operados.

Quando utilizada, a lipoaspiração dos excessos adiposos localizados e generalizados na face e no pescoço é seletiva e fiel aos preceitos de manter o volume facial; da mesma forma, o reimplante da gordura aspirada tem sua indicação específica.

Finalmente a chamada face estigmatizada, às vezes observada nas ritidoplastias convencionais por dissecação e trações excessivas, não foi observada nos casos operados (Figs. 31-20 a 31-23).

A ritidoplastia eutrófica (EUR) tem oferecido resultados mais naturais, com maior margem de segurança na manipulação da da pele da face, tempo de recuperação pós-operatório mais curto e tempo cirúrgico reduzido a 50%, quando comparado com as técnicas de ritidoplastias convencionais.

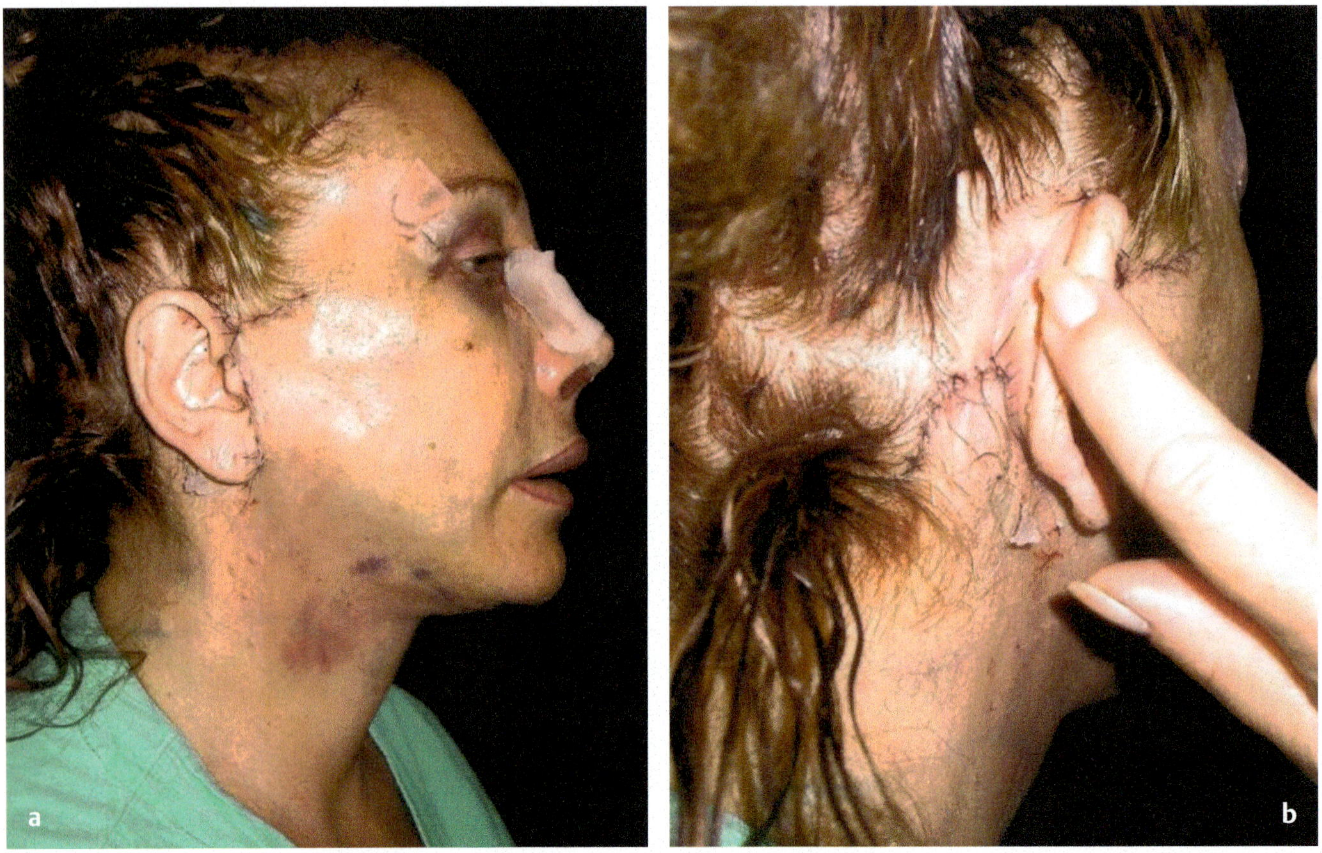

Fig. 31-20. (a, b) Paciente operada sob sedação e anestesia local com 8 horas de pós-operatório, submetida a ritidoplastia eutrófica pela técnica descrita, rinoplastia, blefaroplastia, tratamento das bandas de platisma, lipoinjeção dos lábios e ressecção intrapilosa na região frontal para elevação da cauda dos supercílios. Apesar da extensão dos procedimentos combinados, nota-se pequeno a moderado volume de edema e equimoses, sem a utilização de drenos e curativo oclusivo.

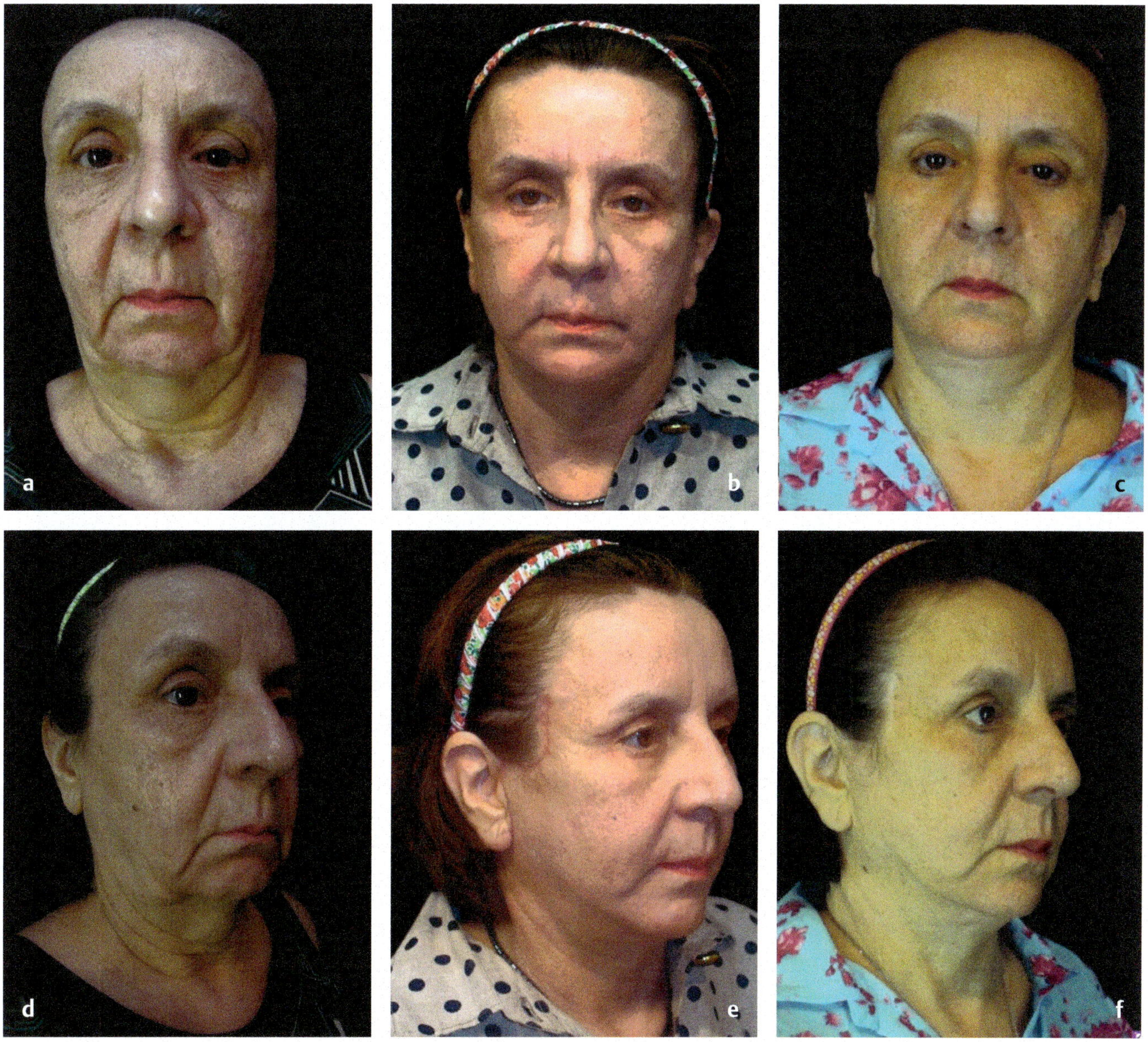

Fig. 31-21. (a-f) Ritidoplastia estrófica (EUR) + plicatura falciforme. Fotos pré-operatória e pós-operatória com 3 e 18 meses.

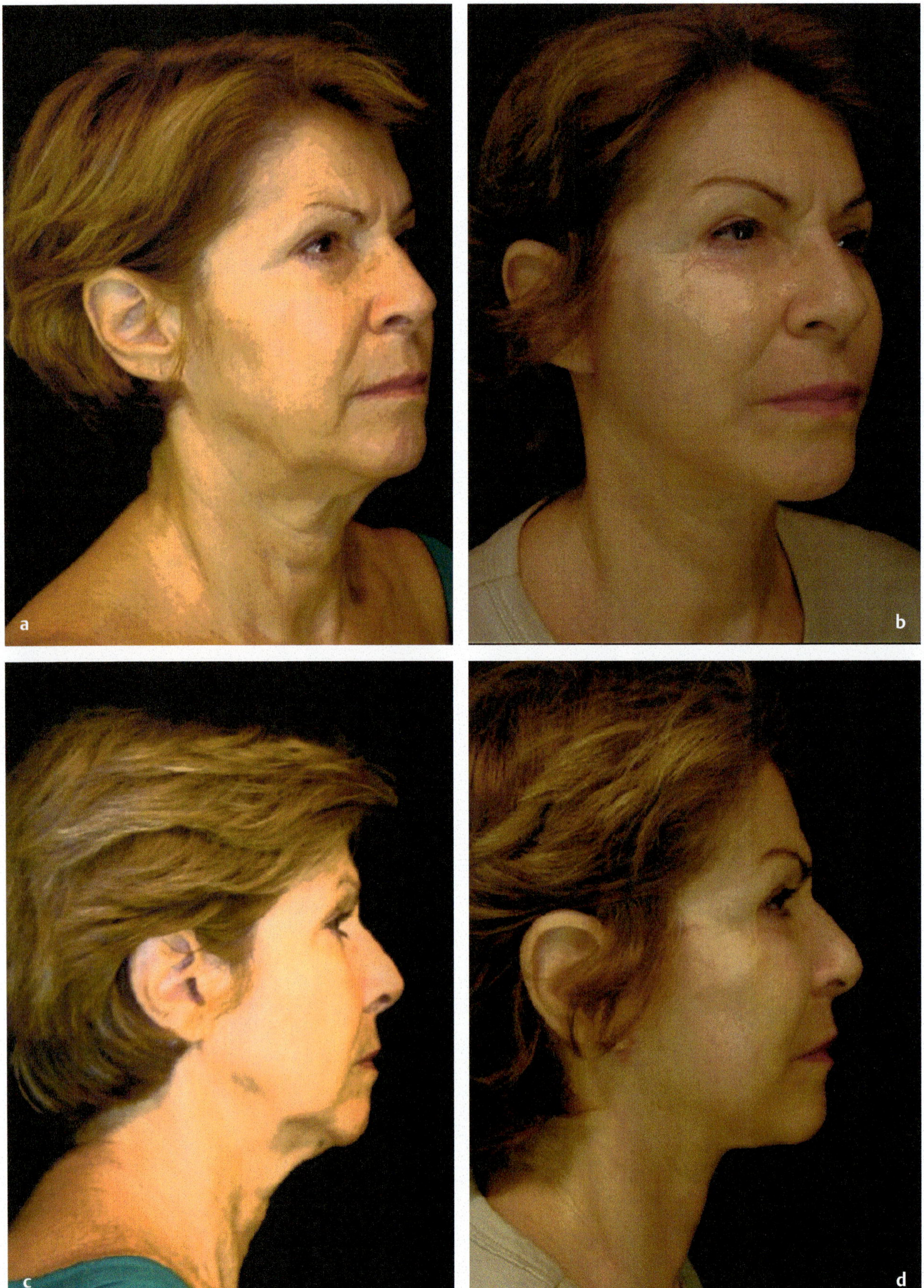

Fig. 31-22. (a-d) Ritidoplastia estrófica (EUR). Fotos pré-operatória e pós-operatória com 12 meses.

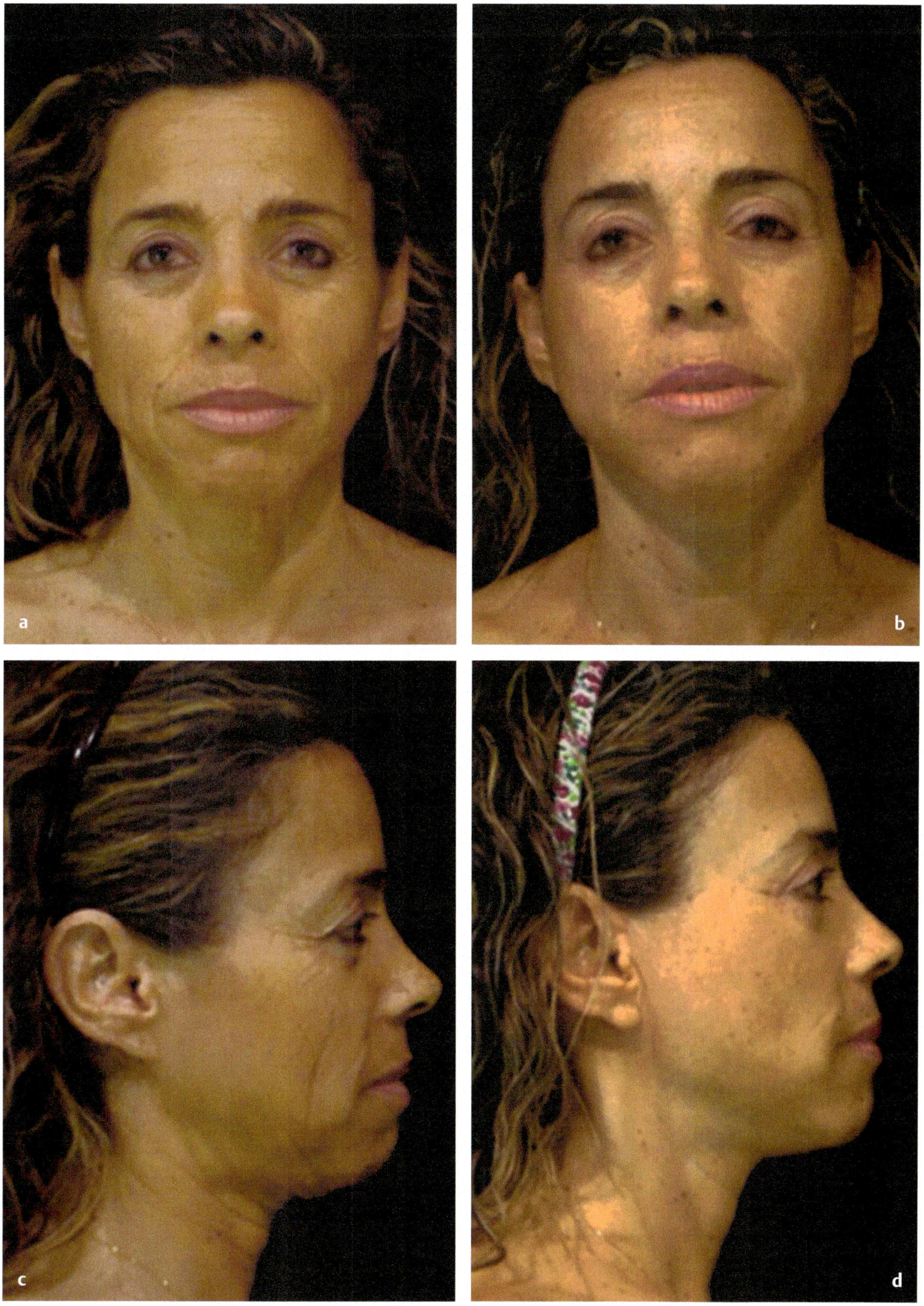

Fig. 31-23. (a-d) Ritidoplastia estrófica (EUR). Fotos pré-operatória e pós-operatória com 12 meses.

BIBLIOGRAFIA

Avelar J. Fat-suction of the submental and submandibular regions. Aesthetic Plast Surg. 1985;9(4):257-63.

Conell BF. Surgical technique of cervical lift and facial lipectomy. Aesthetic Plast Surg. 1981;5(1):43-50.

Daher JC, Cosac OM, Domingues S. Face-lift: the importance of redefining facial contours through facial liposuction. Ann Plast Surg. 1988;21(1):1-10.

Daher M, Rodriguez Muñiz A. The eutrophic rhytidoplasty: Subdermal tunneling and minimal skin undermining. Eur J Plast Surg. 2013 Feb;36(2):87-94.

Daher M. Anatomia da face: região cérvico-mandibular. In: Anais do XXI Congresso Brasileiro de Cirurgia Plástica; Gramado, Brasil. 1984.

Daher M. Lipofacelift: plástica facial com descolamento mínimo da pele. Rev Bras Cir Plást. 2009;24(4):479-87.

de Castro CC. The role of the superficial musculoaponeurotic system in facelift. Ann Plast Surg. 1986;16(4):279-86.

Hakme F. SMAS: platysma in cervico-facial rhytidectomy: experience and results. Rev Bras Cir. 1982;72:105-10.

Hamra ST. The tri-plane face lift dissection. Ann Plast Surg. 1984;12(3):268-74.

Pitanguy I. The round-lifting technique. Facial Plast Surg. 2000;16(3):255-67.

Rees TD. Face lift. In: Rees TD, Smith DW, eds. Cosmetic facial surgery. Philadelphia: Saunders.1973; 203.

Saldanha OR, Pinto EBdS, Matos WN, et al. Lipoabdominoplasty without undermining. Aesth Surg J. 2001;21:518-26.

Teimourian B. Face and neck suction-assisted lipectomy associated with rhytidectomy. Plast Reconstr Surg. 1983;72(5):627-33.

Tzikas TL. Lipografting: autologous fat grafting for total facial rejuvenation. Facial Plast Surg. 2004;20(2):135-43.

Vicari, Cristina Helena. Evaluación Comparativa Pre y Postoperatoria de la Circulación cutánea de la pared abdominal por termografía infrarroja en Cirugía Plástica – El efecto del Despegamiento en el Colgajo Abdominal. 2012. Tese (Doutorado) - Facultat de Medicina, Universitàt Autònoma de Barcelona, Barcelona. 2012.

Vídeo

CAPÍTULO 32

PREVENÇÃO DE HEMATOMA EM *LIFTING* CERVICOFACIAL EM PACIENTES MASCULINOS

André Auersvald ▪ Luiz Augusto Auersvald ▪ Pedro Salomão Piccinini

INTRODUÇÃO

Hematoma é a complicação pós-operatória mais comum em ritidoplastia, muitas vezes levando a um prolongamento no tempo de recuperação e podendo ser associada a epidermólise, fibrose do subcutâneo, equimose e edema (Fig. 32-1). Em casos graves, pode haver neuropraxia do nervo facial e pressão extrínseca sobre a via aérea. Uma alternativa eficaz para evitar hematomas tem sido o objetivo de muitos cirurgiões ao longo dos anos. A rede hemostática, ou simplesmente a rede, é uma abordagem cirúrgica que desenvolvemos para prevenir efetivamente a ocorrência de hematoma em ritidoplastia. Ela consiste em colunas paralelas de suturas transdérmicas que englobam a pele e o sistema musculoaponeurótico superficial (SMAS). As Figuras 32-2 a 32-6 demonstram a distribuição das colunas de suturas. Devido à autoria desta tática, a rede hemostática tem sido chamada de *A-net* (Auersvald net).

Cirurgias estéticas em homens têm crescido de maneira significativa nas últimas décadas. Longevidade maior, maior competitividade no mercado de trabalho, aumento de incentivos ao bem-estar e a percepção de que procedimentos cirúrgicos estão cada vez mais seguros são algumas das razões para este aumento no número de pacientes masculinos. Em 2020, 234.374 pacientes realizaram ritidoplastia nos Estados Unidos, dos quais 18.024 (8%) homens, sendo o 7º procedimento mais comum entre homens. Abordagens menos invasivas em homens costumam ter resultados insuficientes, principalmente na região cervical, que necessita de abordagem de acordo com a anatomia profunda afetada, incluindo melhora do contorno da mandíbula, abordagem de glândula salivar submandibular ptótica ou hipertrófica, tratamento de frouxidão e bandas do platisma, além de hipertrofia dos músculos digástricos e hioide baixo, que podem levar a um contorno do terço inferior da face e região cervical com aparência menos masculina ou mais envelhecida. De acordo com Grover *et al.*, homens têm uma probabilidade 2,8 vezes maior de desenvolver um hematoma pós-operatório comparado às mulheres. Essa desproporção naturalmente leva à maior preocupação sobre os cuidados necessários para o êxito na ritidoplastia na população masculina.

Na primeira parte deste capítulo, discutiremos vários aspectos de hematoma em homens, sua etiologia e métodos descritos de prevenção e tratamento. A segunda parte é dedicada à rede hemostática, uma alternativa para a prevenção de hematoma.

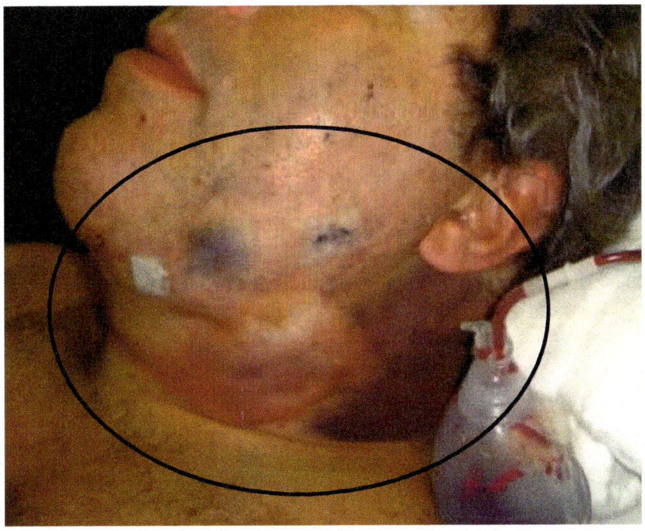

Fig. 32-1. Hematoma volumoso em homem de 45 anos submetido à cervicoplastia por incisão submentoniana. Essa complicação ocorreu nas primeiras 24 horas após cirurgia, sendo o paciente retornado ao centro cirúrgico; não foi encontrado um vaso sangrante significativo.

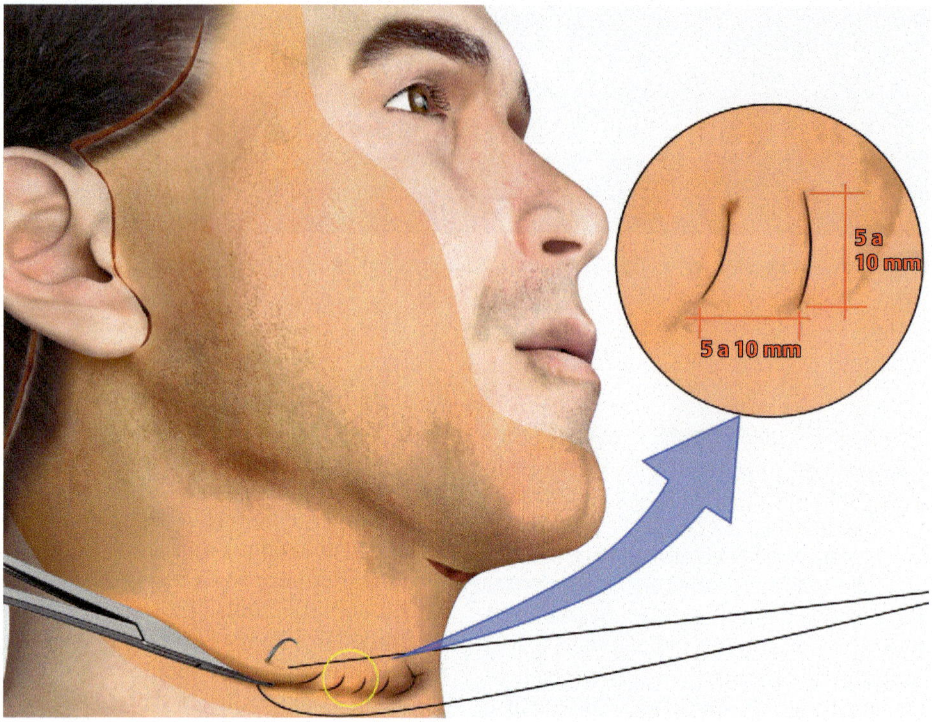

Fig. 32-2. A rede hemostática inicia no ponto de dissecção mais inferior e medial do pescoço. Uma distância de 0,5-1 cm é mantida entre cada passada da agulha.

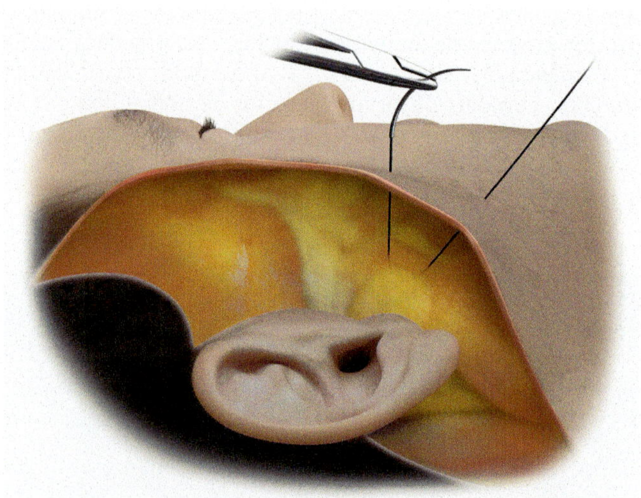

Fig. 32-3. Cada ponto deve abranger a pele e o SMAS (sistema musculoaponeurótico superficial). O fio deve ser *nylon* 4-0 ou 5-0. Agulhas com 25 mm ou de tamanho maior facilitam enormemente a aplicação da rede hemostática.

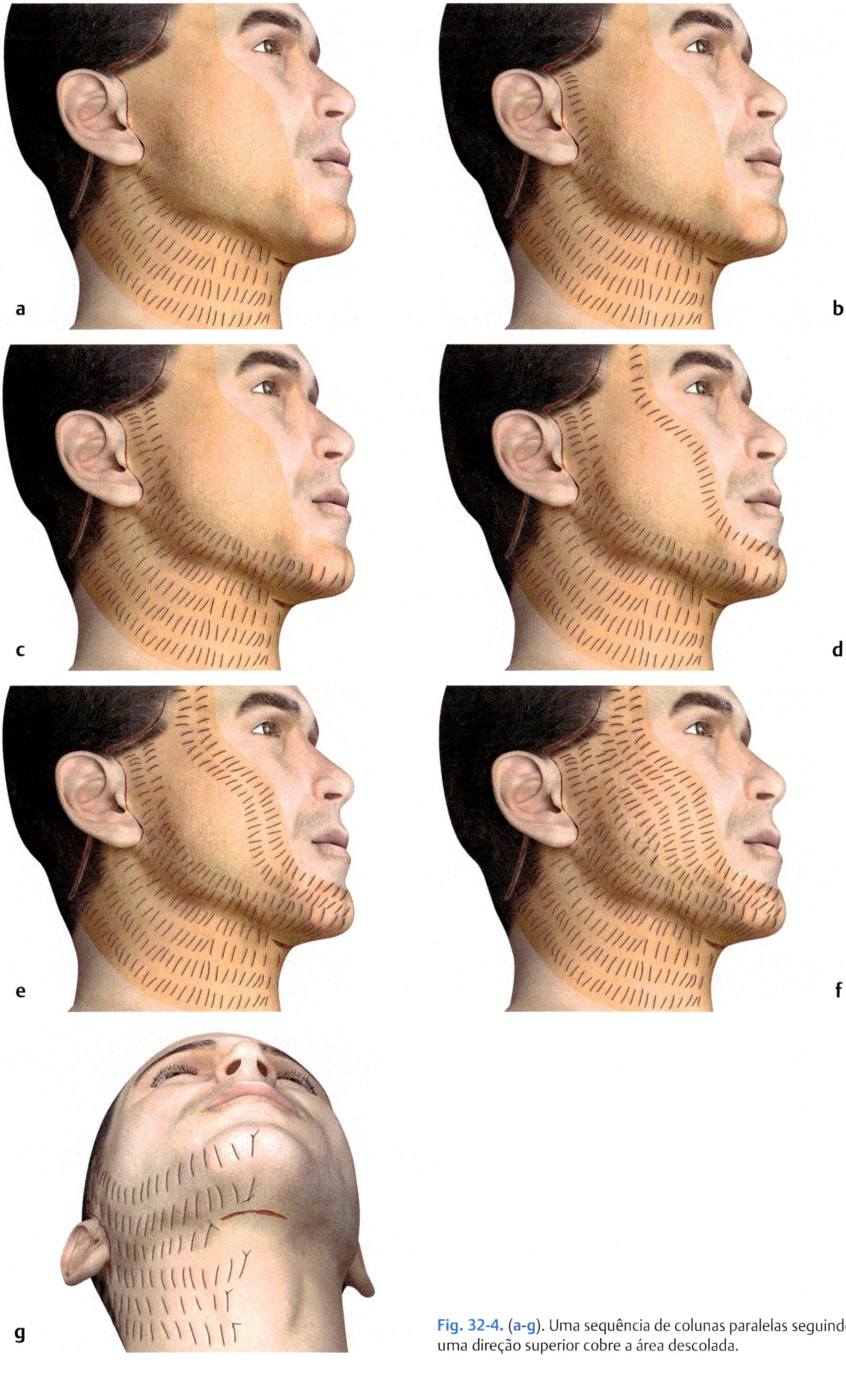

Fig. 32-4. (a-g). Uma sequência de colunas paralelas seguindo uma direção superior cobre a área descolada.

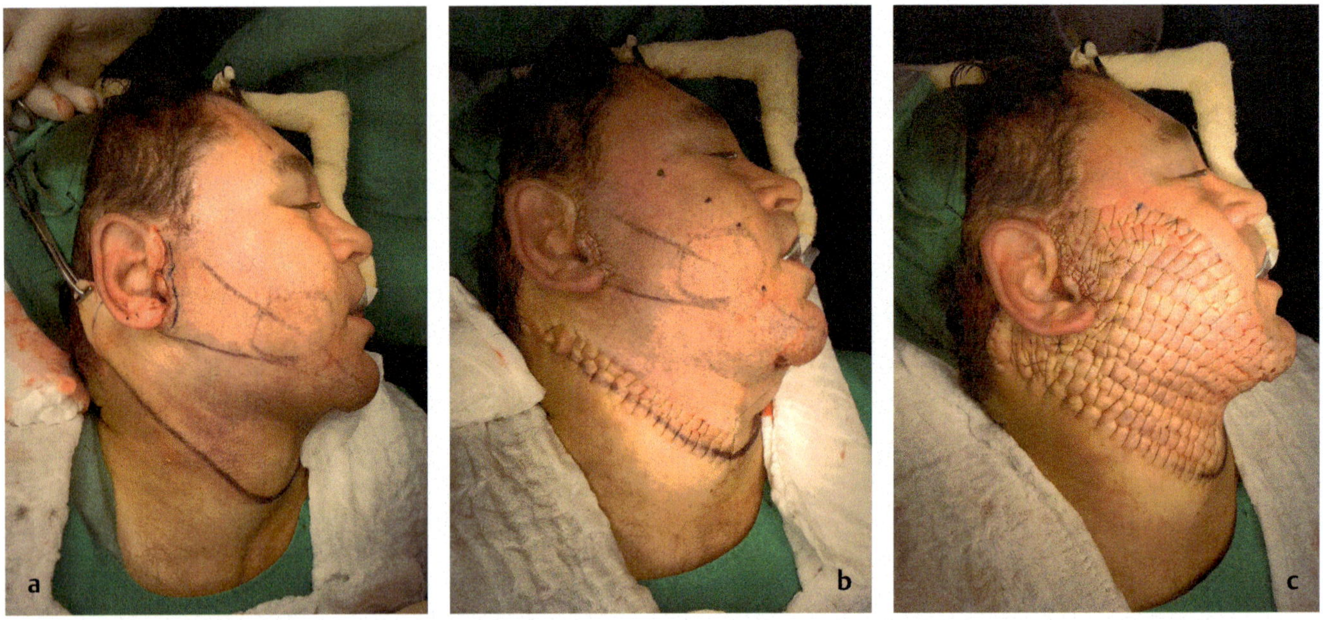

Fig. 32-5. (a) Visão intraoperatória do vetor de tração do retalho cutâneo. As áreas marcadas são a extensão do descolamento, onde será aplicada a rede cirúrgica. (b) Visão intraoperatória das primeiras duas colunas da rede hemostática. (c) Visão intraoperatória da rede hemostática completa à direita.

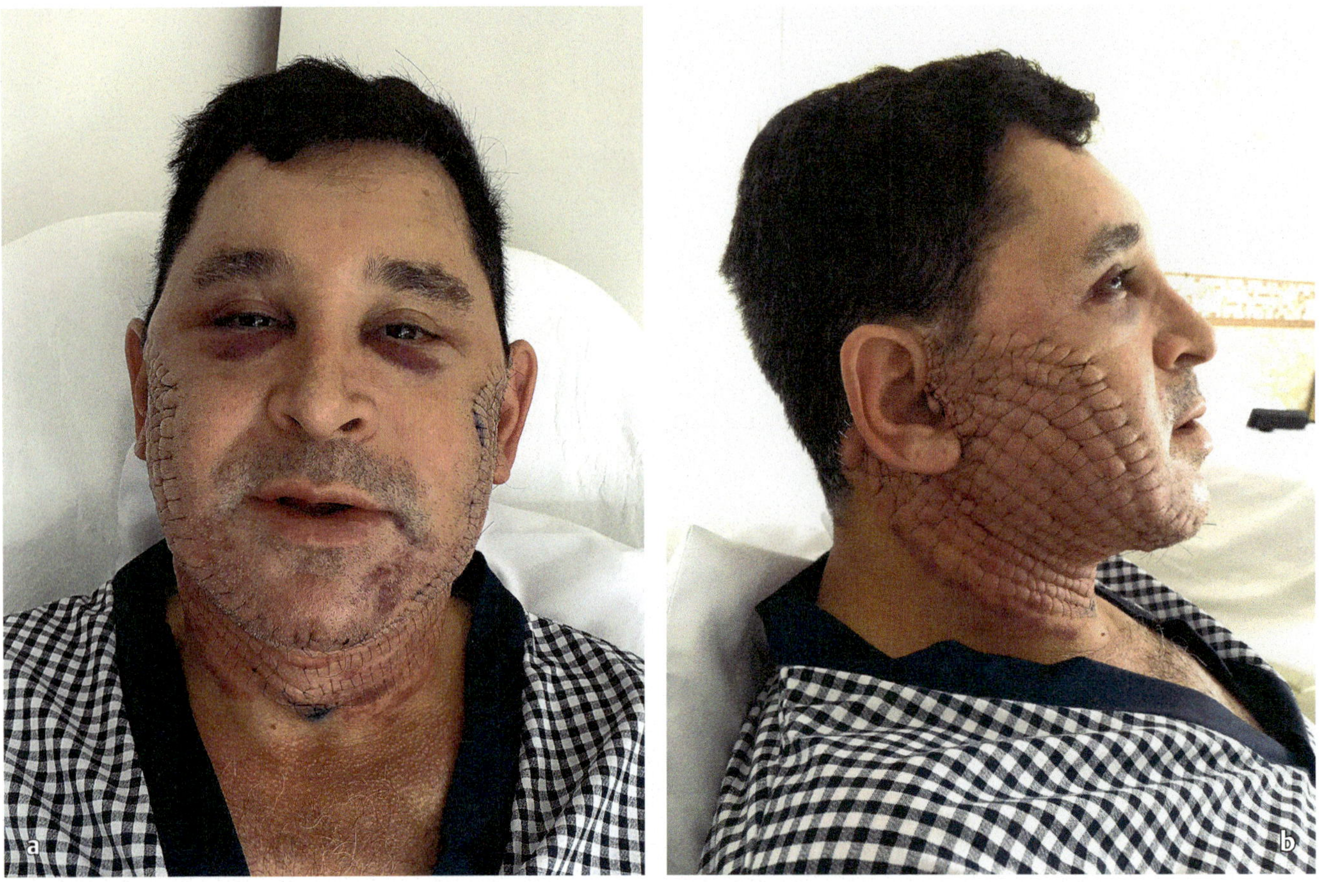

Fig. 32-6. O paciente apresentava hipertensão pré-operatória, durante as primeiras 48 horas após cirurgia, sua pressão arterial foi de difícil controle, chegando a 160/100 mmHg. Não houve hematoma: (a) Visão frontal. (b) Visão de perfil.

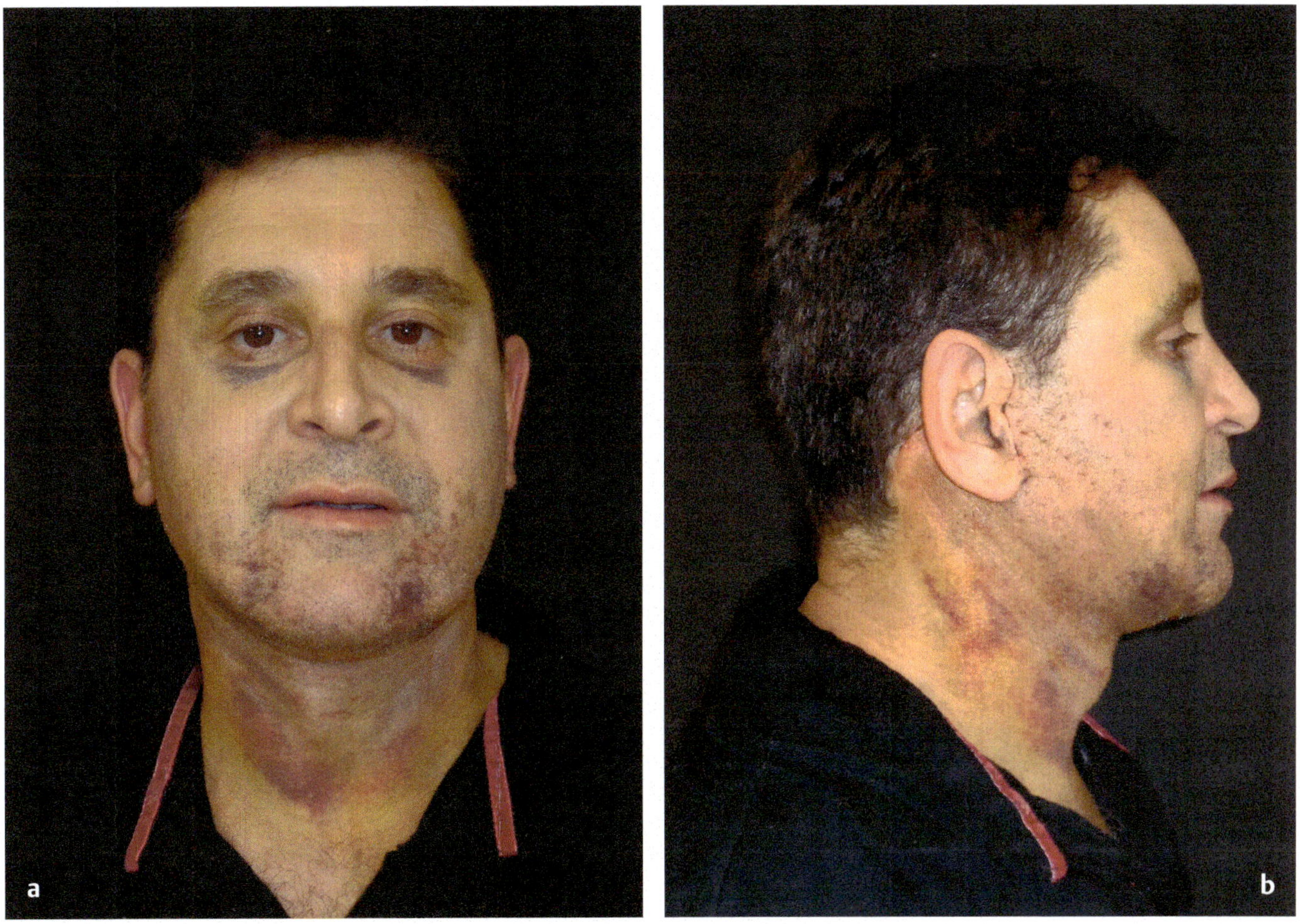

Fig. 32-7. Mesmo paciente da Figura 32-6, 10 dias após cirurgia: (a) Visão frontal. (b) Visão de perfi.

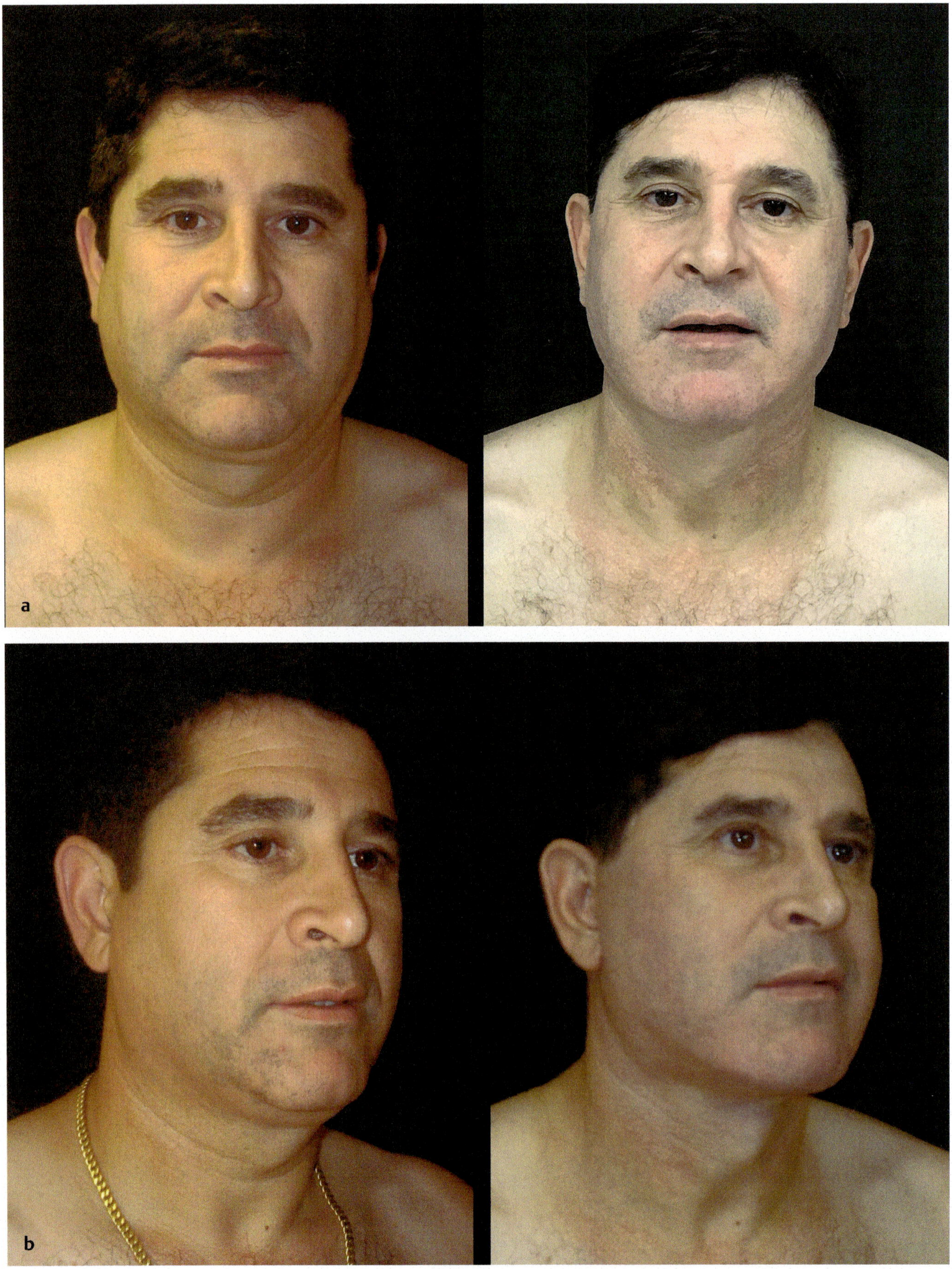

Fig. 32-8. Paciente de 55 anos com pré-operatório (**esquerda**) e 1,4 ano de pós-operatório (**direita**): (**a**) Frontal. (**b**) Oblíquo e lateral. *(Continua)*

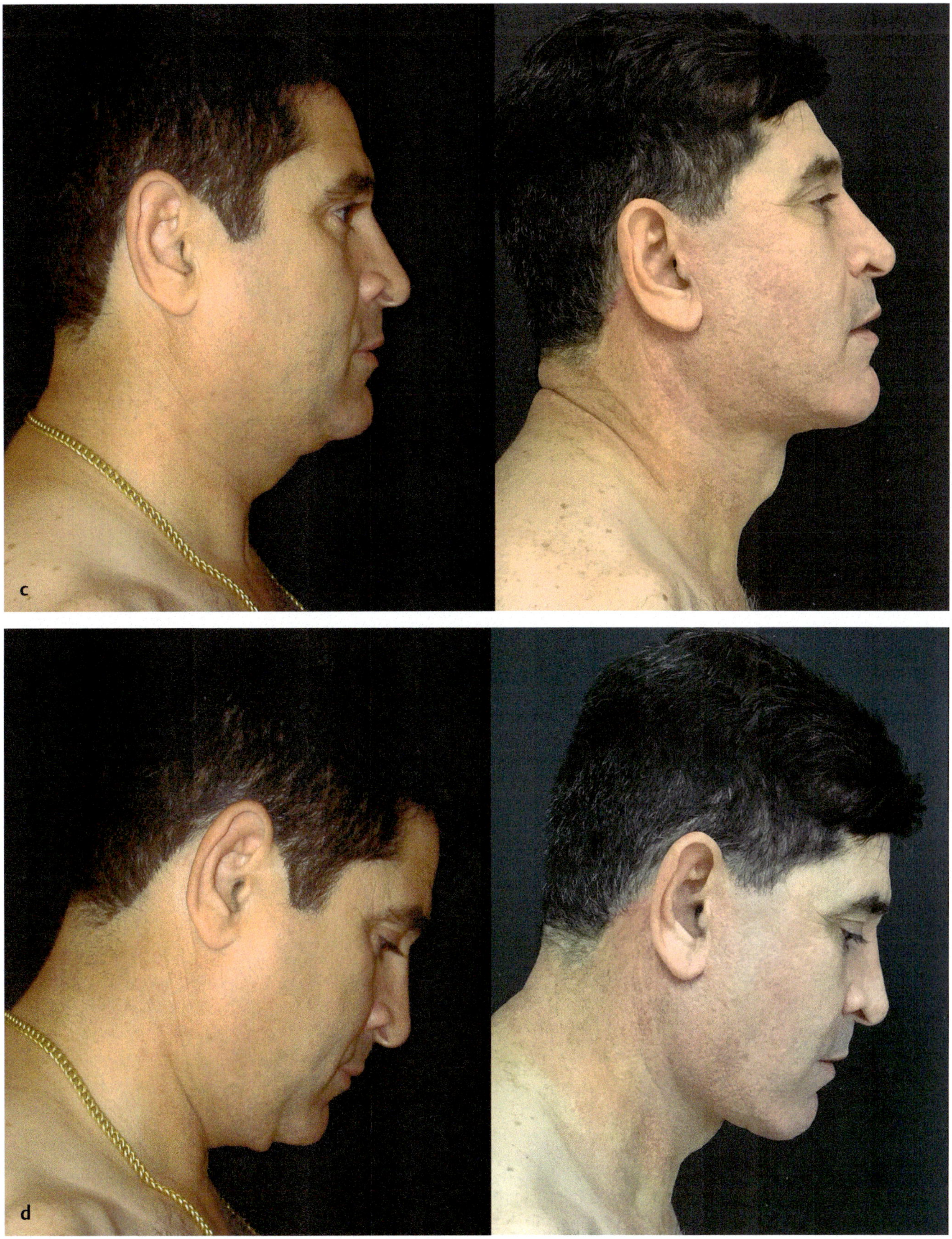

Fig. 32-8. *(Cont.)* (c) Lateral com flexão do pescoço (visão de Connell). (d) Visão de baixo (visão de Auersvald ou *worm's-eye view*). *(Continua)*

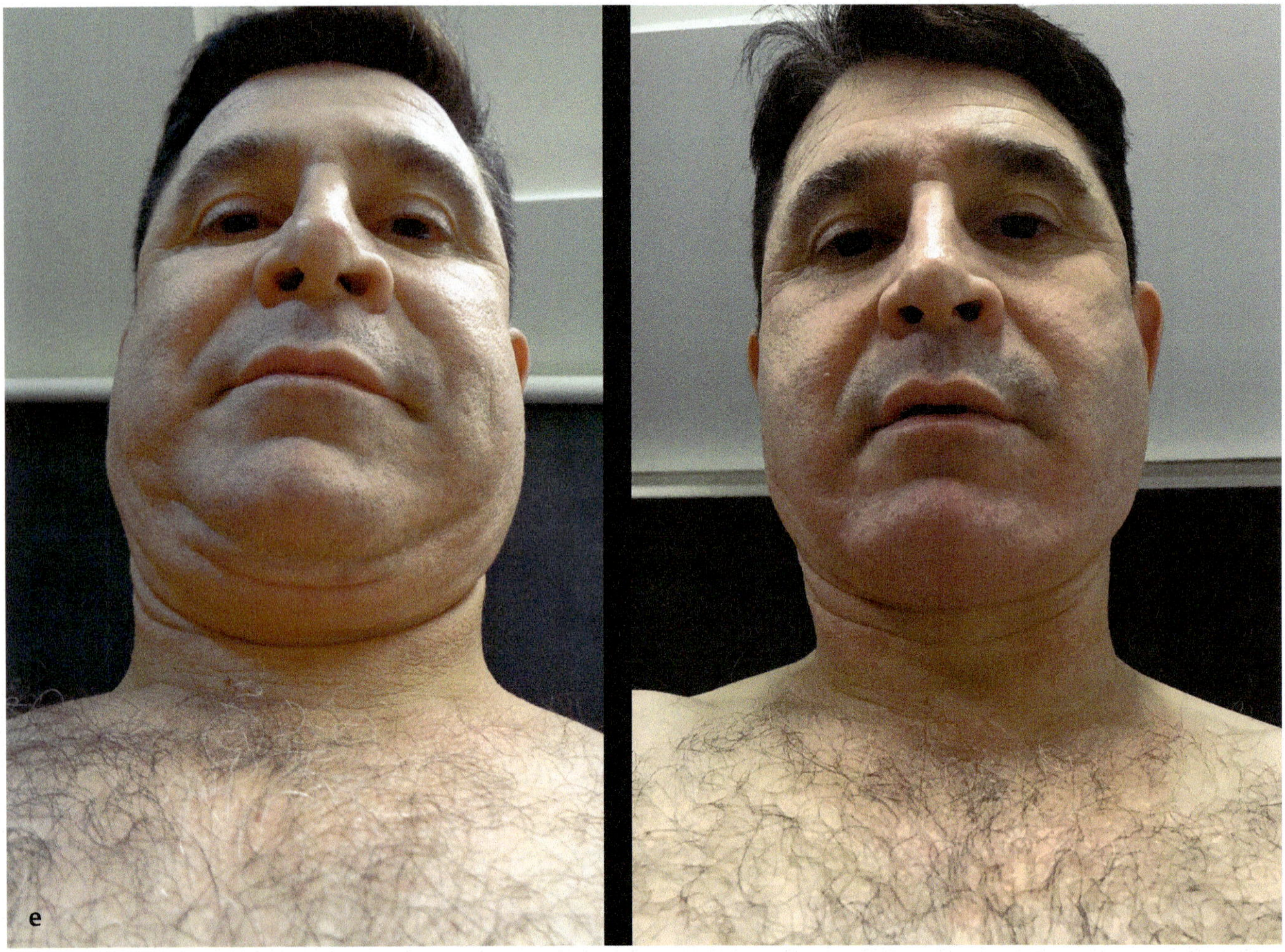

Fig. 32-8. *(Cont.)* (e) Paciente submetido à videoendoscopia para elevação do terço superior e ritidoplastia cervicofacial.

DEFINIÇÃO E CLASSIFICAÇÃO

Hematoma, uma coleção pós-operatória de sangue na área descolada de uma ritidoplastia, possui diferentes classificações na literatura, a maior parte baseada no volume. Baker e Gordon foram os primeiros a descrever esta complicação, estabelecendo duas categorias – hematomas pequenos e grandes –, porém, sem definição do volume que diferenciaria entre ambos.

Rees *et al.* também procuraram definir hematoma pelo volume, acrescentando à sua definição o comportamento destas coleções. Eles dividiram hematomas em:

A) Pequenos (um coágulo pequeno localizado).
B) Expansivos, uma forma agressiva de sangramento que necessitaria de intervenção cirúrgica.

Foi também em 1973 que Pitanguy *et al.* descreveram sua experiência com hematomas em homens, possivelmente o primeiro estudo desta complicação na população masculina. O sangramento foi dividido em maior e menor, sem, no entanto, definir um volume ou ponto de corte para cada um destes. Baker *et al.*, em um estudo de ritidoplastia em homens, consideraram três categorias de hematomas: grande, com indicação formal de tratamento cirúrgico; moderado, em que a indicação de tratar no bloco cirúrgico era limítrofe; pequenos, apenas com uma coleção visível ou palpável. Posteriormente, em uma revisão de 985 ritidoplastia em homens, Baker *et al.* definiram hematomas como coleções de sangue de 30 mL ou mais.

Jones *et al.* classificaram hematomas em quatro categorias:

- *Grau 1*: nenhum hematoma.
- *Grau 2*: micro-hematomas, sem significância clínica.
- *Grau 3*: hematomas pequenos, preferencialmente evacuados através de pressão manual ou aspiração.
- *Grau 4*: hematomas de volume significativo, necessitando de drenagem cirúrgica.

Apesar de estas definições e classificações facilitarem a comunicação científica, geralmente não consideram – para fins estatísticos e para fins de implicações clínicas – hematomas pequenos e moderados, muito frequentes em nossa experiência. De fato, Baker e Gordon observaram que a maioria dos pacientes que realizam ritidectomia terá algum tipo de acúmulo de fluido ou pequenos hematomas abaixo dos retalhos. Baker *et al.* reconheceram que muitas coleções hemáticas pequenas não são diagnosticadas nem documentadas. Esses hematomas de pequeno volume muitas vezes levam a múltiplas visitas dos pacientes ao consultório, seja para aspirações sequenciais, ou para tratar suas consequências, especialmente aquelas que se apresentam como, de acordo com Rees *et al.*, irregularidades ou contratura/fibrose permanente da pele. Não é incomum ter pacientes cujo nível de satisfação é abaixo do aceitável devido às consequências desses pequenos hematomas.

Tanto volume como velocidade da coleção de sangue possuem implicações no manejo de hematomas, incluindo a maneira que a equipe cirúrgica, anestesiologistas e enfermeiros se comunicam sobre o seu diagnóstico e nível de acuidade.

Hematomas expansivos ocorrem, caracteristicamente, por sangramento de pequenas artérias, são rápidos e geralmente diagnosticados quando o volume já é maior que 30 mL. Estes necessitam de intervenção imediata. Hematomas não expansivos se apresentam com volumes pequenos ou moderados que aumentam de maneira lenta, muitas vezes originando de um vaso pequeno, geralmente uma veia. O tratamento, nestes casos, pode ser programado de maneira não emergencial. A busca para uma solução profilática eficaz para hematomas grandes e expansivos, assim como pequenos e não expansivos, é o que levou os autores principais (AA e LAA) ao desenvolvimento da rede hemostática.

INCIDÊNCIA

Historicamente, homens possuem uma tendência maior ao desenvolvimento de hematomas após *lifting* facial. O Quadro 32-1 resume as séries mais importantes sobre esta complicação.

Pitanguy *et al.*, em seu estudo pioneiro, observaram uma taxa de 7,7% de hematomas maiores e 38% de hematomas menores em uma série de 52 homens. Baker *et al.* estudaram 124 pacientes homens e encontraram uma incidência de 8,7% para hematomas maiores e 10,2% para hematomas menores. Lawson e Naidu observaram 11 hematomas em 115 pacientes homens (9,6%). Uma avaliação da American Society of Plastic Surgeons (ASPS), de Matarasso *et al.*, demonstrou, em uma coorte de 12.192 pacientes, uma taxa de 4,4% de hematomas que necessitaram de intervenção cirúrgica em homens, enquanto 1,3% das mulheres tiveram esta complicação. Em uma revisão de 1.078 pacientes, incluindo homens e mulheres, Grover *et al.* observaram uma taxa de 12,9% em ritidoplastia masculina. Abboushi *et al.*, em um estudo com 630 pacientes (91,9% mulheres e 8,1% homens), encontraram uma taxa de hematomas significativamente mais alta em homens (11,7%), comparado às mulheres (3,9%). Gupta *et al.* revisaram um grande banco de dados com 11.300 pacientes, encontrando uma taxa de hematoma de 3,4% em homens, comparado a 0,9% das mulheres. Mais recentemente, Rohrich *et al.* demonstraram uma taxa de hematoma de 6% em um grupo de 83 homens.

FISIOPATOLOGIA DO HEMATOMA

A compreensão do mecanismo de formação de um hematoma após ritidoplastia auxilia no desenvolvimento de abordagens para prevenção e tratamento.

Análise multivariada de Grover *et al.* demonstrou que, além da platismoplastia anterior, que aumenta a probabilidade de hematoma em 4,3 vezes, pressão arterial (PA) sistólica acima de 150 mmHg (3,6%), gênero masculino (2,8%), uso de aspirina ou anti-inflamatórios não esteroides (AINE) (2,3%) e tabagismo (2,1%) são também fatores estatisticamente significativos que podem aumentar sangramento pós-operatório após ritidoplastia. Além disso, existe um efeito aditivo dos fatores de risco para hematoma. Por exemplo, a combinação da platismoplastia anterior e tabagismo aumenta o risco relativo para 6,4. De acordo com a análise similar de Abboushi *et al.*, uso de aspirina, hipertensão, índice de massa corporal maior de 25 kg/m^2, gênero masculino, e idade maior de 55 anos são fatores de risco significativo para hematoma.

Hematoma é uma complicação precoce. Rees *et al.* observaram que 78% dos hematomas ocorreram nas primeiras 48 horas. Cinquenta e oito por cento dos hematomas em homens, em uma série de casos de Baker, ocorreram nas primeiras 24 horas. Em 1994, Rees *et al.*, em um estudo de 1.236 pacientes, descreveram 23 hematomas, todos dentro das primeiras 48 horas. Rohrich *et al.* encontraram hematomas apenas no dia pós-operatório 0 e 1.

Extensão do Descolamento

A extensão da área descolada, especialmente em pacientes submetidos à cervicoplastia aberta, está associada à ocorrência de hematomas. Com maior extensão de descolamento cutâneo, mais vasos estão sob risco de sangramento. Grover *et al.* foram os únicos autores a estudarem o impacto da platismoplastia anterior na incidência de hematomas. De acordo com esses autores, platismoplastia anterior é o fator isolado mais importante associado a hematomas, com risco relativo de 4,3, para uma incidência de 13,4% de hematomas em sua série. Isto é uma informação extremamente relevante para o cirurgião que, frequentemente, aborda o pescoço por meio de uma incisão submentoniana. Esse estudo também demonstra

Quadro 32-1. Séries publicadas com taxas de hematoma em ritidoplastia em homens

Autor	Número de homens no estudo	Taxa de hematoma (%)
Pitanguy *et al.* (1973)	52	7,7
Baker *et al.* (1977)	124	8,7
Lawson e Naidu (1993)	115	9,6
Grover *et al.* (2001)	62	12,9
Abboushi *et al.* (2012)	51	11,7
Gupta *et al.* (2016)	997	3,4
Rohrich *et al.* (2017)	83	6,0

o quão difícil é de interpretar a incidência de hematomas na maior parte dos estudos publicados, já que a imensa maioria não avalia a área descolada.

Existem aqueles cirurgiões que preferem uma abordagem menos extensa, com descolamento cutâneo limitado, porém, têm sido popularizadas abordagens mais amplas, com liberação de ligamentos osseocutâneos para redistribuição e levantamento do pescoço e face. Apesar de ser uma tarefa difícil do ponto de vista estatístico, a comparação dessas duas abordagens através da medição da área descolada e análise de taxas de hematomas auxiliaria na definição desta questão.

Hipertensão Arterial

Hipertensão arterial é a causa principal de sangramento de uma ferida operatória após procedimento cirúrgico, um conceito que também é amplamente aceito no caso de ritidoplastia.

Rees *et al.* observaram que pacientes com hipertensão, náusea, vômitos, ansiedade e agitação possuíam maior tendência a hematomas. Berner *et al.* descreveram a influência da hipertensão pós-operatória na ocorrência de hematomas. Em uma coorte de 202 pacientes, eles observaram 12 hematomas; quase todos apresentaram hipertensão no período pós-operatório precoce. Os autores consideraram que esta elevação da PA era em decorrência de uma resposta autonômica exagerada aos estímulos cirúrgicos em pacientes com hipertensão lábil.

Contrariando estas observações, porém, Thompson e Ashley não encontraram uma correlação estatística entre hipertensão e hematomas. Rees *et al.* encontraram, em um estudo de 1.236 ritidoplastias realizadas por 50 cirurgiões diferentes, que pacientes com PA diastólica pré, intra e pós-operatória acima de 90 mmHg tiveram maior incidência de hematomas, porém, sem significância estatística. PA sistólica acima de 150 mmHg foi associada a hematoma; hipertensão intra e pós-operatória não mostrou correlação.

Grover *et al.* citaram PA sistólica acima de 150 mmHg como o segundo mais importante fator de risco para hematoma em uma série de 1.078 pacientes operados por 2 cirurgiões. Interessantemente, neste estudo eles não analisaram o impacto da hipertensão pós-operatória. Baker *et al.* observaram melhora na incidência de hematomas associada a um controle mais restritivo da PA perioperatória, um fator considerado essencial na redução desta complicação.

Náusea, Vômitos e Agitação

Apesar de muitos autores verem a hipertensão como o fator mais importante a ser controlado para reduzir a possibilidade de ocorrência de hematomas, em nossa experiência, náusea, vômitos, dor e agitação são os principais determinantes. De fato, náusea e vômitos são a complicação mais frequente em recuperação pós-cirúrgica geral, atingindo 20-30% dos pacientes; a relação entre estes fatores como desencadeantes de hipertensão e hematomas, apesar de não ter sido estatisticamente estudada, foi observada por múltiplos autores. Além da elevação da PA, náusea levando à tentativa de vomitar e vômitos também elevam a pressão venosa, muitas vezes levando a sangramento pós-operatório.

Fatores de risco para náusea e vômito pós-operatório incluem predisposição individual, duração cirúrgica, hipotensão durante cirurgia, uso de medicações anticolinérgicas em altas doses para reverter inibição muscular, reação a medicamentos (especialmente AINEs e opioides) e enxaqueca. A redução do uso de medicações opioides, bem como uso perioperatório de dexametasona e ondansetrona são duas opções para reduzir náusea e vômito pós-operatório e subsequente hematoma.

Labirintite aguda, ou vestibulopatia periférica aguda, assim como vertigem posicional benigna (VPB), são altamente prevalentes entre pacientes com mais de 40 anos. Vinte e cinco por cento das pessoas acima dos 70 anos com histórico de tontura possuem VPB, comumente apresentando náusea e vômito pós-operatório.

Comumente observamos crises de enxaqueca pós-operatória em pacientes com histórico desta condição. A dor da enxaqueca é comumente associada a náusea, vômitos e hipertensão, potencialmente levando a hematoma.

Dor pós-operatória causa ativação do sistema nervoso simpático através de reflexos espinhais contínuos. Como consequência, existe elevação da frequência cardíaca, resistência vascular periférica, débito cardíaco e PA, desta maneira aumentando as chances de hematoma.

Agitação e ansiedade podem ocorrer em um cenário clínico mais amplo, que pode incluir ansiedade, náusea e dor. Movimentação contínua da cabeça e pescoço, com cisalhamento dos retalhos, pode deslocar coágulos instáveis e gerar sangramentos.

Uma bexiga excessivamente distendida é causa muito comum de aumento da PA no transoperatório e pós-operatório. Despertar o paciente com a bexiga cheia muitas vezes leva a ansiedade e desconforto devido à necessidade de urinar, agitação psicomotora, elevação da PA e, possivelmente, hematoma. Desta maneira, todos os nossos pacientes recebem uma sonda vesical de demora antes da cirurgia, após a indução anestésica. Pacientes com histórico de hiperplasia benigna da próstata ou procedimentos prévios na próstata ou uretra podem levar a uma dificuldade na cateterização da bexiga. Nestes casos solicitamos a assistência de um urologista para colocação da sonda urinária, geralmente no dia ou na noite anterior à cirurgia.

Influência do Gênero

O risco de hematoma em homens já foi demonstrado como sendo 2,8 vezes maior do que em mulheres. Gupta *et al.*, em análise multivariada de 11.300 pacientes, demonstrou que essa complicação foi 3,86 vezes mais comum no grupo masculino do que no grupo feminino. Apesar de não haver um estudo demonstrando a causa para esta observação, geralmente se atribui essa incidência maior de hematoma à maior vascularização da pele facial do homem. Mayrovitz e Regan demonstraram, através de fluxometria com *laser* Doppler, aumento significativo no fluxo sanguíneo e volume da pele dos homens, comparado às mulheres, apesar de diferenças em idade, PA, frequência cardíaca e temperatura ambiente. Os bulbos dos folículos capilares ativos estão cercados por uma rica rede de capilares que funcionam como uma unidade interconectada com vasos paralelos. Cabelos velosos, geralmente encontradas na face das mulheres e em áreas de calvície, possuem um sistema capilar mais simples e menos denso, apesar das glândulas sebáceas associadas a esses folículos serem densamente vascularizadas. O tamanho das glândulas sebáceas e dos folículos pilosos é determinante na vascularização destas estruturas. Folículos e glândulas maiores e mais largas possuem uma vascularização mais densa.

Uso de Aspirina e Anti-Inflamatórios Não Esteroides

O efeito antiplaquetário de aspirina e AINEs é reconhecido como uma das causas de sangramento após ritidectomia. De fato, Abboushi *et al.*, em uma análise de 630 pacientes, observaram que o uso de aspirina foi um fator de risco independente para hematoma. Considerando que estas medicações funcionam bloqueando agregação plaquetária, e que a vida média de uma plaqueta é de 7-10 dias, é recomendável parar tais medicações 2 semanas antes da cirurgia.

Suplementos como ginko biloba, vitamina E, e alho têm sido associados a sangramentos. Apesar de haver um efeito causativo controverso na literatura, e como não são medicações consideradas clinicamente essenciais, solicitamos que pacientes abstenham de seu uso 2 semanas antes de cirurgia.

Drogas para tratamento de disfunção erétil, como sildenafila e tadalafila, também necessitam de atenção no pós-operatório. Apesar de o efeito de duração destas medicações ser curto, seus potenciais efeitos adversos cardiovasculares, incluindo aumento da frequência cardíaca e vasodilatação, possuem risco para homens que se submetem à ritidoplastia. Em nossa prática, devem ser evitados, assim como atividades sexuais, nas primeiras 3 a 4 semanas após cirurgia.

Tabagismo

Tabagistas possuem risco maior para qualquer tipo de sangramento, de acordo com o Copenhagen General Population Study, que seguiu quase 100.000 pessoas por 5,9 anos. Tabagismo também é considerado um fator de risco para hematomas após ritidoplastia. Grover *et al.* indicaram que o tabagismo aumenta em 2,1 vezes a possibilidade de hematoma. Solicitamos que pacientes cessem tabagismo 30 dias antes e 30 dias após cirurgia.

Isquemia do Retalho e Necrose como Consequência de Hematoma

Uma das complicações mais temidas de hematomas grandes é a lesão cutânea do retalho. A presença de sangue por si só é suficiente para causar dano tecidual, mesmo na ausência de um efeito de pressão sobre o retalho. Glass e Nanchahal propuseram mecanismos que explicariam este efeito, incluindo a geração de citocinas a partir da degradação plaquetária, recrutamento de neutrófilos liberando espécies reativas de oxigênio e enzimas proteolíticas, e a ativação do da cascata do complemento. Estes eventos, em sua via final, levariam à trombose de pequenos vasos e isquemia do retalho, que reforçaria o processo, agravando o dano. Além disso, o uso de curativos ou malhas pós-operatórias excessivamente apertadas pode gerar lesão por pressão do retalho cutâneo com colapso dos capilares que nutrem o retalho descolado. Da mesma forma, hematomas expansivos que comprimem o retalho com pressão maior do que a de fechamento capilar do retalho também podem levar à isquemia do retalho, o que reforça a necessidade de acompanhamento frequente dos pacientes no pós-operatório.

PREVENÇÃO

Diversas estratégias foram utilizadas para a prevenção da ocorrência de hematomas. O uso de drenos, selantes teciduais ou cola cirúrgica, infiltração tumescente e descolamento ultrassônico não demonstraram melhora estatística na taxa de hematomas. PA sistêmica normal em vez de regimes de hipotensão, associados a protocolos agressivos de controle da PA após a cirurgia têm sido apontados como responsáveis por menores taxas de hematoma, porém, esta estratégia também é ineficaz na prevenção total da ocorrência de hematomas. Essa frustração foi bem descrita por Thompson e Ashley: muitos métodos para evitar ou minimizar esta complicação foram propostos... Em um momento ou outro experimentamos quase todos estes, sem efeito benéfico conclusivo. Movidos pela busca da eliminação completa dos hematomas, desenvolvemos o conceito de rede hemostática – *A-net.*

REDE HEMOSTÁTICA

Já foi dito que a estatística mostra tudo menos a essência. Esta frase pode ser aplicada para a interpretação de muitos dos estudos sobre hematoma em ritidoplastia, frequentemente publicados por autores renomados da área. Poder-se-ia inferir a partir disto que, devido à sua longa experiência e um ambiente cirúrgico controlado, suas taxas de complicações seriam as mais baixas possíveis, porém, para muitos cirurgiões ao redor do mundo, especialmente aqueles com menor experiência, a situação é bastante diversa. Ao operar pacientes de *lifting* facial, particularmente homens, muitas vezes se deparam com o manejo de sangramento intra e pós-operatório, por razões não bem contempladas nos estudos publicados.

Dificuldades em estabelecer uma rotina cirúrgica, além de operar em diferentes centros cirúrgicos, com diferentes anestesiologistas, geralmente significa que, entre outros fatores, PA elevada, dor, náusea e vômito não serão tratados de maneira padronizada, o que pode elevar o risco de hematoma.

Quando um hematoma acontece, é crucial ter uma equipe de apoio no hospital pronta para tomar os passos iniciais para controlar o sangramento, preferencialmente com a presença de um anestesiologista até a rápida chegada da equipe cirúrgica final.

Infelizmente, este cenário ideal raramente ocorre. O tratamento tardio de um hematoma após ritidoplastia carrega consigo consideráveis riscos, incluindo necrose do retalho e compressão da via aérea. Além disso, como se trata quase sempre de uma condição de emergência, os pacientes frequentemente não estão sob jejum adequado para a sedação ou anestesia geral, tendo que ser tratados somente sob anestesia local ou com intubação com estômago cheio. Isso acaba gerando mais estresse, levando à dor e à elevação ainda maior da PA, além de ser desconfortável para o paciente.

Hematomas grandes são tradicionalmente drenados no bloco cirúrgico, com retirada das suturas, remoção dos coágulos, lavagem da área com soro fisiológico, e a busca por uma fonte de sangramento, que raramente é encontrada.

Em uma tentativa de simplificar o procedimento, Pitanguy e Ceravolo e Baker e Chiu modificaram esta abordagem e descreveram o tratamento à beira do leito para hematomas. Estes tratamentos, seja no bloco cirúrgico, seja à beira do leito, não garantem que um novo hematoma não irá se acumular posteriormente, tornando algo muito frustrante para o paciente e a equipe cirúrgica quando de fato recorre.

No início dos anos 2000, tivemos em nossa prática um aumento no número de ritidoplastias. Àquela época, a maioria destes casos era associada a uma platismoplastia anterior. Nossas taxas de hematoma eram em torno de 14%, um número consistente com o descrito por Grover *et al.*, que realizavam uma abordagem de pescoço e face semelhantes. Estas altas taxas, associadas ao reacúmulo de hematoma (em alguns casos, apenas 2 horas após a primeira drenagem de hematoma), nos levou a tomar uma medida drástica: para forçar a parada do sangramento na área acometida, colocamos suturas hemostáticas de náilon 4-0 englobando a pele e o SMAS ao mesmo tempo em que o sangue era aspirado através das incisões originais. Essas suturas eram mantidas por 48 horas e não foi visto reacúmulo de hematoma. Também não observamos isquemia dos retalhos nem complicações com cicatrização. Foi desta maneira que a rede hemostática nasceu, como maneira exitosa para tratar hematomas. Isso nos encorajou a usar a rede hemostática não apenas como uma alternativa de tratamento, mas também como uma tática preventiva para hematomas.

Suturas de adesão subdérmicas têm sido usadas em muitas áreas da cirurgia plástica, com o objetivo principal de prevenção de seromas. Baroudi e Ferreira demonstraram seu uso na prevenção de seromas em abdominoplastia. No mesmo ano, Titley *et al.* demonstraram a eficácia das suturas de adesão subdérmicas para prevenir a ocorrência de seroma na área doadora de retalhos de músculo grande dorsal. Pollock e Pollock, e Hudson descreveram o uso de suturas subdérmicas em uma tentativa de estabilizar os retalhos e minimizar espaço morto em ritidoplastia. Rho *et al.* descreveram o uso de suturas de adesão transdérmica na prevenção de hematomas após lipoaspiração e curetagem para tratamento de hiper-hidrose axilar. Sua abordagem é similar aos objetivos e métodos que usamos na rede hemostática para ritidoplastia. Do ponto de vista pessoal, devemos ao Dr. Ricardo Baroudi agradecimento por seu apoio à ideia e por nos guiar no processo de desenvolvimento da rede hemostática. O objetivo era – como nas suturas de Baroudi – obter uma tática eficiente simples e fácil de aprender, utilizando materiais facilmente disponíveis.

Em abril de 2010, após aproximadamente 6 anos de experiência com o uso da rede hemostática para tratar hematomas, começamos o uso da A-net para a prevenção desta complicação. A seguir temos uma descrição do que consideramos ser uma versão refinada dos nossos casos iniciais e publicações.

TÉCNICA CIRÚRGICA

Anestesia

Todos os nossos pacientes submetidos ao *lifting* facial e cervical são anestesiados por via intravenosa (IV) total, com intubação orotraqueal. Resumidamente, os pacientes recebem indução com midazolam (0,1 mg/kg), metadona (0,1 mg/kg), propofol (infusão controlada por alvo – 2,5 mg/mL), remifentanil (infusão controlada por alvo – 5 ng/mL) ou dexmedetomidina (1 mg/kg por 10 minutos) e brometo de rocurônio. É realizada uma infiltração anestésica local tumescente para facilitar a dissecção e melhorar o controle analgésico durante e após a cirurgia (1 litro de solução salina, 40 mL de lidocaína a 2%, 20 mL de ropivacaína a 1% e epinefrina [1:1.000.000]). Os pacientes são mantidos sob infusão de propofol (controlada por alvo), remifentanil (dose mais baixa possível após a anestesia local) ou dexmedetomidina (0,2 a 0,7 ng/kg/hora). Náuseas e vômitos são prevenidos utilizando dexametasona (8 mg) e ondansetrona (8 mg), IV, durante a indução anestésica. Ondansetrona 4 mg, IV, a cada 8 horas, é mantida nas primeiras 48 horas. Em caso de ocorrência de náuseas e vômitos, as causas devem ser avaliadas e tratadas adequadamente.

Aplicação da Rede Hemostática

A rede hemostática (*A-net*) consiste em suturas contínuas paralelas que promovem o fechamento (colabamento) mecânico das áreas descoladas, aproximando o retalho cutâneo ao SMAS-platisma subjacente, efetivamente selando o espaço morto. As Figuras 32-2 a 32-4 mostram a distribuição dessas colunas.

A sutura de nossa preferência é de náilon 5-0 em agulha semicircular triangular de 25 mm (Mononylon, Ethicon; ou Monosof, Covidien). Para áreas de pele mais espessa, especialmente a região retroauricular, o náilon 4-0 em agulha de 30 mm facilita a manobra.

Em nossa rotina, quando o rejuvenescimento cirúrgico inclui o *lifting* cervical por incisão submentoniana, geralmente abordamos, em sequência, o pescoço, o terço médio direito da face, por último, o terço médio esquerdo da face. Quando o pescoço não é aberto, o terço médio direito da face é abordado antes do esquerdo.

É importante ressaltar que os retalhos devem ser espessos a fim de garantir uma boa circulação via plexo subdérmico (em nossa abordagem de *lifting* facial, a gordura subcutânea é mantida com o retalho cutâneo). Com o uso cada vez mais frequente do *lifting* facial em plano profundo sub-SMAS ou estendido, a extensão do descolamento subcutâneo, especialmente na face, é menor. A rede hemostática é iniciada após tração e, como é comum haver algum grau de edema pós-operatório no retalho cutâneo, não tão apertada a ponto de prejudicar o fluxo sanguíneo, isto é, não deve haver significativo branqueamento da pele ao apertar cada ponto, e a pele deve se manter macia ao toque, não rígida e tensa – uma pinça deve poder ser passada sem grande dificuldade por baixo do ponto. A outra mão deve ser usada para auxiliar na acomodação da pele, especialmente no pescoço, onde a pele flácida da parte inferior é recrutada. Deve-se obter um bom reposicionamento da pele sem redundâncias; na verdade, essa é uma das vantagens da rede hemostática além da mera hemostasia, pois a pele pode ser reposicionada e mais bem acomodada através das suturas da rede, descarregando excesso de pele para as incisões, se necessário. No final de cada sutura, o cirurgião pode verificar sua eficácia passando uma pinça ao longo da coluna. Se uma ou mais suturas não alcançarem o objetivo de fechar o espaço, uma sutura separada (ponto simples, englobando pele e SMAS-platisma) pode resolver o problema. A próxima coluna é aplicada paralelamente à primeira, permitindo uma distância de 2 a 3 mm entre elas. Uma vez concluído o pescoço, a rede no terço médio do rosto é iniciada, correndo uma coluna do mento à região temporal, passando pelo limite anterior da área descolada. Colunas sucessivas são aplicadas até atingirem aquelas do pescoço, finalizando a cobertura completa da área operada.

Uma vez finalizada a rede hemostática, as incisões cirúrgicas pré- e retroauriculares são fechadas com náilon 5-0. O couro cabeludo na região retroauricular é fechado com grampos cirúrgicos.

Curativos

Todos os pacientes recebem uma explicação pré-operatória detalhada com vídeos e fotos sobre a função e sensação pós-operatória da rede hemostática. No entanto, muitos familiares e acompanhantes só têm conhecimento da tática após a cirurgia, o que pode causar algum desconforto visual. Essa é uma das principais razões pelas quais aplicamos um curativo oclusivo com gaze laminada e bandagens de crepe leve no final da cirurgia. O curativo também ajuda a manter a área operada seca. Ele é trocado diariamente nas primeiras 72 horas e depois é removido permanentemente.

Remoção da Rede

Recomendamos a remoção da rede em 48 horas. Esse tempo é suficiente para a estabilização da hemostasia; além disso, como descrito anteriormente, é também durante as primeiras 48 horas que a maioria dos hematomas ocorre.

Em nossa rotina, os pacientes permanecem no hospital por 48 horas. Antes da alta, eles tomam banho com a ajuda de uma enfermeira. Isso facilita a remoção de crostas que às vezes aderem às alças da rede. A rede é removida com o paciente em posição supina e com a cabeça elevada a 30°. Os nós das suturas são os primeiros a serem removidos para evitar que um nó seja puxado para dentro do retalho cutâneo, o que pode levar ao rompimento de tecidos mais profundos e a um hematoma localizado. A sutura restante é removida simplesmente cortando todas as alças e puxando cada uma individualmente. A rede hemostática também é muito útil para os cirurgiões que consideram dar alta aos seus pacientes no mesmo dia ou no dia seguinte à cirurgia, uma vez que ela proporciona estabilidade ao retalho, além do controle do sangramento. Nesses casos, a rede hemostática é removida no consultório dentro de 48 horas. A remoção da rede hemostática antes das 48 horas recomendadas é possível e pode ser indicada em pacientes com má perfusão do retalho ou acomodação inadequada da pele.

Veia Jugular Externa e os Nervos Faciais

Durante o período inicial de aplicação da rede hemostática, tínhamos preocupações sobre a integridade da veia jugular externa. Nossa experiência mostrou que o sangramento dessa veia não ocorre nem durante a aplicação nem a remoção das suturas. A possível explicação para isso é que, ao aplicar a rede hemostática – mesmo se houver uma transfixação da veia jugular – seu formato contínuo garante o controle do sangramento. Ao remover a rede em 48 horas, uma eventual transfixação da veia terá um coágulo estável que não permitirá o extravasamento de sangue. A ultrassonografia Doppler da veia jugular externa em pacientes submetidos à rede hemostática mostrou fluxo pós-operatório normal (Auersvald, dados não publicados).

A possibilidade de lesão dos nervos faciais (motor e sensitivo) também foi motivo de preocupação no desenvolvimento inicial da rede hemostática. O tempo mostrou, no entanto, que a incidência de lesões nos nervos faciais não é maior com o uso da rede hemostática. Existem algumas explicações possíveis para isso. Primeiro, a rede hemostática abrange a porção superficial do SMAS-platisma, evitando a porção sub-SMAS onde os nervos são encontrados. Na verdade, algumas das técnicas que manipulam o SMAS (plicatura, dissecção de retalho de SMAS e ressecção) são realizadas de maneira muito mais agressiva em comparação com a rede. Além disso, a sutura de náilon 5-0 é relativamente delicada e usada com tensão leve.

Cicatrização da Rede Hemostática

O processo da rede hemostática deve ser bem explicado ao paciente para que a progressão esperada da cicatrização após a cirurgia esteja clara. Antes de usar a rede hemostática para prevenção de hematomas, nós a utilizamos para o tratamento deles, com resultados de cicatrização muito bons. As lesões puntiformes deixadas pelas suturas de náilon 5-0 e 4-0 – com diâmetro inferior a 1 mm – formam crostas que caem em cerca de 10 dias. Cremes hidratantes a partir do quarto dia pós-operatório auxiliam nesse processo. A cicatrização geralmente é inconspícua e alcançada em cerca de 3 a 5 meses. A hiperpigmentação, em 17,1% dos casos, tende a se resolver espontaneamente em 3 meses; cremes clareadores com hidroquinona podem ser usados para acelerar a recuperação. A hipopigmentação raramente ocorre, é de difícil manejo e é observada especialmente em pacientes com predisposição a essa condição, como evidenciado por cicatrizes de cirurgias anteriores ou hipopigmentação relacionada com a idade. Apenas um dos nossos pacientes do sexo masculino apresentou hipopigmentação escassa pós-operatória na região retroauricular, o que foi bem aceito. Curiosamente, operamos quatro pacientes com vitiligo, todas mulheres; nenhuma desenvolveu hipopigmentação na área da rede ou nas incisões.

Em nossa opinião, manter a rede hemostática por mais tempo do que as 48 horas recomendadas é uma exceção. Consideramos isso, por exemplo, em pacientes que, no momento da alta, estão hipertensos e agitados. Quanto mais tempo a rede hemostática é mantida, maiores são as chances de ocorrer problemas de hiper ou hipopigmentação.

Dada a composição étnica da população onde vivemos, a maioria dos nossos pacientes possui tipos de pele de Fitzpatrick de 1 a 4. Temos alguma experiência com pacientes dos tipos 5 e 6, e embora seja limitada, não observamos problemas de cicatrização nesses pacientes.

Não houve aumento na incidência de isquemia e necrose em pacientes que utilizaram a rede hemostática em comparação com aqueles que não utilizaram essa técnica.

Resultados

De abril de 2010, quando realizamos nossa primeira rede hemostática, até março de 2019, realizamos *lifting* facial em 1.152 pacientes (1.059 [91,9%] mulheres e 93 [8,1%] homens), todos submetidos à rede hemostática. Nenhum desses pacientes teve hematoma enquanto estava com a rede, durante as primeiras 48 horas. A Figura 32-6 ilustra um dos nossos casos.

Após a remoção da rede, movimentos involuntários e excessivos da cabeça e do pescoço podem levar ao descolamento localizado ou cisalhamento do retalho e a um hematoma limitado. Isso foi observado em 4 dos 93 homens em nossa série, todos entre o 2º e o 5º dia pós-operatório. Esses hematomas foram tratados com aspiração local seguida pela aplicação de outra rede, nossa abordagem recomendada nesses casos.

Um paciente teve um hematoma expansivo maior algumas horas após a remoção da rede. Ele foi prontamente tratado com aspiração e nova rede hemostática. A hipertensão foi um fator importante associado a esse caso.

DISCUSSÃO

A prevenção de hematoma está na hemostasia absoluta. Essa afirmação de Baker e Gordon continua válida. Após muitos anos tentando diferentes métodos para prevenir sangramentos pós-operatórios, a rede hemostática, com seu fechamento de todos os espaços mortos e seu forte efeito hemostático, tem-se mostrado uma grande aliada nas ritidoplastias. É uma técnica fácil de aprender, que utiliza materiais simples disponíveis na maioria dos ambientes cirúrgicos. Desde os cirurgiões menos experientes até os mais habilidosos, ela garante o controle do sangramento, mesmo diante de náuseas, vômitos, agitação e abordagens de pescoço e face subplatisma-SMAS.

A hemostasia através da eletrocauterização, um passo demorado antes da introdução da rede hemostática, agora é muito breve e objetiva. Os vasos sanguíneos de sangramento mais intenso são cauterizados. Os vasos menores normalmente são controlados com a própria sutura contínua, que os força a parar de sangrar, enquanto o sangue é aspirado com um aspirador de Yankauer. Isso tem impacto no processo de cicatrização, uma vez que o dano térmico residual e, consequentemente, o edema são significativamente reduzidos. Um menor uso de eletrocautério, especialmente no retalho cutâneo, também mantém o plexo subdérmico mais intacto, podendo manter a perfusão dos retalhos de maneira mais segura.

Uma vez que a *A-net* controlará todos os vasos sanguíneos que sangram, é possível utilizar um regime anestésico ligeiramente hipotensivo, facilitando o procedimento, com um campo operatório mais nítido devido ao menor sangramento. Alguém poderia argumentar que um paciente hipotensivo durante a cirurgia seria um candidato em potencial para desenvolvimento de hematoma no período pós-operatório, pois os vasos sanguíneos não coagulados poderiam se manifestar mais tarde como sangramentos. No entanto, devemos lembrar que o efeito hemostático da rede é mantido por 48 horas, geralmente tempo suficiente para normalizar as condições de pressão arterial.

A rede hemostática também facilita o uso de anticoagulantes, uma vez que seu controle mecânico do sangramento concede tempo suficiente para a estabilização dos coágulos. De fato, temos operado alguns pacientes que necessitam de uso contínuo de antiplaquetários ou mesmo anticoagulação profilática, e não observamos problemas maiores. A rede hemostática, nesse caso, expande o leque de pacientes que podem ser potencialmente submetidos à ritidoplastia.

A preocupação natural com relação à perfusão dos retalhos cutâneos foi estudada por Kachare e O'Daniel, que realizaram angiografia de fluorescência *laser*-assistida em retalhos cervicofaciais para reconstrução de defeitos oncológicos faciais. Não houve diferença estatisticamente significativa antes e após a aplicação da rede hemostática, demonstrando a segurança da técnica. Estudo recente de Janssen e Waterhouse demonstrou uma taxa geral de hematoma de 0,6% com uso da rede hemostática, comparado com 3,9% em um grupo controle histórico.

Do ponto de vista pessoal, a rede hemostática mudou a forma como enxergamos a ritidoplastia, especialmente em homens. Não é mais uma cirurgia em que sofremos antecipadamente, sabendo do potencial de uma chamada telefônica noturna para voltar ao hospital e tratar um hematoma. A rede trouxe tranquilidade tanto para a equipe cirúrgica quanto para os anestesiologistas, que agora lidam com náuseas, vômitos e hipertensão com menos estresse e preocupação.

OUTROS USOS DA REDE HEMOSTÁTICA

Os cirurgiões têm utilizado o conceito da rede hemostática para expandir seu uso. O *gliding brow lift*, ou GBL (levantamento frontal deslizante), concebido por Viterbo e Auersvald, é um desses exemplos. Muitos colegas fizeram comunicações pessoais sobre o uso da *A-net* em outras áreas, como a prevenção de hematomas em ginecomastia (Dr. Norman Waterhouse, Reino Unido, e Dr. Milton Daniel, Brasil), obliteração de espaço morto axilar em mamoplastia de aumento (Dr. Pedro Pitta, Brasil), fechamento de áreas disseccadas pós-mastectomia (Dr. João Medeiros Tavares Filho, Brasil), prevenção de seroma em cirurgia ortopédica (Dr. Ronaldo Righesso, Brasil), recrutamento de pele para o tratamento de ectrópio (Dr. Francisco Bravo, Espanha), levantamento de lábio deslizante para melhoria nos cantos da boca (Dr. Gerald O'Daniel, EUA) e, finalmente, fixação de enxertos de pele e excisão de lipomas com incisões mínimas (Dr. S. Anthony Wolfe, EUA, e Chiara Botti, Itália).

CONCLUSÃO

Os homens têm uma incidência maior de hematoma após a ritidoplastia. A rede hemostática é uma tática de baixo custo e fácil aprendizado que previne, efetivamente, a ocorrência de hematomas e permite uma redistribuição mais eficaz da pele. Após mais de 15 anos utilizando a rede, consideramos que ela é um método confiável e consistente que aumenta a segurança, reduz a morbidade e melhora os resultados.

BIBLIOGRAFIA

Abboushi N, Yezhelyev M, Symbas J, Nahai F. Facelift complications and the risk of venous thromboembolism: a single center's experience. Aesthet Surg J. 2012;32(4):413-20.

American Society of Plastic Surgeons. Plastic Surgery Statistics Report [online]. 2022.

Auersvald A, Auersvald LA, Biondo-Simões MLP. Rede hemostática: uma alternativa para prevenção de hematoma em ritidoplastia. Rev Bras Cir Plást. 2012;27(1):22-30.

Auersvald A, Auersvald LA, Oscar Uebel C. Subplatysmal Necklift: A Retrospective Analysis of 504 Patients. Aesthet Surg J. 2017;37(1):1-11.

Auersvald A, Auersvald LA. Hemostatic net in rhytidoplasty: an efficient and safe method for preventing hematoma in 405 consecutive patients. Aesthetic Plast Surg. 2014;38(1):1-9.

Auersvald A, Auersvald LA. Management of the submandibular gland in neck lifts: Indications, techniques, pearls, and pitfalls. Clin Plast Surg. 2018;45(4):507-25.

Auersvald A, Auersvald LA. Commentary on: quilting sutures in rhytidectomy: a systematic review of the literature. Aesthetic Surgery Journal. 2020;40(11):1165-7.

Auersvald LA, Auersvald A. The short neck: challenges and techniques. Facial Plast Surg. 2022;38:650-67.

Baker DC, Aston SJ, Guy CL, Rees TD. The male rhytidectomy. Plast Reconstr Surg. 1977;60(4):514-22.

Baker DC, Stefani WA, Chiu ES. Reducing the incidence of hematoma requiring surgical evacuation following male rhytidectomy: a 30-year review of 985 cases. Plast Reconstr Surg. 2005;116(7):1973-85; discussion 1986-7.

Baker TJ, Gordon HL. Complications of rhytidectomy. Plast Reconstr Surg. 1967;40(1):31-9.

Ballan A, Jabbour S, El Rayess Y, et al. Quilting Sutures in Rhytidectomy: A Systematic Review of the Literature. Aesthetic Surgery Journal. 2020;40(11):1157-64.

Baroudi R, Ferreira CA. Seroma: how to avoid it and how to treat it. Aesthet Surg J. 1998;18(6):439-41.

Berner RE, Morain WD, Noe JM. Postoperative hypertensioveras an etiological factor in hematoma after rhytidectomy. Prevention with chlorpromazine. Plast Reconstr Surg. 1976;57(3):314-9.

Dong B, Yu D, Jiang L, et al. Incidence and risk factors for postoperative delirium after head and neck cancer surgery: an updated meta-analysis. BMC Neurol. 2023;23:371.

Ellabban MA, Fattah IOA, Kader GA, et al. The effects of sildenafil and/or nitroglycerin on random-pattern skin flaps after nicotine application in rats. Sci Rep. 2020;10:3212.

Fernandes MS, Viterbo F, Rodrigues LD, et al. Nerve injury and peripheral nerve functional loss from injection and suture needles: an experimental study on rats. Aesthetic Surgery Journal. 2023;43(11):NP949-NP955.

Fezza JP, Cartwright M, Mack W, Flaharty P. The use of aerosolized fibrin glue in face-lift surgery. Plast Reconstr Surg. 2002;110(2):658-64.

Firmin FO, Marchac AC, Lotz NC. Use of the harmonic blade in face lifting: a report based on 420 operations. Plast Reconstr Surg. 2008;124(1):245-55.

Francisco G. Bravo. Neck Contouring and Rejuvenation in Male Patients Through Dual-Plane Reduction Neck Lift. Clinics in Plastic Surgery. 2022;49(2):257-73.

Fries R, Shariat K, von Wilmowsky H, Bohm M. Sildenafil in the treatment of Raynaud's phenomenon resistant to vasodilatory therapy. Circulation. 2005;112:2980-5.

Glass GE, Nanchahal J. Why haematomas cause flap failure: an evidence-based paradigm. J Plast Reconstr Aesthet Surg. 2012;65(7):903-10.

Grover R, Jones BM, Waterhouse N. The prevention of haematoma following rhytidectomy: a review of 1078 consecutive facelifts. Br J Plast Surg. 2001;54(6):481-6.

Gupta V, Winocour J, Shi H, et al. Preoperative risk factors and complication rates in facelift: analysis of 11,300 patients. Aesthet Surg J. 2016 Jan;36(1):1-13.

Henry G, Auersvald A, Auersvald LA, et al. Skin perfusion after hemostatic net: an anatomic and radiologic study in a cadaver model. Aesthetic Surgery Journal. 2024;44(3):245-53.

Huang TT, Blackwell SJ, Lewis SR. Routine use of a suction drain in facial rhytidoplasty. Ann Plast Surg. 1987;18(1):30-3.

Hudson DA. The quilting suture: its application in facelifts. Plast Reconstr Surg. 2010;126(2):72e-73e.

Janssen TJ, Maheshwari K, Sivadasan A, Waterhouse N. Hemostatic net in facelift surgery: a 5-year single-surgeon experience. Aesthet Surg J. 2023:sjad097.

Jones BM, Grover R, Hamilton S. The efficacy of surgical drainage in cervicofacial rhytidectomy: a prospective, randomized, controlled trial. Plast Reconstr Surg. 2007;120(1):263-70.

Jones BM, Grover R. Reducing complications in cervicofacial rhytidectomy by tumescent infiltration: a comparative trial evaluating 678 consecutive face lifts. Plast Reconstr Surg. 2004;113(1):398-403.

Kachare MD, Moore AC, Little J, O'Daniel TG. Establishment of safety of hemostatic net application utilizing laser-assisted fluorescence angiography with SPY-Q software analysis. Aesthet Surg J. 2023;43(6):623-30.

Kamer FM, Nguyen DB. Experience with fibrin glue in rhytidectomy. Plast Reconstr Surg. 2007;120(4):1045-51.

Langsted A, Nordestgaard BG. Smoking is associated with increased risk of major bleeding: a prospective cohort study. Thromb Haemost. 2019;119(1):39-47.

Lawson W, Naidu RK. The male facelift. An analysis of 115 cases. Arch Otolaryngol Head Neck Surg. 1993;119(5):535-9; discussion 540-1.

Lumb B, Kradshaw K, Gamlin F, Heard J. The effect of coughing at extubation on oxygenation in the post-anaesthesia care unit. Anaesthesia. 2015;70:416-20.

Marchac D, Sándor G. Face lifts and sprayed fibrin glue: an outcome analysis of 200 patients. Br J Plast Surg. 1994;47(5):306-9.

Matarasso A, Elkwood A, Rankin M, Elkowitz M. National plastic surgery survey: face lift techniques and complications. Plast Reconstr Surg. 2000;106(5):1185-95; discussion 1196.

Mayrovitz HN, Regan MB. Gender differences in facial skin blood perfusion during basal and heated conditions determined by laser Doppler flowmetry. Microvasc Res. 1993;45(2):211-8.

Pitanguy I, Ceravolo MP. Hematoma postrhytidectomy: how we treat it. Plast Reconstr Surg. 1981;67(4):526-9.

Pitanguy I, Pinto Jr AR, Garcia LC, Lessa SF. Ritidoplastia em homens. Rev Bras Cir. 1973;62(7/8):209-16.

Pollock H, Pollock TA. Management of face lifts with progressive tension sutures. Aesthet Surg J. 2003;23(1):28-33.

Por YC, Shi L, Samuel M, et al. Use of tissue sealants in face-lifts: a metaanalysis. Aesthetic Plast Surg. 2009;33(3):336-9.

Rahrovan S, Fanian F, Mehryan P, et al. Male versus female skin: What dermatologists and cosmeticians should know. Int J Womens Dermatol. 2018;4(3):122-30.

Rees TD, Barone CM, Valauri FA, et al. Hematomas requiring surgical evacuation following face lift surgery. Plast Reconstr Surg. 1994;93(6):1185-90.

Rees TD, Lee YC, Coburn RJ. Expanding hematoma after rhytidectomy. A retrospective study. Plast Reconstr Surg. 1973;51(2):149-53.

Rho NK, Shin JH, Jung CW, et al. Effect of quilting sutures on hematoma formation after liposuction with dermal curettage for treatment of axillary hyperhidrosis: a randomized clinical trial. Dermatol Surg. 2008;34(8):1010-5.

Roh M, Han M, Kim D, Chung K. Sebum output as a factor contributing to the size of facial pores. Br J Dermatol. 2006;155:890-4.

Rohrich RJ, Stuzin JM, Ramanadham S, et al. The modern male rhytidectomy: lessons learned. Plast Reconstr Surg. 2017;139(2):295-307.

Souza RAC, Martinelli-Kläy CP, d'Acampora AJ, et al. Effects of sildenafil and tadalafil on skin flap viability. Arch Dermatol Res. 2022;314(2):151-7.

Thompson DP, Ashley FL. Face-lift complications: a study of 922 cases performed in a 6-year period. Plast Reconstr Surg. 1978;61(1):40-9.

Marten T, Elyassnia D. Male facelift. Clinics in Plastic Surgery. 2022;49(2):221-56.

Titley OG, Spyrou GE, Fatah MF. Preventing seroma in the latissimus dorsi flap donor site. Br J Plast Surg. 1997;50(2):106-8.

Viterbo F, Auersvald A. Gliding brow lifting (GBL): A New Concept. Aesthetic Plast Surg. 2019;43(6):1536-46.

Vídeo 1 | Vídeo 2 | Vídeo Cirurgia

CAPÍTULO 33

MACS LIFT E ABORDAGEM DE REJUVENESCIMENTO CENTROFACIAL

Patrick L. Tonnard ▪ Alexis N. Verpaele ▪ Rodrigo L. Carazo

INTRODUÇÃO

A ritidectomia é, sem dúvida, o procedimento de rejuvenescimento facial mais consagrado atualmente. O objetivo do *minimal access cranial suspension lift* (MACS *lift*) era tornar a ritidectomia mais segura e simples, mantendo um resultado estável e de aparência natural. O conceito do MACS *lift* foi desenvolvido gradualmente no final da década de 1990 e publicado pela primeira vez em 2002. Após 20 anos de experiência, com base na melhor compreensão do envelhecimento facial, acrescentamos alguns procedimentos auxiliares para maximizar o resultado. Desenvolvemos o conceito de rejuvenescimento centrofacial incorporando a restauração volumétrica por *lipofilling* na região pré-orbital e perioral. Posteriormente, foram acrescentadas manobras mais extensas para melhorar a potência do rejuvenescimento do pescoço.

É um equívoco comum limitar o rejuvenescimento facial à mera correção da flacidez facial. O envelhecimento facial é um processo multifatorial muito complexo que envolve flacidez, perda de volume e alterações estruturais da pele. Consequentemente, um procedimento abrangente de rejuvenescimento facial deve abordar todos os diferentes processos de envelhecimento para manter um resultado harmonioso. Deixar de considerar os diversos fatores que contribuem para o envelhecimento facial e de abordá-los no processo de rejuvenescimento resultará na impossibilidade de restaurar a aparência natural da juventude, com um resultado inferior ao ideal. Nossa noção de rejuvenescimento facial envolve uma abordagem holística que consiste em três elementos principais: 1) tratar a flacidez dos tecidos moles frouxos, 2) restaurar a perda de volume facial causada pela deflação e 3) melhorar a qualidade da pele de todos os componentes faciais. Este último é frequentemente negligenciado pelos cirurgiões plásticos, embora quase todos os pacientes de rejuvenescimento facial se beneficiem de algum tipo de melhoria da pele. A pele envelhecida tem uma derme mais fina e uma epiderme mais espessa. Ela é caracterizada por fotodanos, como mudança na textura, rugas, pigmentação e lesões pigmentadas, hipopigmentações irregulares e queratoses actínicas. A qualidade da pele, a textura e a pigmentação causadas pelo envelhecimento são independentes da flacidez e da deflação e, portanto, não serão corrigidas apenas pelas técnicas de *lifting* facial.

AVALIAÇÃO DO PACIENTE

Os vários fatores que influenciam o processo de envelhecimento facial são diferentes em cada paciente. Portanto, é impossível imaginar com precisão o rosto mais jovem de um paciente sem visualizá-lo em uma idade mais jovem. Rotineiramente, pedimos a nossos pacientes que tragam fotografias suas, tiradas entre 20 e 35 anos de idade, para a primeira consulta. Essas fotografias são a ferramenta perfeita para elaborar um plano cirúrgico e, mais importante, para instruir o paciente sobre as estratégias de rejuvenescimento e regeneração.

Propomos uma combinação de tratamentos que, por meio de um mecanismo sinérgico, terá o máximo impacto na aparência do paciente. Raramente realizamos um procedimento isolado (como o *lifting* facial sozinho), e é muito comum em nossa prática combinar vários procedimentos de rejuvenescimento em um único ato cirúrgico. Esses procedimentos são selecionados com base nas alterações de envelhecimento observadas. 1) A flacidez facial é corrigida pelo MACS *lift*, blefaroplastia, *lifting* de pescoço, *lifting* de sobrancelha e *lifting* labial. 2) A perda de volume centrofacial é restaurada por *lipofilling* de microgordura, dependendo da área em que o volume está desinflado (temporal, bochechas, malar, canal lacrimal, pálpebra superior e inferior, lábios e queixo). 3) Para as alterações de envelhecimento da pele, usamos estratégias diferentes de acordo com a gravidade do dano à pele. Quase que rotineiramente, tratamos alterações leves na textura da pele com microagulhamento de nanofatores. As rítides faciais superficiais e moderadas e a hiperpigmentação causada por danos causados pelo sol são tratadas com o *peeling* de óleo de croton ou com o *resurfacing* a *laser*. As rugas profundas podem ser complementadas com *sharp-needle intradermal fat grafting* (SNIF), imediatamente antes do procedimento de *resurfacing*.

TRATAMENTOS CIRÚRGICOS

Lifting Facial com Suspensão Craniana de Acesso Mínimo (MACS)

São 4 os princípios básicos do MACS *lift*:

1. Uma incisão limitada na pele pré-auricular e pré-bordô.
2. Uma dissecção limitada da pele supraSMAS.
3. Suspensão vetorial vertical do SMAS e do platisma ancorada na fáscia do músculo temporal profundo por duas suturas fortes em bolsa.
4. Reajuste e ressecção de pele com vetor vertical.

Um vetor horizontal ou oblíquo de elevação tende a achatar o rosto, colocando-o sob tensão, e produz resultados menos naturais do que um *lifting* facial de vetor vertical puro. Com o MACS *lift*, o único vetor aplicado ao SMAS e à pele sobreposta é o vertical. Portanto, ela pode ser considerada uma técnica de *lifting* facial de vetor vertical puro. O vetor vertical de reajuste e ressecção da pele sela o efeito de suspensão do tecido profundo subjacente e, em alguns pacientes, evita a extensão retroauricular da incisão. De fato, nas técnicas de reajuste da pele com vetor oblíquo, a "orelha de cachorro" (efeito "*dog ear*") criada no lóbulo exige uma raspagem horizontal da pele e uma extensão retroauricular da incisão. O MACS *lift* usa suturas em bolsa para suspender os tecidos moles móveis da face e do pescoço na fáscia temporal profunda não móvel. A proximidade das alças de sutura com os tecidos frouxos na área móvel da face produz uma transmissão muito eficaz das forças de tração da sutura em bolsa. Outra vantagem da técnica *purse-string* é que ela cria microimbricações do SMAS, que se aglutinam durante a fase de cicatrização e estabilizam o efeito de elevação aumentando a restauração do volume da bochecha. Em comparação com um *lifting* facial clássico, os pacientes com o MACS *lift* têm um tempo de recuperação mais curto e uma taxa de morbidade menor, com uma cicatriz final significativamente mais curta. O MACS *lift* proporciona uma correção poderosa da papada e a restauração de uma linha de mandíbula nítida, restauração do volume da área da bochecha, uma melhora das dobras nasolabiais, correção dos sulcos de marionete e da flacidez submental e da parte superior do pescoço acima do osso hioide e melhora de um ângulo cervicomental embotado, especialmente quando combinado com a lipoaspiração subcutânea.

Marcações Pré-Operatórias

A marcação da incisão começa no limite inferior do lóbulo, subindo pela dobra pré-auricular. No nível da incisura intertragal, a marcação faz uma volta de 90° para trás para evitar a retração linear da cicatriz. Em seguida, a marcação segue a borda posterior do trágus, subindo em direção à raiz helicoidal. No limite superior da orelha, a marcação segue o pequeno recesso sem pelos entre a costeleta e a orelha e, em seguida, vira para baixo para seguir a implantação inferior do cabelo. Nos homens, a marcação desce aproximadamente 1,5 cm antes de virar anteriormente para cruzar a costeleta. A marcação segue mais adiante em um padrão de ziguezague, 2 mm dentro da implantação inferior e anterior da costeleta. O objetivo do padrão em ziguezague é aumentar o comprimento da incisão temporal para melhor congruência com o comprimento do retalho da bochecha, reduzindo assim a formação de orelhas de cachorro. A incisão pode estender-se até o nível horizontal do canto lateral e não mais do que o nível da cauda da sobrancelha. No pescoço, em pacientes com flacidez de pele leve, a dissecção se estenderá até dois dedos abaixo do ângulo mandibular, o que corresponde à borda cranial do platisma; em pacientes com flacidez de pele mais grave, a dissecção pode ser estendida de forma retroauricular, combinada ou não com a redução anterior do pescoço (veja abaixo). O limite anterior da dissecção da pele da bochecha é geralmente uma linha na metade do caminho entre o trágus e a comissura oral.

Infiltração

Usamos uma solução de infiltração que contém 200 mL de NaCL 0,9%, 20 mg de ropivacaína (Naropin® 7,5 mg/mL), 0,8 mg de adrenalina, 20 mg de triamcinolona e 1 g de ácido tranexâmico

Incisão e Elevação do Retalho

Ao longo da costeleta, a incisão segue um padrão em ziguezague e o bisturi é inclinado em um ângulo quase tangencial com a pele para cortar os fios de cabelo perpendicularmente. Essa manobra ajudará a esconder a cicatriz, pois permite que o cabelo cresça através dela tornando-a praticamente invisível. A dissecção da pele começa com o bisturi no primeiro centímetro para determinar o nível da dissecção. O restante da dissecção é feita às cegas com uma tesoura forte de *lifting* facial do tipo Gorney em um plano subcutâneo. Apontamos as bordas da tesoura em direção à pele para ter controle visual e tátil sobre a espessura do retalho. A maior parte da dissecção é feita por meio de manobras de espalhamento. O retalho é criado com espessura suficiente, geralmente de 3 a 4 mm, para mascarar pequenas irregularidades do tecido subjacente.

Suturas de Suspensão

A primeira sutura em bolsa – a alça vertical – é fixada na fáscia temporal profunda (FTP) em um ponto 1 cm acima do arco zigomático e 1 cm à frente da borda helicoidal. Essa área da FTP é exposta com uma tesoura afiada e movimentos de espalhamento após a hidrodissecção com anestésico local. A FTP é identificada como uma camada branca e brilhante distinta. É usada uma sutura de polidioxanona 0 (PDS*II; Ethicon, Somerville, NJ) com uma agulha C3 de 23 mm. A primeira passada da agulha é feita na janela em que a FTP foi visualizada e desce até o osso temporal. A agulha é orientada em direção ao trágus para evitar zonas de perigo e danos a qualquer ramo do nervo facial. São feitas passadas firmes de 1 a 1,5 cm de comprimento e 0,5 cm de profundidade no tecido SMAS e no platisma. Cada passada da agulha deve pegar uma parte substancial do tecido SMAS para evitar que seja rasgada na tração. A sutura continua para baixo, em direção à região do ângulo mandibular, até o limite inferior do descolamento. No mínimo duas ou três passadas fortes devem ser dadas no músculo platisma, que geralmente é visível abaixo da área do ângulo mandibular. A sutura é então virada para cima e continuada em direção ao ponto inicial, criando uma bolsa em forma de U com 0,5 a 1 cm de largura. O laço é amarrado sob tensão máxima. A segunda sutura em bolsa – a alça oblíqua – começa no mesmo local da FTP que a primeira sutura. Essa sutura forma uma alça mais larga em forma de O, direcionada para a papada em um ângulo de 30° com a alça vertical. O membro descendente dessa alça é paralelo à primeira sutura e gira anteriormente em direção à papada ao longo da borda mandibular. Em seguida, ele segue a borda anterior do retalho de pele e é direcionado de volta ao ponto de ancoragem, onde é amarrado sob forte tensão. Pode ser necessário liberar algumas dobras de pele nas bordas nesta área usando uma tesoura. A janela no SMAS é fechada com Vicryl 4-0 (Ethicon) para evitar a palpação do nó. Às vezes, um abaulamento do tecido SMAS é visível dentro da segunda alça após o término da sutura. Esse abaulamento pode ser tratado por meio de sutura ascendente da parte cranial do abaulamento com uma sutura contínua de Vicryl 4-0 e corte da parte caudal do abaulamento. Essa técnica aumenta o volume malar e melhora a triangularização da face. Uma opção alternativa é imbricar o tecido protuberante com suturas em "8" de Vicryl 4-0 quando não se deseja volume malar extra.

Reajuste e Ressecção da Pele

Após o redirecionamento vertical da pele sem tensão, a quantidade de pele a ser ressecada na área temporal é avaliada com uma pinça Pitanguy-D'Assumpção. Na costeleta, a ressecção da pele é realizada de forma curvilínea. A borda será suturada à borda em ziguezague da incisão temporal, cooptando com o retalho linear da bochecha, compensando assim a discrepância no comprimento de ambas as bordas e reduzindo possíveis "orelhas de cachorro". O fechamento com suturas invaginadas PDS 4-0 interrompidas é iniciado superiormente e para baixo, para evitar "orelhas de cachorro". Em seguida, é realizada a excisão da pele pré-auricular. Esse excesso de pele horizontal é mínimo devido à recobertura vertical e à ausência de tração lateral. O lóbulo da orelha é inserido sem nenhuma tensão por meio da excisão de um pequeno triângulo de pele. A sutura da pele é realizada com suturas de náilon 5-0 na parte temporal e na parte lateral da incisão e com sutura de náilon 6-0 na parte vertical da incisão.

Rede Hemostática Auersvald

Originalmente descrita por Auersvald, a rede hemostática é uma técnica que utiliza suturas de náilon de 5-0, conectando o retalho de pele dissecado ao tecido profundo subjacente. Essa manobra elimina o espaço potencial entre as duas camadas de tecido e evita o hematoma. Além disso, essa técnica permite o reajuste e a fixação da pele além do que o levantamento cirúrgico alcançou, eliminando assim as chances de dobras incômodas e áreas de pele frouxa. A rede hemostática é removida normalmente após 48 a 72 horas para evitar marcas de pontos. Essa técnica eliminou nossa necessidade de drenos de sucção e qualquer curativo.

Blefaroplastia de Aumento Superior

O processo de envelhecimento periorbital envolve perda substancial de volume na órbita superior e na área malar. A blefaroplastia clássica de ressecção da pálpebra superior corrige o componente de dermatocalasia do envelhecimento da pálpebra superior removendo o excesso de pele da pálpebra e o músculo orbicular, juntamente com a ressecção de gordura dos compartimentos de gordura das pálpebras superiores e inferiores. Isso resulta, no entanto, em um esvaziamento da área orbital superior na maioria dos casos, especialmente a longo prazo. Muitas vezes, os resultados pós-operatórios não se assemelham às pálpebras superiores cheias que a maioria dos pacientes tem em seus 20 e 30 anos. Esse método corrige temporariamente o abaulamento da pálpebra inferior, mas não melhora a combinação da junção da pálpebra com a bochecha e raramente restaura os parâmetros da área periorbital jovem, pois a perda de volume não é tratada.

A blefaroplastia de aumento refere-se à adição de volume junto com a ressecção da pele. Na pálpebra superior, o músculo orbicular nunca é excisado junto com a pele. Realizamos uma ressecção conservadora da pele quando necessário e preservamos uma quantidade máxima do volume pré-existente e substituímos qualquer perda de volume da área periorbital por meio de microenxerto de gordura.

Técnica Cirúrgica

Na blefaroplastia de aumento da pálpebra superior, a área a ser aumentada é marcada no pré-operatório com o paciente em posição ereta. A área exata a ser enxertada depende da cavidade da pálpebra superior em comparação com a aparência do paciente em uma idade mais jovem e, normalmente, está localizada na metade medial a dois terços da área *infrabrow*. Uma agulha de calibre 18 é usada para fazer um orifício de punção na parte lateral da sobrancelha e 0,5 a 1,5 cc de enxerto de microgordura (MFG) é depositado usando a técnica típica de Coleman de múltiplas passadas com uma microcânula de 0,7 mm de diâmetro. O nível de injeção é em um plano profundo que engloba o periósteo da borda orbital superior. A microgordura nunca deve ser injetada superficialmente na pálpebra propriamente dita. Deve-se tomar cuidado para não enxertar a parte lateral da pálpebra. Isso pode resultar em uma deformidade do tipo "macaco" na região lateral da sobrancelha. O MFG da borda orbital superior é frequentemente acompanhado pela ressecção do excesso de pele na pálpebra superior. Realizamos uma ressecção de pele que preserva o músculo e, ocasionalmente, retiramos a gordura de um compartimento de gordura nasal protuberante. O MFG pode ser feito antes ou depois da excisão da pele e pode ser combinado com cantopexia/plastia, blefaropexia interna ou *lifting* temporal deslizante, se indicado.

Blefaroplastia de Aumento Inferior

A área malar é a base da pálpebra inferior. A demarcação da junção entre a pálpebra e a bochecha se deve à falta de tecidos moles entre essas duas áreas, que pode ser congênita ou devida à atrofia da gordura com o envelhecimento. O enxerto de gordura e na área malar pode ser realizado para corrigir essas deformidades. Se a herniação de gordura para a pálpebra inferior for extensa, uma transposição de gordura orbital sobre a borda orbital inferior por meio de uma incisão subciliar pode ser combinada com o enxerto de gordura malar. Como alternativa, uma ressecção de gordura transconjuntival pode ser combinada com enxerto de gordura malar. No caso de redundância cutânea concomitante, ela pode ser tratada por meio de excisão de pele. Essa combinação evita a transecção da lamela média, evitando o risco de retração da pálpebra inferior. Após o procedimento de MACS *lift* e devido ao vetor vertical de redesenho da pele, é muito comum observar um acúmulo de pele na área da pálpebra inferior, que pode ser facilmente resolvido com uma blefaroplastia simples.

Técnica Cirúrgica

A área malar é marcada no pré-operatório com o paciente na posição vertical. As áreas de *lipofilling* malar são marcadas como um padrão triangular que se estende da zona pré-zigomática para a parte inferior da pálpebra inferior até a placa tarsal. A infiltração das áreas marcadas é realizada com uma solução de lidocaína/epinefrina, no plano profundo. O enxerto de microgordura é feito por meio de dois orifícios de punção com agulha de calibre 18 (lateral e inferior) como pontos de acesso para a área malar e a junção entre a pálpebra e a bochecha. A gordura é depositada em uma técnica Coleman de múltiplas passadas com uma seringa de 1 mL e uma cânula de 0,7 mm. Na área malar, a gordura é depositada em um plano profundo para evitar possível visibilidade do enxerto. Ao enxertar a área da junção entre a pálpebra e a bochecha, o dedo indicador da mão não dominante é colocado na borda orbital inferior, para que se tenha conhecimento da localização da ponta da cânula, protegendo o globo ocular e facilitando a precisão do enxerto de gordura nessa área delicada. A borda da cânula deve ser sentida sobre a borda orbital inferior e um pouco além dela. Na área malar, a maior parte da microgordura é enxertada na parte anterior, medial ao canto lateral (cerca de dois terços do volume total), onde ocorre a maior parte da perda de volume. A quantidade de gordura injetada na junção entre a pálpebra e a bochecha é geralmente de 0,5 a 2 cc para cada lado, sem correção excessiva, enquanto a quantidade de gordura injetada na área malar depende da perda de volume na face média e da quantidade desejada de projeção anterior. Em média, são injetados entre 3 e 10 cc de gordura por lado malar. Não é aconselhável fazer uma correção excessiva nessa área.

Olheiras

A cor escura das pálpebras inferiores, comumente conhecida como "olheiras", é causada por dois mecanismos diferentes: hiperpigmentação dérmica e translucidez devida à extrema magreza dérmica. A injeção de Nanofat com uma agulha fina de 27 G na camada subdérmica imediata pode tratar esses dois fatores causais. Um volume de 1 a 2 cc de Nanofat por pálpebra inferior é comum.

Rejuvenescimento Perioral

A região perioral é a área anatômica mais dinâmica da face e está sujeita a tensões dinâmicas que talvez resultem nas mudanças complexas e dramáticas dessa área durante o envelhecimento. As principais alterações do envelhecimento perioral são o alongamento e o afinamento do lábio superior, a perda de volume e as alterações estruturais da pele. O ideal é que o(s) procedimento(s) de rejuvenescimento perioral trate(m) de todos os itens acima.

Lifting *Labial*

O lábio superior tem características únicas: se alonga com a idade e afunda na parte central do rosto.

Marcação

Nossas marcações pré-operatórias para o *lifting* labial são as seguintes: 1) a linha de incisão superior cruza a columela exatamente na interface entre a columela e a pele do lábio superior. Em seguida, a marcação continua de 3 a 5 mm dentro da narina e se curva ao redor da borda alar, exatamente na interface entre duas unidades estéticas da asa e a fossa piriforme. Ela sobe até aproximadamente 75% da altura vertical da asa, alta o suficiente para garantir a elevação suficiente das partes laterais do lábio superior. Na maioria dos casos, a linha de ressecção inferior é reta, conectando as duas extremidades laterais da incisão em um padrão em forma de arco. A quantidade de pele a ser ressecada e a extensão do levantamento do lábio dependem da posição da incisão inferior, que se baseia principalmente na análise de fotografias antigas do paciente. As proporções entre a altura vertical do lábio superior e a largura do nariz podem ser calculadas e a quantidade de ressecção pode ser deduzida.

Técnica Cirúrgica

A área a ser excisada é infiltrada com anestésico local e solução de epinefrina. A excisão começa com a incisão cranial e sempre com uma sucção de ponta fina pronta, pois pode haver algumas arteríolas perfurantes. A pele marcada é então ressecada no plano acima do músculo *orbicularis oris*. No caso de um ângulo nasolabial acentuado, 1 a 2 cc de microgordura podem ser enxertados no músculo orbicular para atenuar a junção columelar-labial. A borda caudal da pele é minada em 2 mm para promover a eversão da borda da pele no fechamento. São usadas cinco suturas subcutâneas enterradas de polidioxanona 5-0:

1. Começamos com a sutura central para garantir um fechamento simétrico.
2. Duas suturas paramedianas da derme até o ligamento piriforme no peitoril da narina recrutarão o *slin* labial de lateral para medial.
3. As duas últimas suturas do lábio lateral até a asa, ancoradas no ligamento piriforme para evitar o alargamento da base nasal.

O fechamento da pele é feito com uma sutura de náilon de monofilamento 5-0 com colchão horizontal. Essa sutura promove o fechamento da pele evertida e é removida no 6° dia de pós-operatório.

Restauração do Volume dos Lábios

A perda de volume labial é restaurada pela aplicação de MFG nos lábios superior e inferior com microcânulas sem corte de 0,7 mm (Tulip Medical, San Diego, CA) através de dois orifícios de punção feitos com uma agulha 18 G em ambas as comissuras orais. A gordura é distribuída em todas as camadas, com a maior parte do volume depositado no músculo orbicular. A homogeneidade da gordura injetada distribuída é garantida pela palpação bidigital, e quaisquer irregularidades podem ser corrigidas por meio de massagem suave. Os volumes médios injetados são de 1 a 3 cc por lábio. Esse volume pode ser considerado grande, mas, de acordo com nossa experiência, cerca de 50% a 60% do MFG injetado nos lábios será reabsorvido nos 4 meses após a cirurgia, devido à alta mobilidade dessas áreas. Por outro lado, deve-se tomar cuidado para não violar a proporção entre a altura do lábio superior e do lábio inferior (1:1,618 na vista frontal) e evitar resultados não naturais. Para conseguir isso, muitas vezes o lábio inferior também precisa ser tratado quando o lábio superior é aumentado.

Com a idade, as bordas definidas e nítidas dos lábios superior e inferior geralmente se perdem. Essas bordas podem ser restauradas com o uso de enxerto de gordura intradérmica (SNIF). O MFG é injetado com uma agulha 21 G em um plano intradérmico rigoroso para evitar a artéria labial mais profunda. O MFG é sempre injetado após a retirada. Um volume médio de até 1 cc é injetado por lábio (superior e inferior). As colunas filtrais podem ser realçadas da mesma maneira, com um volume médio de 0,25 cc por coluna.

Rítides Periorais Verticais

As rítides verticais também podem ser melhoradas pela técnica SNIF, usando uma agulha 23 G, após marcação prévia das rítides e infiltração com uma solução contendo epinefrina (1:200.000). A injeção de microgordura é realizada enquanto a ruga é comprimida entre o indicador e o polegar da mão não dominante. Injetamos após a retirada, com baixa pressão e em um nível intradérmico para evitar a embolização vascular.

Dobra Nasolabial e Sulcos de Marionete

A perda de volume desempenha um papel importante no aprofundamento e na aparência do sulco nasolabial (NLF). Essa área apresenta uma perda de volume significativamente maior em comparação com o restante do lábio. Realizamos o preenchimento profundo do NLF com MFG, usando uma microcânula de 0,7 mm através de um orifício de punção com agulha 18 G. A área a ser preenchida tem formato triangular, com a base do triângulo na borda alar inferior e a ponta na comissura oral. De fato, a maior parte da perda de volume está na área da fossa canina (espaço de Ristow). O preenchimento profundo é feito perpendicularmente ao NLF para evitar a deformidade em forma de salsicha. O preenchimento superficial paralelo à dobra pode ser adicionado conforme a necessidade, complementado ou não por uma subcisão com agulha 18 G dos anexos dérmicos.

Os sulcos de marionete também podem ser corrigidos com MFG, conforme necessário. Injetamos um volume médio de 1 a 2 cc em cada sulco de marionete, de forma perpendicular, usando uma microcânula de 0,7 mm.

Redução Profunda do Pescoço

Acima dos 55 anos de idade, combinamos rotineiramente o MACS *lift* com técnicas de redução profunda do pescoço, como as amplamente descritas por Bruce Connell, Joel Feldman, Timothy Marten, Andre Auersvald e muitos outros.

Essas técnicas tratam o excesso de gordura subplatismal profunda, as glândulas submandibulares hipertróficas e o ventre anterior do músculo digástrico, juntamente com uma platismarrafia anterior e a transecção platismal. A experiência mostrou que esses elementos anatômicos são interdependentes. Se não forem tratadas simultaneamente, há uma chance de que a estrutura não tratada (glândula, digástrico ou gordura) se torne evidente. Os benefícios desse trabalho extra não podem ser subestimados, mas sua complexidade e necessidade de domínio total das técnicas cirúrgicas também não. Os detalhes dessas técnicas, entretanto, estão além do escopo deste capítulo e foram amplamente publicados por outros autores.

TRATAMENTOS NÃO CIRURGICOS DA PELE

A superfície da pele do rosto também é afetada durante o processo de envelhecimento e deve ser abordada na estratégia de rejuvenescimento total. As alterações pigmentares e rítides finas estão relacionadas aos danos causados pelo sol e atrofia geral (fragilidade). Quase todas as pessoas na meia-idade podem beneficiar-se de alguma melhora na superfície da pele, desde aplicações tópicas, passando por microagulhamento de nanofatores até técnicas de *resurfacing* profundo.

Tratamentos Tópicos para a Pele

A base dos cuidados com a pele de nosso paciente de meia-idade é a tretinoína a 0,01% e um soro concentrado de vitamina C. A tretinoína restaura uma arquitetura de pele mais jovem, estimulando o estrato granuloso e reduzindo o estrato córneo, além de regular a distribuição de melanina e, portanto, ter um efeito sobre a pigmentação e as rítides finas. A vitamina C estimula a produção de elastina na pele e evita a flacidez. Esse protocolo também é uma excelente preparação para qualquer tratamento de *resurfacing* da pele.

Microagulhamento *Nanofat*

Desde 2017, oferecemos aos nossos pacientes um tratamento regenerativo da superfície da pele além do rejuvenescimento cirúrgico. Esse tratamento consiste em microagulhamento Nanofat e é realizado para melhorar a qualidade e a textura da pele (ou seja, mais suave e firme). As indicações são alterações atróficas da pele, como alterações de pigmentação, rítides superficiais e perda de elasticidade. O microagulhamento da pele é uma técnica bem conhecida que abriu novas oportunidades para o aprimoramento da pele. O microagulhamento usa agulhas minúsculas que criam pequenos canais na pele. Esses canais são invisíveis a olho nu, mas ferem a pele apenas o suficiente para estimulá-la de uma maneira totalmente natural. Esses canais facilitam significativamente a penetração de praticamente qualquer substância. Ao combinar o poder das células regenerativas do Nanofat com a técnica de microagulhamento, a pele receberá um enorme impulso e seu processo de envelhecimento poderá ser retardado. Ele pode ser feito durante um procedimento de *lifting* facial, como um procedimento único ou combinado com outras técnicas de rejuvenescimento.

Nanofat é o derivado líquido regenerativo *upregulated* do tecido adiposo obtido pela destruição mecânica de adipócitos maduros por meio de um processo de emulsificação. Dessa forma, o Nanofat não é um preenchedor, mas uma condensação da fração vascular do estroma juntamente com hormônios e citocinas intracelulares. O microagulhamento, também conhecido como indução percutânea de colágeno, cria microcanais de profundidade controlada na pele que se fecham em minutos. Durante esse tempo, substâncias tópicas podem ser aplicadas na pele. Em nossa experiência clínica, existe uma latência de 9 a 10 meses antes que o efeito do Nanofat se manifeste clinicamente. Por isso, combinamos o Nanofat com toxina botulínica, ácido hialurônico e vitamina C, o que proporcionará à pele um efeito de reforço imediato.

Os efeitos produzidos pela técnica de microagulhamento com nanofatores podem ser observados em curto e longo prazos (Fig. 33-1).

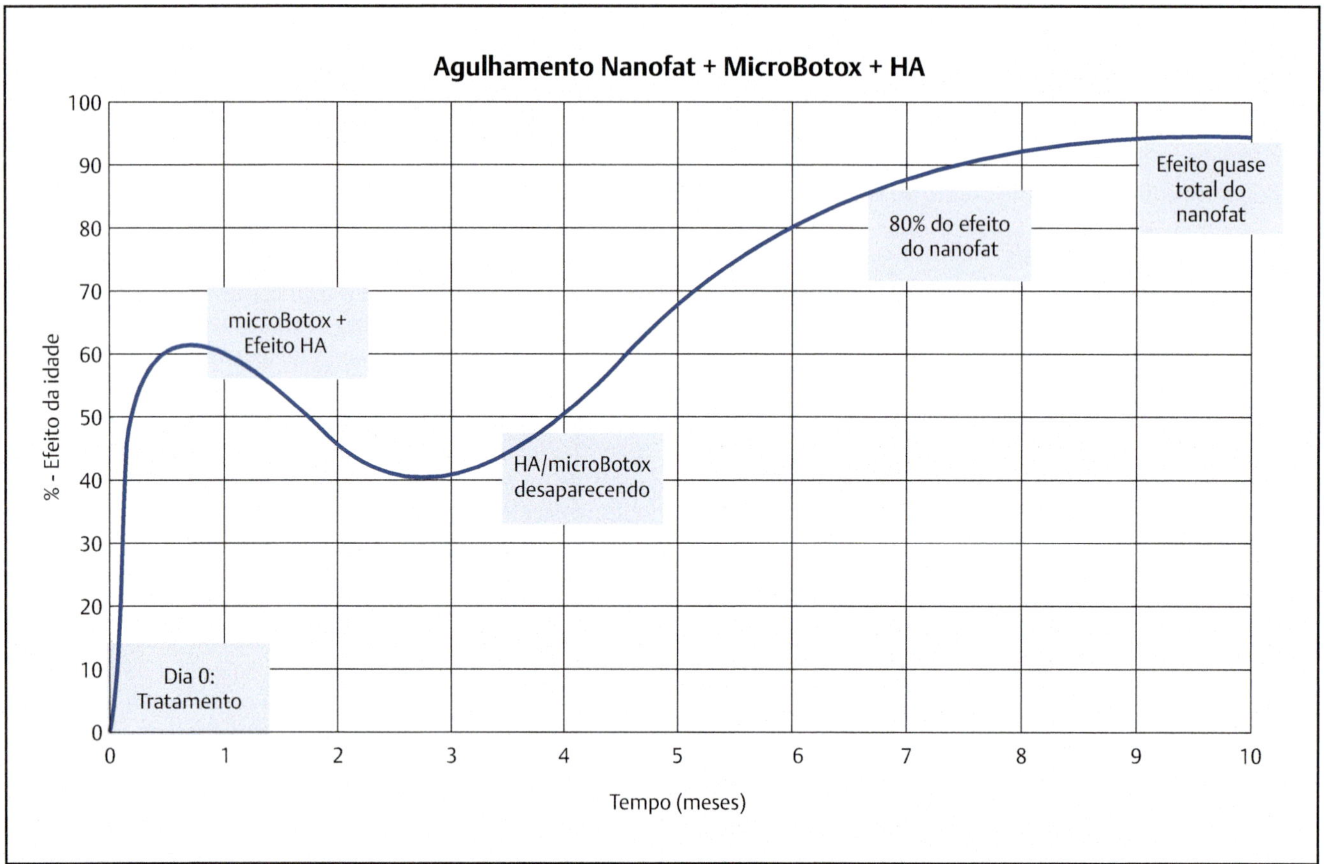

Fig. 33-1. Nanoagulhamento + MicroBotox + HA.

Dentro das duas primeiras semanas após o microagulhamento (curto prazo), o paciente começará a ter uma melhora na qualidade da pele, reforçada pelos efeitos de:

- *Toxina botulínica:* produz um efeito de "microbotox" na pele, diminuindo a produção de suor e óleo; reduzindo o tamanho dos poros, diminuindo as linhas finas sem alterar o movimento muscular profundo e melhorando o reflexo e a textura da pele.
- *Ácido hialurônico:* melhora a textura da pele por meio da hidratação da matriz extracelular.
- *Vitamina C:* melhora as propriedades reológicas da mistura, é um conhecido antioxidante e agente protetor celular.

Após 4 a 6 meses, a pele continuará a apresentar melhoras causadas por:

- *Microagulhamento*: ao estimular o tecido conjuntivo da pele, são liberados fatores de crescimento e substâncias cicatrizantes que resultam na produção de colágeno e elastina. A indução percutânea de colágeno desencadeia a liberação de fatores de crescimento, como o fator de crescimento derivado de plaquetas, o fator de crescimento de fibroblastos, o fator de crescimento transformador-α e o fator de crescimento transformador-β, resultando em uma cicatrização sem marcas. Histologicamente, um aumento significativo na deposição de colágeno foi demonstrado aos 6 meses, juntamente com um aumento de 40% na espessura da epiderme e normalização das cristas de rete em 1 ano após o tratamento
- *Nanofat*: produz um efeito duradouro por meio de um efeito regenerativo celular e humoral combinado. A fração vascular estromal (SVF) é definida como todas as células vivas no lipoaspirado, exceto os adipócitos maduros. A FVS do tecido adiposo é uma fonte rica em pré-adipócitos, células-tronco mesenquimais (MSC), células progenitoras endoteliais, células T, células B, mastócitos e macrófagos do tecido adiposo. Para obter a SVF, a gordura isolada por lipoaspiração é classicamente processada por meio de tratamento com colagenase e centrifugação, o que é proibido para uso clínico por normas legais. O Nanofat, sendo uma dissociação mecânica pura do tecido adiposo, é rápida, barata e considerada um método seguro para isolar a fração vascular estromal. Inicialmente, o mecanismo regenerativo do Nanofat foi atribuído exclusivamente à atividade das células-tronco, mas recentemente muita atenção foi dada ao "secretoma" das células traumatizadas. Esse é o conjunto de todos os fatores humorais, incluindo exossomos, hormônios intracelulares e citocinas, que são secretados pelas células traumatizadas e indicam uma atividade regenerativa.

Colheita e Processamento de Nanofatores

A coleta de microgordura é feita com uma cânula "raladora" com vários orifícios de 2,4 mm de diâmetro e 20 orifícios afiados de 1 mm. A área doadora é selecionada de acordo com a distribuição de gordura do paciente. As áreas doadoras mais populares são o abdômen, os quadris, as partes interna e anterior das coxas, as bolsas de sela, *lovehandles* ("pneuzinhos") e os braços. A microgordura obtida é lavada com solução de Ringer-lactato + 5 cc de vitamina C. Em seguida, a microgordura filtrada é transferida para seringas Luer-Lok de 10 cc e emulsionada mecanicamente, deslocando-se vigorosamente a microgordura entre duas seringas de 10 cc, conectadas entre si por um conector Luer-Lok fêmea-fêmea de 2,4 mm de diâmetro (Tulip Medical, SD). Após 30 passagens, a gordura se torna mais líquida e esbranquiçada. Esse número de passagens é arbitrário, mas provou ser eficaz em nossa experiência. Em seguida, esse processo é repetido com um conector de 1,2 mm de diâmetro, também por 30 passagens (Tulip Medical, SD). Isso garante que até mesmo a gordura mais fibrosa possa ser emulsificada e que nenhum adipócito viável permaneça na nanogordura resultante. O ponto final da emulsificação é uma mudança visível na consistência e na cor do material nas seringas. Após o processo de emulsificação, o líquido é passado por um cartucho com filtro duplo de 400/600 mícrons. O produto final é o Nanofat.

Enriquecimento de Nanofatores

O Nanofat é enriquecido com BTX-A, vitamina C e ácido hialurônico. Em uma seringa de 10 cc, adicionamos 0,5 mL (50 unidades) de BTX-A, 1 mL de ácido hialurônico e 1 cc de vitamina C. Em seguida, enchemos o restante da seringa com Nanofat e misturamos por meio de um adaptador em outra seringa de 10 cc até homogeneizar. A gordura enriquecida está pronta para o microagulhamento.

Técnica do Microagulhamento com Nanofatores Enriquecidos

Um dispositivo elétrico de microagulhamento (Dermapen 4) é usado para aplicar o Nanofat enriquecido nos microcanais criados pelo microagulhamento. O Nanofat é aplicado na superfície da pele onde será feito o microagulhamento. A configuração do dermapen 4 é ajustada na velocidade máxima e a profundidade das agulhas é de 2,5 mm para a testa, as bochechas, as têmporas, a sobrancelha, o nariz, o lábio superior e inferior, o pescoço e a área do decote. Para a pálpebra superior e inferior, a velocidade permanece a mesma, mas a profundidade das agulhas é configurada para 1,5 mm. Para fazer uma distribuição uniforme em todo o rosto, fazemos isso de forma sistemática. Começamos de cranial para caudal, certificando-nos de terminar uma área específica antes de passar para uma área adjacente. São feitas quatro passagens em quatro direções: horizontal, vertical e duas oblíquas, o que garante que todas as áreas da pele sejam tratadas corretamente. A pele começará a apresentar um leve sangramento pontual, que é um ponto final desejado e o sinal de que a derme papilar foi atingida. Hematomas e petéquias são normais e desaparecem em 1 semana.

Aplicação do Nanofat Cream

O Nanofat restante é processado em um creme, que é aplicado imediatamente após o microagulhamento. O creme é preparado na sala de cirurgia em uma seringa de 20 cc, com 10 cc de Nanofat, 1 cc de vitamina C e 10 cc de creme neutro sem aditivos nem conservantes. A base do creme consiste em álcool cetoestearílico, éter macrogolcetoestearílico, parafina, vaselina e água. A seringa de 20 cc é conectada a outra seringa de 20 cc por meio de um adaptador Luer Lok fêmea-fêmea e é misturada até que o creme esteja homogeneizado. Ele é fornecido ao paciente para cuidados pós-operatórios por 72 horas. Sua função é manter a pele hidratada e, enquanto os microcanais criados pelo microagulhamento estiverem cicatrizados, o creme atua como um veículo que ainda pode fornecer à pele substâncias que ajudam a promover melhoria, como vitamina C e Nanofat. O creme é preservado na geladeira pelo paciente.

Resurfacing

A remoção dos danos actínicos e das rítides da pele é obtida pelo *resurfacing* da pele com um *laser* Erbium YAG ou por um *peeling* químico profundo. Ele pode ser aplicado em unidades cosméticas isoladas, como os lábios superior e inferior, a glabela, a testa ou como um tratamento facial completo. Em nossa experiência, a maioria das alterações de envelhecimento da pele aparece na parte central do rosto, de modo que um *resurfacing* centrofacial profundo pode ser combinado com segurança com um procedimento de *lifting* periférico, desde que a pele enfraquecida não seja resurfaciada.

Uma descrição detalhada de todas as técnicas está além do escopo deste capítulo, e um treinamento prático dessas técnicas é altamente recomendado, pois sempre há uma curva de aprendizado envolvida.

CUIDADOS PÓS-OPERATÓRIOS

Os pacientes de *lifting* facial permanecem internados durante a noite, período em que a pressão arterial é rigorosamente monitorada e corrigida quando necessário, de acordo com o protocolo descrito no Quadro 33-1.

O ácido tranexâmico é usado por via intravenosa e na infiltração local de acordo com o protocolo descrito no Quadro 33-2.

A rede hemostática é removida 48 horas após a cirurgia, e o restante das suturas da pele é removido no sexto dia de pós-operatório. Os pacientes não usam nenhuma faixa compressiva facial e podem tomar banho normalmente. Com relação ao microagulhamento, o paciente recebe alta com o creme enriquecido com Nanofat para que possa usá-lo conforme necessário em casa.

Quadro 33-1. Evitar o hematoma

Pós-operatório: Controle da pressão arterial (PA):

- Quando a PA sistólica > 130, tomar as seguintes medidas:
  - Não medicamentoso: aquecer o paciente com tremores
  - Medicação para dor: VAS < 4
  - Medicação para a pressão arterial
    - PA sistólica 130-150 mmHg: Ebrantil® (Urapidil) 2,5mL IV em *bolus*, repetir a cada 10 min, máx. 1 amp. (10 mL = 50 mg)
    - PA sistólica > 150 mmHg: Rydene® (Nicardipine) 1 mL IV em *bolus*, máx. 1 amp. (5 mg = 5 mL)
    - PA sistólica não corrigida após 1 amp. de Ebrantil ou 1 amp. de Rydenc: Catapressan® (Clonidine) ½ amp. IV (150 mcg = 1 amp. = 1 mL), repetir após 30 min
    - PA sistólica ainda não corrigida: Adalat® (Nifedipine) 30 mg VO ou Amlor® (Amlodipine) 5 mg VO

Quadro 33-2. Evitar o hematoma

- Intra + pós-operatório: ácido transexâmico IV + infiltração local
  - Indução: 15 mg/kg = 1 g
  - 4 h após a indução: 7,5 mg/kg = 500 mg
  - 6 h após a indução: 7,5 mg/kg = 500 mg
  - Infiltração local: 500 mg/275 cc
    - 250 mL de soro fisiológico
    - 20 mL ropivacaína 7,5 mg/mL (Naropin®)
    - 1 mL adrenalina 1 mg/mL
    - 2,25 mL de triamcinolona 10 mg/mL (Kenacort®)
    - 5 mL ácido transexâmico 500 mg/5 mL (Exacyl®)

CONCLUSÃO

Consideramos o rejuvenescimento facial como um processo holístico, que envolve uma combinação de procedimentos que tratam simultaneamente de todas as características envelhecidas, o que inclui não apenas a flacidez facial, mas também a diminuição do volume e as alterações na pele causadas pelo envelhecimento. A combinação correta de procedimentos produzirá um efeito sinérgico, que é mais do que a soma dos componentes.

BIBLIOGRAFIA

Auersvald A, Auersvald LA. Hemostatic net in rhytidoplasty: an efficient and safe method for preventing hematoma in 405 consecutive patients. Aesthet Plast Surg. 2014;38(1):1-9.

Coleman S, Saboeiro A, Sengelmann R. A comparison of lipoatrophy and aging: volume deficits in the face. Aesthetic Plast Surg. 2009;33(1):14-21.

Coleman SR. Structural fat grafting: more than a permanent filler. Plast Reconstr Surg. 2006;118(3):108S-120S.

Cotofana S, Fratila AAM, Schenck TL, et al. The anatomy of the aging face: a review. Facial Plast Surg. 2016;32(3):253-260.

Friedmann DP, Goldman MP. Dark circles etiology and management options. Clin Plast Surg. 2020;42(1):33-50.

Lambros V. Observations on periorbital and midface aging. Plast Reconstr Surg. 2007;120(5):1367-1376.

Marten TJ, Elyassnia D. Fat grafting in facial rejuvenation. Clin Plast Surg. 2015;42(2):219-252.

Mowlds DS, Lambros V. Cheek volumization and the nasolabial fold. Plast Reconstr Surg. 2018;141(5):1124-1129.

Ramaut L, Tonnard P, Verpaele A, et al. Aging of the upper lip: Part I. A retrospective analysis of metric changes in soft tissue on magnetic resonance imaging. Plast Reconstr Surg. 2019;143(2):440-446.

Rohrich RJ, Pessa JE, Ristow B. The youthful cheek and the deep medial fat compartment. Plast Reconstr Surg. 2008;121(6): 2107-2112.

Tonnard P, Verpaele A, Monstrey S, et al. Minimal access cranial suspension lift: a modified S-lift. Plast Reconstr Surg. 2002;109(6):2074-2086.

Tonnard PL, Verpaele AM, Ramaut LE, Blondeel PN. Aging of the upper lip: Part II. Evidence-based rejuvenation of the upper lip – a review of 500 consecutive cases. Plast Reconstr Surg. 2019;143(5):1333-1342.

Tonnard PL, Verpaele AM, Zeltzer AA. Augmentation blepharoplasty: a review of 500 consecutive patients. Aesthetic Surg J. 2013;33(3):341-352.

Viterbo F, Auersvald A, O'Daniel TG. Gliding brow lift (GBL): a new concept. Aesthetic Plast Surg. 2019;43(6):1536-1546.

Zeltzer AA, Tonnard PL, Verpaele AM. Sharp-needle intradermal fat grafting (SNIF). Aesthetic Surg J. 2012;32(5):554-561.

Vídeo 1 Vídeo 2 Vídeo 3 Vídeo 4 Vídeo 5

PRESTO LIFT – O CONCEITO DO *DEEP PLANE* SUPERESTENDIDO PARA PRESERVAÇÃO DA IDENTIDADE

CAPÍTULO 34

Prof. CH Dr. Dr. Wolfgang Funk

INTRODUÇÃO

Com base na evolução e nos estudos anatômicos, sabemos que o sistema anatômico facial – pele, subcutâneo, SMAS, subSMAS (com os espaços, os elementos de retenção para a fáscia facial profunda), SMAS móvel, SMAS imóvel, os sistemas musculares superficial e profundo e seus sistemas de suprimento de nervos e vasos – é constituído por uma rede tridimensional estruturada em camadas (Fig. 34-1).

A mobilidade da expressão é facilitada pelos espaços e pelo sistema de feixes posicionados entre o SMAS móvel e o não móvel, e limitada em sua amplitude pelos ligamentos de retenção. Isso significa que mobilidade e estabilidade são predeterminadas pelos sistemas de suporte. Esses sistemas possuem características altamente individuais, e essa individualidade deve ser mantida, como componente da identidade após a cirurgia.

Na maioria das técnicas de ritidoplastia há uma separação de componentes anatômicos e um reposicionamento do sistema musculoaponeurótico superficial (SMAS).

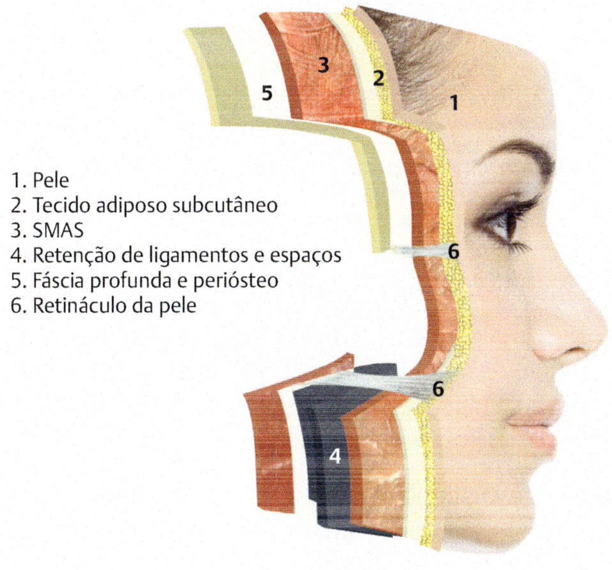

Fig. 34-1. Estrutura sistemática das camadas da face e suas relações tridimensionais.

A técnica PRESTO se diferencia das demais porque preserva as estruturas de fixação interseptal dos compartimentos adiposos e os ligamentos de retenção. Através de um instrumento dissector (Fig. 34-2), as camadas não são completamente separadas umas das outras, e servem como distribuidores de força de tensão e elevação (Fig. 34-3). A cirurgia de facelift deve preservar a estética individual do paciente e, ao mesmo tempo, ser previsível, efetiva e duradoura.

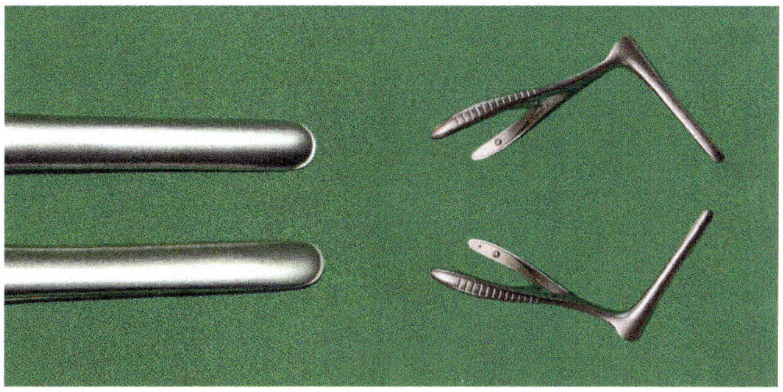

Fig. 34-2. Instrumento PRESTO com ponta achatada.

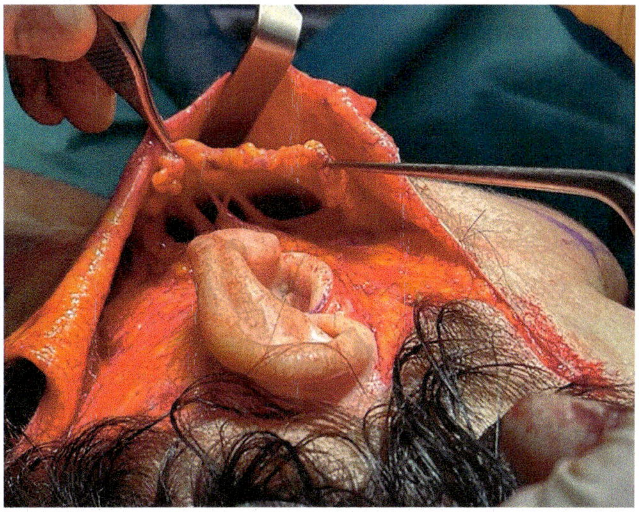

Fig. 34-3. Preparação cervical do platisma com preservação dos septos entre camadas para atingir um nível máximo de distribuição de força.

INDICAÇÕES

O conceito PRESTO pode ser aplicado a qualquer paciente que necessite de cirurgia para rejuvenescimento facial. Caso esteja indicado o tratamento complementar de estruturas específicas do pescoço (glândula submandibular, músculo digástrico, fáscia infra-hióideo) ou em pacientes com pescoço curto, pode-se associar uma abordagem submentual (seguindo os preceitos de Jerry ODaniel ou Timothy Marten).

O CONCEITO CIRÚRGICO PRESTO

Preparo do Paciente

A preferência do autor é pela anestesia geral. Cerca de 20 minutos antes da cirurgia o paciente recebe 7,5 mg de Dormicum. Após posicionamento e intubação, ele é coberto com campo estéril, e a cabeça, cabelos e tronco são lavados com sabonete estéril e Octenisept®. A seguir, a área dos cabelos que não está no campo cirúrgico é envolvida com lenços esterilizados. O *porus acusticus* é esterilizado com uma compressa embebida em Octenisept® e protegido contra sangramentos. Por fim, toda a área cirúrgica é infiltrada com uma solução (de 20 mL de éster xilônico a 2% com adrenalina 1:200.000, 140 mL de NaCl mais 1 mL de adrenalina 1:1.000) nas camadas profundas. São necessários cerca de 60 mL por lado para executar a infiltração em todo o pescoço e área facial.

Marcação Cirúrgica

A marcação começa na área temporal e segue até o polo superior da orelha. Neste momento, para o desenho da linha pré-auricular, a pele facial é tracionada pela mão plana do cirurgião. Esse truque evita que a cicatriz final fique visível após o *facelift* (Fig. 34-4). A marcação com azul de metileno continua na região retroauricular, cerca de 2 mm acima do sulco auricular. O ponto de inflexão na região occipital é definido no terço superior da orelha. Dependendo da indicação, a marcação continua com a extensão de aproximadamente 3-5 cm no escalpo previamente raspado, na região occipital.

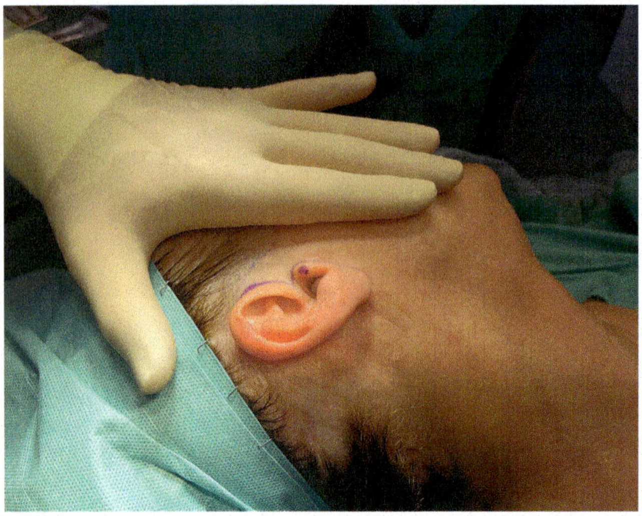

Fig. 34-4. O chamado *Funk Pull* imita a tensão natural da pele existente antes da cirurgia. Durante esta tração, a linha de incisão é desenhada na frente da orelha.

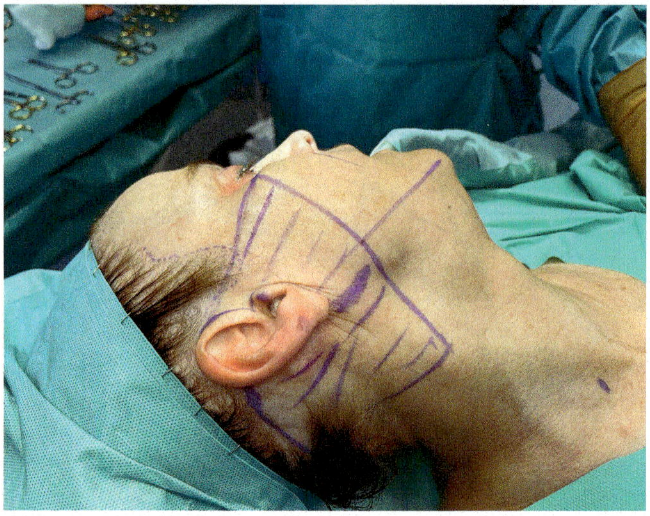

Fig. 34-5. A área listrada é a área de preparação da pele.

A linha mandibular é então marcada da ponta do queixo até o lobo da orelha. A seguir vem a marcação dos planos horizontais modificados de Frankfurt (Fig. 34-5). Essa linha vai do ponto infraorbitário mais profundo até a borda superior da orelha. Nesse contexto o planejamento é concluído com uma terceira linha adicional. Essa terceira linha começa 1 cm abaixo da borda orbitária lateral e é conectada a um ponto que fica cerca de 6-7 cm abaixo do lobo da orelha e na borda anterior do músculo esternocleidomastóideo. Esse ponto, na borda anterior desse músculo, é ligado ao ponto final da linha occipital. Essa área marcada entre o ponto infraorbitário, a borda anterior do músculo esternocleidomastóideo e o ponto occipital é a área passível da preparação subcutânea.

Início da Cirurgia

Inicialmente é realizada uma lipoaspiração submandibular e submentual por meio de uma pequena incisão no sulco mentual.

Exige-se cuidado especial durante a lipoaspiração executada nas áreas do submento e subplatismal, uma vez que a lipoaspiração excessiva resultará em uma depressão visível após a cirurgia. Para evitar este problema, recomendamos uma cânula fina com abertura central de 1,5 mm. Se não houver gordura a ser removida, um túnel subcutâneo é realizado (com uso de cânula), em forma de leque, na região submentual e submandibular, para distribuição da pele e melhora do contorno cervical no pós-operatório.

Incisões e Dissecção do Retalho Cutâneo

A incisão se inicia na região temporal, com a lâmina de bisturi colocada no ângulo da direção de crescimento dos folículos. Segue em torno da orelha e atinge a região occipital. Atenção especial deve ser dedicada à área retroauricular do nervo grande auricular. Esse nervo tem um curso muito superficial, especialmente em mulheres muito magras. Caso uma dissecação adicional da pele seja executada em direção à região occipital, o nervo occipital menor e, durante esse curso adicional, os nervos acessórios espinais devem ser protegidos. Toda essa manobra pode também ser realizada com tesouras cirúrgicas adequadas, conforme a preferência do cirurgião.

Marcação do plano de abertura do SMAS (Figs. 34-6 e 34-7).

Técnicas PRESTO 1, 4 e 5

Um plano, que fica 1 cm inferior à borda orbitária lateral até um ponto cerca de 6 cm verticais ao lobo da orelha, é marcado com azul de metileno. Esta é a extensão da abertura do SMAS para a técnica PRESTO 4. A intersecção de um plano a partir do canto lateral da boca até a borda inferior da orelha é o ponto final da técnica PRESTO 1 (Fig. 34-7).

A técnica PRESTO 5 é usada principalmente em pacientes com maior excesso de pele, como, por exemplo, após grandes perdas de peso.

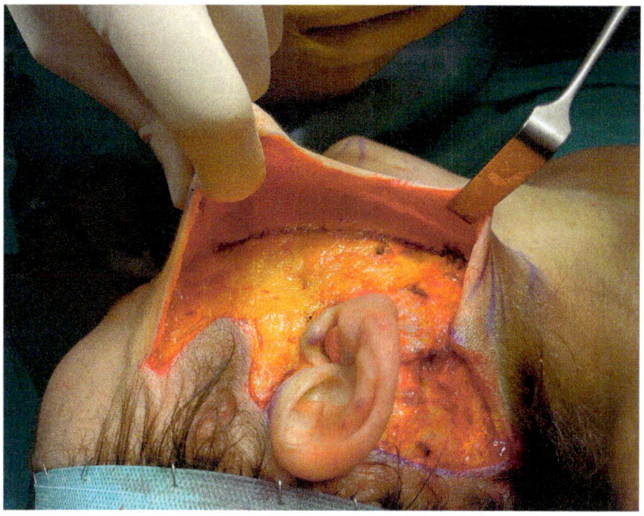

Fig. 34-6. Linha de abertura do SMAS para PRESTO 4.

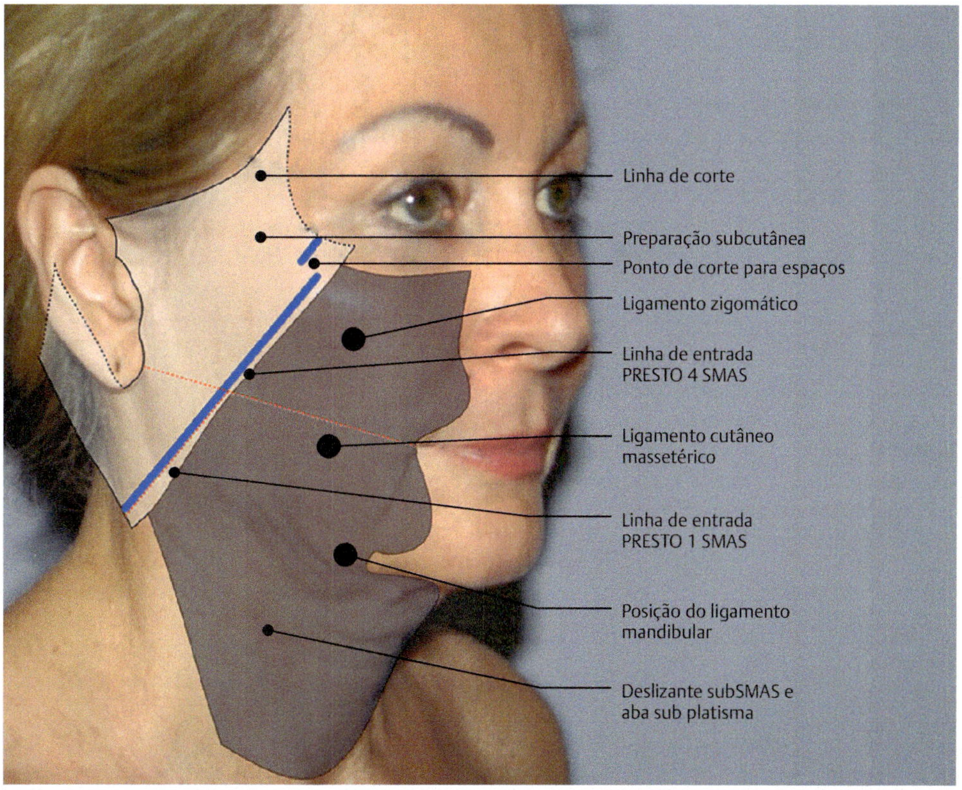

Fig. 34-7. A zona branca é a área de descolamento de pele. A zona cinza, composta pelo subSMAS e subplatisma, é preparada com o instrumento PRESTO. A linha pontilhada vermelha a partir do canto da boca até o lobo da orelha é a linha de divisão entre PRESTO 1 e 4. A linha azul completa é a linha de abertura para a técnica PRESTO 4. A linha azul pequena superior é o ponto de entrada para o espaço pré-zigomático infraorbitário.

Abertura do SMAS

Utilizamos o bisturi para delimitar toda a linha de marcação, previamente descrita. A seguir, o SMAS é dissecado através de tesoura, aplicando-se suaves movimentos. O resultado ideal é uma espessura de cerca de 2 cm.

Preparo no Espaço Subplatismal

A abertura do platisma também é realizada com tesoura. Os ramos cervicais do nervo facial e a veia jugular externa com frequência são visualizados neste estágio da cirurgia e, obviamente, devem ser protegidos (Fig. 34-8).

Durante essa fase da cirurgia, é utilizado o dissector PRESTO (Fig. 34-2). Existe um instrumento para o lado direito e outro para o lado esquerdo da face. Para o preparo da região cervical, o instrumento é guiado da borda mandibular inferior em direção à região ventral com leves movimentos de abertura (amplitude de aproximadamente 1-2 cm) sobre a borda frontal do músculo platisma. A região infra e supra-hióidea também são preparadas. Se qualquer sangramento acontecer, uma compressão temporária sobre a região cervical normalmente é efetiva

A partir deste ponto de entrada, é aberto todo o espaço subplatismal, tendo como limites a região cervical anterior e a borda posterior do músculo esternocleidomastóideo.

Durante os primeiros usos do PRESTO, ou na incerteza da localização do nervo facial, o uso de um endoscópio pode ser útil na dissecção.

Preparo da Área de Transição e do Espaço Subplastismal

O preparo da região facial começa com o instrumento PRESTO posicionado levemente acima da mandíbula. O instrumento é introduzido na camada 4, na área de 2 cm do SMAS previamente preparada, orientado para a frente com leve pressão sobre a mandíbula, e com aberturas pequenas e rapidamente sucessivas do instrumento (cerca de 1,5 cm). O instrumento corre quase por ele mesmo até o espaço pré-masseter, após superar a primeira pequena passagem acima da parótida

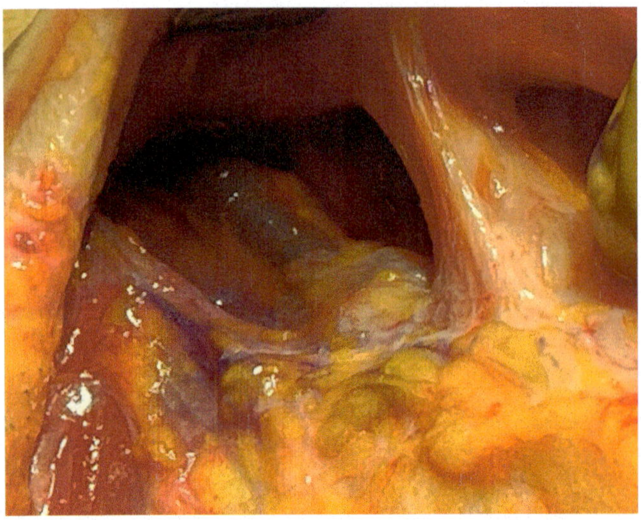

Fig. 34-8. A *vena jugularis* durante a preparação do pescoço com a técnica PRESTO.

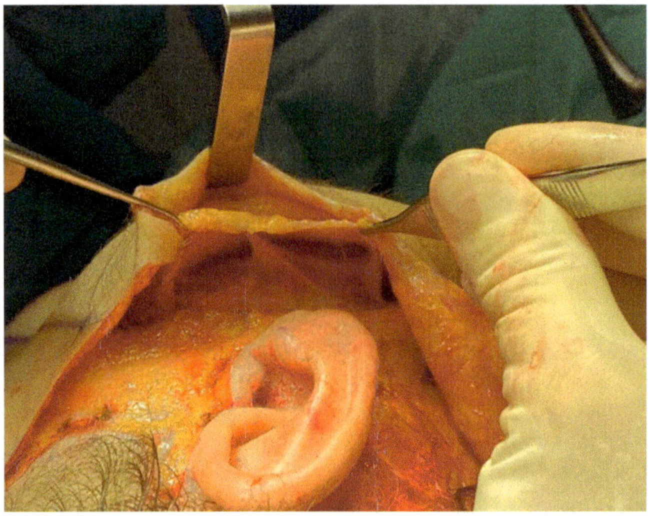

Fig. 34-9. Preparação do SMAS com o instrumento PRESTO com ligamento cutâneo mandibular visível.

e, a seguir, corre através do espaço pré-masseter sem muita resistência. Ao atingir a parede posterior desse espaço, ele é aberto. Em posição caudal a esse ponto está o ligamento de retenção mandibular. A preparação nessa camada (camada 4) continua para além do canto da boca. Ela se localiza atrás do ligamento de retenção mandibular (Fig. 34-9). Aqui, esse ligamento poderá ser visualizado durante o controle endoscópico em posição caudal em relação ao instrumento (se for realmente necessário abri-lo por motivos de indicação, a abertura é feita simplesmente, pois o ligamento é visível em três dimensões). Nessa área, os movimentos de abertura do instrumento PRESTO são de aproximadamente 2-3 cm. A seguir, é preciso empurrar o instrumento para trás, em cerca de 1 cm. A seguir, deve-se orientar esse instrumento com uma abertura forte e tranquila (de aproximadamente 3,5 cm) para frente, para a próxima restrição, onde o procedimento é repetido.

A camada pré-formada (camada 4) fica mais ou menos separada na superfície. A seguir, o instrumento deve voltar para a direção caudal. Ainda estamos sob a área craniana do platisma. Com movimentos calmos para cima, agora soltamos as fixações mandibulares do platisma. O ligamento de retenção mandibular é mantido intacto; no máximo, ele é levemente esticado, com o que se atinge a conexão de uma grande área entre a face e o pescoço.

Preparo da Camada 4

Com o instrumento PRESTO penetra-se na camada 4, embaixo do coxim adiposo malar. O ligamento massetérico-cutâneo permanece intacto. Toda a área ao redor desse ligamento é solta para cima, levemente sobre a dobra nasolabial. Na maioria dos casos, a conexão entre os espaços pré-masseter, bucinador e zigomático pode ser atingida a partir da área caudal. Durante essa fase, os ligamentos infraorbitários também são soltos ou abertos. Nesse contexto, é desejável que, além dos ligamentos de retenção, alguns dos septos entre camadas sejam mantidos (já que eles são importantes para a distribuição de força dinâmica durante o processo de ***lifting***). A introdução do instrumento enquanto aplicamos as técnicas PRESTO 4 e 5 pode ser um pouco mais difícil na parte superior da linha de entrada. Por meio de movimentos de abertura silenciosos, essas conexões fibrosas podem ser soltas e expandidas. Uma vez atingido o espaço criado previamente, a preparação será mais simples. Neste plano não se espera sangramento significativo (Fig. 34-10).

As estruturas anatômicas críticas, o *nevus facialis* com seus ramos bucais e o *ramus zygomaticus* são protegidos no sentido caudal pela fáscia massetérica do instrumento. E graças à área ampla do instrumento, elas estão na área menos perigosa.

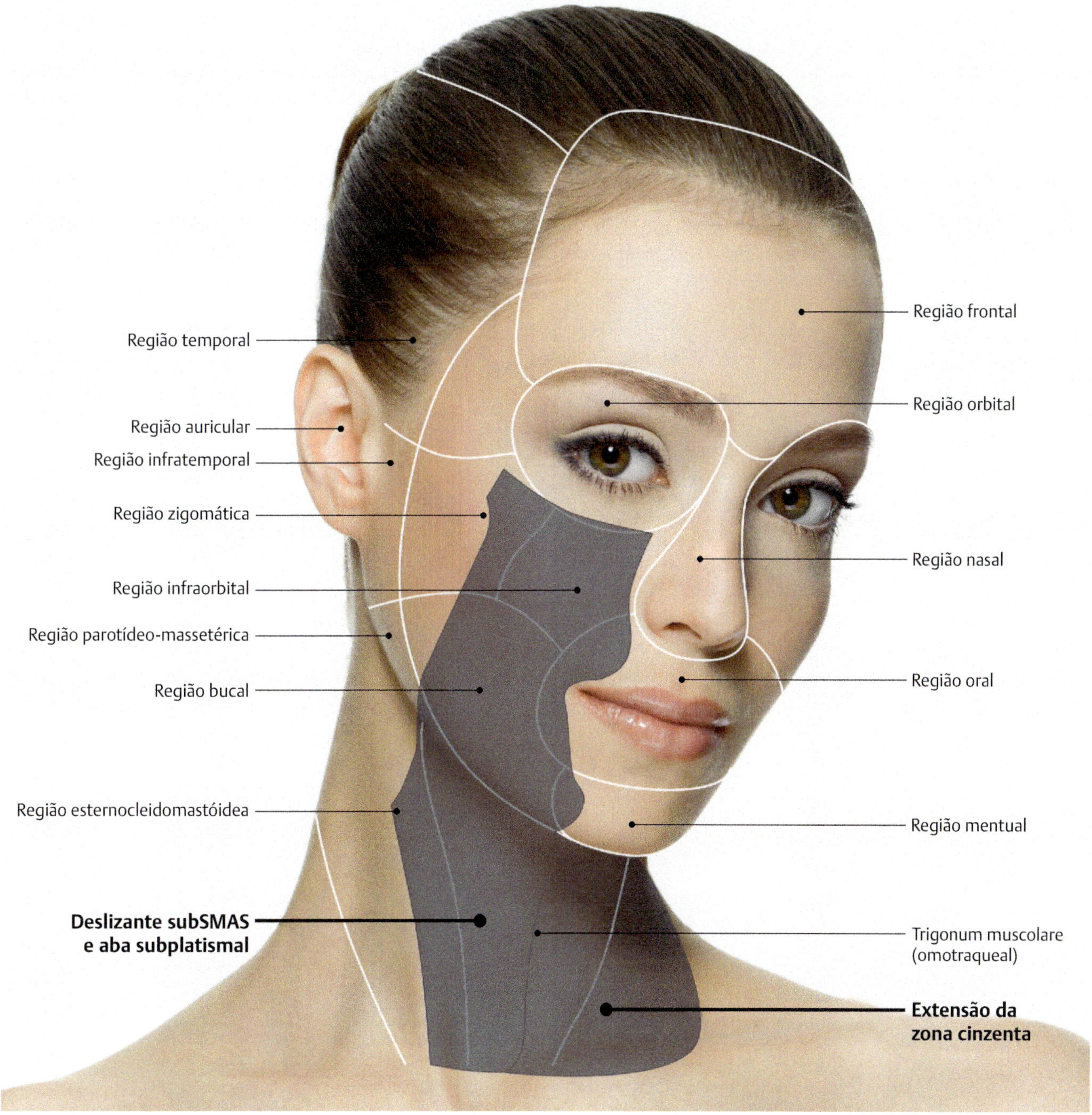

Fig. 34-10. Área de preparo com o instrumento PRESTO. A técnica PRESTO influencia as áreas estéticas correspondentes, como, por exemplo, as regiões periorbitária e infraorbitária etc.

Ponto Craniano de Entrada na Área do SMAS Alto

O SMAS é aberto cerca da metade de um centímetro anteriormente, em frente à crista do *zygomaticus temporalis* (Fig. 34-11). A partir desse ponto, o instrumento PRESTO entra no espaço pré-zigomático. Esse instrumento é inserido com o lado mais amplo para baixo, com leves aberturas e pressão levemente mais forte, os ligamentos infraorbitários são soltos, e agora estamos no espaço pré-zigomático. A abertura dos espaços pré-tarsal e pré-septal localizados em sentido craniano é proibida, caso contrário resultará em um edema de pálpebra de 3-4 meses.

Continua-se o preparo da camada 4, na direção caudal. Nesse contexto, os espaços pré-zigomático, bucinador e pré-masseter são conectados um ao outro. A preparação com o instrumento PRESTO é conduzida nessa área com movimentos grandes de abertura dele (cerca de 2-3 cm) (em posição caudal, comparada ao instrumento, existe um ligamento cutâneo zigomático). Este ligamento cutâneo zigomático é levemente esticado em cerca de 30% dos casos (Fig. 34-12).

Com essas medidas, obtemos uma placa de tecido flutuante, suportada pelas estruturas de tecido anteriores, os ligamentos de retenção e os septos entre as camadas (ver Fig. 34-6). Existe um espaço aberto entre a borda infraorbitária, o nariz, a dobra nasolabial, a boca e o *musculus mentalis*. Ao soltar os ligamentos mandibulares, o espaço móvel aberto fica conectado à anatomia do pescoço (Fig. 34-11). Após o preparo do lado oposto na área sob o platisma, toda a área do pescoço no plano subplatismal é aberta de uma orelha à outra até o *jugulum* e a borda anterior do músculo esternocleidomastóideo. Essa placa flutuante, composta do SMAS e do platisma, é uma unidade de tecido e agora pode ser movida em sentido craniano (resultando na redução da força de elevação em 50%-60%, comparado a uma estrutura não preparada). Com isso, a durabilidade do resultado é prolongada (a equação aqui é: a força de elevação deverá ser menor ou igual à força de fixação).

Durante esse passo, o ângulo de fixação dos elementos de retenção (ou seja, a soma dos ligamentos de retenção e os septos entre camadas) é desviado da área caudal para a área craniana (Figs. 34-13 e 34-14).

A preservação da identidade (pelos elementos de retenção fixados em suas posições originais), a máxima eficácia individual (pela abertura máxima dos espaços) e a durabilidade do resultado são, exatamente, os conceitos atingidos pela técnica PRESTO.

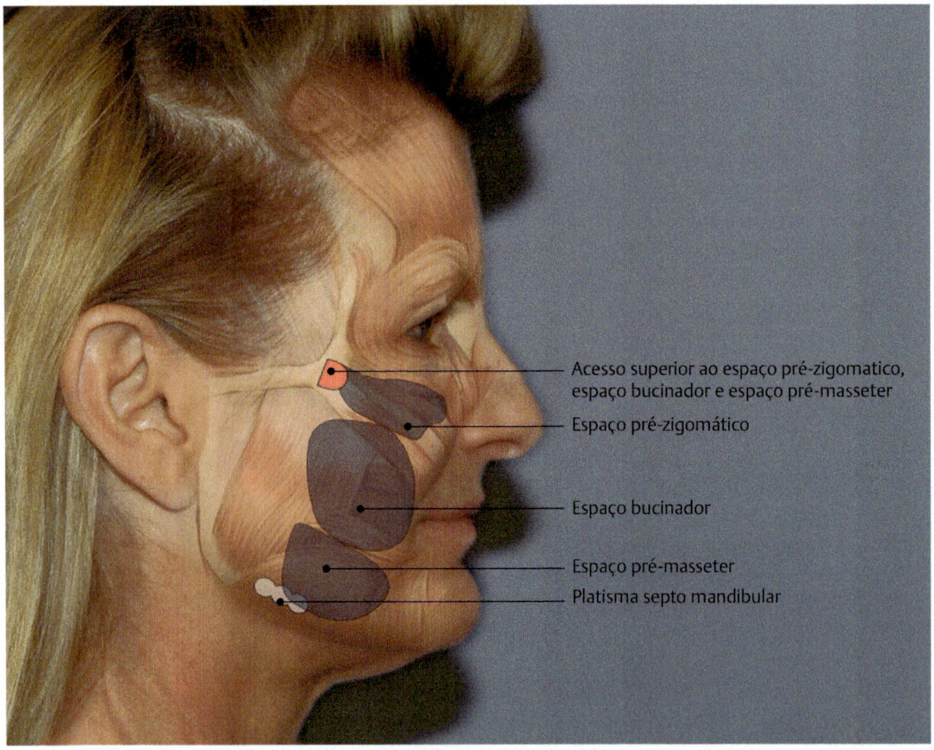

Fig. 34-11. Acesso superior aos espaços pré-zigomático, do bucinador e do pré-masseter. Todos os espaços são conectados entre eles. Após abertura dos ligamentos mandibulares, o espaço é estendido pela mandíbula até comunicar-se com a região subplatismal. Essa abertura é o passo decisivo para a conclusão do nível de preparação para a técnica PRESTO.

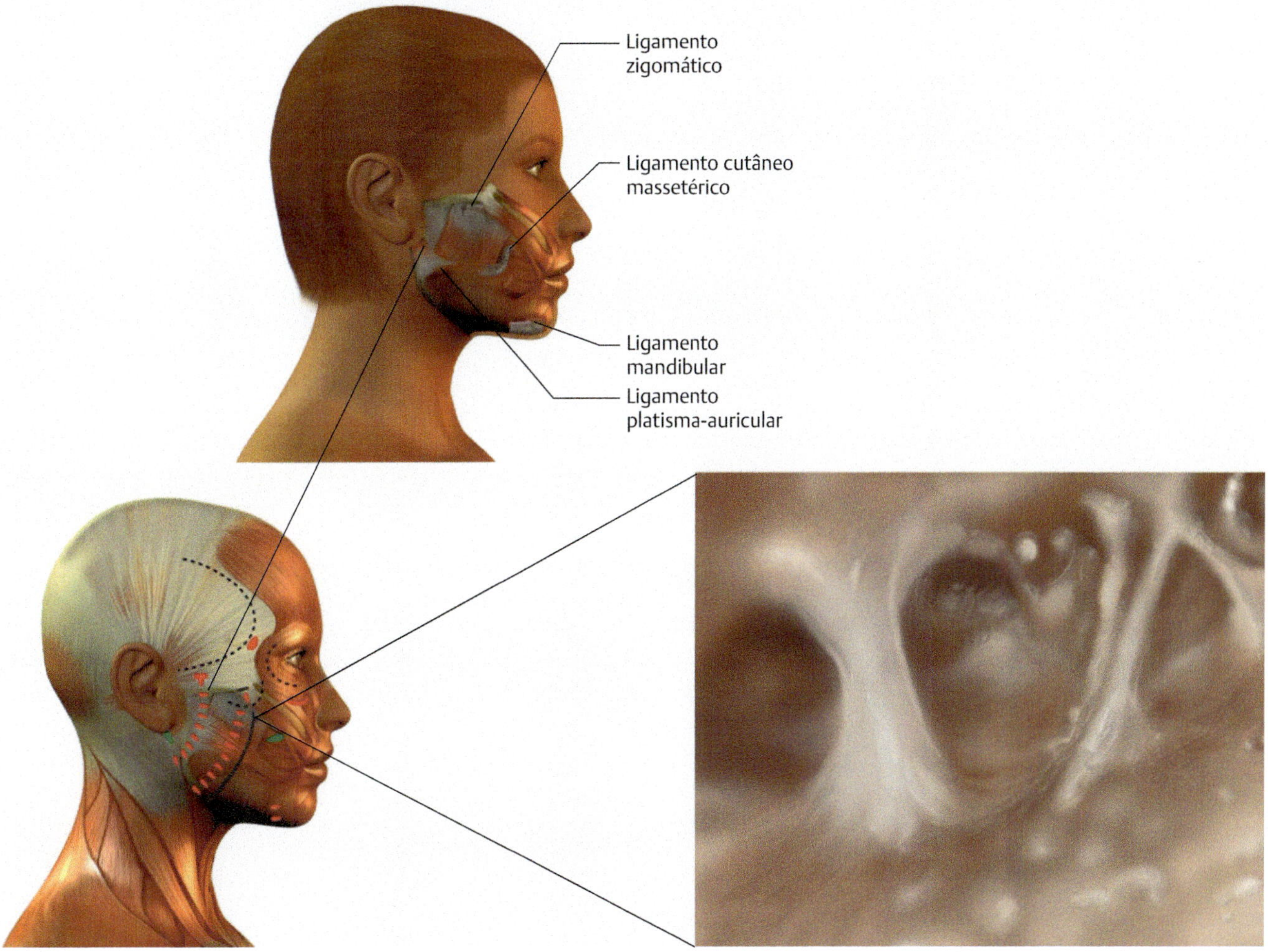

Fig. 34-12. Elementos de retenção e sua função: aqui observamos o ligamento cutâneo zigomático com os septos entre camadas.

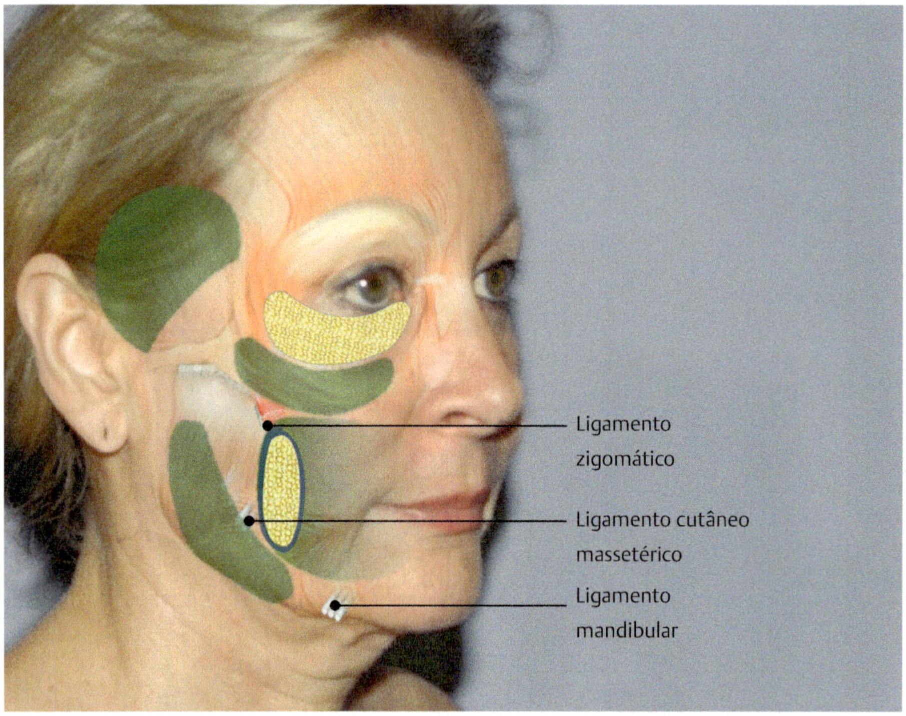

Fig. 34-13. Representação esquemática do alinhamento do vetor dos ligamentos de retenção antes da cirurgia. Após o preparo e separação dos espaços da camada 4, a direção dos vetores dos ligamentos de retenção é alterada para direção craniodorsal. A amplitude de movimento é medida de acordo com a posição individual, a extensão individual e a dinâmica individual dos elementos de retenção.

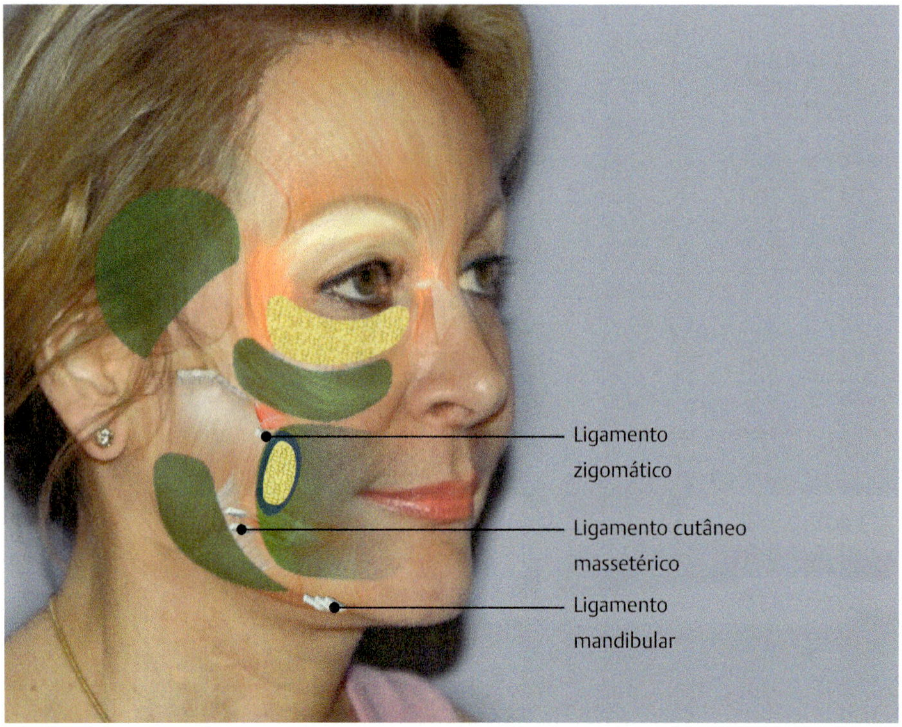

Fig. 34-14. Representação esquemática do alinhamento do vetor dos ligamentos de retenção desde a área caudal anterior até a área craniana posteriormente à cirurgia.

Rotação e Fixação de Todo o Bloco de Tecido

Durante a fixação e a rotação do bloco de tecido, tem início a medição entre força de elevação e de fixação.

Os pontos mais fortes para absorverem a força de elevação são:

- Aponeurose retroauricular (mastoide).
- Aponeuroses acima da parótida.
- Fáscia de Lore.
- Fáscia temporal.

Após testar a mobilidade de todo o bloco de tecido preparado, a borda posterior do SMAS, cerca de 2cm da mandíbula, é fixada à fáscia de Lore com Vicryl 3.0 (Fig. 34-15). O segundo ponto é colocado cerca de 2 cm antes do primeiro, no SMAS já rotacionado. O ponto de fixação é colocado também cerca de 5 mm mais altos na fáscia de Lore.

O terceiro ponto, cerca de 1 cm antes do segundo ponto, absorve o SMAS destacado. O coxim de gordura malar móvel é elevado em sentido craniano em direção à margem infraorbitária e levemente acima, enquanto a borda do SMAS é fixada à fáscia temporal. Com o terceiro ponto de ancoragem e a elevação do coxim adiposo malar, aplica-se um componente de elevação craniana à dobra nasolabial levemente minada antes e o canto lateral da boca (Figs. 34-16 e 34-17). Em resumo: o canto da boca é aumentado, a prega nasolabial é nivelada, e o coxim de gordura malar é elevado em direção craniana.

O próximo passo é a continuação do pescoço com a ativação completa da alça do músculo platisma.

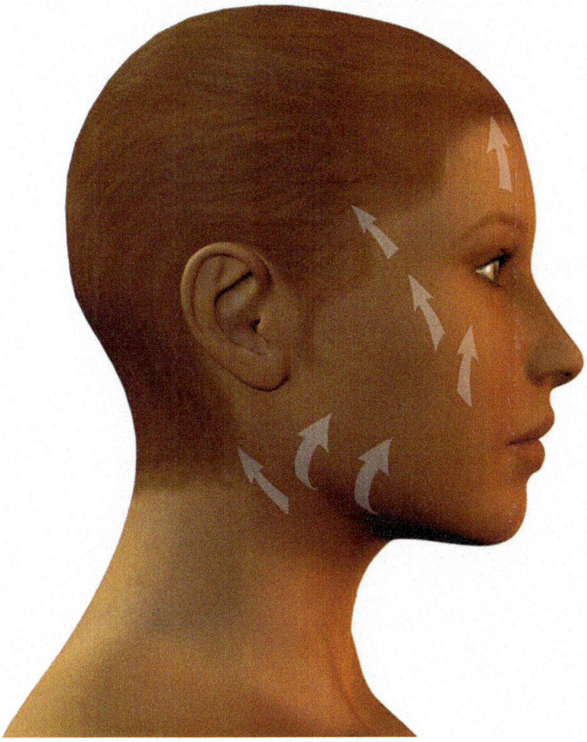

Fig. 34-15. Estrutura dos vetores individuais com orientação PRESTO.

O quarto ponto é feito acima do ligamento zigomático cutâneo, onde a porção superior do coxim adiposo malar é levemente elevado acima da borda orbitária (ao reduzir o sulco orbitário). Este bloco é fixado com participação maior da fáscia temporal. Devido à manipulação mais recente, o sulco nasojugal fica equilibrado.

A ativação final da alça do músculo platisma começa com o quinto ponto, que eleva a borda aberta lateral do platisma em direção ao mastoide. Na aponeurose do mastoide o bloco superior do pescoço lateral é fixado. Com a mandíbula dominante, ela dá ao pescoço uma estrutura de borda agradável. Isso é seguido por três fixações adicionais, que compensam o excesso de tecido para a direção occipital ao permitir o aperto até a clavícula e o *jugulum*.

Após a fixação primária, todo o tecido é girado na direção do crânio, protegido da direção occipital para a temporal por meio de uma sutura contínua permanente com Monocryl 3.0.

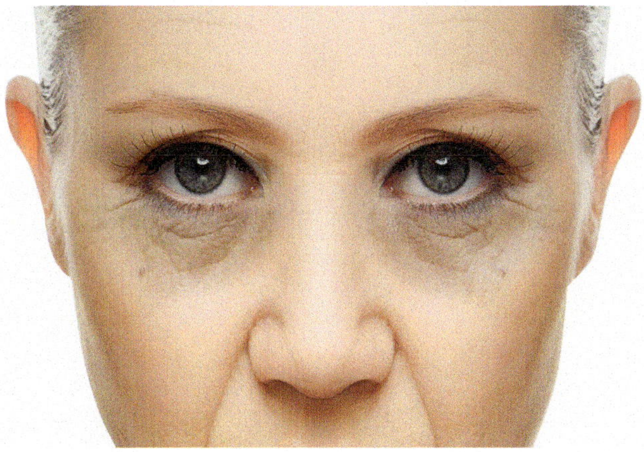

Fig. 34-16. Extensão da pálpebra inferior pela queda dos coxins de gordura malar.

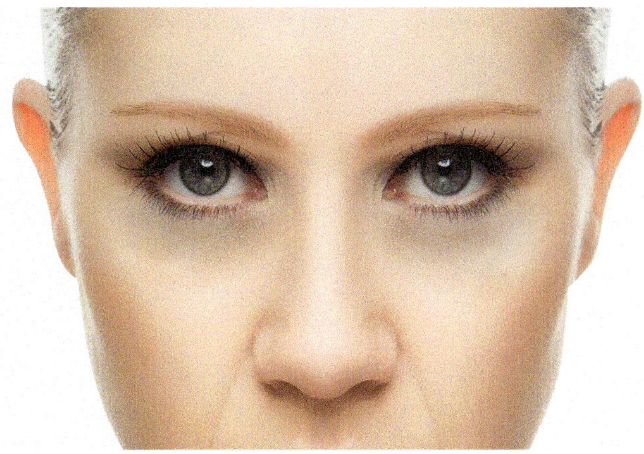

Fig. 34-17. Com a rotação craniana do coxim adiposo malar, o sulco infraorbitário é coberto para atingir o equilíbrio entre as áreas de transição do sulco nasojugal e infraorbitário.

Tratamento do Excesso de Pele

Após elevação e fixação do painel de tecido flutuante, vamos observar um excesso substancial de pele sem qualquer força de tensão. Esse excesso é fixado em dois pontos de ancoragem: primeiro na borda craniana dorsal superior da orelha e depois na borda craniana dorsal anterior da área de preparo, em frente à orelha (Fig. 34-18).

Após esse passo, a pele excedente é marcada, ressecada e suturada por camadas. A acomodação da pele é realizada da região occipital para a região temporal. Bem no final, dedica-se atenção especial ao lobo da orelha. onde a pele é suturada sem tensão. Em cerca de 5% dos casos, usamos a rede hemostática de Auerswald, para reduzir a tendência à hemorragia na área retroauricular. Devido à técnica PRESTO, temos um espaço morto mínimo em todas as outras regiões, de modo que novo sangramento dificilmente é de se esperar. A rede é removida após 48 horas.

Em 10% dos casos, são realizadas redução adicional da glândula submandibular, aproximação dos ventres dos dois músculos anteriores dos *musculi digastrici* ou até a redução de ambos os ventres adaptados do músculo.

O instrumento PRESTO pode ser usado por qualquer tipo de abertura de camadas, seja no abdome, nas extremidades superiores e nas coxas, durante o procedimento *body lift* (contorno corporal).

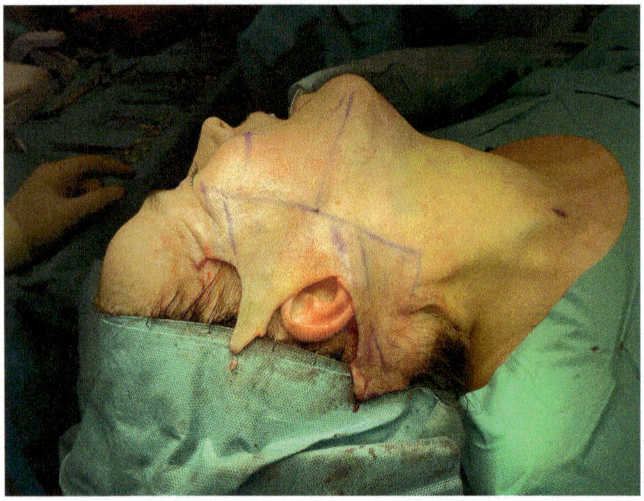

Fig. 34-18. Excesso de pele após a fixação do bloco de tecido flutuante sem fixação da pele. Excesso de pele puramente passivo.

Cuidados Pós-Operatórios

Após o término da cirurgia, o paciente recebe uma bandagem de cabeça de múltiplas camadas. Ele deverá permanecer na clínica por uma noite. No dia seguinte da alta, é retirada a bandagem. Após 7 dias, é realizada a revisão pós-operatória para retirada de pontos.

DISCUSSÃO

Bem-estar, desenvolvimento da personalidade e autoconfiança estão intimamente ligados à autopercepção positiva. A cirurgia plástica estética visa aliviar os sinais visíveis do envelhecimento, mas não alterar a autoimagem aceita pelo paciente. Todas as formas de expressão de um rosto, seja qual for o tipo e a configuração, fazem parte do pedido de estética individual, que vale a pena ser adequadamente mantida por todas as idades. No campo da cirurgia de *facelift*, o procedimento não deve se basear somente em ideais de beleza, mas também ser orientado por estética individual.

Em muitos procedimentos cirúrgicos, a dissolução do ligamento de retenção, a separação e mobilização complete do SMAS, em uma chamada separação de camadas, atinge a solução máxima, que pode rapidamente levar ao isolamento da despersonalização e promoção de um efeito de alienação. Os "mantenedores de identidade" de uma expressão facial, com o tempo, são os ligamentos de retenção e os septos entre camadas. Eles são considerados como pontos fixos dinâmicos e anatômicos, com expressão pessoal, expressões faciais pessoais e formato de contorno pessoal em combinação com o esqueleto (ponto de ancoragem estática). Com a técnica PRESTO, essas estruturas de suporte são retidas tanto em sua dinâmica, quanto em sua estática.

Todas as técnicas cirúrgicas para rejuvenescimento facial estão em constante conflito porque, de um lado, precisam atingir um resultado geralmente positivo, mas por outro lado devem respeitar a naturalidade do paciente. Com frequência, as opções cirúrgicas devem ser usadas com restrições para se chegar a um resultado natural. Existe uma discrepância entre eficácia e preservação de identidade, o que é especialmente verdadeiro para a preparação subSMAS, conforme Hamra, para a preparação subperióstea e a plicação, segundo Little, e para a elevação da máscara, conforme Krastinova-Lolov e Tessier. A preservação da estética individual do paciente pode ser padronizável e confiavelmente reproduzível pela técnica PRESTO, pela preservação dos elementos de retenção (Figs. 34-19 a 34-22).

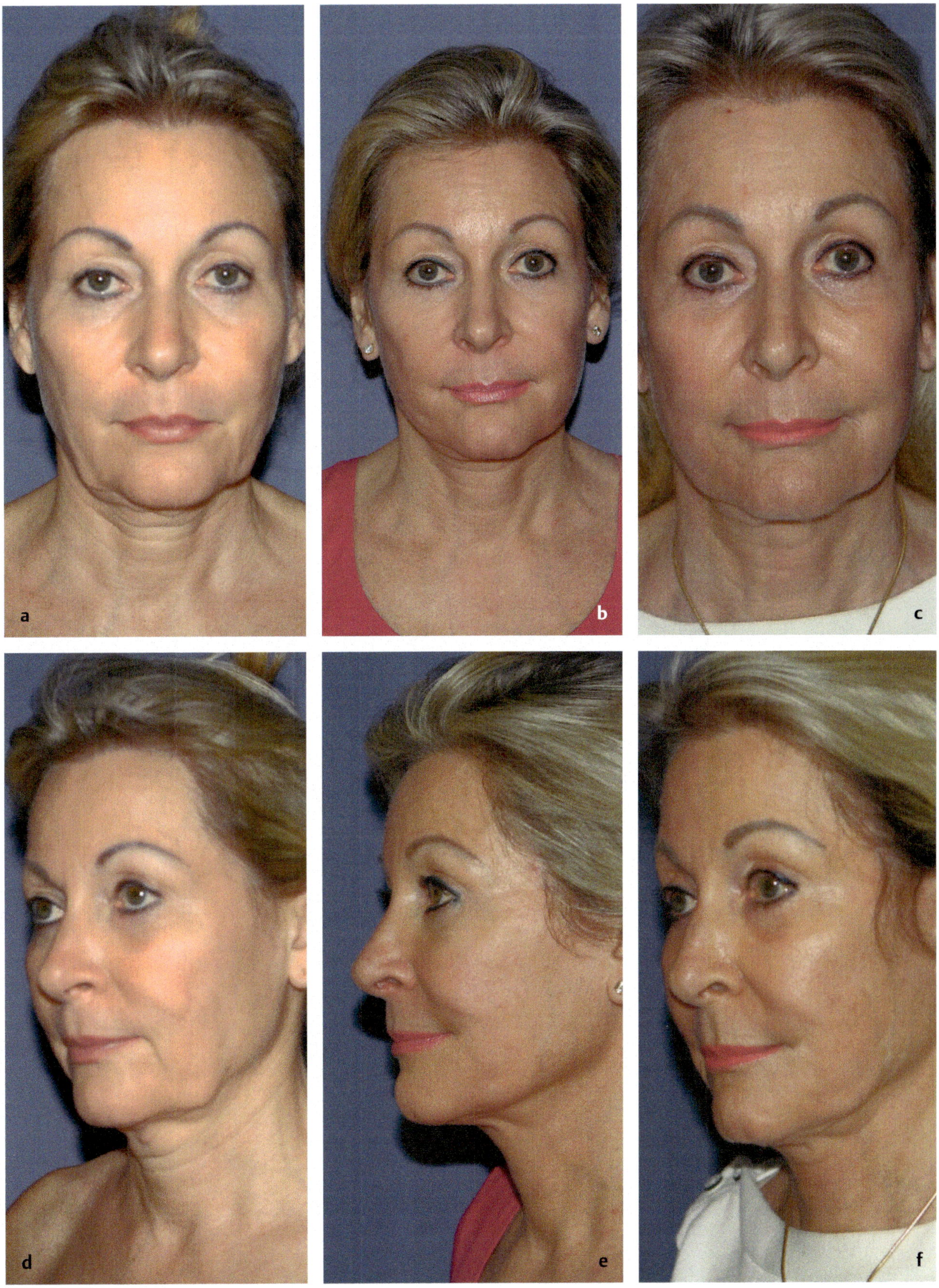

Fig. 34-19. (a,b) Paciente feminina de 57 anos antes da elevação da face e do pescoço. (c,d) Mesma paciente aos 63 anos após elevação da face pela técnica PRESTO. (e,f) Paciente aos 69 anos, 12 anos após elevação facial e do pescoço pela técnica PRESTO.

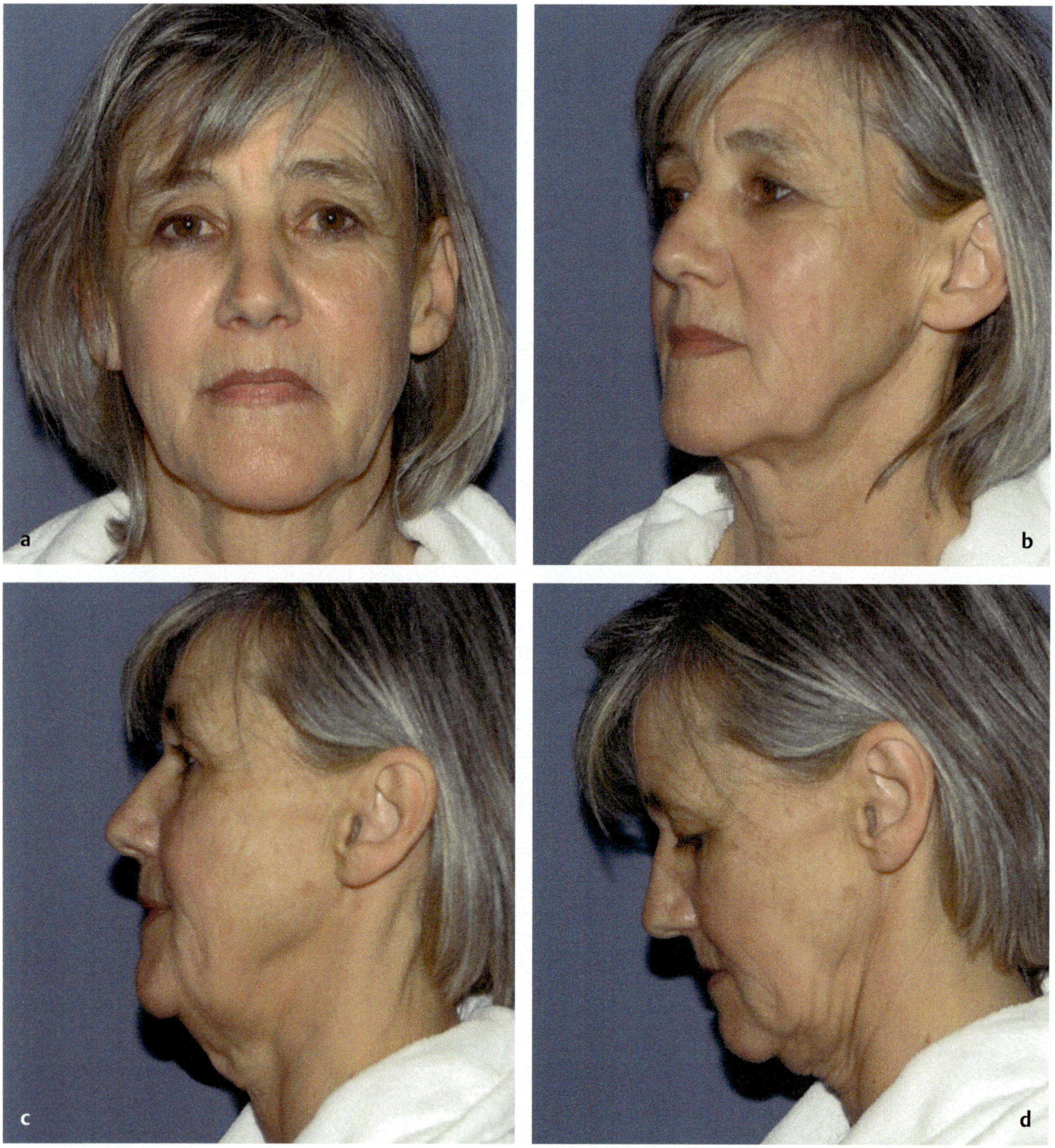

Fig. 34-20. (a-d) Paciente feminina de 55 anos antes da cirurgia. *(Continua)*

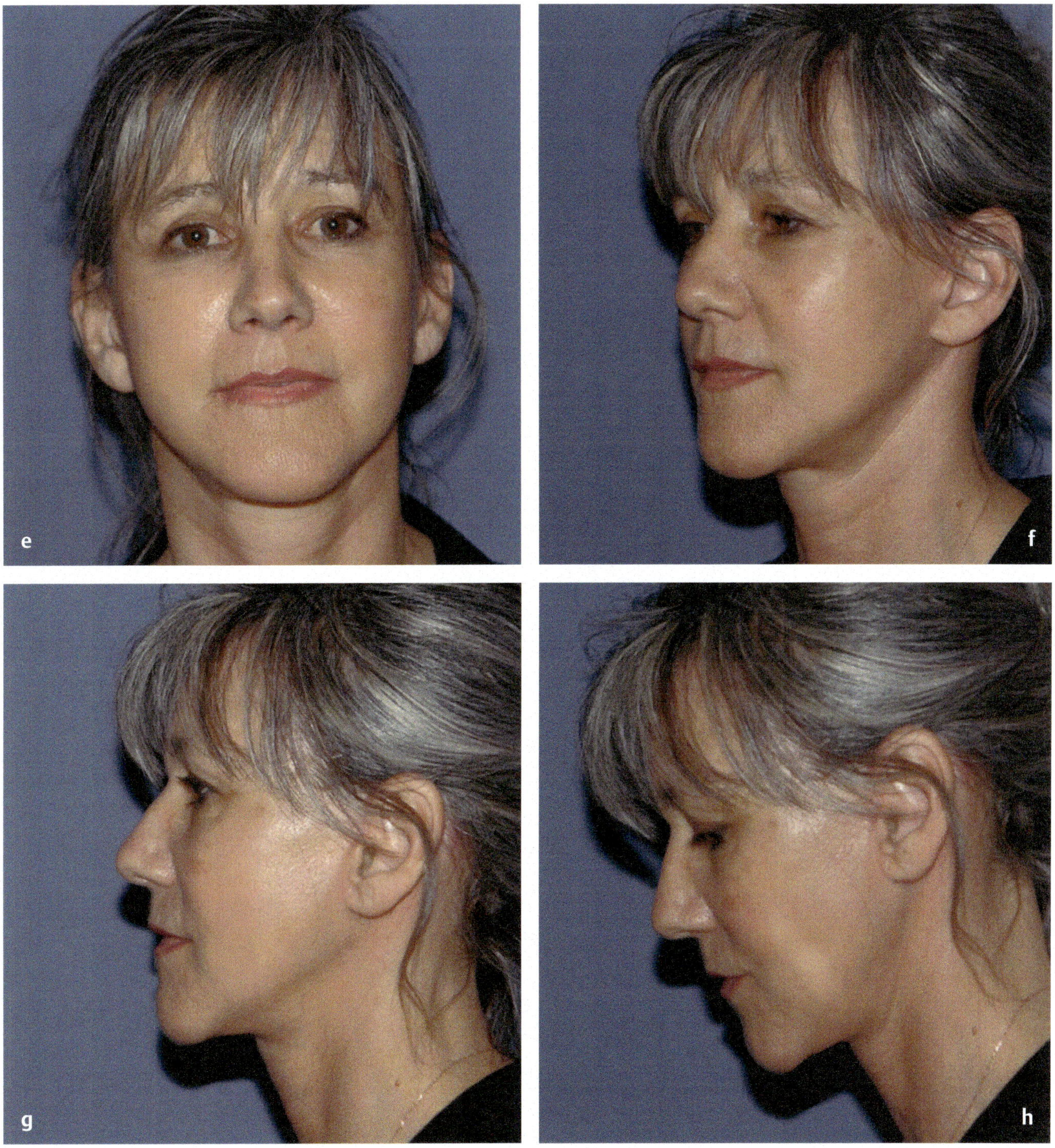

Fig. 34-20. *(Cont.)* (**e-h**) Mesma paciente, aos 61 anos, seis anos após a cirurgia com a técnica de elevação facial PRESTO. Essa paciente foi submetida a uma elevação do pescoço sem acesso anterior a um facelift, a um peeling TCA de 35%-40%, a um transplante de gordura autóloga e a uma elevação da sobrancelha lateral.

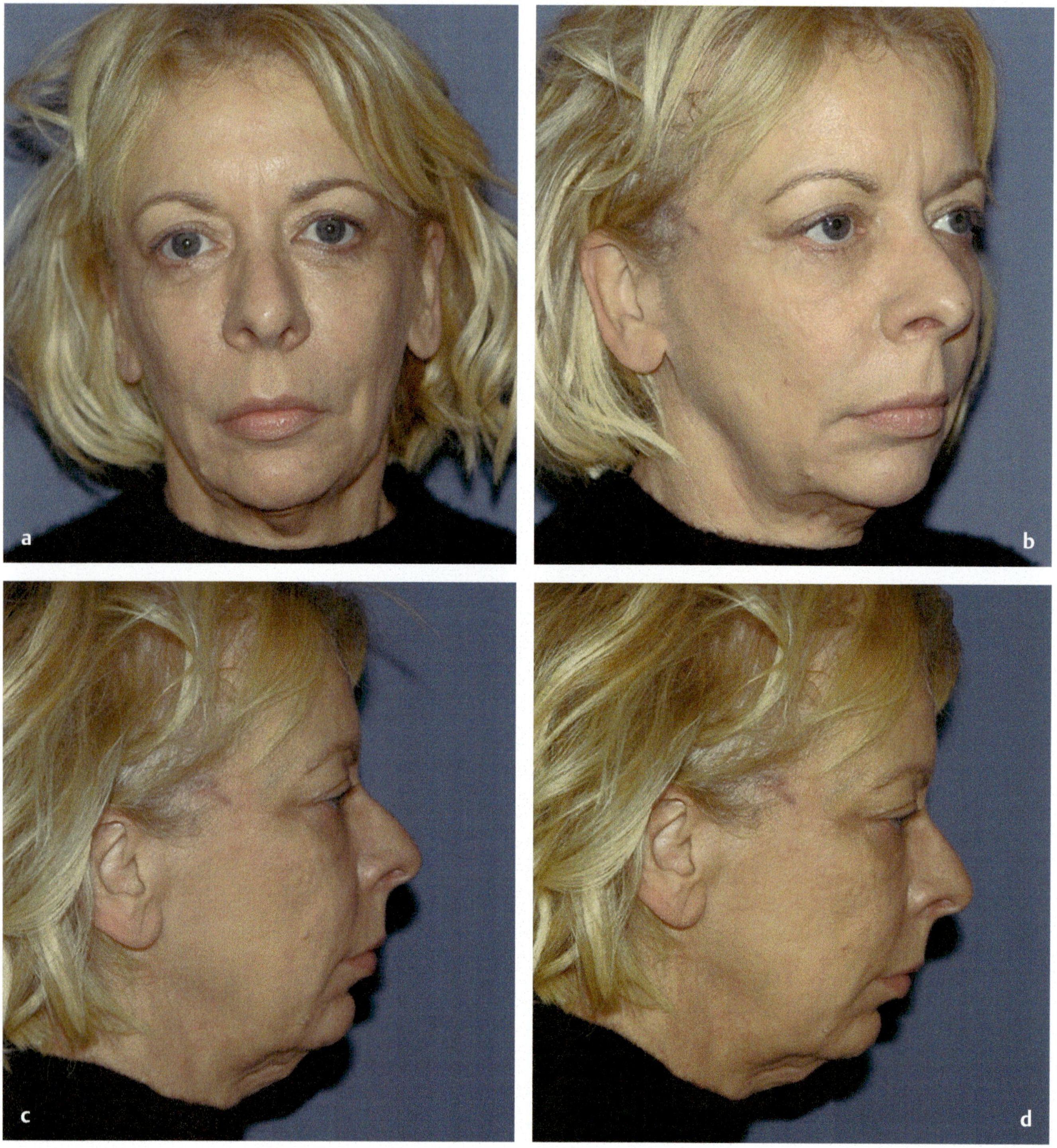

Fig. 34-21. (**a-d**) Paciente feminina de 57 anos antes da cirurgia. *(Continua)*

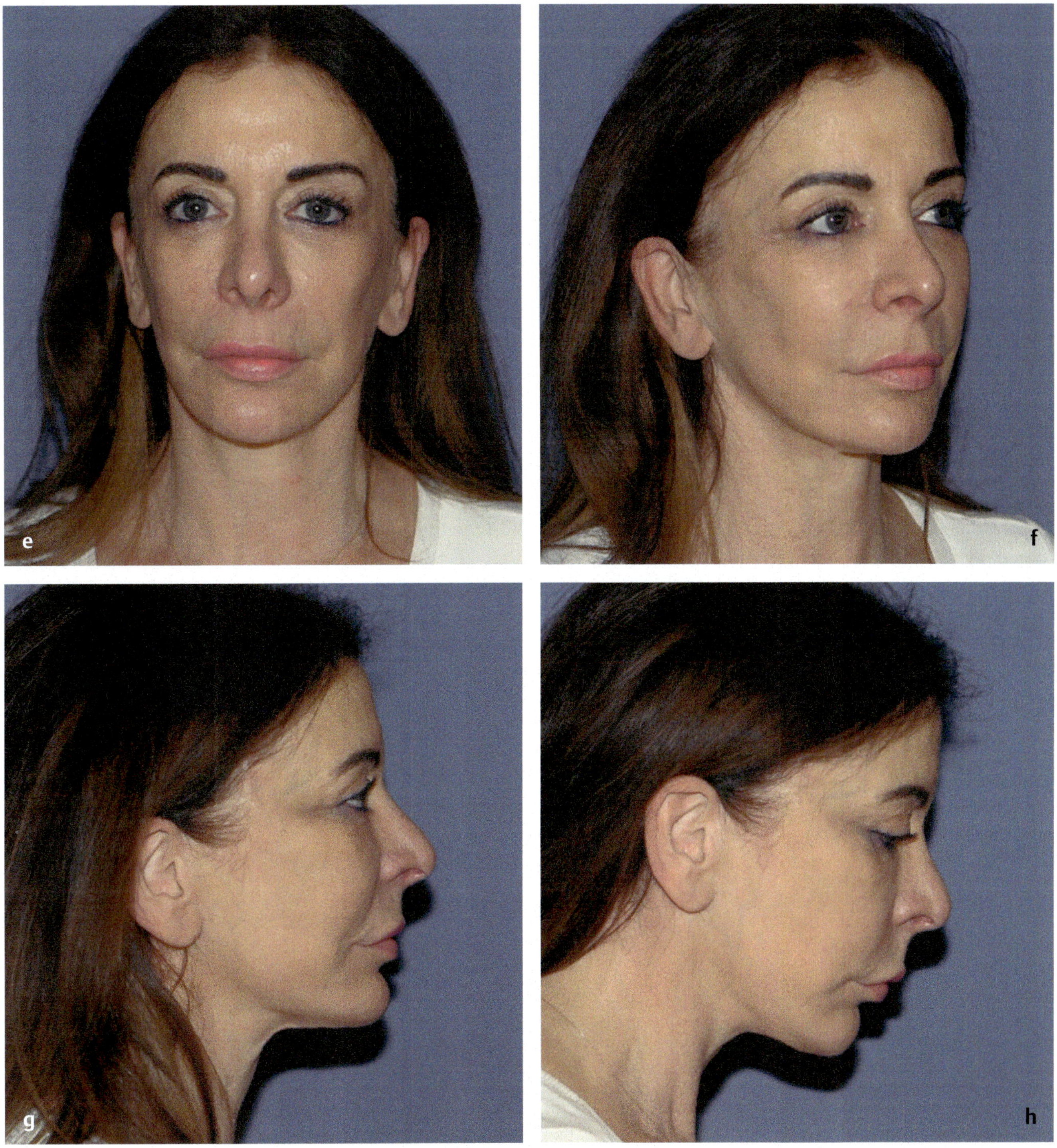

Fig. 34-21. *(Cont.)* (**e-h**) Mesma paciente aos 63 anos após a cirurgia. Resultado seis anos após a aplicação da técnica PRESTO no pescoço e na área facial, cirurgia da pálpebra superior, peeling TCA de 35%-40%, implante no queixo, cirurgia do nariz e elevação da sobrancelha.

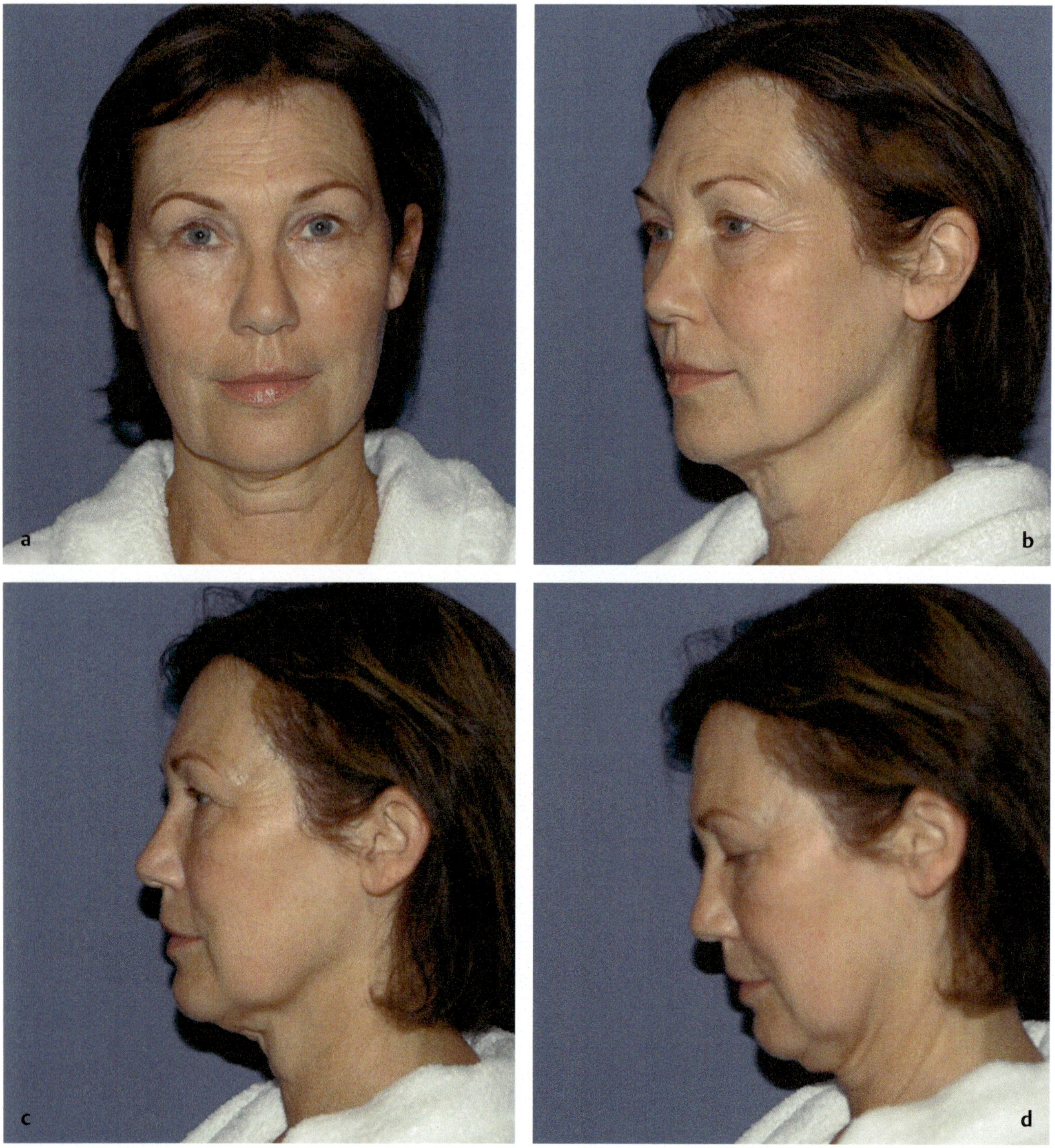

Fig. 34-22. (a-d) Paciente feminina de 58 anos. *(Continua)*

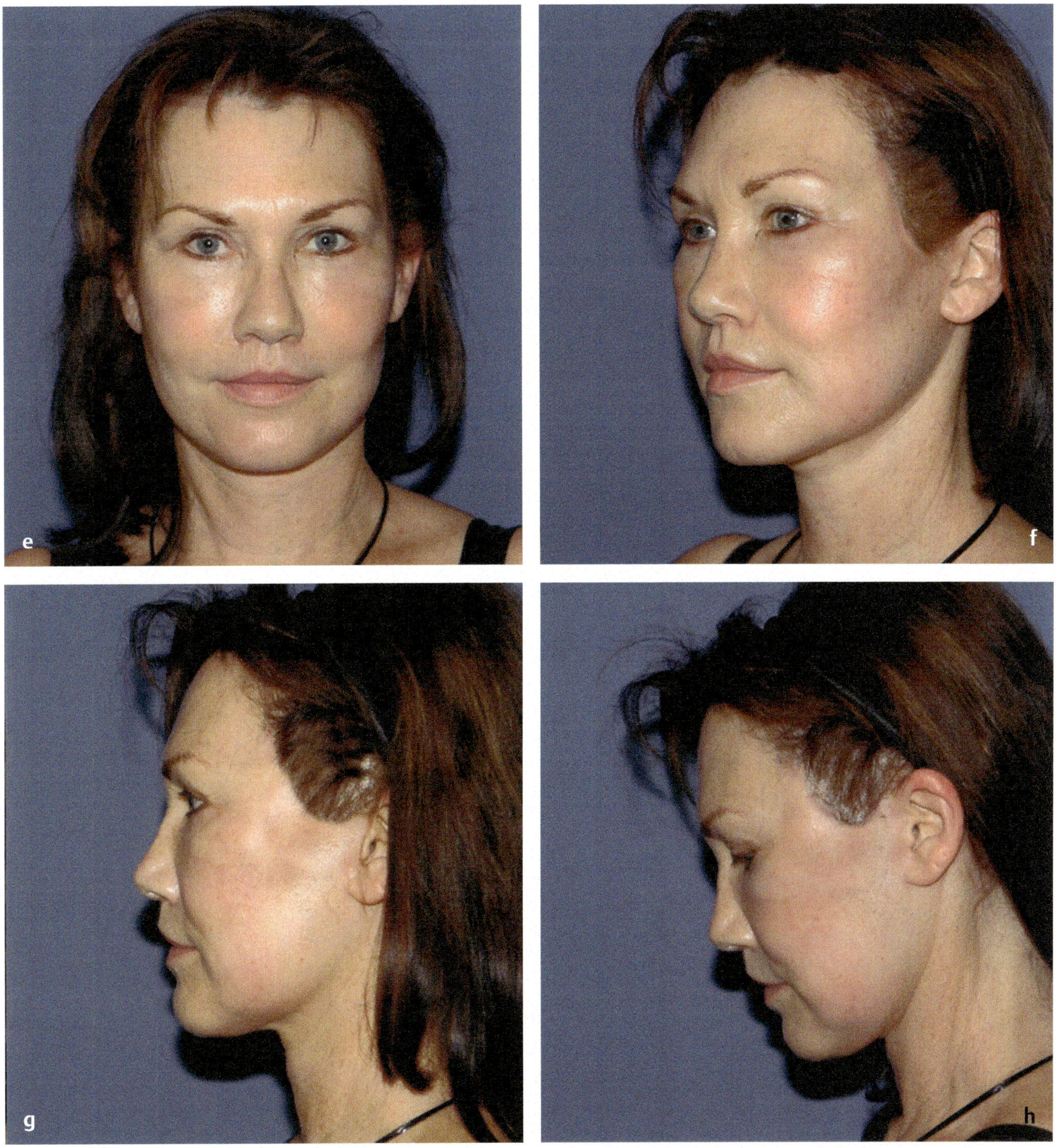

Fig. 34-22. *(Cont.)* (**e-h**) Mesma paciente 1,5 ano após a aplicação da técnica de elevação facial PRESTO em configurações de ângulos diferentes.

BIBLIOGRAFIA

Aston SJ, Walden JL. Facelift with SMAS technique and FAME. In: Aston SJ, Steinbrech DS, Walden JL (Eds.). Aesthetic Plastic Surgery. London, United Kingdom: Saunders Elsevier. 2009.

Baker DC. Lateral SMASEctomy Plast Reconstr Surg. 1997;100:509.

Baker DC, Conley J. Avoiding facial nerve injuries in rhytidectomy. Anatomical variations and pitfalls. Plast Reconstr Surg. 1979;64:781-95.

Bishara A, Hakim CR, Oneisi A, Ghieh F. Fadel Chahine Surgical Correction of Tear Trough Deformity (TTD) with Orbicularis Retaining Ligament Release and Volume Augmentation for Periorbital Rejuvenation: Review of the Literature Aesth. Plast Surg. 2023;47:199-214.

Amodeo CA, Eggerstedt M, Kim IA, et al. The Deep Fascia of the Infraorbital Region, Deep Plane, and Suprafibromuscular Facelift: New Anatomy for Safer Facelifting, Facial Plast: Surg. 2022;38:623-9.

Funk W. Presto lift – a facelift that preserves the retaining ligaments and SMAS tethering Oral Maxiollofac Surg. 2017;21:33-9.

Funk W. Das alternde Gesicht, Kosmetische Dermatologie. In: Worret WI, Gehring, W (Hrsg). 2008;2(XVI):297-306.

Funk W, Metelmann HR. Anatomical Determinants of Facial Identity: The Central Importance of Retaining Ligaments and SMAS Journal of Aesthetic & Reconstructive Surgery ISSN. 2017:2472-1905.

Graf R, Groth AK, Pace D, Neto LG. Facial rejuvenation with SMASectomy and FAME using vertical vectors. Aesth. Plast Surg. 2008;32:585-92.

Hamra ST. The zygorbicular dissection in composite rhytidectomy: an ideal midface plane. Plast Reconstr Surg. 1998;102:1646.

Krastinova LD. Le lifting facial sous – perioste. Ann Chir Plast Esthet. 1989;34:199.

Labbè D, Rocha CSM, De Souza Rocha F. Cervicomental angle suspensory ligament: The keystoneto understand the Cervico-mental angle an the ageing process of the neck. Aesthetic Plast Surg. 2017;41(04):832-6.

Lennert Minelli, Hun-Mu-Yang, Berend van der Lei, Bryan Mendelson. The Surgical Anatomy of the Jowl and the Mandibular Ligament Reassessed Aesth. Plast Surg. 2023;47:170-80.

Little JW. Volumetric perceptions in midfacial aging with altered priorities for rejuvenation. Plast Reconstr Surg. 2000;105:252.

Marten TJ. Elyassnia DR. Lamellar high SMAS face and mid-lift: improved design of the SMAS facelift for better results in the mid-face and infraorbital region. In: Nahai MD (Ed.). Aesthetic plastic surgery Foad. 3. ed. 2019.

Marten TJ. Elyassnia DR. Neck lift. In: Scuderi MD (Ed.). International Textbook of Aesthetic Plastic Surgery. 1. ed. 2012.

Mendelson BC, Farhadieh RD. In: Farhadieh RD. Plastic and Reconstructive Surgery Approaches and Techniques. In: Hoboken, NJ. Wiley Blackwell Publishers. 2015;996-7.

Mendelson B, Wong CH. Anatomy of the aging face. Saunders Title, Plastic Surgery. 3. ed. Volume 2: Aesthetic Surgery (Expert Consult Online and Print) Series Editor Peter C Neligan. 2013;78:92.

Mitz V, Peyronie M, The superficial musculoaponeurotic system (SMAS) in the parotid and cheek area. Plast Resconstr Surg. 1976;58:80.

Pitanguy I, Radwanski HN, Gontijo de Amorim NF. Treatment of the aging face using the round – lifting technique. Aesth Surg J. 1999;19:216.

Ramirez OM, Maillard GF, Musolas A, The estended subperiostal facelift: A definitive soft - tissue remodelling for facial rejuvenation. Plast Reconstr Surg. 1991;88:227.

Ramirez OM. Full Face rejuvenation in three dimensions: A facelifting for the new millenium. Aesth Plast Surg. 2001;25(3):152-64.

Stuzin JM. Restoring facial shape in facelifting: the role of skeletal support in facial analysis and midface soft-tissue repositioning, Plast Reconstr Surg. 2007;119:362.

Vídeo Aula

Vídeo Cirurgia

CAPÍTULO 35

SUSPENSÃO SUPERFICIAL DO SMAS COM PLICATURA EM *ROUND BLOCK*

Ithamar Nogueira Stocchero ▪ Gustavo Flosi Stocchero
Guilherme Flosi Stocchero ▪ Alexandre Siqueira Franco Fonseca

A Verdade é como uma praça.
Cada um a vê de sua janela.

INTRODUÇÃO

Quando se observa o envelhecimento facial, ele se dá na forma de uma elipse assimétrica com seu limite superior acima das orelhas, assemelhada a um bulbo de lâmpada, pelas características anatômicas, que têm partes fixas e áreas que deslizam para a frente e para baixo. Ossos e orelhas são exemplos de relevo fixo, parte absolutamente estável. Internamente, as glândulas parótidas também não têm qualquer mobilidade. Já a flacidez acomete, além da pele como um todo, a musculatura à frente destas glândulas salivares, em particular um deslizamento que se verifica no espaço pré-massetérico, detalhadamente descrito por Mendelson (Fig. 35-1).

Não conheço melhor simulação para expressar a correção pretendida do que aquela em que a(o) paciente coloca o dedo indicador abaixo do zigomático e levanta a face em direção à têmpora. Eleva o conjunto dos tecidos da face de uma maneira harmônica à medida que ajusta a resultante de força que lhe apraz. Vale ressaltar que esta simulação se aplica tão somente à pele, que traciona os demais tecidos.

Observando esta peculiaridade, o autor sênior idealizou um movimento contrário à queda, que elevasse a face a um ponto em direção à têmpora, que tem tecidos fortes e fixos, e que fechasse concentricamente ao redor da orelha, ponto anatômico definido, imutável. O desenho da suspensão seria adequado a cada rosto, e a resultante se daria de maneira harmônica, de acordo com as densidades teciduais. Para que isso fosse possível, uma parte da elipse teria que ficar em uma região fixa, firme, acima e atrás da orelha, e a outra parte pudesse ser tracionada, levando os tecidos para cima e para trás. Para dar continuidade a esta desejada tração no fio cirúrgico, após ter sido passado por trás da orelha, e com a fundamental pega no SMAS da face fazendo os adequados *pinch tests* que terminam acima do zigoma, foi desenvolvida uma agulha curva, que complementa a circundação de forma rápida e segura, acima e ao redor da orelha, permitindo a realização tanto da Técnica Aberta com uma ou mais plicaturas (*Single Stitch, Double Stitch*) (Figs. 35-2 e 35-3), e da sua versão Fechada (*Closed Lift*) (Fig. 35-4).

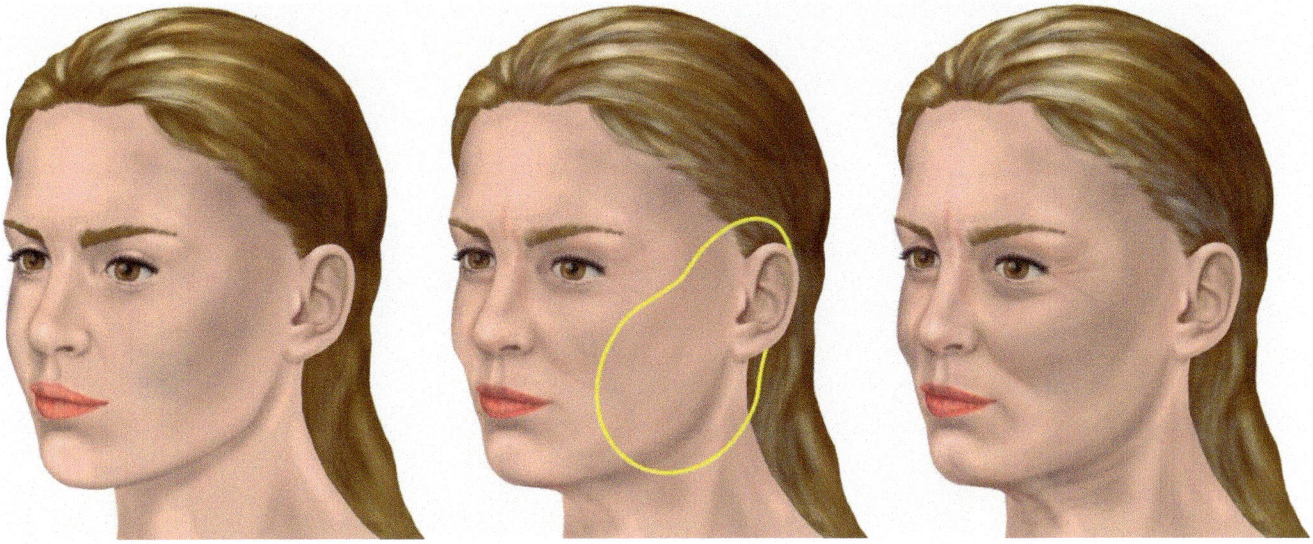

Fig. 35-1. Envelhecimento em bulbo de lâmpada.

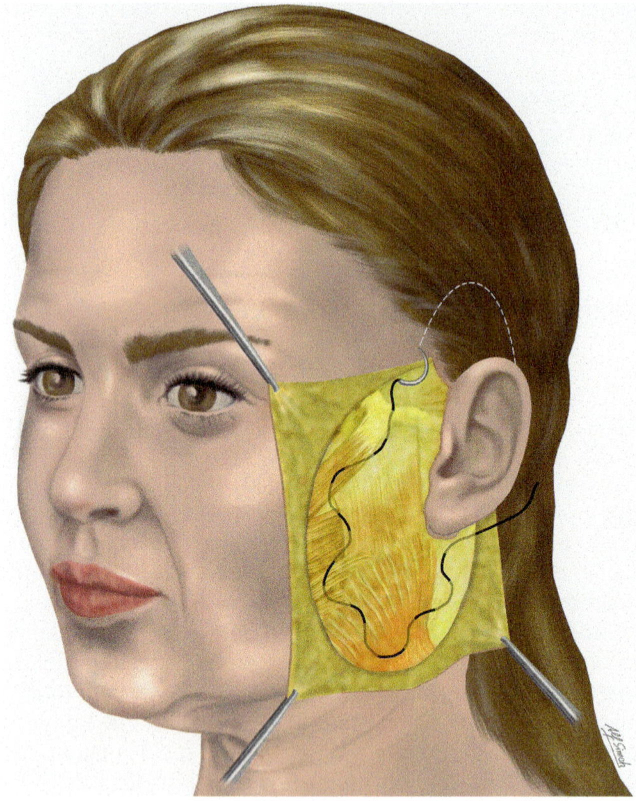

Fig. 35-2. Fio passado na face e projeção da passada da agulha.

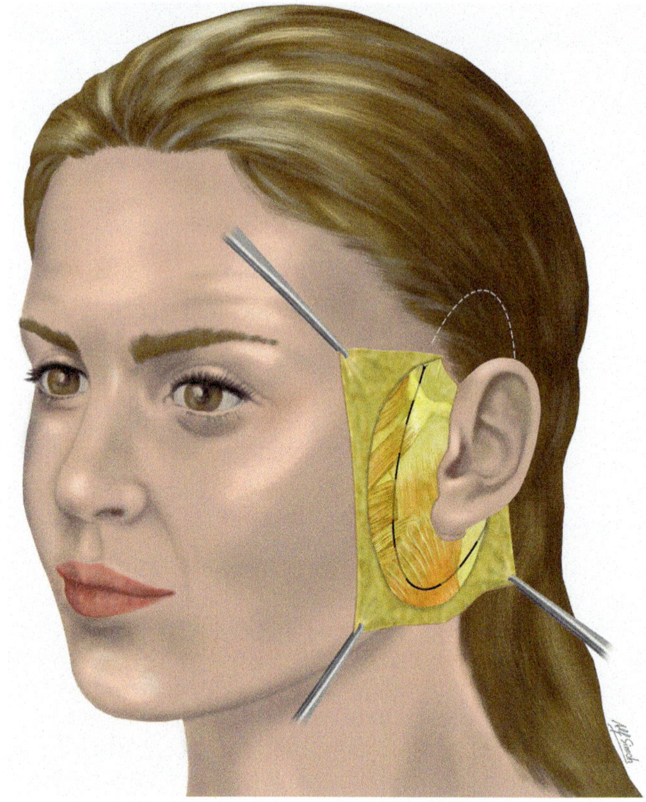

Fig. 35-3. Plicatura em *Round block* feita e tracionada.

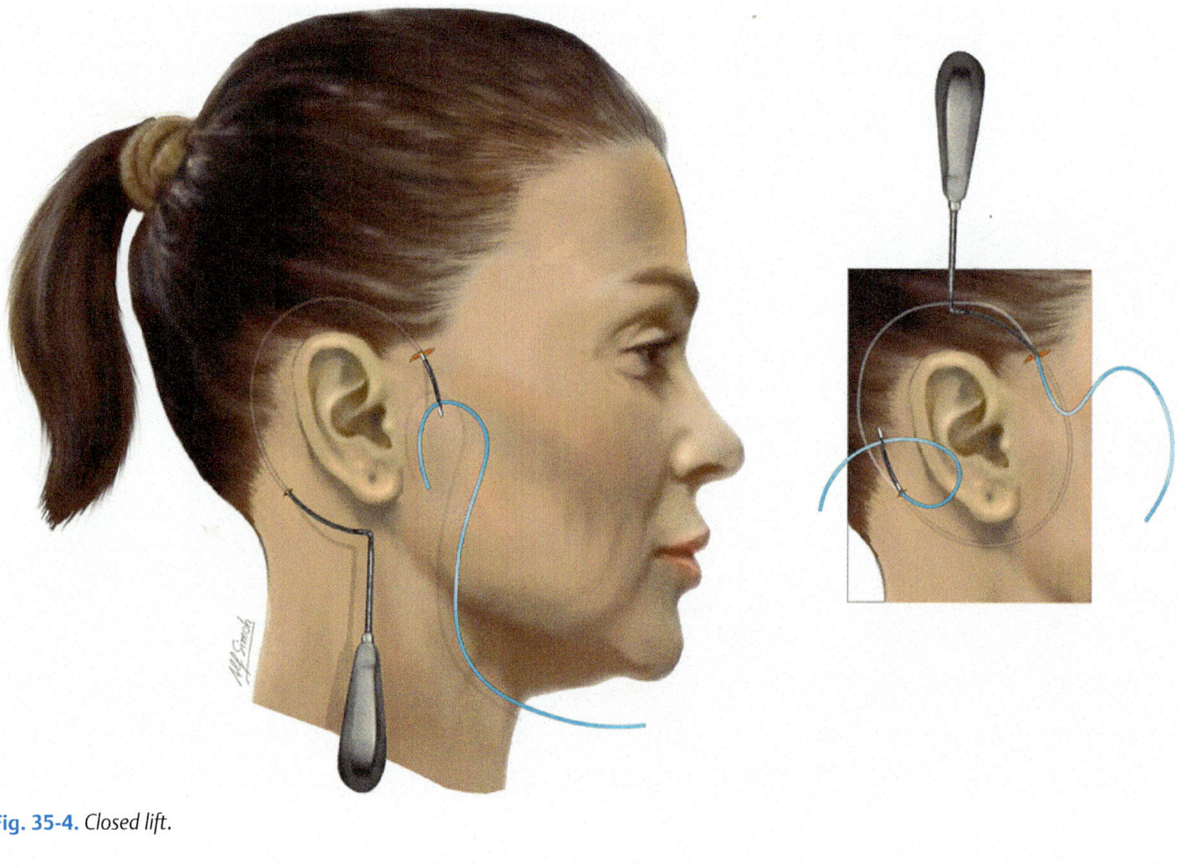

Fig. 35-4. *Closed lift*.

A consequente elevação dos tecidos da face, em bloco, faz com que as estruturas se acomodem de uma forma harmônica, obedecendo à reversão da queda (Figs. 35-5 e 35-6) com o menor descolamento subcutâneo possível, o que permite a execução da técnica em pacientes com restrições a amplos descolamentos.

Criar uma técnica segura, que garanta bons resultados, realizável e reprodutível desde os primeiros casos, mesmo nas mãos de um residente em treinamento, foi um objetivo. Permitir ao cirurgião plástico com treinamento básico realizar uma cirurgia que ficava restrita, muitas vezes, às mãos de uma elite, tanto de cirurgiões, quanto de pacientes, e tornar a ritidoplastia acessível a um grupo de portadores de limitações por doenças, hábitos (fumantes), calvície, ou simplesmente receosos dos riscos ou das eventuais grandes alterações por vezes presentes em pacientes submetidos a tais cirurgias, é algo muito compensador (Fig. 35-7).

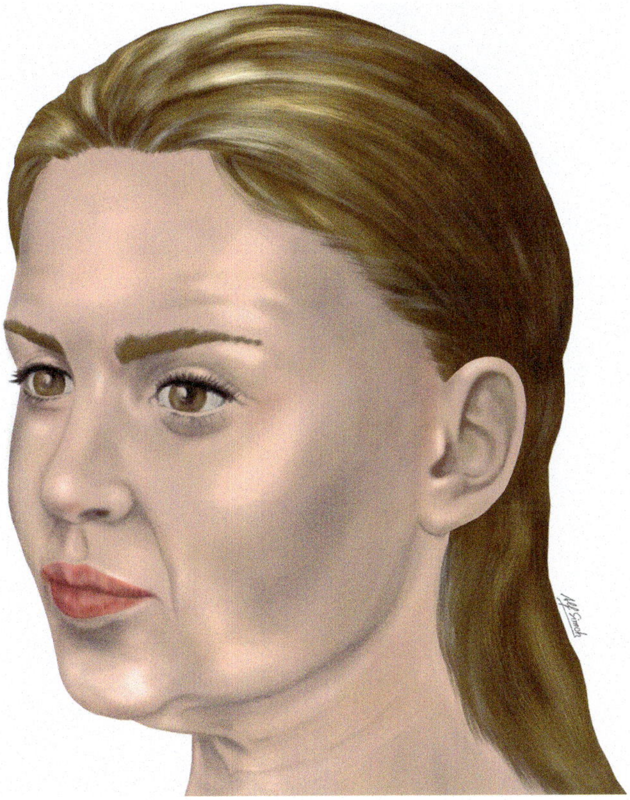

Fig. 35-5. Rosto envelhecido.

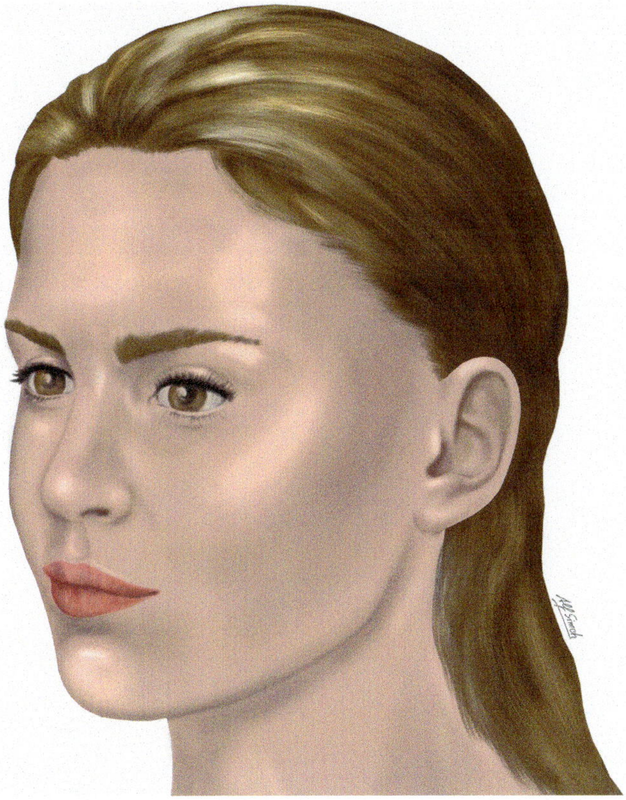

Fig. 35-6. Rosto rejuvenescido.

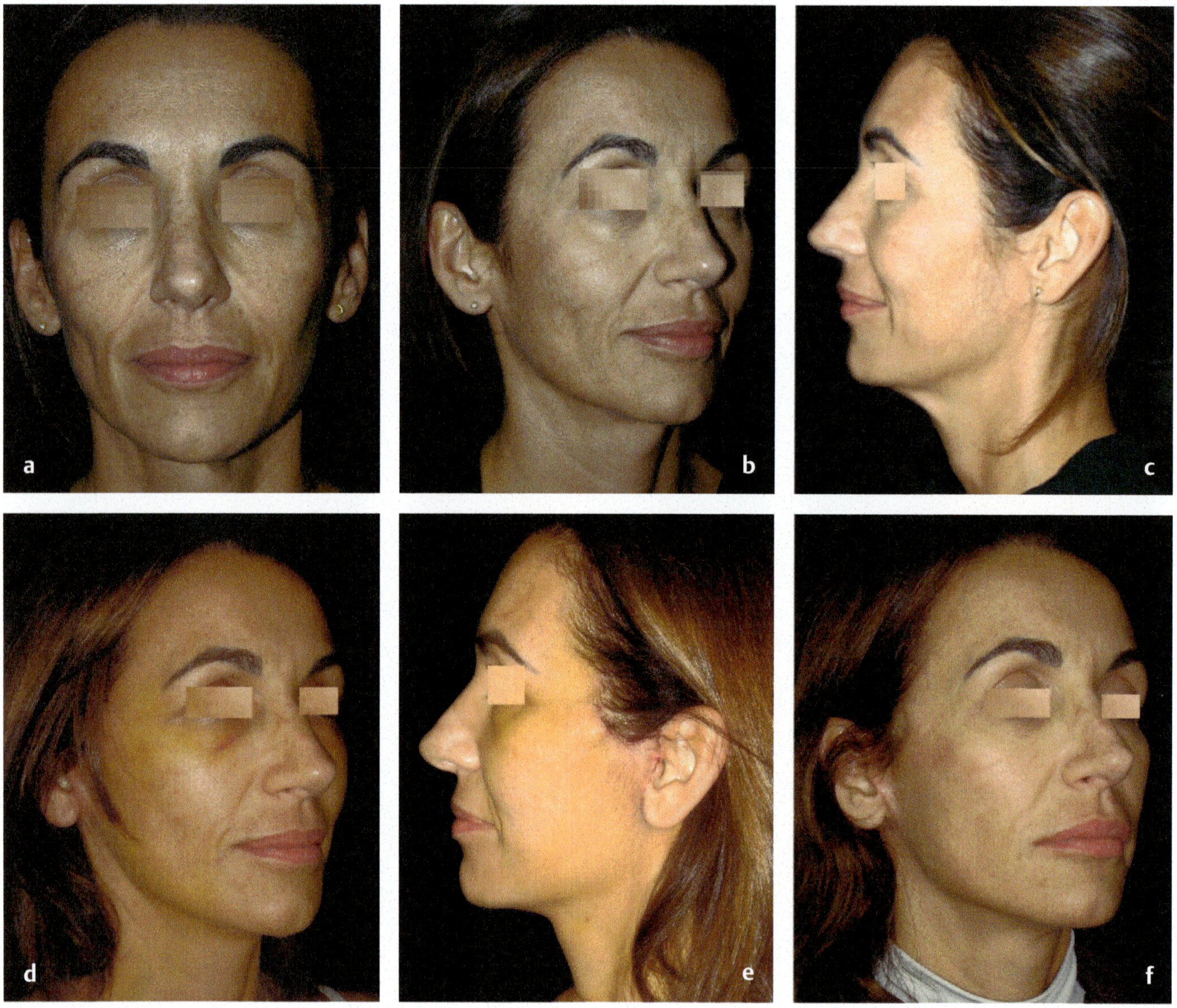

Fig. 35-7. (a) Paciente aos 45 anos com inclusão de Goretex em sulcos nasogenianos. (b,c) A paciente na pré-retidoplastia. (d,e) Após 7 dias de ritidoplastia. (f,g) Após 3 meses de ritidoplastia. (h-j) Após 12 anos, aos 57 anos, pré-ritidoplastia secundária. (k-m) Após 4 meses da ritidoplastia secundária. *(Continua)*

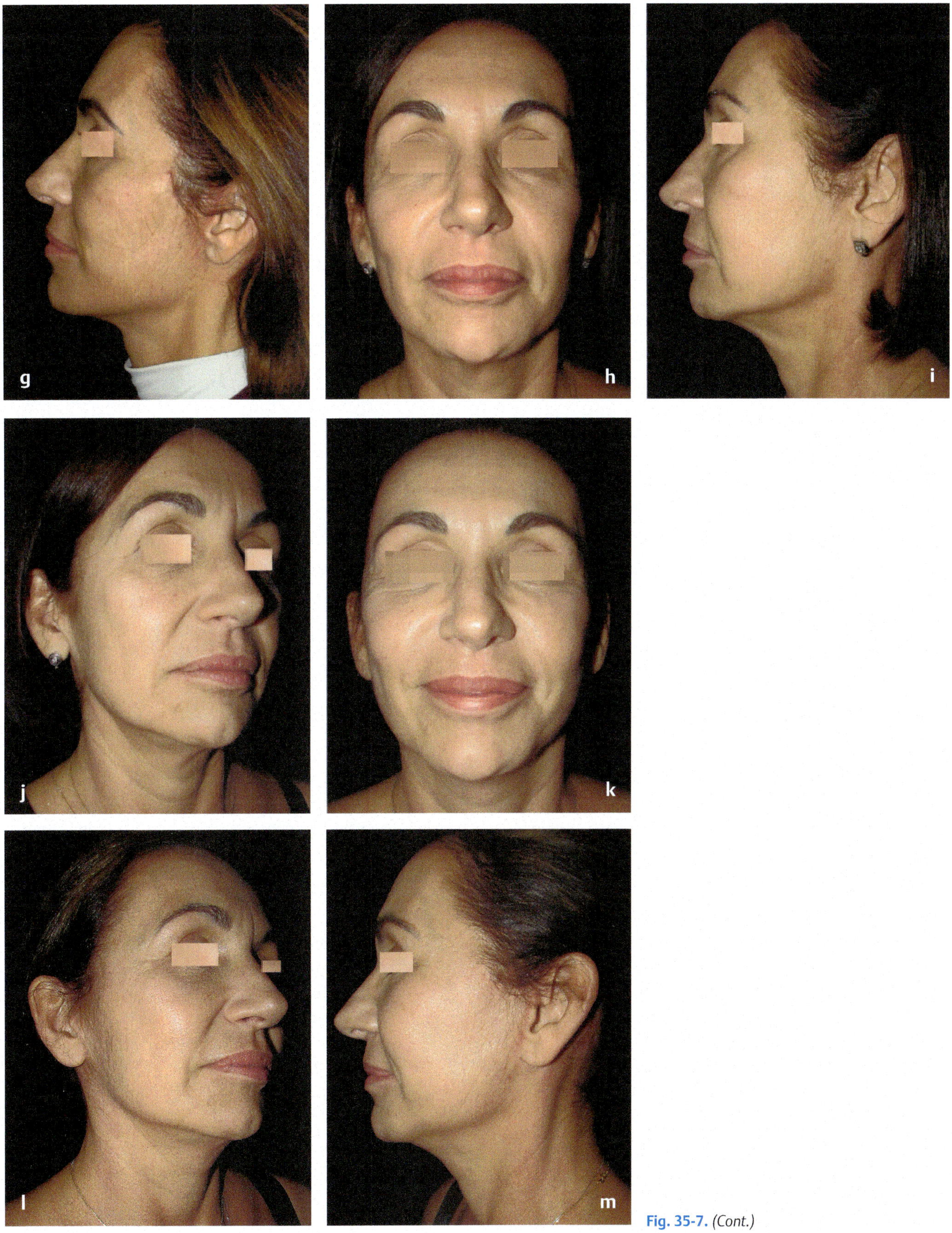

Fig. 35-7. *(Cont.)*

ANATOMIA CIRÚRGICA VOLTADA PARA A ESPECIFICIDADE DA TÉCNICA

Nesta técnica, o importante é tracionar o SMAS que fica à frente da fáscia parotídea, contornando a glândula, descendo ao platisma e subindo em direção ao esternocleidomastóideo, buscando a área retroauricular.

A tração em um *facelift* restringe-se, essencialmente, à zona risório-masseterina. A profundidade pode variar, mas será, sempre, a área tracionada, encurtada, quaisquer que sejam as técnicas utilizadas. Ressecção ou sobreposição de tecidos acontecerá nesta região. Uma ancoragem dos tecidos mais frouxos da face neles mesmos não trará uma resistência como a proporcionada por uma fixação a elementos mais resistentes. Vale ressaltar que o fechamento circular diminui significativamente a área descolada, reduzindo espaços mortos.

CONSIDERAÇÕES FISIOLÓGICAS

Após o descolamento subcutâneo, os retalhos serão irrigados apenas pela rede subdérmica, o que se torna um risco em pacientes com alterações vasculares preexistentes, como, por exemplo, em tabagistas. Para aumentar a segurança cutânea, os descolamentos mais restritos, aqueles suficientes para permitir um bom resultado, são muito bem-vindos. Manter a integridade de ligamentos dermocutâneos também permitirá uma ascensão conjunta da pele e tecidos subjacentes. Por estas preservações, este é considerado um *lift* eutrófico, que agride menos a cútis.

INDICAÇÕES E CONTRAINDICAÇÕES DA TÉCNICA

A suspensão superficial do SMAS com plicatura em *round block* (RBST) tem indicações e limitações. Além da avaliação clínica, uma maneira clara de decidir consiste na prática do *pinch test*, uma tração com a pinça denteada para analisar o deslizamento do SMAS após o descolamento subcutâneo.

A seguir, um algoritmo que mostra as indicações de conduta nas ritidoplastias, de acordo com os grupos que foram assim considerados:

- *Tipo 1*: pouca flacidez facial. Pele com capacidade de retração; um evento que requer uma intervenção de ação temporária; doenças crônicas que limitam o ato cirúrgico; em *lift secundário*; associado ao *lift endoscópico*. **Indicação: *Closed Lift* com *Round Block SMAS Treatment* (RBST).**
- *Tipo 2*: pouca flacidez facial, requerendo tratamento vertical essencialmente. **Indicação: mini-ritidoplastia** (Duminy and Hudson, MACS).
- *Tipo 3*: flacidez moderada do terço médio da face e cervical proximal. **Indicação: *short scar facelift* com RBST.**
- *Tipo 4*: flacidez facial mais acentuada e cervical moderada. **Indicação: *Facelift* com RBST e fixação do SMAS/platisma à fáscia de Loré**, como preconizado por Labbé.
- *Tipo 5*: flacidez facial e cervical acentuadas e com afastamento das bandas platismais. **Indicação: *facelift* com RBST e plicatura platismal.**
- *Tipo 6*: flacidez facial acentuada, mas sem mobilização do SMAS ao *Pinch Test*. **Indicação: *facelift* com SMASectomia.**
- *Tipo 7*: flacidez cervical intensa. **Indicação: RBST em *double stitch* e grande descolamento.** Considerar realizar em 2 Tempos.
- *Tipo 8*: flacidez da face e do pescoço intensa, ou em fumantes. **Indicação: *facelift* em primeiro tempo, *neck lift* em segundo tempo.**
- *Tipo 9*: redundância cutânea submento-cervical – *Turkey Gobbler Neck*. **Indicação: excisão cutânea cervical.**
- *Tipo 10*: flacidez cutânea sem flacidez muscular. **Indicação: *facelift* com tração e excisão cutâneas.** Vale ressaltar que esta foi, sempre, a opção de renomados colegas, como **Millan e Baroudi.**

PLANO PRÉ-OPERATÓRIO E MARCAÇÃO CIRÚRGICA

Levando em consideração a proposta apresentada anteriormente, será definido o Grupo de provável enquadramento.

Em ambas as possibilidades, *lift* aberto ou fechado, com a(o) paciente sentada(o), é feita uma linha longitudinal médio-cervical, conforme Joseph McCarthy, para que, após as trações, tal linha retorne à situação inicial. A seguir, com o dedo indicador partindo do sulco nasogeniano em direção à têmpora, chegando até a distância mais próxima desta que ainda mantenha a tração desejada, é feita a marcação de um ponto. A manobra será repetida, descendo um pouco a cada vez, em direção ao pescoço, deixando um pontilhado ao redor da orelha. Esta será a área a ser descolada em plano subcutâneo.

TIPO DE ANESTESIA

A anestesia local com leve sedação oral, em nossa casuística, é utilizada em 50% das ritidoplastias. Isso acontece pelo perfil de pacientes que encaminham outras(os) pacientes, que optam por um procedimento ambulatorial. Vale ressaltar que não associamos outras cirurgias nesta opção.

A anestesia geral é utilizada por opção da(o) paciente, em cirurgias de maior duração, ou com cirurgias adicionais.

POSICIONAMENTO DA(O) PACIENTE

Paciente em decúbito dorsal, com dorso levemente elevado. Toda a cabeça e pescoço são lavados com antisséptico aquoso, deixando o cabelo exposto sobre o campo cirúrgico, podendo ser preso com pequenos elásticos esterilizados, setorialmente. Usar um plástico isolante entre o campo e a mesa.

TÉCNICA CIRÚRGICA

Lift Aberto

Se sob anestesia geral, infiltrar toda a área a ser descolada, acima e atrás da orelha, no trajeto da agulha, apenas solução fisiológica e adrenalina, sem anestésico.

Faz-se uma incisão temporal iniciando cerca de 4 cm acima da orelha, ou, em caso do *short scar facelift*, uma incisão quebrada, biselada, tricofítica, seguindo o pé do cabelo (ou costeleta), preservando os bulbos pilosos, para que os cabelos cresçam através da cicatriz, escondendo-a. Contorna-se a orelha, subindo em sua parte posterior até a projeção do trago, ficando à escolha do cirurgião quanto ao seu posicionamento. Usamos a supratragal em mulheres, e a pré-tragal em homens, nestes casos mantendo uma faixa de pele glabra ao redor da orelha, deixando uma pequena fita de pele desepidermizada, de 3 mm, no retalho facial para ser embutido sob o retalho pré-auricular, permitindo que os folículos pilosos possam crescer através da cicatriz.

O descolamento subcutâneo deverá ser feito até os pontos previamente marcados, expondo o SMAS pré-parotídeo e as porções craniais do platisma, onde será feita a sutura circular em sua porção facial. Testa-se com uma pinça (*pinch test*) se a tração idealizada for possível. Caso contrário, amplia-se um pouco o descolamento, onde requerido. Se existirem áreas onde um reforço de tração é desejável, é a hora de fazê-lo: uma pequena plicatura será feita. É muito útil fazer uma sutura no ângulo superoposterior do platisma, ancorando-a na Fáscia de Loré, na base do lóbulo da orelha; tal fixação cervical auxiliará na definição do ângulo da mandíbula. Os tirantes necessários podem ser feitos antes ou depois da sutura circular, como um reforço de segurança. O princípio do *lift dinâmico* é que as estruturas elevadas possam deslizar na borda anterior do fio passado em círculo, para permitir que a ação dos músculos da mímica atue, dando à(ao) paciente a expressão mais natural possível. A acomodação dinâmica é fruto desta possibilidade. Um tirante adicional, após a plicatura circular, não deverá limitar esta adaptação.

Uma vez decidido que o descolamento atende às necessidades de tração, revisa-se a hemostasia, e inicia-se a sutura circular, começando pela região retroauricular, com passadas largas da agulha de náilon monofilamentar 2-0, com cerca de 2 cm de distância entre os pontos, para levar a um bom imbricamento. Pontos muito próximos não permitem tal invaginação. A cada tanto, segura-se a parte posterior do fio, e traciona-se a anterior, conferindo a boa resposta à tração. Pinça-se uma porção do SMAS, verifica-se a sua ação na face, e passa-se a agulha, transversalmente. O meio círculo de sutura estará completo quando chegar à porção anterior da costeleta (Fig. 35-8).

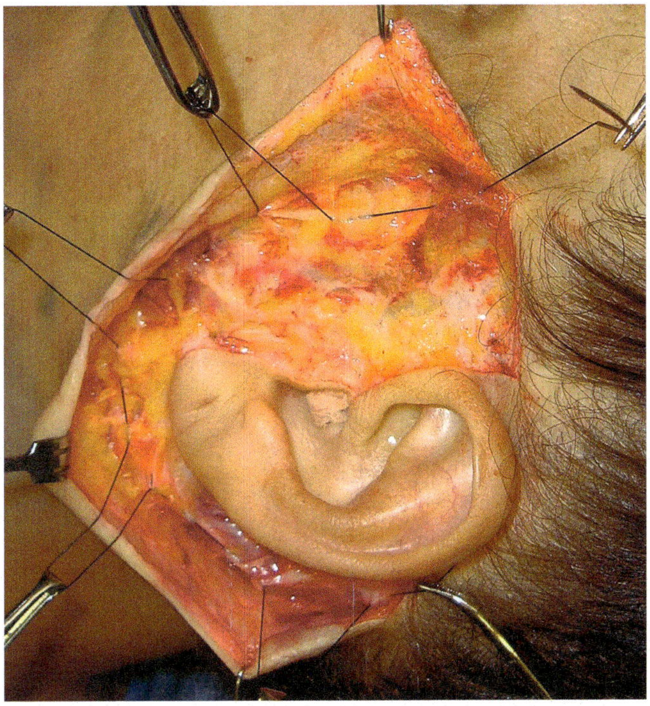

Fig. 35-8. Fio de sutura passado em um caso de *short scar facelift*.

Para completar a sutura circular, entra-se com uma agulha de meio-círculo ou de ¾ de círculo de Stocchero, simulando, antes, acima do couro cabeludo, o seu traçado, passando pelo menos dois dedos cranialmente à orelha. Entrar na incisão em sua porção mais anterior à frente da costeleta, e sair atrás da orelha. Passa-se o fim do fio, com sobra, no orifício da agulha e leva-se este fio até a frente, onde será amarrado com a maior tensão possível. Está completada a suspensão do SMAS.

Para os que têm receio de lidar com a agulha grande (o que ganha tempo e é menos traumático), a solução é fazer um pequeno corte de 0,5 cm no couro cabeludo, dois dedos acima do polo superior da orelha, e passar o fio de trás para frente em duas etapas. O resultado será igualmente eficaz e sem receio.

Em casos de grande flacidez poderá ser necessária uma segunda plicatura para se obter a tração desejada. Esta se superporá à anterior.

Drenos raramente são necessários, pelo pequeno espaço morto resultante. Ressecar a pele sem deixar tensão na mesma.

Curativo com faixa, sem grande compressão, só para manter a higiene no pós-operatório. Algum grau de dor sempre existirá ao redor das orelhas.

Lift Fechado

A marcação é a mesma descrita para o aberto. Neste caso, os pontos indicarão onde deve passar a agulha de ¾ de círculo de Stocchero. A ideia de viabilidade de se fazer o *closed lift* existe quando a tração com o indicador do cirurgião no ângulo formado entre a costeleta e a orelha mostrar ser possível alcançar um resultado satisfatório.

Repetem-se todos os passos da descrição anterior para o preparo, sendo que esta é uma cirurgia para ser feita sob anestesia local.

Pequena incisão na parte pilosa do pé de cabelo, 2 a 3 cm à frente da orelha. Ao contrário da cirurgia aberta, esta começa com a agulha sendo passada pela face, em direção à parte posterior da orelha, pegando o SMAS em cada ponto previamente marcado. Para tal, utiliza-se a mão que não impulsiona a agulha para perceber a profundidade, sentindo as pegadas; uma vez exteriorizada a sua ponta por pequena incisão que será feita na emergência desejada, passa-se o fio, e retira-se a agulha, fazendo o caminho inverso. A passada no couro cabeludo será feita como na descrição anterior. Tracionam-se ambas as pontas dos fios para confirmar a boa subida da face. Utilizando uma cânula de lipoaspiração com ponta achatada, libera-se toda a pele do subcutâneo na área demarcada, antes de amarrar o fio. Haverá uma redundância de pele à frente da orelha, que costuma adaptar-se em até 4 semanas. Quando se pretende acelerar o resultado, é possível fazer a ressecção de um triângulo de compensação na base do pé de cabelo, à frente da orelha. É um *lift* muito rápido e que pode atender bem a determinadas situações.

Um curativo com moderada compressão, por 24 horas, é recomendável.

CUIDADOS PÓS-OPERATÓRIOS

No dia seguinte à cirurgia é retirado o curativo com faixa, e os cabelos podem ser lavados normalmente. Pontos pré-auriculares são retirados com 5 a 6 dias, de couro cabeludo com 7 a 8 dias, e os de lóbulos com 12 dias. Evitar movimentos intensos com a rotação da cabeça por duas semanas, e atividades como tênis e natação por 6 semanas. Dirigir, após 1 semana.

PROBLEMAS E COMPLICAÇÕES

O índice de complicações é muito baixo, mormente se realizada a cirurgia sob anestesia local, já que o acordar da anestesia geral pode elevar a pressão arterial, ocasionando hemorragia. Equimoses e edemas são possíveis de acontecer com relativa frequência, nunca houve lesão nervosa de facial com o uso da técnica. Edema de lóbulo pode ocorrer, se o fio for passado muito próximo às orelhas. Dor ao redor destas por três dias é habitual, cedendo com analgésicos.

DISCUSSÃO

Em época de Medicina Baseada em Evidências, esta é a única técnica que já teve uma medida objetiva de avaliação da redução de área descolada (38%), publicada.

Diminuir o diâmetro da ferida cirúrgica deixa um espaço morto menor, permitindo uma compensação econômica na ressecção dos excessos de pele. A reposição dirigida verticalmente do volume das maçãs do rosto oferece uma cirurgia próxima do ideal. Preservar costeletas e pé do cabelo, fixar tecidos frouxos da face aos tecidos fortes acima e atrás da orelha, conduzir a ascensão dos tecidos, visando obter cicatrizes curtas, fazem parte do conjunto de benefícios da técnica. E cada passada de fio gerando um vetor de tração bem-posicionado leva ao resultado do desejo do cirurgião, e o movimento dos músculos da face permitirá uma naturalidade de expressão . Duas revisões cirúrgicas de hematomas foram necessárias, devido a picos hipertensivos.

CONCLUSÃO

Após mais de vinte e sete anos de utilização desta técnica de suspensão de SMAS, é possível afirmar ser de grande segurança em sua exequibilidade. O leque de indicações cirúrgicas agrega fumantes e calvos ao nosso universo de candidatos à ritidoplastia, além daqueles pacientes que não suportariam um longo tempo cirúrgico sem aumentar demasiadamente o seu risco operatório.

É importante enfatizar que o *round block SMAS treatment* é, de fato, um método de suspensão do SMAS, podendo ser utilizado associado a qualquer técnica de *facelift*, a qualquer descolamento.

Existem dezenas de publicações sobre a técnica, em vários idiomas, o que torna ainda mais acessível a sua compreensão. E experimentar sua execução é envolvente..

BIBLIOGRAFIA

Mendelson BC, Freeman ME, Wu W, Huggins RJ. Surgical Anatomy of the Lower Face: The Premasseter Space, the Jowl, and the Labiomandibular Fold. Aesth Plast Surg. 2008;32(2):185-95.

Stocchero IN. The RoundBlock SMAS treatment. Plast Reconstr Surg. 2001;107(7):1921-3.

Stocchero IN. Shortscar Face-lift with the Round Block SMAS Treatment: a Younger Face for All. Aesth Plast Surg. 2007;31(3):275-8.

Nassif T. The Round Block SMAS Facelift. In: Dissecting the Facelift. London: BB publications. 2016. p. 214-19.

Marchac D. Évaluation de 50 Liftings Cervicofaciaux Monobloc avec Suspension. Ann Chir Plast Esthet. 2009;54(2):103-11.

Daher M, Rodriguez Muñiz A. The Eutrophic Rhytidoplasty, Subdermal Tunneling and Minimal Skin Undermining. Eur J Plast Surg. 2013;36(2):87-94.

Trimboli AH. Ritidoplastia Utilizando Round Block SMAS Treatment. In: Stocchero IN, Tournieux AAB (Eds.) Atualização em Cirurgia Plástica Estética e Reconstrutiva. São Paulo: Santa Isabel Livraria e Editora. 2006. p. 109-114.

Doncatto L, Decusati FL. Ritidoplastia com Plicatura de SMAS. Arquivos Catarinenses de Medicina. 2009;38 (Suplemento 01): 61.

Neves RE. Ritidoplastia com Cerclagem Periauricular e Bolsa Complementar Simples ou Múltipla. Arquivos Catarinenses de Medicina. 2009;38 (Suplemento 01):76.

Luce J, Faivre JM. Periauricular Contouring Suspension in Secondary FaceLift. Aesth Plast Surg. 2012;36(3):517-25.

Mitz V. The Microlift, a Composite Biplane Mini-Face lifting. J Cosmet Surg. 2022;2(1):10-13.

Farrapeira AB. Closed Circular Suspension. In: The Middle Third of The Face. Rev Bras Cir Plást. 2012;27(3):478-81.

Villafuerte Vélez CK, Marques Villafuerte L, Restrepo Villafuerte P. Rejuvenecimiento Facial Híbrido en Envejecimiento Intermedio: 18 Años de Ritidopexia Circular Cerrada y Procedimientos Auxiliares. CirPlast Ibero-Latinoamericana. 2022;48(1):29-36.

Duminy F, Hudson DA. The mini rhytidectomy. Aesth Plast Surg. 1997;21(4):280-4.

Tonnard P, Verpaele A, et al. Minimal Access Cranial Suspension Lift: a Modified S-Lift. Plast Reconstr Surg. 2002;109(6):2074-86.

Vídeo Aula

Vídeo Cirurgia

GORDON'S ADVANCED DEEP-PLANE RYTHIDECTOMY

CAPÍTULO 36

Neil A. Gordon ▪ Janet Chao

INTRODUÇÃO

A validação de um paradigma para tratamento da face em processo de envelhecimento deverá ter o suporte da anatomia, embriologia e evidência clínica.

No passado, as técnicas cirúrgicas para *facelift* se baseavam em dissecção subcutânea e ressecções da pele, que levavam, com frequência, a resultados de vida curta e obviamente sem estética, devido à tensão não natural da pele e à falta de reposição de componentes faciais mais profundos. Em 1976, Mitz e Peyronnie definiram o sistema musculoaponeurótico superficial (SMAS), e Skoog, no final da década de 1970, descreveu os benefícios da dissecção por baixo do SMAS. Essa compreensão pioneira pavimentou o caminho para a ritidectomia de plano profundo desenvolvida por Hamra, nos anos de 1990. A abordagem cirúrgica desse pesquisador expandiu a dissecção subSMAS de Skoog, permitindo a liberação do ligamento zigomático cutâneo e a mobilização do compartimento adiposo da região medial da bochecha. E o mais importante, a integridade do retalho complexo de *facelift* permitiu a aplicação da tensão à camada do SMAS sem produzir tensão da pele. Essa dissecção no plano subSMAS foi limitada ao ângulo da mandíbula e enfatizou a importância da liberação do ligamento cutâneo zigomático. A publicação original de Skoog não definiu as razões para essas vantagens técnicas. O procedimento foi considerado controverso, com perguntas tanto de segurança.

Em 1996, Gordon *et al.* apresentaram a primeira grande série de 300 casos usando a ritidectomia de plano profundo, demonstrando tanto a segurança, quanto as melhoras nos resultados clínicos com esta abordagem. Gordon continuou a propor a ritidectomia de plano profundo apesar da controvérsia contínua, que somente diminuiu nos últimos anos.

O suporte adicional foi demonstrado clínica e estatisticamente por Adamson *et al.*, em 2007, que identificaram resultados mais efetivos com a técnica de plano profundo em relação à plicatura do SMAS.

A evidência anatômica dos benefícios da técnica de plano profundo ocorreu felizmente por acaso. Em 2007, Rohrich e Pessa definiram a anatomia de partes moles superficiais em cadáveres para dar suporte ao modelo de perda de volume. A dissecção e o estudo de corante desses estudiosos demonstraram que o envelope de partes moles superficiais, o SMAS para a pele, não consistia em gordura homogênea, mas era compartimentalizado por septações fibrosas. Estas conexões septais explicam porque manter o envelope de partes moles superficiais intacto cria a vantagem mecânica originalmente descrita por Hamra. Todos os procedimentos do SMAS, mesmo quando dissecados no plano do subSMAS, separam essa relação anatômica, eliminando assim essa vantagem mecânica.

Em nossa visão, as vantagens da técnica do plano profundo incluem:

A) O procedimento otimiza a mobilização mediofacial. Uma vez que o SMAS é contíguo ao músculo platisma no pescoço, a mobilização subSMAS no meio da face, e a ressuspensão superolateral da unidade SMAS/platisma também fornece rejuvenescimento significativo e duradouro do pescoço.
B) A dissecção subplatismal estendida abaixo da mandíbula e a liberação seletiva dos ligamentos de retenção mandibular e cervical podem ser incluídas para tratamento mais agressivo do pescoço.
C) A técnica do plano profundo permite avaliação direta *in vivo* e tratamento de questões mais profundas sobre envelhecimento, como a pseudo-herniação da gordura bucal para tratamento da região cervical.
D) Devido aos avanços no acesso e nos desenhos dos retalhos, o contorno facial pode ser controlado produzindo-se a volumização no meio da face superior, aumentando-se a largura do malar e/ou afunilando o meio da face inferior por meio de partes moles, assim como contornando-se a hipertrofia da parótida.
E) Uma vez que a ressuspensão de retalhos do plano profundo concentre a tensão no SMAS/platisma, essa técnica é preferida para os procedimentos de ritidectomia de revisão nos quais evitar ou reverter a tensão da pele é fundamental para o sucesso do procedimento, além de permitir que os candidatos marginais, como fumantes e diabéticos, também sejam considerados sob certas circunstâncias.
F) Por fim, o plano de dissecção avascular, o retalho espesso e bem vascularizado e o fechamento da pele livre de tensão minimizam as complicações e asseguram um rejuvenescimento natural e duradouro.

ANATOMIA CIRÚRGICA

A face abrange camadas, as quais, da superficial à profunda, incluem a pele, o tecido subcutâneo, a musculoaponeurótica (SMAS/fáscia cervical superficial), ligamentos de retenção e espaço potencial, a camada superficial da fáscia

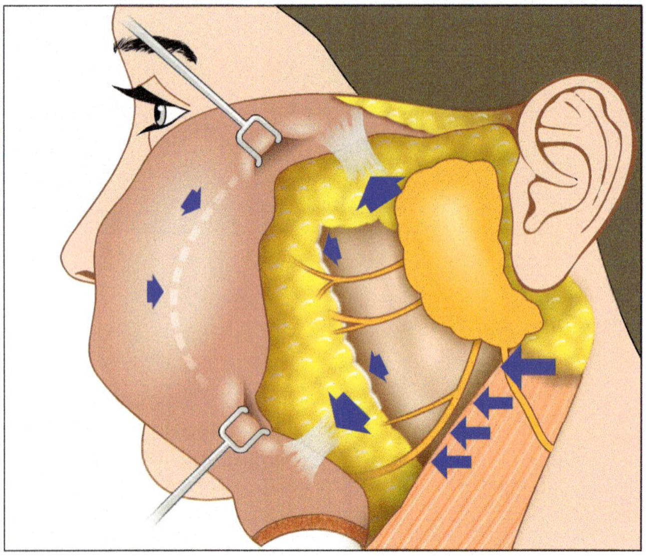

Fig. 36-1. O plano profundo da face é o plano embriológico de clivagem que separa o envelope de partes moles superficiais (1º arco faríngeo) dos aspectos estruturais mais profundos da face limitados pela fáscia cervical profunda (2º arco faríngeo). As setas diagonais maiores representam os locais dos ligamentos cutâneos zigomáticos e os ligamentos mandibulares. As setas diagonais menores representam elementos da fáscia mais fracos observados na borda anterior do músculo massetérico. As setas horizontais ao longo do músculo esternocleidomastóideo apontam para a localização aproximada dos ligamentos cervicais.

cervical profunda e as estruturas neurovasculares e bolsas de gordura profundas. Dois ligamentos principais da fáscia cruzam o plano profundo como as únicas âncoras do envelope de partes moles faciais (Fig. 36-1). O primeiro é o ligamento cutâneo zigomático (ligamento de McGregor), localizado no corpo do zigoma, e o segundo é o ligamento mandibular, localizado inferiormente, no aspecto medial da mandíbula. Além dos ligamentos principais da fáscia, há ligamentos cutâneos massetéricos menores, e os ligamentos cervicais de retenção, que se estendem do ângulo da mandíbula inferiormente, ao longo do platisma posterior, ancorando esse músculo ao músculo esternocleidomastóideo.

O envelope de partes moles superficiais contém septos fibrosos que ligam a derme à camada do SMAS, fornecendo uma unidade biomecânica. Esses septos existem em faixas por todo o meio da face e a testa. A faixa lateral fica no ângulo da mandíbula e continua superiormente, lateral ao canto lateral.

Na região pré-auricular, a fáscia cervical superficial está fundida à fáscia da parótida e se mostra relativamente imóvel. Quando a parótida termina, a fáscia cervical superficial se separa tornando-se o SMAS, enquanto a fáscia parotidomassetérica se mistura com a camada superficial da fáscia cervical profunda; o espaço potencial entre essas duas camadas é o plano profundo.

Avaliação

A) As faces complacentes sempre manifestarão os efeitos da gravidade em um estágio mais precoce e criarão mais mobilização e redundância de partes moles. Para isso, serão necessários mais pontos de entrada mediais no plano profundo, incisões estendidas e planejamento cuidadoso da linha do cabelo.
B) Faces rígidas e não complacentes e casos de revisão poderão ser mais difíceis para dissecar e demandam mais pontos de entrada no plano profundo mais lateral.
C) Partes moles mais espessas geralmente demandam fixação de retalho mais medial.
D) Partes moles mais finas e/ou elásticas geralmente demandam fixação de retalho mais medial.
E) Quando a maior parte do contorno do pescoço se corrige a partir de uma elevação manual do meio da face, isso indica que a mobilização e o reposicionamento do envelope de partes moles superficiais no meio da face produzirão a maior parte do resultado desejado para o pescoço.

Avaliação de Risco

A) Um histórico clínico, neurológico e cirúrgico deverá ser levado em conta antes de se considerar uma/uma paciente para um *facelift* de plano profundo.
B) Tabagismo habitual ou uso de anticoagulantes podem aumentar os riscos de complicações incluindo cicatrização inadequada e sangramento excessivo.
C) Procedimentos estéticos anteriores, tanto cirúrgicos, quanto aqueles minimamente invasivos (preenchedores faciais, fios e/ou dispositivos de energia), têm potencial para limitar a eficácia de um *facelift* de plano profundo ou aumentar o risco de complicações.

Técnicas de Marcação

O planejamento cirúrgico detalhado é um passo preparatório crucial para conquistar resultados ideais. O acesso intraoperatório para fotos pré-operatórias padronizadas é a chave para guiar o cirurgião na compreensão da anatomia facial única de cada paciente e para planejar alterações necessárias. As imagens são obtidas em um plano horizontal de Frankfurt e incluem: projeções frontais, oblíquas e laterais de toda a face, com as orelhas expostas e uma projeção submentual. Imagens estáticas e dinâmicas são obtidas para documentar a posição das orelhas, assimetrias faciais e linhas do cabelo.

As marcações incluem (Fig. 36-2):

A) Uma incisão na linha do cabelo para prevenir o deslocamento dessa linha. Essa incisão deverá ser feita onde o cabelo engrossa para esconder a cicatriz.
B) Uma linha diagonal que se estende a partir do ângulo da mandíbula até um ponto variável lateral ao canto lateral para entrada do plano profundo.
C) Dependendo do sexo do paciente, é feita uma incisão retrotragal (para as mulheres) ou pré-tragal (para os homens). Essa escolha visa evitar que a pele com cabelo venha para o trago.
D) O limite inferior da linha posterior do cabelo na nuca é usado como marco para a camuflagem da linha de incisão.

Enquanto se marcam essas incisões, é vital notar a aparência da orelha enquanto o paciente está supino para fechamento, pois ela pode estar diferente das fotos pré-operatórias que foram obtidas na posição em pé.

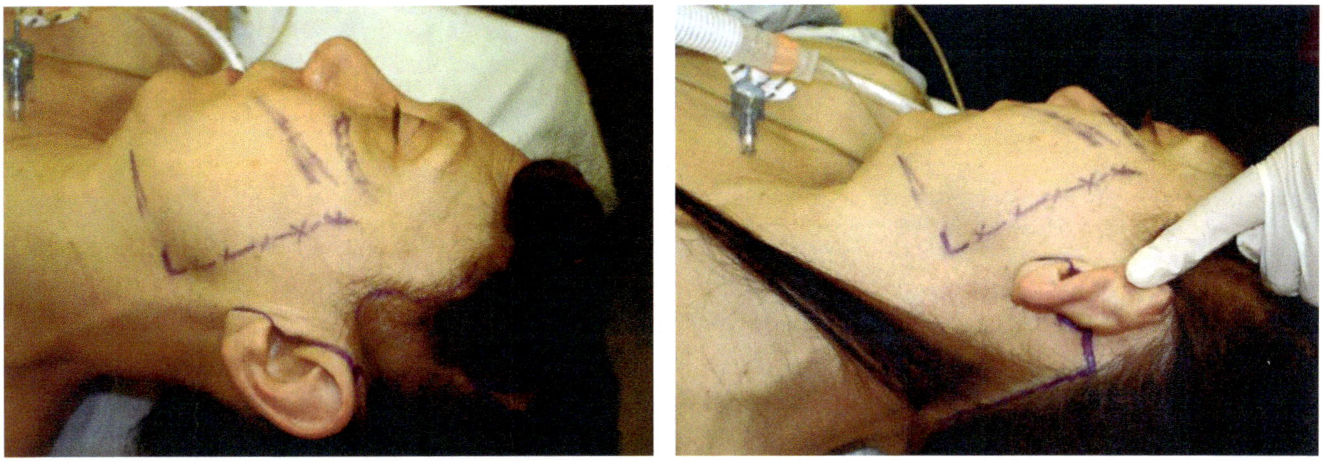

Fig. 36-2. Incisão acentuada da linha do cabelo para a preservação máxima dessa linha. Além disso, a linha diagonal do ângulo da mandíbula para o canto lateral demonstra a marca registrada da superfície em que o plano profundo será inserido. O ponto de entrada desse plano vai variar com base nas especificidades faciais e do caso.

Técnica Cirúrgica

Nosso método de anestesia preferido para um *facelift* de plano profundo é a anestesia geral usando um anestésico à base de propofol e técnicas hipotensivas. Agentes antimicrobianos e uma dose de esteroide intravenoso perioperatórios são administrados antes da incisão. Deve-se notar que relaxantes musculares não são usados após a indução, para permitir o monitoramento facial preciso do nervo facial durante a cirurgia.

A anestesia local de lidocaína a 1% com 1:100.000 de epinefrina em mistura 1:1 com bupivacaína a 0,5% com 1:200.000 de epinefrina com 1.000 mg de ácido tranexâmico adicionado ao anestésico local e/ou administrado IV para hemostasia reforçada, a menos que contraindicado.

O passo inicial para o procedimento cirúrgico envolve a execução de uma incisão chanfrada na borda da linha de cabelo densa na têmpora, para preservação da linha do cabelo e dos folículos. Deve-se evitar a cauterização das linhas de cabelo com sangramento, para proteger ainda mais os folículos. A incisão continua com lâmina nº 10 por todas as linhas de incisão previamente marcadas.

A dissecção subcutânea é feita de maneira pré e pós-auricular, com cuidado para evitar o nervo auricular maior e o músculo pós-auricular. O cirurgião se empenha em maximizar as extensões medial e inferior da dissecção do pescoço a partir da abordagem lateral, para reduzir o volume de dissecção exigido por uma incisão submentual.

A dissecção subcutânea prossegue de modo pré-auricular até o ponto de entrada do plano profundo previamente definido. O músculo orbicular é identificado primeiro, antes de se entrar o plano profundo inferiormente.

O plano profundo é abordado com segurança aproximadamente 2 cm superiores ao ângulo da mandíbula, onde o músculo masseter fornece um limite profundo, e o sistema musculoaponeurótico superficial (SMAS) é bem definido pelas fibras associadas do músculo platisma transverso e tecido fibroareolar (Fig. 36-3).

A abordagem do plano profundo é conduzida anteriormente sobre a gordura do coxim bucal e superior à borda inferior do músculo zigomático maior. Os ligamentos massetéricos são liberados durante essa dissecção. O coxim adiposo da boca é visível *in-vivo* e se tiver pseudo-herniado será tratado após a conclusão da dissecção, com incisão mínima da fáscia profunda e o excesso de gordura ressecado com cautério bipolar, o que evitará a papada persistente após a ritidectomia.

O ligamento cutâneo zigomático deve ser isolado e, usando-se o músculo orbicular, o plano profundo e a espessura do retalho como guias ele pode ser seccionado transversalmente, com segurança de cima para baixo dissecando ao longo do músculo zigomático maior em sentido medial, liberando assim o coxim da bochecha.

A liberação do ligamento cervical será obtida no ângulo da mandíbula inferiormente, usando a dissecção do plano profundo anterior e a fáscia parotidomassetérica como guias para profundidade. A extensão da liberação terá como base o grau de frouxidão do pescoço.

A seguir, uma incisão submentual é feita para completar a dissecção pré-platismal do pescoço e comunicar as dissecções lateral facial/do pescoço, para tratar o pescoço diretamente, através da ressecção do músculo platisma redundante na linha

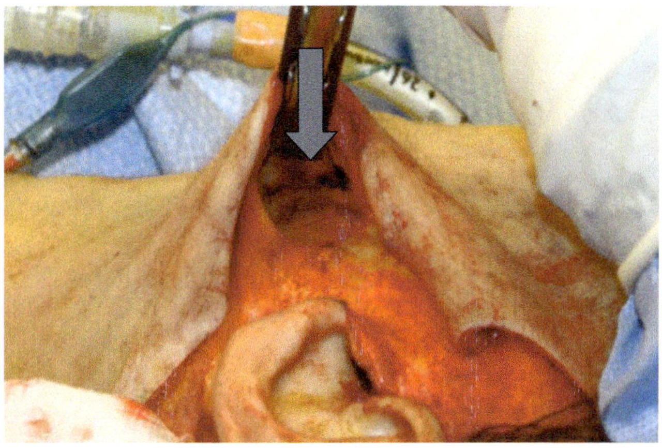

Fig. 36-3. A entrada para o plano profundo é obtida por dissecção aguda em um ponto 2 cm superiores ao ângulo da mandíbula. O plano é mais desenvolvido nesse sítio, e não há nenhum ramo do nervo facial nesse ponto.

média. Uma vez excisado esse músculo, a gordura subplatismal e outras estruturas profundas do pescoço são observadas e tratadas, cuidando do volume dessa área. O platisma é imbricado com suturas prolene 3-0 interrompidas ao hioide. Um corte medial para trás pode ser usado se o platisma estiver se encurvando sobre o hioide. A gordura pré-platismal e a liberação do ligamento mandibular são obtidas no plano subcutâneo, com base no grau de tratamento necessário para se conseguir a linha de pescoço desejada.

O fechamento começa com a inserção de um dreno BLAKE® pequeno na área pós-auricular, ressecando em seguida as partes moles pré-auriculares deixando a fáscia da parótida intacta e, em seguida, encolhendo a glândula parótida hipertrófica por meio de cautério bipolar. Esse contorno é importante ser realizado a partir do trago em sentido descendente e para definição do ângulo goníaco e na criação de um estreitamento do meio da face inferior.

A seguir, o retalho musculocutâneo pode ser mobilizado agressivamente no meio da face, começando no ângulo da mandíbula, com suturas sepultadas com prolene 3.0 em um vetor superolateral. Nós usamos a fixação com sutura apertada até o ponto de ondulação dérmica. A mobilização e fixação contínua do retalho ocorrerão primeiro em um vetor superior e a mudança para um vetor posterior, uma vez superior ao trago, dependendo do tipo de face e das linhas do cabelo (Fig. 36-4), maximizando a elevação vertical, enquanto administrando a mobilização do retalho em direção à região temporal. O desenho do retalho deverá permitir que a sutura da fixação superior, prolene 4-0, seja colocada por baixo da linha de cabelo da têmpora.

Na região inferior, o retalho é mobilizado e fixo ao longo do músculo esternocleidomastóideo até o mastoide, avançando-se esse retalho onde os ligamentos cervicais foram liberados anteriormente, posterior em direção ao mastoide.

O fechamento da pele começa alinhavando-se o retalho ao aspecto superior da hélice. O fechamento total é feito com suturas prolene 5-0. O retalho prévio posteriormente angulado permitirá a rotação apropriada para criar uma transição suave para a região temporal. As incisões estendidas ao longo de todo o tufo de cabelo temporal são, com frequência,

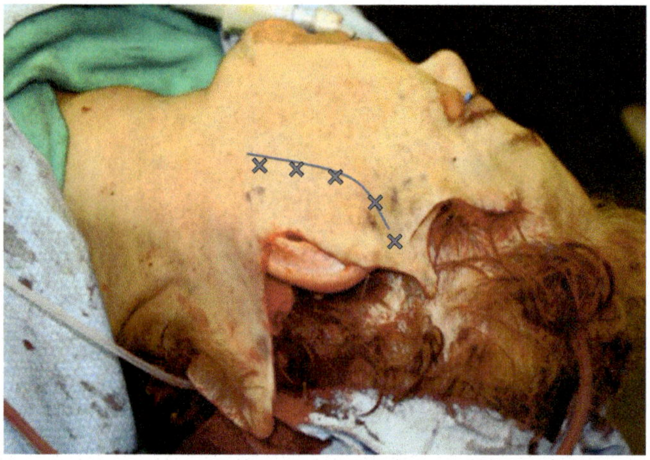

Fig. 36-4. Avanço de retalho mostrando suturas de fixação profunda. A manutenção da integridade do retalho e o avanço do retalho vertical tratam efetivamente o pescoço e a porção inferior do meio da face, enquanto o arco posterior do retalho permite elevação máxima, criando, ao mesmo tempo, uma transição suave de toda a região temporal.

necessárias para evitar a deformidade denominada de *dog ears*. As incisões auriculares são, com frequência, estendidas, por necessidade, até os limites da linha do cabelo. A pele é ressecada e suturada sem tensão nesse nível cutâneo.

Para completar o procedimento, as incisões são irrigadas, recebem pomada antimicrobiana tópica e um curativo de compressão leve.

CUIDADOS PÓS-OPERATÓRIOS

Os pacientes recebem alta com um curativo solto sobre o pescoço. Curativos e drenos não removidos no dia 1 do pós-operatório (POD 1). O tratamento contínuo com antimicrobianos e antivirais é mantido por cinco dias. As suturas são removidas sequencialmente em duas ou três consultas ao consultório, nos POD 4, 7 e 12. As incisões são mantidas limpas e secas. Os cabelos são lavados no dia 2, e durante a primeira semana, eles recebem visitas diariamente.

RESULTADOS PÓS-OPERATÓRIOS (ILUSTRAÇÕES PRÉ- E PÓS-OPERAÇÃO) (FIGS. 36-5 A 36-7)

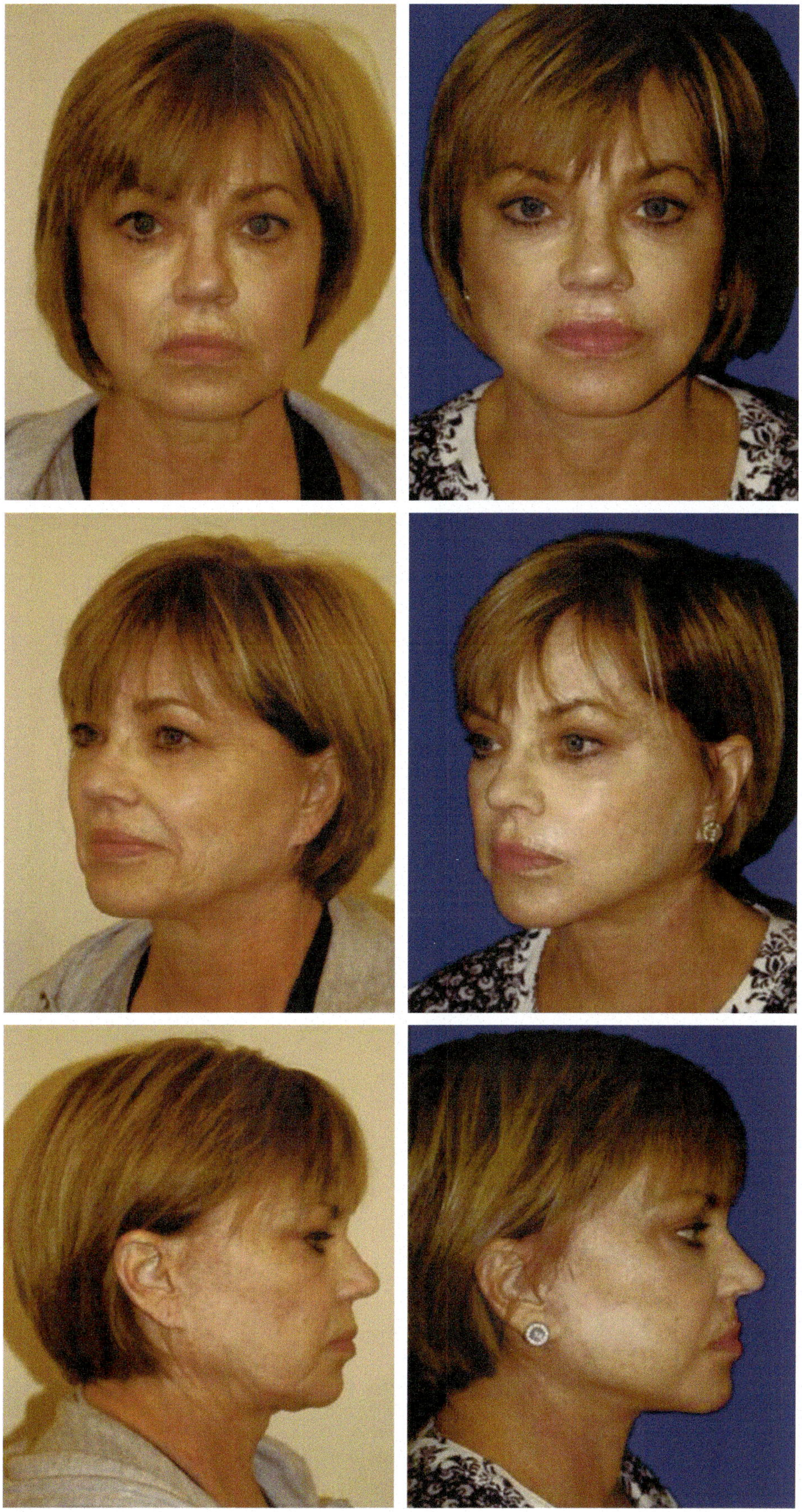

Fig. 36-5. Fotos pré-operatórias (à esquerda) e pós-operatórias (à direita) de uma paciente de 62 anos tratada com ritidectomia de revisão, elevação endo/coronal da testa, blefaroplastia inferior e regeneração epidérmica com *erbium:yag laser* periocular e perioral. A técnica de plano profundo é ótima em casos de revisão, desde que a tensão da pele possa ser liberada e transferida para a fáscia subjacente. Isso permite um resultado natural ao mesmo tempo em que repara a deformidade anterior de "orelha de duende" e cicatrizes hipertróficas proeminentes.

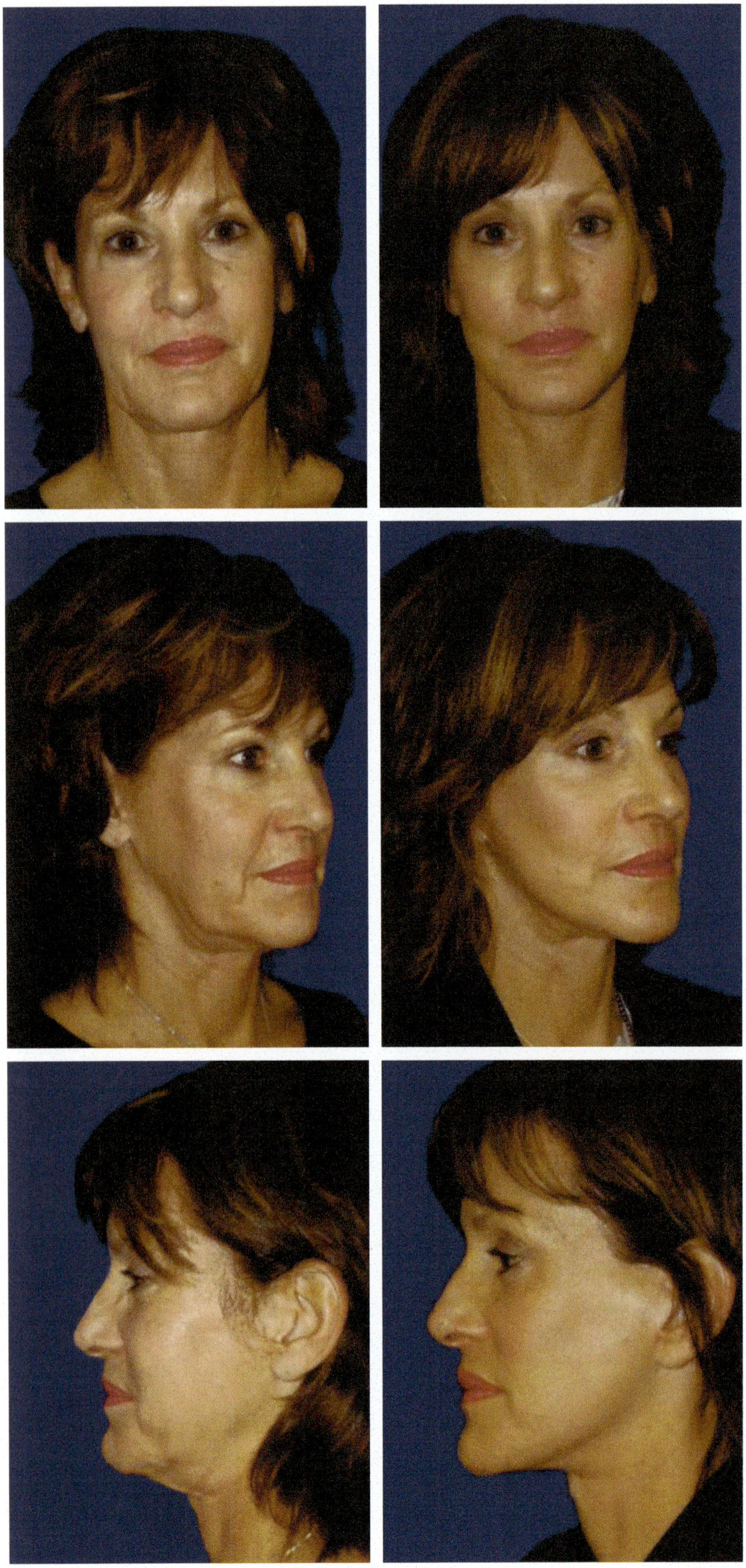

Fig. 36-6. Fotos pré-operatórias (à esquerda) e pós-operatórias (à direita) de uma paciente de 62 anos tratada com com *facelift* de plano profundo, elevação da sobrancelha, blefaroplastia inferior e regeneração epidérmica (*resurfacing*) com *laser erbium:YAG* periocular e perioral. O ponto de entrada lateral do plano profundo e a angulação do retalho permitem elevação máxima e transições suaves para a face superior.

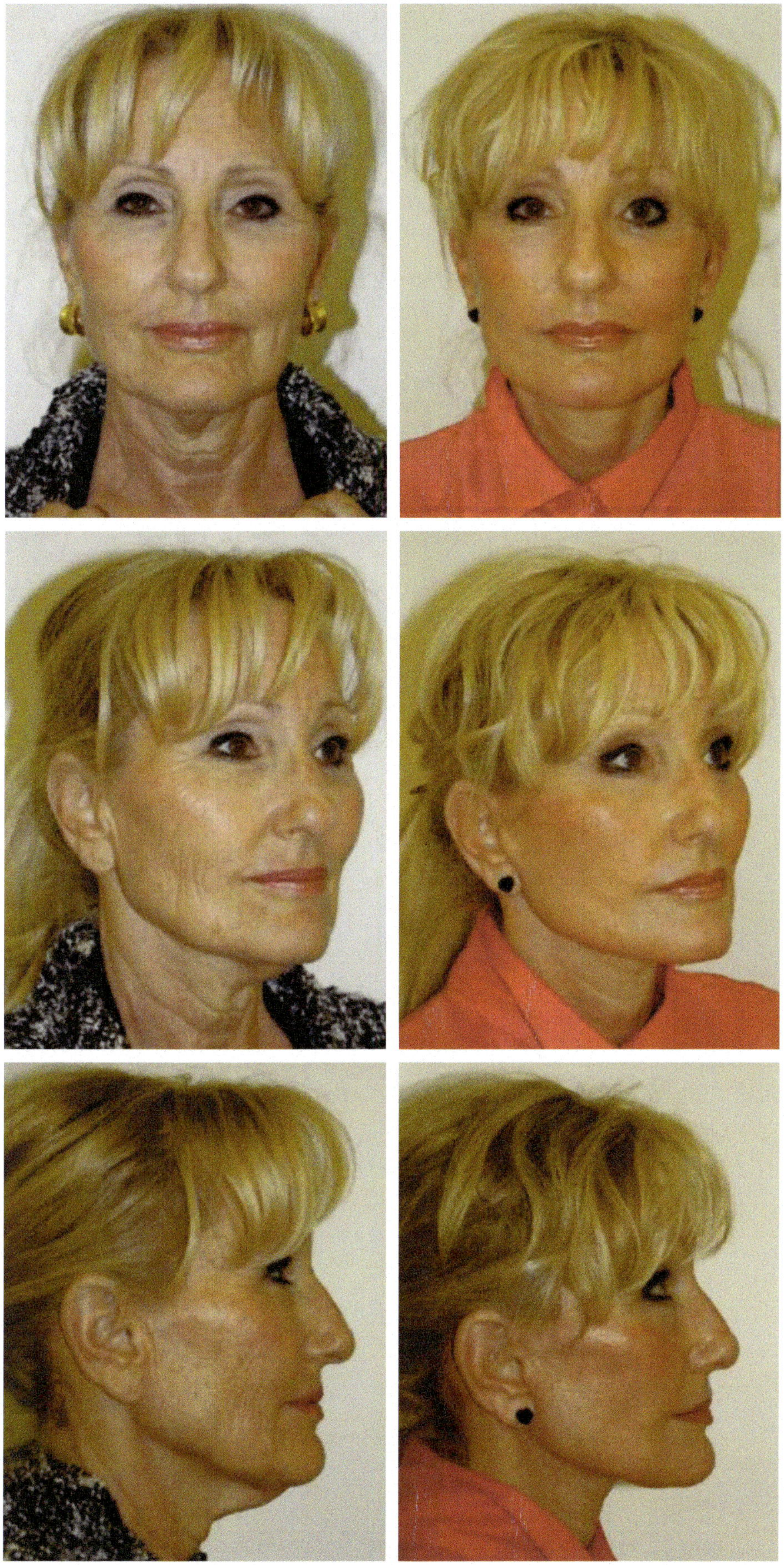

Fig. 36-7. Fotos pré-operatórias (à esquerda) e pós-operatórias (à direita) de uma paciente de 64 anos tratada com *facelift* de plano profundo e elevação das sobrancelhas. Esse resultado precoce representa a técnica do plano profundo básico no qual não houve liberação de ligamento cervical ou mandibular. Observar a definição do pescoço e do ângulo gonial.

DISCUSSÃO E CONCLUSÕES

Consideramos a ritidectomia de plano profundo como a técnica cirúrgica mais anatomicamente correta para tratamento do maior achado clínico na face envelhecida, a redundância de partes moles. Dois pontos técnicos essenciais definem o método de plano profundo: 1) o desenluvamento de todo o envelope de partes moles superficiais por meio de dissecção subplatismal/SMAS com liberação seletiva de ligamentos faciais e 2) a preservação da integridade dessa unidade anatômica por não separar a pele a partir do SMAS, anteriormente à linha diagonal que vai do ângulo da mandíbula ao canto lateral do olho. E o mais importante: manter os septos fibrosos que vão desde a *dermis* até o SMAS diferencia a técnica de plano profundo das ritidectomias subSMAS e SMAS. Isso é necessário para manter o efeito biomecânico, permitindo tração máxima e movimento das partes moles redundantes da face medial e do pescoço sem criar tensão de superfície ou distorções, como observado por Hamra.

Os avanços na técnica desenvolvida pelo autor (*Gordon's Advanced Deep-Plane Rhytidectomy*) incluem:

- Um ponto de entrada de plano profundo mais lateral no meio da face superior para permitir a fixação do retalho embaixo da incisão horizontal (tufo de cabelo temporal) para prevenir problemas temporais de transição.
- Dissecção mínima do músculo orbicular para evitar edema periorbitário.
- Evitar o corte do platisma para trás para manter a integridade do retalho e permitir uma maior elevação vertical do pescoço e do meio da face e contornos de retalho mais consistentes.
- Para casos específicos, aumento da liberação de ligamentos retentores da face.
- Avaliação *in-vivo* e tratamento de questões estruturais mais profundas do envelhecimento, como: pseudo-herniação de gordura bucal e hipertrofia da parótida para controle do contorno facial.
- Desenho do retalho para criar mais volumização da região malar.

Embora enfatizando que a novata seja uma dissecção segura, a mobilização significativa de partes moles cria, para os especialistas, questões complexas sobre o retalho, pois envolve pontos de entrada variáveis de plano profundo, pontos de fixação de retalho cuidadosamente planejados que maximizam a mobilização de partes moles enquanto lidando com a realidade de linhas de cabelo e uma transição complexa de região temporal. A maioria das ritidectomias de plano profundo que realizamos inclui elevações da testa para permitir resultados máximos para a face do meio e o pescoço, ao mesmo tempo em que se produz uma transição contígua por toda a face. A ciência é a dissecção, a arte é o fechamento do retalho.

BIBLIOGRAFIA

Adamson PA, Dahiya R, Litner J. Midface Effects of the Deep-Plane vs the Superficial Musculoaponeurotic System Plication Face-Lift. Arch Facial Plast Surg. 2007;9:9-11.

Gordon NA, Adam SI 3rd. Deep plane face lifting for midface rejuvenation. Clin Plast Surg. 2015;42(1):129-42.

Gordon NA, Godin M, Johnson CM. The deep plane rhytidectomy: technique, modifications, and outcome of three hundred cases. Presented at: American Academy of Facial Plastic and Reconstructive Surgery Annual Meeting. Washington, DC. 1996.

Gordon NA, Toman J. Illusion of volume loss. Facial Plast Surg. 2015;31(1):80-7.

Hamra ST, Hamra ST. Composite Rhytidectomy, Plastic and Reconstructive Surgery. 1992;90(1):1-13.

Hamra ST. The Deep-Plane Rhytidectomy, Plastic and Reconstructive Surgery. 1990;86(1):53-61.

Lemmon ML, Hamra ST. Skoog Rhytidectomy, Plastic and Reconstructive Surgery. 1980;65(3):283-97.

Mitz V, Peyronie M. The superficial musculoaponeurotic system (SMAS) in the parotid and cheek area. Plast Reconstr Surg. 1976;58:80-8.

Rees TD, Liverett DM, Guy CL. The effect of cigarette smoking on skin-flap survival in the face lift patient. Plast Reconstr Surg. 1984;73(6):911-5.

Rohrich RJ, Pessa JE. The fat compartments of the face: anatomy and clinical implications for cosmetic surgery. Plast Reconstr Surg. 2007;119(7):2219-27.

Skoog T. New methods and refinements. In: Skoog T (Ed.). Plastic Surgery. 1. ed. Stockholm: Almgrist and Wicksell International. 1974:300-30.

Tower J, Seifert K, Paskhover B. Longitudinal Analysis of Superficial Midfacial Fat Volumes Over a 10-Year Period. Aesthetic Plast Surg. 2018;42(4):995-1001.

Tower JI, Gordon NA, Paskhover B. Deep Cheek Fat Volumes and Midfacial Aging. Aesthet Surg J. 2020;40(5):467-75.

CONSIDERAÇÕES ANATÔMICAS ATUAIS DURANTE O *DEEP PLANE FACELIFT*: LIGAMENTOS DE RETENÇÃO E SMAS

CAPÍTULO 37

Lennert Minelli ▪ Ruth Graf ▪ Daniele Tanuri Pace

INTRODUÇÃO

Uma base sólida dos princípios anatômicos sobre os quais as camadas de tecidos moles faciais são constituídas é fundamental para realização de um facelift. A compreensão da localização dos ramos do nervo facial e suas relações com as camadas de tecidos moles e os ligamentos de retenção são cruciais para uma cirurgia segura.

COMPREENSÃO REAL DAS CAMADAS DA FACE

Conceitualmente, a anatomia facial ainda permanece simplificada em comparação com inter-relação de cada célula e fibra fascial do corpo humano. Por exemplo, os tecidos conjuntivos ainda são subdivididos em uma camada fascial superficial e profunda, enquanto em algumas áreas eles percorrem transitoriamente e não podem ser divididos por uma borda rígida, e ambos se desenvolvem a partir do mesmo mesoderma.

Camadas Reais

As camadas não são uniformes em toda a face. Cada camada varia em espessura de acordo com o tipo particular de tecido contido, de acordo com a função específica da região. Conceitualmente os tecidos moles faciais estão organizados em cinco camadas concêntricas (Fig. 37-1a):

1. Pele.
2. Tecido subcutâneo.
3. Camada musculoaponeurótica ou SMAS.
4. Tecido areolar frouxo com espaços e ligamentos.
5. Fáscia profunda.

Começando das camadas mais profundas (camada 5) até as camadas mais superficiais (camada 2), este capítulo descreverá uma compreensão unificada e não contraditória da anatomia da face e do pescoço: como a fáscia profunda inclui os compartimentos profundos de gordura e os ramos do nervo facial; como a camada dos espaços não existe, mas sim os espaços são planos de dissecção potenciais dentro da camada da fáscia profunda; como a própria fáscia profunda proporciona deslizamento dos tecidos sobrejacentes; e como a camada de SMAS não existe anatomicamente *in vivo* (Fig. 37-1b).

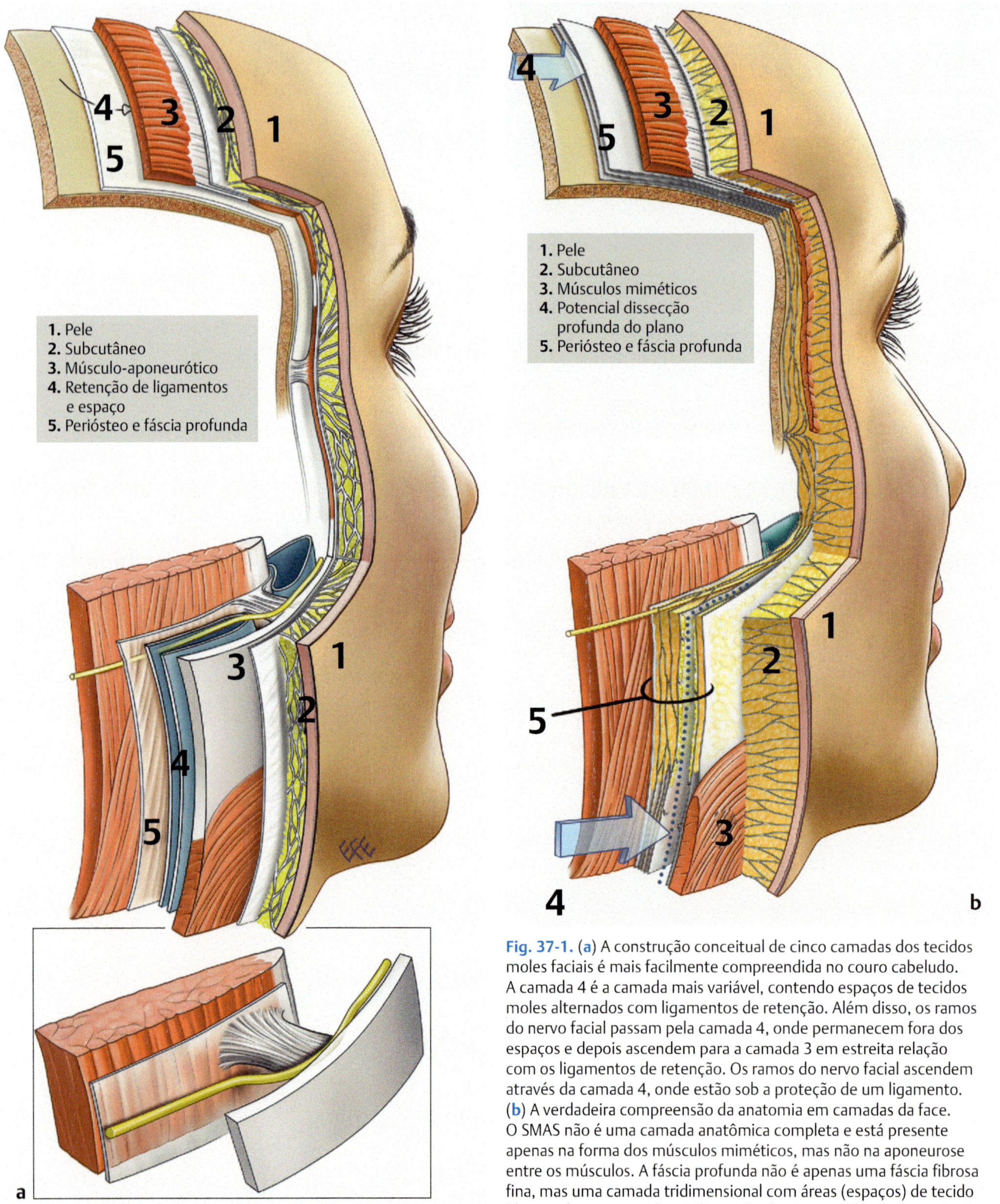

Fig. 37-1. (a) A construção conceitual de cinco camadas dos tecidos moles faciais é mais facilmente compreendida no couro cabeludo. A camada 4 é a camada mais variável, contendo espaços de tecidos moles alternados com ligamentos de retenção. Além disso, os ramos do nervo facial passam pela camada 4, onde permanecem fora dos espaços e depois ascendem para a camada 3 em estreita relação com os ligamentos de retenção. Os ramos do nervo facial ascendem através da camada 4, onde estão sob a proteção de um ligamento. (b) A verdadeira compreensão da anatomia em camadas da face. O SMAS não é uma camada anatômica completa e está presente apenas na forma dos músculos miméticos, mas não na aponeurose entre os músculos. A fáscia profunda não é apenas uma fáscia fibrosa fina, mas uma camada tridimensional com áreas (espaços) de tecido fibrogorduroso e areolar. A dissecção do plano profundo (camada 4) não é uma camada anatômica separada, mas uma dissecção potencial na parte mais superficial da fáscia profunda.

Camada 5: Fáscia Profunda (Gordura Profunda)

Na cirurgia de *lifting*, a fáscia profunda da face e do pescoço é de fundamental importância, pois esta fáscia serve para proteger os ramos do nervo facial. O ensino tradicional da anatomia conceitual descreve os ramos do nervo facial como localizados profundamente à fáscia profunda, com exceções locais.

Uma possível confusão é a definição de fáscia profunda; um termo usado para descrever o tecido conjuntivo denso relacionado com os músculos e órgãos esqueléticos. No entanto, o termo fáscia profunda tem dois significados diferentes. Para os cirurgiões, entidades de fáscia profunda referem-se a tecidos conjuntivos finos, mas robustos, semelhantes a lâminas (p. ex., fáscia temporal profunda, fáscia esternomastóidea), que são normalmente representados em ilustrações anatômicas-padrão como lâminas finas de espessura uniforme, em contraste com o tecido adiposo circundante de espessura variável. Não é bem apreciado na literatura cirúrgica que esta descrição de fáscias em forma de lâmina difere de como os anatomistas clássicos do século XIX usaram originalmente o termo fáscia profunda, que estava no contexto de camadas. Classicamente, o termo superficial à fáscia foi atribuído à camada superficial de gordura subcutânea, que também contém a camada muscular mimética, por exemplo, o músculo platisma em sua porção profunda na região cervical. O termo fáscia profunda, por outro lado, referia-se à camada de tecido conjuntivo profundamente à fáscia superficial, circundando e sustentando as vísceras. De acordo com esta forma de descrever as fáscias, a fáscia profunda é considerada todo o tecido conjuntivo profundo à fáscia superficial. Desta perspectiva, a dissecção do plano profundo ocorre dentro deste tecido conjuntivo fascial profundo, profundamente aos músculos miméticos.

Na compreensão real da anatomia em camadas, a fáscia profunda não é, portanto, uma fina camada aponeurótica como retratada conceitualmente nas ilustrações tradicionais. Em vez disso, a camada de tecido conjuntivo profunda à fáscia superficial e aos músculos miméticos, a fáscia profunda, é uma camada de tecido conjuntivo fibrogorduroso que:

- Preenche o espaço entre a fáscia superficial e as estruturas mais profundas, sendo fina apenas em certas áreas, e mais espessa em todas as outras áreas.
- Inclui a camada de gordura profunda (incluindo os compartimentos profundos de gordura).
- Envolve as estruturas profundas, incluindo músculos, glândulas (glândula submandibular), estruturas viscerais e vasculares (p. ex., fáscia pré-traqueal, bainha carotídea), e também se estende a essas estruturas fornecendo subdivisões (p. ex., perimísio em músculos, subdivisões lobulares nas glândulas etc..).
- Contém os ramos do nervo facial e os ramos do nervo cervical até onde perfuram a fáscia superficial para inervar os músculos miméticos.

A superfície da fáscia profunda pode ter o aspecto de uma camada semelhante a uma lâmina, mas a incisão e a dissecção subsequentes demonstram que a camada fibrosa semelhante a uma lâmina faz parte de uma camada fibrogordurosa mais espessa que preenche passivamente o espaço entre a fáscia superficial e as estruturas profundas. (ossos, músculos da mastigação, glândulas etc.) – (Fig. 37-2). A espessura da fáscia profunda varia, portanto, de acordo com a quantidade de espaço entre a fáscia superficial e as estruturas subjacentes (Fig. 37-3). Consequentemente, a fáscia profunda é fina em áreas onde as estruturas subjacentes são convexas. Sobre o crânio, a têmpora superior, o masseter inferior e a glândula submandibular, a fáscia profunda não é apenas fina, mas também areolar, proporcionando mobilidade. Sobre o músculo esternocleidomastóideo (ECM) e a glândula parótida, entretanto, ela não é apenas fina, mas também fundida com as camadas fasciais sobrejacentes, proporcionando áreas de fixação (imobilidade): a fusão da fáscia do ECM com a fáscia platisma é conhecida como fáscia cervical dos ligamentos de retenção (CRL), a fusão da cápsula parótida com a fáscia platisma-auricular (PAF). Em contraste, a fáscia profunda é mais espessa em áreas onde as estruturas subjacentes são côncavas. Da têmpora inferior ao masseter superior, à parte média anterior do terço médio da face, ao triângulo cervical anterior etc. Estas são em grande parte as áreas onde os "compartimentos profundos de gordura" foram descritos anteriormente. Esses compartimentos profundos de gordura são, portanto, parte da fáscia profunda, não entidades separadas.

Como a camada da fáscia profunda envolve toda a fáscia que investe profundamente até a fáscia superficial, ela consiste em diferentes entidades que foram isoladas e categorizadas no passado. Por exemplo, na têmpora, existem múltiplas entidades fasciais profundas, profundamente à fáscia temporal superficial, nas quais os músculos auriculares estão inseridos: a fáscia inominada, ou fáscia subgaleal, na qual os ramos do nervo facial correm superficialmente em direção aos músculos auriculares e ao músculo occipitofrontal, a camada superficial e a camada profunda da fáscia temporal profunda, entre as quais está a camada de gordura temporal superficial. Todas essas são modificações locais da camada fascial profunda que seguem a função da região.

Em áreas onde os músculos miméticos não estão presentes (veja mais sobre a ausência da camada 3 – SMAS), a fáscia superficial e a fáscia profunda estão em contato direto e macroscopicamente indistinguíveis uma da outra, apesar da ampliação da lupa. Microscopicamente, entretanto, existe uma distinção importante, com a arquitetura do tecido conjuntivo da fáscia profunda sendo orientada paralelamente à pele, enquanto a da fáscia superficial é orientada mais perpendicularmente à pele. Não uma, mas muitas lâminas de septos de tecido conjuntivo, intercaladas com uma quantidade variável de tecido adiposo dependendo da localização, dividem a fáscia profunda em camadas fasciais mais superficiais e mais profundas (até 18 lâminas diferentes no pescoço, Fig. 37-4). Estas diferentes camadas fundem-se em áreas mais finas, tornando-se desprovidas de intercalação de gordura e formando entidades reconhecíveis da fáscia profunda (p. ex., fáscia masseter, fáscia esternocleidomastóidea), e divergem em áreas mais espessas, tornando-se intercaladas com um grande volume de tecido adiposo e formando entidades profundas de gordura. (p. ex., gordura subplatismal e interdigástrica, gordura profunda do terço médio da face). Em certas áreas, essas múltiplas lâminas fasciais assumem um padrão de mil-folhas, típico dos espaços.

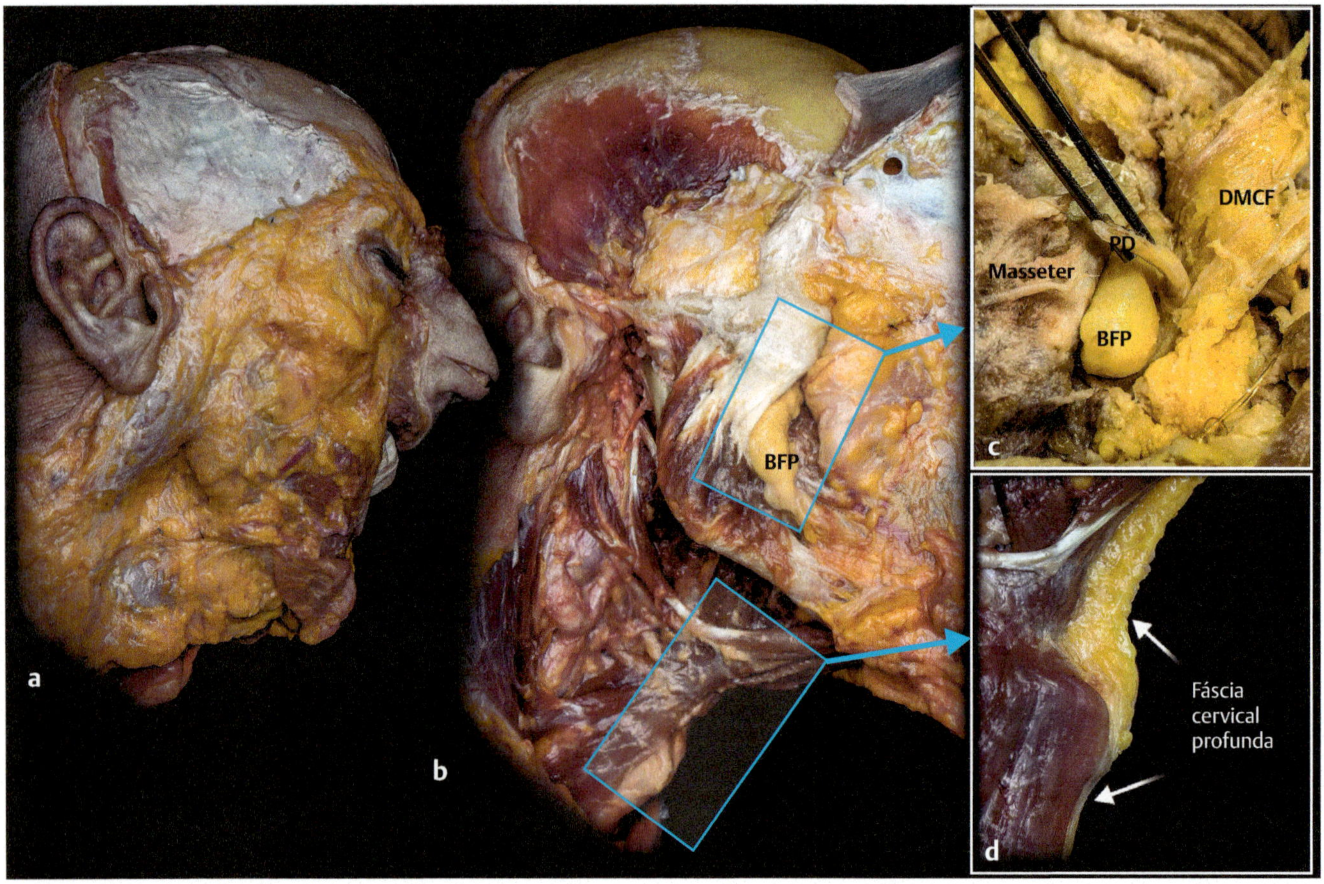

Fig. 37-2. Imagens de dissecação da fáscia profunda do lado direito de um cadáver fresco. (a) A fáscia profunda *in situ*. A fáscia profunda é fina sobre o crânio, têmpora superior, masseter inferior, esternocleidomastóideo, glândula parótida e glândula submandibular, enquanto é mais espessa na têmpora inferior até o masseter superior, parte média da bochecha anterior e triângulo cervical anterior. (b) Após a remoção da fáscia profunda. O corpo adiposo bucal (BFP) é uma entidade totalmente separada e sua extensão temporal é vista. (c) Imagem aproximada da mesma área em outro cadáver. A fáscia profunda é refletida para mostrar a BCF (Bola de Bichat) subjacente que é mais amorfa e flexível, o ducto parotídeo (PD) e a gordura medial profunda da face (DMCF). (d) Visão sagital da linha média da fáscia cervical profunda após a remoção do músculo platisma e da fáscia profunda, de modo que seja fornecida uma visão transversal na extremidade cortada da fáscia profunda. A fáscia profunda é fina na área convexa sobre as cartilagens tireoide e cricoide, mas espessa na área côncava que recobre o osso hioide. Nenhuma camada de gordura profunda separada pode ser distinguida da fáscia profunda; eles são uma e a mesma camada.

As múltiplas lâminas fasciais fundem-se na superfície externa de um músculo, glândula ou vaso principal, criando uma superfície de revestimento lisa, como o periósteo, a fáscia muscular, a cápsula da glândula salivar e a bainha carótida. Consequentemente, essas fáscias de revestimento não são estruturas independentes, mas fazem parte da fáscia profunda circundante. Eles ainda incluem extensões da fáscia nos músculos/glândulas, que dividem o músculo em fascículos (perimísio) e a glândula salivar em lóbulos (cápsula própria).

A subdivisão da fáscia profunda em uma camada areolar mais superficial (camada 4 tradicional, espaços e camada de gordura profunda) e uma fáscia profunda propriamente dita (camada 5 tradicional, por exemplo, fáscia masseter) não é possível, uma vez que são inseparáveis como camadas completamente individuais, mesmo com ampliação microscópica da histologia. Daí a conclusão de que a camada profunda à fáscia superficial e aos músculos miméticos (SMAS) é a fáscia profunda, como as descrições anatômicas clássicas haviam descrito anteriormente: simplesmente a camada profunda de gordura subcutânea. Em contraste com outras partes do corpo, onde a fáscia profunda é relativamente fina, a variação do espaço entre o músculo mimético plano e as estruturas mais profundas mais complexas da face e do pescoço pode estipular secundariamente que a fáscia profunda seja localmente mais espessa.

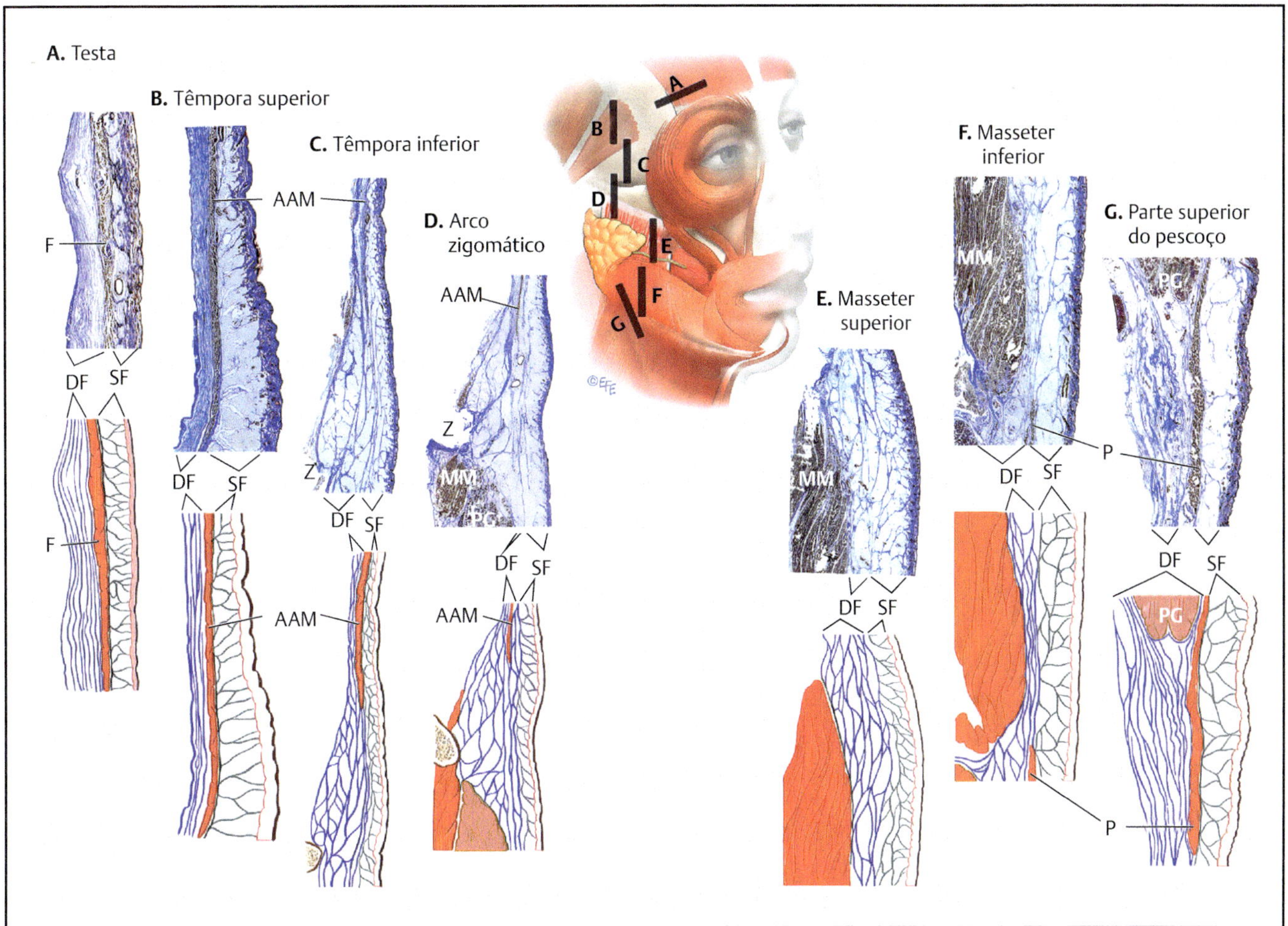

Fig. 37-3. Histologia de espessura total demonstrando a fáscia profunda das diferentes regiões da face. A área entre as linhas pontilhadas é a fáscia profunda de acordo com a compreensão clássica de fáscia profunda. O crânio e o músculo temporal foram removidos e, portanto, não são mostrados. Abaixo de cada imagem histológica, uma ilustração descreve a anatomia geral mostrada na histologia. A fáscia profunda é representada em azul: *A.* Na fronte, entre o frontal e o crânio, a fáscia profunda é fina. É uma estrutura multilaminar com até numerosas camadas de lâminas de tecido conjuntivo (até 41 nesta amostra). A dissecção anatômica poderia separar essa fáscia profunda em camadas separadas para subcategorizá-las como fáscia frontal posterior para as camadas superficiais, fáscia inominada para as camadas intermediárias e periósteo craniano para as camadas mais profundas. No entanto, estas três camadas são claramente partes da mesma entidade de tecido conjuntivo conhecida como fáscia profunda. *B.* Na região temporal superior entre o músculo auricular anterior (MAA) e o músculo temporal (removido), a fáscia profunda também é fina e subcategorizada de forma semelhante à da fronte, mas em vez do periósteo, a camada mais profunda é a fáscia temporal profunda. *C.* Na região temporal inferior entre a fáscia superficial e o músculo temporal (removida), a fáscia profunda torna-se gradualmente mais espessa, com algumas das lâminas fasciais separando-se para dar origem às estruturas comumente conhecidas como camada profunda e superficial da fáscia temporal profunda. No entanto, mesmo sobre a camada superficial da fáscia temporal profunda ainda existe uma camada de fáscia profunda na qual correm os ramos temporoparietais. *D.* No arco zigomático, entre a fáscia superficial e o periósteo zigomático, a fáscia profunda é espessa e fibrogordurosa. Não existe apenas periósteo zigomático e SMAS nesta região. *E.* No masseter superior, entre a fáscia superficial e o masseter, a fáscia profunda é espessa, mas torna-se mais fina em direção ao masseter inferior. *F.* No masseter inferior, entre a fáscia superficial e o masseter, a fáscia profunda é fina e multilaminar como a fáscia inominada na região temporal, permitindo uma dissecção sem esforço da área (espaço pré-massetérico inferior). Geralmente há músculo platisma separando a fáscia superficial da fáscia profunda, mas neste cadáver, o platisma não chegou tão alto. *G.* Na parte superior do pescoço, entre o platisma e a faixa muscular, a fáscia profunda é espessa e multilaminar.

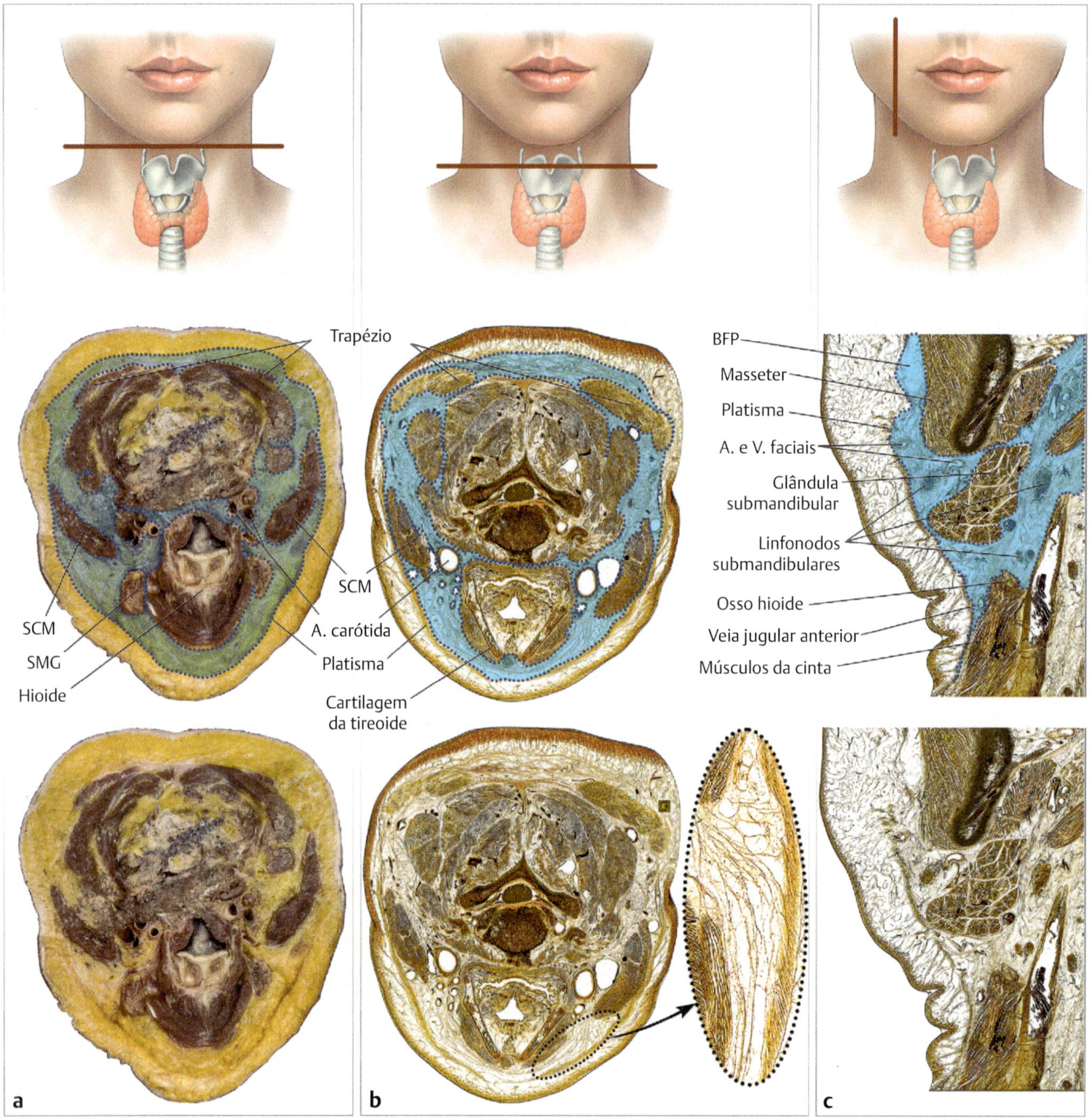

Fig. 37-4. Secções de corte no pescoço demonstrando a fáscia profunda do pescoço. A anatomia real envolve uma camada fascial profunda que não é simplesmente dividida em camadas fasciais superficiais, mediais e profundas, como geralmente representado, mas sim uma camada fibrogordurosa complexa e abrangente (marcada em azul) preenchendo o espaço entre o platisma e as estruturas mais profundas. Não existe fáscia profunda em forma de lâmina aponeurótica contínua no pescoço. A gordura profunda do pescoço faz parte desta fáscia profunda e não é uma entidade separada. (**a**) Macrossecção axial através do pescoço no nível do osso hioide (C3) de um cadáver fresco. A fáscia profunda é uma aponeurose fina sobre o músculo esternocleidomastóideo (ECM), uma espessa camada fibrogordurosa que inclui a gordura profunda do pescoço nas outras áreas. (**b**) Corte axial de plastinação através do pescoço no nível da cartilagem tireoide (C4). A fáscia profunda possui uma matriz densa de tecido conjuntivo com múltiplas lâminas de tecido conjuntivo visualizadas na fáscia profunda. Até 18 lâminas fasciais podem ser contadas nesta amostra (ver ampliação oval). Observe como as camadas de tecido conjuntivo da fáscia profunda correm paralelamente à pele e ao SMAS-platisma, enquanto os septos de tecido conjuntivo da fáscia superficial correm perpendicularmente à pele. (**c**) Seção de plastinação sagital através dos músculos masseter, mandíbula, glândula submandibular, hioide e faixa muscular. A fáscia profunda preenche o espaço entre o platisma e os músculos profundos e se estende continuamente do pescoço até a face, não parando na mandíbula como é tradicionalmente descrito.

Camada 4: Plano Profundo

O movimento facial relacionado com as funções de mastigação, expressão e comunicação, depende não apenas da ação muscular, mas também da presença de planos de deslizamento que permitem esse movimento. Esses espaços de tecidos moles foram descritos como "planos de deslizamento anatomicamente pré-dissecados, enquanto os ligamentos retêm os espaços separados". Este conceito ganhou ampla aceitação apesar de algumas críticas. Nesta compreensão conceitual da anatomia em camadas, uma camada de tecido areolar (camada 4) separa a fáscia superficial SMAS no teto, da fáscia profunda no assoalho da dissecção. Em outras palavras, uma dissecção dos espaços dentro deste tecido areolar teoricamente seria sempre estritamente entre os dois tipos de fáscias (superficiais e profundas).

No entanto, em contraste com as descrições tradicionais, de uma camada 4 areolar separada, contendo espaços e ligamentos e proporcionando deslizamento, nossos estudos recentes demonstraram que nenhuma camada 4 separada pode ser distinguida da camada fascial profunda 5 por dissecção anatômica, histologia ou lâmina de plastinação. Os músculos miméticos (camada 3), quando presentes, separam a gordura subcutânea da fáscia superficial (camada 2) da gordura mais profunda da fáscia profunda (camada 5). O tecido conjuntivo da fáscia superficial apresenta retináculos cutâneos fibrosos que são orientados perpendicularmente à pele à medida que conectam os músculos miméticos à pele e inerentemente permitem apenas mobilidade/deslizamento limitado. Em contraste, o tecido conjuntivo da fáscia profunda apresenta fibras de retináculos profundos que são orientados em grande parte paralelamente à pele em um arranjo de lâminas multilamelares, permitindo maior mobilidade/deslizamento. Devido a esse arranjo, o movimento fascial profundo é um fenômeno multiplanar: uma pequena quantidade de deslizamento entre lâminas adjacentes resulta em uma amplitude de movimento significativa com um coletivo de lâminas. A fáscia profunda geralmente apresenta gordura intercalada entre as lâminas ("fibrogordurosos"), enquanto nas áreas especializadas dos espaços, essas lâminas são empilhadas estreitamente sem intercalação de gordura (*"mille-feuille-like"*). A direção do movimento proporcionada pelas lâminas multilamelares de fáscia profunda é específica, para permitir os movimentos necessários, evitando movimentos desnecessários. Na posição ortostática, as lâminas multilamelares sustentam os tecidos moles superficiais contra a atração gravitacional. Além de proporcionar estabilidade antigravitacional, este tecido conjuntivo permite certa mobilidade até que a tensão máxima seja atingida, limitando assim movimentos adicionais. Em outras palavras, o movimento dos tecidos moles não é permitido por espaços anatômicos verdadeiros, mas por áreas localmente especializadas da fáscia profunda.

Como resultado desta anatomia, uma dissecção dos planos profundos ocorre não entre a fáscia superficial e profunda, mas dentro da fáscia profunda (camada 5). Como resultado, tanto no teto quanto no assoalho do plano de dissecção profunda haverá uma camada de fáscia profunda, sendo que a espessura relativa de cada camada dependerá da região. Além disso, a camada conceitual de espaços e ligamentos, tradicionalmente descrita como camada 4, não é, portanto, uma camada anatômica, mas um plano de dissecção potencial dentro de áreas especializadas da fáscia profunda (camada 5). Este plano foi então renomeado como nível 4 para melhor refletir a anatomia. Significativamente, os espaços descritos anteriormente não são, na verdade, verdadeiros espaços anatômicos, como por exemplo o espaço pleural. As áreas desses espaços são, na verdade, áreas de tecido conjuntivo areolar frouxo, correspondendo às áreas semelhantes a mil-folhas da fáscia profunda. Esses espaços potenciais são facilmente convertidos em espaços cirúrgicos por dissecção cirúrgica romba entre duas lâminas do tecido conjuntivo frouxo multilamelar da fáscia profunda. Eles abrem prontamente por dissecção romba, em contraste com o tecido conjuntivo fibrogorduroso circundante das regiões regulares da fáscia profunda. Por definição, estes são espaços anatomicamente seguros, uma vez que nenhuma estrutura vital atravessa o espaço do tecido areolar, o que significa que todos os ramos do nervo facial estão fora destes espaços. A profundidade da dissecção pode ser decidida até certo ponto pelo cirurgião, enquanto as bordas resultantes do espaço criado cirurgicamente serão consistentes, determinadas pela extensão desta fáscia profunda de mil-folhas (Fig. 37-5).

Dois tipos de inserções ligamentares estão presentes na face, ligamentos de retenção reais (não necessariamente osteocutâneos!) e zonas de adesão, enquanto os demais ligamentos são classificados como pseudoligamentos (artefatos cirúrgicos).

Os ligamentos de retenção são coleções densas de retináculos profundos que os destacam dos tecidos circundantes. É importante ressaltar que não são necessariamente osteocutâneos, o que significa que alguns estão presentes apenas no plano profundo, como fortificações da fáscia profunda, interrompendo a habitual organização fascial multilamelar e deslizante. Isso resulta em uma limitação da mobilidade da fáscia profunda e da fáscia superficial sobrejacente nesta área, que pode ser experimentada no plano subcutâneo sem que esses ligamentos realmente se estendam para o plano subcutâneo (p. ex., os ligamentos zigomático, massetérico e mandibular estão presentes apenas no plano profundo, mas sua limitação na mobilidade tem efeitos subcutâneos). Sendo mais substanciais, são encontrados em qualquer tipo de dissecção e são vistos na histologia e ocasionalmente na plastinação. Os ligamentos periorbitais, incluindo o espessamento orbital lateral (LOT), ligamentos de retenção orbicular (ORL), ligamento lacrimal (TTL), bem como os ligamentos zigomáticos principais (ZCL) e ligamentos massetéricos inferiores (LML) são verdadeiros ligamentos de retenção anatômicos. Com a constatação de que nem todos os ligamentos de retenção têm inserção cutânea, sua diferença com os septos tornou-se menos óbvia.

Zonas de adesão são áreas maiores onde a camada muscular mimética está aderida à fáscia profunda e/ou à pele, sendo que o deslizamento do plano profundo não pode ocorrer nestas zonas. A zona de adesão posterior compreende: 1. a fáscia platisma-auricular (PAF), onde o platisma primitivo adere à cápsula parótida pré-auricular, 2. o ligamento platisma-auricular (PAL), onde o platisma primitivo adere ao processo mastoide, e 3. os ligamentos de retenção cervicais (LCR), onde a fáscia do platisma adere (ou se funde com) a

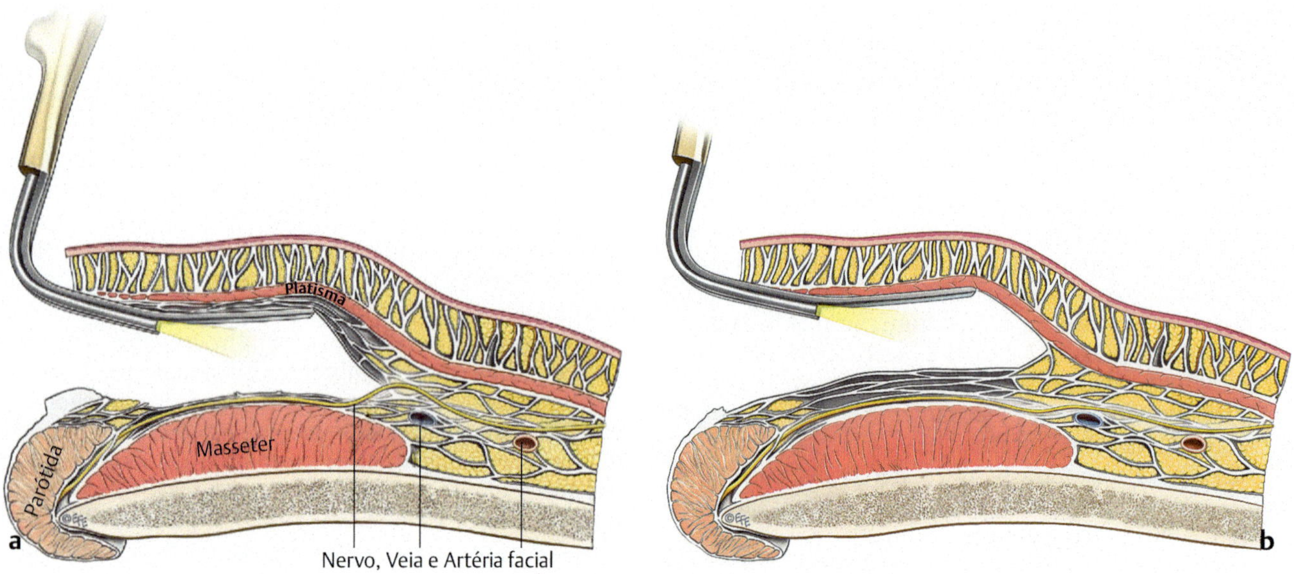

Fig. 37-5. (a) Dissecção mais profunda da camada 4 onde algumas lâminas de tecido conjuntivo semelhante à fáscia (ou camadas SMAS) podem ser criadas cirurgicamente. Note que o ramo do nervo facial ficou protegido pelas lâminas profundas da camada 4. (b) Dissecção mais superficial na mesma camada 4, dependendo da espessura da dissecção decidida pelo dissector.

fáscia esternocleidomastóidea à medida que o platisma cruza oblíqua e superficialmente ao esternocleidomastóideo. A zona de adesão perioral compreende a adesão de todas as camadas da mucosa à pele na área ao redor da boca. Seus limites são a base alar superiormente, a prega nasolabial e a prega labiomandibular lateralmente e a prega submentoniana inferiormente.

Pseudoligamentos (artefatos cirúrgicos) são áreas com retináculos que não são mais fortes ou mais densos que o tecido conjuntivo circundante. Eles não são encontrados com dissecção anatômica em camadas nítidas, nem são visualizados com investigações técnicas (histologia e plastinação de lâminas). Alguns pseudoligamentos refletem a rigidez da estrutura subjacente à qual se fixa a extremidade profunda desses retináculos cutâneos. Um exemplo disso é o ligamento mandibular: o ligamento osteocutâneo mandibular subcutâneo subjacente à porção anterior do *jowl* é simplesmente o retináculo cutâneo ligado ao platisma, DLI e DAO em sua inserção na mandíbula, enquanto a borda anterior do *jowl* é o resultado da inserção direta desses músculos periorais na derme. Alguns pseudoligamentos marcam a borda das áreas mil-folhas facilmente dissecadas (espaços) onde a dissecção romba é limitada pelas áreas fibrogordurosas da fáscia profunda. Um exemplo disso é o septo mandibular, que marca o final do espaço pré-massetérico e o início da camada fibrogordurosa que reveste a fáscia cervical profunda. Alguns pseudoligamentos marcam onde a fáscia profunda se curva mais profundamente, em vez de sua orientação horizontal habitual. Um exemplo disso é a fileira vertical de ligamentos massetéricos na borda anterior do masseter que aparece desta forma, uma vez que a fáscia do masseter segue a borda anterior do masseter para se aprofundar na fáscia bucofaríngea. Como a dissecção do plano profundo ocorre dentro dessa fáscia profunda, a fileira de ligamentos massetéricos marca a borda do plano profundo, anterior ao qual existe apenas um plano subcutâneo.

Camada 3: Músculos Miméticos

O conceito tradicional de SMAS foi definido pela presença teórica de uma camada aponeurótica/membranosa distinta (camada 3) conectando os diferentes músculos miméticos que separa a gordura subcutânea da fáscia superficial da gordura fibroareolar mais profunda da fáscia profunda. Em contraste com a compreensão conceitual de uma camada SMAS completa e confluente em toda a face, estudos anatômicos demonstraram a falta de uma camada SMAS no terço médio da face, anterior à glândula parótida.

A dissecção demonstra que, diferentemente da gálea, da fáscia temporal superficial e do platisma, nenhuma camada aponeurótica 3 está presente anterior à glândula parótida (Fig. 37-6). É claro que uma, duas ou três lâminas de tecido conjuntivo semelhante a fáscia (ou camadas SMAS) podem ser criadas cirurgicamente, dependendo da espessura da dissecção decidida pelo dissector. Estas diferentes camadas de tecido conjuntivo em forma de lâminas são, no entanto, criadas a partir de uma camada de tecido composto, semelhante ao corte de queijo. Não são lâminas distintas antes de serem dissecadas. Ao dissecar estritamente apenas as camadas aponeuróticas presentes, uma lacuna clara é consistentemente visualizada entre o STF superiormente e o platisma inferiormente.

O método de plastinação demonstra uma camada 3 bem definida sobre a glândula parótida (Fig. 37-7a,d), mas não anterior à glândula parótida (Fig. 37-7b,c,e,f). Consequentemente, há uma clara ausência de uma camada divisória 3 entre o OOc e o ZMa superomedialmente e o platisma inferiormente. O platisma se insere no bucinador e no modíolo e nenhuma aponeurose continua superiormente deste ponto até o meio da face. Os diferentes músculos faciais fazem a transição de sua origem óssea para sua inserção dérmica através de planos ligeiramente diferentes dentro de uma matriz de tecido conjuntivo; eles não estão todos dentro de uma camada musculoaponeurótica.

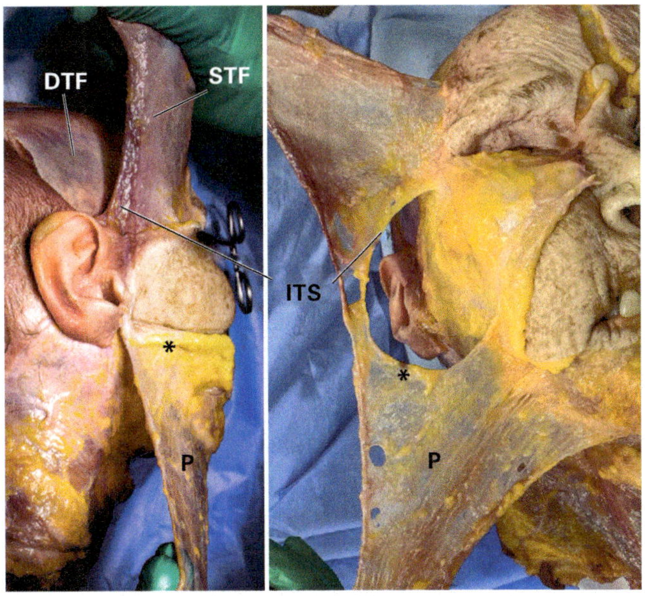

Fig. 37-6. Elevação do músculo orbicular dos olhos e fáscia temporal superficial mostrando ausência de uma fáscia no terço médio da face entre estes e o músculo platisma.

A histologia demonstra claramente que uma camada aponeurótica 3 existe apenas na metade posterior da glândula parótida. Em contraste, há ausência de uma conexão aponeurótica distinta sobre a metade anterior da glândula parótida e sobre o masseter entre o platisma e o STF, OOc e ZMa (Fig. 37-7). Em vez disso, a gordura subcutânea, que faz parte da fáscia superficial e apresenta retináculo cutâneo superficial orientado perpendicularmente à pele, e a gordura profunda, que faz parte da fáscia profunda e apresenta rede de tecido conjuntivo orientada mais longitudinalmente, estão em contato direto sem uma aponeurose (SMAS) separando-os. Anteriormente ao músculo masseter, pode-se observar a camada de gordura malar conectando o bucinador à derme, sem nenhuma camada 3 conectando-se ao ZMa (Fig. 37-8).

Assim, uma camada 3 distinta está presente apenas onde existem músculos miméticos planos e sobre a metade posterior da glândula parótida, mas não nas áreas intermediárias. Nessas áreas intermediárias, a gordura subcutânea da fáscia superficial está em conexão direta com a gordura profunda da fáscia profunda, sem a interposição de qualquer camada 3 membranosa ou aponeurótica substancial. Portanto, o SMAS não existe como entidade anatômica. O termo SMAS continua a ter um significado cirúrgico, pois é o nome dado a um retalho multicamadas criado cirurgicamente que é formado entre a dissecção do plano subcutâneo de nível variável e uma dissecção do plano profundo. O SMAS cirúrgico é um retalho composto em camadas compostas por uma espessura variável de gordura subcutânea, músculos miméticos (platisma, orbicular do olho, auriculares, frontal) e uma fina camada de fáscia profunda. O SMAS é, portanto, uma entidade criada cirurgicamente (Fig. 37-9).

Na compreensão real da anatomia em camadas da face, a camada 3 não é uma camada contínua, estando presente apenas onde existem músculos miméticos. Portanto, em vez do sistema musculoaponeurótico superficial, ou SMAS, essa camada é chamada de camada muscular mimética. Os músculos da expressão facial são únicos e fundamentalmente diferentes dos músculos esqueléticos abaixo da fáscia profunda devido à sua situação acima da fáscia profunda e os tecidos que movem não são ossos, mas os tecidos moles superficiais dos quais fazem parte. Todos os músculos da expressão facial têm a maior parte do seu curso dentro desta camada 3 e apenas uma de suas extremidades se liga ao osso, enquanto a outra extremidade se liga à pele, mucosa ou outro músculo mimético facial. Eles estão predominantemente localizados acima e ao redor das cavidades orbital e oral.

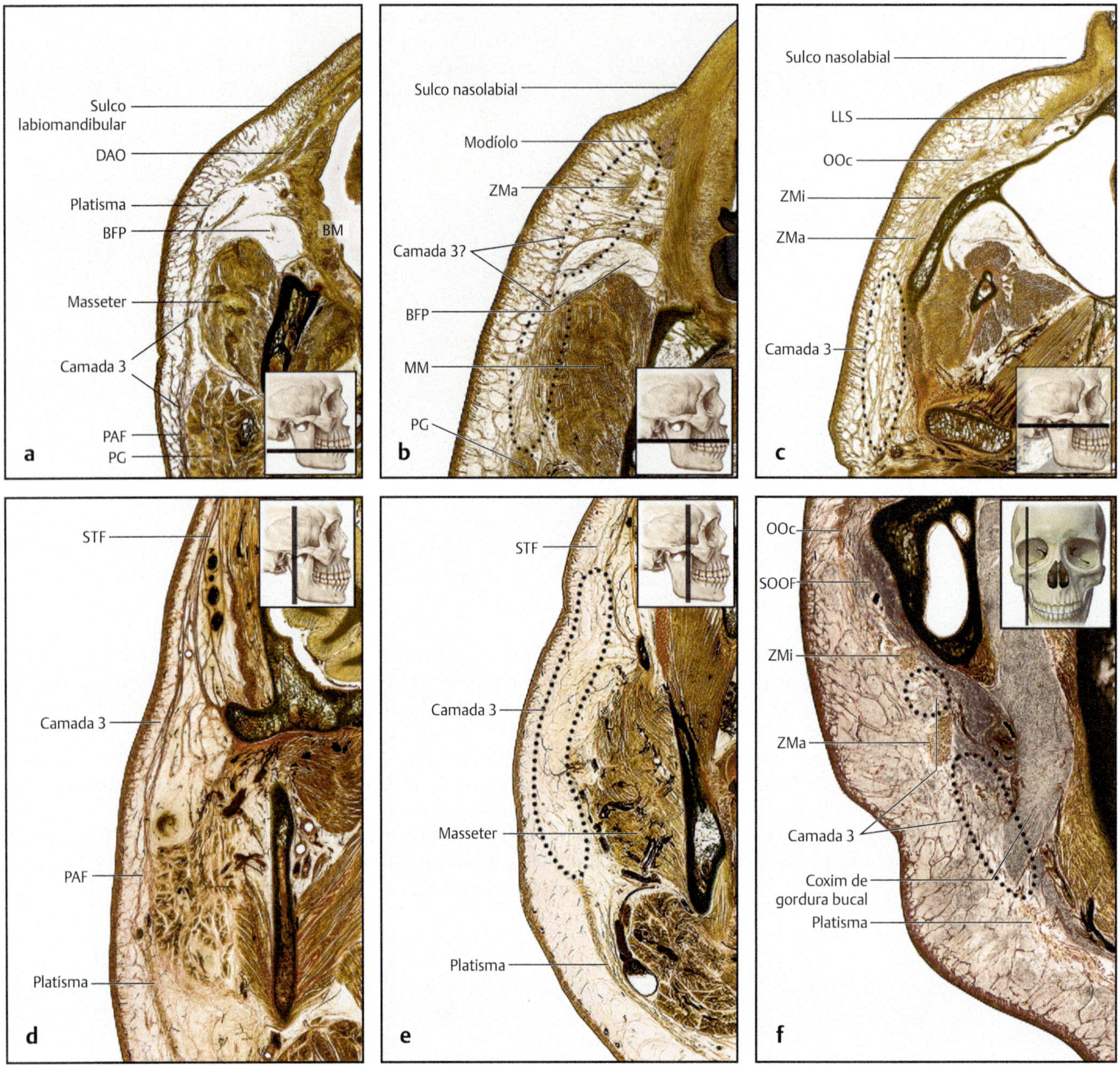

Fig. 37-7. (**a-c**) Plastinação laminar do meio da bochecha no plano axial. (**d, e**) No plano coronal. (**f**) No plano sagital. (**a**) Corte axial através da face inferior no nível do lábio inferior demonstrando o platisma e a fáscia platisma-auricular (PAF) como a camada 3, que divide a gordura subcutânea da gordura profunda. O platisma é visto inserindo-se no bucinador (BM). DAO: depressor do ângulo da boca; BFP: corpo adiposo bucal; GP: glândula parótida. (**b**) Corte axial através do meio da bochecha no nível do lábio superior demonstrando como o tecido conjuntivo dentro da gordura subcutânea corre do bucinador até a derme sem uma camada 3 dividindo a gordura subcutânea da gordura profunda. O músculo zigomático maior (ZMa) é visto suspenso na fáscia superficial sem conexões aponeuróticas evidentes com outros músculos miméticos. (**c**) Corte axial através do meio da bochecha no nível do corpo zigomático. Na face lateral, dois tipos diferentes de tecido conjuntivo estão em contato próximo: a camada subcutânea, que é fina e apresenta retináculos cútis superficiais, predominantemente orientados perpendicularmente à pele, e a camada profunda, que é mais espessa e apresenta retináculos cútis profundos que correm predominantemente paralelos à pele. (**d**) Corte coronal através da face lateral no nível da glândula parótida. Observe a camada 3 bem definida conectando o platisma com a fáscia platisma-auricular (PAF) e depois com a fáscia temporal superficial (STF). (**e**) Corte coronal mais anterior no nível da borda anterior do masseter do mesmo cadáver. Observe a ausência de uma camada 3 bem definida nesta área. (**f**) Corte sagital do platisma através dos músculos zigomático maior (ZMa), zigomático menor (ZMi) e orbicular do olho (OOc). Observe como falta uma camada 3 distinta na área entre os diferentes músculos miméticos. Em vez disso, a fáscia profunda está em contato direto com a camada subcutânea.

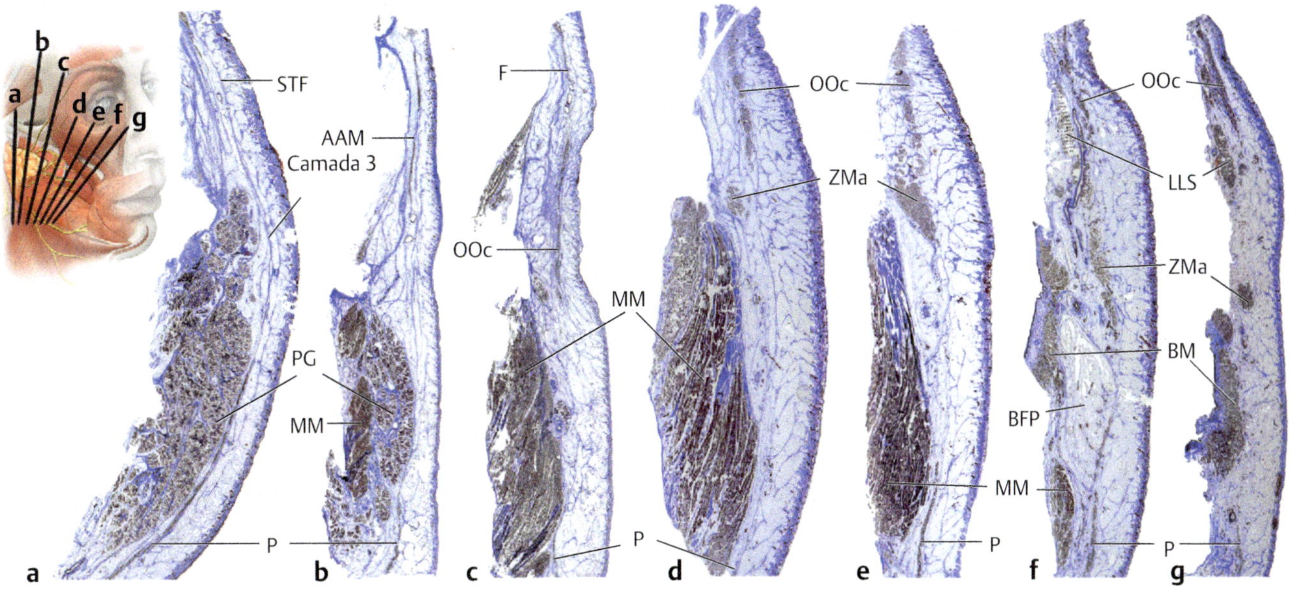

Fig. 37-8. Histologia do terço médio da face para estudar a presença/extensão de um SMAS aponeurótico/fascial distinto (camada 3), dividindo a gordura subcutânea em uma parte superficial e profunda. Esses cortes são apresentados de posterior para anterior na face: (**a**) Seção do platisma (P) até a fáscia temporal superficial (STF) sobre a parótida posterior situada atrás do masseter. Observe a presença de uma camada 3 conectando o platisma ao STF nesta área. PG: glândula parótida. (**b**) Seção do platisma ao STF sobre a área anterior da parótida, situada no masseter. Observe que a camada 3 entre o músculo platisma e o músculo auricular anterior (MAA) do STF tornou-se difícil/impossível de distinguir do tecido conjuntivo da fáscia profunda. (**c**) Secção do platisma até o músculo orbicular do olho lateral (OOc) e músculo frontal (F). Nenhuma aponeurose da camada 3 pode ser visualizada entre o platisma e o OOc. (**d**) Secção do platisma até a origem do músculo zigomático maior (ZMa) no zigoma e no OOc. Existe uma camada de fáscia profunda entre o platisma e o masseter. Além da parte superior do platisma, essa fáscia profunda fica em contato direto com a gordura superficial (fáscia superficial). Sem qualquer camada 3 separando os dois. Nenhuma conexão aponeurótica pode ser observada entre o platisma e o ZMa ou OOc. Observe que a fáscia profunda é marcadamente mais espessa na parte superior do masseter. (**e**) Seção do platisma até a parte proximal do ZMa, Zi e OOc. Novamente, nenhuma camada 3 pode ser visualizada entre o platisma e os músculos miméticos da bochecha média. (**f**) Seção do platisma aos músculos elevadores do lábio superior. Neste espécime, o platisma é visto inserindo-se no bucinador (BM), com a gordura bucal posicionada entre esses dois músculos. Embora o ZMa esteja próximo do platisma, não há conexão fascial direta entre os dois. (**g**) Secção do platisma anterior ao músculo masseter até o canto medial paralelo ao sulco nasolabial. O platisma se insere no bucinador e superomedialmente a partir desta inserção, a gordura subcutânea não é subdividida por uma aponeurose da camada 3.

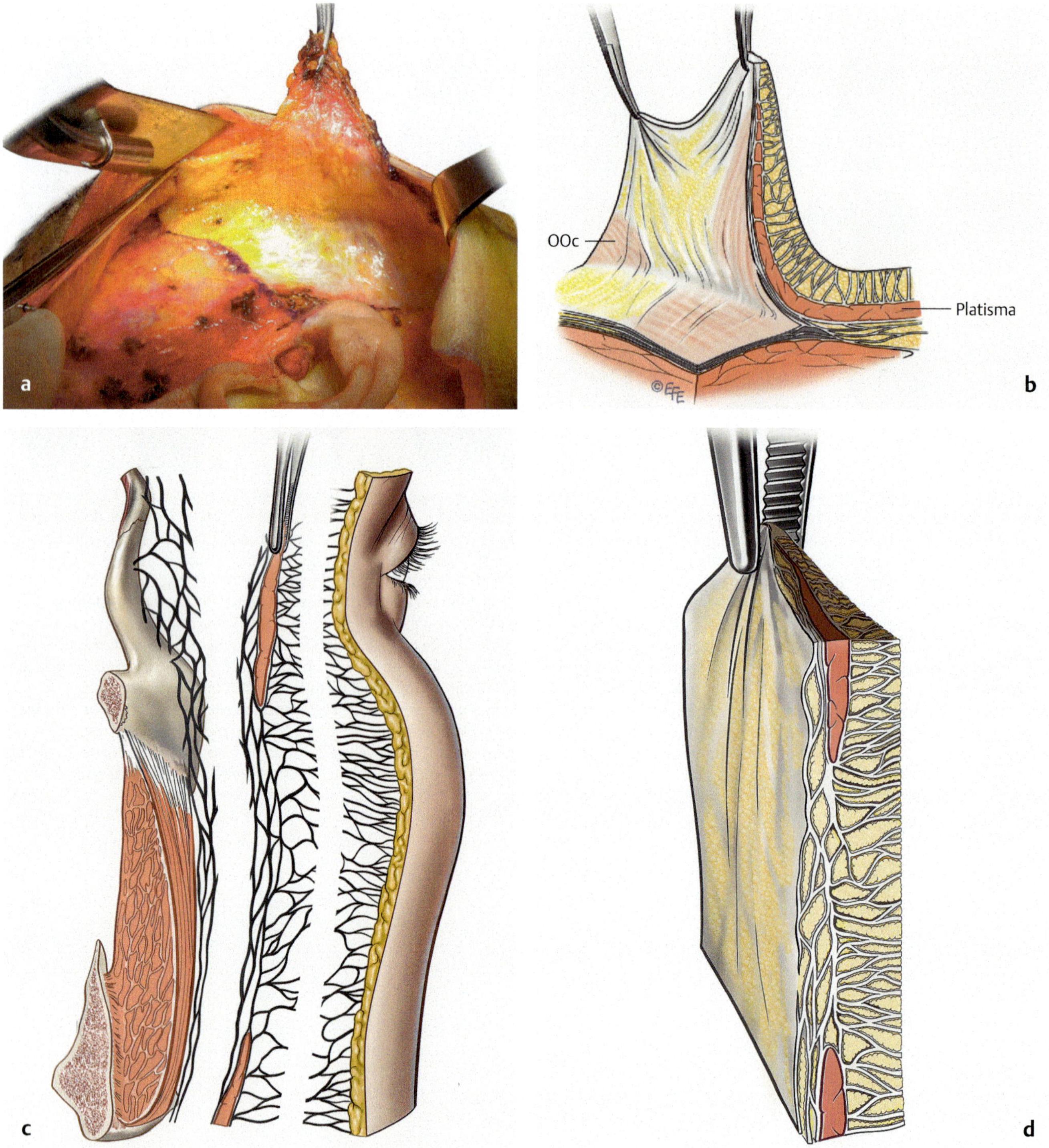

Fig. 37-9. (a) Retalho cirúrgico (estendido) do SMAS visto na cirurgia. (b) Representação artística da composição do SMAS. (c) O SMAS cirúrgico é a camada resultante quando uma ampla dissecção subcutânea precede a dissecção profunda. (d) Inclui uma espessura variável de gordura subcutânea (fáscia superficial) dependendo da profundidade da dissecção subcutânea, e uma fina camada de fáscia profunda. A espessura do retalho SMAS é altamente dependente da dissecção cirúrgica, e não da anatomia.

Camada 2: Gordura Subcutânea (Fáscia Superficial)

A camada subcutânea tem dois componentes: a gordura subcutânea, que fornece volume, e o retináculo cutâneo fibroso, que liga a derme aos músculos miméticos subjacentes da face ou à fáscia profunda em áreas onde não há músculos miméticos. A quantidade, a proporção e a disposição de cada componente variam nas diferentes regiões da face. No couro cabeludo, a camada subcutânea apresenta espessura uniforme e consistência de fixação à derme sobrejacente. Em contraste, na face propriamente dita, a camada subcutânea apresenta variações significativas em espessura e inserções. Em áreas móveis altamente especializadas, como pálpebras e lábios, a camada subcutânea é significativamente compactada, de modo que a gordura pode parecer inexistente. Em outras áreas, como no terço médio da face, é espessa.

Além disso, as fibras do retináculo cutâneo não são uniformes em toda a face. Eles variam em orientação e densidade de acordo com a anatomia das estruturas mais profundas subjacentes. No local dos ligamentos de retenção, as fibras do retináculo cutâneo são mais densas e protegem os vasos perfurantes da derme. Estas áreas, como a chamada placa de McGregor sobre o corpo do zigoma, requerem uma liberação para serem mobilizadas, sendo o sangramento uma consequência típica.

Camada 1: Pele

Mesmo a pele, a camada mais simples de entender, não é homogênea. A espessura de sua epiderme e derme varia de acordo com a região da face. A epiderme é uma camada rica em células composta principalmente por queratinócitos diferenciados e um menor número de melanócitos produtores de pigmentos e células de Langerhans apresentadoras de antígenos. Um rico plexo vascular é um componente importante da derme. A espessura da derme está relacionada com a sua função e tende a ser inversamente proporcional à sua mobilidade. A derme é mais fina nas pálpebras e mais espessa na testa e na ponta nasal.

BIBLIOGRAFIA

Bannister LH, Berry MM, Collins P. Gray's Anatomy. 38th ed. Churchill Livingstone. 1995.

Charpy A. Aponeuroses de Cou: Traite d'Anatomie Humain. Maisson et Cie. 1912.

Furnas DW. The Retaining Ligaments of the Cheek. Plast Reconstr Surg. 1989;83(1):11-16.

Gallaudet BB. A Description of the Planes of Fascia of the Human Body: With Special Reference to the Fascia of the Abdomen, Pelvis and Perineum. Columbia University Press. 1931.

Gardetto A, Dabernig J, Rainer C, et al. Does a Superficial Musculoaponeurotic System Exist in the Face and Neck? An Anatomical Study by the Tissue Plastination Technique. Plast Reconstr Surg. 2003;111(2):664-672.

Gosain AK, Yousif NJ, Madiedo G, et al. Surgical anatomy of the SMAS: a reinvestigation. Plast Reconstr Surg. 1993;92(7):1254-1265.

Grodinsky M, Holyoke EA. The fasciae and fascial spaces of the head, neck and adjacent regions. Am J Anat. 1938;63(3):367-408.

Larson JD, Tierney WS, Ozturk CN, Zins JE. Defining the Fat Compartments in the Neck: A Cadaver Study. Aesthet Surg J. 2014;34(4):499-506.

Last RJ, McMinn RMH. Last's Anatomy. Regional and Applied. (McMinn RMH, ed.). Churchill Livingstone. 1992.

McGregor M. Face Lift Techniques. Presented at: Annual Meeting of the California Society of Plastic Surgeons. 1959.

Mendelson BC, Jacobson SR. Surgical Anatomy of the Midcheek: Facial Layers, Spaces, and the Midcheek Segments. Clin Plast Surg. 2008;35(3):395-404.

Minelli L, Brown CP, van_der_Lei B, Mendelson BC. Anatomy of the Facial Glideplanes, Deep Plane Spaces and Ligaments: Implications for Surgical and Non-Surgical Lifting Procedures. Plast Reconstr Surg. Published online. 2023.

Minelli L, van_der_Lei B, Mendelson BC. The Deep Fascia of the Head and Neck Revisited: Relationship with the Facial Nerve and Implications for Rhytidectomy. Plast Reconstr Surg. Published online. 2023.

Minelli L, van_der_Lei B, Mendelson BC. The Superficial Musculo-Aponeurotic System (SMAS): Does it Really Exist as an Anatomic Entity? Plast Reconstr Surg. Published online. 2023.

Nash L, Nicholson HD, Zhang M. Does the investing layer of the deep cervical fascia exist? Anesthesiology. 2005;103(5):962-968.

Pick TP, Howden R. Anatomy: Descriptive and Surgical. 15th ed. Longmans, Green & Co. 1901.

Poulsen K. Uber Die Faschien Und Die Interfaschialen Raume Des Halses. Deutsche Zeit fur Chirurgie. 1886.

Richet LA. Traite Practique d'Anatomie Medico Chirurgicale. F. Chamerot. 1857.

Rohrich RJ, Arbique GM, Wong C, Brown S, Pessa JE. The Anatomy of Suborbicularis Fat: Implications for Periorbital Rejuvenation. Plast Reconstr Surg. 2009;124(3):946-951.

Rohrich RJ, Pessa JE, Ristow B. The Youthful Cheek and the Deep Medial Fat Compartment. Plast Reconstr Surg. 2008;121(6):2107-2112.

Rohrich RJ, Pessa JE. The Anatomy and Clinical Implications of Perioral Submuscular Fat. Plast Reconstr Surg. 2009;124(1):266-271.

Rohrich RJ, Pessa JE. The Subplatysmal Supramylohyoid Fat. Plast Reconstr Surg. 2010;126(2):589-595.

Surek CC, Beut J, Stephens R, et al. Pertinent Anatomy and Analysis for Midface Volumizing Procedures. Plast Reconstr Surg. 2015;135(5):818e-829e.

Testut L. Traité d'anatomie Humaine. Liabrairie Octave Doin. 1902.

Tillaux P. Traite d'anatomie topographique avec application a la chirurgie. In: Aponeuroses de Cou: Traite d'Anatomie Humain. Maisson et Cie. 1912.

Wendell-Smith CP. Fascia: An illustrative problem in international terminology. Surg Radiol Anat. 1997;19(5):273-277.

Zhang M, Lee ASJ. The investing layer of the deep cervical fascia does not exist between the sternocleidomastoid and trapezius muscles. Otolaryngology Head Neck Surg. 2002;127(5):452-454.

Vídeo Aula

Vídeo Cirurgia

CERVICOPLASTIA PROFUNDA

CAPÍTULO 38

Gerald O'Daniel ▪ Milind Kachare ▪ Pedro Salomão Piccinini

INTRODUÇÃO

Na busca pelo rejuvenescimento facial, alcançar um pescoço ideal, equilibrado e esteticamente agradável é primordial, o que requer uma cuidadosa consideração da anatomia, idade e preocupações estéticas individuais. Pacientes em processo de envelhecimento possuem necessidades de tratamento anatômico muitas vezes diferentes dos pacientes mais jovens, incluindo o contorno facial inferior, definição da região inferior da face e plenitude submental. Um padrão de beleza universalmente reconhecido está em pescoços mais longos e finos, com bom suporte esquelético, que envelhecem melhor do que seus equivalentes mais curtos e mais pesados, com suporte esquelético insuficiente. Esse princípio destaca a complexa interação entre o suporte musculoesquelético da região inferior da face e o conteúdo de tecido mole na parte anterior do pescoço, particularmente as estruturas subplatismais, incluindo a gordura profunda, os músculos digástricos anteriores, a fáscia peri-hióidea e as glândulas submandibulares (Fig. 38-1). Essas estruturas influenciam significativamente a aparência do pescoço, e a manipulação cirúrgica bem-sucedida muitas vezes é necessária para alcançar um resultado cirúrgico harmonioso e equilibrado na região cervicofacial. As abordagens cirúrgicas às estruturas profundas do pescoço requerem não apenas uma compreensão profunda da anatomia e das relações espaciais tridimensionais entre essas estruturas, mas também a visualização do impacto que a manipulação cirúrgica terá em cada etapa sequencial da cirurgia.

Estudos recentes, tanto em cadáveres, quanto clínicos, têm esclarecido a distribuição e as contribuições volumétricas de gordura e glândulas submandibulares, proporcionando um melhor entendimento dos contornos centrais do pescoço e oferecendo compreensão valiosa para a cervicoplastia profunda. A avaliação objetiva das manobras subplatismais utilizadas no planejamento cirúrgico ajuda os cirurgiões a compreender o impacto de cada modificação e estabelece uma base sólida para otimizar técnicas abrangentes de rejuvenescimento cervical. No entanto, como demonstrado pelo interesse crescente na cirurgia da parte central profunda do pescoço, a realidade é que todos os pescoços não são criados iguais. Variações anatômicas relacionadas às estruturas profundas de tecidos moles na região central do pescoço, como gordura profunda,

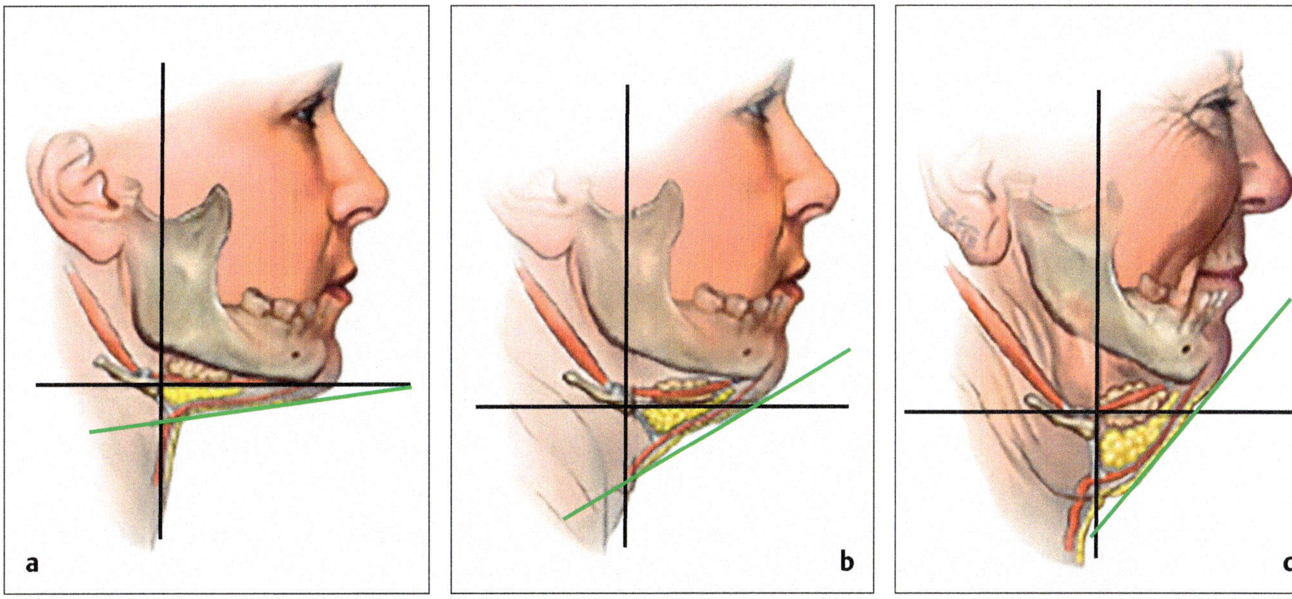

Fig. 38-1. (a) Relação ideal entre tecidos moles e esqueleto ósseo, com mandíbula bem definida e ângulo cervicomental ideal. (b) Paciente jovem com mandíbula pequena exibe uma relação tecidos moles-esqueleto inadequada, com ângulo cervicomental obtuso. (c) Paciente com idade mais avançada com atrofia da mandíbula e falta de suporte aos tecidos subplatismais, resultando em um ângulo cervicomental obtuso.

musculatura, fixações fasciais e glândulas submandibulares, frequentemente podem desafiar abordagens tradicionais, exigindo modificações cirúrgicas cuidadosas para criar o ângulo cervicomental esteticamente agradável e ideal.

O primeiro passo na cirurgia de *lifting* profundo da parte central do pescoço é uma compreensão abrangente dessas complexas relações anatômicas e variações, permitindo assim a modificação segura e eficaz dos componentes relevantes. Compreender essas nuances torna-se fundamental ao considerar as complicações cirúrgicas, suas sequelas e soluções potenciais. Objetivos de tratamento definidos são essenciais e exigem a criação de um contorno de pescoço elegante e suave, uma linha da mandíbula bem definida, um ângulo cervicomental agudo e ausência de bandas platismais. Embora variações na anatomia nativa do pescoço possam dificultar esses objetivos, a intervenção cirúrgica visa melhorar a anatomia nativa ou restaurar a anatomia original comprometida pelo tempo, muitas vezes em combinação com outros procedimentos de cirurgia plástica facial. Compreender as principais estruturas anatômicas e as complicações potenciais decorrentes de qualquer procedimento cirúrgico, independentemente de seu *design* e execução, é primordial. Reconhecer desequilíbrios entre os tecidos moles superficiais do pescoço e as estruturas profundas do pescoço e suas complicações potenciais é fundamental para o sucesso da cirurgia estética do pescoço. O surgimento de técnicas minimamente invasivas apresenta ao cirurgião facial um novo conjunto de desafios pós-tratamento minimamente invasivos e, à medida que a cirurgia abrangente do pescoço continua a evoluir, um entendimento detalhado da anatomia cervical e uma abordagem personalizada para as necessidades e objetivos estéticos únicos de cada paciente são fundamentais.

ANATOMIA CIRÚRGICA E FISIOLOGIA

As cirurgias da parte profunda do pescoço, também conhecidas como *lifting* cervical subplatismal, ou cervicoplastia profunda, tratam principalmente as estruturas profundas do pescoço que residem sob o músculo platisma. As estruturas profundas do pescoço podem ser conceitualmente compreendidas como sendo localizadas dentro dos triângulos submentoniano e submandibular, que podem ser definidos em termos de seus limites, assoalhos e tetos.

O triângulo submentoniano, com seu ápice no mento e lados formados pelos ventres anteriores dos músculos digástricos, engloba o osso hioide e a fáscia peri-hióidea na sua base, e o músculo milo-hióideo forma o assoalho. A gordura profunda está localizada dentro do triângulo submentoniano. O triângulo submandibular, adjacente e lateral ao triângulo submentoniano, é definido pelos seguintes limites: os ventres anterior e posterior dos músculos digástricos e a borda mandibular. O assoalho deste triângulo é composto pelos músculos milo-hióideo e hioglosso, enquanto o teto é formado pela fáscia cervical profunda e o platisma. Estruturas críticas, como a glândula submandibular, seu suprimento vascular, o nervo hipoglosso e o ramo cervical do nervo facial, estão contidas neste triângulo.

O músculo platisma, a segunda estrutura mais frequentemente manipulada em procedimentos de rejuvenescimento do pescoço, após a gordura subcutânea, é um músculo pareado que se estende do peito até a borda inferior da mandíbula. Ele é inervado pelo ramo cervical do nervo facial, e sua relação com esse ramo é significativa, pois lesões podem levar à fraqueza no lábio inferior.

O platisma é envolto pela fáscia cervical superficial e possui uma crucial relação retinacular com a fáscia cervical profunda, o que é significativo na cirurgia profunda do pescoço.

Qualquer sangramento que ocorra nesse espaço pode potencialmente se expandir para o espaço parafaríngeo e peritraqueal, representando um risco de comprometimento da via aérea.

A gordura cervical profunda está localizada entre e profundamente às bordas mediais do platisma. Ela consiste em uma gordura fibrosa densa, o compartimento de gordura central, e extensões laterais de gordura mais lobulada que formam os compartimentos de gordura profunda medial e lateral. A variabilidade no tamanho e posição dos vasos sanguíneos dentro desses compartimentos de gordura requer atenção durante a cirurgia para evitar sangramentos significativos.

A fáscia peri-hióidea, uma condensação de espessura variável da fáscia cervical profunda, estende-se de um tendão digástrico ao outro. Ela pode ser manipulada durante a cirurgia para criar um ângulo cervicomental mais esteticamente agradável quando há uma obliquidade acentuada do ângulo cervicomental. A liberação dessa fáscia facilitará a elevação do osso hioide.

O ventre anterior dos músculos digástricos frequentemente contribui para a convexidade paramediana, à medida que o pescoço faz a transição do triângulo submentoniano para o triângulo submandibular. Ressecção parcial do ventre anterior dos digástricos a tornar essa região mais plana, contribuindo para um contorno suave do pescoço. Além disso, os tendões do músculo digástrico, na inserção ao corno maior do osso hioide, podem ser plicados para elevar o osso hioide e o assoalho da boca. O ventre posterior do músculo digástrico é uma referência crucial usada para definir as fronteiras anatômicas do triângulo submandibular e a localização do nervo hipoglosso.

A glândula submandibular, uma glândula salivar maior com alta demanda metabólica, reside proeminentemente no triângulo submandibular. Ela está propensa a sangrar, quando manipulada, portanto, requer um manuseio cuidadoso. Os vasos perfurantes centrais dentro da glândula submandibular devem ser controlados durante a redução da glândula. Além disso, existem vasos significativos adjacentes à glândula, incluindo a veia e a artéria facial e a veia submentoniana, que representam um risco de sangramento volumoso e de controle tedioso se não forem adequadamente manejados. O ramo cervical do nervo facial, que corre anteriormente à glândula dentro da cápsula anterior (que é a camada de revestimento da fáscia cervical profunda), também pode ser facilmente lesionado com tração de afastadores, cauterização ou transecção.

Uma compreensão profunda da anatomia intrincada do pescoço profundo é essencial para intervenções cirúrgicas bem-sucedidas. Isso inclui o conhecimento das camadas fasciais, estrutura muscular, compartimentos de gordura e suprimento neurovascular, para evitar complicações. É vital compreender as relações anatômicas, variações potenciais e fatores de risco para garantir a segurança do paciente e a eficácia cirúrgica.

INDICAÇÕES E CONTRAINDICAÇÕES

As indicações para a cirurgia profunda do pescoço derivam de várias considerações clínicas e estéticas. A decisão de prosseguir com a cirurgia depende de um desequilíbrio entre o volume e a posição do conteúdo subplatismal da parte anterior do pescoço e a capacidade esquelética mandibular inferior da face. Pacientes com um notável desequilíbrio de volume, expresso como um ângulo cervicomental obtuso e uma linha da mandíbula pobre, muitas vezes com projeção de queixo insuficiente, frequentemente requerem um *lifting* anterior do pescoço para tratar essas estruturas subplatismais. Esses pacientes terão plenitude submental na zona Bravo 1, devido à gordura supra e subplatismal, músculos digástricos anteriores, fáscia peri-hióidea espessada e o osso hioide posicionado inferior e anteriormente; e plenitude do triângulo submandibular na zona Bravo 2 devido ao aumento e ptose da glândula submandibular e gordura cervical profunda central. Em pacientes mais jovens, com pele de boa elasticidade e sem irregularidades significativas no contorno facial inferior, um procedimento isolado de *lifting* do pescoço pode alcançar um contorno cervical adequado. No entanto, nos pacientes mais velhos em nossa prática, com desequilíbrio de volume subplatismal, o *lifting* cervical aberto é complementado com um *lifting* subsistema musculo-aponeurótico (SMAS) da face, para tratar as mudanças nas partes média e inferior da face. Por outro lado, pacientes que possuem um suporte esquelético forte, definido por uma dimensão mandibular anteroposterior e laterolateral adequadas, e excesso de volume subplatismal mínimo, com ou sem bandas platismais, podem ser tratados de maneira satisfatória por meio de uma cervicoplastia por via lateral, sem necessidade de abrir o submento.

Procedimentos do pescoço central envolvendo uma incisão submental são comuns em nossa prática, especialmente para pacientes mais jovens, ou para complementar a abordagem lateral a fim de alcançar um contorno do pescoço ideal. Esse acesso direto permite a abordagem das estruturas superficiais e profundas do pescoço central. Notavelmente, os pacientes cada vez mais se apresentam após tratamentos com tecnologias não cirúrgicas e minimamente invasivas, como dispositivos baseados em energia, de crioterapia, e agentes enzimáticos voltados para melhorar a aparência do pescoço. Isso criou um grupo de pacientes que requerem uma abordagem anterior do pescoço central para tratar deficiências e complicações criadas por esses tratamentos, frequentemente oferecidos por não cirurgiões e cirurgiões que não estão familiarizados com a cirurgia do contorno cervical contemporânea. Esses pacientes apresentam desafios e riscos únicos, incluindo a fusão de planos anatômicos, necessitando uma dissecção mais cuidadosa; perda excessiva de gordura; fibrose e aumento do sangramento. O impacto de diferentes tecnologias na vascularidade do retalho cutâneo também não é claro.

Em relação às estruturas profundas do pescoço, o acúmulo de volume no pescoço central devido ao aumento da gordura profunda é uma indicação importante para a cirurgia subplatismal. No entanto, se o cirurgião não pretende abordar as estruturas paramedianas, incluindo a glândula submandibular, deve-se ter cuidado para evitar a remoção excessiva de gordura que possa expor as estruturas profundas do pescoço e aumentar o risco da deformidade "pescoço de cobra" ou cobra *neck*, que pode ser problemática de corrigir. O manejo dessas estruturas deve ser considerado no planejamento pré-cirúrgico, especialmente para determinar se a glândula submandibular cria uma protuberância no triângulo submandibular, afetando a plenitude do pescoço. Se o manejo da glândula submandibular estiver planejado, os pacientes devem ser informados sobre os riscos potenciais associados.

Por fim, as considerações perioperatórias envolvem uma avaliação completa do histórico médico do paciente para prever possíveis complicações. Aspectos, como pressão arterial, coagulação, tabagismo, problemas de cicatrização, cicatrizes e presença de doenças autoimunes que possam complicar a cirurgia ou a fase de recuperação, devem ser abordados. Os pacientes também devem ser informados sobre a complexidade e a duração do procedimento, bem como o potencial para complicações.

Em resumo, a decisão pela cervicoplastia profunda deve ser precedida por um exame clínico meticuloso e uma consideração cuidadosa tanto dos resultados estéticos, quanto das complicações potenciais. Embora ofereça benefícios significativos em casos selecionados, a natureza intrincada desses procedimentos destaca a importância do aconselhamento ao paciente e de uma compreensão abrangente dos riscos associados.

TÉCNICA DE MARCAÇÃO

A incisão submentoniana, que oferece acesso ideal para a cirurgia profunda do pescoço central, é colocada posteriormente à prega submental (Fig. 38-2). Uma incisão posicionada posteriormente permite a realização de uma incisão mais longa, oferecendo um acesso mais direto às estruturas

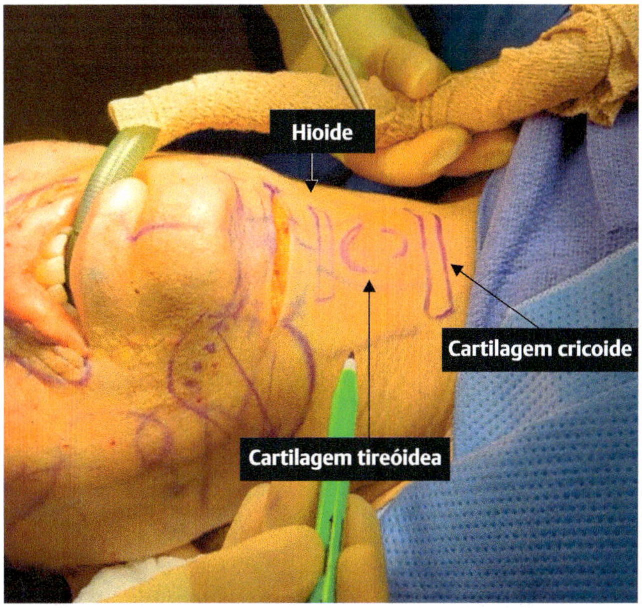

Fig. 38-2. Incisão colocada 1,5 cm mais posteriormente à incisão tradicional submentoniana, facilitando grandemente o acesso às estruturas profundas do pescoço, principalmente às glândulas submandibulares.

paramedianas, incluindo a glândula submandibular. Além disso, com uma incisão mais longa, há um aumento no diâmetro do campo visual para gerenciar a parte mais lateral do triângulo submandibular.

Em procedimentos isolados de *lifting* do pescoço, nos quais não está prevista a remoção de pele, o procedimento pode ser realizado apenas por meio de uma incisão submental, e se for necessário reposicionar ou aprimorar o ângulo retromandibular, então são utilizadas incisões confinadas ao sulco retroauricular para acessar o pescoço lateral. Quando há excesso de pele a ser removida, a incisão é estendida ao longo da mastoide em direção à linha do cabelo. Se o *lifting* do pescoço for combinado com um *lifting* facial, a incisão é estendida na região pré-auricular, em uma posição se retrotraia, e, dependendo da quantidade de pele em excesso a ser removida, pode ser colocada ou dentro da suíça, ou na linha pré-triquial temporal.

MANEJO INTRAOPERATÓRIO

A anestesia desempenha um papel crucial no manejo cirúrgico das estruturas profundas do pescoço, dadas as potenciais complicações de sangramento, complicações da via aérea e a natureza muitas vezes tediosa do procedimento. O objetivo da estratégia anestésica é manter a estabilidade hemodinâmica, reduzir o risco de sangramento e garantir o conforto do paciente sem causar depressão respiratória significativa.

A anestesia hipotensiva é usada para prevenir hematoma, mantendo a pressão arterial média intraoperatória em torno de 60 mm Hg. Em nossa prática, a dexmedetomidina (Precedex) é o sedativo preferido devido à sua capacidade única de sedar sem causar depressão respiratória. Como um agonista alfa, a dexmedetomidina controla efetivamente a pressão arterial intraoperatória, potencializa o efeito de narcóticos e agentes ansiolíticos, e mantém sua eficácia ao final da cirurgia devido ao seu tempo de meia-vida de duas horas.

A anestesia escolhida deve ser aquela com a qual tanto o cirurgião, quanto o provedor de anestesia estão confortáveis.

A anestesia intravenosa total (TIVA – *total intravenous anesthesia*), sem intubação endotraqueal, é usada para pacientes sem apneia obstrutiva do sono. Em pacientes com risco de obstrução das vias aéreas, como aqueles com apneia obstrutiva do sono, a intubação endotraqueal é preferida, mantendo-se os protocolos de TIVA.

O Precedex serve como o principal agente anestésico, auxiliado pelo propofol. Essa combinação proporciona analgesia, ansiólise e sedação sem causar depressão respiratória. O uso de Precedex reduz significativamente a necessidade de narcóticos perioperatórios e elimina o uso de agentes inalatórios, reduzindo assim a náusea e o vômito pós-operatório no período de recuperação inicial. Como agonista alfa, o Precedex também ajuda a diminuir e estabilizar a pressão arterial, evitando episódios hipertensivos perioperatórios, o que é importante para evitar sangramento e formação de hematoma.

Além da anestesia sistêmica, a anestesia local é administrada usando uma técnica tumescente. Isso envolve a infiltração subcutânea de uma solução contendo lidocaína a 0,25% com adrenalina na concentração 1:1 milhão e 250 mg de ácido tranexâmico por 250 mL de solução de soro fisiológico 0,9%. Essa mistura é administrada no plano subcutâneo da face e do pescoço usando uma cânula multifuros e com auxílio de uma bomba de infiltração.

Em resumo, a abordagem anestésica ideal para a cervicoplastia profunda envolve uma combinação de anestesias sistêmica e local, com atenção cuidadosa para manter a estabilidade hemodinâmica, reduzir os riscos de sangramento intra e pós-operatório e garantir o conforto do paciente. A dexmedetomidina (Precedex), devido às suas vantagens, serve como um componente significativo dessa estratégia.

POSICIONAMENTO DO PACIENTE E INSTRUMENTOS

A preparação para a cervicoplastia profunda envolve um planejamento pré-operatório meticuloso, incluindo a seleção e preparação dos instrumentos cirúrgicos adequados e o posicionamento do paciente. Um coxim sob os ombros ajuda a hiperestender o pescoço.

Instrumentação Cirúrgica

Um dos requisitos-chave para a cirurgia profunda do pescoço é garantir que os instrumentos cirúrgicos necessários estejam prontamente disponíveis, incluindo:

Afastadores com Fonte de Luz

Essenciais para iluminar o campo operatório. O afastador ideal também deve ter a capacidade de evacuação de fumaça, o que ajuda a manter um campo visual claro durante procedimentos que envolvem cauterização.

Instrumentos de Cauterização

Tanto dispositivos de cauterização monopolar, quanto bipolar devem estar disponíveis. Esses instrumentos são cruciais para controlar o sangramento e realizar certas manobras cirúrgicas. Quando disponível, o dispositivo LigaSure™ (Medtronic, Minneapolis, MN - EUA) fornece hemostasia confiável, especialmente na ressecção da glândula submandibular, e sela estruturas linfáticas seccionadas.

Cautério com Ponta de Sucção

Isso é especialmente útil em casos em que ocorre sangramento na glândula submandibular. O cautério com ponta de sucção ajuda a controlar o sangramento em áreas anatômicas desafiadoras.

Clipes Hemostáticos

São usados ao longo da dissecção subplatismal para manter a hemostasia, com o conceito de hemostasia prospectiva, facilitando a visualização e evitando tingimento de planos cirúrgicos por sangue, o que pode dificultar a cirurgia.

Instrumentos Cirúrgicos Longos

São necessários para alcançar as áreas mais laterais do triângulo submandibular sem obstruções ao longo do eixo visual.

Pinças de DeBakey

São especificamente recomendadas ao segurar a glândula submandibular para evitar a ruptura da glândula frágil, o que pode levar a sangramento que obscurece o campo operatório.

TÉCNICA CIRÚRGICA

Cervicoplastias profundas, especialmente na região anterior do pescoço, são procedimentos complexos que requerem uma abordagem estruturada. Esse procedimento é dividido em uma abordagem algorítmica que antecipa e responde ao impacto de cada manobra sequencial. A técnica cirúrgica para a cervicoplastia profunda requer a execução cuidadosa de cada etapa, conforme descrito.

Criação do Retalho Cutâneo

Esse processo começa com a elevação da pele central e lateral do pescoço em um plano subcutâneo, deixando uma quantidade substancial (3-5 mm) de gordura subcutânea no retalho, o que pode ser feito de maneira mais uniforme fazendo pequenos cortes na profundidade desejada, em vez da técnica de deslizamento da tesoura de lateral para medial, que muitas vezes pode levar a irregularidades do retalho. Os ligamentos mandibulares são liberados por uma dissecção retrógrada na região inferior do queixo, usando uma combinação de tesoura e cauterização com ponta de agulha (Fig. 38-3). Cuidado é necessário para evitar lesões nos ramos terminais do nervo mandibular marginal durante a liberação das inserções cutâneas do ligamento. Além disso, esse ramo terminal está em risco ao usar a cauterização para controlar os vasos perfurantes intimamente associados aos ligamentos; ao cauterizar, é preferível que seja realizado no nível mais superficial, mais próximo ao retalho cutâneo do que mais profundamente.

Manejo da Gordura Supraplatismal

A gordura supraplatismal é preservada no retalho cutâneo, ou se houver excesso, é suavizada com uma cânula de lipoaspiração de face aberta ou removida com tesoura sob visualização direta, mantendo a integridade da fáscia. É fundamental preservar uma quantidade adequada de gordura supraplatismal para evitar a exposição excessiva do platisma e das estruturas centrais do pescoço. Na maioria dos casos, o ajuste final da quantidade de gordura supraplatismal é realizado após o manejo do platisma e a conclusão do *lifting* facial.

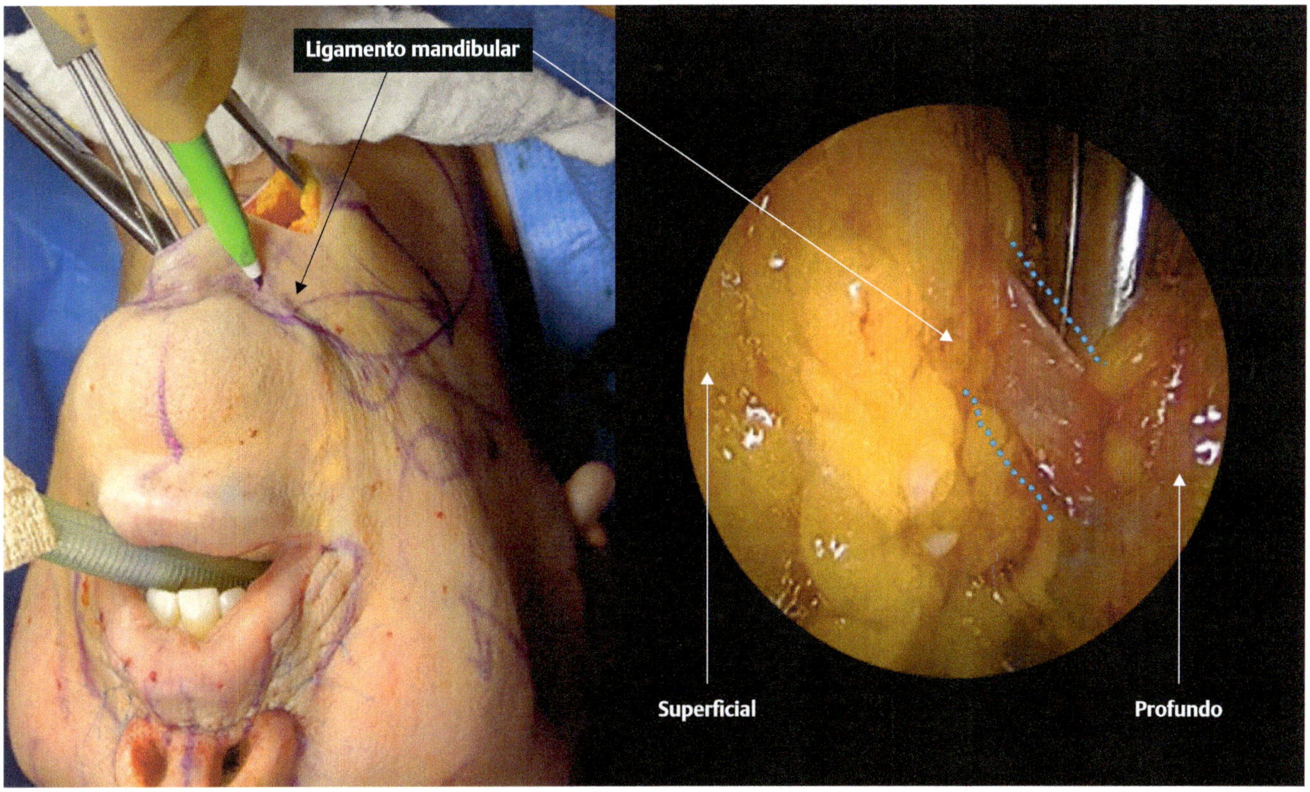

Fig. 38-3. Ligamento mandibular direito – anatomia de superfície e visão com endoscópio. A liberação deste ligamento osteocutâneo é realizada de forma mais segura em plano subcutâneo, por estar em proximidade ao local em que o nervo marginal mandibular se torna superficial, e permite a redistribuição da pele da região circundante sem tensão.

Elevação do Platisma

A elevação das bordas mediais do platisma inicia a cervicoplastia profunda, expandindo a exposição nos triângulos submentais e submandibulares (Fig. 38-4). A extensão inferior da liberação do platisma é pelo menos até o nível da cartilagem cricoide. Uma fina camada de gordura é mantida na face profunda do platisma para proteger os ramos distais do nervo cervical e para aumentar a força do platisma, com a incorporação de uma pequena camada de fáscia cervical profunda junto com a gordura profunda.

Exposição do Triângulo Submental

O platisma é elevado para obter acesso ao pescoço central profundo. A dissecção segue pelo plano avascular entre os músculos digástricos e platisma, com controle cuidadoso dos vasos perfurantes. A dissecção continua lateralmente para a glândula submandibular, onde a extensão da gordura medial profunda é identificada para ressecção. Ao seccionar a gordura medial profunda, é importante estar ciente de que a veia submental ocasionalmente é de tamanho significativo e deve ser controlada antes da transecção da gordura central para evitar sangramento, que pode ser difícil de controlar na porção superior do triângulo submandibular.

Manejo da Gordura Profunda

A quantidade de gordura a ser removida é determinada avaliando a posição dos músculos digástricos e o tamanho das glândulas submandibulares. O objetivo é criar um triângulo submental liso e plano. Para evitar uma ressecção excessiva de gordura central profunda e evitar uma depressão submental, a gordura é refletida, a partir do mento, caudalmente, liberando-a do músculo milo-hióideo subjacente. A liberação continua até a gordura infra-hióidea, onde a gordura submental é temporariamente preservada como um retalho de base inferior (Fig. 38-5). Essa reflexão caudal da gordura profunda permite acesso à fáscia hioide e diminui a obstrução do eixo visual para a glândula submandibular. A determinação final para a remoção da gordura é feita após todas as outras estruturas subplatismais terem sido modificadas.

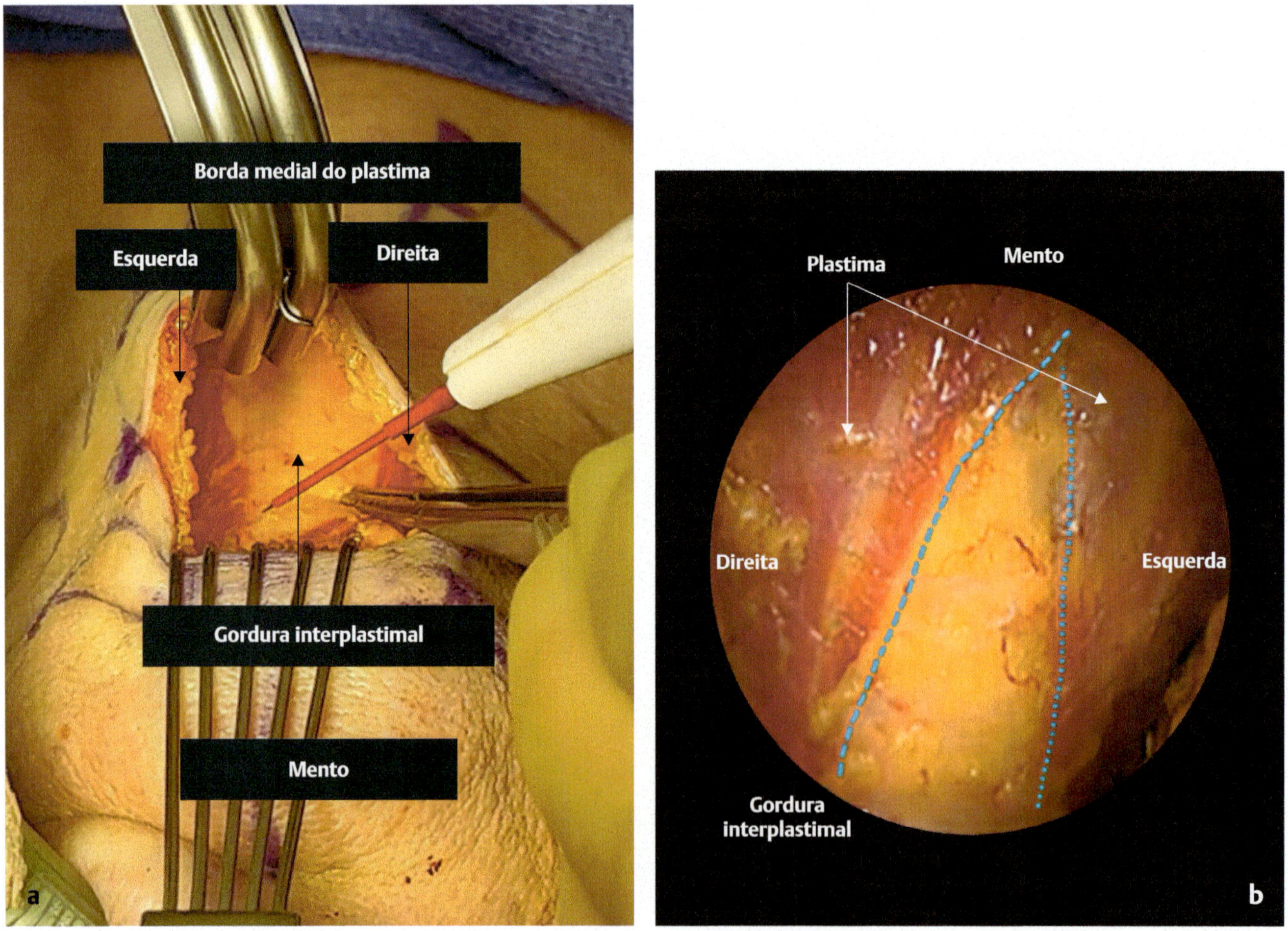

Fig. 38-4. Início da elevação do retalho de músculo platisma, demonstrando gordura interplatismal e a ausência de músculo platisma na linha média abaixo do mento. (**a**) Visão do cirurgião. (**b**) Visão endoscópica.

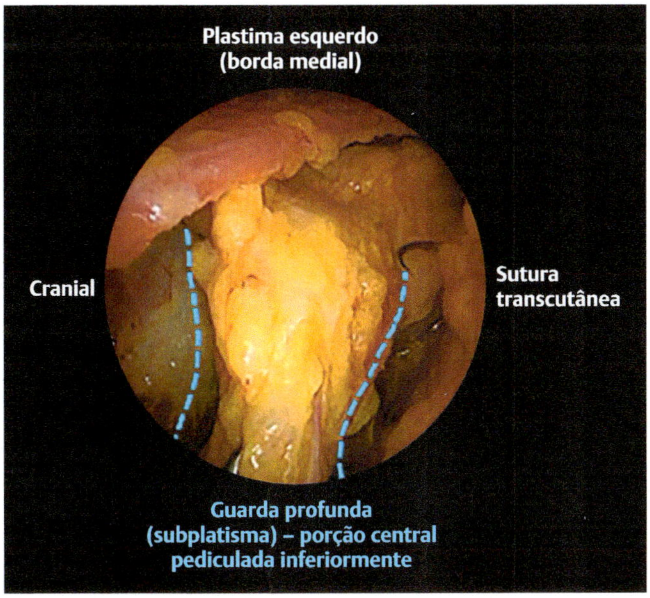

Fig. 38-5. Gordura subplatismal (profunda), utilizada como um retalho pediculado inferiormente. A ressecção do excesso desse coxim de gordura é realizada ao final das manobras de cervicoplastia profunda, antes da platismoplastia; assim, pode-se decidir suavizar o ângulo cervicomental (*C-neck*) ou torná-lo mais agudo (*V-neck*).

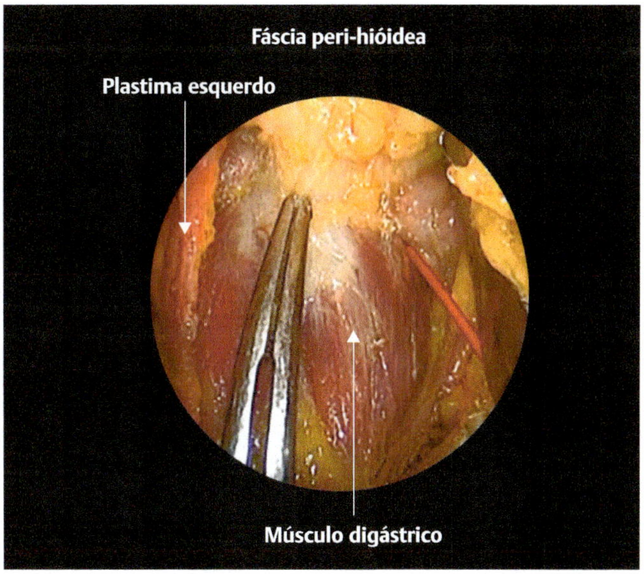

Fig. 38-6. Fáscia peri-hióidea. A divisão da fáscia peri-hióidea, logo abaixo do tendão dos digástricos, ajuda a aprofundar o ângulo cervicomental, além de permitir a elevação do hioide. Em casos de fáscia especialmente espessada, pode ser realizada uma excisão da mesma até o nível do osso hioide. O uso do retalho de gordura profunda, pediculado inferiormente, pode auxiliar a suavizar o ângulo cervicomental excessivamente agudo.

Manejo da Fáscia Peri-Hióidea

A fáscia peri-hióidea pode contribuir significativamente para o ângulo cervicomental obtuso em certos pacientes. Quando há um espessamento fibrogorduroso significativo da fáscia peri-hióidea, a extensão da fáscia sobre o osso hioide é ressecada (Fig. 38-6). Nos casos em que o reposicionamento do osso hioide com plicatura anterior do músculo digástrico está planejado, a fáscia é incisada e separada entre os tendões do músculo digástrico. A manipulação da fáscia é necessária para aprofundar o ângulo cervicomental e elevar o hioide.

Manejo dos Músculos Digástricos

Quando a porção caudal dos músculos digástricos anteriores se apresenta como uma protuberância na transição do triângulo submental para o submandibular, é realizada uma redução tangencial do ventre central caudal do músculo (Fig. 38-7). Em pacientes com o osso hioide deslocado inferiormente, a plicatura dos músculos digástricos anteriormente ao nível do tendão dos digástricos pode elevar efetivamente o osso hioide para uma posição esteticamente mais agradável (Fig. 38-8). A plicatura do músculo digástrico anterior também medializa as glândulas submandibulares em até 1,5 cm em relação à linha média e facilita significativamente o acesso à glândula, aliviando a dificuldade de manejo da porção mais lateral da glândula.

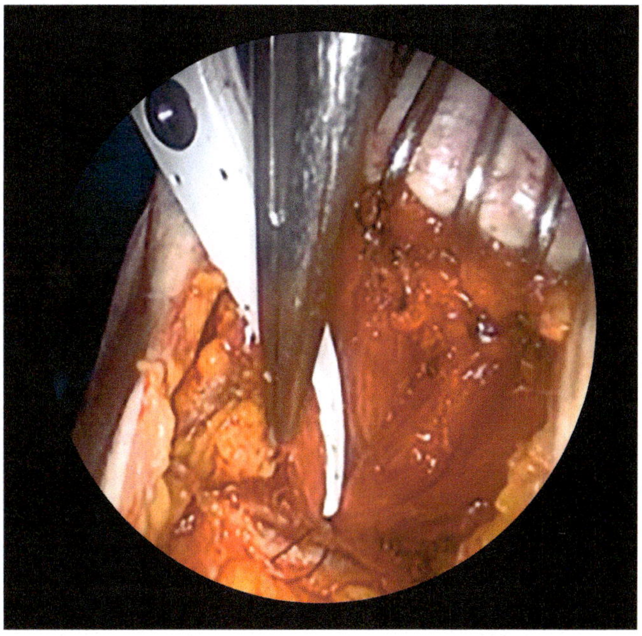

Fig. 38-7. Ressecção de excesso do ventre anterior dos músculos digástricos. Quando há volume excessivo levando a uma protuberância na transição do triângulo submentoniano para o submandibular, realiza-se uma ressecção tangencial do ventre central caudal dos digástricos. O uso do LigaSure pode auxiliar em um melhor controle do sangramento por efetivamente selar o músculo e vasos perfurantes.

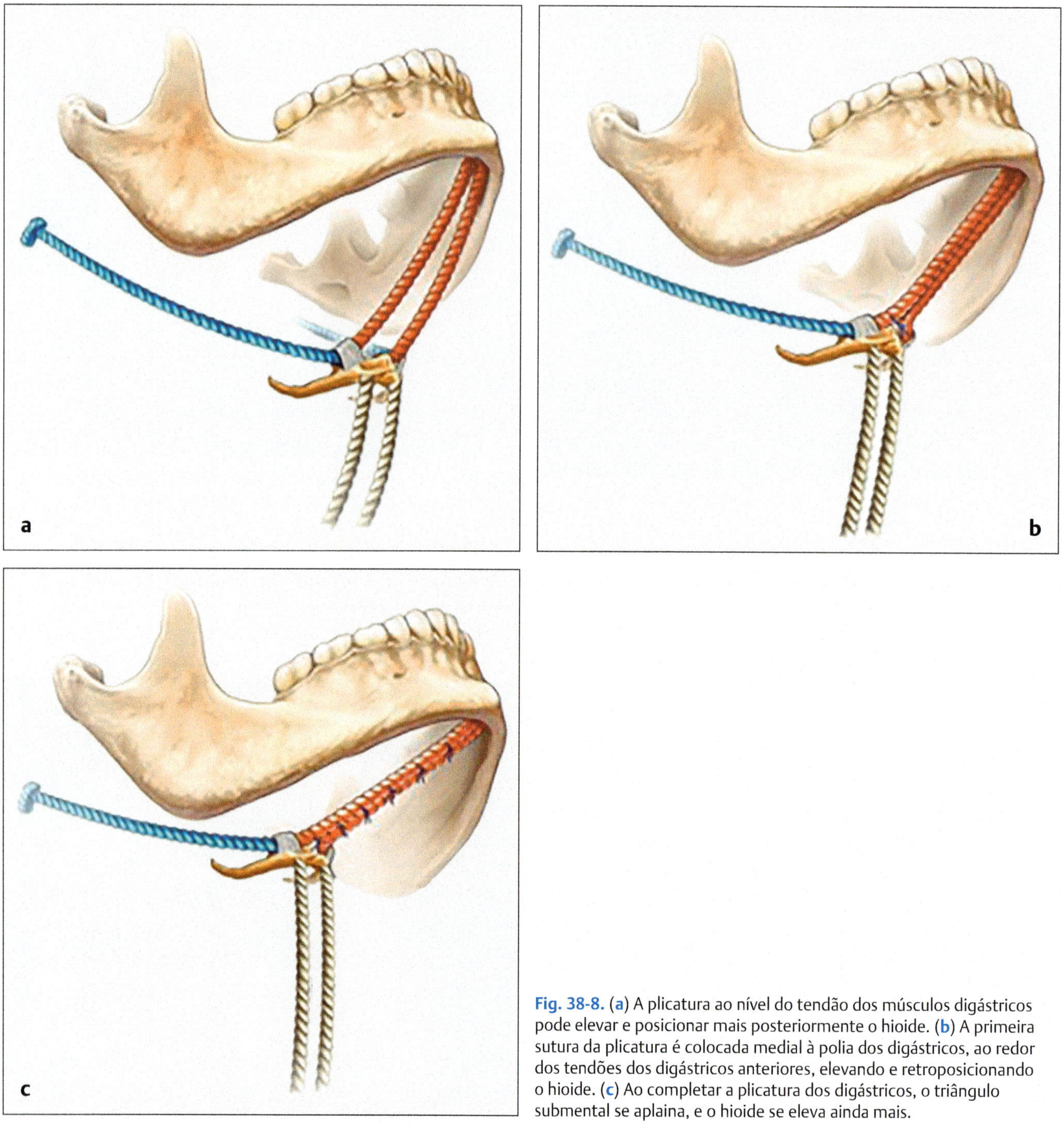

Fig. 38-8. (a) A plicatura ao nível do tendão dos músculos digástricos pode elevar e posicionar mais posteriormente o hioide. (b) A primeira sutura da plicatura é colocada medial à polia dos digástricos, ao redor dos tendões dos digástricos anteriores, elevando e retroposicionando o hioide. (c) Ao completar a plicatura dos digástricos, o triângulo submental se aplaina, e o hioide se eleva ainda mais.

Manejo das Glândulas Submandibulares

Quando a redução da glândula submandibular está planejada, uma exposição e mobilização adequadas são obrigatórias para uma execução segura (Fig. 38-9). A exposição é obtida com um amplo descolamento lateral abaixo do platisma. A cápsula da glândula submandibular é incisada com cautério ao longo da confluência dos folhetos anterior e posterior da fáscia cervical profunda, e o platisma, juntamente com uma fina camada da fáscia cervical profunda, é amplamente elevado inferiormente à glândula, posterior à fáscia cervical profunda. Essa elevação do platisma amplia o campo visual e melhora significativamente o acesso. A glândula submandibular é totalmente mobilizada da cápsula posterior e do ventre posterior do músculo digástrico. O descolamento lateral da glândula deve ser realizado cuidadosamente para manter a integridade da cápsula lateral e da fáscia cervical profunda, a fim de evitar a exposição da veia facial. A redução da glândula é realizada apenas nos componentes da glândula que são completamente acessíveis circunferencialmente. Ela pode ser reduzida como um segmento maior ou retirada em pedaços, quando o acesso é difícil. O plano desejado de ressecção é uma linha imaginária da borda mandibular

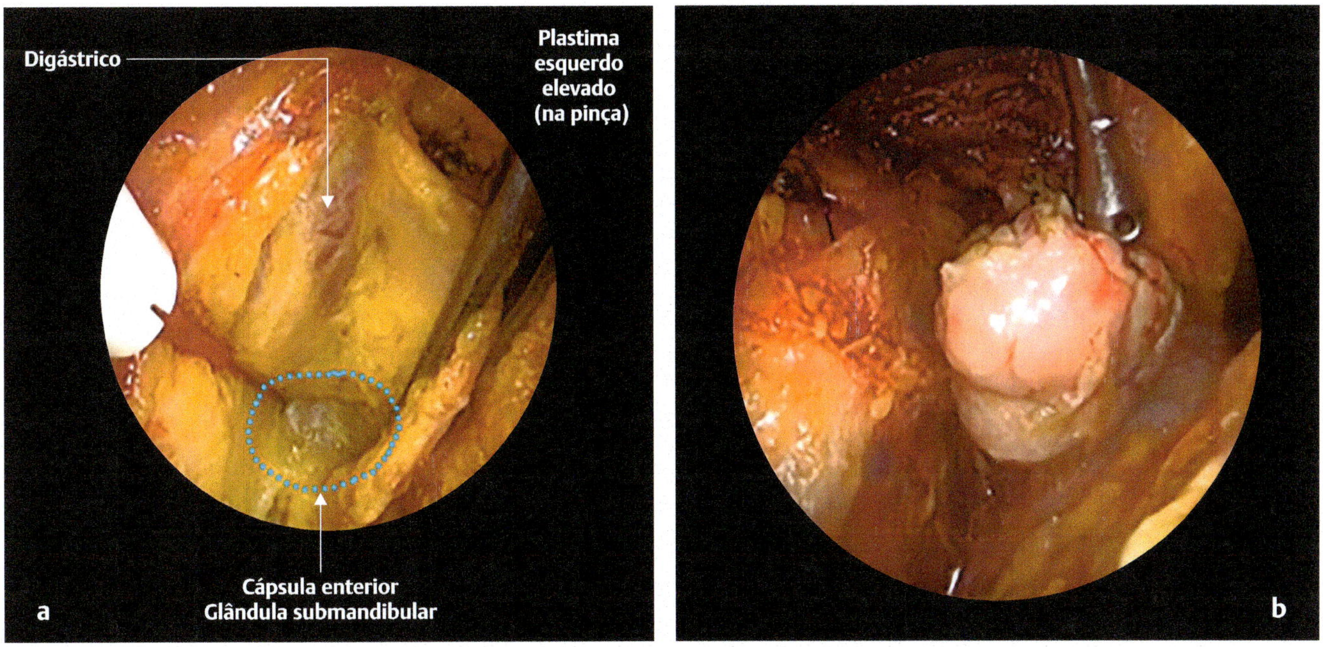

Fig. 38-9. Manejo da glândula submandibular. (a) Acesso inicial à glândula submandibular esquerda demonstrando relações com platisma e ventre anterior do músculo digástrico (esquerdo). (b) Cápsula anterior da glândula incisada e lobo anterior da glândula totalmente mobilizado, permitindo uma ressecção segura, com controle vascular circunferencial. O uso de LigaSure auxilia no selamento da estrutura glandular e no controle de vasos perfurantes, que podem sangrar e rapidamente obstruir o campo cirúrgico.

ao corno maior do osso hioide (Fig. 38-10). Após a redução adequada da glândula, o seu leito é irrigado para remover detritos glandulares, saliva e fluido seroso da transecção dos linfáticos circundantes. O uso do LigaSure pode ajudar no controle tanto da hemostasia, quanto dos linfáticos. O remanescente da glândula é injetado com 8 unidades de toxina botulínica sob visão direta para diminuir temporariamente a função glandular e reduzir o risco de formação de sialocele pós-operatória. A cápsula da glândula submandibular é reconstruída com a colocação de uma rede cirúrgica interna para aproximar as cápsulas anterior e posterior de forma firme, fechando completamente o espaço morto e fixando o remanescente em uma posição superior, mais próxima à borda inferior da mandíbula.

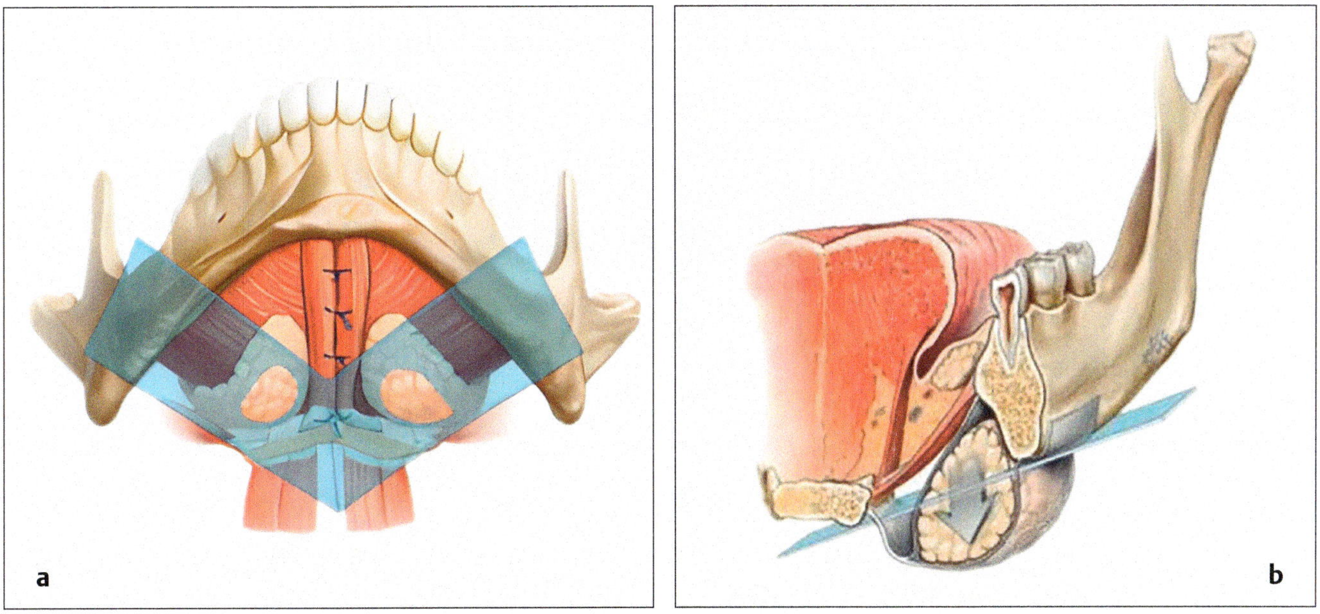

Fig. 38-10. (a,b) Plano de ressecção das glândulas submandibulares – resseca-se a porção da glândula que protrui além de um plano imaginário desenhado da borda inferior da mandíbula até o corno maior do hioide.

Contorno Final e Fixação do Retalho de Gordura Profunda

Após definido o contorno final da glândula submandibular, a redução final da gordura central profunda é realizada. A quantidade a ser preservada é determinada pela profundidade do ângulo cervicomental e a depressão sub-hióidea desejada. Quando se deseja um pescoço mais fundo, em V, menos gordura é preservada e fixada. Quando se deseja um pescoço em C, mais gordura é preservada, e o retalho baseado inferiormente é suturado ao nível do ângulo cervicomental para suavizar essa transição.

Manejo do Platisma

O platisma é avançado para a linha média e realizada plicatura do tipo *vest-over-pants* (ou em espartilho). A borda medial direita do platisma é suturada ao músculo digástrico esquerdo do hioide ao mento. Ao nível do mento, a borda medial esquerda do platisma é avançada até a posição do músculo digástrico anterior direito subjacente, até o nível do hioide. O platisma infra-hióideo é suturado com menos tensão – novamente aproximando a borda medial direita do platisma sob a borda medial do platisma esquerdo ao nível da cartilagem cricoide. A seguir, a borda medial do platisma esquerdo é sobreposta, suturada ao platisma direito. Se houver redundância de platisma medialmente, pode ser ressecado. Uma sutura farpada de PDS 3-0 é utilizada para a platismoplastia.

Esta abordagem para realizar a cervicoplastia profunda trata de maneira completa a dinâmica entre pele, gordura, músculos e glândulas, para atingir um desfecho estético favorável enquanto preserva estruturas e funções anatômicas cruciais (Figs. 38-11 e 38-12).

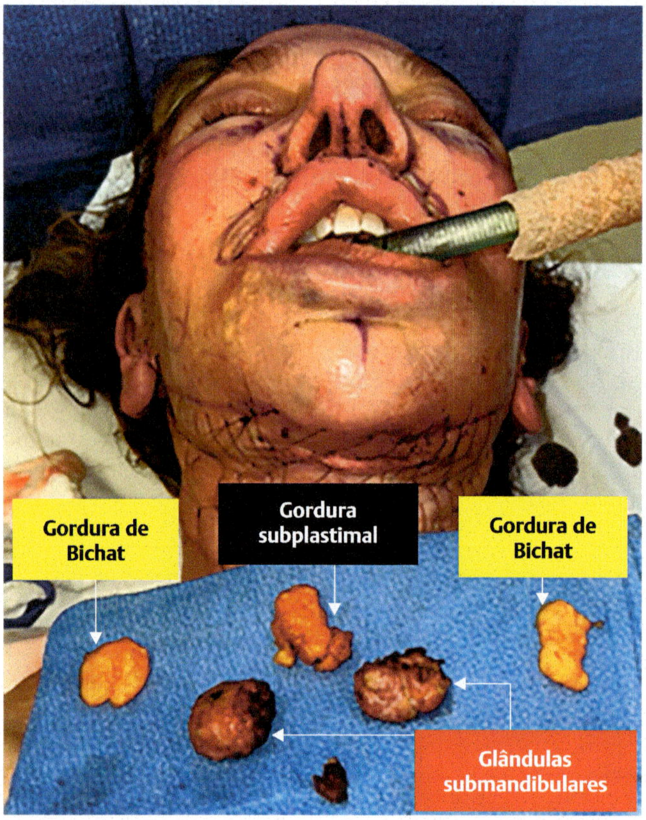

Fig. 38-11. Resultado da cervicoplastia profunda, com espécimes cirúrgicos da ressecção de glândulas submandibulares, gordura subplatismal e digástricos anteriores, além da gordura de Bichat para comparação.

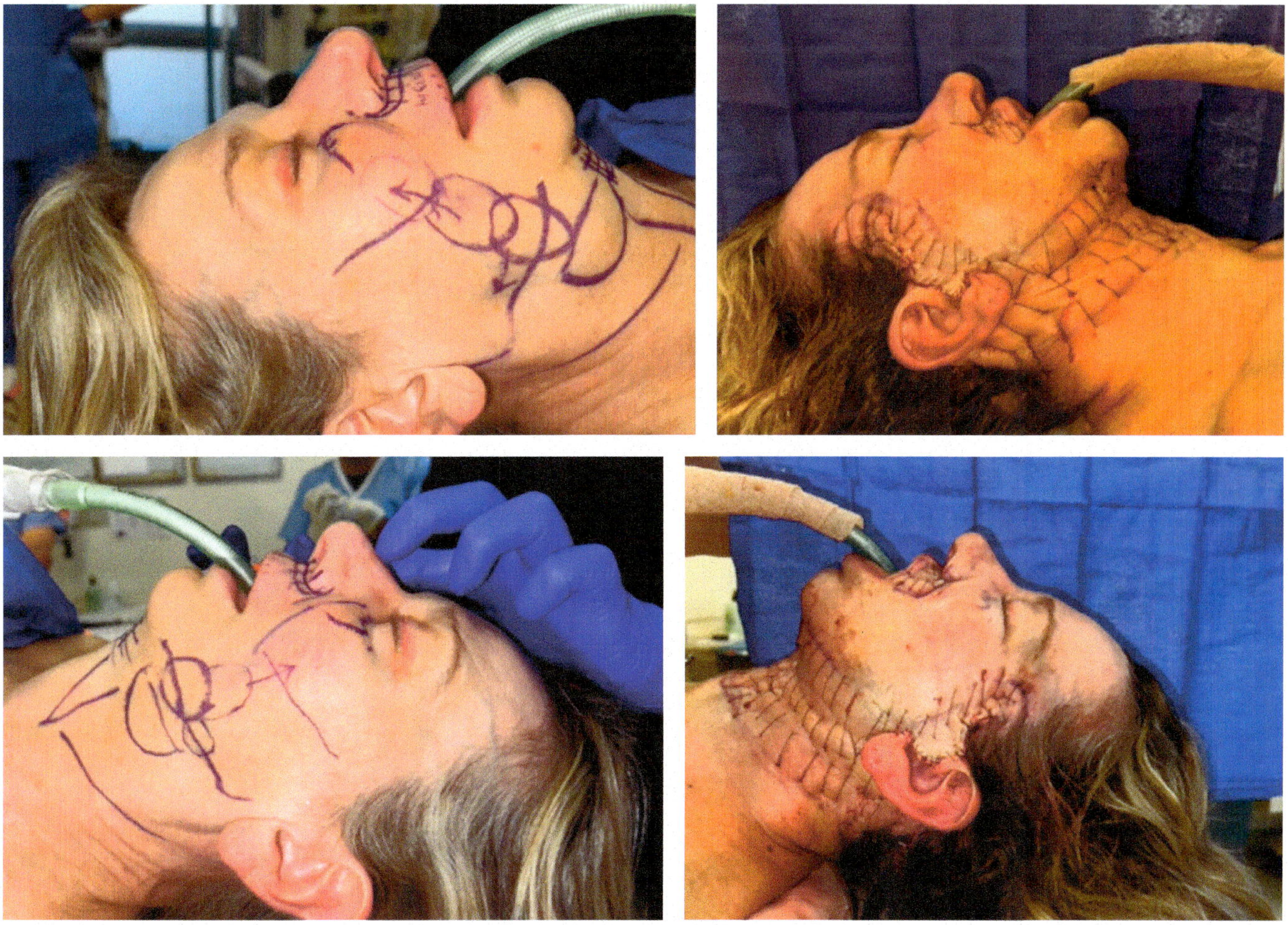

Fig. 38-12. Pré e pós-operatório imediato após cervicoplastia profunda e *lifting* facial com retalho SMAS lateral alto em paciente de 67 anos.

CUIDADOS PÓS-OPERATÓRIOS

O manejo pós-operatório desempenha um papel crucial na obtenção de resultados ótimos para o paciente, com foco principal na prevenção de complicações como hematomas, seromas e sialoceles.

Uma das medidas-chave aplicadas no cuidado pós-operatório é a utilização da rede hemostática, uma inovação introduzida pela primeira vez por Auersvald e Auersvald. Essa rede é um método simples de sutura contínua da pele que abrange toda a área da dissecção subcutânea. Ela funciona para prevenir o acúmulo de sangue e fluidos no período pós-operatório inicial, minimizando efetivamente o risco de hematomas e seromas. A rede cirúrgica também é benéfica para o reposicionamento preciso da pele nas novas curvas criadas após a cirurgia subplatismal e a platismoplastia.

A colocação da rede envolve uma sutura de *nylon* 5-0 com pontos que incorporam a pele e o platisma subjacente, abrangendo o ângulo cervicomentoniano até a borda mandibular. É imperativo que cada passagem da agulha capture a pele e as estruturas profundas, eliminando completamente o espaço morto. A rede geralmente é removida de 48 a 72 horas após a cirurgia.

A atividade física do paciente é outro aspecto crítico do manejo pós-operatório. Os pacientes são instruídos a manter a elevação da cabeça em todos os momentos, inclusive durante o sono, e a restringir todos os movimentos da cabeça. Após a remoção da rede cirúrgica, pode-se aplicar uma malha elástica de compressão leve para limitar ainda mais os movimentos do paciente. Esse regime é mantido até o sexto dia, quando quaisquer suturas restantes nas incisões são removidas. Os pacientes são orientados a continuar restringindo os movimentos da cabeça, manter a elevação da cabeça e evitar esforços por duas semanas.

Restrições dietéticas são aplicadas quando a glândula submandibular foi reduzida. Durante 2 semanas após a cirurgia, os pacientes seguem uma dieta branda, de alimentos facilmente mastigáveis, evitando alimentos cítricos, azedos, doces e salgados, balas duras e chicletes. Esses alimentos sialogogos podem estimular a produção de saliva, aumentando assim o risco de sialocele (acúmulo de saliva). As restrições dietéticas servem para mitigar esse risco.

COMPLICAÇÕES

As complicações após a cervicoplastia profunda manifestam-se de várias maneiras, como evidenciado por uma taxa geral de complicação de 12,6% em uma série de pacientes. A complicação mais frequentemente observada foi a disfunção transitória dos depressores do lábio inferior, afetando 7,9% dos pacientes. No entanto, essa complicação se mostrou temporária, com todos os pacientes apresentando resolução da fraqueza entre 2 e 14 semanas. As estratégias de manejo para essa condição incluíram a aplicação de neurotoxina nos depressores do lábio não afetados unilateralmente em um paciente para obter um sorriso simétrico durante a recuperação.

Sialocele é uma coleção de saliva que vazou de uma borda cruenta do remanescente da submandibular. O risco de sialocele é mitigado com uso da injeção de neurotoxina neste restante de glândula. Quando essa complicação ocorre, as sialoceles são frequentemente tratadas com sucesso com aspirações repetidas e injeções de neurotoxina sob orientação ultrassonográfica. Em sialoceles persistentes, uma abordagem mais invasiva é necessária, incluindo a colocação de um dreno ou uma rede cirúrgica e a administração de injeção de neurotoxina. Além disso, um adesivo de escopolamina pode ser usado por seu efeito antimuscarínico para gerenciar as sialoceles.

Irregularidades no contorno pós-operatório na região submentoniana podem levar a cirurgias de revisão. Essas deformidades de contorno são resultado de erros ou de excessiva redução ou de sub-redução de uma ou mais estruturas e frequentemente requerem cirurgia secundária para correção.

Curiosamente, não foram observados casos de xerostomia, uma condição caracterizada por boca seca devido à redução ou ausência de fluxo salivar, em qualquer momento durante o período pós-operatório nesta série de pacientes.

Em resumo, embora a cirurgia de pescoço profundo seja um procedimento complexo, as complicações são em grande parte controláveis, muitas vezes resolvendo espontaneamente ou através de intervenção mínima. Reconhecer essas complicações potenciais e compreender seu manejo pode ajudar a melhorar os resultados do paciente e otimizar o processo de recuperação.

CONCLUSÃO

No campo da cirurgia plástica, a cirurgia de pescoço profundo emergiu como um procedimento altamente especializado para restaurar ou criar um pescoço esteticamente agradável que se equilibra com o rosto. Este procedimento é indicado em pacientes com desequilíbrio entre o volume subplatismal e o espaço musculoesquelético que ele habita, contribuindo para uma linha da mandíbula mal definida e um ângulo cervicomental obtuso.

Três objetivos principais definem o sucesso desta cirurgia: redução substancial do volume anterior do pescoço através da remoção da gordura profunda central do pescoço e das glândulas submandibulares; redução mínima do volume dos músculos milo-hióideos e digástricos anteriores e da fáscia peri-hióidea, que aplaina o submento e aprimora o ângulo cervicomental; e reposicionamento do hioide para uma aparência estética aprimorada. Esses procedimentos, personalizados com base na anatomia única de cada paciente, buscam estabelecer uma linha da mandíbula distinta e um ângulo cervicomental entre 105° a 120°, preservando gordura subcutânea suficiente para evitar uma aparência esquelética e camuflar irregularidades.

A realização dessas cirurgias exige uma compreensão abrangente da anatomia, uma equipe bem preparada e a capacidade de antecipar os efeitos de cada etapa cirúrgica, sendo todos essenciais para alcançar o resultado desejado e manter o equilíbrio entre o pescoço e a face. Estruturas-chave, como a gordura profunda, os músculos digástricos, a fáscia peri-hióidea e as glândulas submandibulares, podem ser esculpidas com segurança para reduzir o volume central do pescoço e aprimorar os resultados de um *lifting* cervical.

No entanto, esses procedimentos não estão isentos de possíveis armadilhas. Resultados insatisfatórios podem surgir de complicações inevitáveis, erros de *design* e execução e falhas no diagnóstico, levando a tratamentos incorretos. Ressecção excessiva das áreas de fácil acesso, como a região subcutânea do pescoço medial e a região pré-platisma, pode resultar em esqueletização do pescoço, enquanto regiões de difícil acesso, como o pescoço lateral e as estruturas subplatismais, podem levar à subcorreção. O surgimento de técnicas minimamente invasivas introduziu novos desafios que também precisam ser considerados.

Os cirurgiões devem, portanto, estar preparados para entender e prevenir complicações potenciais e diagnosticar e tratar com precisão quaisquer problemas que surjam. Isso garantirá que o objetivo final de criar ou restaurar um pescoço jovem e atraente seja consistentemente alcançado, proporcionando aos pacientes os melhores resultados possíveis.

BIBLIOGRAFIA

Auersvald A, Auersvald LA. Hemostatic net in rhytidoplasty: an efficient and safe method for preventing hematoma in 405 consecutive patients. Aesthetic Plast Surg. 2014;38(1):1-9.

Auersvald A, Auersvald LA. Management of the Submandibular Gland in Neck Lifts: Indications, Techniques, Pearls, and Pitfalls. Clin Plast Surg. 2018;45(4):507-25.

Benslimane F, Kleidona IA, Cintra HPL, et al. Partial Removal of the Submaxillary Gland for Aesthetic Indications: A Systematic Review and Critical Analysis of the Evidence. Aesth Plast Surg. 2020;44:339-48.

Bravo FG. Reduction Neck Lift: The Importance of the Deep Structures of the Neck to the Successful Neck Lift. Clin Plast Surg. 2018;45(4):485-506.

Cakmak O, Buyuklu F, Kolar M, et al. Deep Neck Contouring with a Focus on Submandibular Gland Vascularity: A Cadaver Study. Aesthet Surg J. 2023;43(8):805-16.

Gordon NA, Paskhover B, Tower JI, O'Daniel TG. Neck Deformities in Plastic Surgery. Facial Plast Surg Clin North Am. 2019;27(4):529-55.

Guyuron B. Problem neck, hyoid bone, and submental myotomy. Plast Reconstr Surg. 1992 Nov;90(5):830-7; discussion 838-40.

Larson JD, Tierney WS, Ozturk CN, Zins JE. Defining the fat compartments in the neck: a cadaver study. Aesthet Surg J. 2014;34(4):499-506.

Lee MK, Sepahdari A, Cohen M. Radiologic measurement of submandibular gland ptosis. Facial Plast Surg. 2013;29(4):316-20.

Minelli L, et al. The functional anatomy and innervation of the platysma is segmental: implications for lower lip dysfunction, recurrent platysmal bands, and surgical rejuvenation. Aesthetic Surg J. 2023;148.

Minelli L, van der Lei B, Mendelson BC. The Deep Fascia of the Head and Neck Revisited: Relationship with the Facial Nerve and Implications for Rhytidectomy. Plast Reconstr Surg. 2023.

Moore ACM, Kachare SD, Barber DA, et al. Total Intravenous Anesthesia With Dexmedetomidine for Hemodynamic Stability and Enhanced Recovery in Facial Aesthetic Surgery. Aesthet Surg J. 2022;42(11):NP602-NP10.

O'Daniel TG, Kachare SD. Deep Neck Lifting. Advances in Cosmetic Surgery. 2020;3(1):189-208.

O'Daniel TG, Shanahan PT. Dexmedetomidine: a new alpha-agonist anesthetic agent for facial rejuvenation surgery. Aesthet Surg J. 2006;26(1):35-40.

O'Daniel TG. Optimizing Outcomes in Neck Lift Surgery. Aesthet Surg J. 2021;41(8):871-92.

O'Daniel TG. Understanding Deep Neck Anatomy and Its Clinical Relevance. Clin Plast Surg. 2018;45(4):447-54.

Pelle-Ceravolo M, Angelini M, Silvi E. Treatment of Anterior Neck Aging without a Submental Approach: Lateral Skin-Platysma Displacement, a New and Proven Technique for Platysma Bands and Skin Laxity. Plast Reconstr Surg. 2017;139(2):308-21.

Raveendran SS, Anthony DJ, Ion L. An anatomic basis for volumetric evaluation of the neck. Aesthet Surg J. 2012;32(6):685-91.

Rohrich RJ, Pessa JE. The fat compartments of the face: anatomy and clinical implications for cosmetic surgery. Plast Reconstr Surg. 2007;119(7):2219-27.

Rohrich RJ, Pessa JE. The subplatysmal supramylohyoid fat. Plast Reconstr Surg. 2010;126(2):589-95.

Singer DP, Sullivan PK. Submandibular gland I: an anatomic evaluation and surgical approach to submandibular gland resection for facial rejuvenation. Plast Reconstr Surg. 2003;112(4):1150-6.

Vídeo Cirurgia

CAPÍTULO 39

ABORDAGEM LATERAL PARA REJUVENESCIMENTO DO PESCOÇO

Mário Pelle Ceravolo

INTRODUÇÃO

A flacidez da pele e as bandas platismais são os aspectos mais comuns de envelhecimento na área anterior do pescoço.

Nas pessoas mais jovens (até 40 anos de idade), o excesso de pele fica geralmente confinado às áreas laterais do pescoço. Na maioria dos pacientes mais idosos (acima de 60 anos) um excedente considerável de pele se acumula principalmente na região cervical anterior.

A flacidez da pele do pescoço é tratada usualmente por meio da dissecção (*undermining*) da pele-músculo, aplicação de tração por vetores específicos e remoção do tecido superabundante.

As bandas platismais podem ser:

- *Hipertônicas*: o músculo subjacente é espesso e se apresenta como uma corda de violino, mesmo quando relaxado.
- *Hipotônicas*: o platisma se mostra flácido e fino.
- *Pseudobandas*: as bandas consistem somente em uma prega de pele sem músculo em seu interior.

As bandas hipertônicas são as mais difíceis de erradicar e apresentam alto índice de recorrência, apesar dos tratamentos agressivos.

Durante mais de 25 anos (1983-2009) utilizamos uma técnica baseada na dissecção completa do pescoço e na incisão transversal total do platisma para tratar bandas platismais e flacidez da pele da área anterior do pescoço.

Em 2016 realizamos estudo avaliando o índice de recorrência de flacidez da pele da área cervical anterior e as bandas platismais. Um ano após a cirurgia, 48% dos pacientes mostraram flacidez recorrente de pele, e 45% apresentaram recorrência de bandas.

Devido aos resultados decepcionantes dessa técnica, associados a todas as desvantagens de uma cirurgia complexa, a partir de 2010 adotamos uma nova abordagem do platisma sem abrir a região anterior do pescoço, denominada de *lateral skin-platysma displacement* (LSD). Essa técnica atingiu resultados extremamente satisfatórios em pacientes selecionados com bandas platismais hipotônicas e sem problemas profundos na área anterior do pescoço e reduziu o tempo de cirurgia e o índice de complicações, além de fornecer recuperação pós-operatória muito mais rápida.

OS PRINCÍPIOS DO LSD

Essa técnica é realizada por uma abordagem lateral, sem incisão submentual e e sem dissecção da área cervical anterior. Durante a dissecção do platisma, são realizadas duas transecções (1 vertical e 1 horizontal) para formar um retalho miocutâneo móvel, que será tracionado em direção lateral, e suturado à fáscia do mastoide (Fig. 39-1). Essa manobra distorce a anatomia do platisma ao relocar o músculo para uma posição mais lateral e horizontal, reduzindo assim substancialmente o risco de recorrência de bandas.

A física nos ensina que o efeito de tração em tecidos elásticos diminui à medida que se aumenta a distância entre o local de tração e a área-alvo.

Técnicas mais clássicas puxam a pele ou o retalho cervical de pele-músculo de sua borda lateral para redesenhar a pele da área anterior do pescoço. Essa ação exerce efeito modesto na remodelagem dessa pele, pois o local no qual a tração é aplicada está cerca de 12-14 cm distante da área-alvo onde o efeito da tração é desejado (ou seja, a área anterior do pescoço).

Por outro lado, exercer tração no meio do corpo do retalho de platisma-pele, ou seja, mais próximo à área do pescoço anterior, é mais eficaz no tratamento da flacidez da pele nessa área.

Na abordagem LSD, a dissecção ampla realizada no músculo e a interrupção de sua continuidade, nos permite mobilizá-lo livremente para uma posição mais lateral. Consequentemente, a sutura do retalho pele-plastisma à fáscia do mastoide terá uma distância menor a partir da linha média. Esta ação física permite assim uma remoção de maior quantidade de pele na área retroauricular, sem exercer tensão excessiva no retalho cutâneo.

Guerrerosantos e Gonzales publicaram uma técnica baseada em uma base lógica similar, mas com detalhes técnicos diferentes.

Quando outros fatores são responsáveis pela imperfeição (inaesthetism) do pescoço anterior (músculos digástricos, hipertrofia de glândula submandibular, presença de fáscia peri-hióidea), o LSD não é a técnica apropriada. Para estes casos, são indicadas outras outras manobras que precisam de uma abordagem anterior.

TÉCNICA CIRÚRGICA

Marcações pré-operatórias são desenhadas com o paciente em posição vertical. As bandas platismais verticais anteriores são marcadas, e uma linha vertical de 5 cm indicando a incisão no meio do corpo do platisma é desenhada paralela e 6-7 cm laterais à linha média, mantendo sua extremidade superior a 4 cm da borda mandibular inferior. Uma linha horizontal unindo as duas linhas verticais anteriores é marcada 2 cm abaixo da borda superior da cartilagem da tireoide, para indicar a linha de corte transversal do platisma (Fig. 39-1).

Após preparo e infiltração da área a ser dissecada com 250 cc de soro fisiológico contendo 20 cc de mepivacaina a 2% e 2 mg de epinefrina, efetuamos a dissecção cutânea que, na área do pescoço, se estende aproximadamente 1,5 cm por baixo da incisão vertical marcada no platisma. Com isso, cerca de 5-6 cm da pele do pescoço anterior de cada lado não são dissecados e permanecem anexos ao platisma.

Após obtenção da hemostasia satisfatória, executamos dissecção vertical de 5-6 cm no platisma, com tesoura de Metzenbaum, paralela às fibras do músculo, acompanhando a marcação pré-operatória, ou seja, 1 cm lateral ao limite da dissecção cutânea. O ponto mais alto dessa incisão nunca deve ser mais próximo de 4 cm em relação à borda mandibular para evitar qualquer dano ao ramo mandibular (Fig. 39-1).

Um túnel horizontal é realizado embaixo do músculo espalhando-se as tesouras no plano subplatismal para atingir um ponto além da borda medial da faixa do platisma anterior (Fig. 39-2).

Dissecamos o platisma, de lateral para medial, com cuidado para não ferir a veia facial, que é frequentemente visível embaixo do músculo, ao nível da borda posterior da glândula submandibular. Essa manobra é essencial para se obter a mobilização adequada do platisma. A seguir, inserimos um retrator fino embaixo do músculo para conferir que nenhum resíduo muscular tenha sido abandonado e para evitar lesão a qualquer estrutura profunda ao músculo. Dividimos o platisma horizontalmente em sua espessura total até sua borda medial, assegurando que todas as fibras mediais do platisma foram cortadas (Fig. 39-3).

Uma vez mobilizado o platisma, realizamos a tração do retalho miocutâneo.

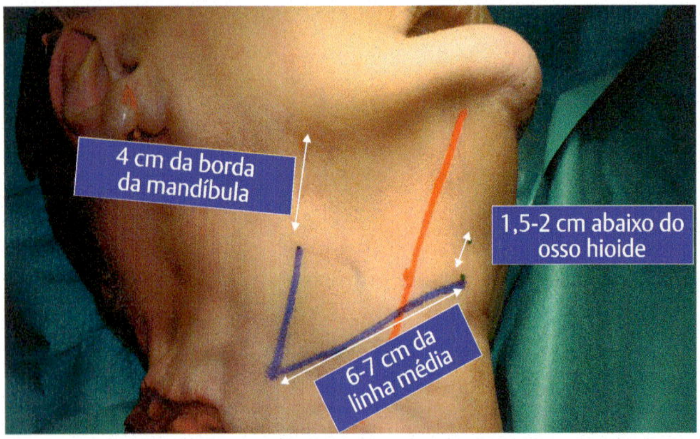

Fig. 39-1. Marcamos inicialmente o osso hioide (ponto verde) e a faixa do platisma paramediano (a linha vermelha vertical), então a longa incisão vertical de 5-6 cm no platisma (a linha azul vertical lateral) a 6-7 cm da linha média, a seguir a linha de transecção do platisma a partir do fundo da incisão vertical no platisma até um ponto que fica 1,5-2 cm inferiores ao osso hioide (linha azul transversal).

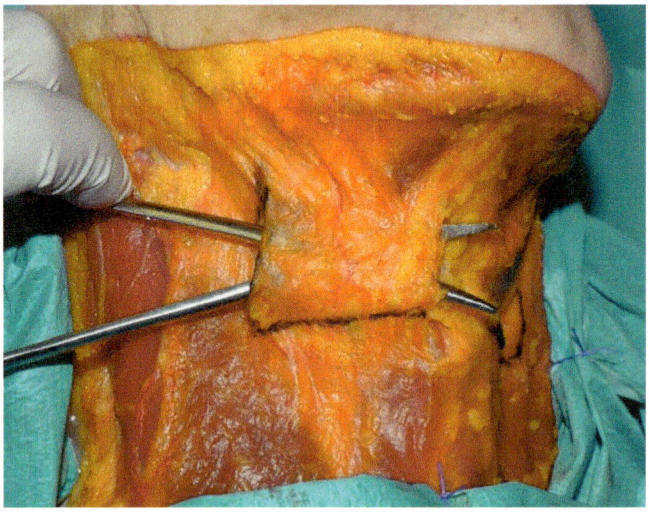

Fig. 39-2. Dissecção em cadáver. Após efetuar a incisão vertical no platisma a 4 cm inferiores à borda mandibular, para evitar o risco de lesão do nervo mandibular, o platisma é dissecado com as tesouras além da borda medial do músculo. Em posição medial à linha vertical, todo o platisma ainda está anexado à pele.

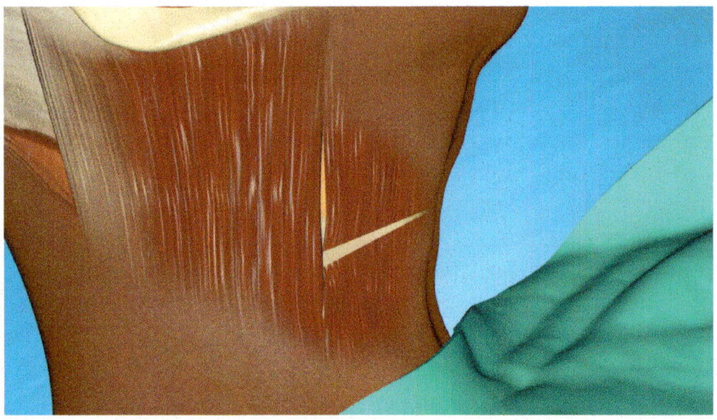

Fig. 39-3. A incisão vertical e a incisão horizontal no platisma. O músculo sofreu corte transversal total a partir de sua incisão lateral até sua borda medial.

VETORES DE TRAÇÃO DIFERENTES

O vetor de tração pode variar, resultando em um vetor ou posterior (LSD P) (Fig. 39-4) ou vertical (LSD V) (Fig. 39-5).

Quando optamos pelo LSD P, passamos uma sutura de 3/0 PDS dentro da aponeurose do mastoide. A agulha então apreende o retalho inferior do platisma com força e é então passada de novo na aponeurose do mastoide (cerca de 5 cm atrás e 10-12 cm embaixo do trago) em uma área posterior ao curso do nervo auricular maior. A sutura não é amarrada agora. Outra sutura de reforço é realizada entre o retalho inferior e um ponto localizado de 1-1,5 cm acima da primeira fixação, na fáscia do mastoide. Uma ou duas suturas adicionais são feitas entre o retalho superior do platisma e o mastoide a 1-1,5 cm cranianos aos anteriores. Ao final do procedimento, puxamos as suturas para avaliar se a tração é adequada.

Em virtude de o platisma não atingir a aponeurose do mastoide, às vezes usamos suturas "em cabo" para manter o músculo em posição (Fig. 39-6).

Uma vez colocadas as quatro suturas, elas são amarradas, começando pelas inferiores, firmemente, mas não apertadas para evitar o prolapso (efeito *cheese wiring*) do músculo.

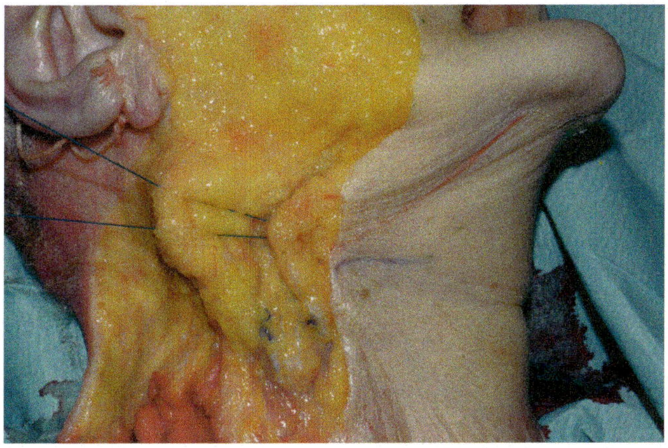

Fig. 39-4. Dissecção em cadáver. O retalho composto de pele-platisma pode ser puxado por meio de um vetor horizontal e anexado à fáscia do mastoide ("LSD P").

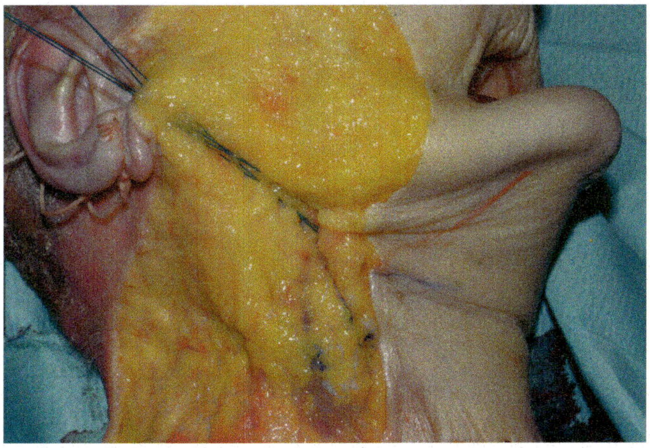

Fig. 39-5. Dissecção em cadáver. O retalho de pele-platisma pode ser puxado por meio de um vetor vertical e anexado à fáscia auricular do platisma ("LSD V").

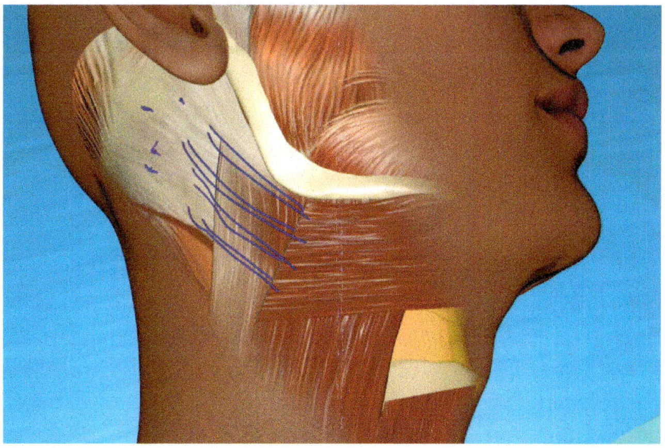

Fig. 39-6. São usadas suturas em cabo (representadas pelas marcações na pele) devido à longa distância entre o retalho miocutâneo e a aponeurose do mastoide, para evitar tensão excessiva e o efeito "*cheese wiring*" (prolapso).

Quando optamos pelo LSD V o ponto de ancoragem não é mais a área do mastoide, mas sim o ligamento auricular do platisma, cerca de 2 cm caudais ao trago. Quando dois retalhos são usados para tratar a flacidez da área inferior do pescoço, o retalho superior é ancorado no ligamento auricular do platisma, e o retalho inferior é ancorado na fáscia do mastoide.

Cada sutura é passada para trás e para frente (capturando primeiro a fáscia do mastoide ou o ligamento auricular do platisma, a seguir para o platisma e novamente para a fáscia do mastoide ou o ligamento auricular do platisma), deixando cerca de 1 cm de espaço entre os dois fios para reduzir a quantidade de abaulamento de gordura através das suturas. Às vezes, a protrusão de gordura entre as suturas é tratada com cauterização.

A escolha entre os dois vetores se baseia na anatomia da área cérvico-mandibular.

O LSD V tem mais poder na definição do ângulo cervicomandibular, mas cria certa plenitude embaixo desse ângulo, enquanto o LSD P tem menos poder no ângulo cervicomentual, mas atinge um delineamento melhor da linha da mandíbula e evita qualquer excesso de volume sobre a área submandibular.

Além disso, em pacientes nos quais a glândula submandibular já é visível e não há planejamento de redução, o LSD P é, usualmente, a opção selecionada. Na dúvida, tentamos ambos os vetores e escolhemos aquele com resultado melhor.

VARIAÇÕES TÉCNICAS

O nível do corte transversal do platisma pode variar de acordo com as características do paciente e principalmente com a presença de flacidez da pele cervical inferior. Em um paciente sem essa flacidez, a linha de corte transversal começa cerca de 9 cm a partir da mandíbula e termina 2 cm abaixo do osso hioide, e apenas um retalho miocutâneo é usado para a tração (LSD 1). Essa é a técnica mais frequentemente usada no momento.

Na presença de flacidez cutânea no pescoço inferior, a linha de corte transversal é mais alta, começando cerca de 7 cm a partir da mandíbula e terminando 2 cm abaixo do osso hioide, sendo confeccionados dois retalhos miocutâneos (LSD 2).

A tração forte no platisma mobilizado torce o alinhamento das fibras musculares e move o músculo para longe do pescoço anterior, deslocando-o lateralmente (Fig. 39-7).

Pouco volume de platisma é deixado sobre o pescoço anterior, o que explica o porquê de esta técnica implicar baixo risco de recorrência de bandas (Fig. 39-8).

Como o platisma mantém seus anexos à pele do pescoço anterior, a tração sobre esse músculo cria um puxão poderoso na pele dessa área, que sofre deslocamento lateral. Mover o excesso de pele mais próximo da área do mastoide facilita a remoção de uma quantidade maior de pele na área retroauricular sem tensão.

A porção lateral do platisma é deixada intacta em sua maior parte, a menos que algumas bandas do platisma lateral demandem tratamento. Nesse caso, removemos a tira horizontal do platisma lateral começando por sua borda lateral a 5-6 cm da borda mandibular inferior para evitar lesão do nervo mandibular, que corre mais em sentido craniano para esse ponto.

Em pacientes com excesso de gordura na área do pescoço anterior, é feita uma lipoaspiração no início do procedimento, ou seja, antes da escavação da pele. A lipoaspiração superficial é feita por uma pequena incisão na prega submentual. A lipoaspiração sob o platisma é executada após a criação do túnel sob o músculo, ou por uma pequena incisão submentual. Essas manobras também nos permitem obter bons resultados em alguns pacientes com pescoço adiposo (Fig. 39-9).

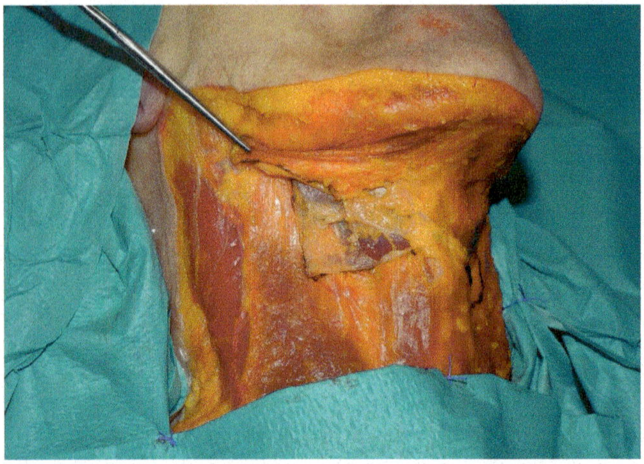

Fig. 39-7. Dissecção em cadáver. O platisma foi incisado na vertical e cortado transversal na horizontal. Se o platisma foi completamente liberado da fáscia cervical profunda, ele poderá ser facilmente puxado em sentido lateral, e deslocado da área anterior do pescoço. Não haverá fibras musculares remanescentes no pescoço anterior. O músculo está anexado à pele e, portanto, a tração exercida sobre o platisma também arrasta a pele lateralmente.

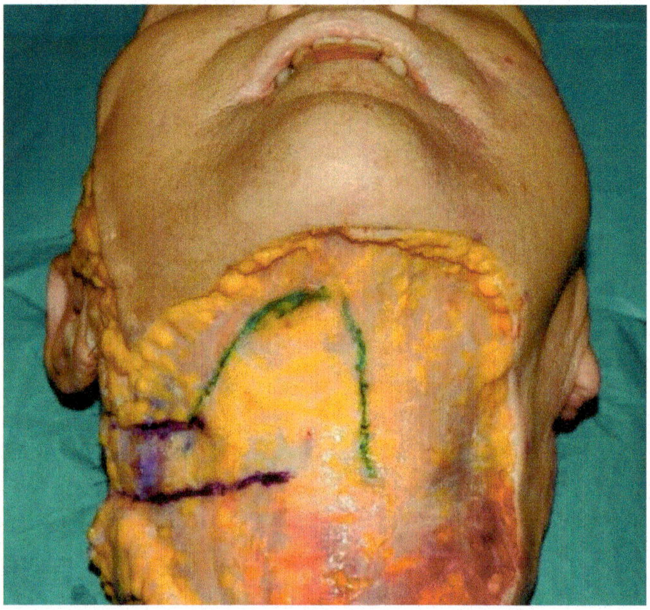

Fig. 39-8. Em um modelo. O LSD foi realizado à direita, enquanto à esquerda nada foi feito. Um volume muito pequeno de platisma é deixado no lado direito do pescoço anterior, pois o músculo foi deslocado lateralmente. No lado oposto, não tratado, todo o platisma está no pescoço anterior.

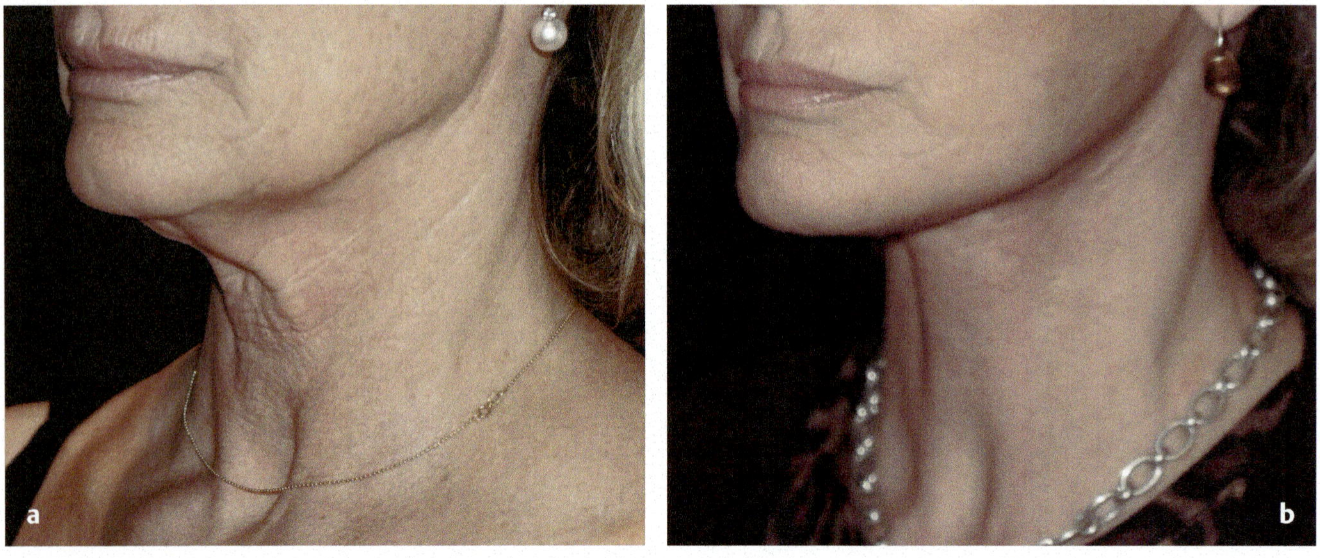

Fig. 39-9. (a) Uma senhora com 67 anos de idade e com bandas de platisma e pele flácida no pescoço anterior. (b) Aparência aos 18 meses após platismectomia horizontal parcial. Não há bandas visíveis, e um contorno cervical satisfatório foi restaurado.

REDUÇÃO DA GLÂNDULA SUBMANDIBULAR

Muitos cirurgiões consideram que a redução da glândula submandibular (SMG) é um procedimento excessivamente agressivo para ser combinado com um *facelift*. Na opinião do autor, compartilhada por muitos outros colegas autorizados, este tratamento é indicado em um número considerável de pacientes (cerca de 30%-35% de nossos pacientes). Em muitos deles, essa redução representa uma *conditio sine qua* para a obtenção de resultados satisfatórios. Mesmo glândulas levemente visíveis antes da cirurgia podem-se tornar evidentes após manobras de contorno do pescoço.

A incisão horizontal no platisma realizada pelo LSD expõe a SMG e constitui uma abordagem excelente para a redução da glândula (Fig. 39-3).

Por muitos anos nós executamos a redução da glândula por meio da abordagem submentual.

Na verdade, a partir de 2010, começamos a aplicar rotineiramente a abordagem retroauricular transplatismal para reduzir a glândula (Fig. 39-10), pois verificamos que essa nova técnica oferece inúmeras vantagens, em comparação à abordagem submentual:

- Exposição mais ampla.
- Hemostasia mais fácil.
- Execução mais rápida.
- Ausência de cicatriz submentual.
- Sem risco de hematoma de compressão.

A abordagem lateral à SMG só pode ser usada em pacientes nos quais nenhuma outra manobra na área anterior do pescoço seja necessária (como redução digástrica ou plicação, lipectomia profunda, remoção da fáscia peri-hióidea etc.) (Fig. 39-11).

Quando a redução da glândula submandibular é realizada por meio da abordagem lateral, o espaço submandibular fica contínuo ao pescoço anterior, por causa da separação do platisma horizontal. Em caso de hemorragia, a coleção de sangue não permanecerá em um espaço fechado. Por outro lado, quando a abordagem da SMG é feita por meio de uma incisão submentual, se houver sangramento com formação de hematoma, este poderá se espalhar pelo pescoço anterior provocando compressão das vias aéreas, criando uma situação potencialmente fatal.

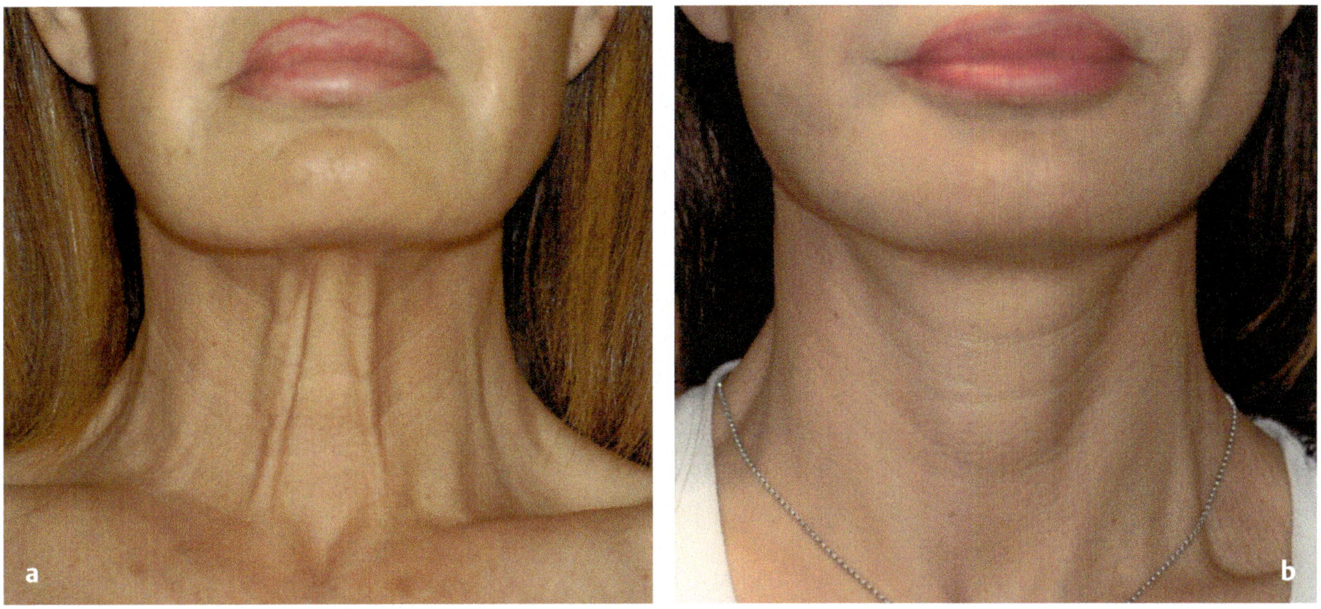

Fig. 39-10. (a) Pré-operatório. Paciente feminina com 55 anos de idade e fumante pesada, com bandas de platisma paramediano em repouso e pele anterior em excesso. (b) Um ano após a cirurgia. As bandas e a pele em excesso no pescoço anterior foram completamente tratadas por meio de LSD.

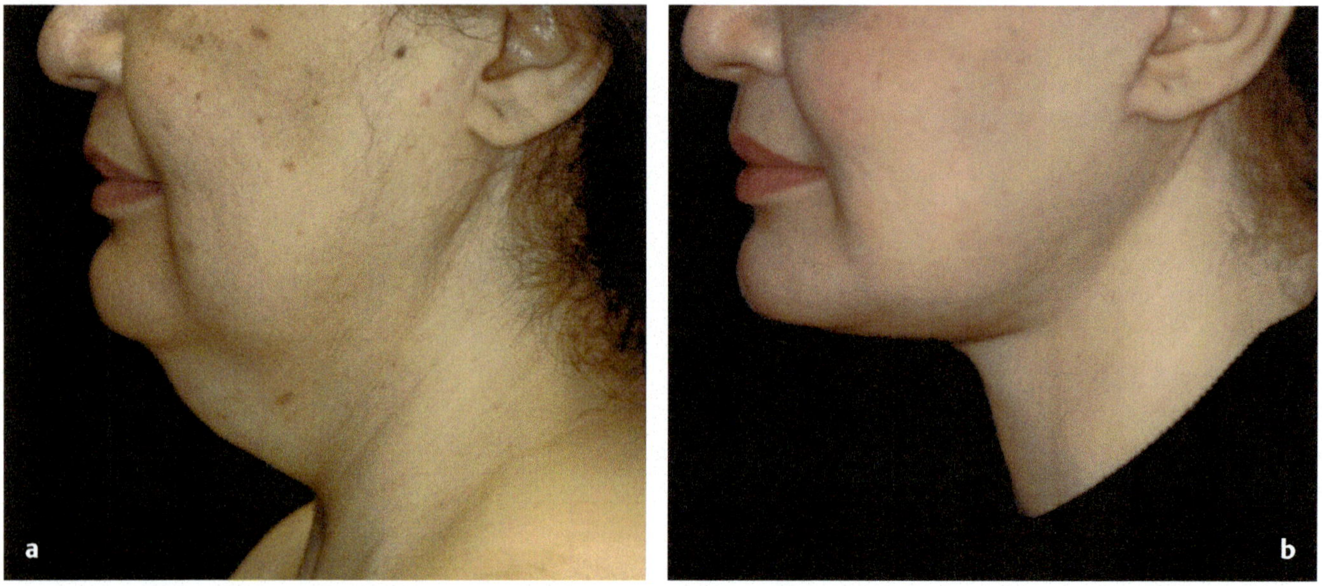

Fig. 39-11. (a) Pré-operatório. Paciente feminina com 57 anos mostrando pescoço gordo com excesso de pele. Presença de bandas hipotônicas, embora escondidas pela gordura. (b) Seis meses após LSD associado à lipoaspiração supra e subplatismal. A melhora no ângulo cervicomandibular com remodelação satisfatória da pele é evidente.

DETALHES TÉCNICOS ADICIONAIS

Apesar de o LSD ser uma técnica eficaz para o tratamento de flacidez da pele, em pacientes com excesso de pele considerável, porém, ainda temos alguns desapontamentos por causa da recorrência da flacidez de pele da região anterior. Durante os últimos dois anos, temos aplicado uma técnica diferente baseada no uso de uma cola potente de cianocrilato que pode criar adesão instantânea entre retalhos de pele e os tecidos profundos, permitindo que possamos melhorar o resultado de nossas manobras de tração na pele.

Atualmente, em alguns pacientes com pele anterior superabundante, está sendo usada uma variação modificada de LSD. O pescoço é amplamente dissecado no plano subcutâneo até 2-3 cm a partir da linha média. O músculo platisma, o qual, neste caso, não tem mais aderência à pele, sofre corte transversal e sutura, como no LSD anteriormente descrito.

Por fim, isso consiste em um *facelift* de dois planos, mas com deslocamento lateral do platisma.

Quando estivermos prontos para a tração do retalho, aplicamos uma camada de cola nas superfícies dos retalhos e dos tecidos profundos, por meio de seu dispositivo específico de borrifação (Fig. 39-12), e então puxamos fortemente o retalho seguindo os vetores selecionados e aplicamos pressão por 90 segundos para esperar a polimerização da cola. Isso cria aderência imediata entre o retalho de pele e o tecido profundo. A tensão progressiva criada pela cola na área medial do retalho reforça a eficácia da tração no retalho lateral, permitindo ao cirurgião remover um volume maior de pele sem tensão sobre a linha de sutura (Fig. 39-13). A cola de cianocrilato é muito mais poderosa que qualquer cola de fibrina, pois, além de apresentar benefícios análogos em termos de selagem e hemostasia, esta última tem grande capacidade na fixação de retalhos e na manutenção da tração.

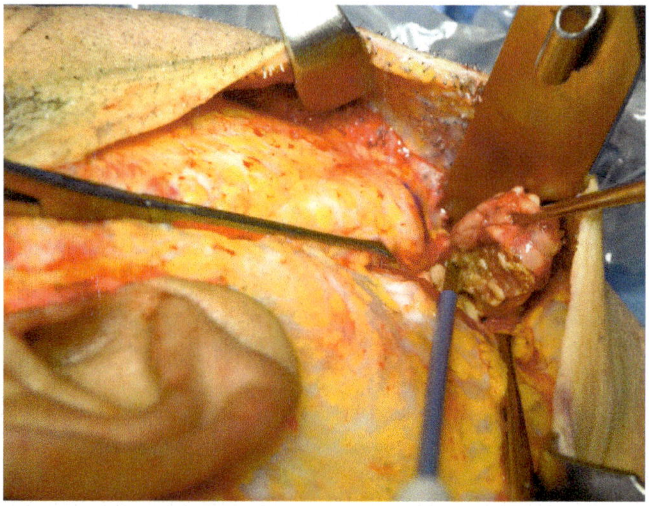

Fig. 39-12. A glândula foi amplamente liberada e mobilizada para permitir hemostasia e redução efetivas. Uma grande porção da glândula submandibular é removida.

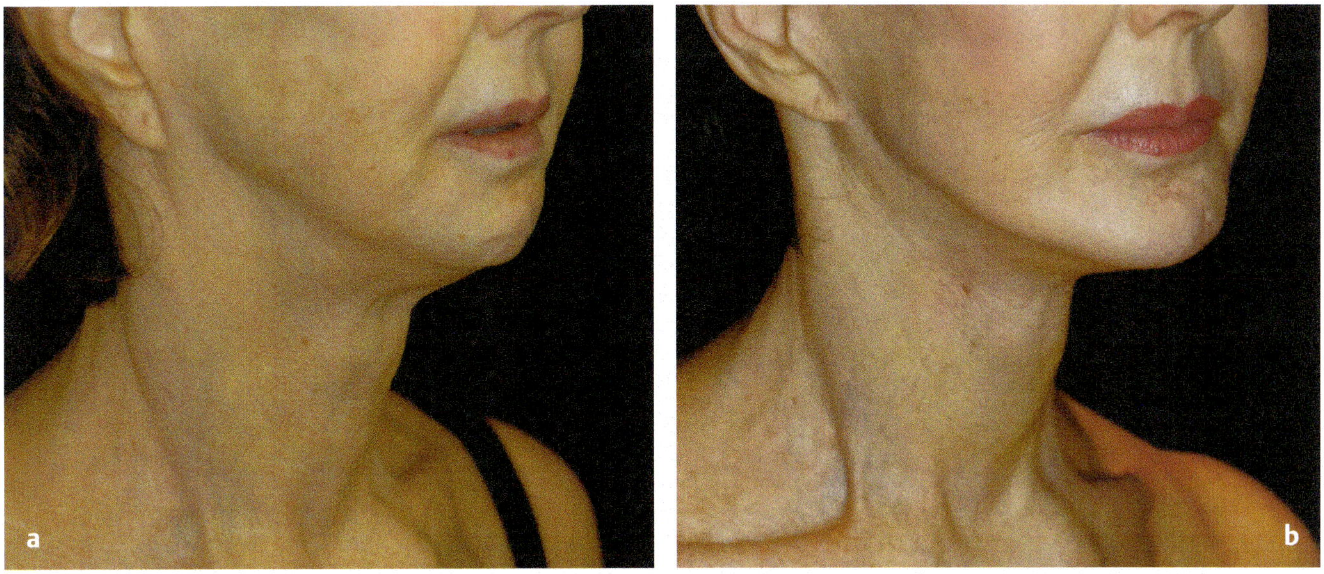

Fig. 39-13. (a) Pré-operatório. Paciente feminina com 63 anos e pele moderadamente flácida, com protrusão evidente da glândula submandibular. (b) Pós-operatório 18 meses após LSD P-1 com redução da glândula submandibular e mentoplastia secundária. Um ângulo cervicomandibular satisfatório foi conseguido. Nesse tipo de caso, o tratamento da glândula é obrigatório para se obter um contorno adequado.

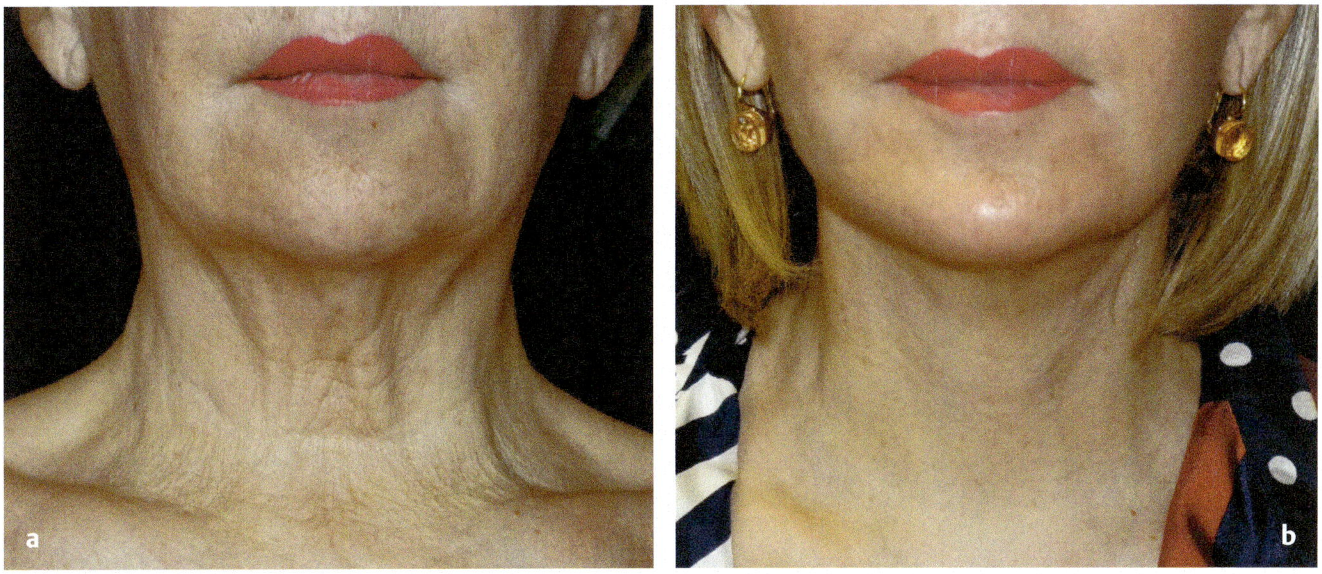

Fig. 39-14. (a) Aparência pré-operatória da paciente com 65 anos de idade com flacidez da pele anterior, bandas hipotônicas de platisma e excesso de gordura no pescoço anterior. (b) Aparência após 1 ano da cirurgia após procedimento de LSD, lipoaspiração limitada e aumento do queixo com implante. Observa-se melhora substancial das bandas, a flacidez e do contorno geral do pescoço por meio da abordagem lateral.

O LSD é uma técnica poderosa em pacientes com bandas platismais hipotônicas (Figs. 39-14 e 39-15); entretanto, ao lidarmos com pacientes com platisma hipertônico sólido, que estão em risco mais alto de recorrência de bandas, após alguns desapontamentos com o LSD, nossa técnica escolhida é a Platismectomia Horizontal Parcial (PHP), cujas marcações são exibidas na Figura 39-16.

Essa técnica implica:

A) Dissecção subcutânea subtotal ampla e dissecção subplatismal limitada.
B) Remoção de uma tira ampla de platisma de 3-4 cm de sua borda lateral para sua borda medial (Fig. 39-17).
C) Sutura do retalho superior de platisma à área do mastoide, com vetor posterior e levemente oblíquo.
D) Uso da cola para criar tração forte no retalho de pele anterior.

Essa técnica se mostrou eficaz com o uso da cola, que preenche os princípios físicos nos quais o LSD se baseia, ou seja, quanto mais próximo da área-alvo estiver o ponto de tração, mais eficaz será a tração.

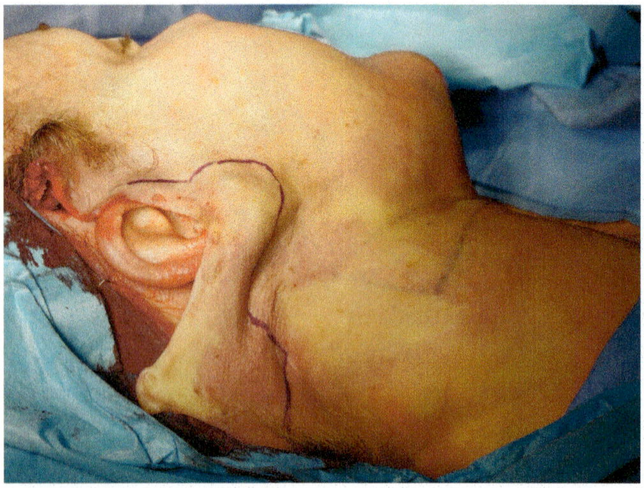

Fig. 39-15. Após compressão de 90 segundos do retalho, a pele aderiu completamente aos tecidos profundos. Uma grande quantidade de pele pode ser removida sem qualquer tensão na ponta do retalho, devido à aderência criada pela cola.

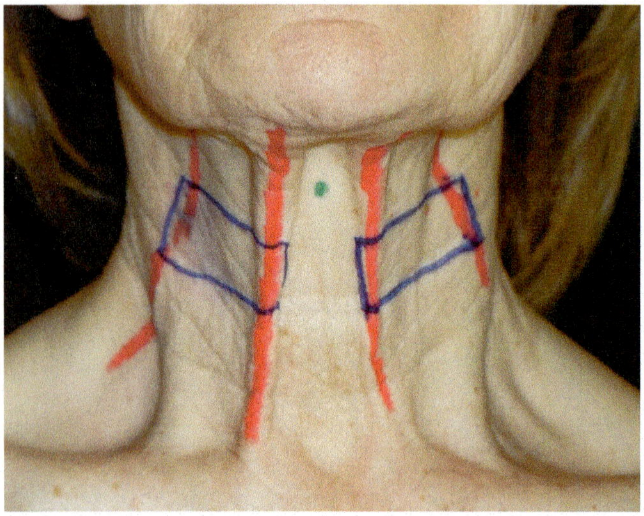

Fig. 39-16. Marcações para platismectomia horizontal parcial. As marcas vermelhas indicam as bordas medial e lateral do platisma. As marcas azuis delineiam as áreas do platisma a serem removidas.

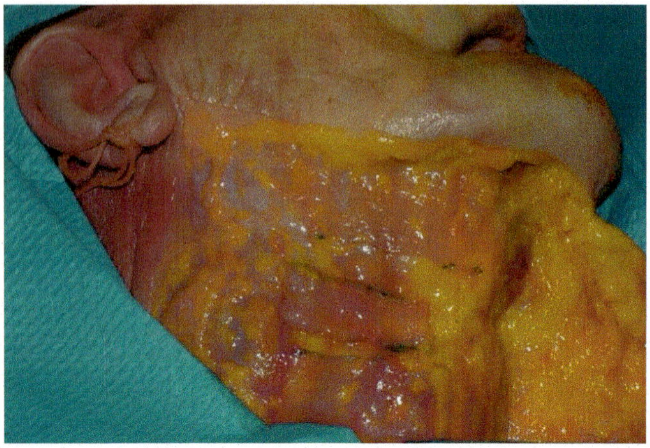

Fig. 39-17. Dissecção em cadáver. A porção retangular do platisma foi cortada na transversal a partir de sua borda lateral para a borda medial.

DISCUSSÃO

Todas as técnicas baseadas na dissecção completa do pescoço implicam em certos riscos, como: prejuízo do fluxo sanguíneo, transtornos musculares periorais, irregularidades visíveis e, certamente, um período longo de recuperação, devido à extensão da área dissecada.

Outra desvantagem da dissecção extensa do pescoço é a sua limitação para aqueles pacientes que tenham risco aumentado de sofrimento vascular do retalho longo, como fumantes e outras condições clínicas.

A duração do período de recuperação pós-operatória é um dos fatores mais importantes a influenciar a decisão do paciente em nossa prática. A felicidade do paciente está, com frequência, relacionada ao tempo necessário para retornar ao trabalho e à vida social normal. A técnica da dissecção ampla do pescoço está se tornando anacrônica, pois leva a um afastamento prolongado da vida normal, um quadro que é ou duramente aceitável ou impossível para muitos pacientes.

Além disso, após revisar os resultados de nosso estudo sobre as consequências da técnica de plástica no pescoço baseada no corte transversal total do platisma, ficamos desapontados com nossos resultados de longo prazo sobre a recorrência de bandas de platisma e flacidez da pele da região anterior do pescoço, especialmente considerando a agressividade da técnica usada.

Após vasta experiência com o LSD, atualmente consideramos essa técnica como opção satisfatória para tratar muitos dos nossos pacientes que se apresentam com bandas de platisma e flacidez da pele cervical moderadas.

As principais vantagens do LSD são:

- Dissecção parcial do pescoço significa menos tempo cirúrgico e menos risco.
- Ausência de cicatriz submentual.
- Redução da duração da recuperação pós-operatória.
- Índice alto de satisfação dos pacientes com risco extremamente baixo de complicações.
- Baixo índice de recorrência de bandas platimais e flacidez de pele do pescoço.
- Permite a redução mais fácil da SMG, comparada à abordagem submentual.

Há alguns pacientes nos quais o LSD não pode atingir resultados ótimos:

- Pacientes que apresentam volume considerável de gordura subcutânea no pescoço anterior. Nesses indivíduos, uma lipoaspiração agressiva sobre essa região, necessária para se obter um ângulo cervical mandibular satisfatório, destruiria a maioria dos anexos entre o platisma e a pele, tornando menos eficaz a tração no retalho miocutâneo.
- Pacientes com gordura subplatismal extensa e abundante. Embora a sucção realizada pela incisão subplatismal lateral possa remover grande quantidade dessa gordura, uma escultura mais precisa pode ser obtida por meio de uma incisão submentual.
- Na presença de hipertrofia digástrica e a necessidade da abordagem submentual para reduzir ou remover os músculos digástricos.

- Em pescoços muito difíceis, ou seja, aqueles com ossos hioides anteriorizados, "pescoços congelados" ou situações secundárias com irregularidades de contorno.

Nesses pacientes, a abordagem anterior é indicada para se obter resultados satisfatórios.

Além disso, em alguns pacientes com bandas platismais muito fortes (Fig. 39-18a,b) temos utilizado, nos últimos cinco anos, a PHP (platismectomia horizontal parcial). Essa técnica é muito eficaz (Fig. 39-18c,d), apesar de ser mais agressiva que o LSD, pois necessita, com frequência, de dissecção completa do pescoço somente por abordagem lateral (Fig. 39-19). Estamos aprofundando nossa experiência com essa técnica e publicaremos os resultados quando houver um seguimento adequado.

O uso adjunto da cola de cianocrilato e/ou de fibrina representa arma poderosa no tratamento da flacidez da pele anterior, um dos desafios mais difíceis no rejuvenescimento do pescoço.

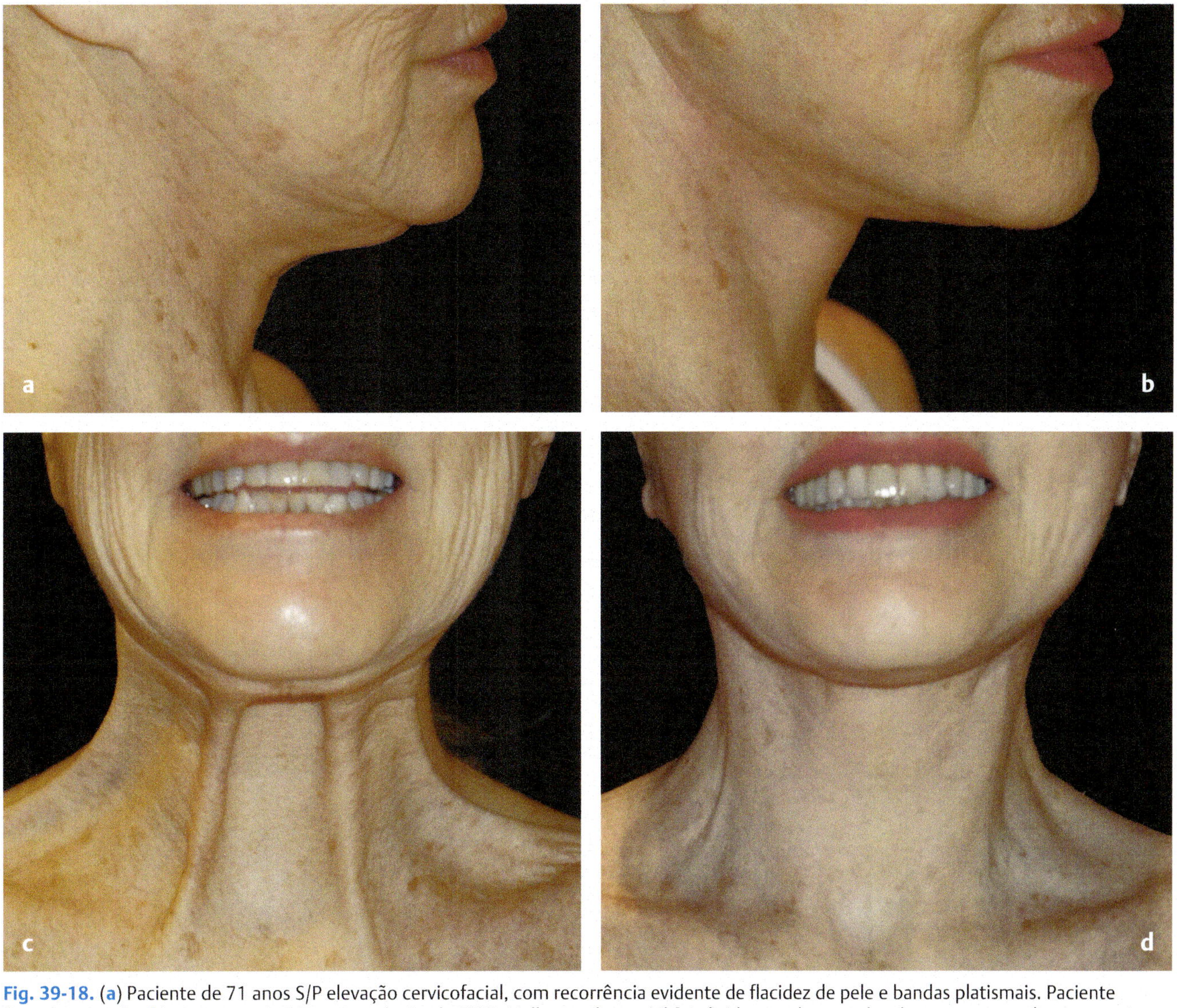

Fig. 39-18. (a) Paciente de 71 anos S/P elevação cervicofacial, com recorrência evidente de flacidez de pele e bandas platismais. Paciente fumante pesada. (b) Um ano após LSD com redução de SMG. Melhora substancial foi obtida usando uma abordagem conservadora em paciente de alto risco. (c) Mesma paciente, sob contração forçada do platisma. Bandas de platismas paramediano e lateral são evidentes. (d) Um ano após a cirurgia. Mediante contração forçada do platisma, ausência de bandas.

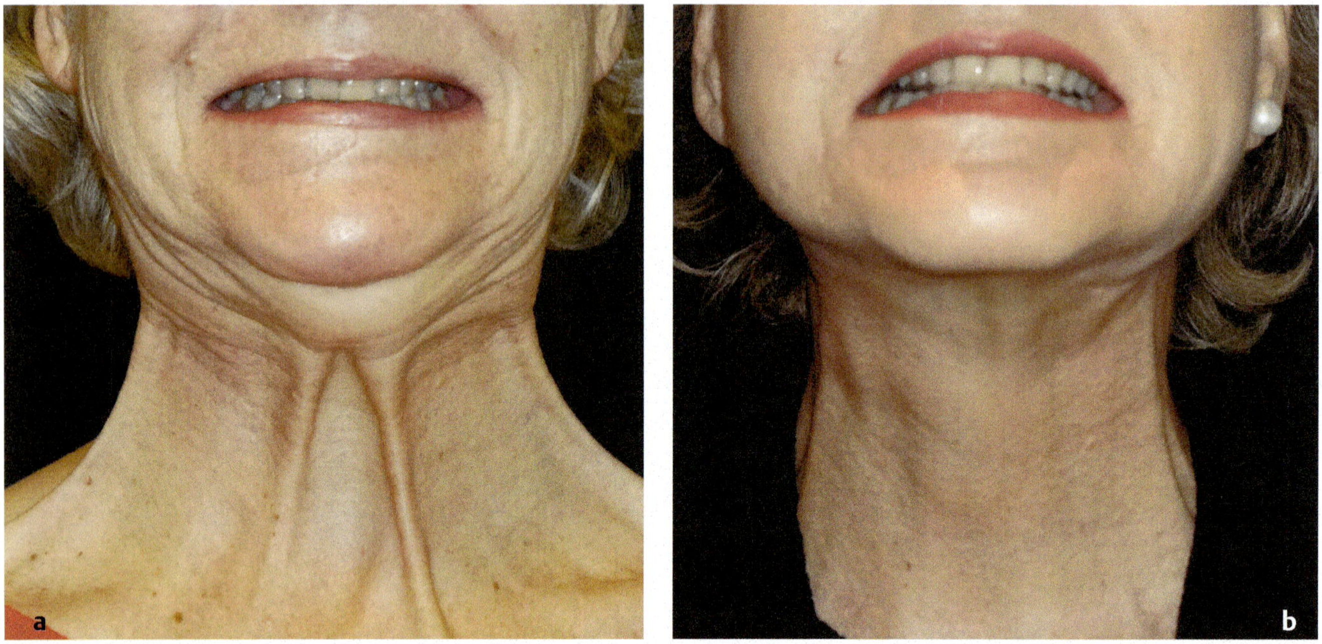

Fig. 39-19. (a) Aparência pré-operatória de uma paciente de 65 anos mediante contração forçada do platisma. Bandas hipertônicas de platismas paramediano e lateral são evidentes. (b) Aparência um ano após a cirurgia após PHP (platismectomina horizontal parcial). Mediante contração forçada do platisma. Ausência de bandas de platisma.

CONCLUSÃO

Atualmente, as demandas dos pacientes incluem não só o resultado cirúrgico, mas também a duração do período de recuperação pós-operatório. Essa é uma das razões importantes pela qual muitos pacientes optam por soluções mais simples e mais fáceis, que são, com frequência, não adequadas para tratar deformidades importantes, especialmente no pescoço.

O rejuvenescimento do pescoço é uma questão muito desafiadora. Nos últimos anos a cirurgia do pescoço sofreu evolução importante. Muitas manobras que publicamos há 12 anos em nossos livros, como: redução da SMG, afinamento e plicação digástrica, fasciotomia peri-hióidea etc. são hoje usadas rotineiramente por nós e por muitos outros excelentes colegas. Introduzimos o conceito de "pescoço-C e pescoço-V", que define formatos diferentes de pescoço. O primeiro (pescoço-C) representa um ângulo cervicomentual mais natural e suave, enquanto o último (pescoço-V) indica contorno mais agudo do pescoço, com ângulo C-M mais agudo. O LSD pode obter um tipo de pescoço-C que a maioria dos pacientes procura, ou seja, um pescoço agradável e natural. Por outro lado, quando os pacientes solicitam um ângulo C-M mais agudo, outras técnicas, que implicam a abordagem ao pescoço anterior, deverão ser escolhidas.

Em nossa opinião, o LSD representa uma técnica que pode atingir resultados satisfatórios com baixos índices de complicação e recorrência e pode ser conduzido com sucesso em muitos candidatos ao rejuvenescimento do pescoço.

O uso de cola de cianoacrilato ou de fibrina representa ajuda substancial na cirurgia de rejuvenescimento do pescoço.

BIBLIOGRAFIA

Aston SJ. Platysma-SMAS cervicofacial rhytidoplasty. Clin Plast Surg. Review. 1983;10(3):507-20.

Baker DC. Minimal incision rithydectomy (short scar face lift) with lateral SMAS-ectomy: Evolution and application. Aesthetic Surg J. 2001;21:14.

Baker DC, Nahai F, Massiha H, Tonnard P. Short scar face lift. Aesthet Surg J. 2005;25(6):607-17.

Baker TJ, Gordon HL, Stuzin JM. Surgical Rejuvenation of the Face. 2nd ed. St. Louis: Mobsy. 1996.

Baker TJ, Stuzin JM. Personal technique of face lifting. Plast Reconstr Surg. 1997;100:502-8.

Barton F. Facial Rejuvenation. St. Louis: Quality Medical. 2008.

Connel BF. Cervical lift. Surgical correction of fat contour problems combined with full platysma muscle flaps. Aesthetic Plast Surg. 1978;1(1):355-62.

Connell BF. Pushing the clock back 15 to 20 years with facial rejuvenation. Clin Plast Surg. 2008;35:553-66.

Feldman JJ. Corset platysmaplasty. Plast Reconstr Surg. 1990; 85(3):333-43.

Feldman JJ. Neck lift my way: An update. Plast Reconstr Surg. 2014;134:1173-83.

Feldman JJ. Neck Lift. St. Louis: Quality Medical. 2006.

Fogli A. The majority of necks can be corrected without a submental incision or anterior platysma procedures. Paper presented at: The Cutting Edge 2013 Aesthetic Surgery Symposium; New York, NY. 2013.

Friel MT, Shaw RE, Trovato MJ, Owsley JQ. The measure of facelift patient satisfaction: The Owsley Facelift Satisfaction Survey with a long-term follow-up study. Plast Reconstr Surg. 2010;126:245-57.

Gonzales R. Composite platysmaplasty and closed percutaneous platysma myotomy: A simple way to treat deformities of the neck caused by ageing. Aesthet Surg J. 2009;29:344-54.

Gonzales R. The LOPP-lateral overlapping plication of the platysma: an effective neck lift without submental incision. Clin Plast Surg. 2014;41(1):65-72.

Gonzales R. The LOPP-lateral overlapping plication of the platysma: an effective neck lift without submental incision. Clin Plast Surg. 2014;41(1)65-72.

Guerrerosantos J, Espaillat L, Morales F. Muscular lift in cervical rhytidoplasty. Plast Reconstr. Surg. 1974;54:127.

Guerrerosantos J. Managing platysma bands and the aging neck. Aesthet Surg J. 2008;28:211-16.

Guyuron B, Sadek EY, Ahmadian R. A 26-year experience with vest-over-pants technique platysmarrhaphy. Plast Reconstr Surg. 2010;126:1027-34.

Hamilton MM, Chan D. Adjunctive procedures to neck rejuvenation. Facial Plast Surg Clin North Am. 2014;22(2):231-42.

Hodgkinson DJ. Five-year experience with modified Fogli (Loré's fascia fixation) platysmaplasty. Aesthetic Plast Surg. 2012;36:28-40.

Marten TJ, Feldman JJ, Connel BF, Little WJ. Treatment of the full obtuse neck. Aesthet Surg J. 2005;25(4):387-97.

Marten TJ. High SMAS facelift: combined single flap lifting of the jawline, cheek and midface. Clin Plast Surg. 2008;35 (4):569-603.

Mendelson BC, Tutino R. Submandibular Gland Reduction in Aesthetic Surgery of the neck: Review of 112 Consecutive Cases. Plast Reconstr Surg. 2015;136:463-71.

Millard DR Jr, Mullin WR, Ketch LL. Surgical correction of the fat neck. Ann Plast Surg. 1983;10(5):371-85.

Nahai F. Neck lift. In: Nahai F (Ed.). The Art of Aesthetic Surgery: Principles and Techniques. 2. ed. St. Louis: Quality Medical. 2011:1675-715.

Pelle-Ceravolo M, Angelini M, Silvi E. Complete platysma transection in neck rejuvenation: A critical appraisal. Plast Reconstr Surg. 2016;138:781-91.

Pelle-Ceravolo M, Angelini M, Silvi E. Treatment of anterior Neck ageing without a submental approach: lateral skin-platysma displacement, a new and proven technique for platysma bands and skin laxity. Plast Reconstr Surg. 2017;139(2):308-21.

Pelle-Ceravolo M, Botti G. Surgical treatment of the aging neck. Acta Medica Edizioni. Midface and Neck Aesthetic Plastic Surgery. 1. ed. Firenze. 2013. p. 838-926.

Pelle-Ceravolo M. Discussion: Anatomy behind the Paramedian Platysmal Band: A Combined Cadaveric and Computed Tomographic Study Plastic and Reconstructive Surgery. 2021;148(5):989-91.

Rosenfield LK. The pinch rhytidectomy: A safe, effective, low SMAS variation on the theme. Aesthet Surg J. 2014;34:825-40.

Stuzin JM, Baker TJ, Gordon HL, Baker TM. Estended SMAS dissection as an approach to midface rejuvenation. Clin Plast Surg. 1995;22:295-311.

Stuzin JM. Estended SMAS technique in facial rejuvenation. In: Nahai F, ed. The Art of Aesthetic Surgery: Principles and Techniques. 2. ed. St. Louis: Quality Medical. 2011. p. 1471-509.

Stuzin JM. MOC-PSSM CME article: Face lifting. Plast Reconstr. Surg. 2008;121:1-19.

Stuzin JM. Restoring facial shape in face lifting: The role of skeletal support in facial analysis and midface soft-tissue repositioning. Plast Reconstr Surg. 2007;119:362-77.

Vídeo Aula

Vídeo Cirurgia

GLIDELIFT™

CAPÍTULO 40

Ozan Sozer ▪ Milind D. Kachare

INTRODUÇÃO

A cirurgia facial estética tem uma história rica desde o início do Século XX, quando foi introduzida, pela primeira vez, como um meio para corrigir deformidades da face e alterações associadas ao envelhecimento. Entretanto, o advento do Século XXI testemunhou aumento na prevalência de procedimentos não invasivos, principalmente por causa da cicatrização menos visível e de suas opções significativamente aperfeiçoadas que reforçaram a qualidade desses procedimentos. Embora os métodos não cirúrgicos e minimamente invasivos ofereçam vantagens significativas como cicatrização reduzida e tempo de recuperação mais curto, a capacidade desses métodos está inerentemente limitada em termos do nível da correção anatômica que pode ser conquistado.

Ao reconhecer essas limitações, o autor desenvolveu a técnica Glidelift, um procedimento inovador que engenhosamente combina a precisão da intervenção cirúrgica com o apelo de técnicas minimamente invasivas. Esse método oferece uma solução efetiva para o rejuvenescimento da face e do pescoço por meio de incisões não visíveis e escondidas, minimizando assim a cicatrização. Embora o Glidelift não demande uma curva de aprendizagem, esta é equilibrada porque representa uma fusão das técnicas existentes e, por isso, está ao alcance de qualquer cirurgião plástico com o treinamento adequado, prometendo uma fronteira nova e emocionante na cirurgia facial estética.

ANATOMIA CIRÚRGICA

Como acontece com os procedimentos tradicionais de ritidectomia (*facelift*), a técnica Glidelift opera em um plano cirúrgico superior à camada do sistema musculoaponeurótico superficial (SMAS). Esse posicionamento estratégico protege os nervos faciais contra um dano potencial, permitindo a manipulação segura da camada móvel do SMAS via suturas, sem colocar em risco a exposição dos nervos que ficam por baixo. Além disso, ele permite uma dobra mais vertical do SMAS, sem a necessidade de dividir os ligamentos de retenção. Isso é obtido à medida que a dissecção subcutânea se estende medial aos ligamentos de retenção, o que não é tradicionalmente feito durante um *facelift* de plano profundo ou subSMAS que, assim, demandaria a divisão dos ligamentos de retenção para conseguir um vetor de dobra similar (Fig. 40-1).

Quando o procedimento aborda a região da órbita lateral, as complexidades da anatomia demandam uma abordagem diferenciada. Em virtude da pele fina nessa área, a técnica modifica levemente a abordagem: nesse ponto, a pele e o retalho subcutâneo incluem uma porção do músculo orbicular lateral. Essa integração permite a identificação precisa do tendão cantal lateral, o que facilita a manipulação necessária (Fig. 40-2).

Durante todo o procedimento é crucial a consideração do curso percorrido pelo ramo frontal do nervo facial. A linha de Pitanguy, definida como uma linha desenhada a partir de 0,5 cm inferior ao trago até 1,5 cm superior à sobrancelha lateral, representa um marco anatômico vital para a colocação segura da sutura (Fig. 40-3) para minimizar o risco de lesão potencial ao nervo facial.

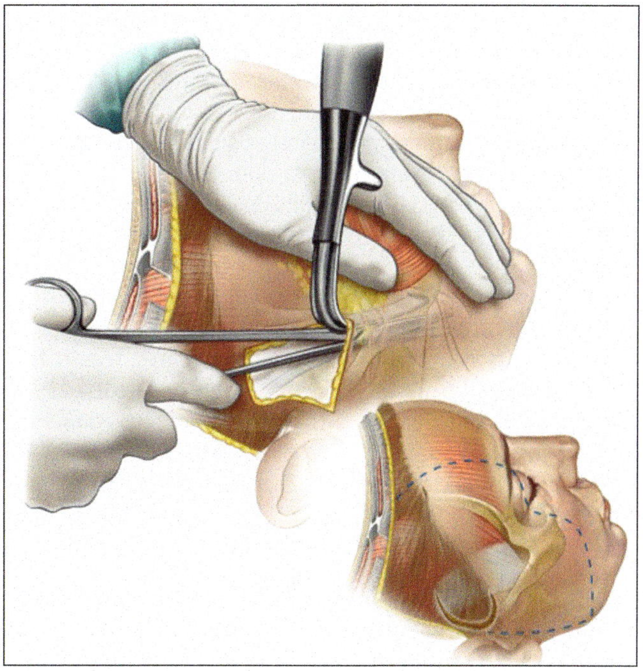

Fig. 40-1. Desenho retratando a extensão da dissecção subcutânea.

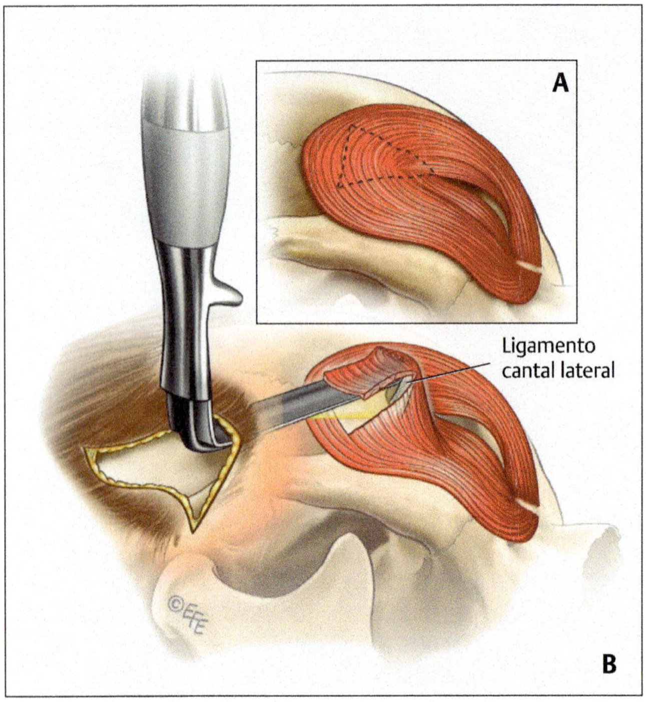

Fig. 40-2. *A.* Desenho retratando o segmento do músculo orbicular lateral do olho a ser incluído no retalho de pele. *B.* O ligamento lateral cantal por baixo.

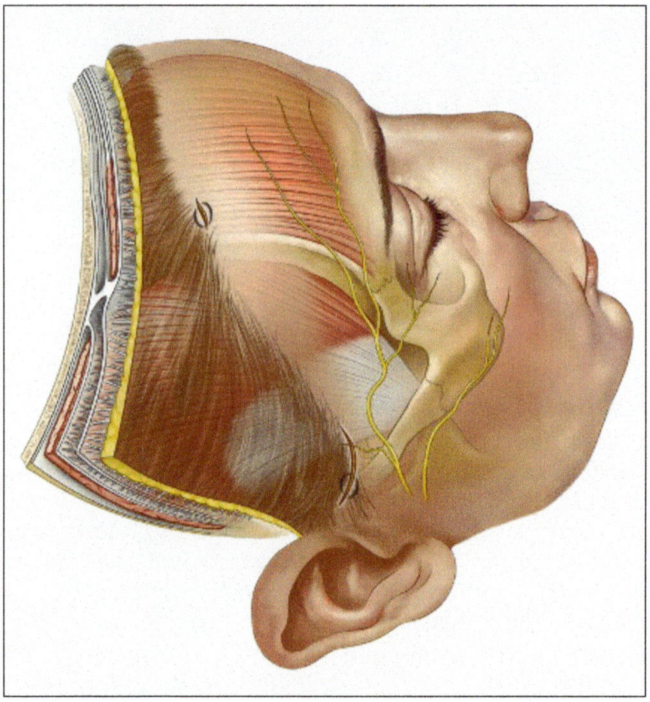

Fig. 40-3. Desenho retratando a localização do ramo frontal do nervo facial e os dois círculos escuros que mostram as duas incisões iniciais.

INDICAÇÕES E CONTRAINDICAÇÕES

Os critérios de seleção envolvem, principalmente, pacientes na faixa etária de 35 a 50 anos. Trata-se daqueles indivíduos que apresentam flacidez de pele, mas que não desejam as cicatrizes associadas aos facelifts convencionais. Por outro lado, aqueles que precisam de remoção de pele ou que apresentam envelhecimento facial significativamente mais baixo, como papadas pronunciadas ou linhas de marionete, não preenchem os critérios para esse procedimento.

Uma parte essencial da consulta do paciente é a de explicar que, se resultados melhores podem ser obtidos com um *facelift* tradicional, esse deverá ser o plano de tratamento preferido. Pacientes inseguros, geralmente por volta dos 50 anos de idade, devem ser informados de que podem precisar de conversão para um *facelift* tradicional para obter ótimos resultados.

É fundamental uma revisão abrangente da história clínica anterior do paciente para identificar complicações potenciais. Fatores como hipertensão arterial, alterações de coagulação, tabagismo, dificuldades de cicatrização e doenças autoimunes, que possam complicar ou o procedimento cirúrgico ou a fase de recuperação, devem ser minuciosamente examinados.

TÉCNICA DE MARCAÇÃO

O procedimento começa com duas incisões de acesso estrategicamente colocadas. A primeira incisão é feita na região frontal lateral, escondida na linha do cabelo, e a segunda é posicionada logo abaixo do cabelo, na área das costeletas (Fig. 40-3). Essas incisões servem como portais para a formação de pequenos túneis em planos anatômicos distintos que subsequentemente se interconectam, lançando as bases para o Glidelift.

Após o estabelecimento desses túneis iniciais, o procedimento continua com a extensão da incisão da costeleta por cerca de 3 cm na linha temporal do cabelo (Fig. 40-4). Essa extensão fornece o acesso e a visualização necessários para o restante da dissecção, mantendo um foco na minimização da cicatriz visível.

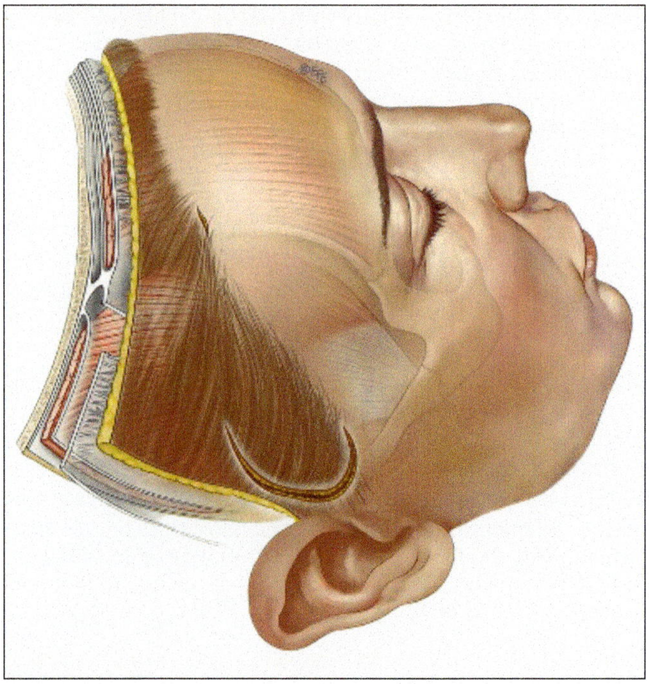

Fig. 40-4. Desenho retratando a extensão da incisão na costeleta, na linha temporal do cabelo.

MANEJO INTRAOPERATÓRIO

Anestesia

Todos os procedimentos são, geralmente, realizados mediante anestesia geral, embora às vezes a sedação consciente combinada com anestesia local possa ser usada com base em fatores individuais do paciente e na preferência do cirurgião.

Antes da execução das incisões, a anestesia local é aplicada nos sítios operatórios específicos usando-se lidocaína a 1% com epinefrina. Uma vez estabelecidas as incisões, uma solução tumescente, composta de uma mistura equilibrada de soro fisiológico normal, lidocaína com epinefrina, hialuronidase e ácido tranexâmico, é aplicada para facilitar mais ainda o procedimento cirúrgico. Essa solução tumescente é infiltrada nas áreas operatórias, incluindo testa, face e pescoço, com volume típico de aproximadamente 400 mL, o que ajuda a criar os planos cirúrgicos apropriados para a dissecção e a controlar o sangramento durante todo o procedimento.

Posicionamento do Paciente e Instrumentos Cirúrgicos

O posicionamento do paciente é semelhante àquele de um *facelift* tradicional.

Uma das exigências essenciais é garantir que os instrumentos cirúrgicos necessários estejam prontamente disponíveis ao cirurgião principal, incluindo:

- *Retratores iluminados*: essenciais para iluminar o campo operatório. O ideal será um retrator com capacidade de evacuação de fumaça, o que ajudará a manter o campo visual limpo durante o uso de cautério.
- *Dissecadores viterbo retos e de separação*: essenciais para dissecção cega, meticulosa e precisa.
- *Cânula de Coleman*: necessária para conectar os dois planos de tecido por meio de incisões cirúrgicas.

Técnica Cirúrgica

O primeiro passo envolve a criação de um túnel subcutâneo de um centímetro na frente da linha de cabelo temporal usando duas incisões de acesso pequenas – uma na área lateral da região frontal, dentro da linha do cabelo, e a outra logo abaixo do cabelo, na área da costeleta. Um descolador Viterbo reto é usado para essa cirurgia, com dissecção subcutânea subsequente, realizada com descolador Viterbo de separação para completar o túnel.

A seguir é feita a dissecção de um plano de tecido ao longo da fáscia temporal profunda usando-se um eletrocautério pela incisão da costeleta, até que a fáscia temporal profunda se torne visível. A dissecção cega é aplicada no topo dessa fáscia, aproveitando a ausência de vascularidade e a facilidade de dissecção nesse plano. Isso resulta em duas dissecções distintas: um túnel subcutâneo em frente à linha de cabelo e um plano de dissecção profunda sobre a fáscia temporal profunda.

Para unir esses dois planos, aplica-se uma cânula de Coleman ao túnel e um fio de Vicryl 3-0 desde o plano subcutâneo até o plano profundo. Esse fio atua como uma "serra", interligando os planos superficial e profundo. Uma vez unidos, a incisão da costeleta é estendida em três centímetros para dentro da linha de cabelo temporal, com a inserção de um retrator iluminado para facilitar o restante da dissecção mediante visualização direta. A dissecção subcutânea da área temporal e da região frontal lateral é feita com eletrocautério (Figs. 40-3 e 40-4).

Ao chegar à borda orbitária lateral, a dissecção permanece sobre o músculo orbicular lateral do olho. Entretanto, à medida que a pele se torna mais fina próxima a essa borda, o músculo orbicular lateral do olho é incluído no retalho de pele, e a dissecção prossegue por baixo dele. Esse passo expõe o ligamento cantal lateral, permitindo a manipulação para um procedimento de cantopexia ou de cantoplastia, conforme o necessário (Fig. 40-2). O procedimento de cantopexia é conduzido fixando-se o canto diretamente para cima e para dentro do aspecto interno da borda orbitária superior lateral. A cantoplastia, por outro lado, começa com a colocação de uma sutura PDS 3-0 através do canto lateral, antes de cortá-lo na junção com o periósteo. Uma vez separado, o canto é protegido em posição diretamente para cima e para dentro do aspecto interno da borda orbitária superior lateral, como no procedimento de cantopexia.

A dissecção prossegue para o meio da face, estendendo-se sobre a eminência malar e cerca de dois centímetros lateralmente ao nariz, e às linhas de marionete, se necessário (Fig. 40-1). Se um procedimento estiver planejado também para o pescoço (*neck lift*), a dissecção continua para além da linha da mandíbula. A seguir, o SMAS móvel é dobrado na vertical ao periósteo da borda orbitária lateral usando-se sutura PDO 2-0. Isso inclui fixar a extremidade superior do SMAS móvel e a eminência malar ao periósteo, seguido pela dobra do SMAS acima da fáscia temporal profunda (Fig. 40-5).

Uma segunda camada de dobra é então realizada reposicionando-se a porção inferior da eminência malar e suturando-a à porção superior dessa eminência (Fig. 40-6). Se o paciente estiver sendo submetido ao *neck lift* simultaneamente, o procedimento prosseguirá de acordo. Entretanto, se o paciente for submetido somente a um *facelift*, coloca-se uma rede hemostática com suturas de Prolene 5-0. Durante essa atividade, um assistente usa ganchos de pele para facilitar o movimento cutâneo em um vetor vertical. Qualquer excesso de pele é empurrado para dentro do escalpo com cabelo, com dobras na área temporal eliminadas, usando-se suturas interrompidas de Prolene 2-0 (Fig. 40-7).

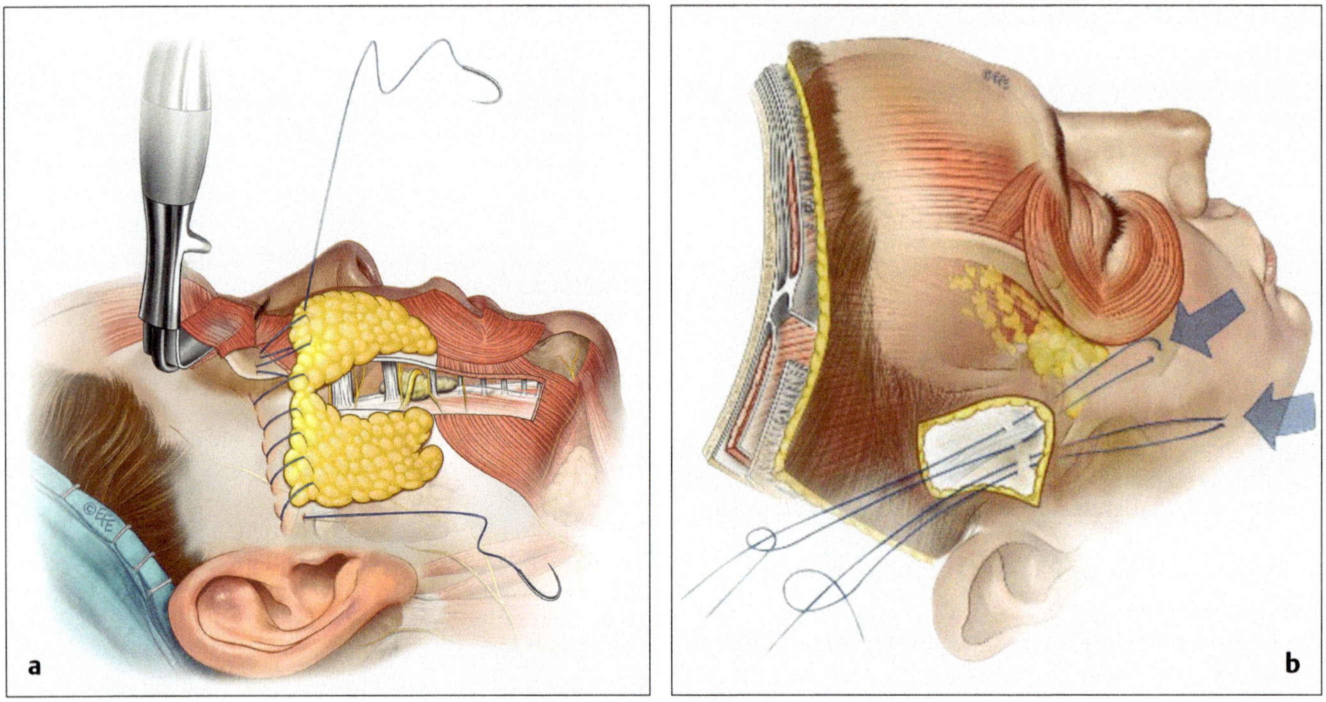

Fig. 40-5. (**a**) Desenho retratando a dobra vertical do SMAS móvel para o periósteo da borda orbitária lateral e protegendo a extremidade superior do SMAS móvel e a eminência malar para o periósteo. (**b**) Além disso a dobra do SMAS superior para a fáscia temporal profunda.

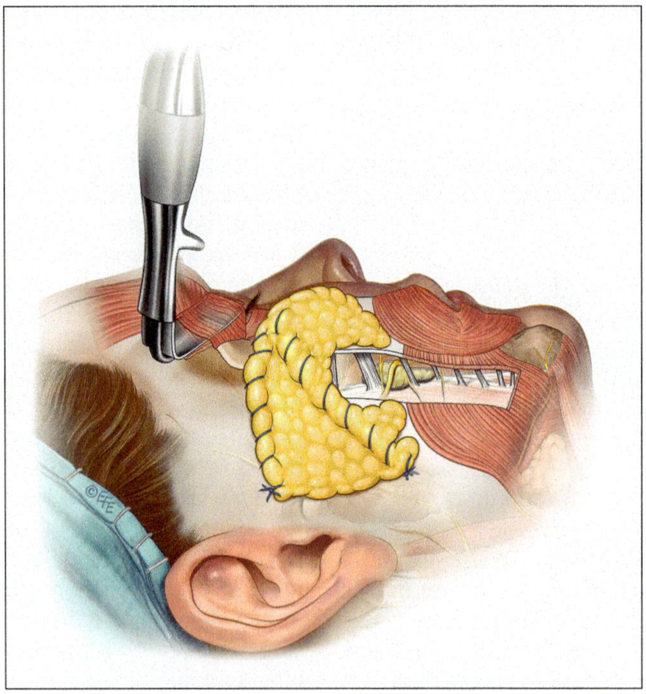

Fig. 40-6. Desenho retratando a segunda camada da dobra, que reposiciona a porção inferior da eminência malar quando suturada à porção superior.

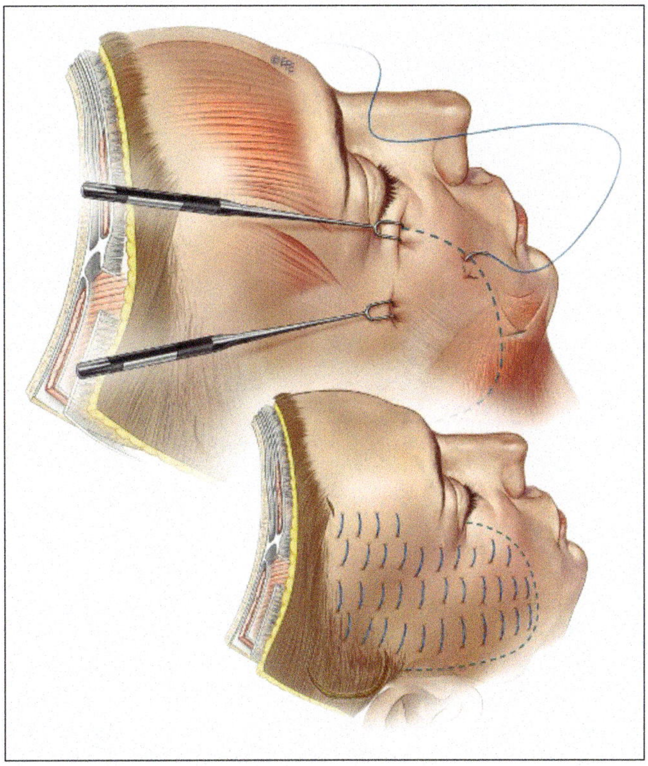

Fig. 40-7. Desenho retratando a colocação da rede cirúrgica com os orifícios cutâneos usados para facilitar o movimento da pele em um vetor vertical.

CUIDADOS PÓS-OPERATÓRIOS

Um aspecto significativo dos cuidados pós-operatórios é a aplicação de uma rede hemostática, uma inovação desenvolvida por Auersvald e Auersvald. Essa rede, é crucial para diminuir o acúmulo de fluido na fase inicial pós-cirurgia, reduz o risco de hematomas e seromas e ajuda no reposicionamento preciso da pele ao longo dos contornos recentemente criados.

A aplicação cirúrgica da rede envolve o uso de uma sutura de Prolene 5-0 que se estende desde a pele para o tecido subjacente, eliminando assim qualquer espaço morto. Em geral, a rede é removida 48 a 72 horas após a cirurgia. Enquanto a rede estiver colocada, os pacientes poderão aplicar um hidratante sobre as suturas.

Os pacientes recebem uma alça de pescoço de espuma para uso intermitente nas primeiras semanas após o procedimento, para dar suporte à recuperação e ajudar na obtenção de resultados estéticos ótimos.

COMPLICAÇÕES

As complicações mais significativas encontradas incluem a paralisia temporária do nervo frontal. Para o tratamento, estratégias como o uso de estimuladores de nervos e a aplicação de Botox no lado contralateral têm sido usadas com eficácia.

O conhecimento da curva de aprendizagem associada ao domínio dessa cirurgia também é vital. Durante os estágios iniciais da aprendizagem e da execução deste procedimento, uma assimetria menor da sobrancelha pode-se manifestar, a qual pode ser tratada e corrigida com o tempo, com mais experiência e proficiência na técnica.

Na associação de Glidelift com um procedimento de blefaroplastia superior, todo o cuidado deverá ser tomado para garantir que a incisão não se estenda além do canto lateral. Além disso, deve-se prever a remoção de cerca da metade da quantidade de pele que seria geralmente esperada durante uma blefaroplastia isolada.

RESULTADOS PÓS-OPERATÓRIOS

Aqui são demonstrados os resultados desde o período pós-operatório imediato até mais de quatro anos após o procedimento (Figs. 40-8 a 40-11).

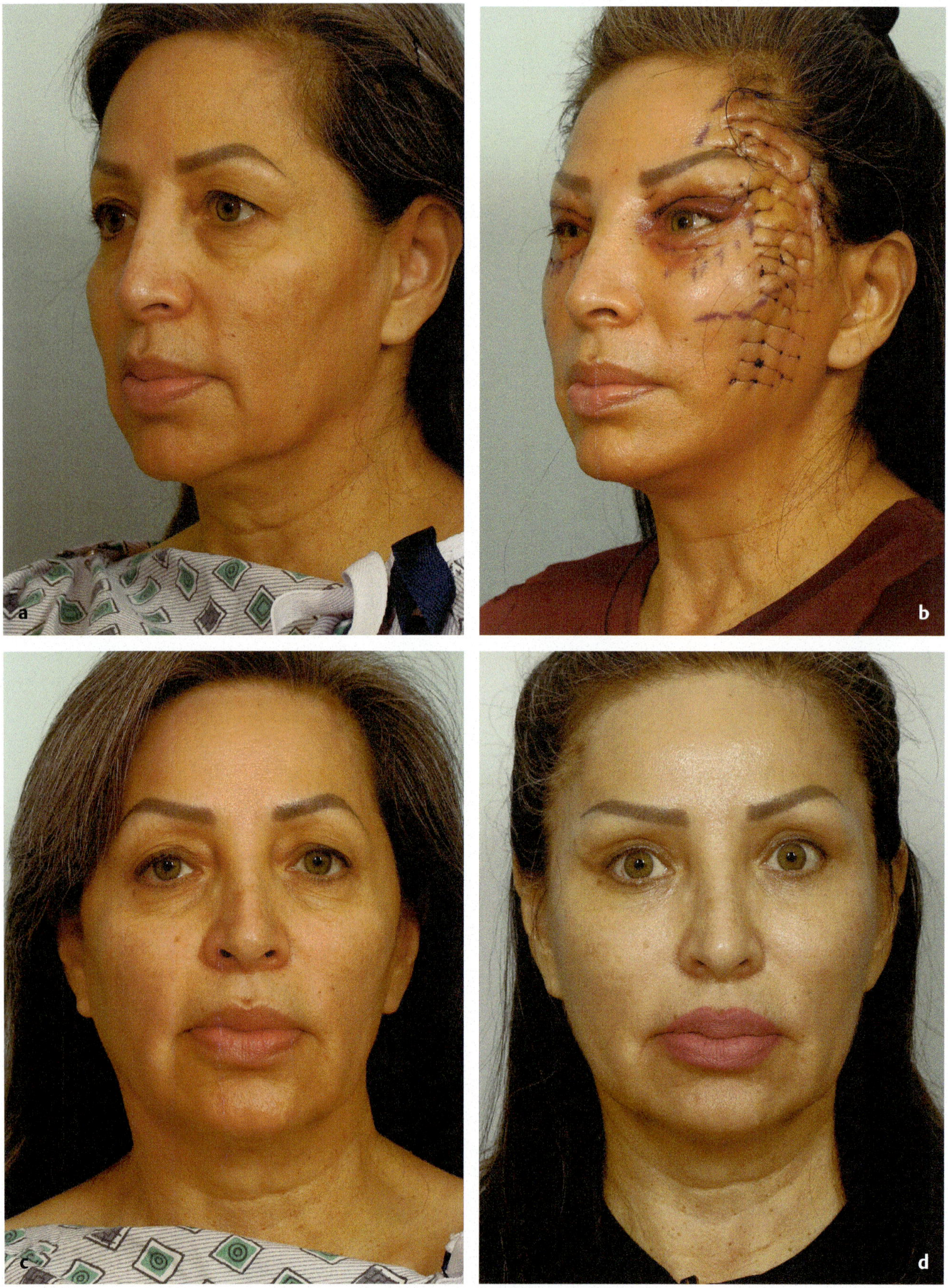

Fig. 40-8. (a, c) Visualizações pré-operatórias oblíqua e anterior. (b) Visualização pós-operatória imediata. (d) Projeção pós-operatória da paciente oito meses depois de um Glidelift, blefaroplastia bilateral superior, blefaroplastia bilateral inferior, cantoplexia e enxertia com gordura.

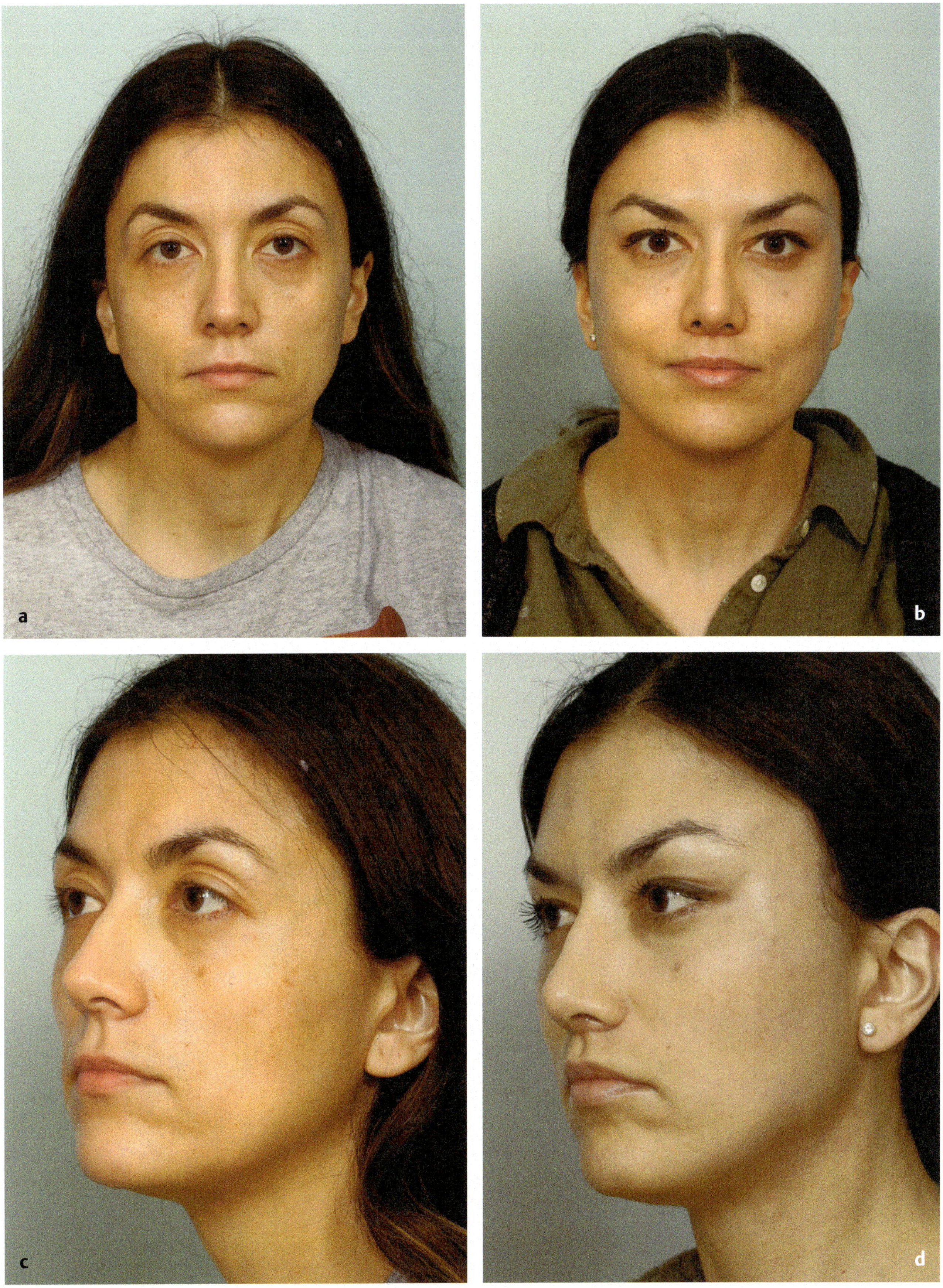

Fig. 40-9. (a,c) Visualizações pré-operatórias anterior e oblíqua. (b,d) Projeção pós-operatória da paciente oito meses após um Glidelift, cantoplastia e enxertia com gordura.

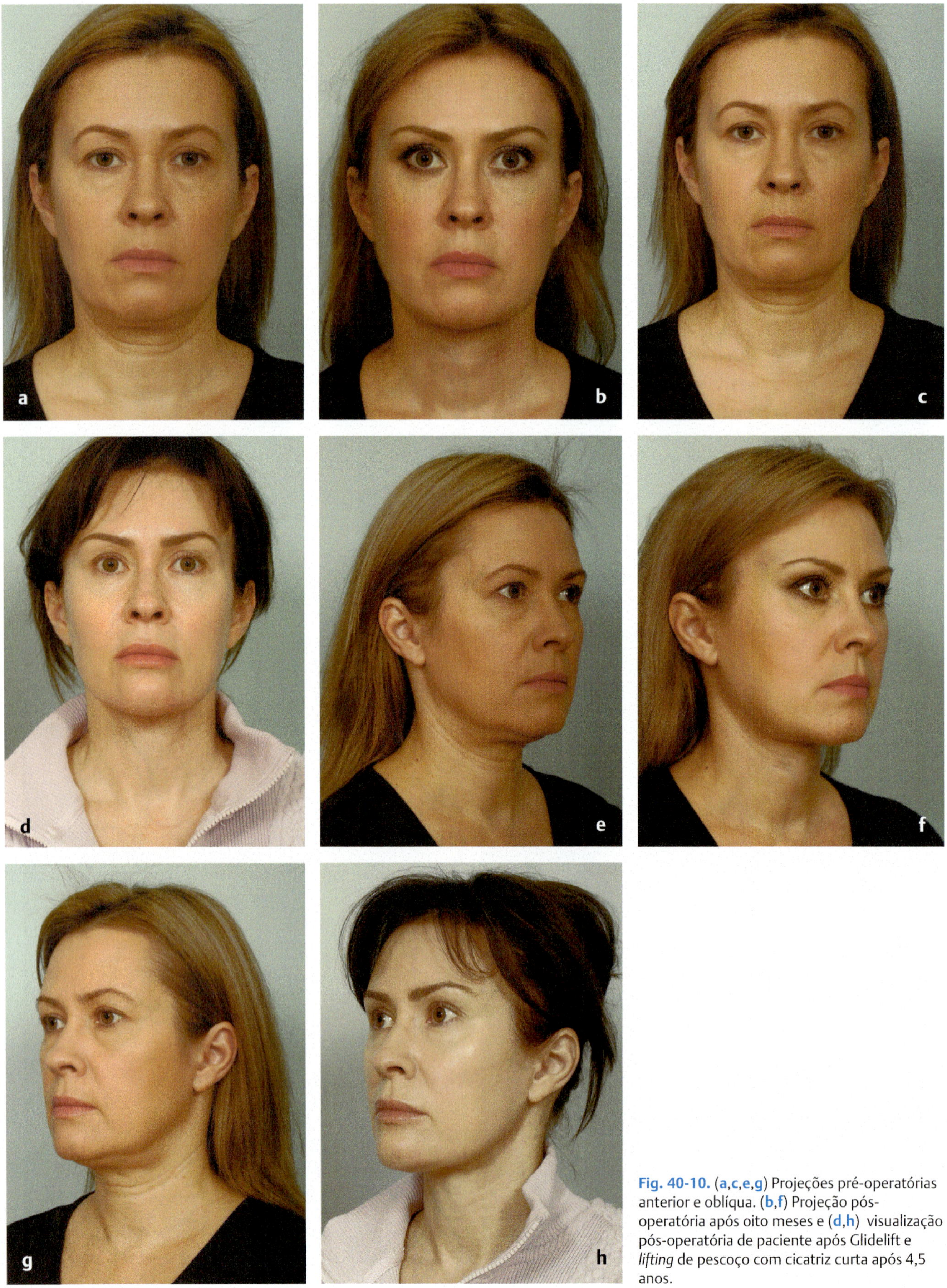

Fig. 40-10. (a,c,e,g) Projeções pré-operatórias anterior e oblíqua. (b,f) Projeção pós-operatória após oito meses e (d,h) visualização pós-operatória de paciente após Glidelift e *lifting* de pescoço com cicatriz curta após 4,5 anos.

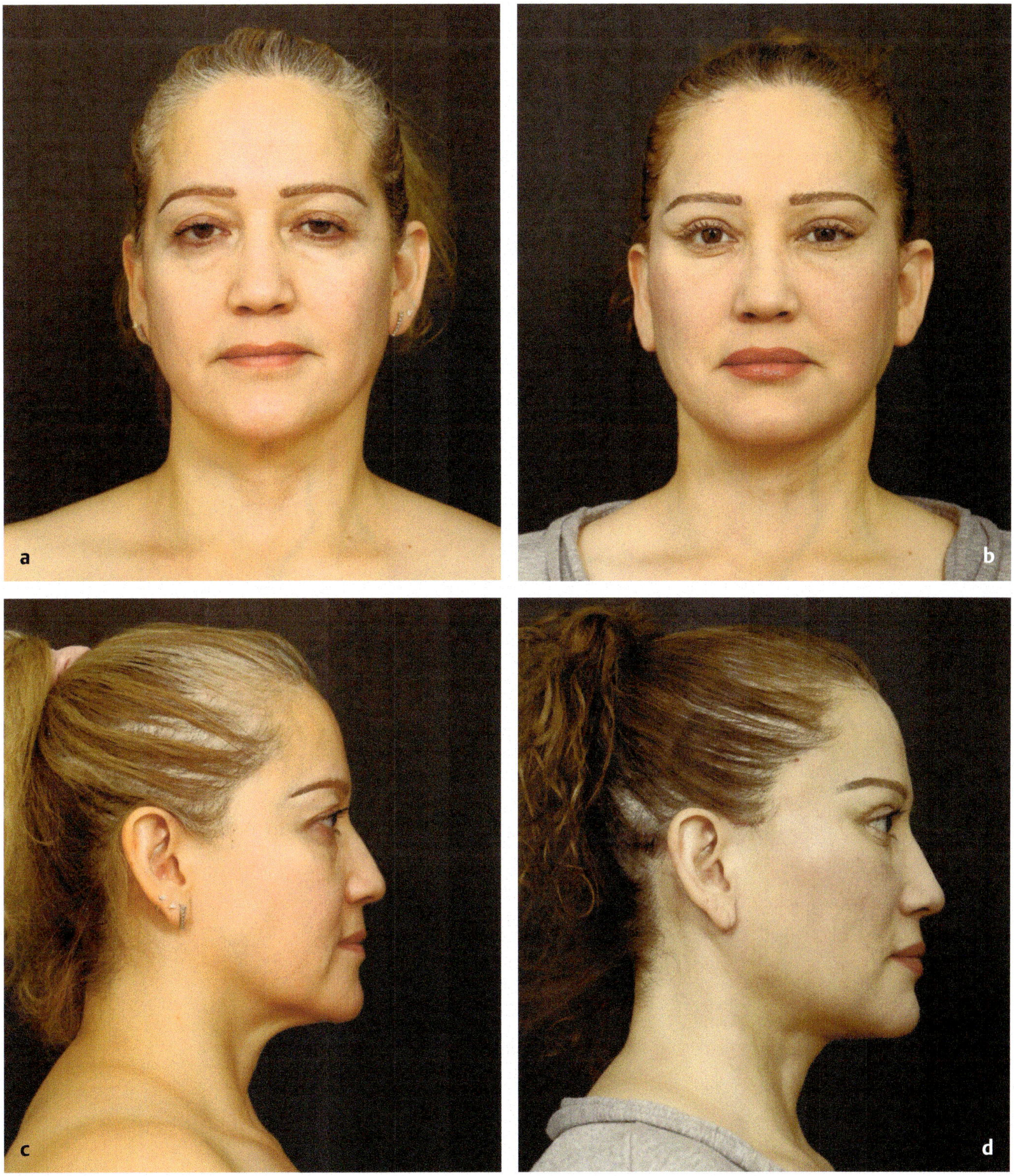

Fig. 40-11. (a, c) Visualizações pré-operatórias anterior e lateral. (b, d) Visualização pós-operatória seis meses depois de um Glidelift e *lifting* de pescoço com cicatriz curta.

CONCLUSÃO

Ao atender à demanda por uma cirurgia que integra os resultados substanciais de abordagens cirúrgicas com a sutileza estética de técnicas minimamente invasivas, o Glidelift combina habilmente práticas tentadas e aprovadas com conceitos novos e criadores. Essa combinação resulta em uma solução única e eficaz para o rejuvenescimento facial que, ao mesmo tempo, minimiza a cicatrização visível.

Esta técnica oferece um rejuvenescimento facial através de um vetor de elevação mais vertical, diferenciando-a de outras abordagens cirúrgicas existentes. E mais, por sua versatilidade, pode ser associada a outros procedimentos como rinoplastia, microenxertias, blefaroplastias e elevação do pescoço com cicatriz reduzida.

BIBLIOGRAFIA

The Aesthetic Society Aesthetic Plastic Surgery National Databank Statistics [Internet]. 2020-2021.

Kao CC, Duscher D. Advanced Endoscopic Techniques in Asian Facial Rejuvenation. Clin Plast Surg. 2023;50(1):51-60.

Auersvald A, Auersvald LA. Hemostatic Net in Rhytidoplasty: An Efficient and Safe Method for Preventing Hematoma in 405 Consecutive Patients. Aesthetic Plast Surg. 2014;38(1):1-9.

Viterbo F, Auersvald A, O'Daniel TG. Gliding Brow Lift (GBL): A New Concept. Aesthetic Plast Surg. 2019;43(6):1536-46.

Green Sanderson K, Conti A, Colussi M, Connolly C. A Simple Clinical Application for Locating the Frontotemporal Branch of the Facial Nerve Using the Zygomatic Arch and the Tragus. Aesthet Surg J. 2020;40(5):NP223-NP227.

Vídeo Aula

Vídeo Cirurgia

LIBERAÇÃO DIGITAL DA GORDURA ANTEROZIGOMÁTICA (LIDIGAR) E SEU REPOSICIONAMENTO NO REJUVENECIMENTO FACIAL

CAPÍTULO 41

Lydia Masako Ferreira ▪ José da Conceição Carvalho Júnior

INTRODUÇÃO

Os avanços nas técnicas cirúrgicas de rejuvenescimento facial, a tecnologia videoendoscópica e a indústria cosmética trouxeram novos conceitos para cirurgiões e pacientes. Como resultado dessas mudanças, os cirurgiões plásticos vêm modificando sua abordagem de avaliação pré-operatória e tratamento cirúrgico de pacientes que desejam fazer um *lifting* facial. Assim, a atenção não está mais focada nos terços faciais separadamente ou apenas na flacidez da pele. Em vez disso, alterações anatômicas pontuais e específicas, como posição da porção lateral da sobrancelha e oval orbital, aprofundamento do sulco nasolabial (SNL) e achatamento do contorno zigomático, estão sob os holofotes.

As alterações do envelhecimento do contorno zigomático e do SNL sempre são tratados por cirurgiões plásticos com grande interesse, pois seu tratamento cirúrgico é bastante desafiador, como comprovado por inúmeras técnicas descritas na literatura. Uma das técnicas que representa bem essa tendência em procedimentos cirúrgicos para correção da deformidade específica do envelhecimento facial é a técnica FAME (*finger assisted malar elevation*) relatada pela primeira vez por Aston, durante a ritidoplastia demonstrativa num evento, em 1996. No entanto, o relato do FAME não especificou e desconhecia as estruturas anatômicas envolvidas nesta dissecção. Assim, em 1997, Ferreira e Horibe iniciaram estudos anatômicos para demonstrar quais estruturas estavam envolvidas para demonstrar se havia segurança na realização desta técnica. Estes estudos possibilitaram avanços e aperfeiçoamentos na técnica com modificações na dissecção da Gordura Anterozigomática (GAZ). Ademais, Ferreira e Horibe associaram a fixação da GAZ, em sua posição original, à proeminência zigomática. Esta técnica foi posteriormente denominada LIDIGAR (Liberação Digital da Gordura Anterozigomática e seu Reposicionamento).

ANATOMIA

Para identificar o plano exato da dissecção digital, no qual a técnica LIDIGAR é executada, foram dissecados 10 cadáveres (cinco frescos e cinco fixos). Depois de dissecar cuidadosamente as fibras inferolaterais do músculo orbicular dos olhos e os ramos zigomático e bucal do nervo facial (Fig. 41-1), percebeu-se que essa manobra digital é realizada em um plano relativamente avascular (Fig. 41-2), sobre os músculos e sob a GAZ. Algumas fibras musculares se interdigitam com esse compartimento de gordura. A GAZ é uma espessa camada de tecido adiposo fortemente aderida à pele suprajacente, e está localizado entre a pele e o sistema musculoaponeurótico superficial (SMAS), sobre o seio maxilar, dando proteção a esta estrutura anatômica. A GAZ tem o formato triangular, e uma de suas bases é paralela ao sulco nasolabial. A relevância da GAZ na cirurgia de *lifting* facial reside em sua forte aderência à derme sobrejacente. O ápice do triângulo está localizado sobre a proeminência zigomática (Fig. 41-3). Após a separação da base da GAZ com SMAS subjacente por meio de dissecção digital, não há estrutura anatômica relevante além dessa região, em direção medial. Os músculos orbiculares dos olhos, levantadores do lábio e zigomáticos maiores situam-se abaixo da gordura malar (Fig. 41-2), e a inervação vem de sua parte profunda (Fig. 41-4). Os vasos angulares correm por um plano mais superior e medial ao da GAZ.

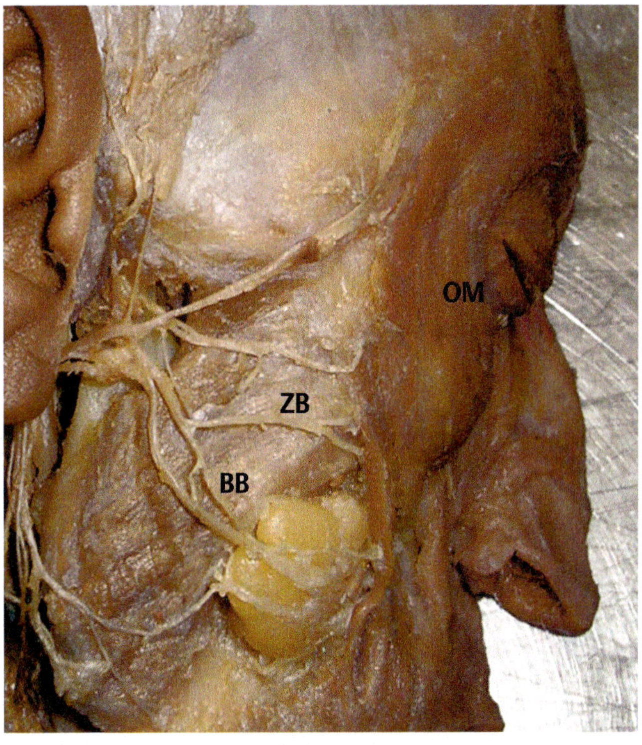

Fig. 41-1. Marcos anatômicos para a técnica LIDIGAR na dissecação de cadáveres. OM, fibras inferolaterais do músculo orbicular dos olhos; ZB, ramo zigomático do nervo facial; BB, ramo bucal do nervo facial.

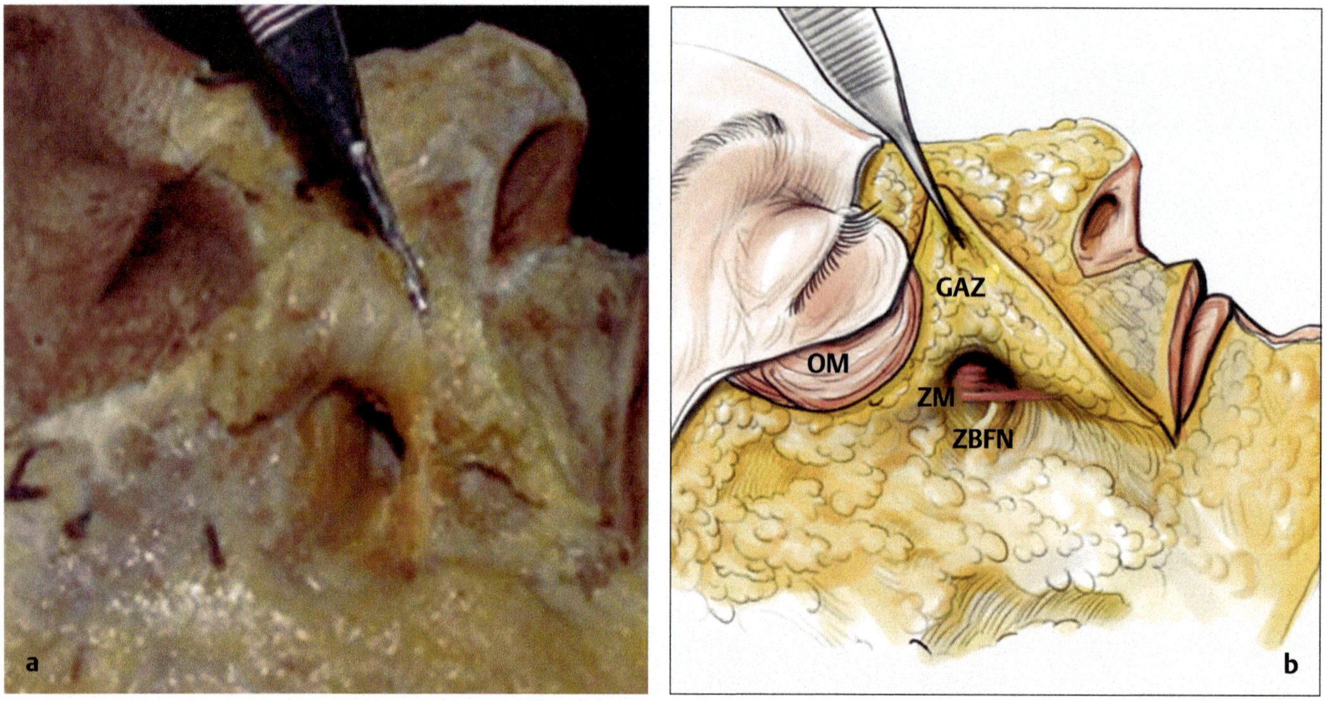

Fig. 41-2. (**a**) Dissecção de cadáver mostrando o plano de dissecção relativamente avascular, sobre os músculos e abaixo da GAZ usado na técnica LIDIGAR. (**b**) Ilustração abrangente das estruturas relevantes encontradas neste plano de dissecção. OM, músculo orbicular; GAZ, gordura anterozigomática; ZBFN, ramo zigomático do nervo facial; ZM, músculo zigomático.

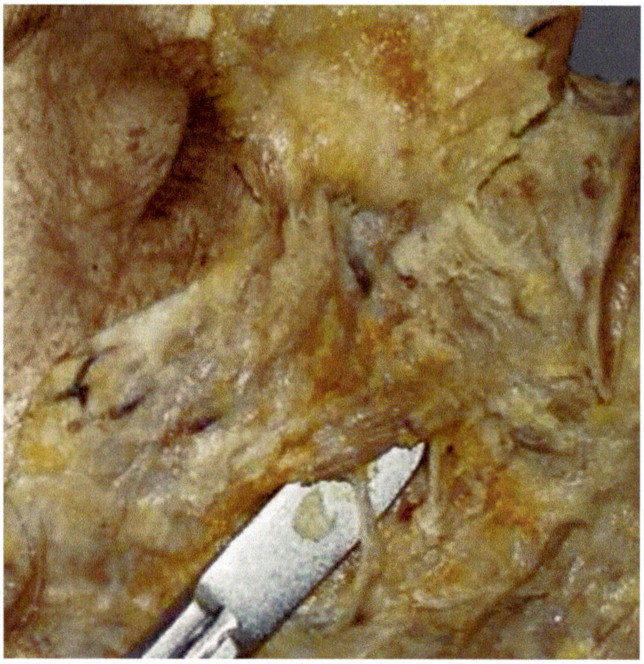

Fig. 41-3. Fibras musculares interdigitadas com a GAZ. A inervação musculocutânea vem da parte profunda dos músculos, como mostrado na dissecção de cadáveres.

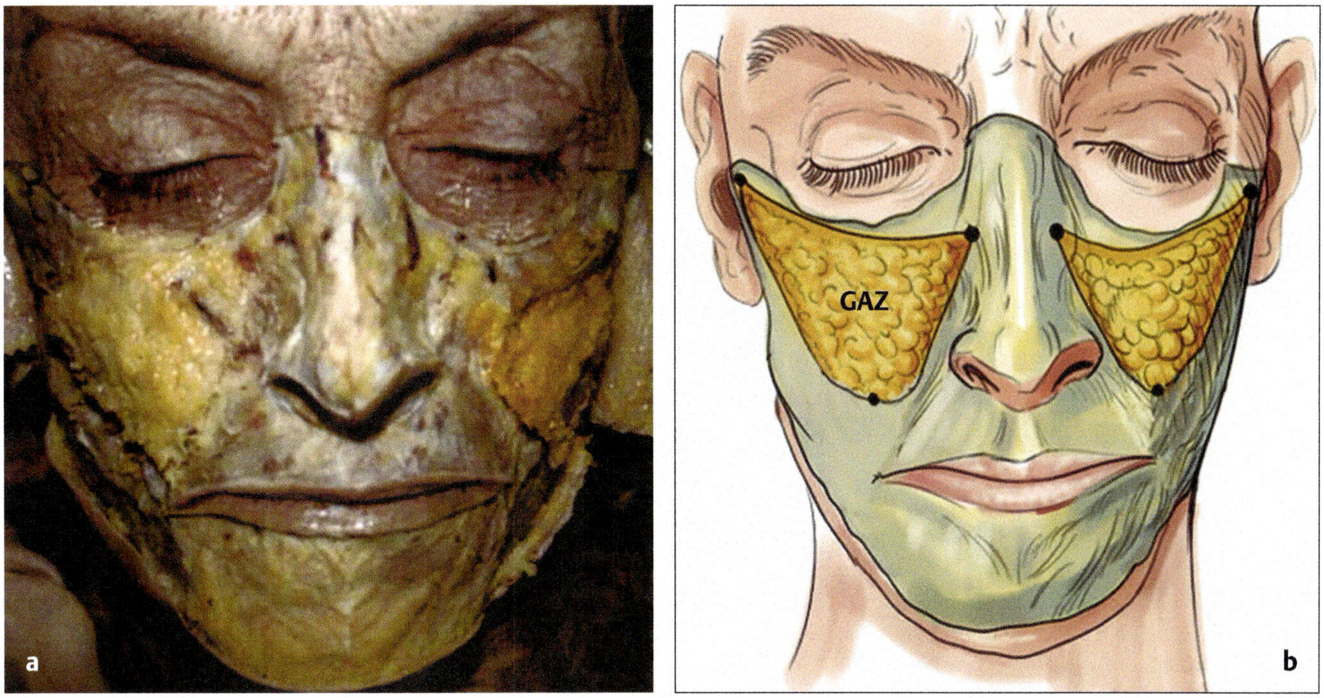

Fig. 41-4. (a) Dissecção de cadáver mostrando a localização anatômica da GAZ triangular. A derme sobrejacente está fortemente aderida a ela. (b) Ilustração abrangente da GAZ. Uma de suas bases fica paralela ao sulco nasolabial.

INDICAÇÕES

A técnica LIDIGAR pode ser indicada principalmente nos casos em que o paciente apresenta perda de projeção do terço médio e do contorno zigomático e um pronunciado SNL. Essas características são o foco desta técnica, da liberação da GAZ e seu reposicionamento, levando a uma projeção da região zigomática.

Não há contraindicações com relação à realização da técnica, podenda a mesma ser utilizada em qualquer paciente candidato ao *lifting* facial.

TÉCNICA CIRÚRGICA

Inicialmente, uma solução composta de soro fisiológico e epinefrina na concentração de 1:200.000 é infiltrada por via subcutânea na região do terço médio da face e região cervical.

Incisões cutâneas temporais, pré-auriculares e pós-auriculares são feitas, e o retalho cutâneo é elevado. A dissecção cutânea é realizada em um plano subcutâneo, já definido pela infiltração salina prévia.

Os limites da dissecção, além dos marcos anatômicos de referência da técnica LIDIGAR, são: fibras inferolaterais do músculo orbicular dos olhos e linha imaginária da comissural labial ao trago.

O descolamento digital inicia-se a partir da margem lateral e inferior do osso zigomático, próximo ao arco zigomático, considerando as fibras inferolaterais do músculo orbicular dos olhos como limite superior (Fig. 41-1). Essa manobra é realizada ao longo das margens lateral e inferior do zigoma, com o dedo indicador apontando para as margens medial e superior do zigoma. Em seguida, após rotação digital de 180°, a dissecção continua dissecando o SNL superoinferiormente, desde a asa nasal até a comissura labial (Fig. 41-5). Uma vez mobilizada toda a GAZ, a mesma é tracionada de sua porção mais profunda e é reposicionada com dois pontos de suspensão de *nylon* 4-0 que são ancorados no periósteo, entre o corpo do zigoma e o arco zigomático (Figs. 41-6 e 41-7). O vetor de elevação está a 90 graus da linha do SNL. A plicatura do SMAS é realizada conforme descrito por Duffy e Friedland. Após o tratamento desse plano, a pele é realocada, e seu excesso excisado e suturado.

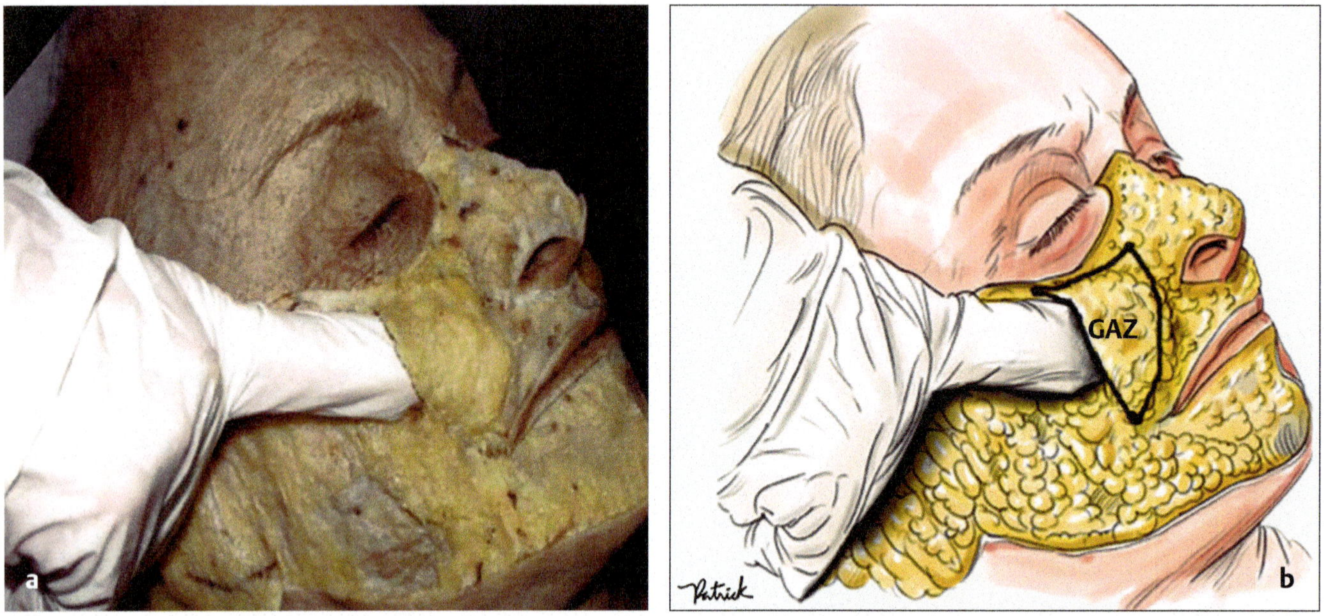

Fig. 41-5. Descolamento digital da técnica LIDIGAR. (**a**) Simulação da manobra de elevação malar assistida pelos dedos durante dissecção de cadáver. (**b**) Ilustração abrangente mostrando o dedo indicador do cirurgião sob a gordura malar. A dissecção romba é iniciada a partir da margem lateral zigomática, próximo ao arco zigomático.

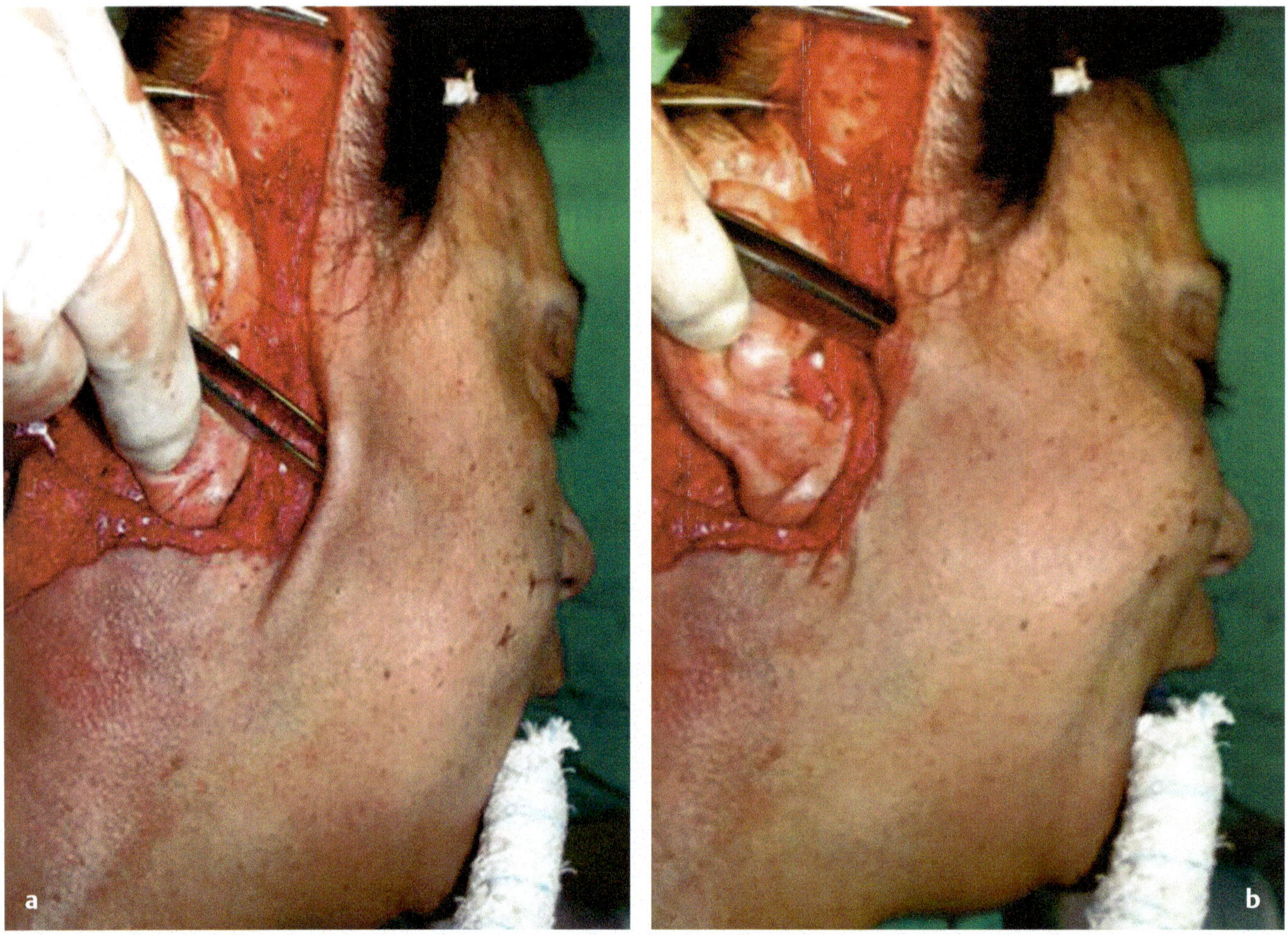

Fig. 41-6. (**a**) Nesta visão intraoperatória, a GAZ é apreendida por uma pinça. (**b**) O cirurgião reproduz a elevação da GAZ, mostrando o reposicionamento do coxim malar direito da paciente em sua posição original, com uma projeção anterior e lateral do terço médio facial mais bem definida.

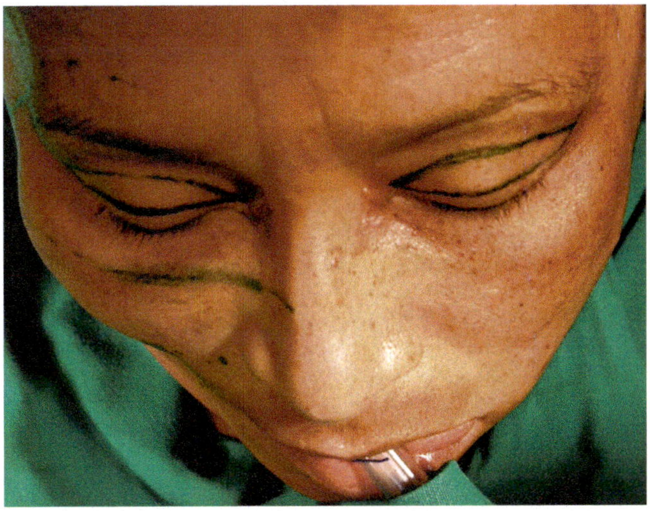

Fig. 41-7. Visão intraoperatória mostrando o reposicionamento da GAZ direita da paciente, com melhor definição das projeções anterior e lateral do terço médio facial, quando comparada à hemiface de esquerda, ainda não operada.

RESULTADOS PÓS-OPERATÓRIOS

Cerca de 700 pacientes, com idades entre 44 e 73 anos, foram submetidas à técnica LIDIGAR no período de dezembro de 1997 até 2020, com resultados satisfatórios.

Houve dois casos de paralisia temporária do ramo bucal do nervo facial, com recuperação completa no primeiro mês. Não houve casos de irregularidades cutâneas, perda de sensibilidade ou edema irreversíveis. Dois casos apresentaram hematomas que foram puncionados e resolvidos até o segundo dia de pós-operatório. Quatro pacientes desenvolveram isquemia e necrose do retalho distal retroauricular, que cicatrizaram completamente no primeiro mês de pós-operatório.

DISCUSSÃO E CONCLUSÃO

Seguindo as tendências para o tratamento das alterações pelo fotoenvelhecimento, muitos cirurgiões desenvolveram diferentes métodos para corrigir a perda de projeção da região zigomática e a acentuação do sulco nasolabial (SNL), variando de implantes faciais a retalhos SMAS associada ou não a lipoenxertias. No entanto, a técnica que reposiciona os tecidos e que resulte em uma aparência mais natural e resultado duradouro, baseada na patogênese responsável das alterações anatômicas do envelhecimento, como a liberação anterozigomática e seu reposicionamento, pode ser uma boa alternativa.

A face é uma combinação geométrica de curvas e formas continuamente esculpidas pelo tempo. Uma das curvas peculiares ao terço médio da face jovem é atribuída à GAZ. Sua principal função é proteger a fina camada óssea do seio maxilar. As forças da gravidade atuam sobre os tecidos moles faciais, à medida que o envelhecimento progride. Além disso, a expressão facial exige uma mobilidade natural dos tecidos localizados na zona central facial, o que os predispõe ao desenvolvimento da flacidez do envelhecimento.

Esses fatos levam à frouxidão tecidual, que se manifesta pelo deslocamento das bolsas adiposas nos sentidos medial e inferior, ocasionando estigmas de envelhecimento facial. Durante a juventude, os ligamentos retentores da face sustentam os tecidos moles em posição anatômica normal, resistindo às mudanças gravitacionais. A perda do suporte do ligamento zigomático leva ao descenso inferior da GAZ, influenciando na acentuação do SNL.

O SNL, localizado na região central da face, apresenta apenas algumas inserções fibrosas do sistema musculoaponeurótico superficial. A flacidez faz com que a pele e os compartimentos da GAZ deslizem e se acumulem nessa região e, juntamente com outros fatores, como frouxidão dos ligamentos retentores e absorção óssea da maxila, contribui para o aparente aumento da profundidade deste sulco.

Considerando que as alterações anatômicas citadas anteriormente são a principal causa dos SNL acentuados e do achatamento malar observados com o envelhecimento, o levantamento apenas do SMAS não modifica o SNL que se estende desde a junção das asas nasais até o canto da boca. Certamente, é importante ascender o SMAS para melhorar o aspecto do *jowl*, a definição do contorno da mandíbula e a região cervical, mas não se pode excluir o reposicionamento da GAZ para obter um contorno zigomático jovem e a suavização do SNL.

Em 1993, Owsley descreveu as bolsas de gordura malar e "um plano de dissecção abaixo da bolsa de gordura malar sobrejacente às fibras infraorbitais do músculo orbicular dos olhos até o SNL, onde o SMAS e a área dos músculos subjacentes se ligam antes que o SMAS continue sobre o músculo orbicular da boca e o músculo elevador do lábio superior. A técnica cirúrgica deste autor incluía a dissecção com tesoura sobre as fibras do músculo orbicular da boca até a região anterior da maxila.

Aston, em 1996, relatou o FAME durante ritidoplastia, mas com dissecção digital unidirecional exclusiva sem relatar quais estruturas anatômicas estariam envolvidas nesta manobra.

Ferreira e Horibe iniciaram estudo de dissecções em cadáveres, para demonstrar quais estruturas anatômicas estavam envolvidas nesta dissecção, em 1997. Demonstraram que a gordura anterozigomática é uma estrutura de formato triangular, fortemente aderida à derme suprajacente, paralela ao SBL e que tem a função de proteger o seio maxilar. E que existia um plano de clivagem natural sob essa gordura anterozigomática e os músculos zigomáticos e levantadores da boca e do nariz. Este plano é avascular e sem estruturas anatômicas que possam ser lesionadas. Além disso, os vasos angulares correm mais superficial e medialmente à bolsa de gordura zigomática.

Assim sendo, descreveram, em 2006, a técnica LIDIGAR e determinaram como ponto de referência da dissecção romba digital, superiormente, as fibras inferiores do orbicular dos olhos, e inferiormente, os ramos zigomático e bucal. Conforme confirmado pelas dissecções anatômicas, durante a mobilização da GAZ, o risco de lesão de ramos do nervo facial é zero devido à ausência de estruturas anatômicas neste plano.

A dica desta dissecção é a continuação da dissecção digital, contornando em 180° e dissecando todo SNL, liberando seus ligamentos e permitindo melhor deslizamento, suavizando ainda mais o SNL e facilitando a tração superior da comissura oral.

A fixação dos pontos se dá no periósteo da proeminência zigomática, visando restaurar seu posicionamento anterior com resultados mais duradouros. O local de fixação das suturas é lateral ao cruzamento do ramo temporal do nervo facial e livre de vasos e nervos. Acredita-se que a sutura de suspensão realizada dessa maneira por nós descrita melhora a correção do SNL e ajuda a projetar o terço médio e restaurar o contorno zigomático perdido, e restaurando, assim, o aspecto de jovialidade.

O plano supraSMAS apresenta-se como um plano seguro e natural na execução da técnica LIDIGAR. Essa técnica também traz a vantagem de permitir maior mobilização do SNL, elevação da comissura labial, tração do SMAS e do excedente cutâneo, embora o maior ganho seja facilitar o retorno da gordura zigomática à sua posição original, sobre o osso zigomático.

Esse reposicionamento da gordura zigomática modifica o perfil facial e oferece projeções anterior e lateral do terço médio, restaurando o contorno zigomático. As vantagens dessa manobra digital são as seguintes: facilidade; simplicidade; segurança de realização, risco zero de lesão vascular ou nervosa por este plano ser avascular; e restauração natural da projeção anterior do terço médio da face, do contorno zigomático e do reposicionamento da comissura oral.

Concluímos que a técnica LIDIGAR é uma boa alternativa para o rejuvenescimento facial, projetando o terço médio e restaurando o contorno zigomático, além de suavizar o SNL e elevar a comissura labial, recuperando os traços de jovialidade.

BIBLIOGRAFIA

Aston S. The FAME Procedure. Presented at the Annual Meeting of the American Society of Plastic and Reconstructive Surgeons. Dallas: Texas, November. 1996. p. 9-13.

Ferreira LM, Horibe EK. Understanding the finger-assisted malar elevation technique in face lift. Plast Reconstr Surg. 2006;118(3):731-40.

Gentile RD. Laser-Assisted Facelifting and Energy-Based Rejuvenation Techniques during Rhytidectomy. Facial Plast Surg Clin North Am. 2020;28(3):379-96.

Hamra ST. Building the Composite Face Lift: A Personal Odyssey. Plast Reconstr Surg. 2016;138(1):85-96.

Jacono AA. A Novel Volumizing Estended Deep-Plane Facelift: Using Composite Flap Shifts to Volumize the Midface and Jawline. Facial Plast Surg Clin North Am. 2020;28(3):331-68.

Kaya KS, Cakmak O. Facelift Techniques: An Overview. Facial Plast Surg. 2022;38(6):540-5.

Marten T, Elyassnia D. High SMAS Facelift: Combined Single Flap Lifting of the Midface, Cheek, and Jawline. Facial Plast Surg. 2022;38(6):593-612.

Mendelson BC. Correction of the nasolabial fold: estended SMAS dissection with periosteal fixation. Plast Reconstr Surg. 1992;89(5):822-33.

Mowlds DS, Lambros V. Cheek Volumization and the Nasolabial Fold. Plast Reconstr Surg. 2018;141(5):1124-9.

Owsley JQ. Lifting the malar fat pad for correction of prominent nasolabial folds. Plast Reconstr Surg. 1993 Mar;91(3):463-74.

Park S. Cosmetic Bone-Contouring Surgery for Asians. Facial Plast Surg Clin North Am. 2021;29(4):533-48.

Zins JE, Coombs DM. Endoscopic Brow Lift. Clin Plast Surg. 2022;49(3):357-63.

Vídeo 1 Vídeo 2 Vídeo 3 Vídeo 4 Vídeo 5

CAPÍTULO 42

LIPOENXERTIA FACIAL E REPOSICIONAMENTO TECIDUAL: PRINCÍPIOS E APLICAÇÕES

Charles de Sá ■ Natale Gontijo de Amorim

INTRODUÇÃO

Alterações faciais e corporais são determinadas naturalmente por fatores genéticos e influenciadas por hormônios, dieta, exercícios, medicações e a idade do paciente. O processo de envelhecimento, perdas de peso, alterações hormonais podem atingir todos os tecidos da face e pescoço, levando a um aspecto envelhecido. Em geral, a flacidez cutânea com perda de tônus e elasticidade, surgimentos de sulcos e alterações volumétricas da face podem variar de moderadas a intensas.

Conceitos atualizados sobre o rejuvenescimento cirúrgico da face abrangem não somente o reposicionamento dos tecidos através de trações e plicaturas, mas também consideram, fundamentalmente, a avaliação da volumetria facial. A anatomia da face é complexa e envolve uma inter-relação entre subunidades anatômicas e diversas camadas teciduais e o entendimento da compartimentação das bolsas de gordura superficiais e profundas. Com uma análise pré-operatória minuciosa, podemos identificar locais em que os tecidos sofreram um descenso ou queda, outros onde houve perda de volume (atrofia) e ainda o acúmulo localizado de gordura. É fundamental para o planejamento cirúrgico, com identificação destas alterações, um diagnóstico preciso e o tratamento adequado, que poderá abranger desde uma lipotransferência simples ou associada a um *lifting* facial, o qual denominamos de *lifting* tridimensional, pois abrange o volume facial.

O tratamento da tridimensionalidade da face é feito associando-se o reposicionamento dos tecidos, em geral através de plicaturas de estruturas anatômicas (SMAS, bolsa malar na face e músculo platisma no pescoço), e o uso da lipotransferência estruturada em áreas de perda volumétrica. Na maioria dos casos, encontramos no exame pré-operatório: queda da bolsa malar, sulcos nasogenianos pronunciados, perda volumétrica em regiões malar, geniana e temporal, acúmulo de gordura na linha da mandíbula (*jowls*) e pescoço, além da flacidez cutânea e muscular.

LIFTING TRIDIMENSIONAL – LIPOENXERTIA FACIAL E REPOSICIONAMENTO TECIDUAL

O *lifting* cervicofacial ou ritidoplastia é a cirurgia de reposicionamento dos tecidos da face e pescoço. Ao avaliar um paciente, devemos analisar o conjunto face-pescoço-pálpebras como um todo, para que o resultado fique harmonioso entre os segmentos e, portanto, natural.

O *lifting* tridimensional, denominado pelos autores, consiste no reposicionamento da pele e no tratamento dos compartimentos gordurosos que podem ter sofrido ptose ou alterações em seu volume (aumento ou diminuição volumétrica), além do tratamento da musculatura e aponeurose muscular mais superficial da face e do pescoço. As incisões acompanham o contorno da orelha, ficando camufladas, e podem-se prolongar para dentro do cabelo, se necessário. Também podem acompanhar o pé de cabelo anterior para evitar o deslocamento da costela em casos de grande excesso de pele ou nas abordagens secundárias e terciárias. As incisões, a extensão do descolamento, o tratamento da musculatura e dos compartimentos gordurosos serão planejados de acordo com cada caso, buscando sempre o resultado mais eficaz para cada paciente. Quanto maior o grau de flacidez, maior a extensão da intervenção cirúrgica.

Considerando apenas o reposicionamento dos tecidos faciais, publicamos a descrição da ritidoplastia com descolamento subcutâneo, abordagem do SMAS e bolsa malar com plicatura destas estruturas ao nível do arco zigomático, seguindo um vetor vertical ou oblíquo, de acordo com a configuração volumétrica da face. Modificamos a plicatura do SMAS, que anteriormente não abordava a bolsa malar, ampliando o descolamento subcutâneo ao nível da região malar para visualização da bolsa malar e modificação do vetor de tração para o sentido vertical. Assim, conseguimos melhorar os resultados do tratamento do sulco nasogeniano e realizar o *lifting* do terço médio da face de modo mais eficaz. Por outro lado, o vetor de tração oblíquo do *SMAS* pode ser usado para pacientes com face muito volumosa, geralmente associando-se SMASectomia para diminuir o volume aumentado desta hemiface. Em casos bem selecionados, também podemos pensar na execução da bichectomia, em geral por via intraoral, para dar mais angularidade à face.

Considerando a região cervical, o tratamento do músculo platisma deve ser dividido em 2 setores, cada qual com vetor diferente de tração. Na porção lateral do platisma, usamos vetores oblíquos laterais com tração e fixação do platisma na região mastóidea. Na região submentoniana, a plicatura medial das bandas platismais traciona o músculo para a linha média do pescoço. A associação das trações laterais e mediais tensiona o músculo platisma e reforça todo o assoalho da região submentoniana, com melhor definição do contorno cervical. Se necessário, realizamos a lipoaspiração multivetorial do pescoço e região submentoniana e/ou lipectomia à tesoura por visão direta das gorduras submentoniana e subplatismal.

O posicionamento dos retalhos cutâneos segue os vetores do *round lifting*, preconizado por Pitanguy. Incisões adicionais podem ser necessárias no sentido de preservar as costeletas e pé de cabelo retroauricular.

Finalizada a ritidoplastia ou *lifting* cervicofacial, reavaliamos o paciente para verificar se a necessidade de lipotransferência, como planejada no pré-operatório. Em casos muito graves, podemos realizar a lipotransferência a nível subSMAS, ou seja, debaixo do SMAS antes de reposicionarmos a pele e, posteriormente, completamos com lipotransferência no plano subcutâneo. Nosso protocolo prioriza o reposicionamento das estruturas profundas da face, para depois realizar a volumetria com lipoaspirado. Esta abordagem se dá por acreditar que o melhor momento é após o reposicionamento que irá promover uma nova configuração da volumetria facial.

LIPOASPIRAÇÃO E LIPOENXERTIA: HISTÓRICO, PRINCÍPIOS E APLICAÇÕES

Na restituição volumétrica da face, o uso de materiais sintéticos permanentes, como PMMA, metacrilato, silicone líquido, pode causar complicações severas, portanto, para um efeito volumétrico duradouro e seguro devemos priorizar a restituição autóloga. O tecido adiposo é a fonte ideal para restituições volumétricas autólogas na face e corpo. Sua retirada é feita por um procedimento cirúrgico simples de lipoaspiração e, após preparo da gordura, esta é injetada em locais estratégicos para melhorar a volumetria e contorno da face.

A retirada e enxertia de gordura foram descritas pela primeira vez por Neuber, em 1893, e aprimoradas por vários outros pesquisadores ao longo das últimas décadas. Desde então, técnicas de lipoaspiração e lipoenxertia têm surgido, com evolução considerável nos últimos anos em decorrência do melhor entendimento da fisiologia do tecido adiposo.

A lipoescultura foi inicialmente descrita por Arpad e Giorgio Fisher em 1976, por realizarem a retirada do tecido adiposo com uma máquina de aspiração e uma cânula romba com guia (chamada de *planotome*). Founier interessou-se logo pela técnica dos Fischer e difundiu a técnica dos túneis cruzados, *cross-tunneling technique*, e a "técnica seca", sem uso de qualquer solução no local da lipoaspiração. Enquanto seu compatriota francês, Illouz, começou a usar a "técnica úmida" injetando soro fisiológico e hiarulonidase previamente à lipoaspiração para facilitar a retirada da gordura subcutânea.

A partir dos primeiros autores, a evolução da técnica de lipoaspiração teve, como chave principal, a melhoria do *design* das cânulas de ponta romba, que diminuíram o risco de perfurações de órgãos vitais, vasos e nervos. Posteriormente, o diâmetro das cânulas diminuiu para reduzir a possibilidade de depressões e irregularidades no local da lipoaspiração, sendo Klein um dos responsáveis. Ele também preconizou o uso de epinefrina na solução de infiltração para diminuir sangramentos e hematomas.

Coleman foi o precursor da lipoenxertia estruturada, que alia o uso de cânulas finas de *design* próprio à enxertia em múltiplos túneis ou em "espaguete", usando gordura previamente centrifugada. O uso da técnica de múltiplos túneis e não injeção em *bolus* mostrou-se fundamental para a sobrevivência do enxerto de gordura. Carpaneda verificou que um lipoenxerto de 2 a 3 mm de diâmetro possuía maior integração e sobrevida, através da embebição de suas bordas e neovascularização local. Portanto, se o diâmetro da coluna de gordura enxertada for maior de 3 mm, a porção central deste enxerto poderá sofrer apoptose e necrose; comprometendo o resultado de volumização do enxerto adiposo, por absorção. Este fundamento foi posteriormente comprovado por Yoshimura, que estabeleceu 3 zonas do lipoenxerto (zona central-necrose; zone média-regenerativa e zona externa-viável). Com o sucesso da técnica estruturada de Coleman, muitas outras técnicas foram publicadas, com resultados cada vez melhores em termos de integração das lipoenxertias e menor índice de absorção.

Os refinamentos nas técnicas de lipoaspiração e lipoenxertia compreenderam diversos fatores: o desenvolvimento de cânulas rombas, finas e com furos menores, preparo pouco traumático da gordura, técnica de enxertia em múltiplos túneis, uso de seringas siliconadas entre outros. Entretanto, apesar disto, não há um consenso e um padrão nas técnicas de coleta, preparo e enxertia do tecido adiposo até o momento.

Novos Conceitos Sobre o Tecido Adiposo e Medicina Regenerativa

O conceito sobre o tecido adiposo mudou muito nos últimos anos. Ele apresenta além do efeito endócrino, um grande potencial regenerativo pela presença de grande quantidade de células-tronco adipocitárias (*Adipose-derived Stem Cells*). Entretanto, é importante frisar que realizar enxerto de gordura não é o mesmo que o uso de células-tronco da gordura com finalidade regenerativa. Para se considerar um tratamento com células-tronco do tecido adiposo, estas células devem ser isoladas e/ou expandidas, por meio mecânico ou enzimaticamente, podendo ser injetadas no momento da cirurgia ou enviadas ao laboratório para serem multiplicadas e reinjetadas nos pacientes, posteriormente. Além disso, podem ser armazenadas e criopreservadas para uso futuro.

No Brasil, até o momento, o uso de células-tronco adipocitárias é permitido apenas em projetos de pesquisa autorizados pelos órgãos reguladores (CEP, CONEP, Anvisa). Assim, após a aprovação pelos órgãos competentes, os autores, através de pesquisa multicêntrica, avaliaram os efeitos de rejuvenescimento da pele humana com o uso das células-tronco adipocitárias. Houve melhora da rede vascular subdérmica, aumento da hidratação subdérmica, surgimento de novas fibras elásticas e diminuição da elastose cutânea. Com certeza o uso das células-tronco adipocitárias será, no futuro próximo, uma realidade muito útil no tratamento das alterações cutâneas e teciduais da face e do corpo, visando à regeneração e rejuvenescimento.

CONSIDERAÇÕES SOBRE A LIPOENXERTIA FACIAL

Avaliação Pré-Operatória

Na consulta e exame físico, fazemos a avaliação pré-operatória minuciosa da face, identificando locais em que os tecidos sofreram um descenso ou queda, locais onde houve perda de volume e áreas com acúmulo de gordura. Avaliamos também a melhor área doadora de gordura. A avaliação é fundamental para o planejamento cirúrgico.

Como rotina, são solicitados exames pré-operatórios, como hemograma, coagulograma completo, glicemia, eletrocardiograma, risco cirúrgico, radiografia de tórax. A avaliação endocrinológica e nutricional dos pacientes que fizeram cirurgia bariátrica ou perderam muito peso também é essencial para diagnosticar deficiências que possam alterar o processo de cicatrização, como hipoproteinemia. Estas deficiências devem ser tratadas antes de se indicar a execução da cirurgia. Além disso, o paciente deve estar com peso estável há pelo menos 6 meses, pois alterações ponderais podem comprometer o resultado da cirurgia facial.

As fotos são feitas com padrão médico (sem adornos, maquiagem etc.) e incluem fotos de frente, oblíquas, os 2 perfis, fotos dinâmicas da face.

No período de 30 dias pré-operatórios, o paciente deve suspender tabagismo e remédios, como semaglutida e reposição hormonal com estrogênio; 15 dias antes da cirurgia, não pode usar ácido acetilsalicílico, anti-inflamatórios, anticoagulantes, vitamina E, arnica, ginko biloba e qualquer medicação que possa alterar a coagulação e aumentar sangramentos.

Marcação Cirúrgica

Reavaliamos o paciente após sua internação hospitalar, um pouco antes de receber a medicação pré-anestésica. Com o paciente em posição ortostática, realizamos as marcações das áreas a serem enxertadas na face, dos pontos anatômicos de referência, como arco zigomático, ramo da mandíbula e osso hioide e da área doadora da gordura. Adotamos uma classificação própria para definir a quantidade de lipoenxerto a ser utilizada por área, considerando princípios tissulares de perfusão local, referente à pressão do líquido intersticial e fluxo capilar (Quadro 42-1).

Posicionamento do Paciente

No centro cirúrgico, o paciente é colocado em decúbito dorsal, sendo feito a seguir todo o preparo para a anestesia indicada (local com sedação ou geral). A passagem de sonda vesical é feita para cirurgias mais longas, como em casos de lipotransferência associada ao *lifting* facial. Prosseguimos com a colocação de compressão intermitente em membros inferiores, placa de cautério e coxins em tornozelos e joelhos.

Coleta da Gordura

A área doadora escolhida é geralmente o abdome inferior. Caso o paciente não apresente gordura suficiente nesta região, podemos coletar de outras áreas, de preferência mantendo o decúbito dorsal para evitar troca de decúbito e o aumento do tempo cirúrgico. Devemos observar que o tempo entre a coleta e a enxertia do tecido adiposo deve ser a menor possível, uma vez que todo enxerto sofre alterações celulares com a hipóxia, além do aumento do risco de contaminações com sua exposição excessiva e consequente infecção no pós-operatório.

Após antissepsia da pele com clorexidina, cuidados de assepsia são realizados, como colocação de campos estéreis isolando cada área que será manipulada. Em geral, colocamos campos isolando a área doadora e outros campos para a face. A gordura é coletada usando a técnica supermolhada. Uma solução contendo soro fisiologico a 0,9%, lidocaína a 0,5% e 1: 500.000 de epinefrina é injectada por uma agulha de calibre 22 nas áreas a serem aspiradas. Infiltramos na área de lipoaspiração a solução na razão 1:1 (1 mL de solução por cada mL de tecido aspirado).

Para a lipotransferência em face coletamos a gordura em seringas de 10 mL *Luer-lock*, criando uma leve pressão negativa ao puxar manualmente o embolo da seringa. Para lipotransferência no contorno corporal, usamos um frasco coletor estéril ligado a uma máquina de lipoaspiração de 700 mm Hg. A gordura é aspirada utilizando-se cânulas rombas de 3 mm de diâmetro e aproximadamente 20 cm de comprimento.

Realizamos um trabalho científico comparando a viabilidade dos adipócitos após a coleta da gordura com seringas de vários calibres e máquinas de sucção com pressões diferentes. Após análises laboratoriais, não encontramos diferença quantitativa e qualitativa nos adipócitos viáveis coletados com seringa e máquina de sucção.

Quadro 42-1 Classificação dos lipoenxertos, quanto ao volume enxertado/área receptora

***Fatgraft* vol. < 10 %** *	Pequeno *fatgraft*
***Fatgraft* vol.=11%-20 %** *	Médio *fatgraft*
***Fatgraft* vol.=21%-30 %** *	Grande *fatgraft*
***Fatgraft* vol.=31%-40 %** *	Mega *fatgraft*

* A média dos enxertos varia entre 10%-40% do volume da área receptora.

Preparo da Gordura

Após a coleta, a gordura é lavada dentro de seringas com soro fisiológico para remover o sangue e fragmentos de células rotas, deixando-as em decantação nos intervalos entre as lavagens. Em geral, três lavagens produzem uma camada amarela brilhante livre de sangue e contendo predominantemente adipócitos. Este procedimento é realizado na mesma seringa de 10 mL utilizada na coleta da gordura, e o pistão nunca é removido da seringa durante a lavagem, evitando-se a exposição do tecido ao ar (*closed system*). Nos casos do uso do frasco coletor, colocamos a gordura em seringas de 60 mL imediatamente após o término da lipoaspiração e realizamos a lavagem desta gordura dentro das seringas, como descrito anteriormente, evitando-se a exposição do material coletado.

Em estudo realizado pelos autores, foram comparados os 3 métodos de preparo da gordura mais utilizados na cirurgia plástica: decantação, lavagem e centrifugação. Analisando a viabilidade dos adipócitos e das células-tronco adipocitárias, encontramos os seguintes dados laboratoriais:

- *Decantação*: muitos adipócitos viáveis, porém, muitas células hematopoiéticas.
- *Lavagem*: muitos adipócitos viáveis, poucas células hematopoiéticas, presença de células-tronco adipocitárias em menor quantidade.
- *Centrifugação de 3.000 rpm/3 min (Método de Coleman)*: poucos adipócitos viáveis, células hematopoiéticas isoladas em um extrato separado e formação de uma quarta camada chamada de *Pellet* (contendo células da Fração estromal: *Stromal Vascular Fraction* ou SVF) com grande concentração de células-tronco adipocitárias.

Podemos injetar apenas a gordura lavada, quando serão utilizados volumes muito grandes, em geral para uso corporal. Por outro lado, utilizamos na face gordura lavada enriquecida com o *pellet*, método publicado que desenvolvemos e denominamos de *Mechanically stromal vascular fraction enriched lipotransfer ou Mechanically SVF-enriched lipotransfer.*

Enxertia da Gordura

Após antissepsia da pele da face e cabelo com clorexidina, o cabelo é totalmente isolado com uso de touca estéril, tanto para a realização da lipotransferência isoladamente, quanto associada ao *lifting* cervicofacial. As marcações pré-operatórias feitas no quarto do paciente são identificadas e mensuradas. Os nervos supraorbital, infraorbital e mentoniano são bloqueados, quando o paciente está com anestesia local e sedação, utilizando 1-2 mL de lidocaína a 2%. O bloqueio dos nervos é desnecessario quando o paciente está sob anestesia geral, com exceção para região da pálpebra inferior (bloqueio do n. infraorbital com sol. vasoconstritora). As áreas que serão enxertadas não são infiltradas para não haver erro no cálculo do volume necessário. Pequenas incisões no couro cabeludo, na linha temporal do cabelo e na base lateral da asa nasal são feitas para a introdução das cânulas para enxertia. As incisões do *lifting* facial podem ser usadas para este fim, nos casos da associação das cirurgias.

A gordura é injetada nos locais-alvo, utilizando uma cânula de ponta romba de 1,2 a 3 mm de diâmetro conectada à seringa siliconada de 1 a 3 mL. Recomendamos técnica em multitúneis com enxertia retrógrada em cada movimento. A quantidade de gordura a ser implantada é avaliada com base no déficit de volume e complacência tecidual, evitando-se a sobrecorreção e o colapso da perfusão tecidual local. O parâmetro volumétrico utilizado nos casos de patologias unilaterais, como síndrome de Parry-Romberg e sequela do trauma, é a hemiface contralateral saudável. Nos casos de face envelhecida, usamos análise fotográfica do paciente (solicitamos que o paciente nos mande uma foto frontal quando mais jovem). Em casos de grande perda volumétrica da face, o parametro é o bom senso, buscando um aspecto harmônico e natural. O volume de tecido adiposo transferido e o plano de aplicação dependem de cada caso e região, mas em geral varia de 0,5 a 1 mL no sulco nasojugal (abaixo do músculo orbicular); 2 a 4 mL nos lábios (ao nível do vermelhão ou retromuscular); em torno de 5 a 30 mL em cada região geniana (plano subcutâneo ou subSMAS sob visão direta); 2 a 10 mL em cada área temporal (plano subcutâneo). Áreas atípicas, como nariz e mento, também podem-se beneficiar de lipotransferência. A gordura é depositada de forma homogênea em várias camadas. Em casos graves, o plano subSMAS também pode ser usado para melhorar a região geniana. Os pontos de acesso da cânula podem ser suturados com fio de sutura *nylon* 6.0. Desenvolvemos e publicamos um protocolo *standard* de lipotransferência facial, para volumetria e rejuvenescimento, denominado *Regen Fat Code* com códigos que indicam, para cada segmento da face, o tipo de cânula, seu diâmetro específico, plano de enxertia e o volume do lipoenxerto a ser utilizado.

Quando executamos o *lifting* facial, fazemos o enfaixamento da face e pescoço com gazes acolchoadas e ataduras de crepom ou com faixa elástica de baixa compressão. Em casos de lipotransferência isolada, não é necessário fazer o enfaixamento das áreas receptoras. As áreas doadoras são enfaixadas ou coloca-se cinta de malha compressiva.

Cuidados Pós-Operatórios

O uso de antibióticos inicia-se no ato cirúrgico e permanece por, no mínimo, 5 dias pós-operatórios. Usamos também analgésicos e antieméticos, se necessário. O paciente permanece em ambiente hospitalar por 12 a 24 horas em casos de lipotransferência isolada e 48 horas em casos de associação com *lifting*. Os curativos da face são trocados com 24 horas e totalmente retirados com 48 horas pós-operatórias.

O paciente recebe alta hospitalar e orientações para evitar esforços físicos vigorosos, locais quentes e exposição ao sol, usar cinta compressiva na área doadora da gordura, por 30 dias pós-operatórios.

Considerando o retorno do paciente ao consultório para curativo, são indicados curativos com 72 horas pós-operatórias e a retirada dos pontos a partir de uma semana. Haverá acompanhamento médico por 6 meses pós-operatórios, quando então o paciente será encaminhado para realizar as fotos pós-operatórias.

O tabagismo também é suspenso por 30 dias pós-operatórios, além dos 30 dias pré-operatórios já recomendados.

O uso da cinta compressiva no local doador é mantido por, no mínimo, 30 dias pós-operatórios.

Complicações e Conduta

A lipotransferência na face é um procedimento superficial que envolve volume pequeno de gordura e, em geral, sem complicações severas, como embolia gordurosa. Para isto o uso de cânulas rombas é obrigatório. Além disso, a enxertia é feita com a técnica de movimentos em retroinjeção. Fundamental o conhecimento da anatomia da face e dos locais com artérias calibrosas para evitar a enxertia neste local, como no ângulo da asa nasal.

As intercorrências mais comuns após enxerto de gordura na face são edema, equimose e pequenos hematomas que podem durar de 2 a 14 dias e desaparecem sem necessidade de intervenções.

Pequenos nódulos ou edema podem persistir principalmente na área periorbitária, sendo tratados com drenagem linfática. Irregularidades persistentes são pouco comuns em mãos experientes. Nódulos duros persistentes em geral representam cistos de gordura estéril e requerem tratamento com aspiração. Caso haja fibrose associada, preconiza-se o uso de injeções de esteroides ou ainda ressecções cirúrgicas para sua resolução. A melhor prevenção dos cistos é evitar a enxertia da gordura em *bolus*.

Pigmentação pós-inflamatória ou pigmentação por hemossiderina podem ser encontradas em alguns casos, sendo tratadas com a aplicação de despigmentantes tópicos ou *laser*. Nestes casos, o acompanhamento de um dermatologista é fundamental. A exposição ao sol é proibida até a completa resolução da hiperpigmentação pelo risco de fixação permanente dos pigmentos na pele.

A prevenção de infecções é feita por todos os cuidados durante a cirurgia já descritos anteriormente, em especial cuidados referentes à manipulação da gordura em sistema fechado e sua transferência ao sítio receptor o mais rápido possível, evitando-se exposição excessiva desta gordura, ressecamento e contaminação. O uso de antibiótico também se mostra necessário nos períodos per e pós-operatório. É importante também enfatizar que todo o material usado na lipotransferência deve ser esterilizado em máquina ultrassônica, evitando-se a formação de biofilme dentro das cânulas. O ideal é o uso de cânulas descartáveis, tanto para a coleta, quanto para a enxertia.

Uma intercorrência que pode surgir é um resultado insatisfatório decorrente da indicação inadequada das técnicas. O reposicionamento tecidual se complementa com a restituição volumétrica e vice-versa. Se houver uma grande flacidez tecidual, apenas a lipotransferência não trará um bom resultado. Portanto, a avaliação pré-operatória é fundamental.

CONCLUSÕES

Independente do caso, o sucesso do rejuvenescimento da face e pescoço começa na primeira consulta com um diálogo franco e esclarecedor entre o cirurgião plástico especialista em cirurgia facial e o paciente. O paciente deve estar aberto às sugestões médicas e entender o que é melhor a ser feito em seu caso; caso tenha expectativas irreais, deve-se suspender a indicação cirúrgica.

O ponto mais importante é buscar o rejuvenescimento cervicofacial com um resultado final natural, evitando-se sempre modificações radicais na fisionomia do paciente, mas sem deixar de abordar o que for necessário para um resultado eficaz (Figs. 42-1 a 42-3).

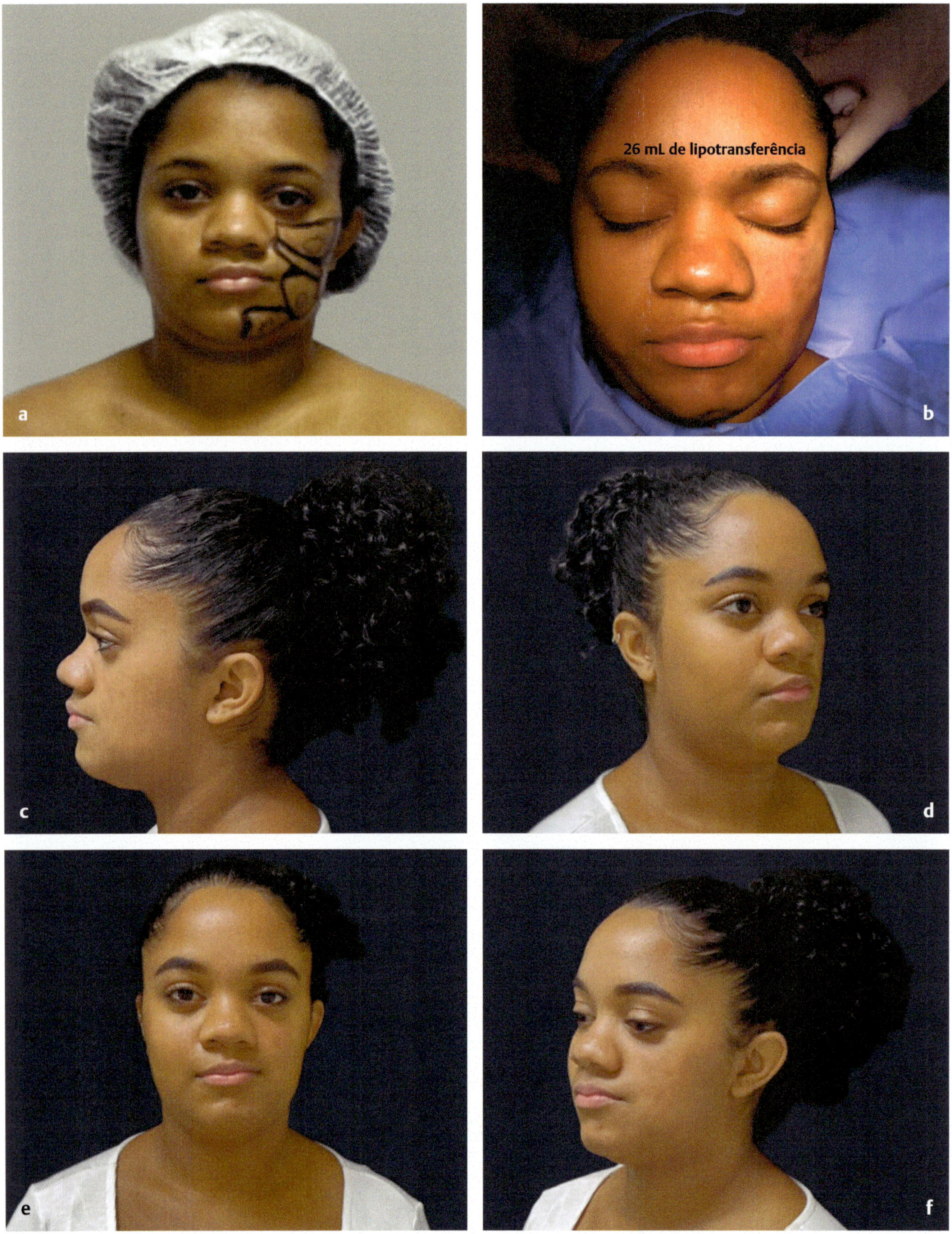

Fig. 42-1. (a,b) Paciente feminino, 27 anos, com síndrome de Parry-Romberg, apresentando hemiatrofia facial e esclerodermia esquerda com IMC de 26,3 kg/m². Submeteu-se a duas sessões de lipotransferência em regiões malares, genianas e região de mandíbula. (c-f) Pós-operatório de 1 ano.

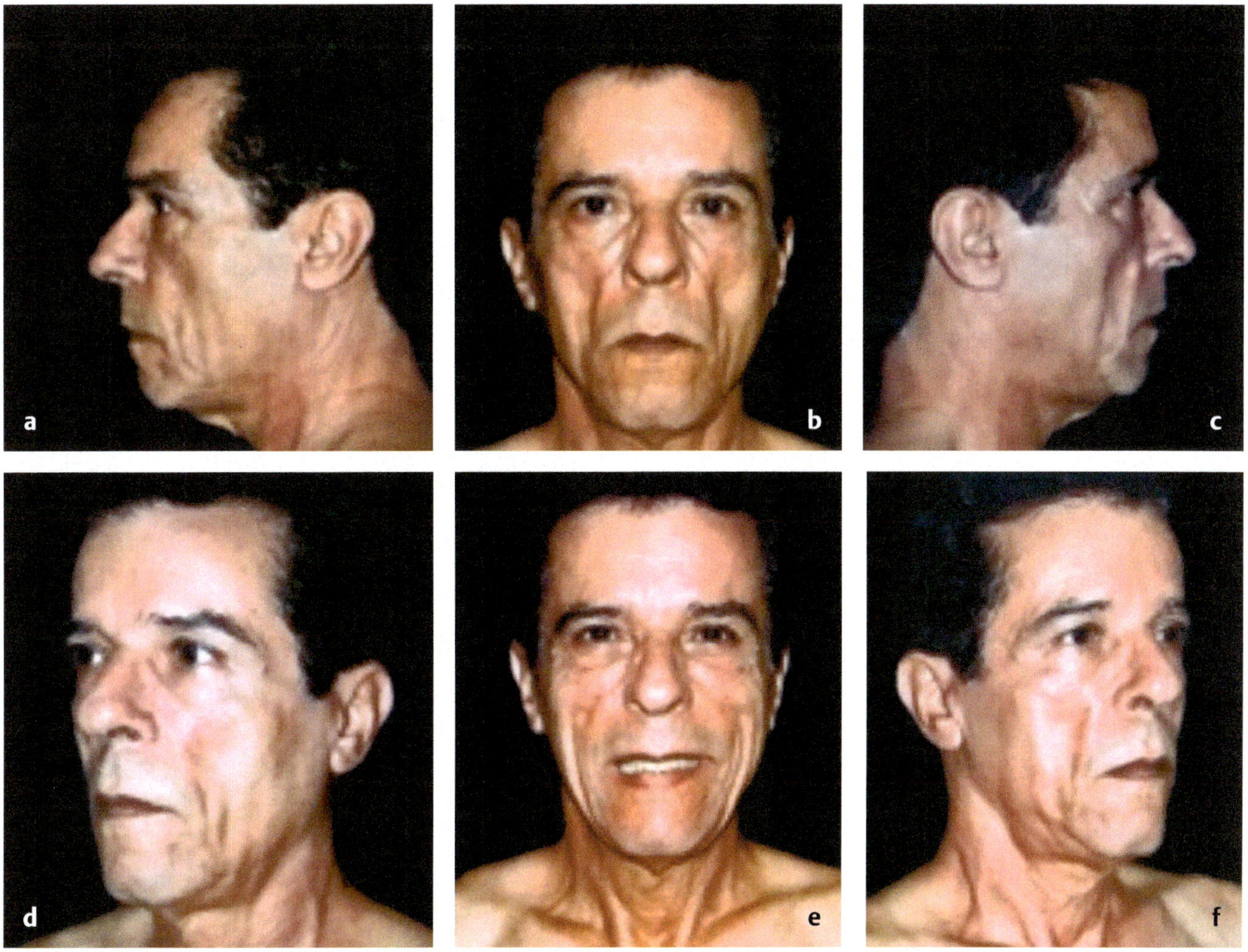

Fig. 42-2. (a-c) Sequência mostra paciente masculino, 63 anos, sofreu perda de peso, com IMC de 23,8 kg/m². Foi indicada a realização de *lifting* cervicofacial, porém, o mesmo não quis submeter-se a este procedimento. Como alternativa menos invasiva, indicamos a lipotransferência panfacial: regiões malares, regiões genianas, regiões temporais, mento, sulcos nasojugais e sulcos nasogenianos. (d-f) Pós-operatório de 1 ano.

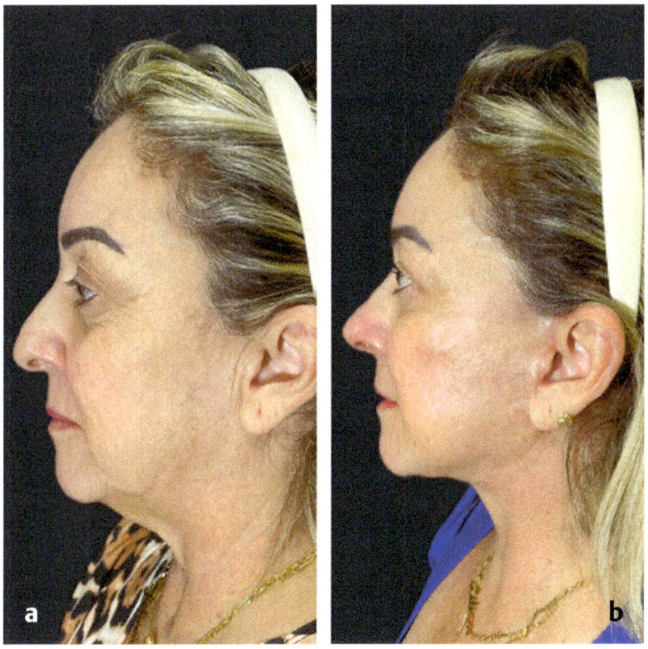

Fig. 42-3. (a) Paciente feminino, 60 anos, queixa de envelhecimento de face e blefarocalázio, com IMC de 25,2 kg/m². Submeteu-se a *lifting* cervicofacial, rinoplastia, blefaroplastia inf. e sup. e lipotransferência em regiões malares, genianas e periorbital no mesmo tempo cirúrgico. O volume transferido de 30 mL se mostrou essencial para o resultado final. (b) Pós-operatório de 1 ano.

BIBLIOGRAFIA

Charles-de-Sá L, Gontijo-de-Amorim N, Sbarbati A, et al. Photoaging Skin Therapy with PRP and ADSC: A Comparative Study. Stem Cells Int. 2020.

Charles-de-Sá L, Gontijo-de-Amorim NF, Coleman S, Rigotti G. Regen Fat Code: A Standardized Protocol for Facial Volumetry and Rejuvenation. Aesthet Surg J. 2021; 41(11):NP1394-NP1404.

Charles-de-Sa L, Gontijo-de-Amorim NF, Rigotti G, et al. Photoaged skin Therapy with Adipose-derived Stem. Plast Reconstr Surg. 2020;145:1037e.

Charles-de-Sa L, Gontijo-de-Amorim NF, Takiya CM, et al. Antiaging treatment of the facial skin by fat graft and adipose-derived stem cells. Plast Reconstr Surg. 2015;135 (4):999-1009.

Charles-de-Sá, Gontijo-de-Amorim NF, et al. Influence of negative pressure on the viability of adipocytes and mesenchymal stem cell, considering the device method used to harvest fat tissue. Aesth Surg Journal. 2015;35(3):334-44.

Coleman WP III. Powered liposuction. Dermatol Surg. 2000;26:315-318.

Condé-Green A, Baptista L S, Gontijo-de-Amorim NF, et al. Effects of Centrifugation on Cell Composition and Viability of Aspirated Adipose Tissue Processed for Transplantation. Aesth Surg J. 2010;30(2):249-55.

Conde-Green A, Gontijo-de-Amorim NF, Pitanguy I. Influence of decantation, washing and centrifugation on Adipocyte and mesenchymal stem cell content of aspirated adipose tissue: A comparative study. J Plast Reconstruc Aesth Surg. 2010;63:1375-81.

Gontijo-de-Amorim NF, Charles-de-Sá L, Rigotti G. Fat Grafting for Facial Contouring Using Mechanically Stromal Vascular Fraction-enriched Lipotransfer. Clin Plast Surg. 2020;47(1):99-109.

Gontijo-de-Amorim NF, Charles-de-Sá L, Rigotti G. Mechanical supplementation with Stromal Vascular Fraction Yields improved volume retention in Facial Lipotransfer: 1-year comparative study. Aesthet Surg J. 2017;1-11.

Pitanguy I, Radwanski HN, de Amorim NFG. Treatment of the aging face using the Round-lifting technique. Aesth Surg Journal. 1999;19(3):216-22.

Rigotti G, Charles-de-Sá L, Gontijo-de-Amorim NF, et al. Expanded Stem Cells, Stromal-Vascular Fraction, and Platelet-Rich Plasma Enriched Fat: Comparing Results of Different Facial Rejuvenation Approaches in a Clinical Trial. Aesth Surg Journal. 2016;36(3):261-70.

Rigotti G, Marchi A, Galiè M, et al. Clinical Treatment of Radiotherapy Tissue Damage by Lipoaspirate Transplant: A Healing Process mediated by Adipose-derived Adult Stem Cells. Plast Reconstr Surg. 2007;119(5):1409 – 22. Discussion 1423-4.

Vargas AF, de Amorim NFG, Pitanguy I. Complicações tardias dos preenchimentos permanentes. Rev Bras Cir Plast. 2009;24(1):71-81.

Zuk PA, Zhu M, Mizuno H, et al. Multilineage cells from human adipose tissue: Implications for cell-based therapies. Tissue Eng. 2001;7:211-28.

Vídeo

CAPÍTULO 43

FAST NANOFAT MICRONEEDLING – USO ADJUVANTE EM CIRURGIA DE REJUVENESCIMENTO FACIAL

Ronaldo Righesso ▪ Pedro Salomão Piccinini

INTRODUÇÃO

Os conceitos modernos do rejuvenescimento facial devem abordar dois pilares essenciais, a deflação e a flacidez. As técnicas cirúrgicas, em todas as suas variantes, tratam com eficácia os tecidos flácidos através do seu reposicionamento e tensionamento. Estas mesmas técnicas, entretanto, são falhas em repor o volume facial perdido com a reabsorção dos compartimentos adiposos. Para suprir esta lacuna, a lipoenxertia tem-se mostrado uma excelente opção. Os estudos de Coleman e sua metodologia precisa proporcionaram as diretrizes para a padronização da técnica. Com o avanço do seu uso, novas necessidades surgiram. Fragmentos cada vez menores de gordura emergiram, e o panorama atual aponta para terapias baseadas nos subprodutos da gordura, além de partículas mínimas, como as vesículas extracelulares, exossomas, interleucinas e os fatores de crescimento entre outros. O microagulhamento com *Nanofat* permite a utilização destas partículas e a atuação sobre um terceiro pilar: a melhoria da qualidade da pele, de fundamental importância e de impacto elevado na percepção do resultado.

Tonnard introduziu o conceito de enxertia do *Nanofat*, um marco significativo na cirurgia plástica estética, reconstrutiva e regenerativa. Para transformar gordura aspirada em *Nanofat*, os adipócitos são separados de maneira mecânica da fração vascular estromal (*stromal vascular fraction*, ou SVF, em inglês), e essa SVF é injetada, desprovida de células adiposas viáveis, elevando a lipoenxertia ao nível de terapia celular, o que possibilitou o aperfeiçoamento dos resultados cirúrgicos. Esta técnica rapidamente se difundiu, tornando-se muito aceita entre os cirurgiões plásticos ao redor do mundo, uma vez que transpõe as barreiras regulatórias da separação enzimática da SVF, por ser considerada manipulação mínima e por sua fácil reprodutibilidade. Posteriormente, Verpaele *et al.* descreveram o uso de um novo dispositivo para aplicar o *Nanofat* de uma maneira uniforme, o que denominaram de *Nanofat Needling* (agulhamento).

Embora uma novidade à época da publicação, o microagulhamento isoladamente é uma estratégia já conhecida, publicada por Fernandes, em 2005, que tem como principal objetivo a indução da neocolagênese. Assim, o *Nanofat Needling* une estas duas ferramentas, gerando estímulos químicos e físicos ao fibroblasto, induzindo a formação de um novo colágeno e consequente melhoria da qualidade do revestimento cutâneo.

O dispositivo originalmente designado para a realização do *microneedling* possui 20 microagulhas, de ouro-titânio, cada uma com 0,13 mm de diâmetro e com 1,5 mm de comprimento, acoplado a um recipiente de 5 mL, sendo aplicado exclusivamente com movimentos verticais (sobe e desce), imitando o ato praticado com o uso de um carimbo. O mesmo fabricante oferece um modelo semelhante, mas que comporta até 10 mL, com 64 microagulhas, de 1,0 mm de comprimento, dispostas em um rolo, possibilitando uma maior velocidade de aplicação, além de permitir uma distribuição multidirecional, sendo este um fator fundamental para uma adequada indução percutânea de colágeno através do microagulhamento. Em 2023, este mesmo fornecedor passou a apresentar o *roller* de 64 agulhas também com 1,5 e 2 mm de comprimento.

EXPERIÊNCIAS COM A TÉCNICA

O primeiro contato com a técnica ocorreu, em setembro de 2018, durante um congresso da ISAPS, no Brasil, onde Tonnard apresentou o uso do *HydraNeedle* 20 (Guangzhou Ekai Eletronic Technology Co Ltda., Guangzhou, China). Já, em outubro de 2018, os primeiros casos foram tratados com *Nanofat Needling* pelos autores, antes mesmo da publicação de Tonnard e Verpaele ocorrida, em abril de 2019.

Após experiência inicial com 20 pacientes, buscaram-se alternativas para tornar mais célere o procedimento, mantendo a eficiência. Neste intuito, optou-se pelo uso do *roller*, pois este possui um maior número de agulhas, são 64 agulhas, porém de menor comprimento, de até 1 mm. Para avaliar a diferença dos resultados obtidos pelos dois dispositivos, a seguinte experiência foi conduzida: o *Nanofat Needling* foi aplicado em 20 pacientes, na região do colo (tórax anterior). A área tratada foi dividida em dois segmentos iguais. Em um lado, foi utilizado o *HydraRoller* (*roller*), e, no outro, o HydraNeedle® (carimbo). Aos quatro meses pós-procedimento, não foi percebida diferença clinicamente visível entre as áreas destes 20 pacientes, apesar da percepção pessoal no ato cirúrgico de que o HydraRoller® permite uma aplicação mais homogênea.

Em janeiro de 2019, optou-se pela associação de ambos os dispositivos, com uso do carimbo após o uso do *roller* (denominada técnica mista), já que não existia uma versão do *roller* com agulhas maiores que 1 mm; assim, uma possível aplicação mais superficial não seria prejudicial.

Atualmente, com a possibilidade de uso de dispositivos de 64 agulhas distribuídas em *roller*, a preferência tem sido por estes com agulhas mais longas, sobretudo nos casos de sequelas cicatriciais, como as causadas por acne, ou peles mais espessas, como no sexo masculino. Entretanto, convém lembrar que, quando as agulhas estiverem dispostas na forma de *roller*, não haverá penetração total das mesmas, sendo estimado que se atinge uma profundidade de cerca de 50%-70% do seu comprimento.

Como vantagem, os carimbos atuam melhor em áreas de pequena superfície e podem-se adaptar com mais precisão em áreas confinadas, como o lábio superior ou as asas do nariz. Os *rollers*, por possuírem agulhas fixas a uma superfície cilíndrica, penetram com angulação, perfuram mais profundamente quando estão perpendiculares, e saem novamente com angulação. Portanto, os canais criados são curvos e cercados por epiderme intacta com uma interrupção apenas da largura aproximada de 4 células. A relevância clínica desta trajetória curva é incerta e ainda não foi estabelecido qual seria o método simultaneamente mais eficaz e com menor trauma.

Em 2021, os autores publicaram os resultados da técnica mista em uma série de 86 pacientes, tratando 112 áreas, sem complicações (Quadros 43-1 e 43-2) e com resultados adequados. A idade média dos pacientes do estudo foi de 58 anos.

Quadro 43-1. Procedimentos e regiões tratadas

Procedimento	Pacientes (n)	Região tratada	Tratamentos realizados (n)
Ritidoplastia	29	Frontal	20
		Decote (colo/tórax anterior)	15
		Mãos	8
		Periorbitária e/ou Perioral	7
Lifting frontal endoscópico + blefaroplastia	12	Frontal	8
		Periorbitária e/ou Perioral	18
		Decote (colo/tórax anterior)	6
Revisão de cicatriz	3	Face	2
		Abdome	1
Lipoaspiração (tronco)	8	Frontal	5
		Periorbitária e/ou Perioral	3
		Decote (colo/ tórax anterior)	4
Lipoabdominoplastia	25	Frontal	7
		Periorbitária e/ou Perioral	6
		Decote (colo/tórax anterior)	3
		Mãos	2
Blefaroplastia	9	Frontal	4
		Periorbitária e/ou Perioral	4
		Decote (colo/tórax anterior)	3
Total	**86**		**126**

Quadro 43-2. Avaliação dos pacientes quanto ao resultado do microagulhamento com *Nanofat*

Muito bom	n = 18	20,9%
Bom	n = 55	63,9%
Melhora leve	n = 10	11,62%
Nenhuma diferença	n = 3	3,48%
Total	86	100%

MÉTODOS

Para o preparo do *Nanofat*, adotou-se o mesmo protocolo mecânico proposto por Tonnard. Após infiltração com uma solução de Klein modificada, a gordura é aspirada do abdome inferior com uma cânula de 3 mm com múltiplos orifícios laterais com diâmetro de 1 mm. A gordura é lavada e filtrada por uma peneira de *nylon* estéril com orifícios de 0,5 mm, montada sobre um recipiente estéril de vidro. A seguir, a gordura é submetida a um processo de emulsificação em duas etapas. Na primeira, a gordura é passada 30 vezes entre duas seringas de 10 mL, uma cheia, a outra vazia, através de um conector (adaptador Luer-Lok 2,4 mm fêmea-fêmea [processo este chamado de *fat shuffling*]). Após as 30 passadas, o mesmo processo é repetido, outras 30 vezes, porém com o uso de um conector Luer-Lok de 1,2 mm fêmea-fêmea. Ao finalizar a emulsificação, nota-se que a gordura adquire um aspecto esbranquiçado, descolorido. Finalmente, a gordura é passada por um filtro de 0,6 mm, resultando no *Nanofat*. Este será então introduzido no microrrecipiente do dispositivo estando pronto para a aplicação nas áreas desejadas (Fig. 43-1). Se necessário, quando sob anestesia local, realiza-se anestesia locorregional ou bloqueios regionais com lidocaína 1%, nas áreas a serem microagulhadas com *Nanofat*.

Inicia-se o microagulhamento com o *roller*, aplicando aproximadamente 90% do *Nanofat*, para em seguida trocar de dispositivo e finalizar a aplicação dos 10% restantes com o uso do carimbo. O *roller* é utilizado com passadas em um ângulo de 90 graus. Inicia-se horizontalmente, por cerca de 4 passadas. Em seguida, afasta-se o *roller* da pele e aplicam-se verticalmente, também, 4 passadas. Finaliza-se com passadas oblíquas da direita para a esquerda e em seguida da esquerda para a direita, cobrindo homogeneamente toda a área-alvo. Cuidado deve ser tomado para não arrastar lateralmente o *roller* para não gerar ferimentos lineares que possam gerar cicatrizes e comprometer o método. Também deve ser aplicado sob pressão suave. Concluída a etapa inicial, finaliza-se a aplicação com o carimbo. O desfecho desejado é um sangramento pontilhado, atingindo-se uma coloração vermelho-vivo homogênea (Fig. 43-2). Essa estratégia gera considerável economia de tempo.

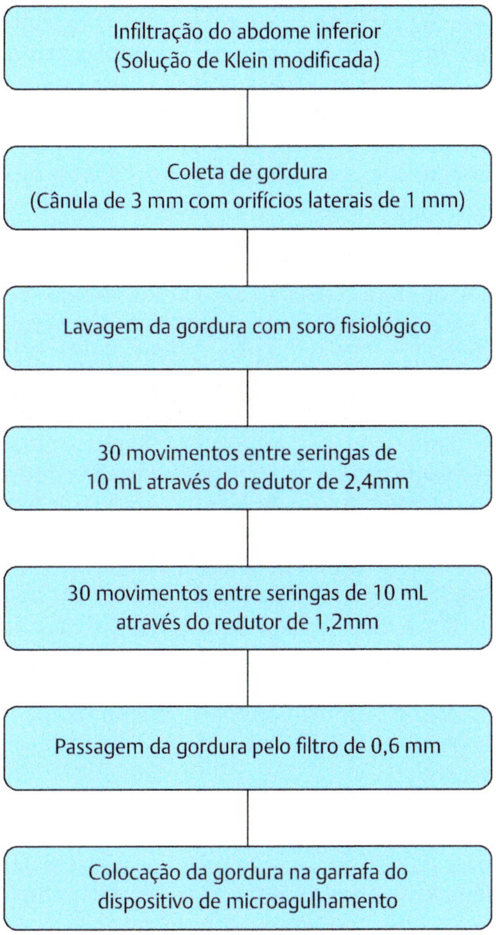

Fig. 43-1. Fluxograma – Preparo de *Nanofat*

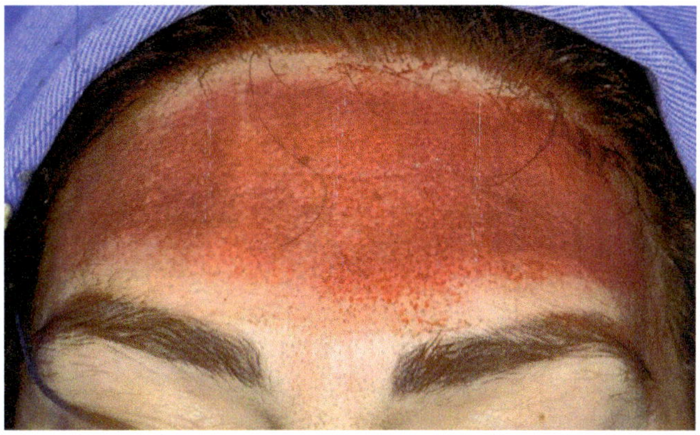

Fig. 43-2. Aparência que se deseja obter ao final do procedimento, com sangramento leve, pontilhado e difuso.

Uma vez concluído o microagulhamento, aplica-se o *Nanofat* sobre a pele por 10 minutos para permitir sua penetração pelos microcanais criados. Após, tratada, a área é limpa com soro fisiológico 0,9%, seguido de aplicação de creme de *Nanofat* (9 mL de *Nanofat*, 1 mL de pó de metilcelulose e 10 mL de soro fisiológico 0,9%). Recomenda-se que os pacientes utilizem o creme de *Nanofat* 5 a 6 vezes ao dia, por três dias. O creme de *Nanofat* deve ser mantido na geladeira, entre 8-16 graus Celsius, durante esse período.

DISCUSSÃO

O microagulhamento tornou-se um procedimento para tratamento de pele cada vez mais popular, com o objetivo de gerar um dano dérmico controlado. O desfecho clínico desejado é um sangramento pontilhado uniforme, o que, por sua vez, estimula a regeneração das áreas tratadas da pele. Resultados clínicos são semelhantes a outros métodos não invasivos, como *laser*, porém com menor custo e menor risco de hiperpigmentação.

Dispositivos manuais, motorizados e associados à radiofrequência, estão hoje disponíveis, porém com maior custo. Os dispositivos que associam radiofrequência bipolar a microagulhamento entregam a energia, através das microagulhas, na derme reticular ou no tecido subcutâneo. As agulhas possuem desde 1 mm a 6 mm de comprimento. Estudos têm demonstrado baixos índices de complicações, boa tolerabilidade e satisfação dos pacientes com esses aparelhos. Em um estudo histológico, com biópsia da região tratada pré-auricular, foi demonstrado substituição de áreas de elastose por fibras elásticas alongadas e feixes de colágeno espessos, além de uma mudança de epiderme atrófica e plana para uma epiderme espessa e com papilas, quatro meses após uma sessão única.

Um potencial benefício da associação de radiofrequência é o efeito de *shrinkage* ou *skin tightening* com contração da derme e melhora de flacidez, especialmente no terço inferior da face, que foi demonstrado de maneira objetiva, com análise tridimensional, em um estudo prospectivo recente.

Conceitualmente, o *Nanofat* é uma suspensão de gordura emulsificada, que não contém adipócitos, porém é rico em células-tronco derivadas de adipócitos (ADSC) com capacidade de reparo tecidual, diferenciação multilineagem, e múltiplos fatores de crescimento, entre os quais VEGF, PDGF, IGF-1, TGF-beta; peptídeos, e citocinas, incluindo diversas interleucinas.

Em um artigo de Sanchez-Macedo *et al.*, foi realizado um perfil proteômico, analisando o *Nanofat*, em que houve incremento de genes envolvidos em resposta imune, coagulação e reparo tecidual, enquanto houve decréscimo de genes ligados à migração celular e produção de matriz extracelular, com um resultado de aumento das vias finais de inflamação, antimicrobiana e de reparo tecidual, o que explica os resultados vistos em tratamento de danos teciduais diversos, como feridas de diferentes etiologias e rejuvenescimento cutâneo.

Um estudo adicional de Weinzierl demonstrou significativo aumento da vascularidade tecidual em um modelo experimental de *Nanofat* em ratos, demonstrando um dos possíveis efeitos pelos quais o *Nanofat* parece ser eficaz para reparo de feridas, mesmo em pacientes com doença vascular ou redução de oxigenação tecidual local.

Estudos demonstram efeitos benéficos da aplicação do *Nanofat* para tratamento de diversas alterações, incluindo cicatrizes e queimaduras, região periorbitária hiperpigmentada e potenciais usos em alopecia androgênica e pós-queimadura.

Um estudo de Menkes demonstrou uma melhora significativa em pacientes com síndrome geniturinária da menopausa, quando realizada aplicação de microgordura na vulva e *Nanofat* acrescido de plasma rico em plaquetas (PRP) intravaginal, com melhora de sintomas de baixa lubrificação e função sexual.

A viabilidade de ADSC e outros fatores encontrados no *Nanofat* são influenciados pela forma de coleta (lipoaspiração) e processamento. Um estudo demonstrou menor quantidade de ADSC viáveis quando foi utilizado conector Luer-Lok menor de 2 mm devido à maior força de cisalhamento com os conectores de menor diâmetro; clinicamente, pacientes que receberam injeção de *Nanofat* preparado com conectores de 2 mm para rejuvenescimento facial tiveram escores de satisfação avaliados pelo médico e pelo paciente mais altos do que pacientes que receberam *Nanofat* preparado com conectores menores de 2 mm. Outro estudo demonstrou que a quantidade de células da fração vascular estromal (SVF) foi menor quando do uso de conectores menores, porém sem diferenças na viabilidade dessas células.

Quanto ao microagulhamento, acredita-se que seu efeito ocorra através do estímulo de uma lesão controlada com subsequente cicatrização e remodelamento de colágeno, um tipo de reparo tecidual sem cicatriz. Em modelos animais, a família TGF (*transforming growth factor*) parece ter um papel fundamental; especificamente, a estimulação preferencial de TGF-β3, antifibrogênico, pode ser responsável pelo rearranjo e depósito de fibras colágenas em um padrão de treliça, como acontece na pele normal, em vez de um arranjo em paralelo, como ocorre nas cicatrizes.

Além disso, VEGF (*vascular endothelial growth factor*) sofre um acréscimo após o microagulhamento e pode ter um papel na neoangiogênese e função dos queratinócitos. O microagulhamento também tem um papel na regulação da pigmentação anormal, ao alterar a secreção de hormônio estimulante da melatonina (MSH) e da interleucina-10, o que foi demonstrado clinicamente em terapia de cicatrizes pós-queimadura. Estudos em animais demonstram um aumento da espessura da epiderme de até 112% após 8 semanas, com menos lacunas no estrato córneo; incremento de colágeno tipo 1; aumento de glicosaminoglicanas na derme e um aumento da expressão de fibronectina, um marcador de diferenciação de fibroblastos e mediador do alinhamento do colágeno.

Acredita-se também que o microagulhamento aumente a permeabilidade da pele, permitindo maior penetração transdérmica de medicações e outras substâncias. Estudos pré-clínicos apontam possíveis benefícios na taxa de retenção da gordura quando da associação do microagulhamento à lipoenxertia. Resultados de estudo de Sezgin e Özmen sugerem que a qualidade da pele facial aumenta quando microagulhamento é realizado junto com lipoenxertia para indicações cosméticas e reconstrutivas (revisões de cicatrizes e queimaduras). Estudos realizados por Lee sobre o envelhecimento cutâneo, utilizando fatores secretores derivados de células-tronco embrionárias humanas, demonstraram uma melhora estatisticamente significativa quando o microagulhamento foi realizado para aumentar a penetração epidérmica.

Conforme relatado, o conteúdo de um recipiente de 8 mL de *Nanofat* demora cerca de 15-20 minutos para ser aplicado, e, ocasionalmente, volume extra pode ser necessário se áreas além da face forem tratadas. O HydraNeedle® (carimbo) considerando uma média de três aplicações por segundo, obtém 3.600 canais por minuto. Assim, durante um período de tratamento de 20 minutos, 72.000 microcanais serão criados. Extrapola-se, a partir disso, que a taxa de aplicação (*delivery*) do *Nanofat* será de 1 mL a cada 150 segundos, ou 0,4 mL por minuto. Por outro lado, o dispositivo HydraRoller® *(roller)*, considerando uma média de três rotações completas por segundo, produz 11.520 microcanais por minuto, ou 230.400 microcanais durante os mesmos 20 minutos, aplicando 8 mL em 6 minutos, com uma velocidade de aplicação de 1 mL a cada 45 segundos, ou 1,3 mL por minuto. Assim, o método com o emprego do *roller* será aproximadamente três vezes mais rápido do que quando se utiliza o carimbo isoladamente.

A espessura cutânea varia grandemente nas diferentes áreas de tratamento, desta forma o comprimento das agulhas é de grande relevância. Lima afirma que as microagulhas do *roller* penetram apenas até 50%-70% de seu comprimento, portanto, microagulhas de 1 mm possivelmente não alcançariam, ou apenas encostariam na derme superficial, possivelmente promovendo menor indução de colágeno. Entretanto, de acordo com Fernandes e Zeitter, agulhas de 1 mm proporcionam efeito semelhante às de 3 mm, com menor tempo de recuperação, dor e edema.

Lima também classificou a lesão gerada pelo microagulhamento em: leve (agulhas de 0,5 mm); moderada (agulhas de 1,0 e 1,5 mm); e profunda (agulhas de 2,0 a 2,5 mm), demonstrando uma relação direta entre o comprimento da agulha e o trauma gerado. Agulhas de 0,25 mm e 0,5 mm são utilizadas para *drug delivery* em rítides finas e para melhora da textura e brilho da pele; agulhas de 1 mm e 1,5 mm são utilizadas para melhora da flacidez cutânea e rítides de média profundidade; agulhas de 2 mm e 2,5 mm são utilizadas para tratamento de cicatrizes deprimidas e distensíveis, estrias, e cicatrizes retráteis, onduladas.

Ao utilizar o *roller*, o dispositivo deve ser movimentado em todas as direções: horizontal, vertical e oblíquo, cobrindo uniformemente todas as regiões de tratamento. O dispositivo em carimbo deve ser aplicado com suavidade, sobre toda a superfície.

As agulhas no *roller* inicialmente penetram a pele em um ângulo e se aprofundam à medida que o *roller* gira. Finalmente, a agulha sai no ângulo convexo, o que torna os canais curvos, refletindo a trajetória da agulha conforme ela entra e sai da pele. A epiderme e, particularmente, o estrato córneo permanecem intactos, exceto por esses pequenos canais, que possuem quatro células de diâmetro.

O microagulhamento da pele deve ser o mais denso possível. Comumente, à medida que os microcanais se tornam progressivamente mais próximos um do outro, a agulha "desliza" preferencialmente para dentro de um microcanal já criado, o que torna um tratamento "excessivo" da pele algo aparentemente impossível. Uma maior quantidade de microcanais pode resultar em uma lesão tecidual maior, promovendo uma liberação maior de fatores de crescimento e infiltração de fibroblastos, levando a mais colágeno e elastina. A aparência que se busca ao terminar o procedimento é de um sangramento difuso, pontilhado, transitório; esse parâmetro não objetivo acaba tornando a técnica operador-dependente.

Até o presente momento, os autores já trataram mais de 400 pacientes, sem complicações, e com mínimas queixas. A grande maioria das pacientes tratadas reporta evidente melhora (Fig. 43-3). Não houve casos com cicatrização prolongada, hipertrófica ou visível, granulomas ou nódulos. O surgimento de dispositivos com agulhas mais longas permitiu o uso da mesma técnica em casos desafiadores, como em pacientes com cicatrizes hipertróficas e elevadas, sequelas de radiodermatite, peles com atrofia grave relacionada à idade, com resultados bastante positivos (Fig. 43-4).

Estudos adicionais são necessários, incluindo biópsia e análise histológica, para definir a profundidade ideal do microagulhamento e o papel do *Nanofat* no rejuvenescimento cutâneo. Devido à variabilidade interindivíduo da espessura da pele da face, estrias e cicatrizes, dispositivos com agulhas mais longas (como *rollers* convencionais, que atingem uma profundidade de até 3 mm) possivelmente possam levar a melhores resultados e expandir a aplicabilidade do microagulhamento. Além disso, é provável que diferenças na profundidade de penetração das agulhas e no subsequente trauma mecânico levem a um reparo e regeneração cutâneos também variáveis. Trabalhos recentes de bioengenharia têm estudado diferentes materiais e revestimentos para microagulhas, incluindo microagulhas que podem se manter na pele (tipo *patches*/emplastros) e ser absorvidas, podendo liberar medicações ou outros compostos de maneira lenta. Essas microagulhas permaneceriam atuando por dias após o procedimento, mantendo os microcanais abertos e proporcionando um efeito prolongado das medicações empregadas. Tais estudos já se encontram em andamento e em breve devem estar ao alcance do cirurgião plástico atuante no rejuvenescimento facial; cada vez mais, as terapias celulares farão parte do ato cirúrgico.

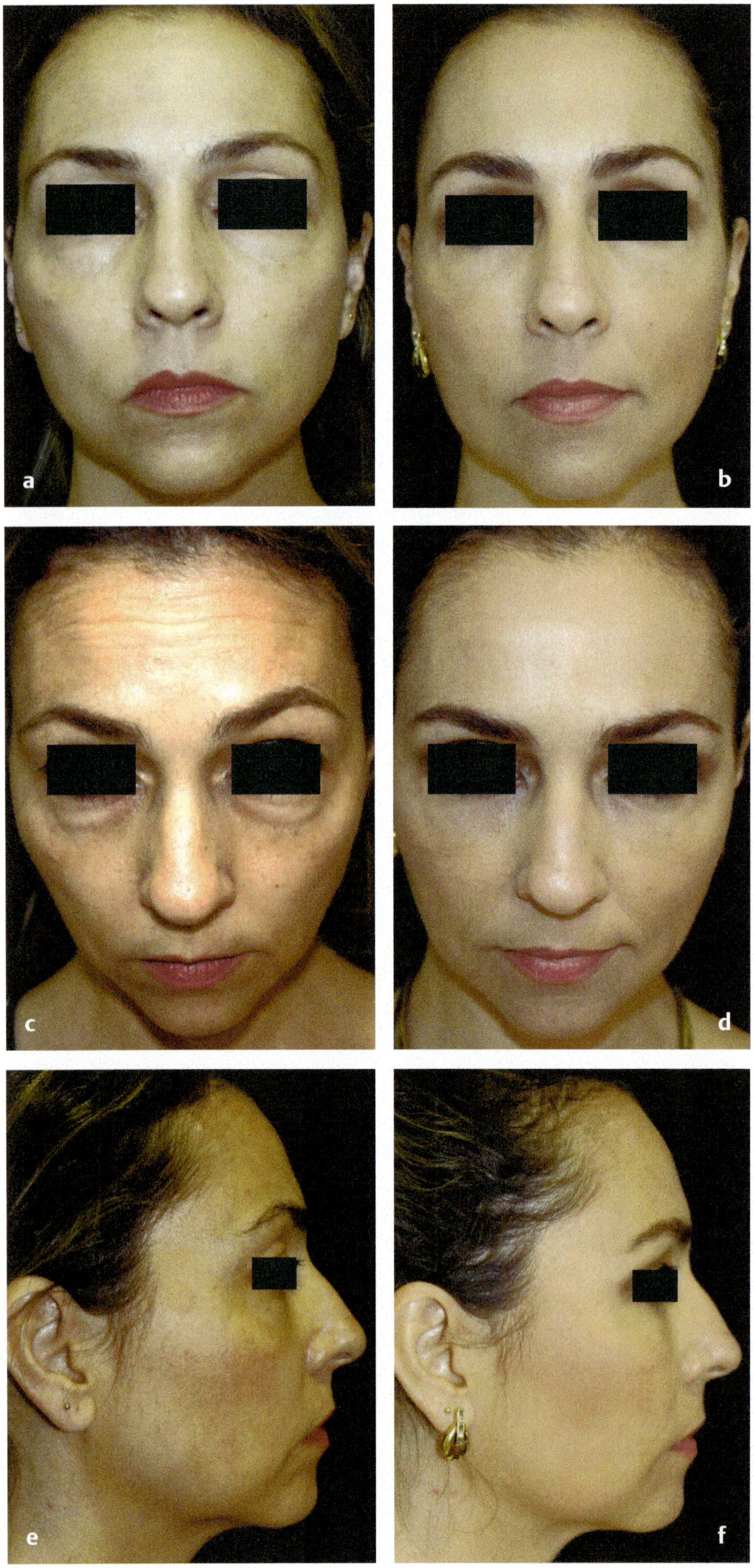

Fig. 43-3. (**a**) Aspecto pré-operatório de paciente de 45 anos que será submetida à blefaroplastia superior e inferior com *Nanofat Microneedling*. (**b**) Aspecto pós-operatório de 12 meses. (**c,d**) Aspecto pré e pós-operatório (12 meses após). (**e,f**) Aspecto pré e pós-operatório em perfil direito (12 meses após). *(Continua)*

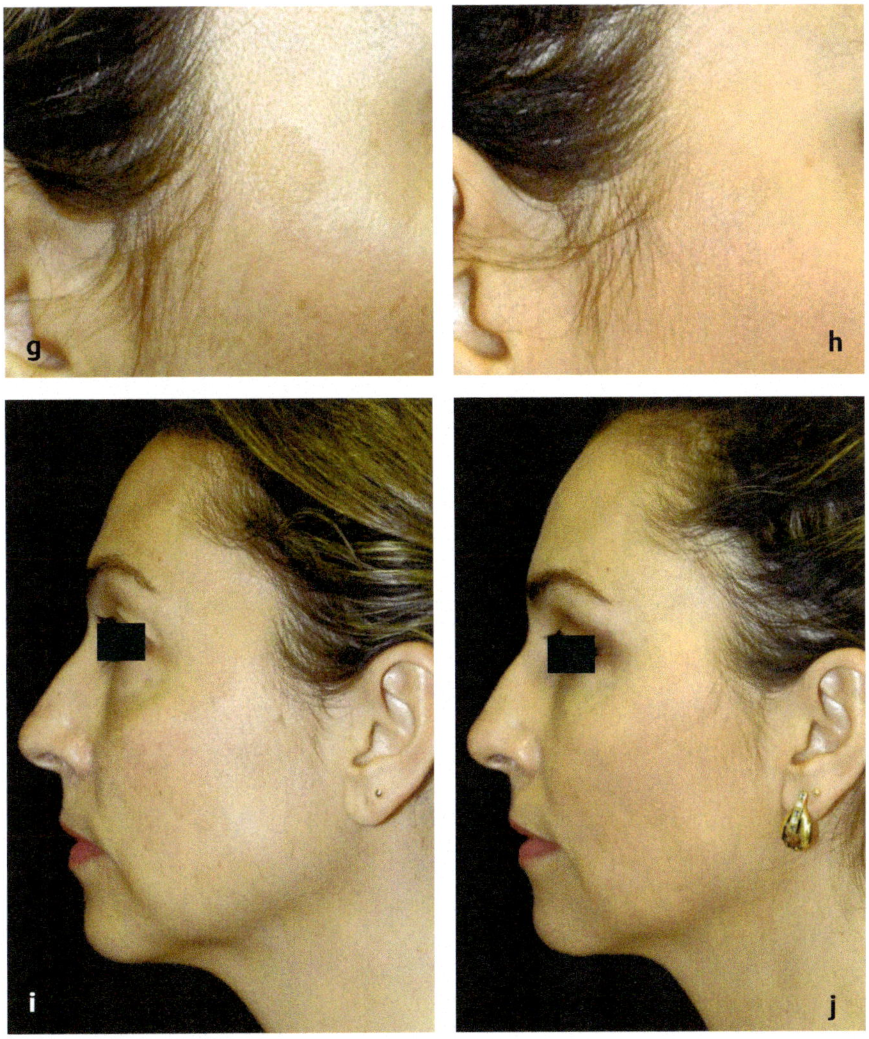

Fig. 43-3. *(Cont.)* **(g,h)** Aspecto pré e pós-operatório em perfil direito (12 meses após) com detalhe em área de melasma, submetida a microagulhamento com *Nanofat* e que apresenta evidente melhora. **(i,j)** Aspecto pré e pós-operatório em perfil esquerdo (12 meses após).

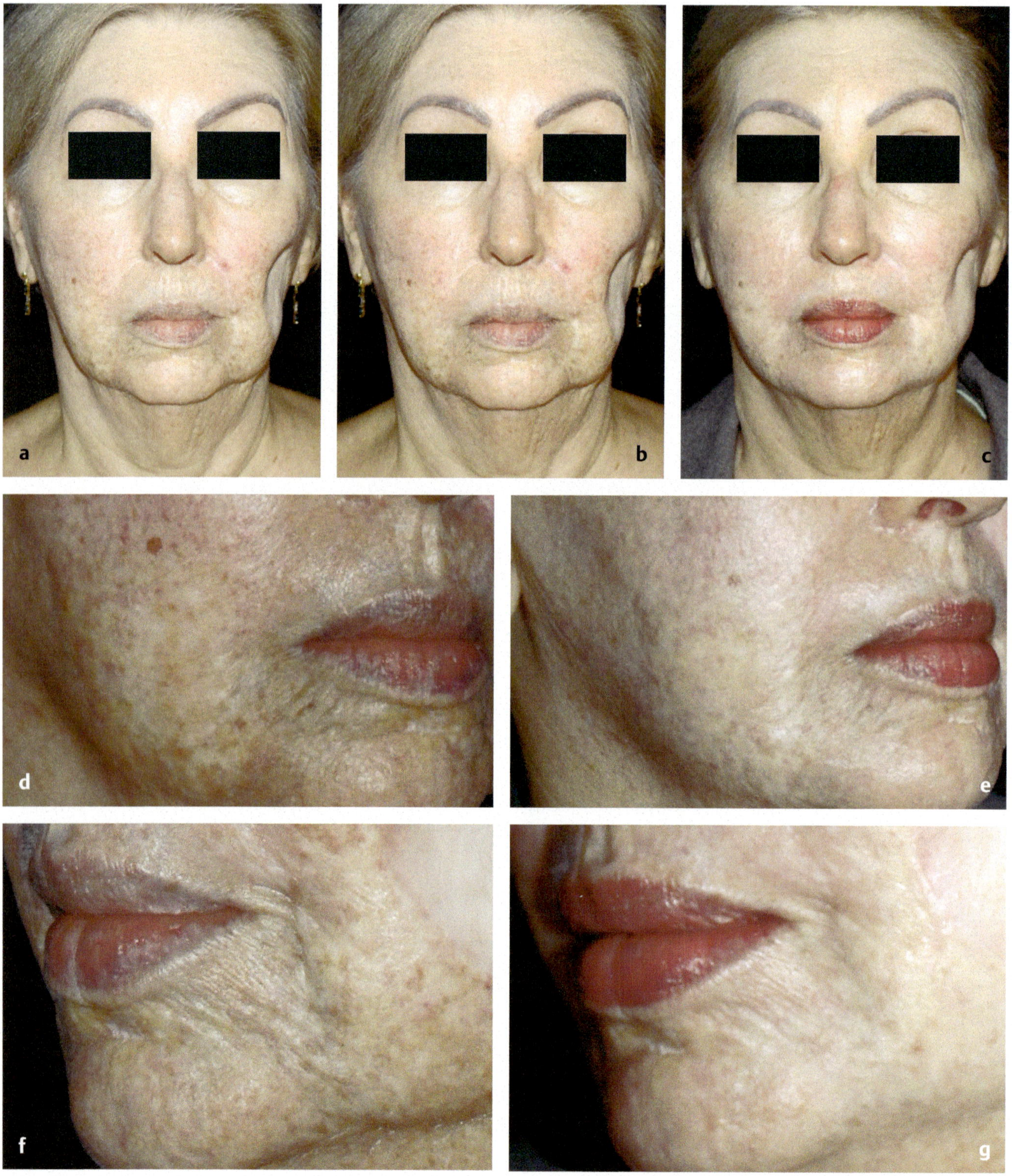

Fig. 43-4. (a) Paciente de 75 anos, submetida há 35 anos à radioterapia facial com objetivos cosméticos e que evoluiu com radiodermite, atrofia intensa da pele e tumores cutâneos. (b,c) Aspecto pré e pós-operatório com 12 meses, realizado 1 sessão de *Nanofat Microneedling* com lipoenxertia facial. (d-g) Pré (superior) e pós-operatório com 12 meses (inferior) demonstrando a melhora da pele na área de radioterapia.

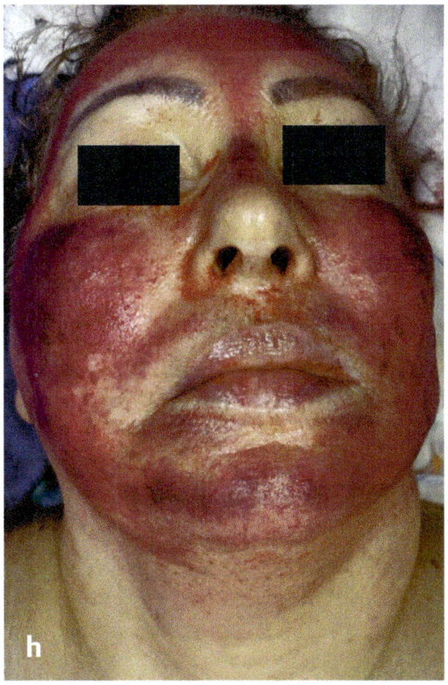

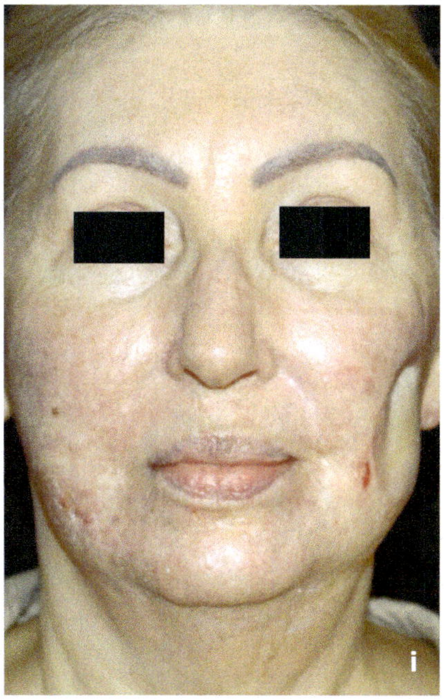

Fig. 43-4. *(Cont.)* (**h**) Aspecto ao final do *Nanofat Microneedling*. (**i**) Aspecto após 5 dias demonstrando completa recuperação das áreas submetidas ao microagulhamento com *Nanofat*.

BIBLIOGRAFIA

Alster TS, Graham PM. Microneedling: a review and practical guide. Dermatol Surg. 2018;44(3):397-404.

Aust M, Reimers K, Kaplan H, et al. Percutaneous collagen induction–regeneration in place of cicatrisation? J Plast Reconstr Aesthet Surg. 2011;64(1):97-107.

Busch KH, Aliu A, Walezko N, Aust M. Medical needling: effect on skin erythema of hypertrophic burn scars. Cureus. 2018;10(9):e3260.

Chen X, Hong S, Hong F, et al. Mechanical emulsification of lipoaspirate by different Luer-Lok connector changes the viability of adipose derived stem cells in Nanofat. Journal of Plastic Surgery and Hand Surgery. 2020;54(6):344-51.

Chopra K, Calva D, Sosin M, et al. A Comprehensive Examination of Topographic Thickness of Skin in the Human Face. Aesth Surg J. 2015;35(8):1007-13.

Cohen SR. Topical Nanofat Biocrème Improves Aesthetic Outcomes of Nonablative Fractionated Laser Treatment: A Preliminary Report, Aesthetic Surgery Journal. 2020;40(8):892-9.

Coleman SR. Structural fat grafting. Aesthet Surg J. 1998;18(5):386-8.

Dayan E, Rovatti P, Aston S, et al. Multimodal radiofrequency application for lower face and neck laxity. Plast Reconstr Surg Glob Open. 2020;8(8):e2862.

Fabbrocini G, De Vita V, Fardella, et al. Skin needling to enhance depigmenting serum penetration in the treatment of melasma. Plast Surg Int. 2011.

Fernandes D. Minimally invasive percutaneous collagen induction. Oral Maxillofac Surg Clin North Am. 2005;17(1):51-63.

Hausauer AK, Jones DH. PRP e Microagulhamento em Medicina Estética. Thieme Revinter. 2019.

Hendricks, AJ, Farhang, SZ. Dermatologic facial applications of Morpheus8 fractional radiofrequency microneedling. J Cosmet Dermatol. 2022;21(1):S11-S19.

Huang R, Jiao H, Fan J, et al. Nanofat Injection for the Treatment of Depressed Facial Scars. Aesthetic Plast Surg. 2021;45(4):1762-71.

Iosifidis C, Goutos I. Percutaneous collagen induction (microneedling) for the management of non-atrophic scars: literature review. Scars Burn Heal. 2019.

Jeyaraman M, Muthu S, Sharma S, et al. Nanofat: A therapeutic paradigm in regenerative medicine. World J Stem Cells. 2021;13(11):1733-46.

Kadry A, Gamal A, Alkhalifah A, Ibrahim SMA. Efficacy of Platelet-Rich Plasma Versus Autologous Fat Transfer With Nanofat in the Treatment of Infraorbital Dark Circles: A Single-Blinded Randomized Comparative Clinical Trial. Dermatol Surg. 2023;49(3):247-52.

Kalluri H, Kolli CS, Banga AK. Characterization of microchannels created by metal microneedles: formation and closure. AAPS J. 2011;13:473-81.

Lee HJ, Lee EG, Kang S, et al. Efficacy of microneedling plus human stem cell conditioned medium for skin rejuvenation: a randomized, controlled, blinded split-face study. Ann Dermatol. 2014;26(5):584-91.

Liebl H, Kloth LC. Skin cell proliferation stimulated by microneedles. J Am Coll Clin Wound Spec. 2012;4(1):2-6.

Lima EVA, Lima MA, Takano D. Microneedling experimental study and classification of the resulting injury. Surg Cosmet Dermatol 2013;5(2):110114.

Majid I. Microneedling therapy in atrophic facial scars: an objective assessment. J Cutan Aesthet Surg. 2009;2:26-30.

Menkes S, SidAhmed-Mezi M, Meningaud JP, et al. Microfat and Nanofat Grafting in Genital Rejuvenation, Aesthetic Surgery Journal. 2021;41(9):1060-7.

Nguyen L, Blessmann M, Schneider S, Herberger K. Radiofrequency Microneedling for Skin Tightening of the Lower Face, Jawline, and Neck Region. Dermatologic Surgery. 2022;48(12):1299-1305.

Pruettijarai U, Meephansan J, Prapapan O, et al. Efficacy of a novel microneedle patch for rejuvenation of the nasolabial fold. Skin Res Technol. 2022;28(6):786-91.

Qiu H, Jiang Y, Chen C, et al. The Effect of Different Diameters of Fat Converters on Adipose Tissue and Its Cellular Components: Selection for Preparation of Nanofat. Aesthetic Surgery Journal. 2021;41(11):NP1734-NP1744.

Rageh MA, El-Khalawany M, Ibrahim SMA. Autologous Nanofat injection in treatment of scars: A clinico-histopathological study. J Cosmet Dermatol. 2021;20(10):3198-204.

Ramaut L, Hoekemsa H, Pirayesh A, et al. Microneedling: Where do we stand now? A systematic review of the literature. J Plast Reconstr Aesthet Surg. 2018;71(1):1-14.

Righesso R, Piccinini PS, Uebel CO. A Combined Approach for Fast Nanofat Microneedling. J Cutan Aesthet Surg. 2021;14(2):248-55.

Samdal F, Skolleborg KC, Berthelsen B. The effect of preoperative needle abrasion of the recipient site on survival of autologous free fat grafts in rats. Scand J Plast Reconstr Surg Hand. 1992;26(1):33-6.

Sanchez-Macedo N, McLuckie M, Grünherz L, Lindenblatt N. Protein Profiling of Mechanically Processed Lipoaspirates: Discovering Wound Healing and Antifibrotic Biomarkers in Nanofat. Plast Reconstr Surg. 2022;150(2):341e-354e.

Schmitt L, Marquardt Y, Amann P, et al. Comprehensive molecular characterization of microneedling therapy in a human three-dimensional skin model. PLoS One. 2018;13(9):e0204318.

Schoenberg E, O'Connor M, Wang JV, et al. Microneedling and PRP for acne scars: a new tool in our arsenal. J Cosmet Dermatol. 2020;19(1):112-14.

Sezgin B, Ozmen S, Bulam H, et al. Improving fat graft survival through preconditioning of the recipient site with microneedling. J Plast Reconstr Aesthet Surg. 2014;67(5):712-20.

Sezgin B, Özmen S. Fat grafting to the face with adjunctive microneedling: a simple technique with high patient satisfaction. Turk J Med Sci. 2018;48(3):592-601.

Spataro E, Dierks K, Carniol PJ. Microneedling-associated procedures to enhance facial rejuvenation. Clinics in Plastic Surgery. 2023;50(3):479-88.

Suh DH, Cho M, Kim HS, et al. Clinical and histological evaluation of microneedle fractional radiofrequency treatment on facial fine lines and skin laxity in Koreans. J Cosmet Dermatol. 2023;22:1507-12.

Tonnard P, Verpaele A, Carvas M. Fat Grafting for Facial Rejuvenation with Nanofat Grafts. Clin Plastic Surg. 2020;47(1):53-62.

Tonnard P, Verpaele A, Peeters G, et al. Nanofat grafting: Basic research and clinical applications. Plast Reconstr Surg. 2013;132(4):1017-26.

Verpaele A, Tonnard P, Jeganathan C, Ramaut L. Nanofat needling: a novel method for uniform delivery of adipose-derived stromal vascular fraction into the skin. Plast Reconstr Surg. 2019;143(4):1062-5.

Wamsley CE, Kislevitz M, Barillas J, et al. A Single-Center Trial to Evaluate the Efficacy and Tolerability of Four Microneedling Treatments on Fine Lines and Wrinkles of Facial and Neck Skin in Subjects With Fitzpatrick Skin Types I-IV: An Objective Assessment Using Noninvasive Devices and 0.33-mm Microbiopsies. Aesthetic Surgery Journal. 2021;41(11):NP1603-NP1618.

Weinzierl A, Harder Y, Schmauss D, et al. Boosting Tissue Vascularization: Nanofat as a Potential Source of Functional Microvessel Segments. Front Bioeng Biotechnol. 2022;10:820835.

Wermeling DP, Banks SL, Hudson DA, et al. Microneedles permit transdermal delivery of a skin-impermeant medication to humans. Proc Nat Acad Sci. 2008;105(6):2058-63.

Xiaoqi Huang, Qiang Chang, Jian-hua Gao, Feng Lu. Sustained Release Microneedles: Materials and Applications in Facial Rejuvenation. Tissue Engineering Part B: Reviews. 2023:190-202.

Yang Z, Jin S, He Y, et al. Comparison of Microfat, Nanofat, and Extracellular Matrix/Stromal Vascular Fraction Gel for Skin Rejuvenation: Basic Research and Clinical Applications. Aesthet Surg J. 2021;41(11):NP1557-NP1570.

Zeitter S, Sikora Z, Jahn S, et al. Microneedling: matching the results of medical needling and repetitive treatments to maximize potential for skin regeneration. Burns. 2014;40(5):966-73.

Vídeo Aula

Vídeo Cirurgia

CAPÍTULO 44

LIPS LIFT – ELEVAÇÃO DE LÁBIOS

Gonzalo Bosch ▪ Gimena de los Rios ▪ Denisse Hartwig

INTRODUÇÃO

Os lábios são uma unidade anatômica que atua como um esfíncter com aparência de cortina de flutuação livre, com as funções mais ativas, variadas e sofisticadas no corpo.

O formato ideal se altera com a evolução das culturas e da etnia. A tendência ocidental atual é a de lábios mais cheios e projetados. Lábios jovens e muito finos são menos atraentes e têm aparência mais senil. Mais recentemente, os lábios ganharam importância como símbolo de beleza e juventude. Na década de 1960, a "Bardotização" (depois de Brigitte Bardot) levou a alterações no conceito do rosto ideal e particularmente da boca, que não só reflete humores e emoções (como alegria, tristeza, cansaço, surpresa e medo), mas também a aparência juvenil ou senil de uma pessoa. Com frequência, o envelhecimento da boca precede aquele do restante da face; ele resulta de um conjunto de mudanças caracterizadas por afinamento, atrofia e alongamento dos lábios, flacidez e ptose da pele, aumento do tônus do músculo orbicular que, por sua vez, está associado a outras mudanças, como reabsorção óssea e deterioração dos dentes (Fig. 44-1).

A boca, como uma unidade anatômica, não responde a trações aplicadas por ritidectomia. Os resultados de um *facelift* tenderão a ficar incompletos, a menos que esses elementos sejam considerados. Esta técnica cirúrgica é simples, demanda anestesia local, pós-operatório sem dor, índice mínimo de complicações e execução em ambiente ambulatorial.

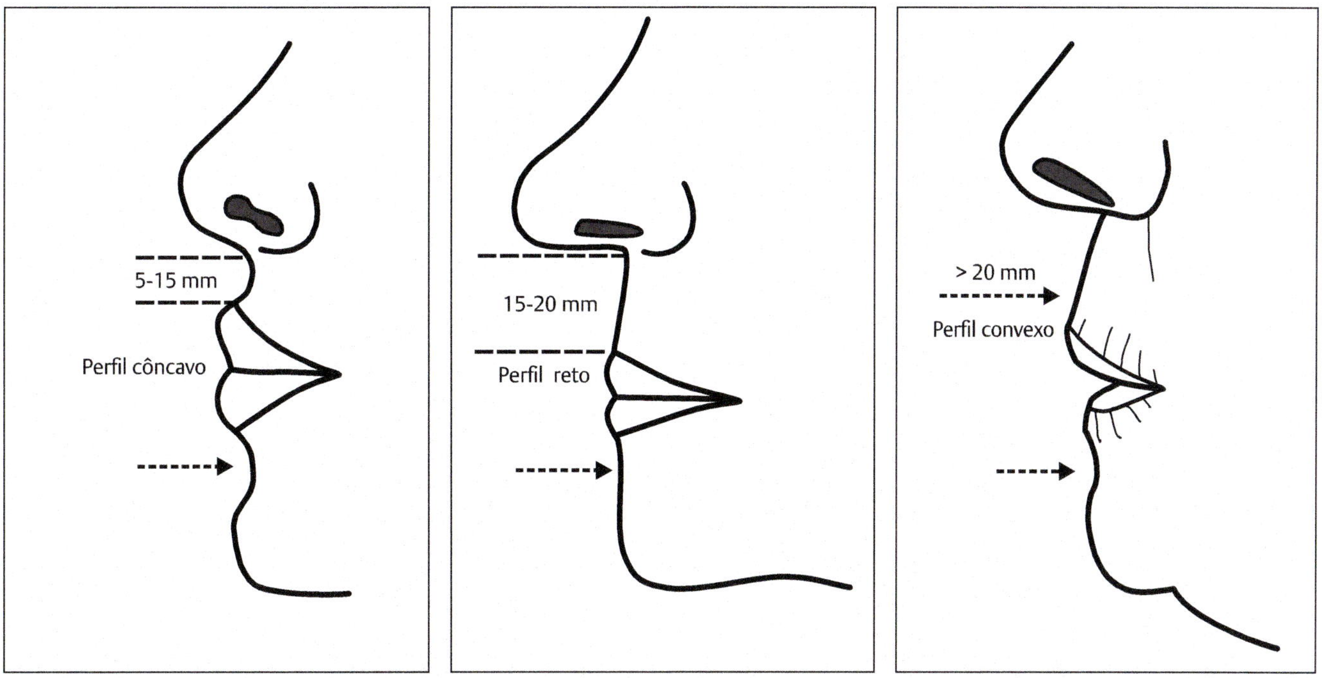

Fig. 44-1. Processo de envelhecimento dos lábios.

ANATOMIA CIRÚRGICA

Lábios Juvenis

Yoskovitch e Fanous fornecem uma descrição precisa de formatos e dimensões dos lábios. Eles podem ser finos, médios ou cheios, um aspecto substancialmente dependente da raça.

Independentemente disso, um lábio ideal deve obedecer a regras de proporção divina: lábio superior 1: lábio inferior 1,6 (Fig. 44-2).

O lábio superior juvenil é curto, com formato em M suavemente alongado, e cujos picos altos correspondem às cristas dos filtros. A parte mais proeminente do centro forma o arco de cupido, sobre a linha média do lábio inferior. A distância nasolabial ideal é de 5-15 mm de comprimento, o que permite ao lábio superior um formato côncavo, com um arco de cupido saliente.

O vermelhão na linha média (tubérculo) tem 7-8 mm de comprimento e varia entre 10-12 mm ao nível dos picos dos filtros.

O lábio inferior juvenil completa o formato geral de um losango com uma linha alongada e côncava e uma porção central reta. Os dois pontos mais inferiores estão alinhados com aqueles do lábio superior e menos proeminentes. A altura média do lábio inferior é de 10 mm e pode ser mais preenchido que o lábio superior. A borda mais inferior tem formato arqueado com um setor mediano de 20 mm quase reto.

Quando em repouso, as comissuras estão localizadas ao nível da linha interlabial. Quando voltados para cima, eles transmitem alegria, bem-estar, força; quando se voltam para baixo eles expressam tristeza ou exaustão. Em condições normais, quando a pessoa sorri, os músculos se contraem em paralelo, movendo as comissuras orais em perfeita simetria.

A linha interlabial juvenil está localizada levemente acima da linha incisiva, separa ambos os lábios e tem formato em M suavizado, com 50-60 mm de comprimento.

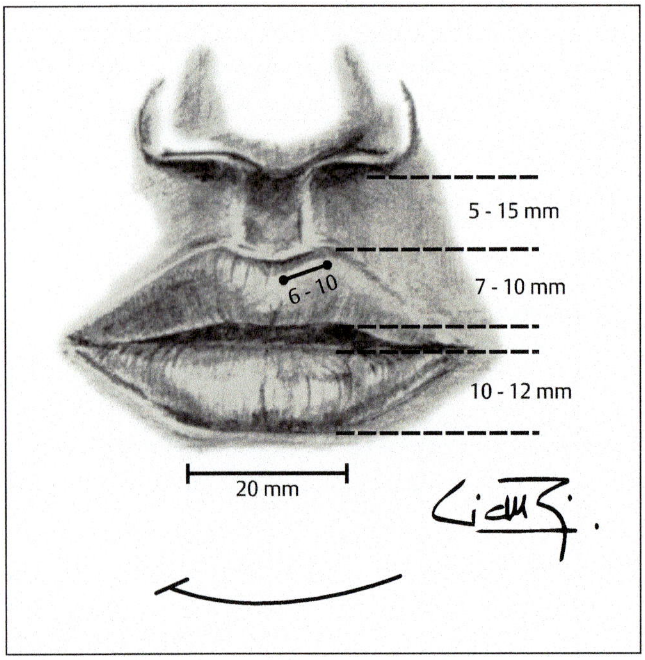

Fig. 44-2. Medidas de lábios ideais.

Em um estudo multicêntrico recente em cadáveres, Cotofana *et al.* concluíram "que os lábios são compostos de pequenos compartimentos que variam em tamanho e formato. Esses compartimentos intralabiais permitem a variação de formatos, proporções e tamanho dos lábios. São 24 compartimentos, 12 anteriores e 12 posteriores, separados pelo músculo orbicular da boca, dos quais seis estão localizados anteriormente no lábio superior e seis anteriormente no lábio inferior. Esses compartimentos estão separados pela linha média e diminuem de tamanho quanto mais próximos ficarem ao canto da boca. Essa é a explicação potencial para o formato altamente variável dos lábios e do porquê lábios maduros se invertem demasiadamente para as laterais e aparecem esvaziados".

Lábios Senis

Os lábios em envelhecimento sofrem atrofia de seus componentes internos (músculo, gordura e fáscia) e de componentes externos (pele e mucosa). Além disso, a reabsorção óssea, os problemas dentais e as próteses dentárias inadequadas pioram a situação. A deterioração cosmética está associada a alterações funcionais que impedem a sucção, a preensão, a vocalização e o sorriso, fatores que sabidamente exercem impacto nas relações sociais, que podem levar à estigmatização acentuada.

No lábio superior, as mudanças são mais evidentes que no lábio inferior, pois essa é a parte mais visível da boca. A pele fina, flácida e redundante provoca a queda do lábio, aumentando a distância da base nasal ao vermelhão em mais de 20 mm e escondendo os dentes incisivos superiores. E a perda de projeção da crista do filtro contribui para esse fenômeno.

Aos 25 anos de idade, em repouso, e com os lábios entreabertos, os dentes incisivos superiores mostrarão cerca de 3,5 mm. Aos 40 anos, eles continuam escondidos. O vermelhão afinado se volta para baixo e em sentido medial, e o contorno lateral se torna mais reto, até, por fim, assumir formato convexo invertido para baixo e para trás, parecendo sugar para dentro. O volume é reduzido, e o arco de cupido fica achatado, tornando reta a parte central da linha interlabial. O afinamento é notável, e a coloração da mucosa fica mais pálida no lábio invaginado.

A reabsorção óssea das bordas alveolares e da maxila superior, assim como a retração gengival, também desempenham um papel nesse processo. Algumas dentaduras enfatizam os sinais do envelhecimento reforçando o perfil convexo e alongando o lábio superior. As fibras do SMAS ficam atrás do sulco nasogeniano e se unem firmemente à derme do lábio, substituindo o intervalo existente entre o músculo orbicular da boca dos lábios e a derme. Os anexos musculares da derme ocorrem perpendicularmente pelas lâminas do SMAS, causando um código de barras radial e fino – rugas que estão quase sempre presentes.

O lábio inferior senil sofre alterações semelhantes àquelas do lábio superior, mas em menor escala. Observa-se redução do volume do vermelhão, e o formato se torna alongado, com declínio acentuado na porção média revelando os incisivos inferiores; a mucosa fica invaginada e apresenta rugas radiais finas. Existe uma faixa esbranquiçada proeminente entre a borda da mucosa e a pele, o que corresponde à projeção do músculo orbicular da boca.

As comissuras senis se tornam invaginadas devido ao SMAS e à flacidez da pele. Às vezes, ocorre perda de simetria. As comissuras formam a extremidade superior dos sulcos da pele, conhecidos como "linhas de marionete", que são uma extensão da linha nasolabial que se torna mais profunda e mais extensa.

TÉCNICA CIRÚRGICA

História

A técnica de elevação dos lábios foi descrita por Sir Harold Gillies, em 1940, que executou a ressecção cutânea superior à junção mucocutânea e excisou a pele na borda do vermelhão (Fig. 44-3). Gillies suturava a ferida com crina de Florença (*Florence horsehair*). Mais tarde, Rudolf Meyer melhorou ainda mais o desenho e acrescentou a separação do vermelhão; Yoskovitich e Fanous continuaram a melhorar o desenho e padronizaram as medições relevantes. Entretanto, o procedimento foi abandonado como resultado de cicatrização incerta.

Indicações e Contraindicações

Essa técnica é indicada para toda paciente que deseja rejuvenescer e/ou embelezar os lábios. A paciente é contraindicada quando mostra sorriso gengival, quando os dentes superiores ficam expostos exageradamente durante o sorriso.

Seleção e Avaliação de Pacientes

Com a paciente sentada, é feita uma avaliação da relação entre a boca e a face, idade, atitude, nível cultural, impacto cosmético do sorriso, as condições das gengivas e a exposição dental passiva e ativa. Essa avaliação deverá incluir a composição dentária do paciente e especialmente os implantes, se houver.

A assimetria dos lábios é comum e deverá ser considerada. Medições dos lábios são obtidas incluindo largura, comprimento e altura, o ângulo nasolabial e a distância da base da columela até o vermelhão, assim como a distância entre as comissuras. A avaliação deverá incluir a profundidade das rugas periorais radiais, a forma do arco dentário, o nível de ocultação ou de exposição dos incisivos superiores.

Procedimento Cirúrgico

Marcação com a paciente sentada. A chave desta técnica está no desenho, decorticação, sutura e, especialmente, o comprimento dos pontos deixados (Fig. 44-4).

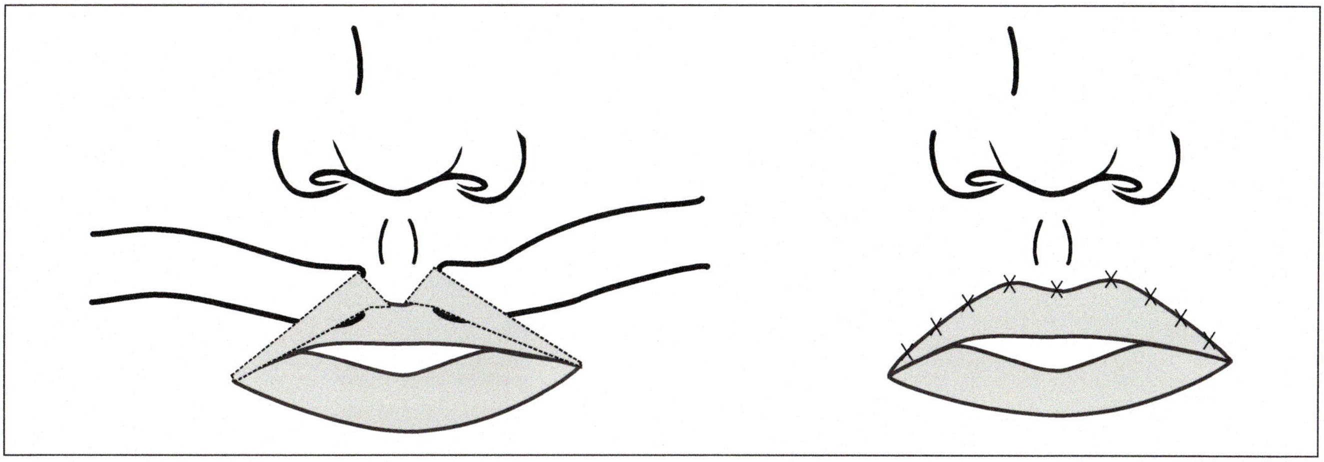

Fig. 44-3. Técnica de elevação dos lábios descrita por Gillies, 1940.

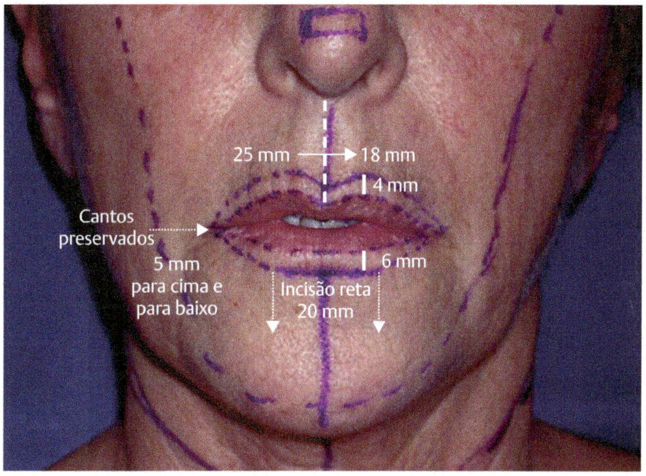

Fig. 44-4. Desenho pré-operatório.

O desenho do lábio superior é marcado ao longo da borda do vermelhão existente e ao longo da borda nova, enfatizando o formato do arco de cupido, que deverá ser mais largo e mais aberto. As marcas deverão ser feitas até 5 mm da comissura, que é sempre preservada para favorecer o alongamento do lábio (sorriso) e evitar rugas de freio. O desenho do lábio inferior é marcado iniciando a 5 mm das comissuras, na borda do vermelhão (Fig. 44-5). A separação entre a borda nova e a borda superior aumenta gradualmente podendo atingir até 6 mm na linha média. Daí ela acompanha uma linha reta e a 10 mm da linha média no lado contralateral ela começa a se inclinar para cima, terminando a 5 mm da comissura contralateral. O setor medial reto de 20 mm adquire, assim, um formato mais arredondado e evita a formação de um formato em "V". A largura da tira de pele a ser decorticada aumenta de 0,2 mm nas extremidades laterais para 4-6 nas partes mediais. Recomenda-se considerar 1 mm adicional na excisão (correção exagerada) para compensar as retrações.

Anestesia

A diluição consiste em 20 mL de xilocaína a 1% com epinefrina. As marcas desenhando as novas bordas devem ser protegidas quando a linha do vermelhão for cortada.

Técnica Cirúrgica

A decorticação é mantida em um plano que evita a inclusão de cistos. Nem as bordas do vermelhão nem a pele são destacadas; a mucosa, que é mais fraca, é puxada em direção à pele. O leito não é eletrocoagulado. As partes mais profundas das rugas finas, localizadas perpendiculares e próximas ao vermelhão (código de barras) são eliminadas porque são parcialmente incluídas na tira de pele ressecada.

A pele do lábio é suturada à mucosa simultaneamente durante a decorticação, a cada 20 mm, usando pontos separados colocados muito próximos um do outro (2 mm) com fio de seda Ethicon 6.0, e invaginando a derme. A mucosa, mais fraca que a pele, avança para seu preenchimento na nova

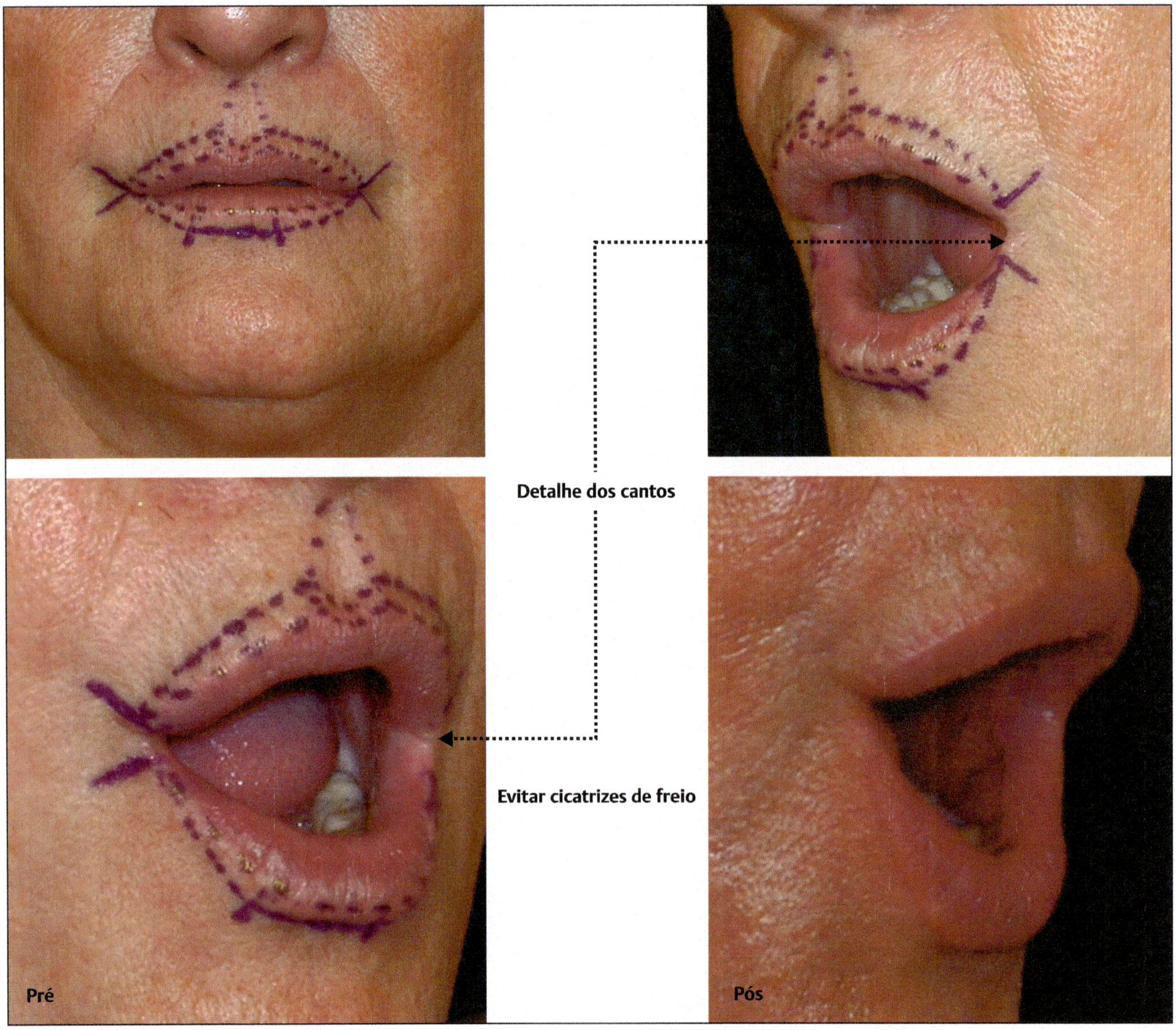

Fig. 44-5. Cantos dos lábios. É fundamental iniciar a incisão a 5 mm de cada canto em cada lábio, superior e inferior, para evitar cicatrizes de freio.

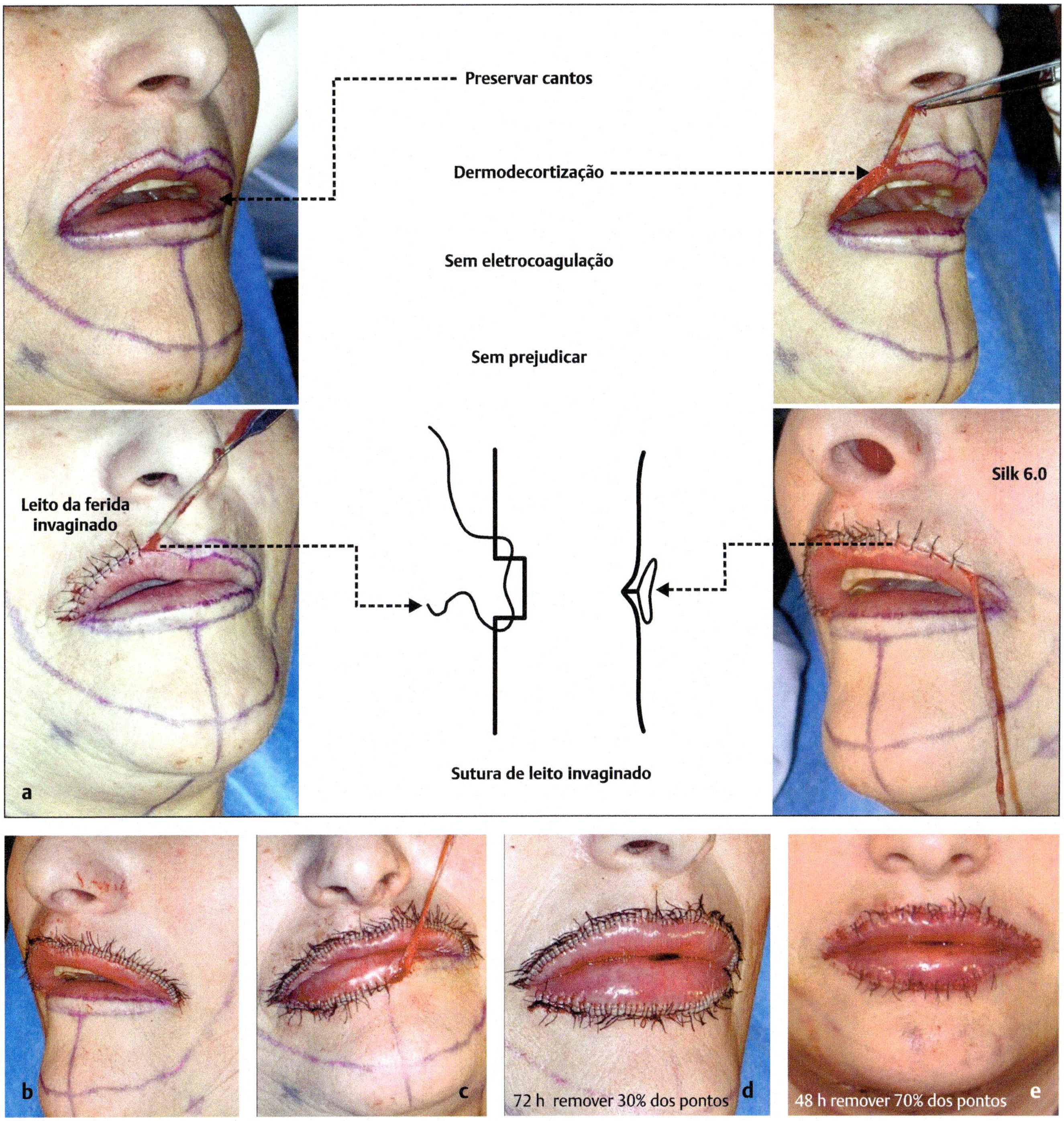

Fig. 44-6. (a-e) Decorticação e sutura da pele.

posição, cercando e revertendo o vermelhão e acentuando os contornos naturais do lábio (Fig. 44-6).

PÓS-OPERATÓRIO

A sutura é deixada aberta, sem curativos. A mucosa labial é protegida com bálsamo labial várias vezes por dia, durante uma semana.

Os pontos alternados (70%) são removidos após 48 horas, com bisturi nº 11 e os restantes 30% após 72 horas, o que ajuda a evitar quaisquer marcas residuais. As crostas superficiais que aparecem entre os dias 3 e 4 caem espontaneamente. O ciclo de edema facial dura cerca de quatro dias, mas o vermelhão da mucosa leva um pouco mais de tempo para desaparecer (Fig. 44-7).

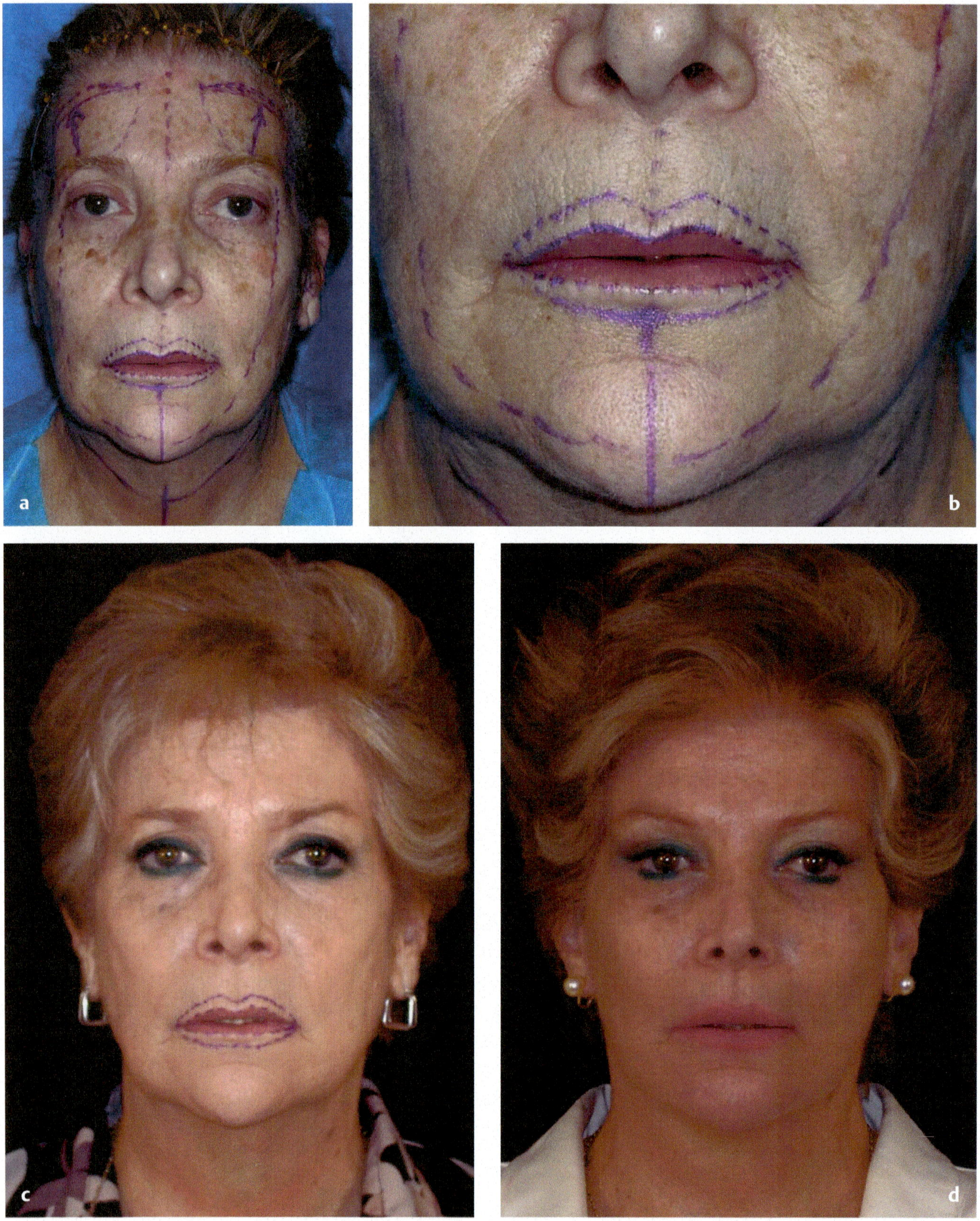

Fig. 44-7. Paciente feminina, 62 anos. Elevação dos lábios associada ao *facelift* total. (**a**,**b**) Marcações pré-operatórias. (**c**) Pré-operatório. (**d**) Pós-operatório. *(Continua)*

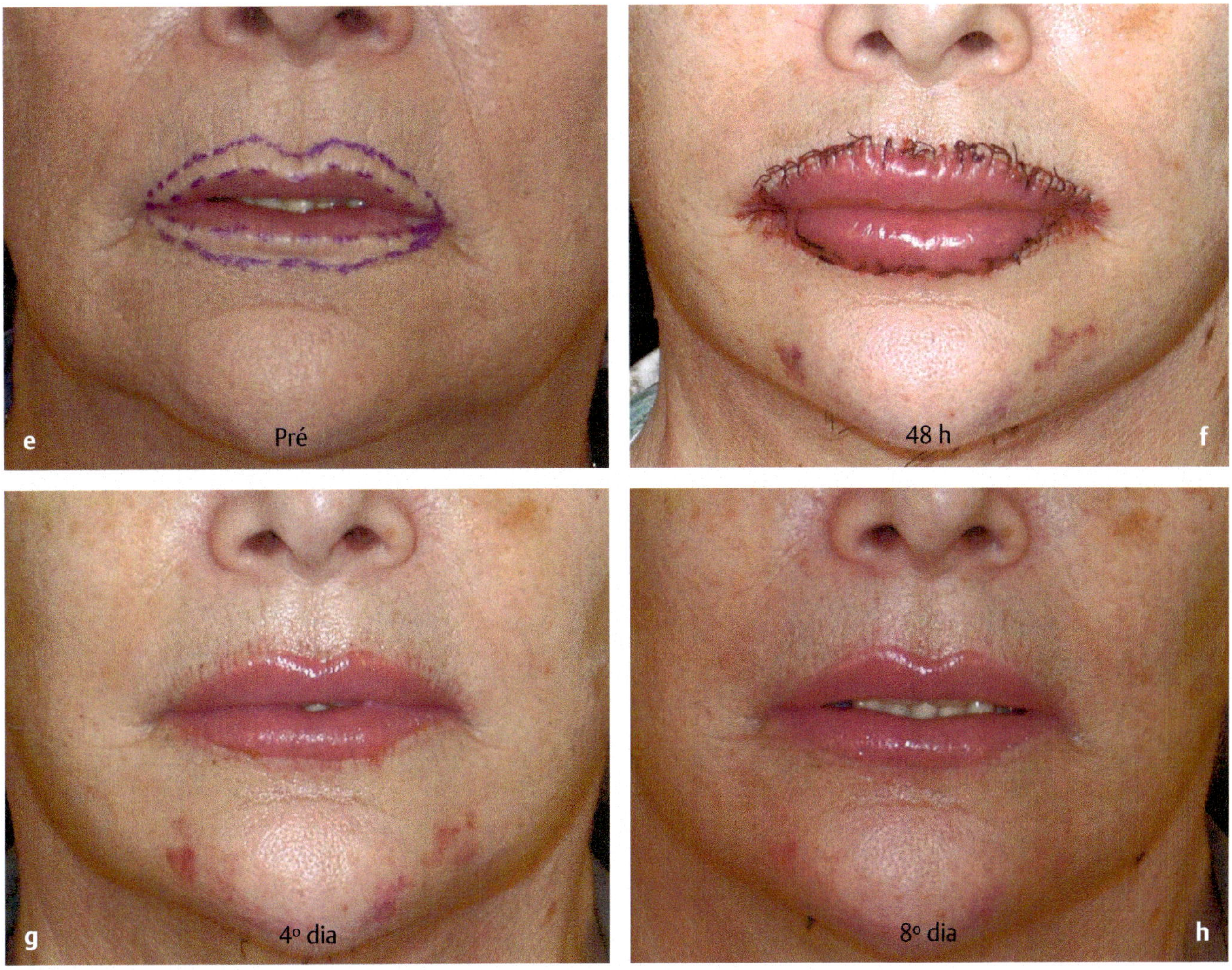

Fig. 44-7. *(Cont.)* (**e**) Pré-operatório. (**f**) Pós-operatório de 48 h. (**g**) Pós-operatório de 4 dias. (**h**) Pós-operatório de 8 dias. *(Continua)*

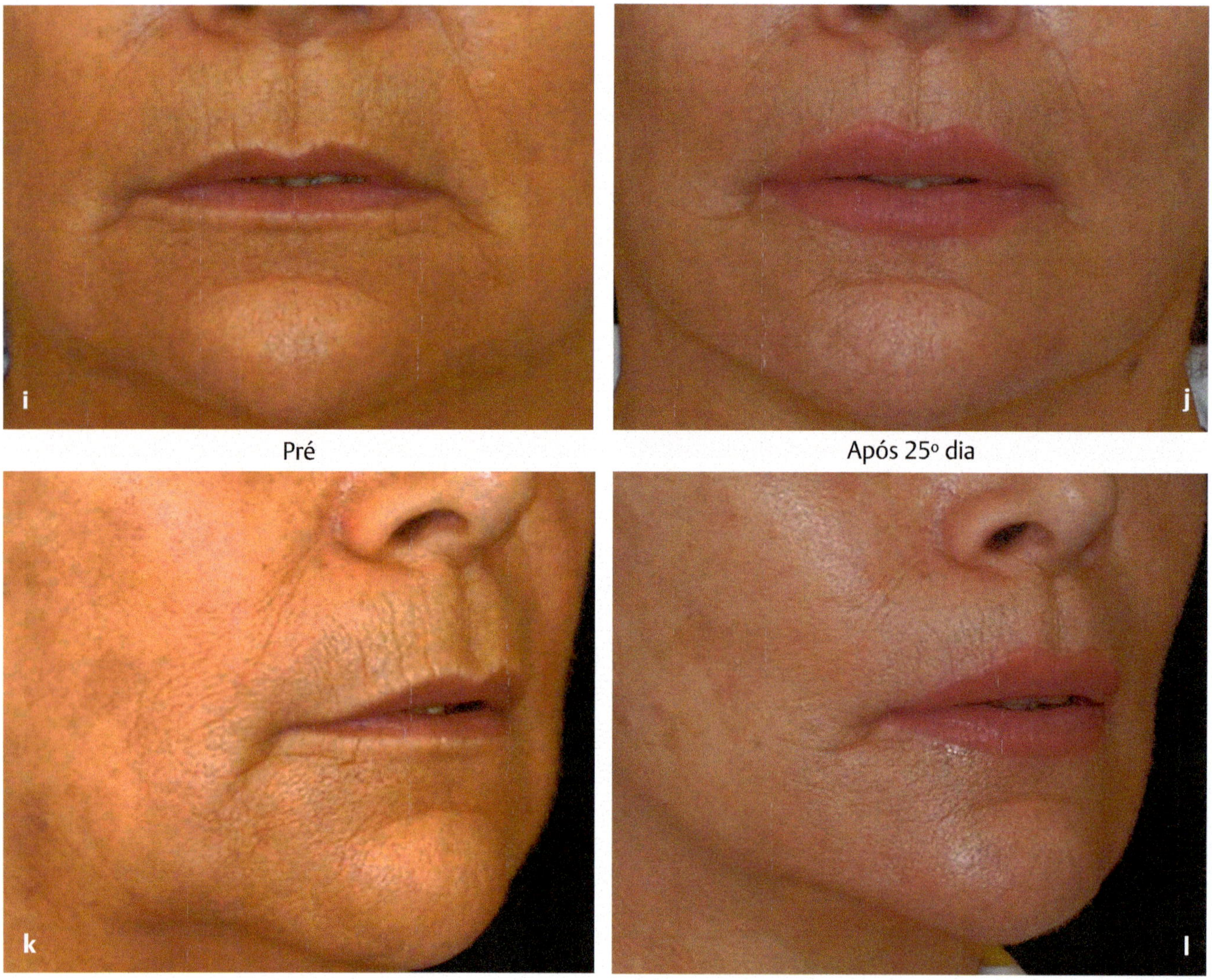

Fig. 44-7. *(Cont.)* Visão frontal, (i) pré-operatória, (j) pós-operatória e visão oblíqua (k) pré-operatória, (l) pós-operatória.

RESULTADOS

A cicatrização da ferida é notadamente rápida e geralmente imperceptível por volta do dia 4 (Figs. 44-8 a 44-19).

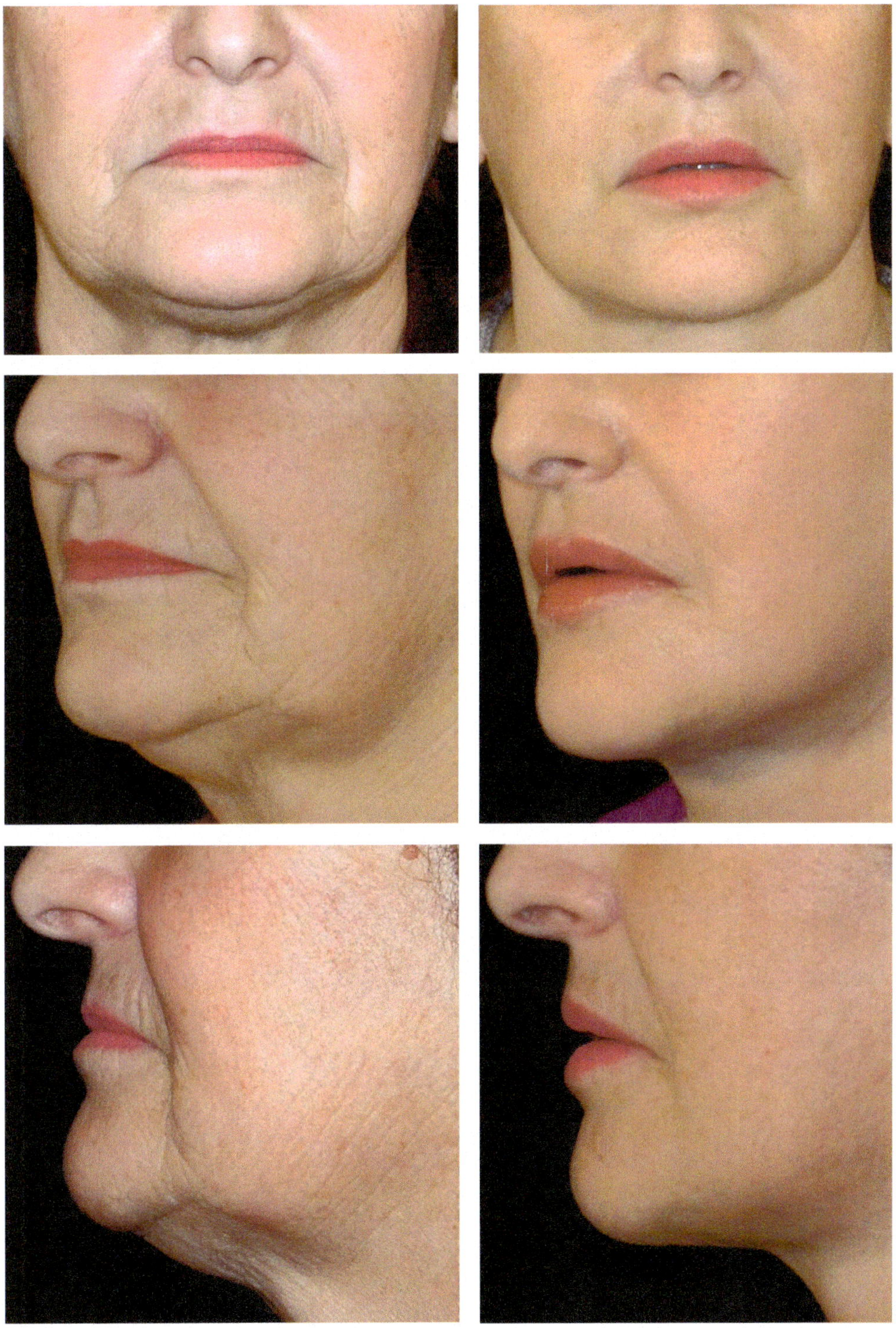

Fig. 44-8. Paciente feminina, 65 anos. Elevação de lábio associada ao *facelift* total. Visualizações frontal e oblíqua, pré e pós-operatórias.

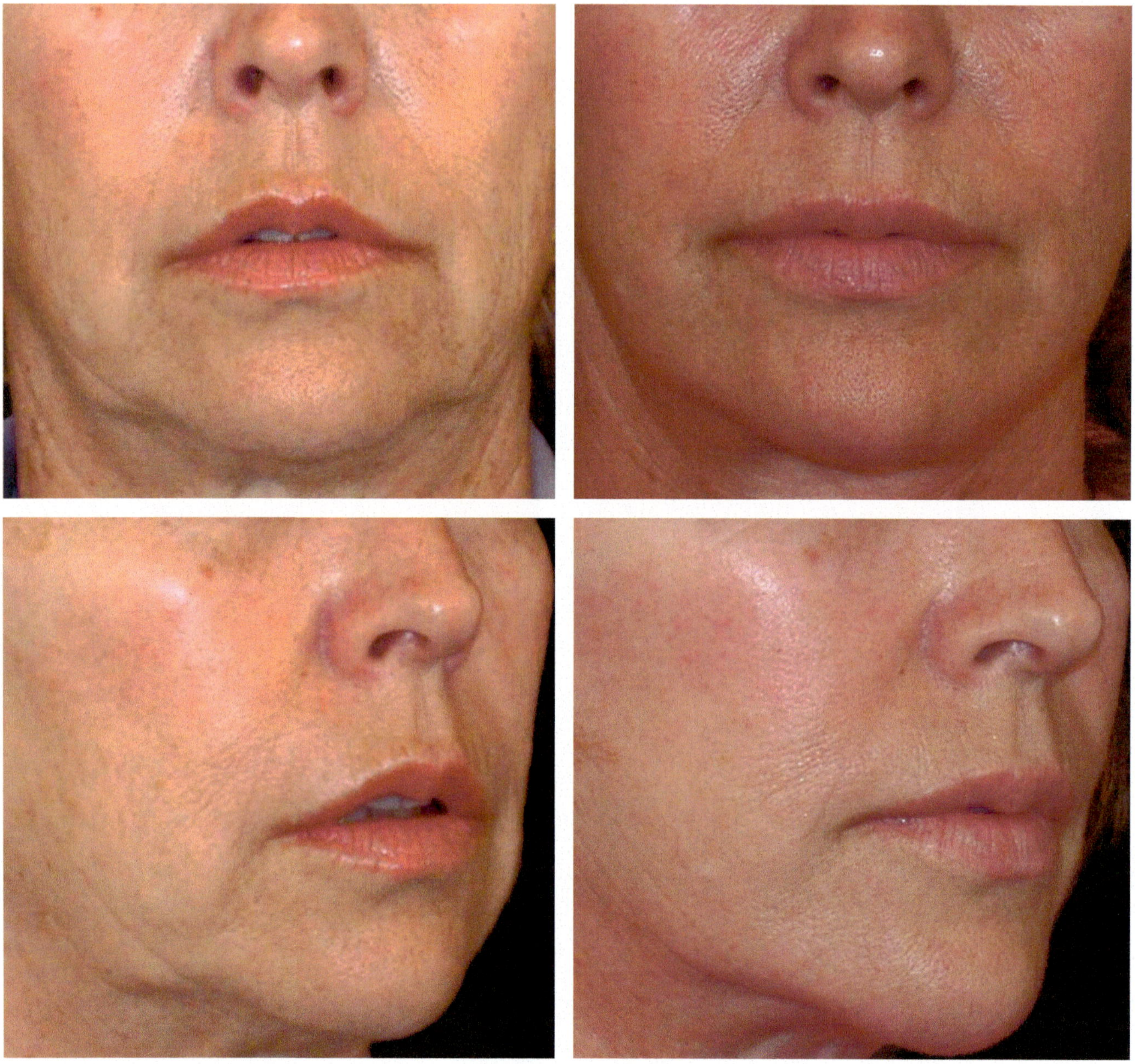

Fig. 44-9. Paciente feminina, 53 anos. Elevação de lábios associada ao *facelift* completo. Visualizações frontal e oblíqua pré e pós-operatórias.

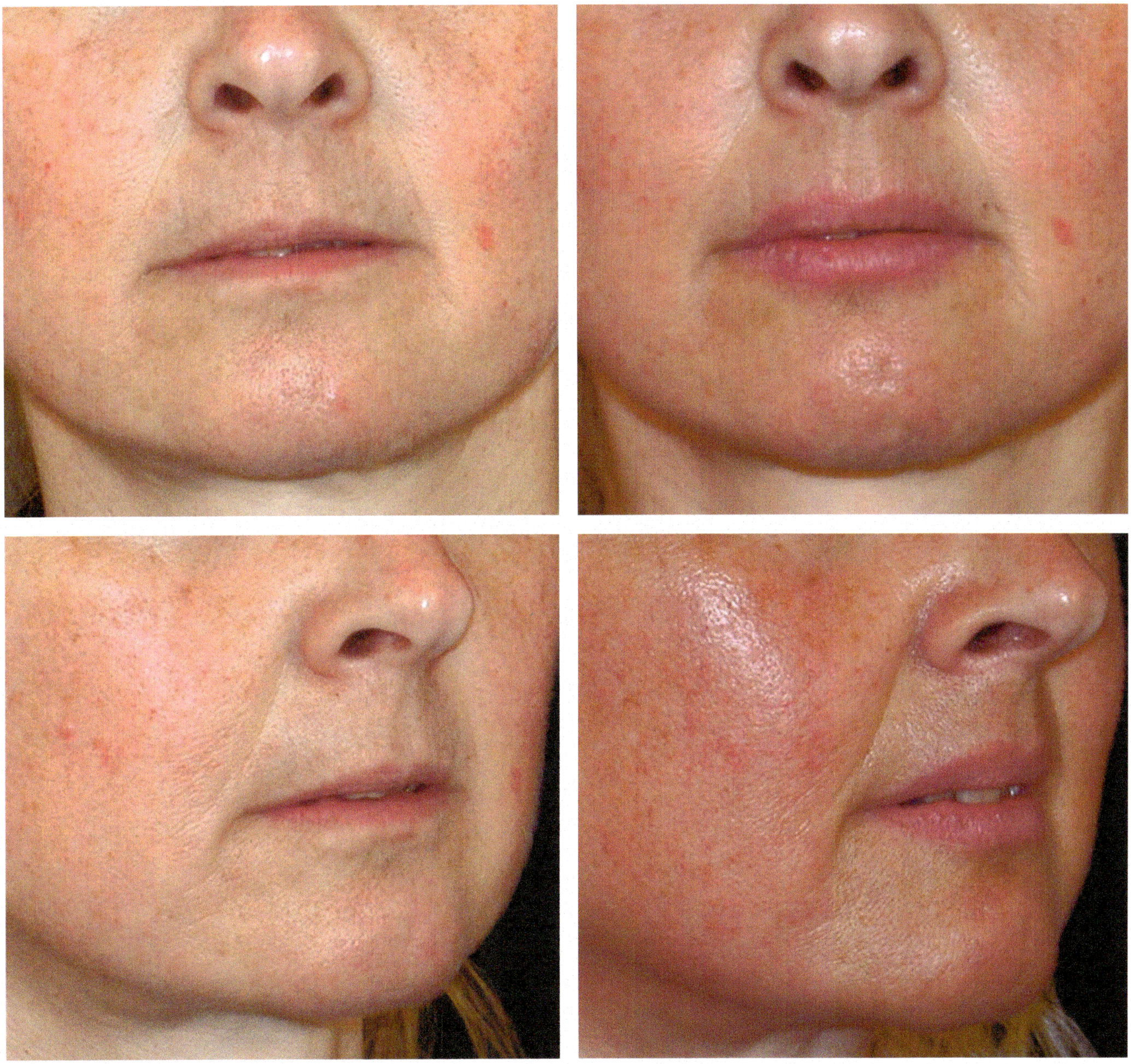

Fig. 44-10. Paciente feminina, 38 anos. Elevação de lábios associada ao *facelift* total. Visualizações frontal e oblíqua pré e pós-operatórias.

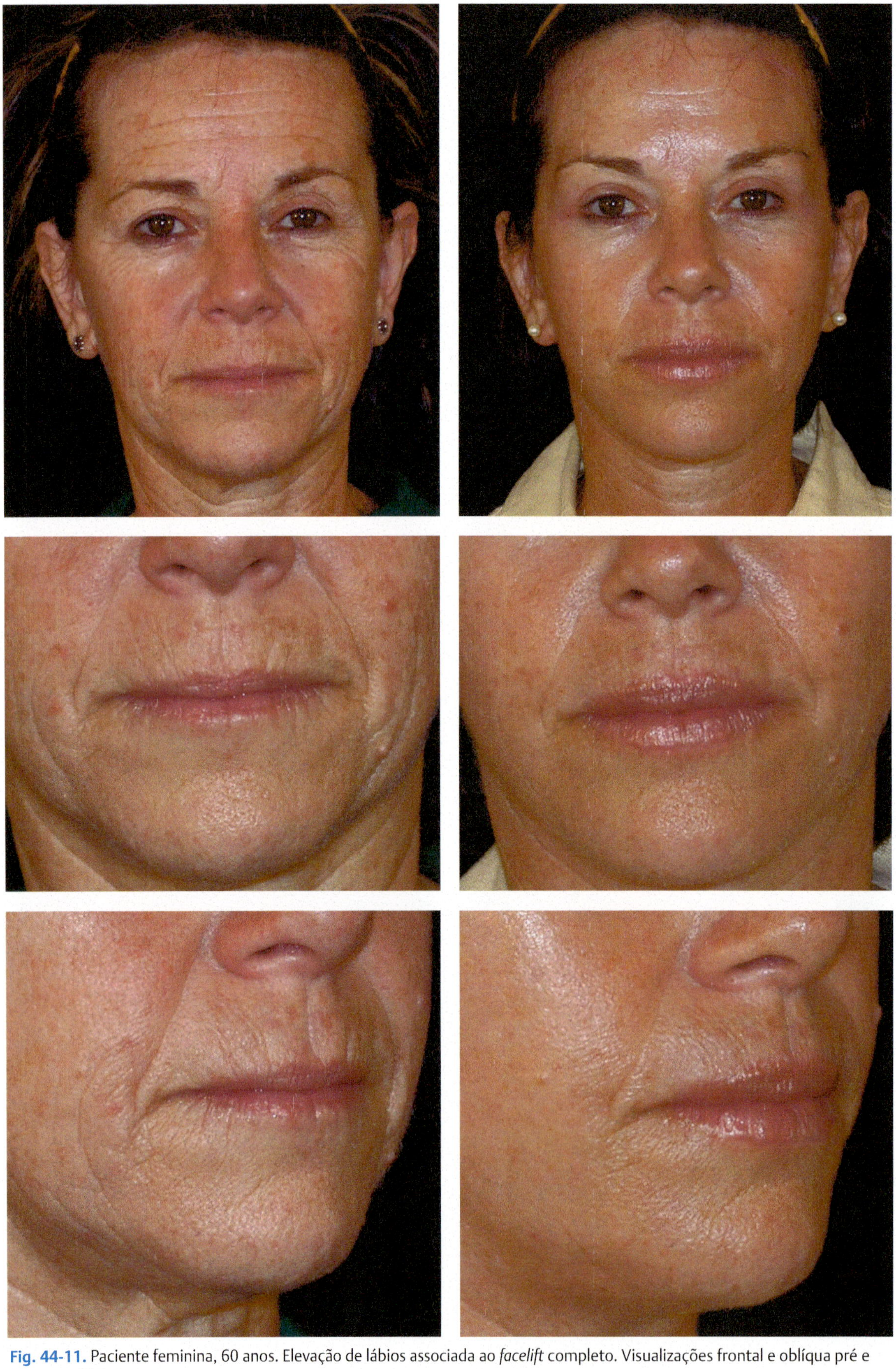

Fig. 44-11. Paciente feminina, 60 anos. Elevação de lábios associada ao *facelift* completo. Visualizações frontal e oblíqua pré e pós-operatórias.

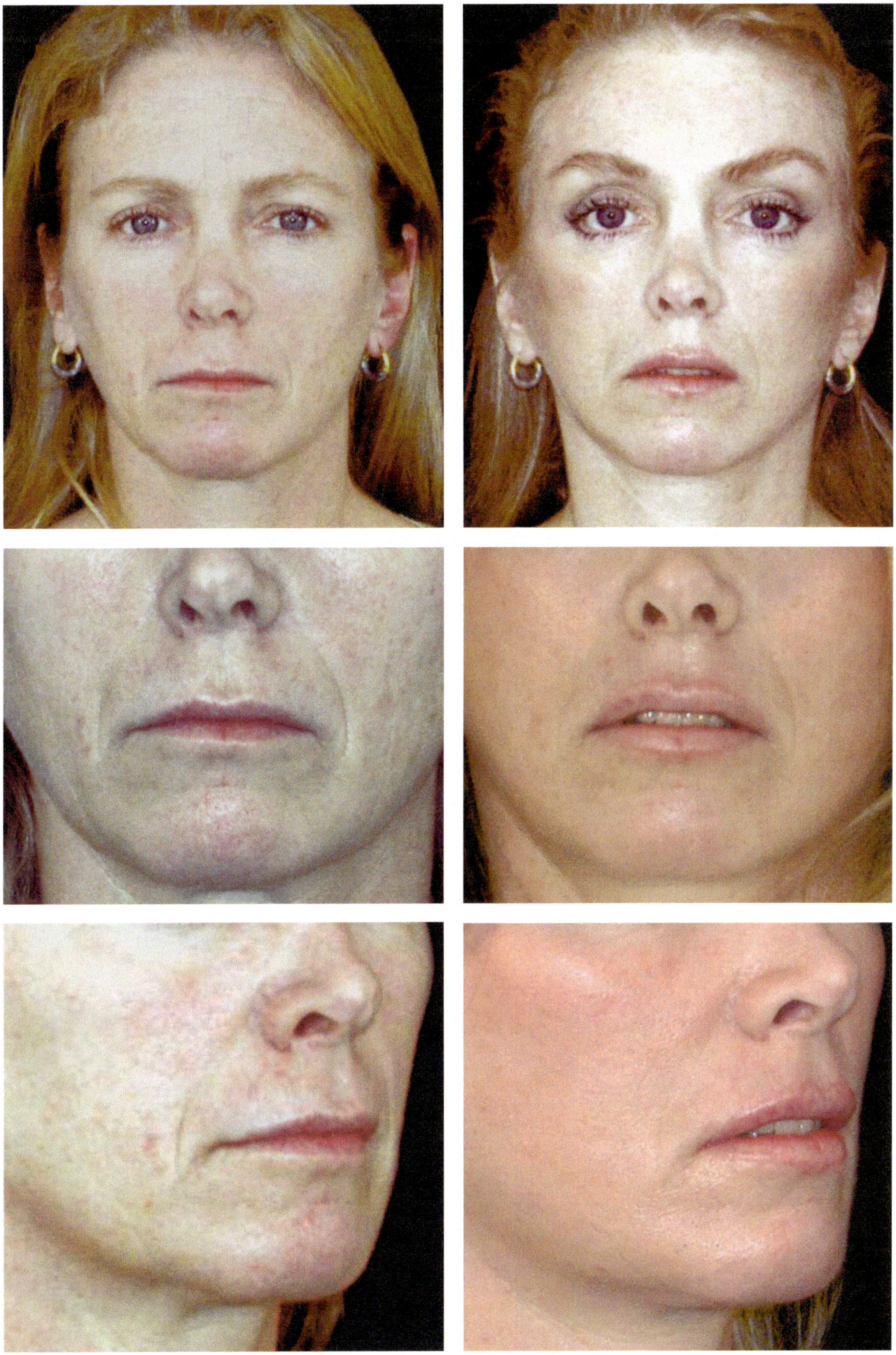

Fig. 44-12. Paciente feminina, 52 anos. Elevação de lábios associada ao *facelift* completo. Visualizações frontal e oblíqua pré e pós-operatórias.

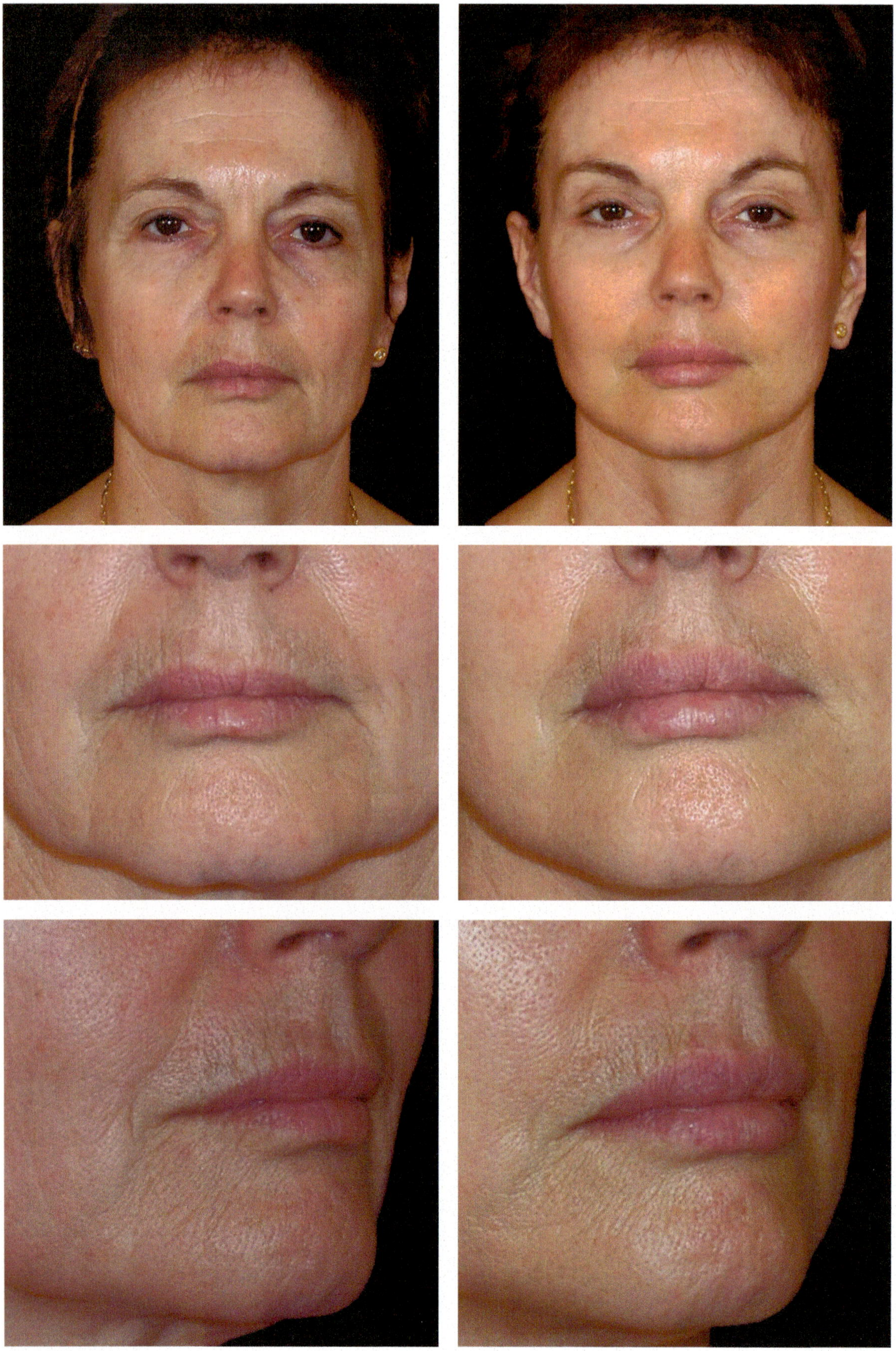

Fig. 44-13. Paciente feminina, 58 anos. Elevação de lábios associada ao *facelift* completo. Visualizações frontal e oblíqua pré e pós-operatórias.

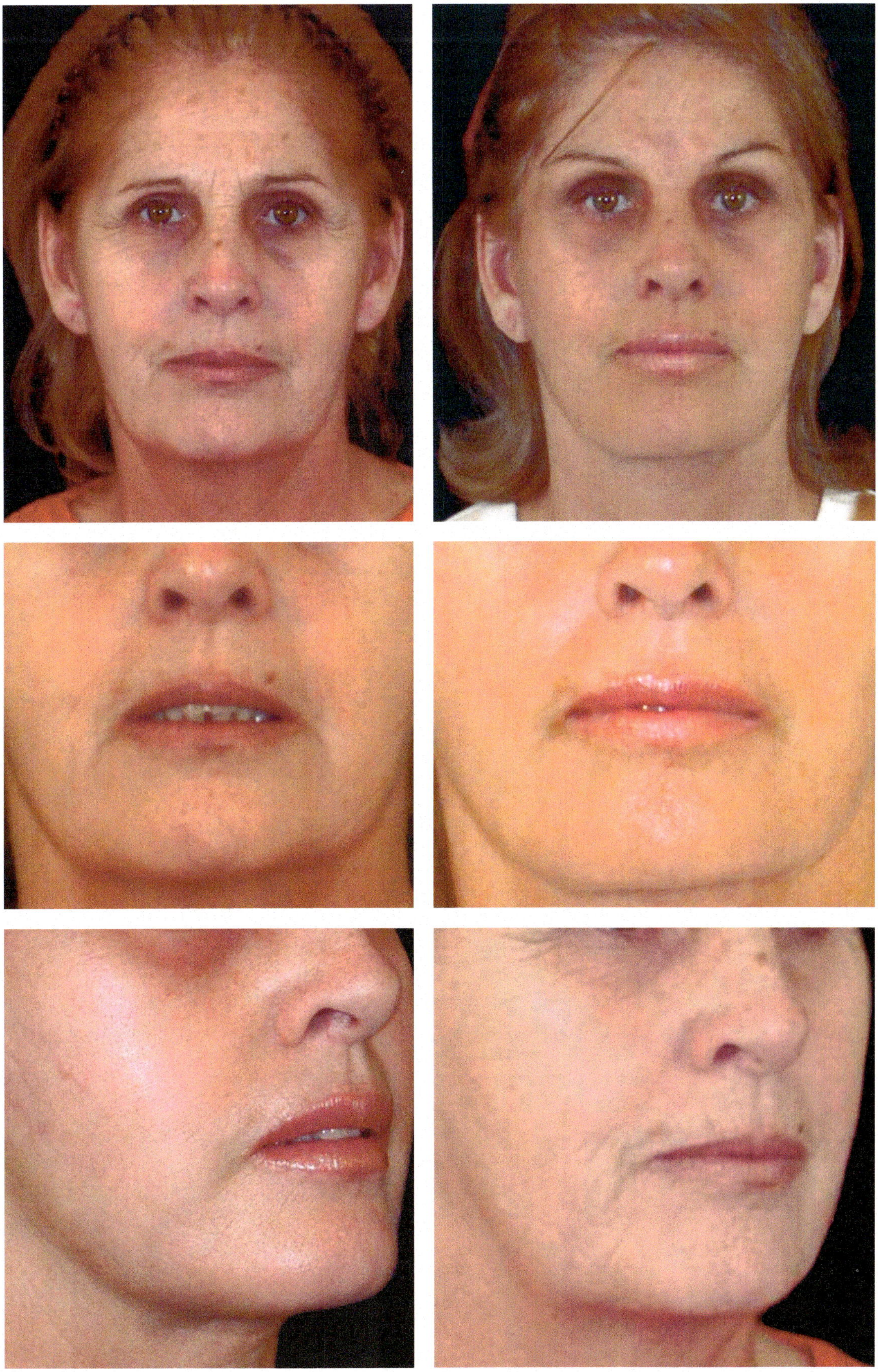

Fig. 44-14. Paciente feminina, 61 anos. Elevação de lábios associada ao *facelift* completo e elevação nasal dorsal. Visualizações frontal e oblíqua pré e pós-operatórias.

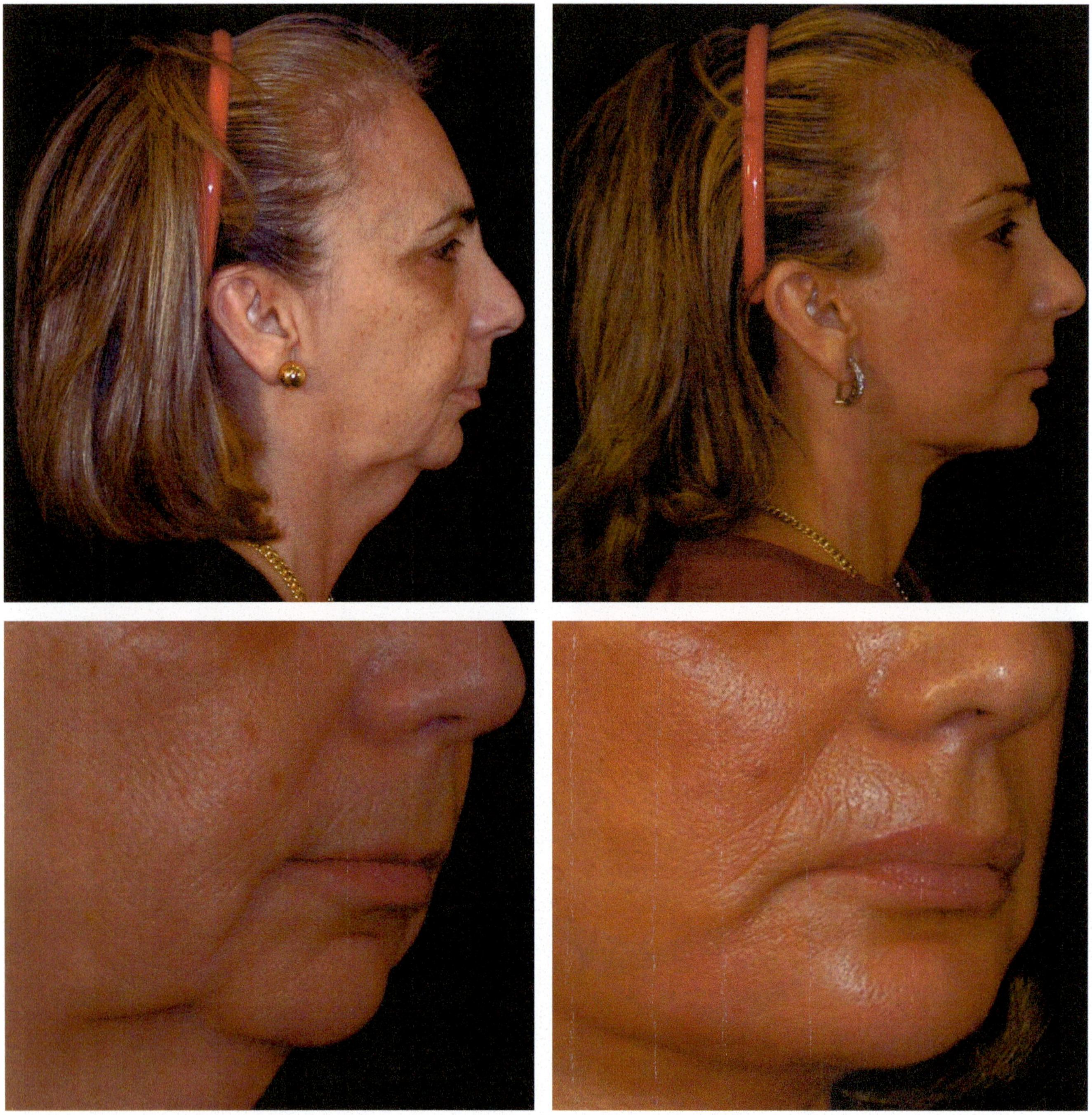

Fig. 44-15. Paciente feminina, 69 anos. Elevação de lábios associada ao *facelift* completo e prótese de queixo. Visualizações frontal e oblíqua pré e pós-operatórias.

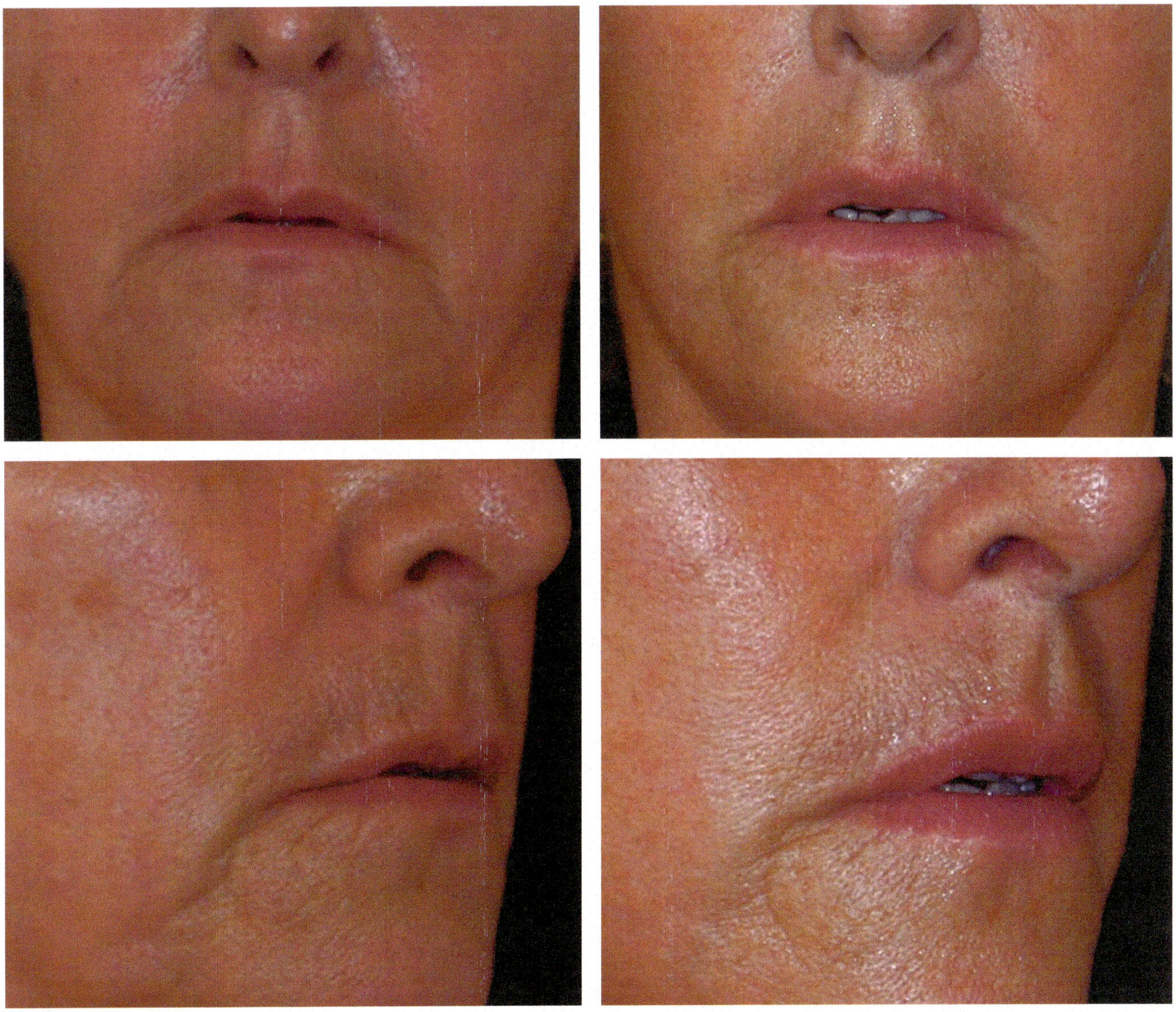

Fig. 44-16. Paciente feminina, 64 anos. Elevação de lábios associada ao *facelift* completo e elevação da ponta do nariz. Visualizações frontal e oblíqua pré e pós-operatórias.

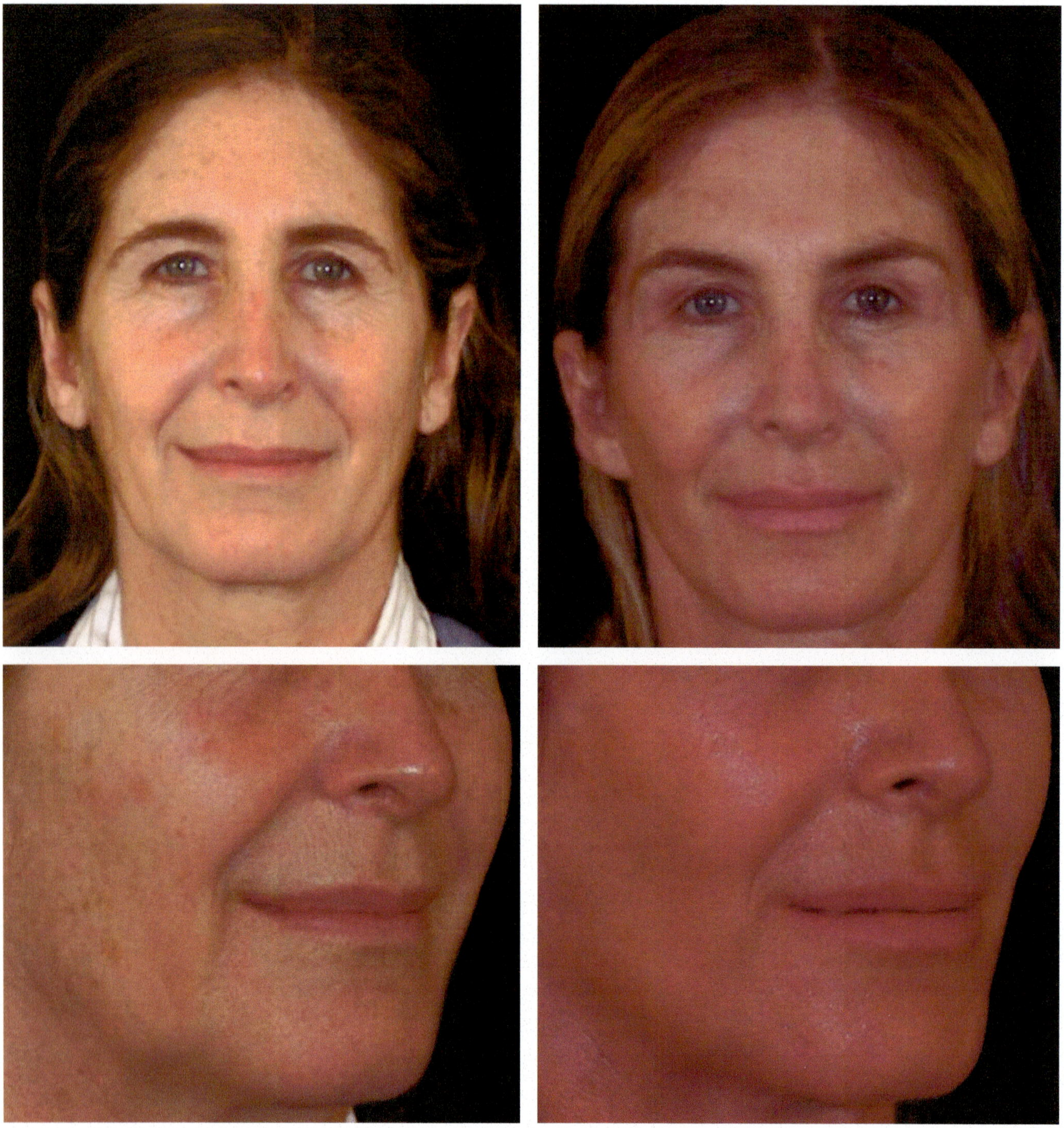

Fig. 44-17. Paciente feminina, 59 anos. Elevação de lábios com simetrização associada ao *facelift* completo. Visualizações frontal e oblíqua pré e pós-operatórias.

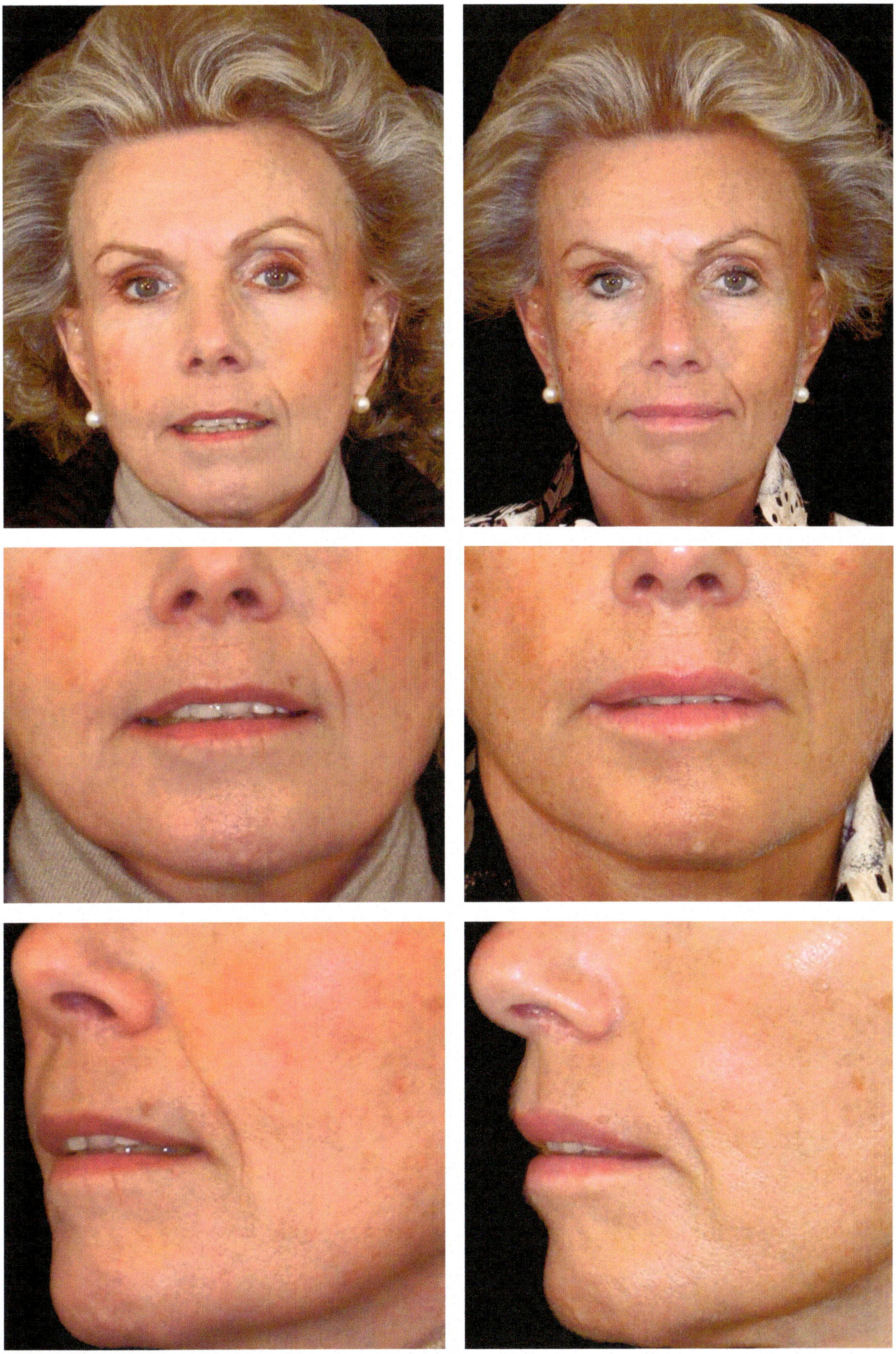

Fig. 44-18. Paciente feminina, 66 anos. Elevação dos lábios. Visualizações frontal e oblíqua pré e pós-operatórias.

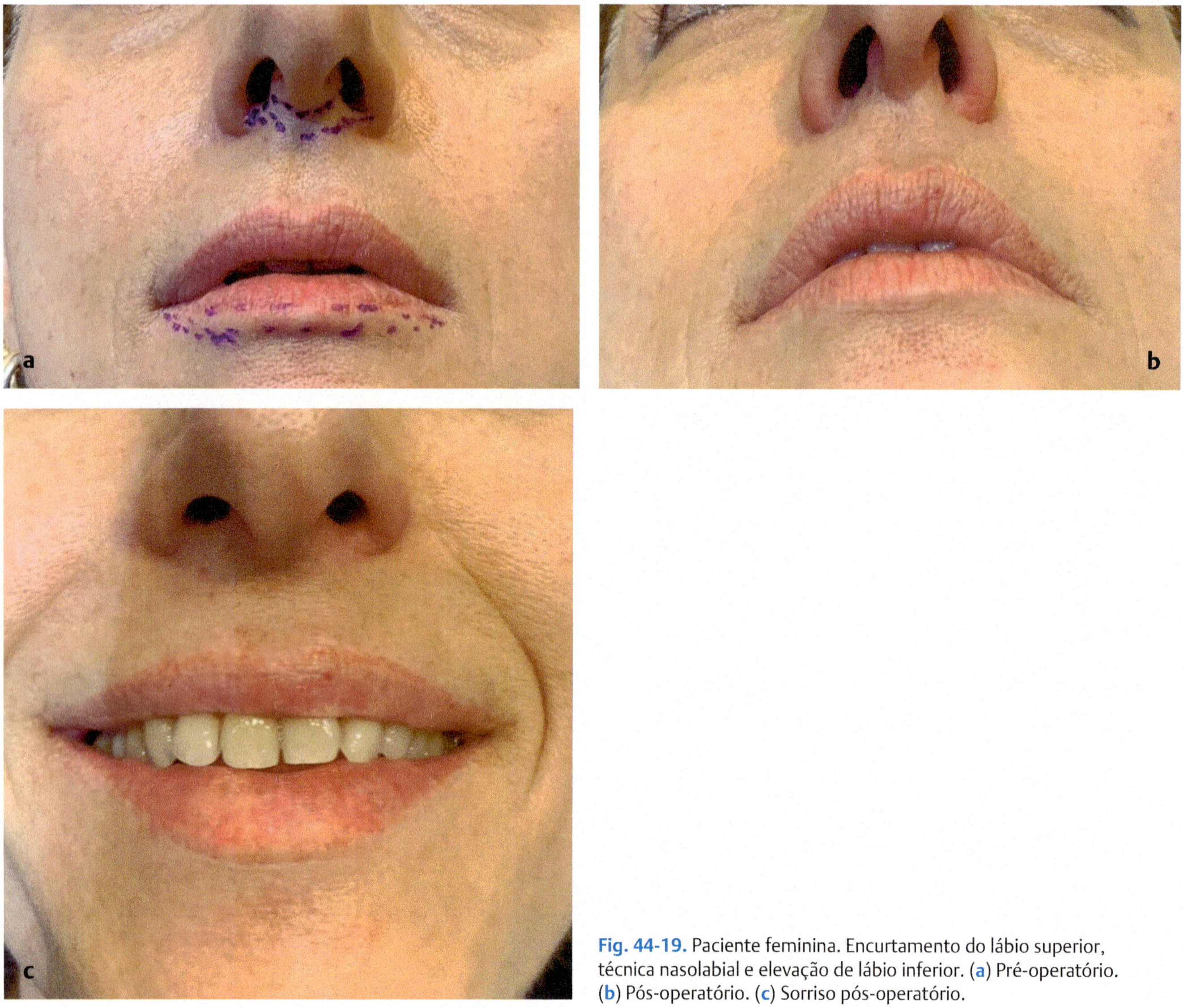

Fig. 44-19. Paciente feminina. Encurtamento do lábio superior, técnica nasolabial e elevação de lábio inferior. (**a**) Pré-operatório. (**b**) Pós-operatório. (**c**) Sorriso pós-operatório.

DISCUSSÃO

Em 98% dos casos, essa cirurgia é proposta pelo cirurgião, pois, em geral, a consulta principal diz respeito ao envelhecimento de todo o rosto e não aos lábios, pois a paciente não conhece esse processo. Podemos operar os dois lábios ou um de cada vez.

Essa técnica pode ser conduzida isoladamente ou associada a outros procedimentos cirúrgicos na face. Quando executada simultaneamente a outra cirurgia facial, em 95% dos casos a elevação dos lábios está associada ao procedimento de *facelift*. Nesse caso, a elevação dos lábios é realizada primeiro, lorque demanda maior precisão manual. Além disso, quando a distância nasolabial é exagerada, essa técnica de elevação labial pode ser associada à elevação labial clássica realizada sob o nariz. Insistimos na preservação da simetria e que se evite a hipocorreção.

COMPLICAÇÕES

- Sangramento 0%.
- Infecção 0%.
- Cicatrizes hipertróficas 0%.
- Hematomas 0%.
- Cistos de inclusão 0%.

CONCLUSÕES

A elevação dos lábios desempenha importante papel no desenho cosmético da face. Trata-se de um procedimento ambulatorial simples e de baixo custo, com baixa morbidade e sem complicações importantes. As pacientes se mostram substancialmente satisfeitas com os resultados, que são duradouros e *late term*. O seguimento de nossas pacientes variou de 1 até 40 anos de pós-operatório (Fig. 44-20).

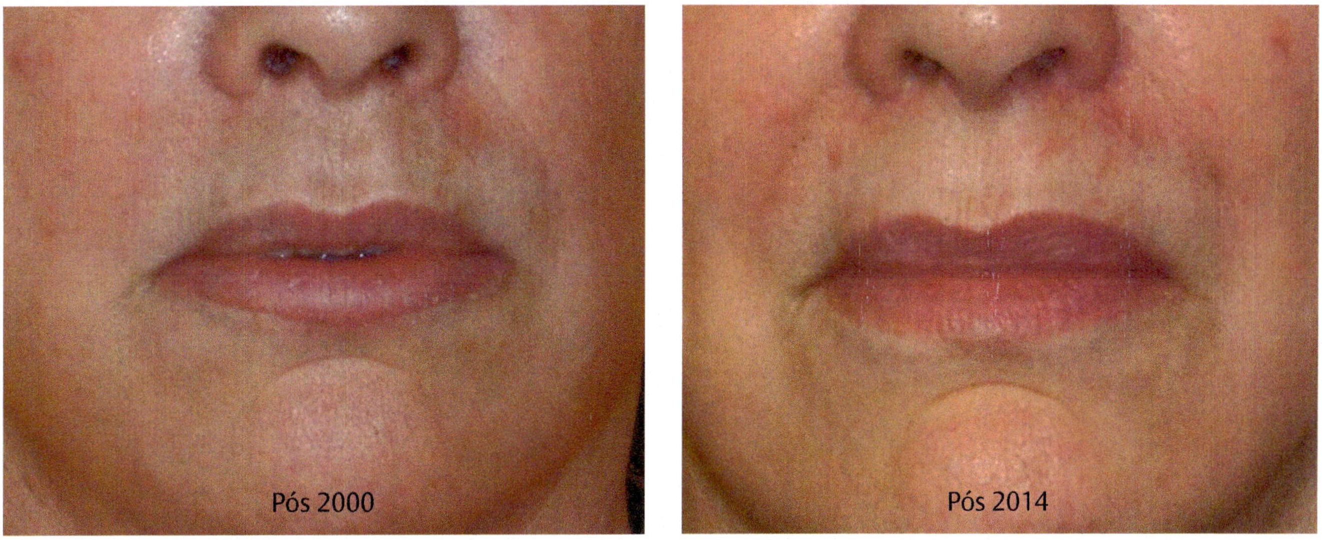

Fig. 44-20. Resultado pós-operatório: Paciente feminina, 53 anos, várias cirurgias faciais anteriores, visualização frontal, elevação apenas do lábio inferior, aos 6 meses e aos 14 anos posteriores.

BIBLIOGRAFIA

Aiache AE. Augmentation chéiloplastie. Plast Reconstr Surg. 1991;88:222-6.

Cotofana S, Hong W-J, Horne JRN, et al. Intralabial Lip Compartments and their Potential and Clinical Relevance. Plastic and Reconstructive Surgery. 2023;10:1097.

Gillies H, Millard R. The Principles and Art of Plastic Surgery. Boston, MA: Little Brown & Company. 1957. p. 320-4.

Hinderer U. Aging of the upper lip: A new treatment technique. Aesthetic Plastic Surgery.1995;19(6):519-26.

Meyer R, Kesselring U. Aesthetic Surgery in the Perioral Region. Aesthetic Plast Surg. 1976;1:61-9.

Yoskovitich A, Fanous N. Correction of Thin Lips: A 17-Year Follow-Up of the Original Technique. Plast Reconstr Surg. 1984;74:33.

Vídeo Aula

Vídeo Cirurgia

CAPÍTULO 45

EXCISÃO DA GORDURA DE BICHAT

Gustavo Steffen Alvarez

INTRODUÇÃO

A excisão da gordura bucal (Bichat) com finalidade estética tem sido realizada há muitos anos, com a apresentação inicial por Guerreirosantos no México. No entanto, foi há pouco tempo que se tornou um procedimento amplamente adotado, sendo de grande importância para a cirurgia facial, especialmente por vir ao encontro com estudos recentes sobre o comportamento da gordura facial.

As mudanças na distribuição da gordura facial que ocorrem com a idade já foram amplamente estudadas, sendo evidenciada a absorção e ganho de gordura de maneira heterogênea. Com a idade, os compartimentos superficiais e profundos de gordura facial sofrem alterações, sendo que as variações de ganho e perda de gordura não são consistentes em todas as faces – tal fato evidencia a importância de um tratamento individualizado para cada paciente.

A compreensão das transformações no tecido adiposo que resultam em uma aparência facial envelhecida, passando de um formato de "coração" para um formato de "coração invertido", com uma aparência quadrangular ou até mesmo triangular, ao longo dos anos – é fundamental para que possamos entender os benefícios da realização da extração de Bola de Bichat com finalidade estética.

Diversos estudos demonstram um aumento dos compartimentos profundos de gordura com a idade, que pode ser devido à pseudo-herniação da gordura bucal, e afirmam que a idade aumentada é associada a um ganho do volume de gordura bucal, distribuído principalmente no aspecto caudal da face.

As constatações anteriores ratificam a indicação da bichectomia isolada intraoral ou associada ao *lifting* facial para:

- Pacientes jovens com hipertrofia da gordura de Bichat devida a características genéticas. Estes pacientes podem se beneficiar de um envelhecimento facial mais agradável se a cirurgia for feita na juventude.
- Pacientes com flacidez facial que apresentam a gordura bucal aumentada e ptosada, contribuindo para a formação do *jowl*. Nestas situações, a remoção da gordura bucal associada à ritidoplastia contribui para uma melhor correção do *jowl* e da transição cervicofacial A abordagem da gordura facial deve ser customizada, tendo em vista o grau de absorção e hipertrofia da gordura facial de cada paciente.

OBJETIVOS DA BICHECTOMIA

A indicação precisa da bichectomia é crucial para obter sucesso nos resultados. Quando realizada de forma adequada, o procedimento proporciona alta satisfação tanto para o paciente quanto para o cirurgião.

Para uma indicação correta do procedimento de redução da gordura bucal é fundamental que tenhamos em mente os objetivos a serem atingidos, que são:

- Diminuição de volume das bochechas e afinamento dos tecidos moles da porção infrazigomática do rosto, resultando num formato facial mais angular, realçando a proeminência malar.
- Diminuição do *jowl*.
- Maior definição da transição entre os terços médio e inferior da face
- Melhora da definição da linha cervicomandibular.

INDICAÇÕES

Insatisfação com as Bochechas Grandes e o Volume Muito Grande do Rosto – Lipodistrofia da Gordura Bucal

O volume aumentado das bochechas, sem dúvida, é o principal motivo pelo qual os pacientes procuram a retirada da gordura bucal. As bochechas grandes são causa comum de insatisfação com a face, podendo acarretar danos psicológicos à autoestima dos pacientes, tendo em vista que, frequentemente, esses são vítimas de *bullying* por parte de amigos e parentes (similarmente ao que ocorre com as orelhas em abano).

Esse é o tipo de paciente que terá os melhores resultados e maior grau de satisfação. Durante o exame físico recomenda-se ao paciente que, com ajuda de um espelho, aponte precisamente (com a ponta do dedo), qual aspecto das bochechas ele acredita que pode obter melhora com uma bichectomia. A imensa maioria aponta diretamente para a região do coxim gorduroso bucal.

Durante o exame físico são realizadas duas manobras de fundamental importância para que o paciente consiga ter uma ideia dos resultados que podem ser atingidos. Primeiramente, pedimos para o paciente que se olhe no espelho em posição oblíqua (pedindo para que alinhe a ponta do nariz com a ponta da bochecha) e demonstramos o efeito que a retirada da gordura bucal irá ocasionar na região inframalar e infrazigomática. Em seguida, solicitamos ao paciente que "sugue" as bochechas para dentro da boca, tentando manter essa posição ao se analisar no espelho.

É importante que o cirurgião exponha os reais efeitos que a retirada da gordura bucal pode atingir no rosto, salientado as limitações no que se refere à não diminuição do zigoma (nos casos em que esse é muito pronunciado), ou a impossibilidade de diminuição do volume causado pelo músculo masseter hipertrofiado.

Manutenção de um Rosto e Bochechas Volumosos Mesmo Após Emagrecimento Corporal

Nesse grupo de pacientes são comuns tentativas de diminuir o tamanho das bochechas com dietas rigorosas e exercícios faciais específicos. Entretanto, a perda de peso em excesso acaba tendo pouco ou nenhum reflexo no contorno e volume facial, no que diz respeito à gordura de Bichat. O que mais comumente ocorre é uma perda de tecido adiposo facial generalizada, com aumento de flacidez e sulcos faciais, sem nenhuma melhora de contorno.

Associação ao *Lifting* Facial para Tratamento do Terço Médio e Inferior Facial

Conforme descrito anteriormente a associação da retirada da gordura bucal é altamente benéfica ao tratar aspectos relevantes do envelhecimento facial. Na prática do autor, a bichectomia é associada ao *lifting* facial em cerca de 25% dos casos através da abordagem de *lifting facial deep plane*.

Pseudo-Herniação do Coxim Gorduroso Bucal

Os pacientes com pseudo-herniação da bola de Bichat podem apresentar uma saliência arredondada nas bochechas sem explicação aparente. Acredita-se que seja causada pela fraqueza da sua cápsula adjacente. Esse achado é mais comum após cirurgias de ritidoplastia e/ou lipoaspiração facial realizadas precocemente, em pacientes que fazem uso crônico de esteroides, história de trauma facial prévio, podendo também ser de origem congênita e idiopática.

CONTRAINDICAÇÕES

Doenças Sistêmicas

A cirurgia é contraindicada em qualquer estágio de doenças sistêmicas que cursam com lipodistrofia e absorção da gordura facial.

Transtornos Alimentares ou Transtorno Dismórfico Corporal

É fundamental atentar-se que o rosto é geralmente o último local a evidenciar uma perda de peso excessiva secundária a distúrbios alimentares, o que faz com que os pacientes com esse tipo de transtorno busquem na bichectomia um recurso a ser usado com finalidade de "parecerem mais magros".

Pacientes com Sobrepeso Muito Acentuado

Nesses pacientes torna-se impossível a distinção do quanto a gordura bucal contribui para o formato do rosto, dificultando a avaliação precisa dos benefícios.

Flacidez Facial Excessiva

Sempre alertar para a necessidade de associação ao *lifting* facial para complementar o resultado.

TÉCNICA CIRÚRGICA

Planejando a Incisão Intraoral

A incisão ideal deve permitir um caminho seguro e previsível até a gordura bucal com visualização e exposição adequadas, preservando os ramos bucais do nervo facial, o ducto parotídeo e diminuindo a chance de sangramento da veia facial transversa.

Para facilitar o planejamento da incisão, o autor sistematizou uma técnica, denominada de "crus intraoral" ou "T invertido":

- *Passo 1*: identificar a papila do ducto parotídeo (Fig. 45-1).
- *Passo 2*: identificar a veia bucal e/ou o ramo bucal anterior da artéria facial ao nível do pré-molar e desenhar uma linha exatamente no trajeto da veia bucal (Fig. 45-2).
- *Passo 3*: traçar uma linha perpendicular à linha do plexo venoso, em direção posterior, localizada exatamente na metade da distância entre a papila do ducto e o sulco gengivobucal. Essa linha terá seu limite anterior no plexo venoso e limite posterior no nível do segundo para o terceiro molar, medindo aproximadamente 2 centímetros (Fig. 45-3).
- *Passo 4*: certificar-se que essa linha (que será a linha de incisão) forme um T junto com a veia, dando a localização precisa do local a ser incisado (Fig. 45-4).
- *Passo 5*: planejamento final da incisão: após seguir todos os passos anteriores você terá delimitado claramente o local da incisão a fim de acessar a gordura bucal através de um plano avascular após a divulsão do músculo bucinador (Fig. 45-5).

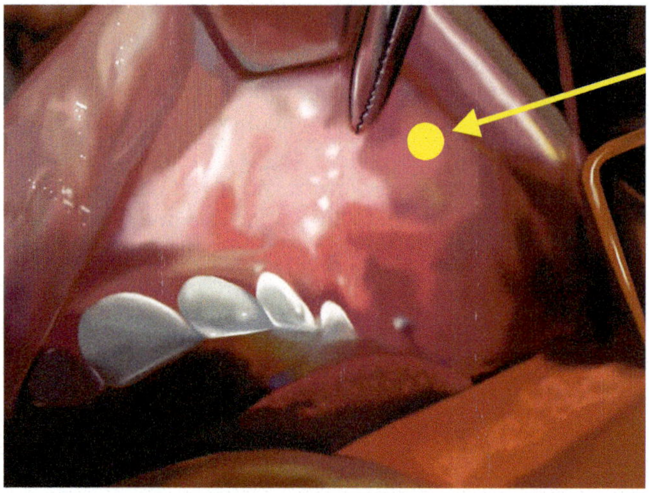

Fig. 45-1. Passo 1: identificar a papila do ducto parotídeo.

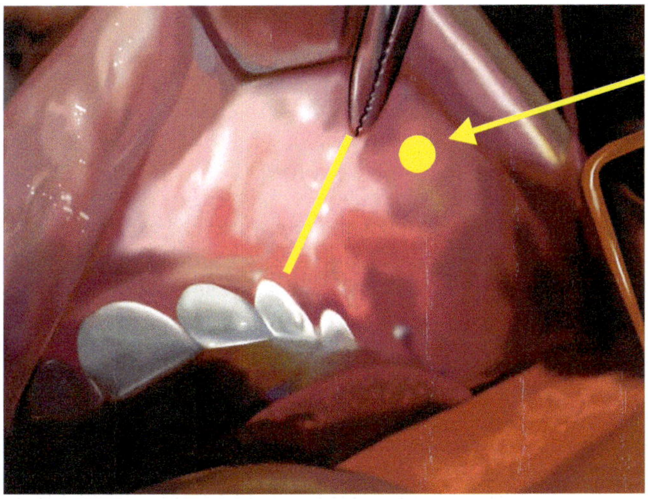

Fig. 45-2. Passo 2: identificar a veia bucal e/ou do ramo bucal anterior da artéria facial lateralmente ao pré-molar e traçar uma linha acompanhando a veia bucal – essa linha será o limite anterior da incisão.

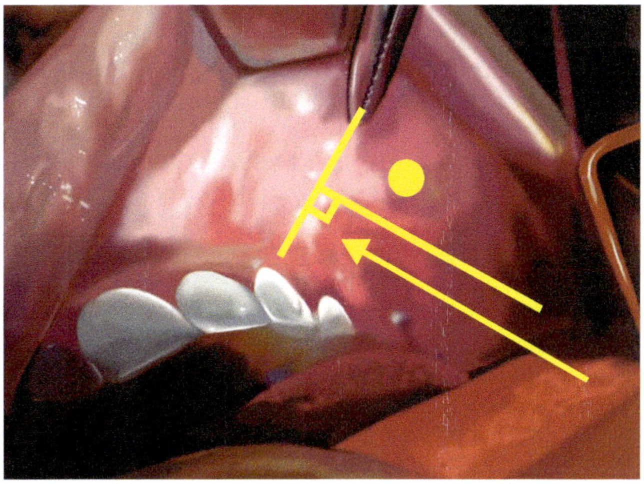

Fig. 45-4. Passo 4: depois de traçar as duas linhas principais, certificar-se de que elas estão perpendiculares, em ângulo de 90°, formando um "T".

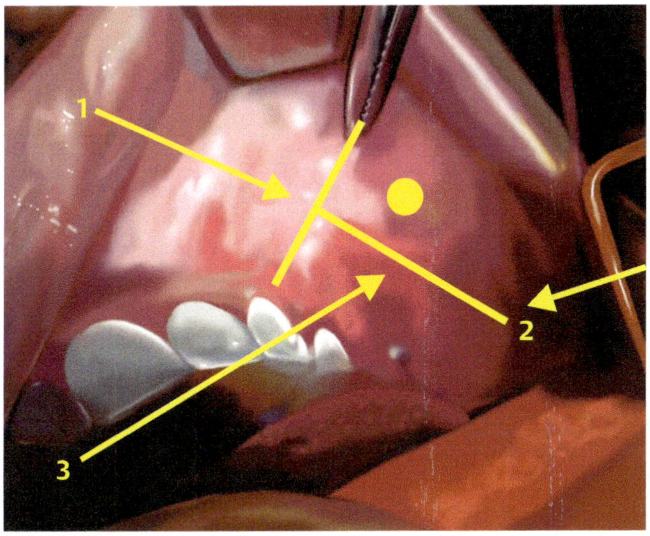

Fig. 45-3. Passo 3: traçar uma linha perpendicular à linha da veia bucal, se dirigindo em sentido posterior, na metade da distância entre a papila do ducto e o sulco gengivobucal. O limite anterior é a veia bucal, e o limite posterior, a transição entre o segundo e o terceiro molar. Essa linha deve medir aproximadamente 2 cm.

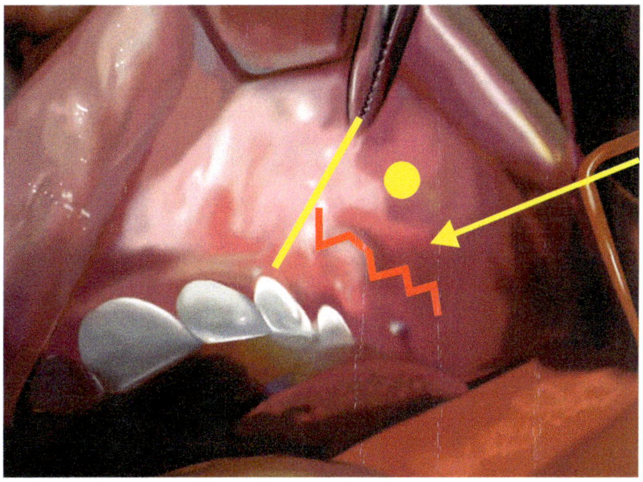

Fig. 45-5. Passo 5: delimitação final da incisão, que deve ter ao redor de 2 cm. Evitar anteriorização para não provocar sangramento desnecessário do plexo venoso.

Comentários Sobre a Incisão

Com aquisição de experiência, os passos descritos anteriormente tornam-se fáceis de serem executados não demandando nenhuma complexidade. A identificação da veia bucal na região submucosa ao nível do pré-molar é bastante simples, quando a cirurgia é assistida por iluminação adequada, em alguns casos é possível identificar o ramo bucal anterior da artéria facial correndo junto à veia bucal. A incisão deve evitar essas estruturas a fim de diminuir o sangramento delas decorrente, o qual apesar de pequeno e superficial prejudica a dissecção mais profunda no plano avascular entre o bucinador à fáscia bucofaríngea e parotídeo- massetérica.

Nos casos em que a identificação dessas estruturas não é possível, a incisão é realizada no nível do segundo pré-molar no sulco gengivobucal (Fig. 45-6).

Anestesia e Infiltração

A indicação do tipo de anestesia sempre deve ser discutida entre cirurgião e anestesista. Atualmente, o autor tem como preferência usar uma anestesia local com sedação com bloqueios nervosos infraorbitário e mandibular, a fim de proporcionar conforto ao paciente. Nos casos em que o cirurgião ainda não está familiarizado com a técnica, a anestesia geral talvez seja a melhor indicação.

A infiltração anestésica deve ser restrita à área incisada, ou seja na mucosa e músculo bucinador, com xylocaína 2% a 1:150.000 de epinefrina. Não aconselho infiltração de grandes volumes de solução, pois isso frequentemente distorce a anatomia local, podendo dificultar a identificação precisa das estruturas.

Incisão e Dissecção

Após definida a linha de incisão pela técnica do "T" intraoral, a mucosa é incisada com bisturi de lâmina 15. O músculo bucinador é "aberto" pela divulsão com uma pinça de Kelly ou mosquito grande (Fig. 45-7). A divulsão do músculo deve sempre ser feita de maneira paralela às suas fibras, diminuindo a ruptura dessas e o trauma cirúrgico.

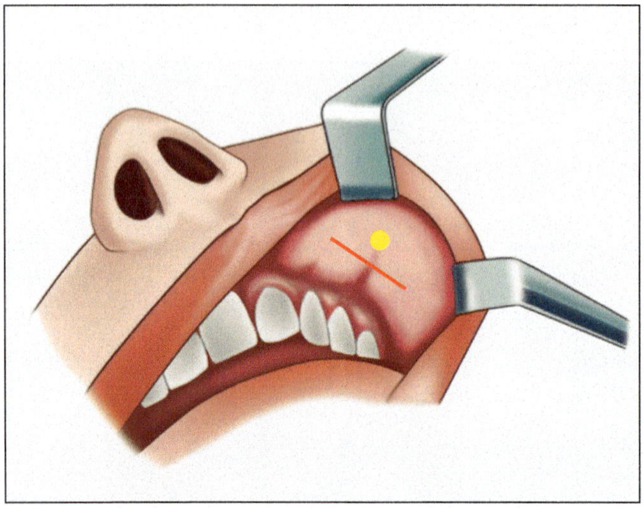

Fig. 45-6. Aspecto final da incisão: na dificuldade de identificação da veia bucal anteriormente, deve-se iniciar a incisão ao nível do pré-molar se estendendo posteriormente até a transição entre o segundo e o terceiro molar.

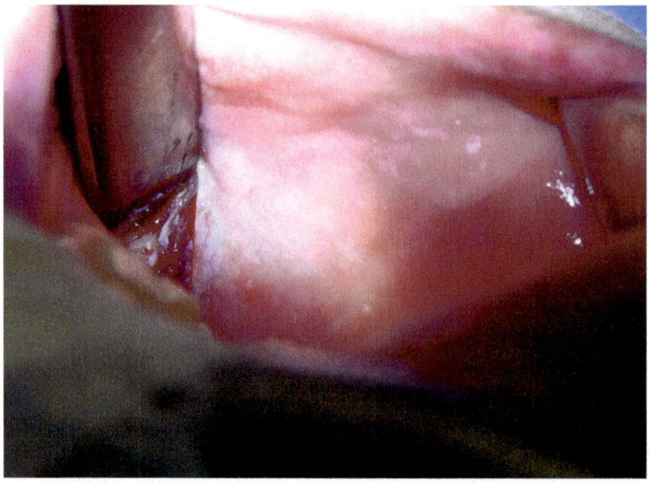

Fig. 45-7. A incisão limita-se apenas à mucosa. Preferimos a divulsão do músculo bucinador, em sentido paralelo às fibras musculares, o que diminui consideravelmente a possibilidade de sangramento. Na imagem percebem-se as fibras afastadas e o acesso ao plano avascular até o espaço bucal.

Dissecção Precisa e Identificação da Gordura de Bichat

Após abertura muscular, o acesso ao espaço bucal e a gordura bucal é também feito com a divulsão da pinça mosquito na mão direita do cirurgião. Após abertura muscular, é inserido um afastador de Langenbeck comprido, sendo segurado com a mão esquerda do cirurgião, proporcionando melhor campo cirúrgico e visualização (Fig. 45-8).

Com a mão direita a dissecção é continuada, divulgindo-se a pinça em direção superoposterior em direção a uma linha intermediária entre a borda inferior do arco zigomático e o lóbulo da orelha. O cirurgião deve colocar o dedo indicador da mão que segura o afastador nessa região, a fim de indicar com mais precisão a localização da bola de Bichat, evitando manobras que realizam compressão digital externa, pois acabam distorcendo a anatomia e dificultando o acesso.

A divulsão prossegue até que consiga identificar a gordura bucal (sempre localizada no fundo do "túnel"). Quando ocorre dificuldade na identificação da gordura, é devido a uma posição ainda mais posterior dessa (o que ocorre em função do decúbito). Nesse caso, recomendo identificar a borda anterior do músculo masseter (com seu aspecto "branco aponeurótico") e prosseguir a dissecção pela face anterior do masseter em direção mais posterior. Dessa maneira o espaço bucal e pré-massetérico podem ser acessados, e a gordura de Bichat invariavelmente estará ali localizada.

O cirurgião menos experiente pode confundir a gordura de Bichat com o tecido subcutâneo e/ou glândulas salivares (os dois com um aspecto mais lobulado e com um amarelo menos intenso) e, na tentativa de retirada ou tração desses, provocar sangramento e lesão inadvertida nos ramos bucais do nervo facial.

Isso ocorre, via de regra, logo após a primeira divulsão das fibras do bucinador quando é inserido o afastador. Tenha em mente que, na grande maioria das vezes a gordura bucal está localizada em um plano mais posterior e "profundo". Sendo assim, recomendo sempre que antes de qualquer tração sobre as estruturas você faça a identificação da gordura bucal apenas divulsionando a pinça.

Quando em dúvida, existem alguns pontos importantes para identificação da gordura bucal: tem coloração amarelo mais forte e marcante, aspecto de "gema de ovo"; é encapsulada, tendendo a "herniar" quando você a alcançar; é bastante móvel; parece estar "boiando" dentro do espaço bucal.

A visualização interna do ducto parotídeo durante a dissecção não foi propositalmente mencionada até aqui. Se o ducto for identificado, a dissecção estará em uma posição mais inferior e anterior, "distanciando-se" assim da gordura de Bichat, localizada superoposteriormente.

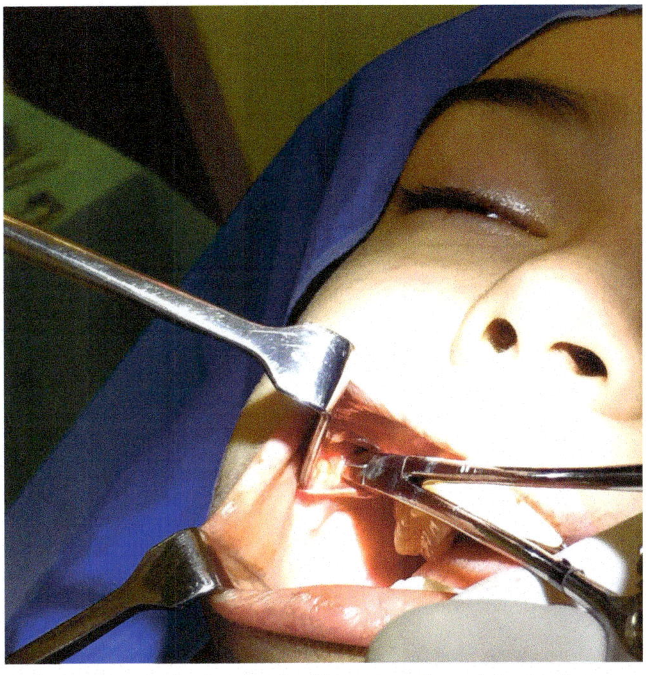

Fig. 45-8. Depois da abertura das fibras musculares do bucinador, um afastador do tipo Langenbeck é inserido no espaço e servirá praticamente como um guia no trajeto até o espaço bucal. Dessa maneira, é possível uma dissecção bastante precisa, com adequada visualização de todas as estruturas.

Remoção da Gordura de Bichat com Segurança e Precisão – Técnica da Vassourinha

Assim que identificada, a porção anterior da gordura de Bichat deve ser pinçada imediatamente com uma pinça de Allis ou mosquito. Esta manobra é importante para evitar deslocamento posterior, o que dificultará uma remoção futura.

A técnica apelidada de "vassourinha" remete a uma analogia com o ato de varrer, ou seja, após a preensão da gordura, o cirurgião passa o afastador de Langenbeck ao auxiliar, segurando a gordura com a mão esquerda (Fig. 45-9). Com a mão direita são feitas diversas divulsões (como se estivéssemos varrendo) ao redor da cápsula da gordura de Bichat. Com tração leve a estrutura vem sendo puxada e "varrida" externamente – a dissecção ao redor da cápsula, de preferência sem rompê-la, torna essa manobra bastante segura e exangue.

Após completa exposição da gordura bucal, ela pode ser "liberada" das suas junções e fibras mais posteriores, com a separação desses tecidos fibrosos (ligamentos de fixação da gordura bucal denominados ligamento zigomáticos posterior e da figura infraorbital medial). Retiramos praticamente todo o processo bucal (aproximadamente 90% da gordura) até o seu limite superior, quando o ligamento zigomático posterior poderá ser claramente identificado (Fig. 45-10). Mantemos uma leve porção do processo bucal, a qual é mais aderida às estruturas profundas. São ressecados em média entre 3 a 5 mL, dependendo das características faciais de cada paciente.

Ao final do procedimento a incisão é fechada com dois a três pontos de Vicryl 4.0. É de fundamental importância que essas suturas sejam realizadas de maneira a englobar em sua espessura total, de maneira "generosa", as fibras do músculo bucinador e a camada mucosa, evitando possíveis deiscências da ferida operatória.

Esses pontos são mantidos por 3 semanas, quando, em sua maioria, já caíram naturalmente.

Saliento alguns aspectos importantes que colaboram para a segurança da técnica descrita anteriormente. Em nenhum momento usamos tesouras ou instrumento cortantes dentro do "túnel". A dissecção é feita toda de maneira romba e delicada, sendo que, dessa maneira, a lesão direta por transfixação de ramos bucais ou do ducto parotídeo é muito improvável, bem como sangramento mais expressivos por lesão da veia ou artéria facial transversa.

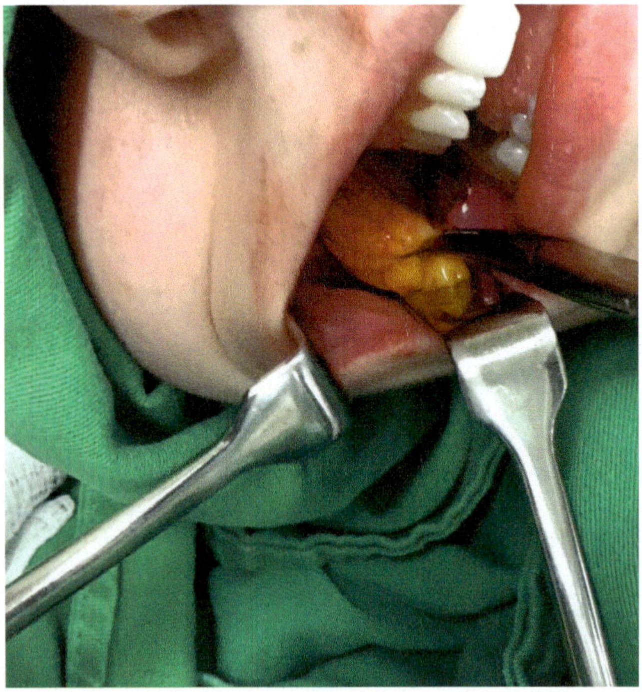

Fig. 45-9. Depois da preensão da gordura bucal, essa é mantida "para fora" do espaço bucal com o auxílio da mão esquerda. Nesse momento, o ideal é que não haja o rompimento da cápsula fascial que envelope a gordura bucal.

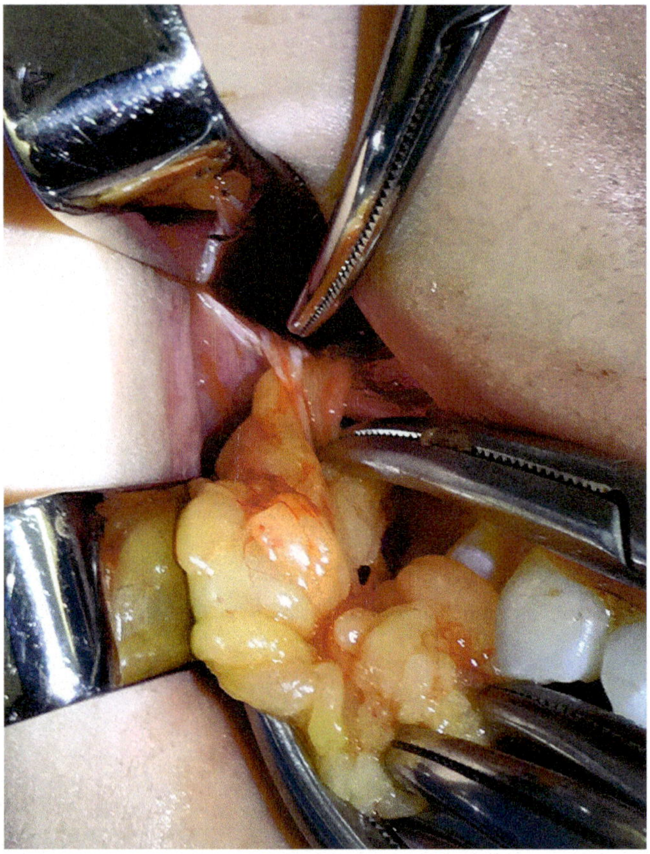

Fig. 45-10. A estrutura esbranquiçada na foto é o ligamento zigomático posterior, que irá definir o limite superoposterior da ressecção. A cauterização do coto ligamentar com cautério bipolar é aconselhada, tendo em vista que esse pode ser um dos poucos locais com sangramento ativo durante a cirurgia.

TÉCNICA PARA ASSOCIAÇÃO AO *LIFTING* FACIAL

Quando indicada a bichectomia junto ao *lifting*, ela é realizada no mesmo tempo cirúrgico, na imensa maioria das vezes através do *lifting* facial *deep plane* ou subSMAS (a abordagem irá depender da familiaridade de cada cirurgião). A grande vantagem do *lifting deep plane* é que ele permite acesso direto ao espaço bucal através dos espaços pré-massetéricos (Figs. 45-11 e 45-12) sem necessidade de manipulação intraoral com possível contaminação através da saliva.

A técnica intraoral descrita anteriormente pode ser associada ao *lifting* facial para os cirurgiões que não estão familiarizados com as abordagens profundas do rosto, sempre atentando aos cuidados quanto à contaminação intraoperatória.

A ressecção da gordura bucal em conjunto com o *lifting* facial proporciona resultados altamente agradáveis, sendo o tratamento de escolha para pacientes com flacidez facial e *jowling* decorrentes da hipertrofia da gordura de Bichat (Fig. 45-13).

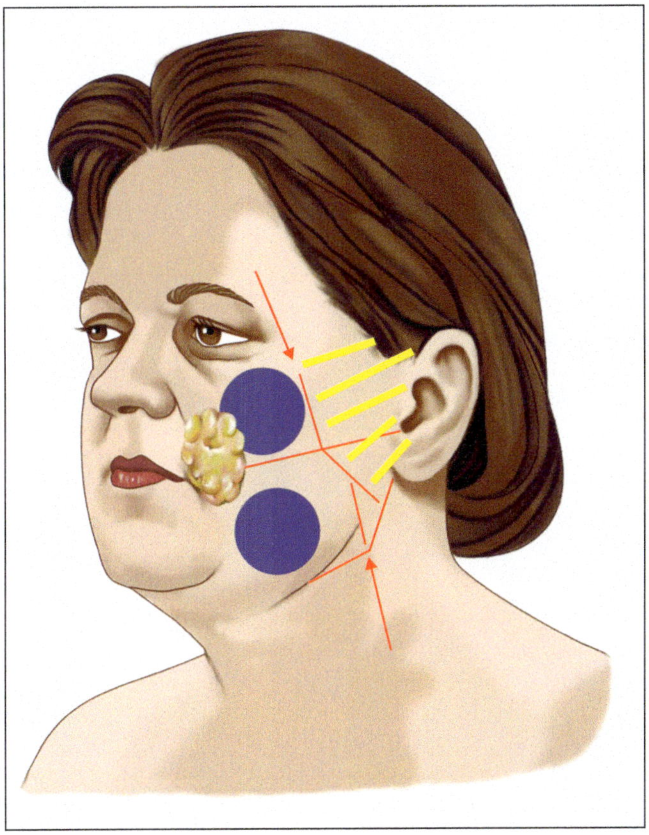

Fig. 45-11. Localização da gordura bucal em posição anterior aos espaços pré-masstéricos superior e inferior.

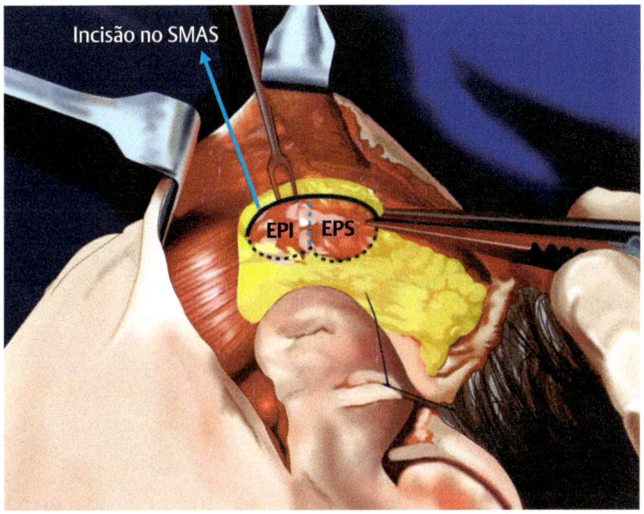

Fig. 45-12. A abordagem através do *lifting deep plane* permite acesso aos espaços facial com facilidade para acesso ao espaço bucal, permitindo uma resseção precisa da gordura de Bichat.

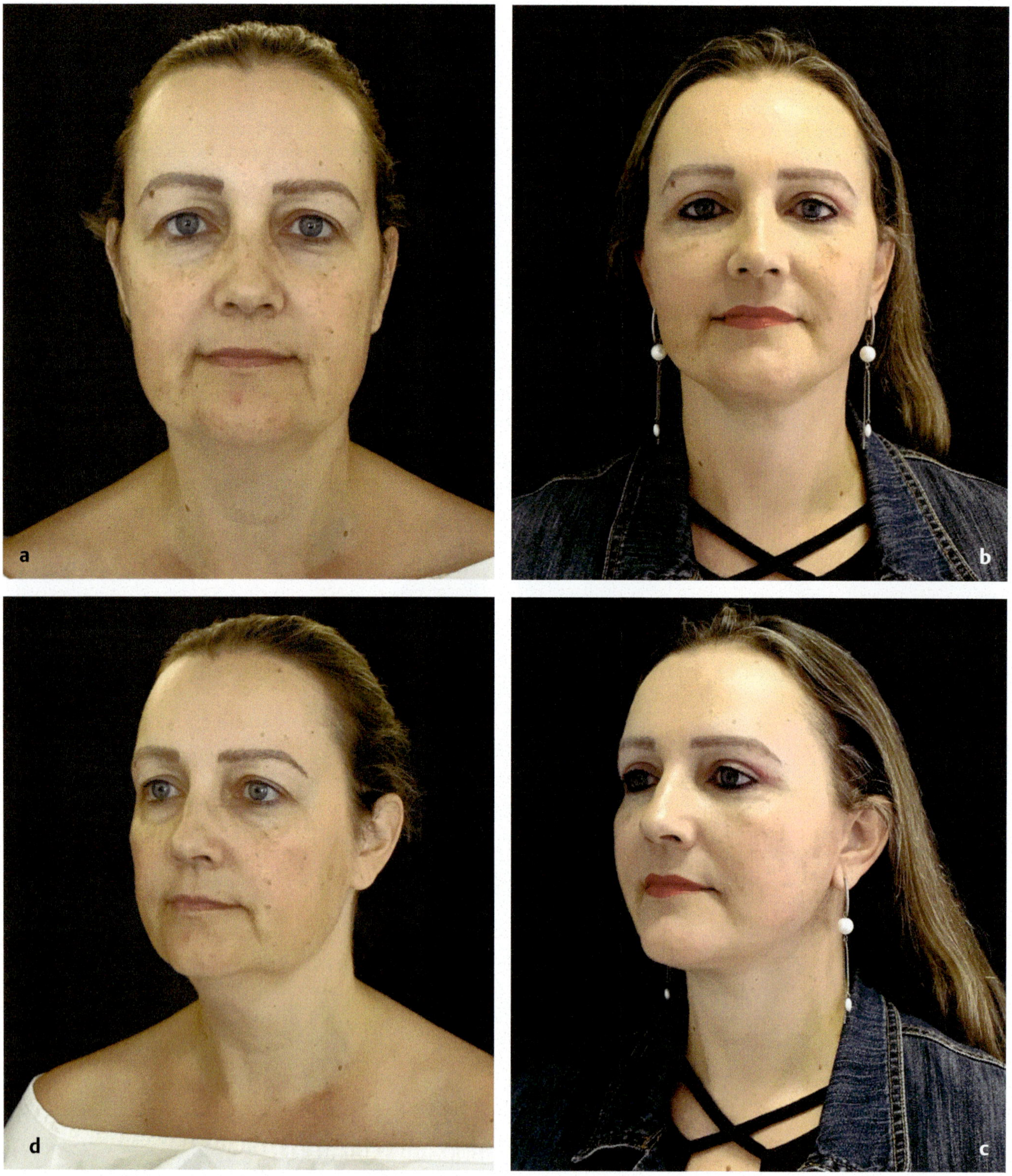

Fig. 45-13. Paciente com 55 anos, com queixa de flacidez e perda de contorno facial, apresentando hipertrofia da gordura bucal decorrente do envelhecimento facial. Repare como os contornos do terço inferior do rosto adquirem formato quadrangular decorrente da ptose e hipertrofia da gordura profunda. (**a**) Antes do procedimento, vista frontal. (**b**) Realizado *lifting* facial *deep plane* com excisão de 3,5 mL da gordura bucal em cada lado. (**c**) Antes do procedimento, visão oblíqua. (**d**) A excisão da gordura bucal com a reposição dos tecidos faciais traz à face um formato de "coração" característicos da juventude com melhora importante do *jowl* e do contorno facial.

CUIDADOS PÓS-OPERATÓRIOS

Após a cirurgia, os cuidados essenciais são a prevenção de sangramentos, redução do edema e prevenção de vazamentos salivares. Realiza-se um curativo facial compressivo com ataduras, colocando-se uma folha de gaze dobrada entre os dentes e a bochecha para uma compressão adequada da região operada. A gaze é mantida por duas horas durante a observação na sala de recuperação. Após a remoção da gaze, é permitido o consumo de alimentos líquidos. Recomenda-se manter o curativo com ataduras por 24 horas para reduzir o edema. Não há benefícios no uso de faixas ou curativos externos após esse período, pois não contribuem para a moldagem do rosto e nem influenciam na retração da pele, além de prejudicarem a recuperação social do paciente.

É recomendada uma dieta restrita a alimentos líquidos e pastosos por 48 horas, com ênfase em alimentos gelados, como sorvetes, *milkshakes* e gelatina. Alimentos cítricos devem ser evitados, pois eles podem estimular a salivação e contribuir para vazamentos salivares. Recomendamos o uso de compressas externas com bolsa de gelo para reduzir o edema. São necessários apenas analgésicos leves e antibioticoprofilaxia, conforme estratificação de risco nos *guidelines* atuais.

COMPLICAÇÕES

Edema assimétrico de grande monta – Edema pós-operatório precoce pode ser dramático, exigindo medidas cabíveis para tranquilizar o cirurgião e o paciente. É importante que o médico faça um diagnóstico adequado para evitar complicações secundárias. O edema de grande volume é mais comum unilateralmente e pode ser causado por hematoma profundo ou sialocele. Diversos métodos diagnósticos podem ser utilizados, mas a exploração cirúrgica é geralmente a conduta padrão-ouro. Medidas gerais, como aplicação de gelo e massagem, podem aliviar os sintomas.

Hematomas na região bucal podem causar edema intenso, e a exploração cirúrgica é recomendada para esclarecer o diagnóstico.

A sialocele é o acúmulo de saliva fora das glândulas salivares, e seu diagnóstico e tratamento devem ser feitos imediatamente para evitar sequelas. O manejo da sialocele envolve exploração cirúrgica precoce ou punção com agulha guiada. A dieta e o uso de medicamentos anticolinérgicos podem ajudar no tratamento.

Lesões do ducto e fístulas salivares são raras, e o tratamento varia dependendo do tipo de lesão.

Equimoses e hematomas podem ocorrer, mas são incomuns na bichectomia isolada.

O trismo, a neuropraxia e a deiscência da ferida operatória são outras complicações possíveis que podem ser tratadas com medidas específicas.

BIBLIOGRAFIA

Alvarez GS. Siqueira EJ. Bichectomia: sistematização técnica aplicada a 27 casos consecutivos. Rev Bras Cir Plas. 2018;33(1):74-81.

Alvarez GS. Bichectomia e contorno facial. Rio de Janeiro: Dilivros. 2018.

Bradley P. Buccal pad of fat and its applications in oral and maxillofacial surgery: a review of published literature (February) 2004 to (July) 2009. Oral Surg Oral Med Oral Pathol Oral Radiol Endod. 2011;112:46.

Dubin B, Jackson IT, Halim A, wt al. Anatomy of the buccal fat pad and its clinical significance. Plast Reconstr Surg. 1989;83:257-64.

Guerrerosantos J, Manjarrez-Cortes A. Cheek and neck sculpturing: simultaneous buccal fat pad removal and subcutaneous cheek and neck lipoplasty. Clin Plast Surg. 1989;16:343-53.

Hong Z, Chen Y. [Cosmetic surgery of cheek and anatomy buccal fat pad]. Zhonghua Zheng Xing Wai Ke Za Zhi. 2000;16:180-2.

Jackson IT. Anatomy of the buccal fat pad and its clinical significance. Plast Reconstr Surg. 1999;103:2059-60;discussion 2061-2053.

Jackson IT. Buccal fat pad removal. Aesthet Surg J. 2003;23:484-5.

Jacono AA. The art and science of estended deeo plane facelifting. Quality medical Publishing, Inc. 2021.

Matarasso A. Buccal fat pad excision: aesthetic improvement of the midface. Ann Plast Surg. 1991;26:413-18.

Matarasso A. Managing the buccal fat pad. Aesthet Surg J. 2006;26:330-6.

Mendelson BC, Mark E, Freeman AE, et al. Surgical Anatomy of the Lower Face: The Premasseter Space, the Jowl, and the Labiomandibular Fold. Aesth Plast Surg. 2008;32:185-95.

Toshihiro Y, Nariai Y, Takamura Y, et al. Applicability of buccal fat pad grafting for oral reconstruction. Int J Oral Maxillofac Surg. 2013;42:604-10.

Tower JI. Gordon NA, Paskhover B. Deep Cheek Fat Volumes and Midfacial Aging. Aesthet Surg J. 2020 Apr 14;40(5):467-75.

Zhang HM, Yan YP, Qi KM, Wang JQ, Liu ZF. Anatomical structure of the buccal fat pad and its clinical adaptations. Plast Reconstr Surg. 2002;109:2509-18.

Vídeo Aula

Vídeo Cirurgia

CAPÍTULO 46

OSTEOTOMIAS E SUAS INDICAÇÕES NO REJUVENESCIMENTO FACIAL

Marcus Vinícius Martins Collares ■ Daniele Walter Duarte ■ Aline Hanke Tovo

INTRODUÇÃO

O envelhecimento facial atinge todos os tecidos da face, partes moles, ligamentos, compartimentos de gordura, assim como o esqueleto facial. Dentre esses tecidos, o arcabouço ósseo é o que menos sofre modificações com o passar dos anos. Deste modo, ele é o principal responsável pela estruturação e proporções faciais e, em última instância, pela beleza e harmonia da face. Pessoas com proporções ósseas ideais tendem a ter um envelhecimento facial mais favorável, ao passo que pessoas que constitucionalmente possuem desproporções ósseas tendem a ter essas características, outrora camufladas pela juventude, ressaltadas com o passar da idade. Essas últimas são as que mais se beneficiarão de manipulação óssea no seu planejamento de rejuvenescimento facial.

Para a maioria dos pacientes com deformidades menores causadas pelo envelhecimento o aumento dos ossos da face por aposição é suficiente para bons resultados. Para deformidades maiores, que boa parte das vezes são prévias e agudizadas pelo envelhecimento, as osteotomias com reposicionamento podem ser indicadas. Como regra geral as cirurgias que avançam, alongam e expandem o esqueleto facial tendem a rejuvenescer. Ao passo que os procedimentos para reduzir, retroposicionar e encurtar têm efeito contrário e, por isso, se deve ter cautela ao realizá-los.

FISIOPATOGENIA DO ENVELHECIMENTO ÓSSEO DA FACE

Segundo os estudos de Enlow, o esqueleto facial tende a se ampliar com a idade, inclusive em altura e largura, como o aumento da protuberância glabelar e do rebordo orbitário superior, além da expansão e alargamento de toda a face. Com o advento da tomografia computadorizada foi possível um melhor entendimento sobre o envelhecimento e as áreas de reabsorção e deposição que ocorrem com a senescência. Homens e mulheres diferem em conformação e grau de envelhecimento. No entanto, reabsorção óssea seletiva ocorre em ambos os sexos. Abaixo descrevemos as áreas mais críticas acometidas.

Na região periorbitária há aumento da abertura orbital com absorção mais pronunciada inferolateral e superomedial, já a porção central fica mais preservada.

No terço médio formado por maxila e zigoma há absorção, com retrusão dessas áreas, sendo mais pronunciado na maxila. A região perinasal também sofre alterações ósseas que repercutem no nariz. Há absorção óssea com aumento na abertura piriforme e do processo ascendente da maxila, que levam a alargamento nasal e perda de sustentação com queda da ponta nasal. A reabsorção óssea no soalho nasal e região piriforme também contribui para o aprofundamento do sulco nasogeniano, do sulco subnasal e para a retrusão da columela.

No terço inferior acreditava-se que haveria aumento das proporções mandibulares. Porém, estudos mais recentes mostram aumento do ângulo mandibular, com diminuição de volume e da altura do corpo e do ramo. Pacientes micrognatas são os que primeiro mostram os sinais de envelhecimento nessa região por falta de sustentação óssea, com surgimento precoce de papada e dobra de marionete.

PRINCIPAIS CARACTERÍSTICAS

As condições ósseas encontradas nos pacientes candidatos ao *lifting* facial são aquelas do envelhecimento facial, mas também outras desproporções prévias que podem ser corrigidas concomitante ou previamente à cirurgia de rejuvenescimento.

Desproporções na Maxila

Os defeitos mais comuns são no sentido anteroposterior. Para pacientes com oclusão adequada, apenas a colocação de enxertos (ósseos ou de cartilagem) ou mesmo implantes já provocam impacto rejuvenescedor e correção das deformidades menores. Vicuña *et al.* propõem uma osteotomia lamelar da maxila com interposição de enxertos de calota craniana com bons resultados rejuvenescedores.

Nos casos de arco dentário retraído a osteotomia com avanço está indicada. Os defeitos com diminuição da altura maxilar podem requerer osteotomia de reposicionamento inferior com interposição de enxerto. O excesso na altura da maxila, por sua vez, se caracteriza por sorriso gengival e incompetência labial (dificuldade de fechar os lábios em repouso). Para excesso pequeno (1-2 mm) o reposicionamento inferior do lábio ou uma diminuição da projeção da ponta nasal pode camuflar o problema. Para excessos maiores, a impactação de maxila se faz necessária. Nesse último caso é preciso muito cuidado, pois os procedimentos de redução tendem a envelhecer o aspecto do paciente.

Desproporções na Mandíbula

Pacientes com deficiências mandibulares, mas com oclusão e altura vertical aceitáveis, são adequadamente compensados com aumento ósseo seja com enxertos autólogos ou aloplásticos. A mentoplastia de avanço é uma tática muito comum para equilibrar a face de pacientes com hipoplasia de mandíbula, mas com oclusão adequada. Esse procedimento é muito realizado em pacientes jovens candidatos à rinoplastia e em pacientes mais velhos candidatos ao *lifting* facial. Para cirurgiões familiarizados com osteotomias, a mentoplastia de avanço oferece vantagens em relação ao uso de enxertos, que são mais sujeitos à reabsorção, ou materiais aloplásticos, mais sujeitos à erosão óssea; ambos mais propensos à infecção.

Pacientes com classe II de maloclusão necessitarão de avanço mandibular completo para melhores resultados. A tentativa de utilização de enxertos de interposição ou apenas mentoplastia nesses pacientes com maloclusão levam a resultados insatisfatórios, com sulco infralabial muito marcado e uma postura labial não adequada ao restante da mandíbula.

Muito cuidado deve ser tomado em pacientes candidatos a rejuvenescimento facial com projeção excessiva da mandíbula ou do mento. A tração dos tecidos moles exacerbará a deformidade óssea, notadamente quando vista de perfil. Reduções mandibulares levam à sobra de pele, uma vez que ao contrário do que acontece em pacientes jovens, os tecidos moles em idades mais avançadas são incapazes de retrair para se adequar às novas dimensões mandibulares.

Desproporções nas Regiões Periorbitária e Zigomática

Com o envelhecimento ocorre deposição óssea em áreas, como glabela e parte superolateral da órbita, e reabsorção de outras, como áreas inferolateral e superomedial. Desgastes e enxertos ósseos nessa área são propostos por alguns autores ou mesmo a inclusão de próteses e materiais, como hidroxiapatita. Estes procedimentos devem ser feitos com certo cuidado em homens, uma vez que tentar amenizar proeminências ósseas pode levar à feminilização da face.

Retrusão Bimaxilar

Em paciente birretrusos o diagnóstico da desproporção dos segmentos maxilar e mandibular fica mais difícil, uma vez que não se manifesta por maloclusão. São indivíduos que demonstram precocemente sulcos marcados e sinais de envelhecimento. São bons candidatos ao *lifting* facial reverso com avanço bimaxilar.

PLANO PRÉ-OPERATÓRIO

A avaliação de pacientes candidatos a osteotomias como parte de seu tratamento para o rejuvenescimento facial deve ser individualizada. A maioria de pacientes candidatos ao *lifting* está acima dos 50 anos de idade. Nessa faixa etária a queda dos tecidos moles ocorre não só externamente; por exemplo, há afrouxamento miomucoso, causando diminuição do espaço aéreo superior. Assim, nessa idade é comum o aparecimento de distúrbios respiratórios, que podem aumentar o risco anestésico e inclusive mudar o plano de tratamento, se um defeito esquelético importante for diagnosticado. Portanto, em pacientes com história clínica sugestiva de apneia obstrutiva do sono, micrognatas ou birretrusos, é fundamental realizar investigação através de polissonografia. O diagnóstico de apneia grave fortalece a indicação de avanços ósseos. Nesses casos, o incontestável benefício funcional, além de sinérgico, sobrepuja o benefício estético alcançado.

Nos pacientes em que se planejam osteotomias é importante obter uma Cefalometria de perfil e posteroanterior, com estudo para apneia do sono, para um diagnóstico preciso. Tomografia computadorizada com reconstrução em 3D também deve ser realizada.

Esses pacientes necessitarão de ortodontia e após a conclusão dessa, novo estudo cefalométrico. O planejamento é classicamente feito com base nas cefalometrias de perfil e frente (2D) e mais recentemente em 3D com programas computacionais.

TÉCNICAS

Os três procedimentos mais comuns em cirurgia óssea da face são a osteotomia tipo Le Fort I para maxila, a osteotomia sagital da mandíbula e a mentoplastia ou genioplastia. Os enxertos por aposição são mais comumente realizados no corpo do zigoma, na região paranasal e no ângulo da mandíbula.

Le Fort I

Através de incisão gengival que se estende entre primeiros molares é feita a exposição da maxila. A osteotomia é feita no nível da abertura nasal lateral até os pilares laterais da maxila e pterigoide com serra reciprocante delicada ou piezoelétrico. Movimentos anteroposteriores, craniocaudais e de rotação são possíveis, conforme o objetivo a ser alcançado. Os procedimentos são planejados previamente à cirurgia com a confecção de guias cirúrgicas. A fixação é geralmente feita com 4 miniplacas e parafusos de titânio, que não precisam ser removidos (Fig. 46-1).

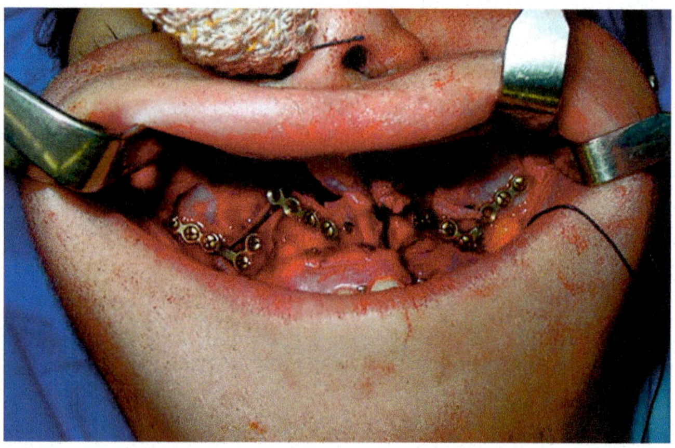

Fig. 46-1. Avanço e fixação de osteotomia maxilar tipo Le Fort I.

Osteotomia Sagital da Mandíbula

A incisão geralmente se estende do trígono retromolar até o segundo pré-molar. O ramo mandibular é exposto e separado do tendão temporal. A língula é visualizada para proteger o nervo alveolar inferior. Uma osteotomia horizontal é feita acima do nervo, seguindo inferoanteriormente no plano sagital, margeando a dentição até o primeiro ou o segundo molar para separar o ramo do corpo mandibular. A partição é completada com osteótomos, de forma cuidadosa para liberar o nervo alveolar inferior. A mandíbula é reposicionada com guias intermaxilares na forma planejada, e a osteossíntese é feita com miniplacas e parafusos de titânio ou apenas com parafusos bicorticais. Com esta técnica, movimentos de avanço, recuo e rotação são possíveis. A osteotomia sagital permite o avanço sem necessidade de enxertos (Fig. 46-2), já no recuo pode ser necessário desgastar o osso redundante.

Mentoplastia

O mento é exposto por incisão no sulco gengivolabial inferior. Deve-se ter cautela com o nervo mentual. A osteotomia mais comum é feita abaixo dos ápices dentários inferiores e se curva passando inferiormente ao forame mentual. Diferentes osteotomias podem ser executadas para facilitar o movimento e maximizar o efeito desejado com o reposicionamento ósseo. A fixação também é feita com miniplacas de titânio pré-moldadas e parafusos, com parafusos diretamente ou com fios de aço (Fig. 46-3).

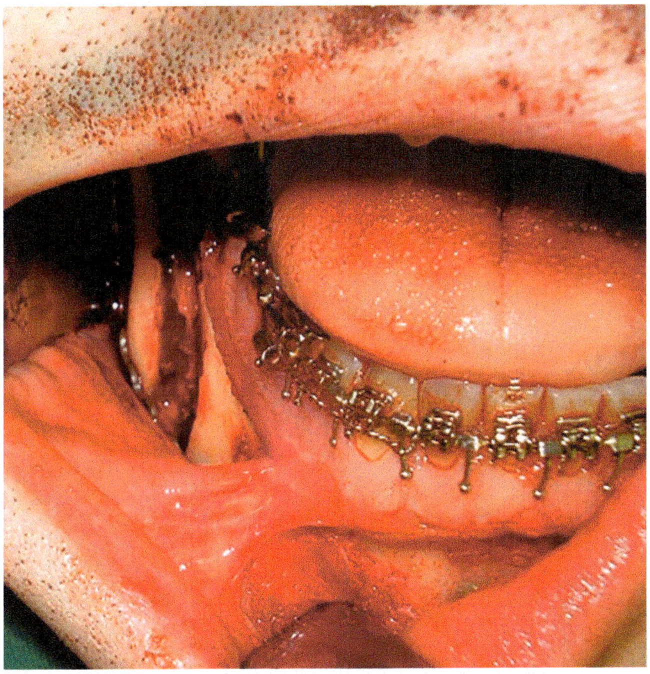

Fig. 46-2. Avanço e fixação de osteotomia sagital da mandíbula.

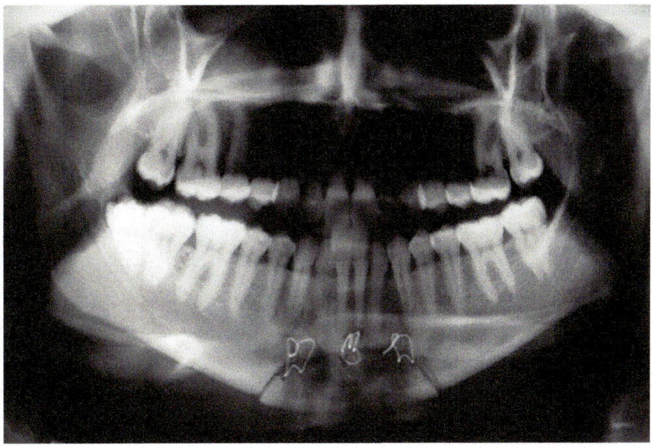

Fig. 46-3. Radiografia panorâmica mostrando mentoplastia de avanço fixada com fios de aço.

Enxertos e implantes

Todas as regiões citadas anteriormente podem ser enxertadas por abordagem intraoral. O sulco gengivolabial superior pode ser usado para as regiões zigomática e paranasal. O sulco gengivolabial inferior e a região retromolar são a escolha para os enxertos no ângulo mandibular. A principal zona doadora é a tábua externa do crânio pela fácil ocultação da cicatriz e pouca dor pós-operatória. A costela ou mesmo a cartilagem costal podem ser usadas, com maior dor pós-operatória e cicatrizes mais visíveis.

Quando são utilizados implantes de qualquer natureza, a abordagem deve ser extraoral para diminuir o risco de infecção e perda do implante. Os enxertos autólogos têm menor risco de complicações na zona reconstruída (Fig. 46-4).

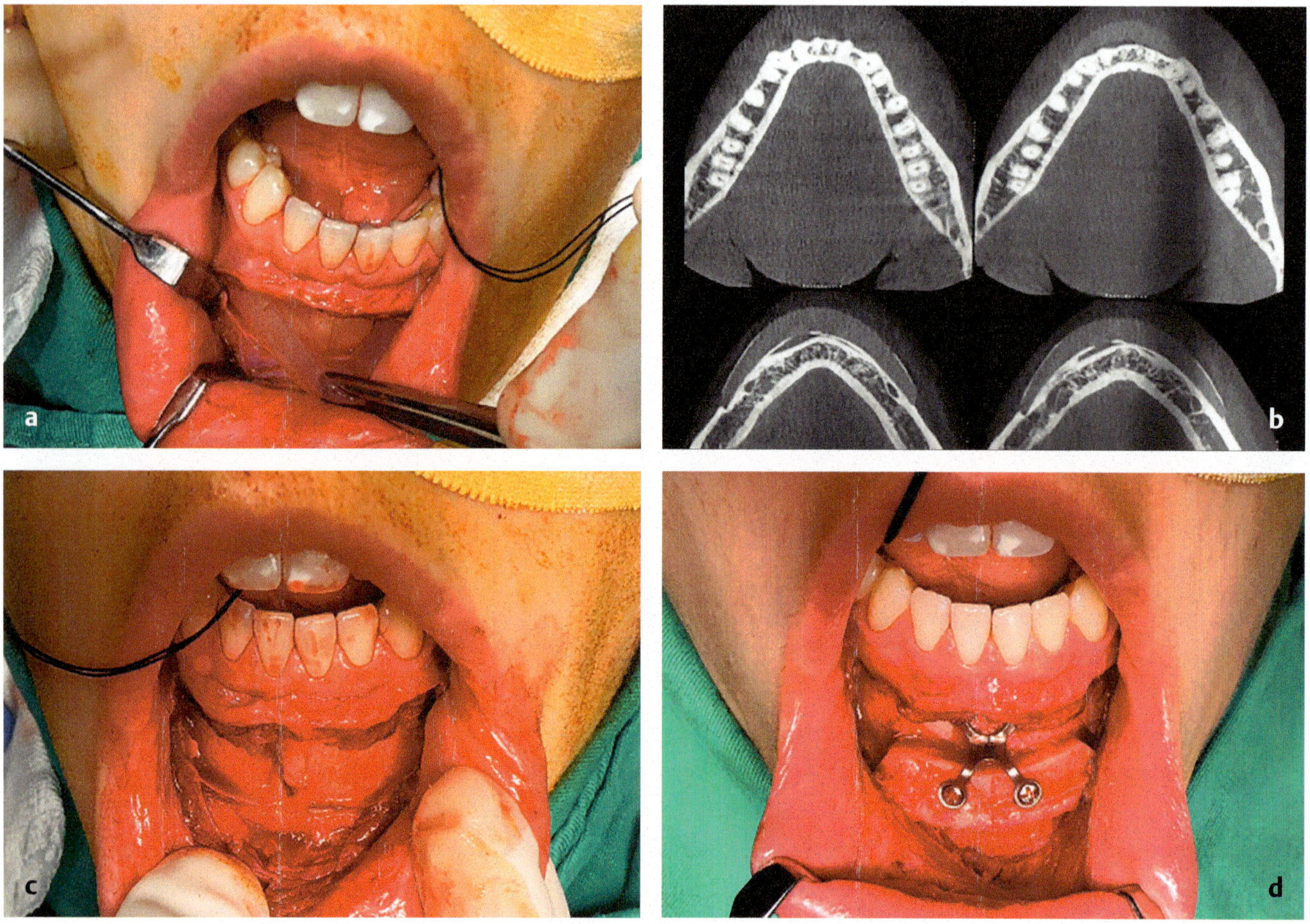

Fig. 46-4. (a) Implante de silicone na região mentoniana com 2 anos de evolução. (b, c) Tomografia computadorizada e imagem clínica de erosão óssea e de raízes dentárias provocadas pelo implante. (d) Osteotomia de avanço para correção da deformidade.

RESULTADOS PÓS-OPERATÓRIOS

O efeito rejuvenescedor da expansão e avanço do esqueleto facial pode ser claramente observado em pacientes submetidos à cirurgia ortognática e aposições por enxertia óssea. No avanço maxilar também ocorrem modificações no nariz, como aumento no ângulo nasolabial e da projeção da ponta nasal (Figs. 46-5 e 46-6).

A mentoplastia pura em casos de classe II esquelética, embora possa melhorar significativamente o aspecto facial, tem limitações que poderiam ser mais adequadamente resolvidas com um avanço mandibular (Fig. 46-7).

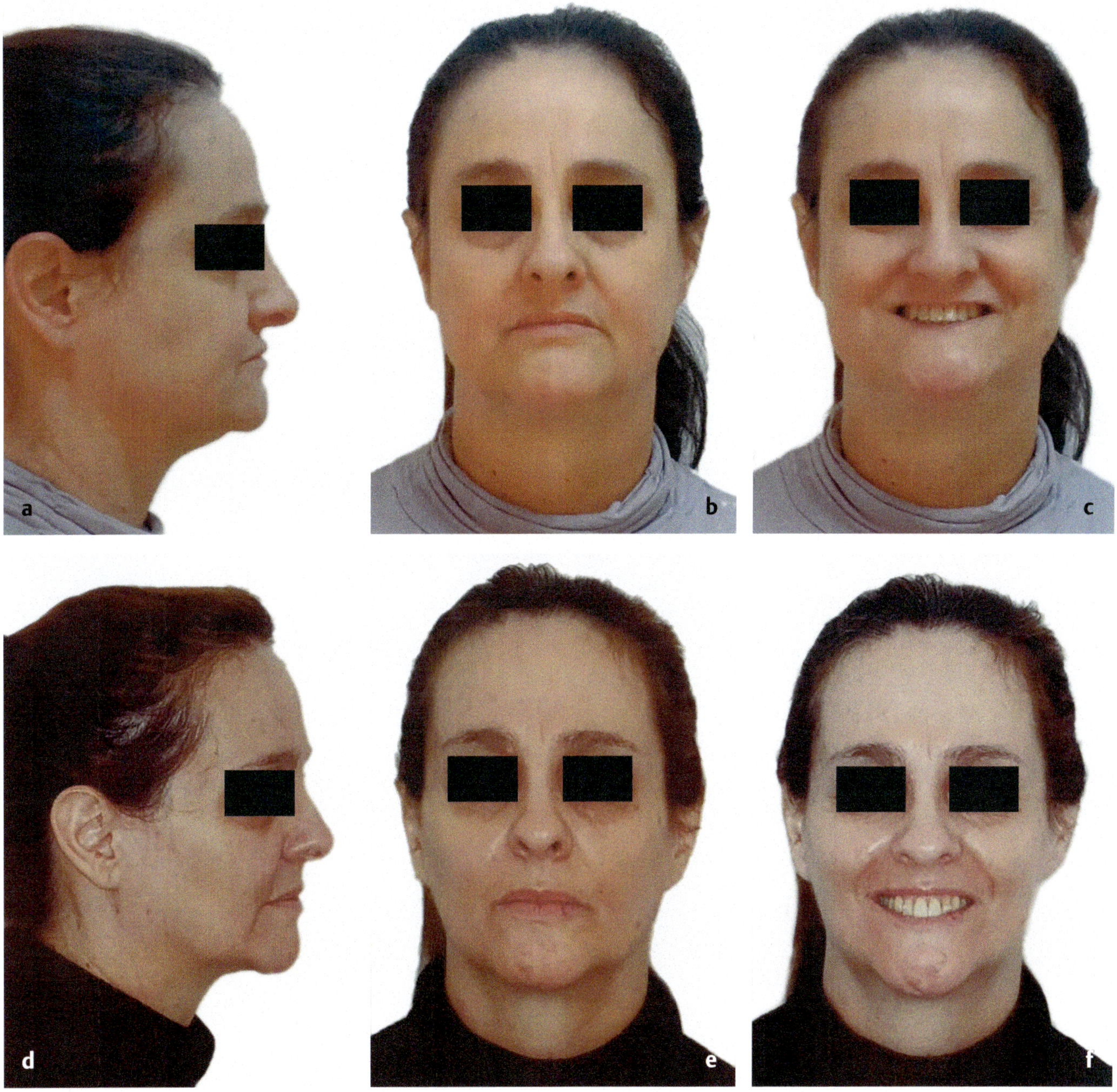

Fig. 46-5. (a-c) Paciente com 56 anos, birretrusa, maloclusão dentária, envelhecimento facial, retrusão da columela, ponta nasal caída, fechamento do ângulo nasolabial. (d-f) Pós-operatório de 6 meses com melhora significativa das deformidades, notadamente do envelhecimento facial.

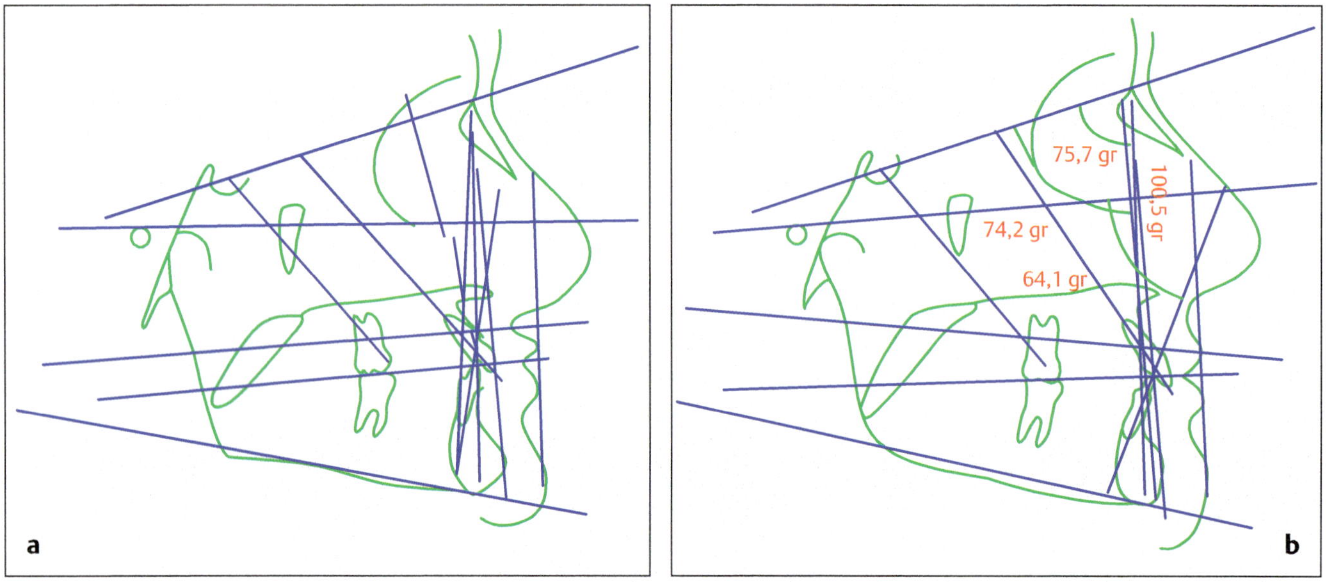

Fig. 46-6. (a,b) Cefalometria de perfil mostrando melhora do ângulo nasolabial após o avanço maxilar.

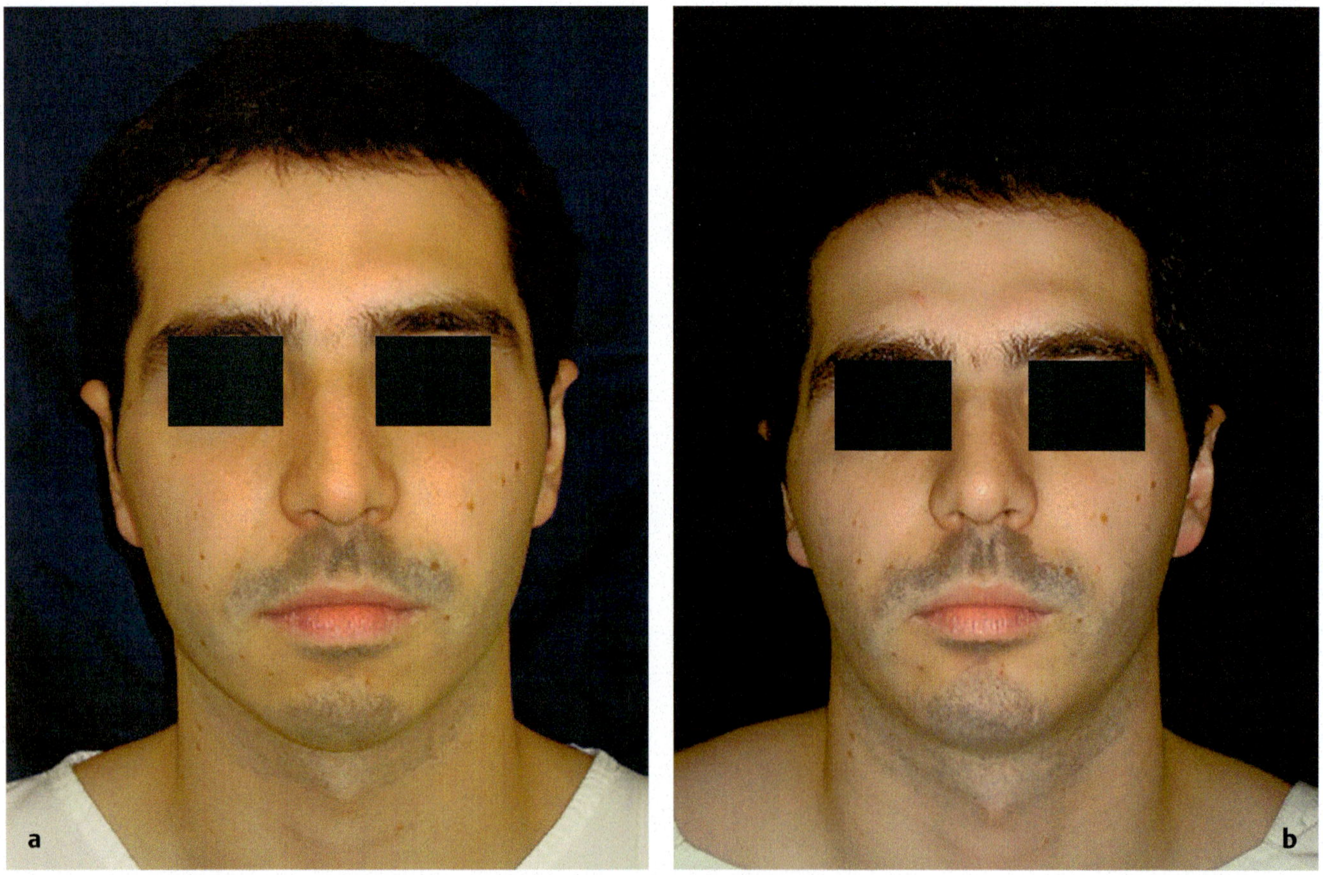

Fig. 46-7. Mentoplastia de avanço. (a,b) Imagens pré e pós-operatórias de frente. *(Continua)*

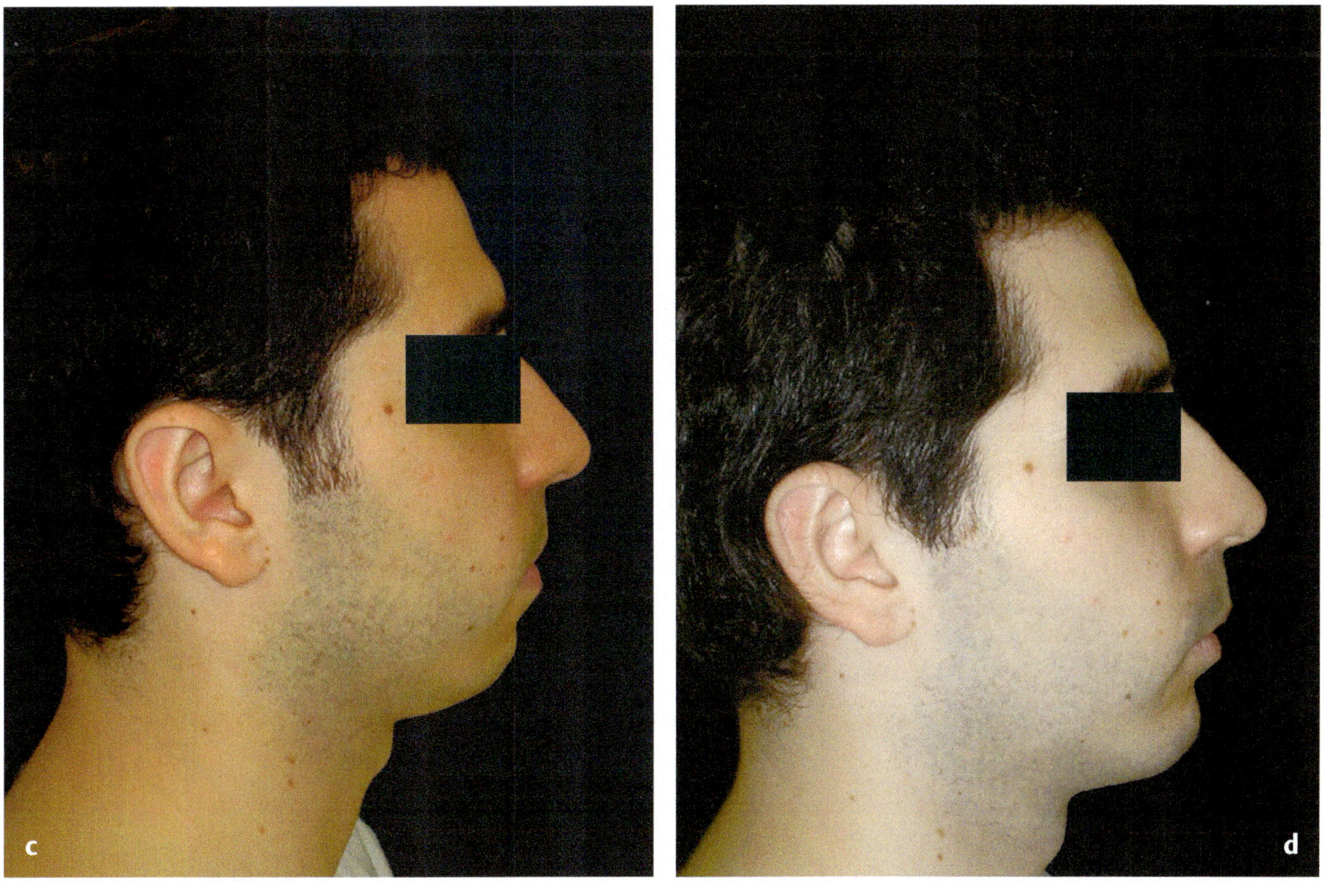

Fig. 46-7. *(Cont.)* (c,d) Perfil. *(Continua)*

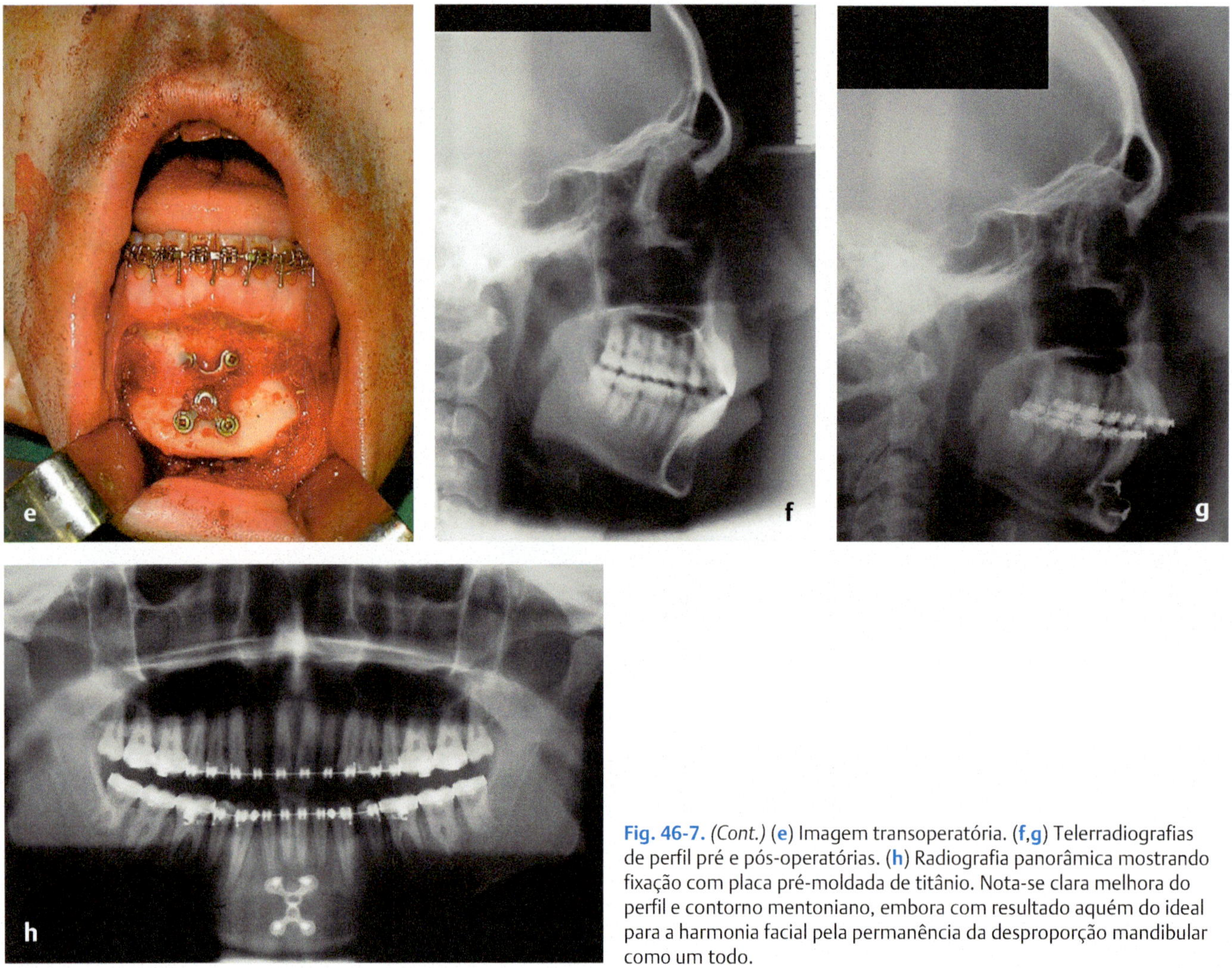

Fig. 46-7. *(Cont.)* (**e**) Imagem transoperatória. (**f,g**) Telerradiografias de perfil pré e pós-operatórias. (**h**) Radiografia panorâmica mostrando fixação com placa pré-moldada de titânio. Nota-se clara melhora do perfil e contorno mentoniano, embora com resultado aquém do ideal para a harmonia facial pela permanência da desproporção mandibular como um todo.

PROBLEMAS E COMPLICAÇÕES

As principais complicações das osteotomias da face são sangramento, lesão nervosa com perda de sensibilidade, infecção, deiscência de ferida operatória, recidiva da deformidade, afrouxamento das placas. A longo prazo pode ocorrer extrusão do material de osteossíntese. Nos enxertos, as complicações estão mais relacionadas à zona doadora. As complicações não são frequentes.

DISCUSSÃO E CONCLUSÃO

Osteotomias faciais no rejuvenescimento facial são indicadas mais comumente no caso de desproporções ósseas prévias que são agudizadas com o processo de senescência. Mesmo em pacientes jovens, quando submetidos à cirurgia ortognática, é notório o efeito rejuvenescedor dos avanços ósseos e um envelhecimento facial mais lento pela boa sustentação óssea.

A maioria dos pacientes candidatos ao *lifting* facial pode-se beneficiar de osteotomias mais simples, como a do mento e de enxertos para expansão do arcabouço ósseo (região paranasal; zigoma; ângulo mandibular). O aumento ósseo por aposição, com enxertos ou implantes, é uma ótima opção para magnificar os resultados do *lifting* facial.

Osteotomias mais complexas ficam reservadas a um grupo seleto de pacientes com maloclusão, pacientes birretrusos, com apneia do sono e pacientes extremamente motivados para uma cirurgia mais abrangente, com mudanças faciais mais drásticas do que as promovidas pelas técnicas de *lifting* facial.

Quando indicada a atuação no esqueleto facial deve ser feita concomitante (procedimentos menores) ou antes (cirurgias ósseas mais complexas) da manipulação dos tecidos moles.

BIBLIOGRAFIA

Di Maggio M. Forehead and Orbital Rim Remodeling. Facial Plastic Surgery Clinics of North America. 2019;27(2):207-20.

Edwards EF. Facial Skeletal Surgery in the Aging Face. Facial Plast Surg: FPS. 1996;12(3):285-92.

Enlow DH, Mark G, Hans DDS. Essentials of Facial Growth. Philadelphia: Saunders. 1996.

Guerrero VR, Giottonini AS. Bone Expansion in Facial Rejuvenation. Aesthet Plast Surg. 1994;18(1):85-90.

Huggins RJ, Bryan CM. Biologic Behavior of Hydroxyapatite Used in Facial Augmentation. Aesthet Plast Surg. 2017;41(1):179-84.

Krastinova-Lolov D. Mask Lift and Facial Aesthetic Sculpturing. Plast Reconstruct Surg. 1995;95(1):21-36.

Lim L, Heggie AA. Versatile Facial Osteotomies. Australian Dental Journal. 2018;63(1):S48-57.

Mendelson B, Chin-Ho W. Changes in the Facial Skeleton with Aging: Implications and Clinical Applications in Facial Rejuvenation. Aesthet Plast Surg. 2012;36(4):753-60.

Mirco R, Magri A, Conti M, Arcuri F. Advanced Facial Rejuvenation After Bimaxillary Surgery in Three Different Facial Types. Aesthet Plast Surg. 2022;46(1):183-93.

Vídeo Aula

Vídeo Cirurgia

CAPÍTULO 47

CALVÍCIE FEMININA DO TIPO PADRÃO (CFTP) – TRATAMENTO CIRÚRGICO

Carlos Oscar Uebel

INTRODUÇÃO

A calvície feminina do tipo padrão (CFTP) é uma alopecia não cicatricial muito comum, caracterizada por diferentes padrões de queda de cabelo. De uma natureza progressiva afeta mais de 35% das mulheres, podendo se manifestar em qualquer época de 18 a 80 anos de idade. Uma diminuição progressiva na densidade do cabelo do couro cabeludo podendo se manifestar em diferentes regiões, como anterior central, temporal e até occipital. Normalmente há uma miniaturização dos folículos capilares e tende a ter uma natureza progressiva.

Estudos em diversos países mostraram uma prevalência de 1% a 12% entre 20-29 anos de idade e de 12% a 56% em pacientes com mais de 45 anos. Apesar de um aumento de prevalência após a menopausa, há uma grande população de mulheres entre 20-45 anos que já manifestam queda de cabelo.

Sabemos que nos homens a calvície do tipo padrão atinge ao redor de 60%, entretanto apenas 10% deles manifestam o desejo de uma restauração capilar. Agora isso está em contraste com as mulheres com alopecia, que são quase universalmente incapazes de suportar qualquer grau de perda de cabelo.

Com as mulheres, as preocupações emocionais e psicológicas são amplificadas em comparação aos homens, já que o cabelo lhes confere a beleza emoldurando sua face. A maioria se acostumou a ter boa densidade de cabelo, e a ocorrência repentina da perda da densidade pode ser muito sofrida, levando muitas vezes à diminuição da sua qualidade de vida.

Na última década em nosso Serviço, vimos um aumento de pacientes mais jovens com calvície feminina em busca de restauração capilar, muitas das quais estão em situação social ou profissional de alto estresse como executivas e pacientes em dificuldades financeiras.

Também nessas pacientes a produção aumentada de esteroides pelas suprarrenais e subsequente conversão para andrógenos – hormônios masculinos – pode ser um fator que leva à queda de cabelo.

Em nosso estudo, avaliamos apenas pacientes com CFTP. Já publicamos extensivamente sobre a técnica de microenxertos capilares e temos usado esta técnica em homens e mulheres. Em um total consecutivo de 12.945 paciente operados por nós, destes 845 foram pacientes do sexo feminino.

Durante a consulta pré-operatória, um histórico médico completo é importante, incluindo condições relacionadas à queda de cabelo: síndrome dos ovários policísticos, uso de pílulas anticoncepcionais, estado da menopausa, alterações hormonais pós-parto, funções da tireoide e anormalidades hipofisárias. Mudanças na dieta, especialmente calóricas restritivas e proteicas restritivas podem também ser causas da queda de cabelo.

PLANEJAMENTO

A técnica FUT (*Folicular Unit Transplantation*) que é a excisão em tira para obtenção das Unidades Foliculares (UF), foi publicada por nós, em 1991, e é a mais frequente utilizada em mulheres (Fig. 47-1).

Estas não preferem a técnica FUE (*Folicular Unit Exeresis*), pois a necessidade de raspar todo o cabelo para extração mecânica das UF é muito restritiva, deixando um aspecto estético de uma alopecia transitória. O método da tira evita esse problema e ainda mais que a cicatriz linear nas mulheres se torna quase inaparente depois de 4 a 6 meses devido a o couro cabeludo ser menos espesso e ter maior elasticidade. Por outro lado, a técnica permite identificar a região de maior densidade capilar não necessitando se estender para as regiões laterais onde nas mulheres a densidade é menor. Por esta razão, a nossa técnica preferida para a calvície feminina continua a ser a FUT.

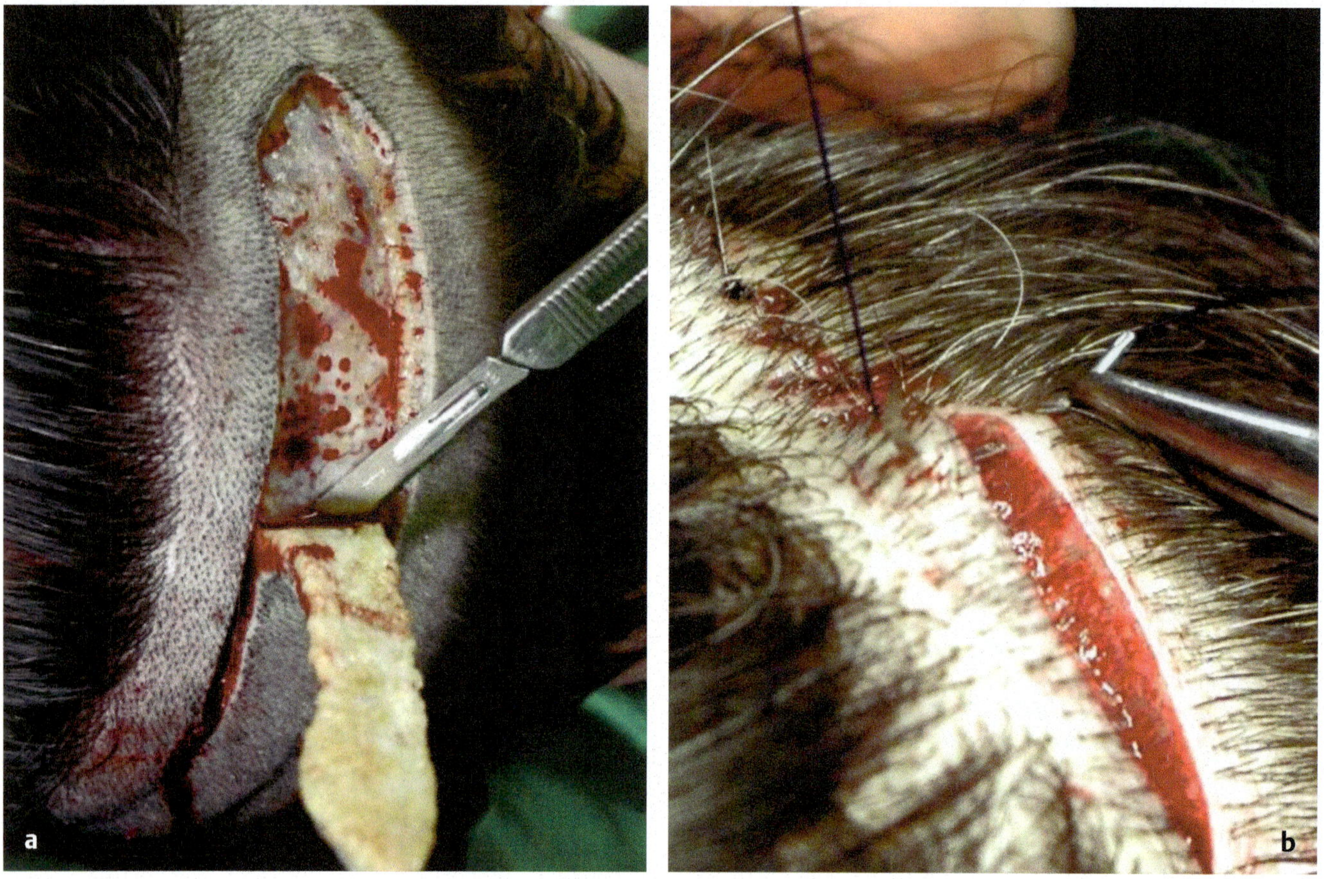

Fig. 47-1. (a,b) Técnica FUT onde retiramos uma elipse de couro cabeludo da região occipital posterior acima da gálea aponeurótica e após uma sutura continua para corrigir a área doadora.

MATERIAIS E MÉTODO

O autor operou 845 pacientes femininas nos últimos 33 anos, em sua Clínica Privada e outras instituições (PUCRS, Alemanha e Aústria). Todas as pacientes foram avaliadas clinicamente no pré-operatório, incluindo história pregressa familiar e exames laboratoriais de rotina. Os critérios de exclusão incluíram pacientes com alopecia cicatricial, fibrosante ou que tiveram outras manifestações dermatológicas, como lúpus eritematosos.

Todas as pacientes assinaram termo de consentimento cirúrgico e uso de fotos.

TÉCNICA CIRÚRGICA

A cirurgia é realizada em centro cirúrgico sob anestesia local e sedação endovenosa com midazolam. Preparação com campos descartáveis e assepsia com clorexidina aquosa. Não são utilizados antibióticos, nem no pré nem no pós-operatório.

Começamos bloqueando os nervos supratroclear e supraorbital com uma solução contendo 40 mL de lidocaína a 2% e 20 mL de levobupivacaína a 0,5% (ambas as preparações contendo epinefrina 1:200.000) com agulha 30 G (Fig. 47-2). O bloqueio anestésico é complementado na região posterior junto aos nervos occipitais. O couro cabeludo é infiltrado com uma solução tumescente em todas as áreas receptora e doadora, com uma solução salina de 120 mL de soro fisiológico

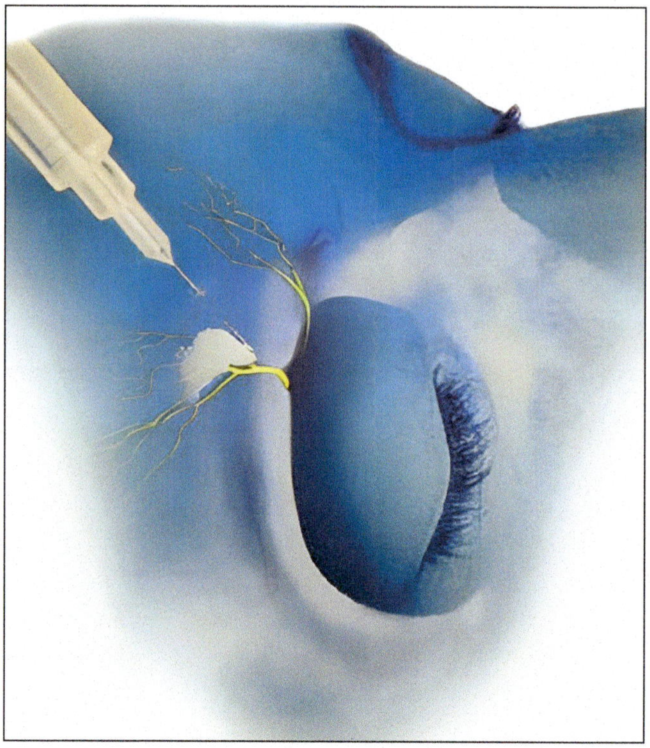

Fig. 47-2. Bloqueio dos nervos supraorbitário e troclear com lidocaína a 0,5% e neobupivacaína a 0,5% com epinefrina a 1:200.000.

0,9% e 1 mg de epinefrina. Isso permite vasoconstrição e diminuição do sangramento. A infiltração pode ser repetida 3-4 vezes, conforme necessário. Durante a cirurgia apenas a elipse da tira na região doadora é raspada e marcada; todas as outras áreas do cabelo são preservadas. Uma incisão elíptica variando de 12 a 18 cm de comprimento por 2 a 2,5 cm de largura é realizada acima do nível da gálea aponeurótica, dependendo do tamanho da área receptora a ser restaurada. As incisões são levemente oblíquas em um ângulo de 45 graus tanto na parte superior, quanto na inferior para não lesionar os bulbos capilares. Desepitelizamos 2 mm da tira no seu bordo inferior, esta abordagem tricofítica permite que o cabelo cresça através da incisão e ajuda a tornar a cicatriz praticamente imperceptível e mais discreta. Da tira obtida conseguimos retirar aproximadamente 1.500 unidades foliculares, que equivale entre 3.000-4.500 fios de cabelo.

Sabemos que o couro cabeludo não cicatriza bem sob tensão e por isso é mandatório realizar um descolamento das bordas tanto na região superior, como na inferior para não ocasionar cicatrizes hipertróficas ou alargadas. Uma sutura contínua simples é realizada com fio de náilon 4-0.

Dois auxiliares treinados preparam os microenxertos em unidades foliculares (UF) contendo de um a 3 fios de cabelo. Esta separação é feita sob visualização microscópica tridimensional (*Vision Engineering, New Milford, Connecticut*), ampliação de 4-6× ou então com lentes oculares de aumento 3×.

Para a linha capilar anterior, são usadas unidades foliculares únicas e, após os 2 cm iniciais da linha do cabelo, são usados UF contendo 2 ou 3 fios de cabelo. A espessura do cabelo feminino é geralmente mais fina do que o cabelo masculino daí porque preferimos implantar mais UF com 2-3 fios.

Para a implantação na área receptora utilizamos a técnica *stick and place* – incisão e colocação ao mesmo tempo descrita por nós, em 1991, utilizando lâmina Swann-Morton® (SP90, *Swann Morton*, Inglaterra) ou lâmina nº 11 da Feather (Japan). Não raspamos a área receptora na maioria dos casos, mas sim umedecemos os cabelos com soro fisiológico e traçamos linhas paralelas por entre os fios remanescentes para tornar a implantação mais adequada. O cirurgião e a assistente trabalham juntos; o cirurgião realiza a incisão no couro cabeludo com a lâmina numa profundidade de 3 a 4 mm não transfixando a gálea aponeurótica, e a assistente introduz cuidadosamente as UF nesta incisão (Fig. 47-3). É importante realizar as incisões na mesma direção dos cabelos originais. Com esta técnica, o campo cirúrgico pode ser mantido limpo, com menos sangue e fibrina, o que facilita a colocação dos folículos, diminuindo o trauma folicular. O tempo cirúrgico também é minimizado com esta abordagem, o que é especialmente importante quando realizamos extensas megassessões. Além disso, o procedimento é mais ergonômico para os assistentes, que podem simplesmente seguir a lâmina do cirurgião sem se preocupar sobre a procura de incisões previamente realizadas.

As unidades foliculares são colocadas sempre sobre um tecido úmido para manter sua qualidade histológica e a medida que são produzidas já serão enxertadas de imediato pela equipe do cirurgião. Ao final da cirurgia a paciente recebe uma dose única de 40 mg de Prednisona para evitar o edema pós-operatório das regiões frontal e glabelar que pode ocorrer em alguns casos. Para dor recomendamos paracetamol 750 mg 2 vezes ao dia.

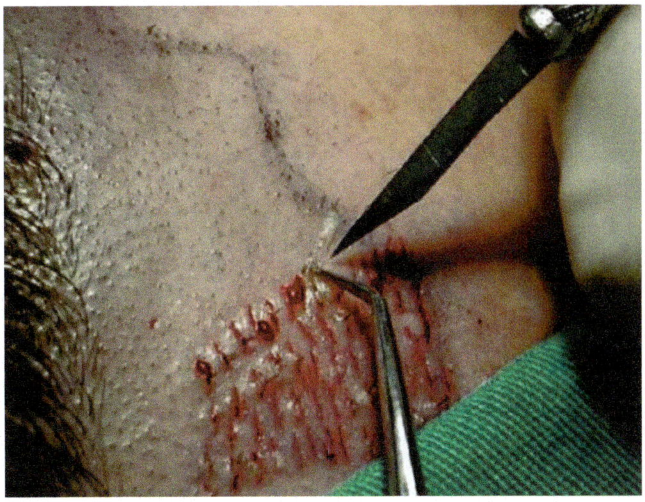

Fig. 47-3. Técnica *stick and place* com lâmina microcirúrgica.

O couro cabeludo é coberto com gases e apócitos, e uma atadura é mantida por 24 h, quando a paciente pode retirar o curativo em sua casa, tomar o seu banho e lavar a cabeça com shampoo neutro. As suturas são removidas da área doadora após 7 dias. Podem tingir os cabelos após 90 dias e evitar o sol forte por 15 dias. Nas primeiras 3 semanas o cabelo cresce ao redor de 2 a 3 milímetros, quando praticamente todos caem e somente após 3 meses se inicia o crescimento levando até um ano para se obter o resultado definitivo. As pacientes são amplamente orientadas em relação a isso, pois a queda repentina de cabelo pode levar a uma grande ansiedade.

RESULTADOS

O tempo cirúrgico médio foi de 3 h 21 min. A idade média dos pacientes foi de 48 anos. É uma cirurgia que dificilmente complica, mas houve complicações menores, incluindo alargamento da cicatriz doadora. Isto ocorria inicialmente ao desenhar tiras mais largas; agora usamos tiras de 2 a 2,5 cm de largura por 15 a 18 cm de comprimento. Alguns casos de foliculite localizada na área receptora e raramente infecção das áreas operadas.

Cento e oitenta e cinco pacientes foram submetidas a uma segunda intervenção após 24 meses como um reforço devido à natureza progressiva da calvície. Isso é importante informar à paciente que dada sua natureza progressiva provavelmente irá necessitar de um segundo microtransplante após 2 ou 3 anos.

Nem todas as pacientes apresentam o mesmo padrão de CFTP. Em trabalhos anteriores publicados por nós já descrevemos 4 padrões básicos, dependendo da localização e aparência:

1. *Geográfico*: o padrão mais comum, a perda de cabelo começa 1-2 cm atrás da linha anterior do cabelo. Este padrão é progressivo com a idade, podendo se estender até a região occipital (Figs. 47-4 e 47-5).

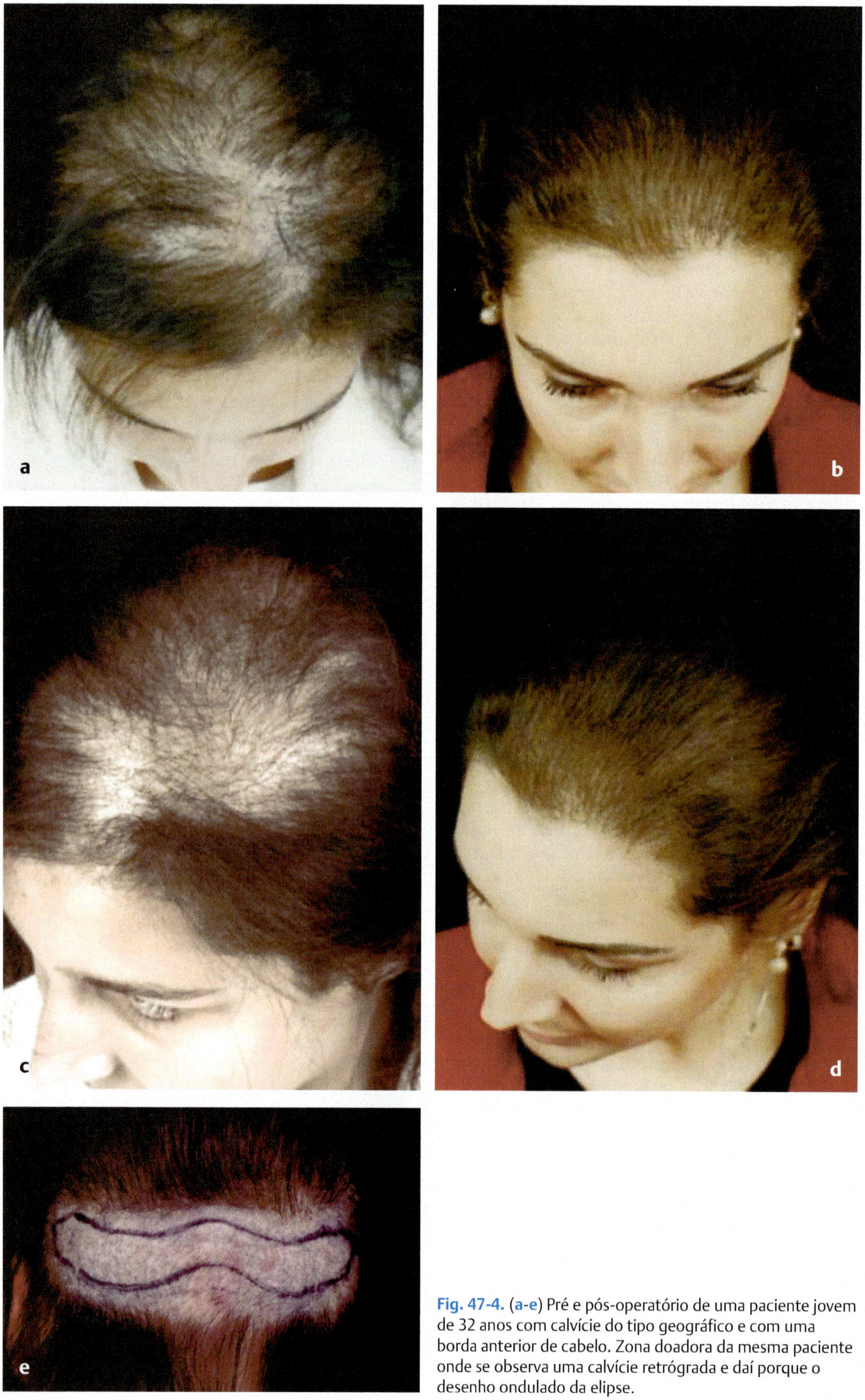

Fig. 47-4. (a-e) Pré e pós-operatório de uma paciente jovem de 32 anos com calvície do tipo geográfico e com uma borda anterior de cabelo. Zona doadora da mesma paciente onde se observa uma calvície retrógrada e daí porque o desenho ondulado da elipse.

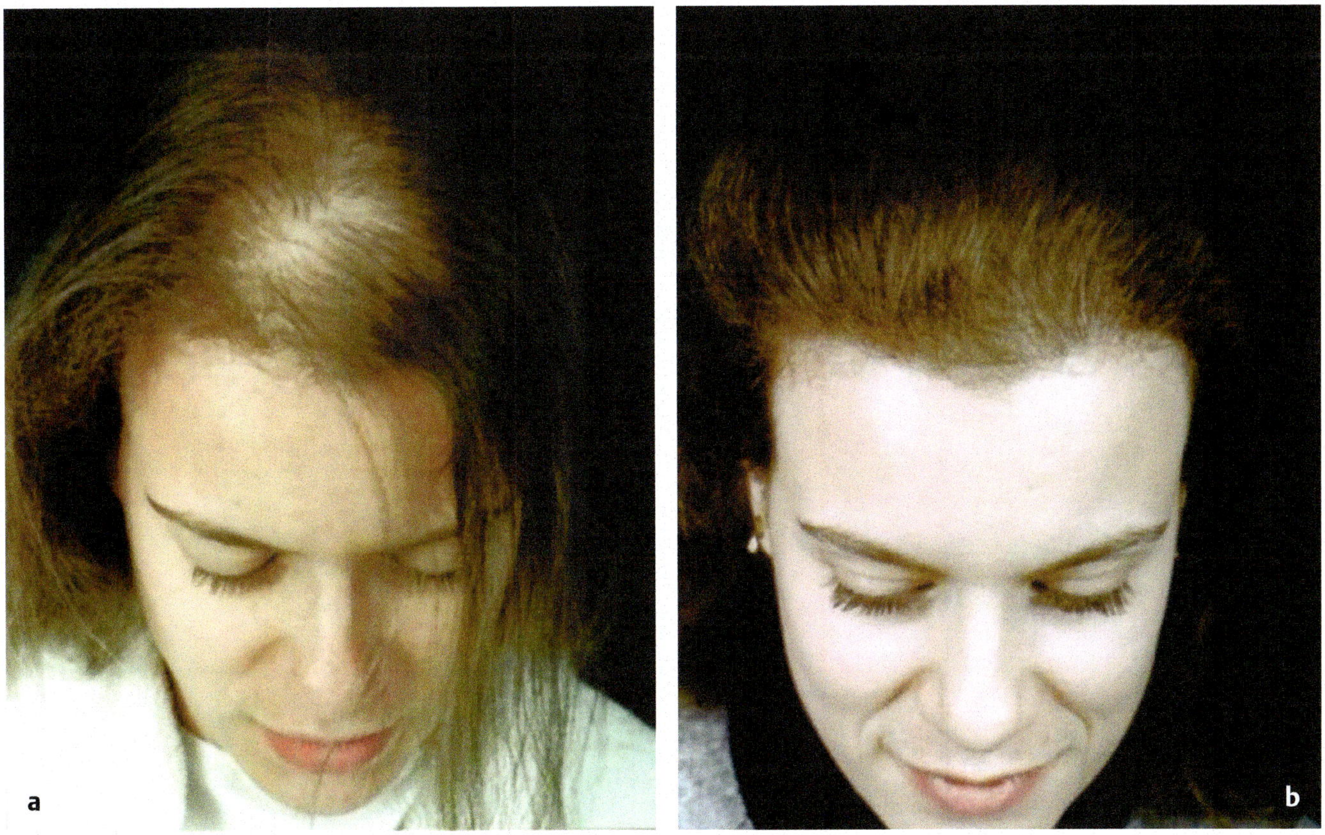

Fig. 47-5. (a,b) Paciente de 33 anos com calvície do tipo geográfico e resultado pós-operatório de 13 meses.

2. *Frontal*: também é um padrão muito comum de queda de cabelo, em que toda a região frontal é acometida, distorcendo as proporções da face. Este padrão de perda de cabelo leva a uma aparência masculina da face. A restauração capilar traz uma grande melhora na proporção facial e leva à feminização da face, o que é muito agradável para os pacientes (Figs. 47-6 a 47-8).
3. *Recessões temporais*: as mulheres acham esse tipo de calvície muito perturbador (assim como homens), pois isso cria uma aparência masculina envelhecida. Cirurgia de restauração capilar traz excelentes resultados, pois permite recuperar estas áreas fio a fio (Fig. 47-9).
4. *Alopecia difusa*: afeta todo o couro cabeludo, e muitas vezes estendendo-se para a região occipital posterior o que vai dificultar a área doadora para a colheita das UF. Pacientes com alopecia difusa devem ser aconselhadas sobre a possível falta de locais doadores adequados, o que obviamente limitará possíveis resultados estéticos (Fig. 47-10).

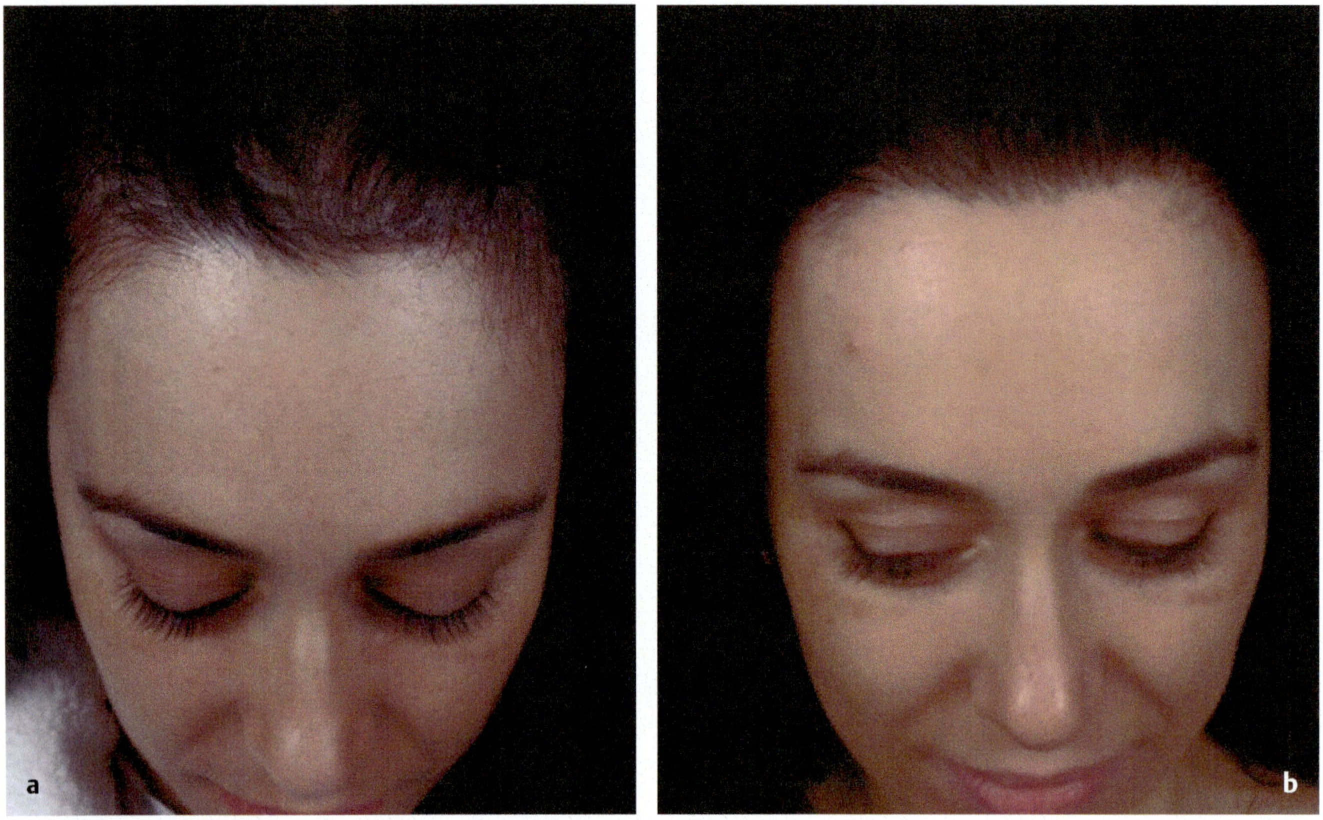

Fig. 47-6. (a,b) Paciente de 33 anos com calvície anterior. Pós-operatório de 18 meses.

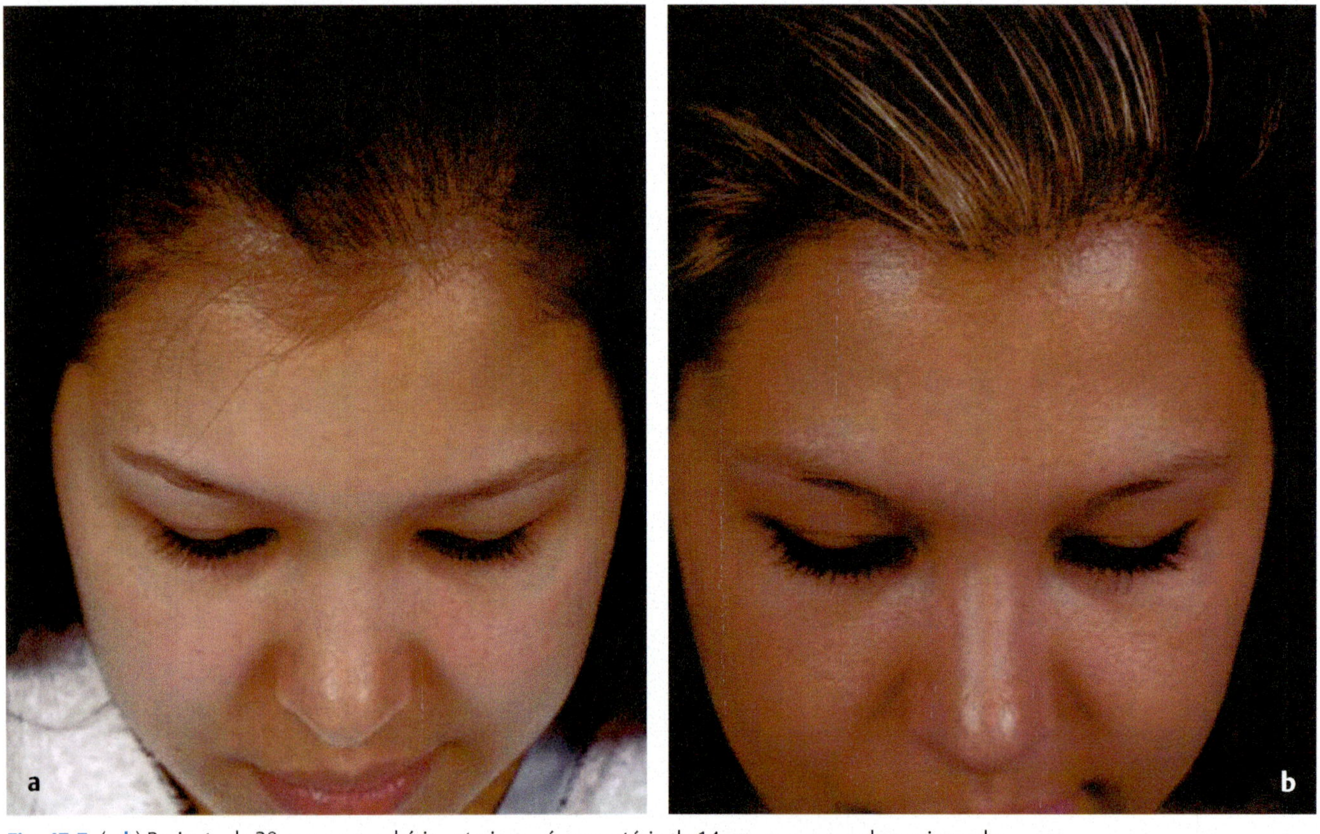

Fig. 47-7. (a,b) Paciente de 28 anos com calvície anterior e pós-operatório de 14 meses com mechas oxigenadas.

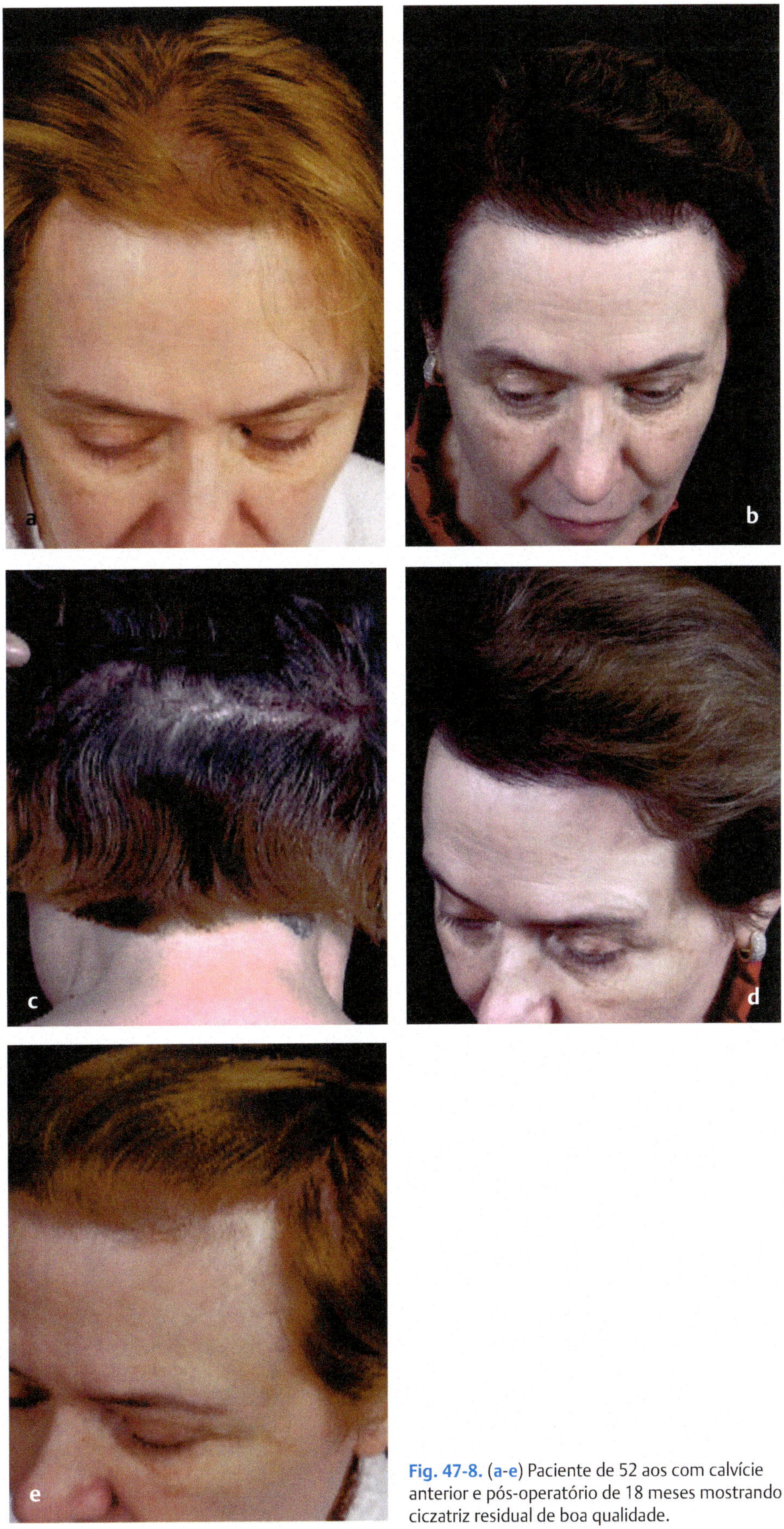

Fig. 47-8. (a-e) Paciente de 52 aos com calvície anterior e pós-operatório de 18 meses mostrando ciczatriz residual de boa qualidade.

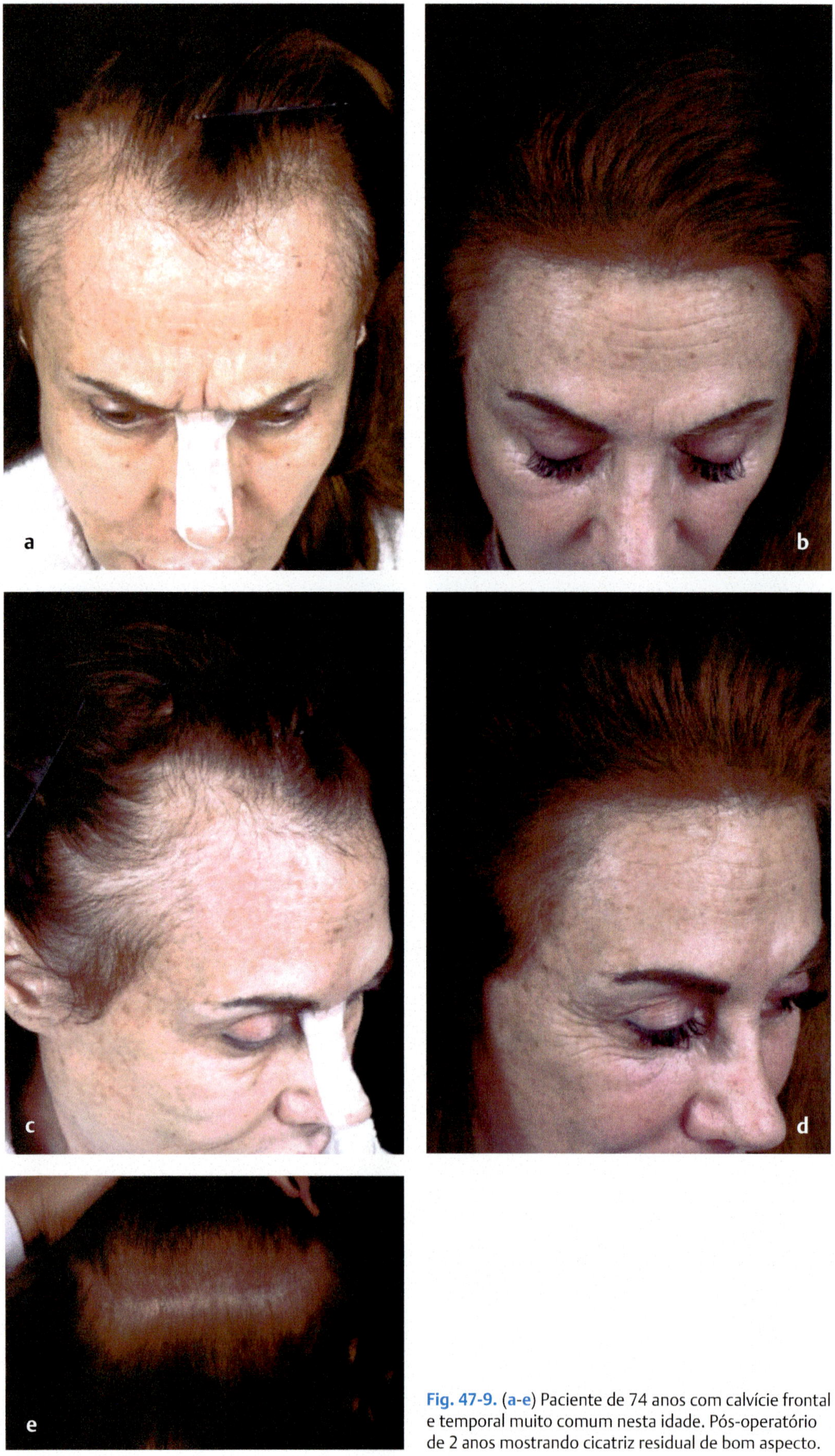

Fig. 47-9. (a-e) Paciente de 74 anos com calvície frontal e temporal muito comum nesta idade. Pós-operatório de 2 anos mostrando cicatriz residual de bom aspecto.

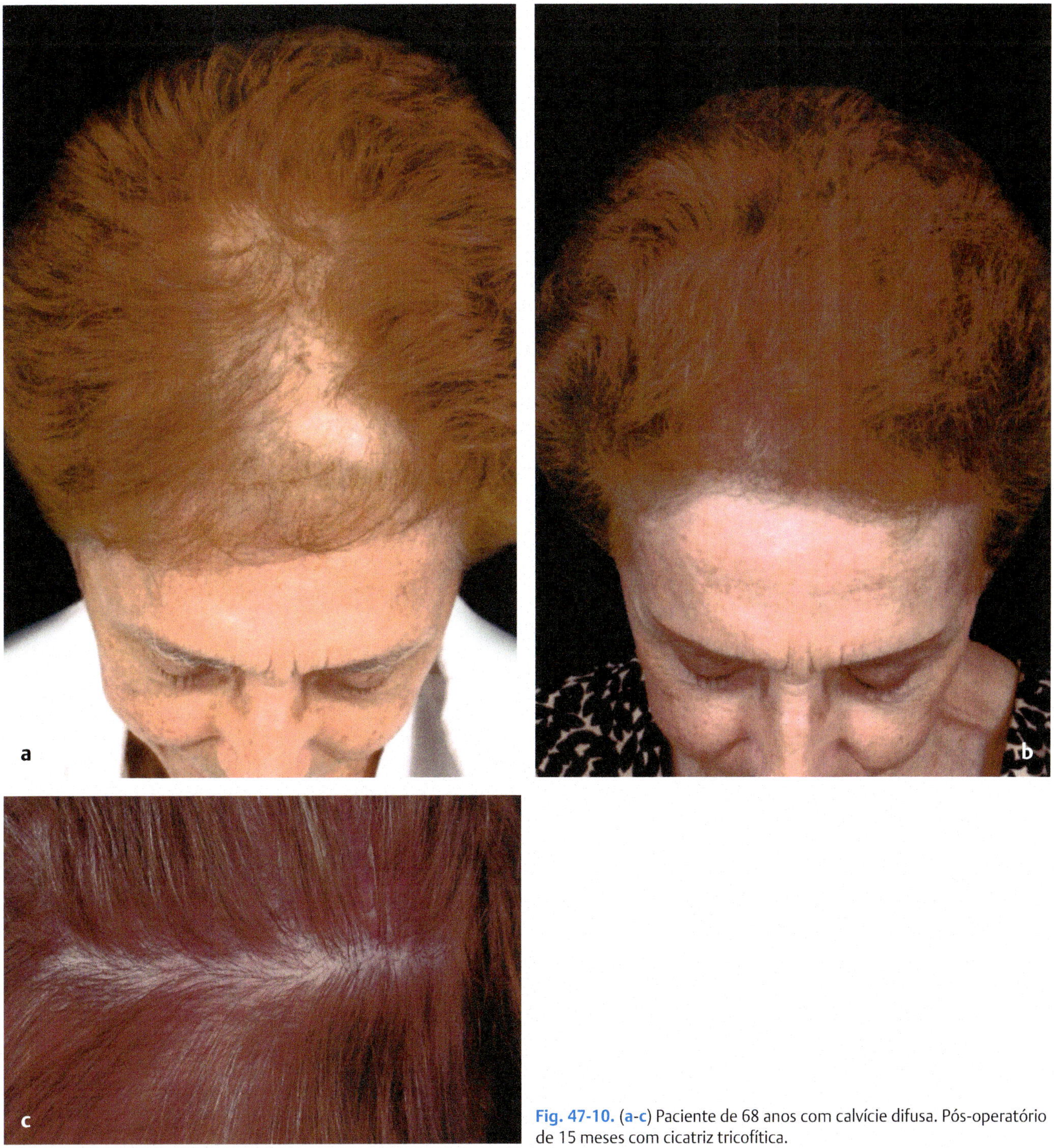

Fig. 47-10. (a-c) Paciente de 68 anos com calvície difusa. Pós-operatório de 15 meses com cicatriz tricofítica.

DISCUSSÃO

Um relatório recente do Comitê Multidisciplinar de Andrógenos e SOP da *Endocrine Society* fez recomendações para a definição da Calvície Feminina do Tipo Padrão (CFTP):

A) Que o termo CFTP deve ser usado, e termos anteriores de calvície ou alopecia androgenética devem ser removidos.
B) Aquela calvície feminina isolada, com níveis de andrógenos normais não deve ser considerada como uma calvície feminina androgenética.
C) Que a avaliação de pacientes femininas com calvície deve ser preferencialmente clínica.
D) Pacientes com manifestações endócrinas e de hirsutismo devem ser mais avaliados, incluindo pesquisa de vitamina D, ferro, zinco, função da tireoide e prolactina.

Em nossa rotina pré-operatória solicitamos os seguintes exames de sangue: hemoglobina/hematócrito, creatinina, plaquetas, tempo de protrombina e tromboplastina, bem como um eletrocardiograma. Caso haja outros problemas clínicos que justifiquem uma avaliação adicional encaminhamos para o clínico geral ou endocrinologista para avaliação complementar. Quanto à biópsia local apenas realizamos nos casos de calvície cicatricial ou fibrosante para avaliar seu estagiamento e diagnóstico diferencial.

A calvície feminina do tipo padrão (CFTP) e a calvície masculina do tipo padrão (CMTP) parecem ter um caminho final comum envolvendo a regressão dos folículos pilosos. Inicialmente, pensou-se que a CFTP tivesse uma fisiopatologia como na CMTP causada basicamente pela ação da testosterona produzida nos ovários e suprarrenais. No entanto, a CFTP pode ocorrer mesmo na ausência de hormônios andrógenos. Distúrbios da hipófise, dietas hipocalóricas e lipoproteicas, *stress* e uso inadequado de tinturas químicas podem acarretar também a queda do cabelo. Como sabemos as mulheres têm uma quantidade de hormônio masculino considerada normal, no entanto, têm menos 5-alfa-redutase, em comparação aos homens. Quando a testosterona entra em contato com a 5-alfa-redutase, enzima contida na matriz do bulbo capilar, converte-se em di-hidrotestosterona (DHT), o que leva à involução e atrofia do bulbo. A fisiopatologia da CFTP ainda é pouco compreendida, mas é poligênica e multifatorial.

Ludwig desenvolveu uma escala, em 1977, classificando o grau de afinamento visível do vértice de I (menos grave) a III (mais grave). Tentativas têm sido feitas, no entanto, para identificar e classificar a CFTP em um estágio mais inicial e com isso iniciar a terapia local com mais antecedência.

Distintamente de outros padrões de queda feminina, o restante do cabelo da área occipital posterior é forte e bastante espesso. Um diagnóstico diferencial deve ser feito com alopecia cicatricial, em que áreas atróficas estão localizadas em certas regiões do couro cabeludo.

OUTRAS OPÇOES DE TRATAMENTO

A avaliação para outras opções de tratamento não cirúrgico para a CFTP é muito restrita. Permanece o Minoxidil a 5% em solução alcóolica em aplicação tópica no couro cabeludo e também sua forma em via oral. A Finasterida, um inibidor da 5-alfa-redutase tem mais efeito nos homens do que nas mulheres, e a dudasterida, outro inibidor da 5-alfa-redutase, também pode ser usada em mulheres. A espironolactona, um inibidor da aldosterona e antiandrógeno, é uma opção eficaz para mulheres. Entretanto os estudos recomendam, ao usar estes produtos, que as mulheres devem usar métodos contraceptivos para evitar possíveis efeitos teratogênicos quando em idade fértil.

O uso de fatores de crescimento plasmáticos (PRP) foi amplamente estudado por nós e mostrou-se promissor na restauração capilar. Pesquisamos e descrevemos a técnica usando PRP ativado por cloreto de cálcio, onde encontramos níveis aumentados dos seguintes fatores: fator de crescimento vascular endotelial (VEGF), fator de crescimento derivado de plaquetas (PDGF) e fator transformador de crescimento (TGF). As Unidades Foliculares foram embebidas nesta alta concentração de plaquetas por 15 minutos antes da implantação e se verificou um aumento de até 52% da densidade capilar. Esta prática temos utilizado principalmente em pacientes de mais idade tanto em mulheres, como em homens com resultados muito produtivos (Figs. 47-11 a 47-13).

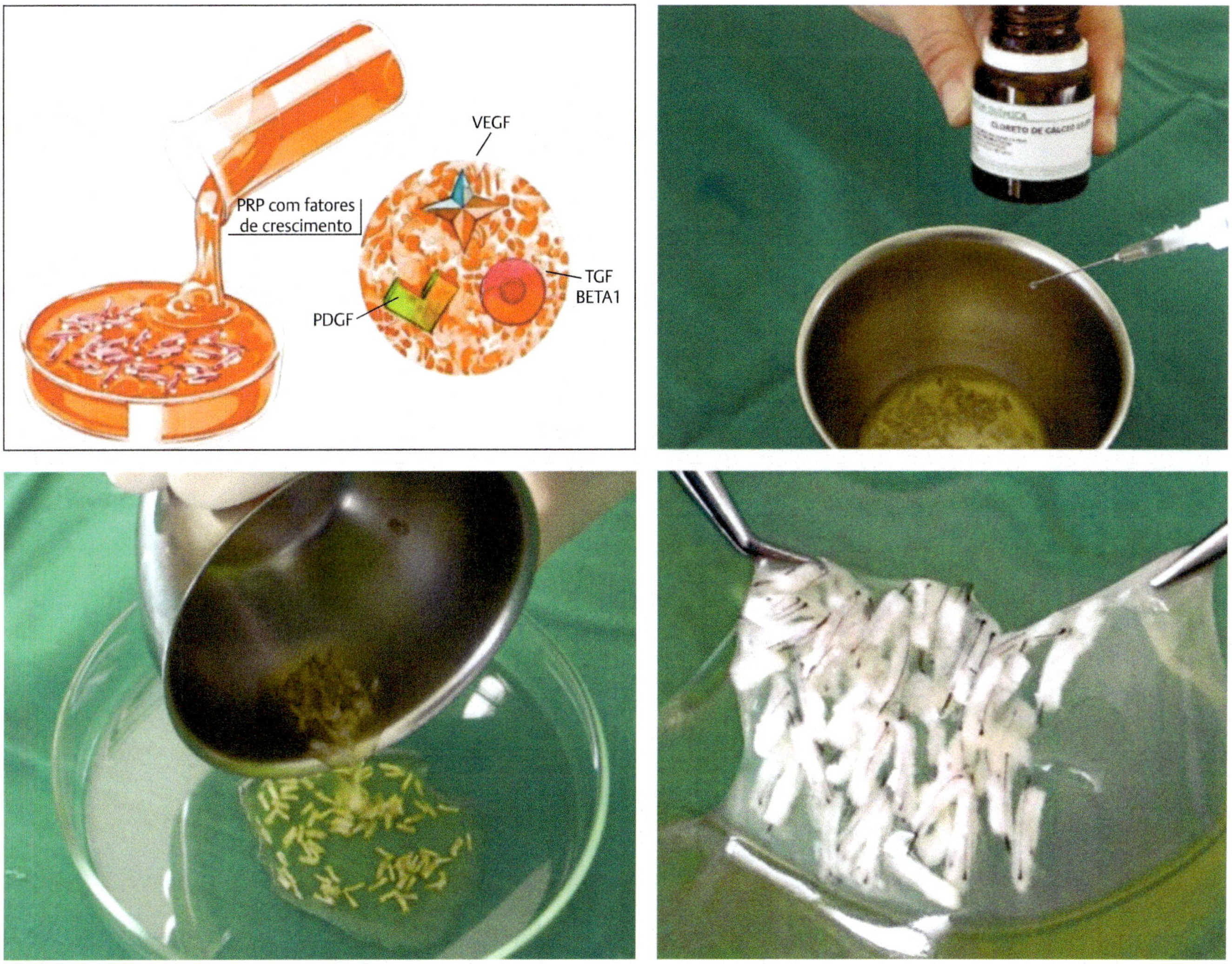

Fig. 47-11. Preparação dos fatores de crescimento plasmáticos e embebição das unidades foliculares com o plasma rico em plaquetas.

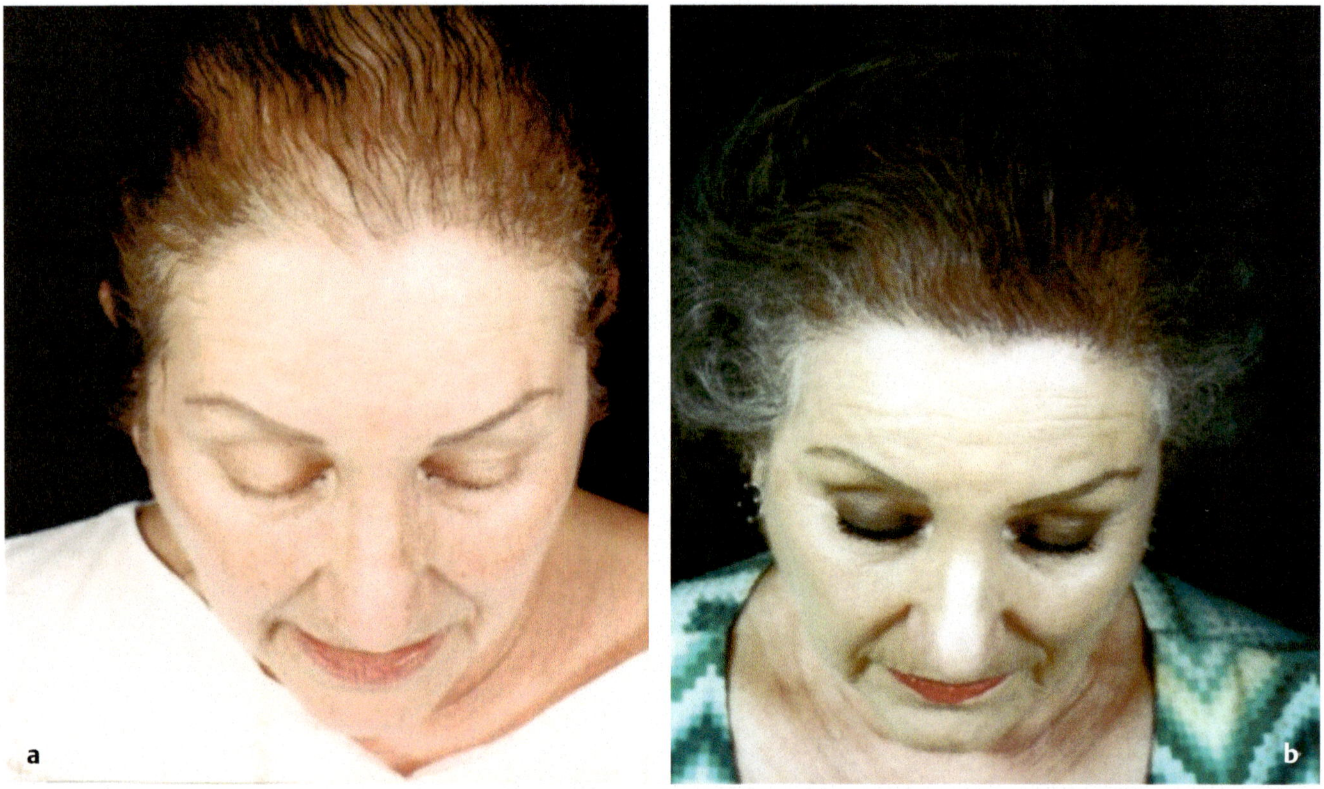

Fig. 47-12. (a,b) Paciente de 71 anos com calvície difusa submetida ao enriquecimento com fatores de crescimento plasmáticos. Resultado de 2 anos.

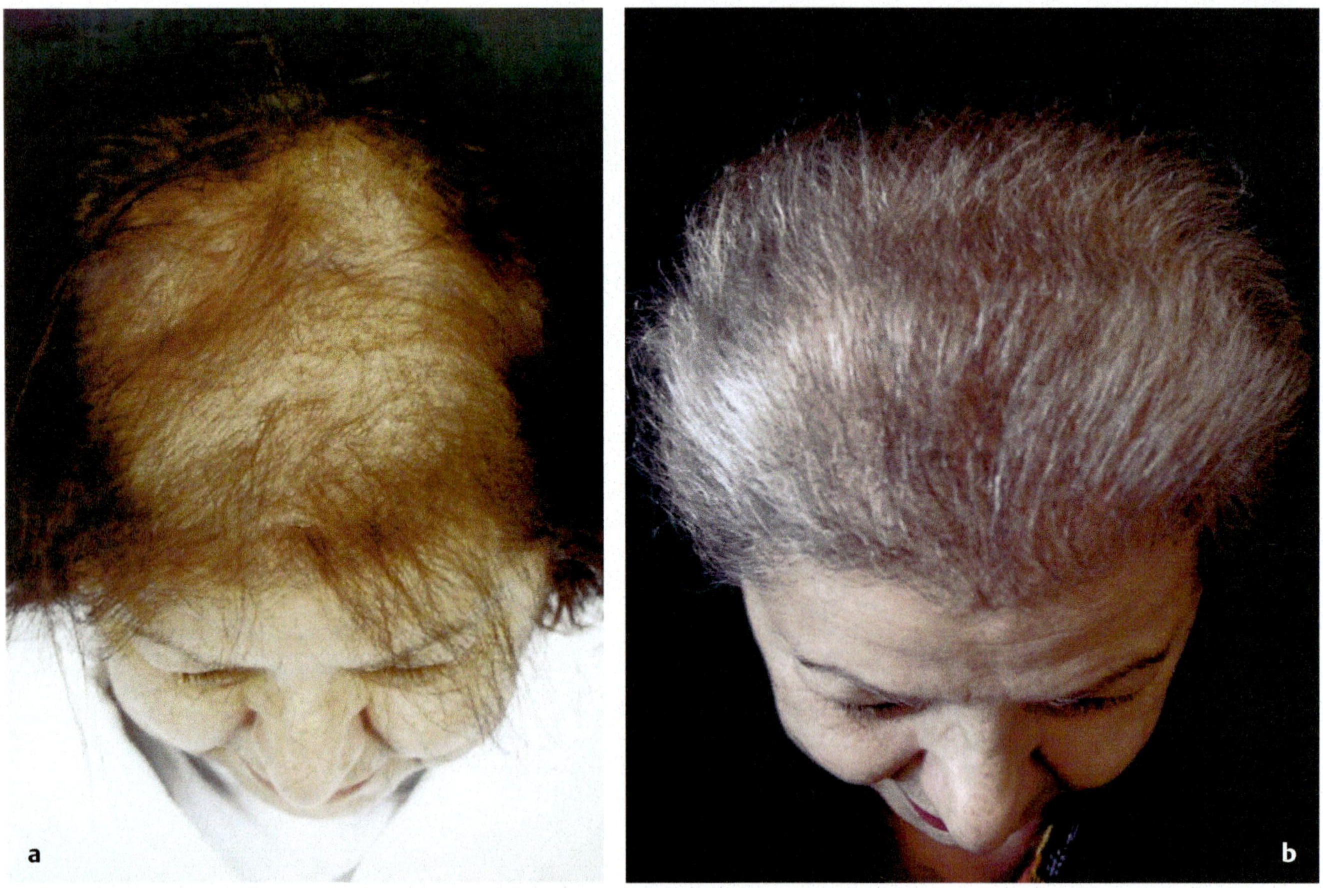

Fig. 47-13. (a,b) Paciente de 82 anos portadora de calvicie difusa submetida ao microimplante com fatores de crescimento plasmáticos. Resultado de 14 meses.

Como ocorre em muitas outras técnicas cirúrgicas, após o grande entusiasmo da técnica FUE (*Folicular Unit Excision*), várias complicações começaram a aparecer, incluindo áreas de isquemia e necrose da pele do couro cabeludo devido à excessiva tentativa de extração folicular, não deixando espaços para nutrição dos cabelos originais remanescentes (Fig. 47-14). Embora seja discutível que a cicatriz linear na técnica FUT possa ser indesejável em alguns homens, em mulheres isso é raríssimo de acontecer já que o couro cabeludo nas mulheres é muito mais fino e muito mais elástico, o que favorece uma excelente qualidade cicatricial.

Por outro lado, a maioria das mulheres prefere usar o cabelo comprido dissimulando uma eventual cicatriz linear na região occipital posterior. A técnica FUT continua sendo a melhor opção para as mulheres em nosso Serviço por não precisarmos raspar todo o cabelo, como acontece na FUE, termos um tempo cirúrgico bem menor, podendo as pacientes voltar precocemente a suas atividades profissionais e sociais.

Além disso, as mulheres geralmente desejam associar outras cirurgias menores, como rinoplastia, blefaroplastia ou ritidoplastia com cicatriz reduzida, o que é possível dentro de uma segurança proposta entre o cirurgião e o anestesiologista (Fig. 47-15). A possibilidade de um segundo microimplante após dois ou três anos, quando a área receptora está bem cicatrizada, é também uma vantagem oferecida pela técnica FUT, utilizando a mesma cicatriz residual abaixo ou acima dela, não havendo a necessidade de produzir uma segunda cicatriz. Com esta técnica que denominamos de *stick and place*, há uma curva de aprendizado necessária para o desempenho da cirurgia. Deve haver uma sincronia entre o cirurgião e a assistente para que o procedimento seja rápido e eficiente durante a implantação. O rendimento da "pega" dos microenxertos é aproximadamente 95%-98%, e a linha anterior do cabelo deve ter um desenho irregular, como inicialmente proposto por Fernando Basto.

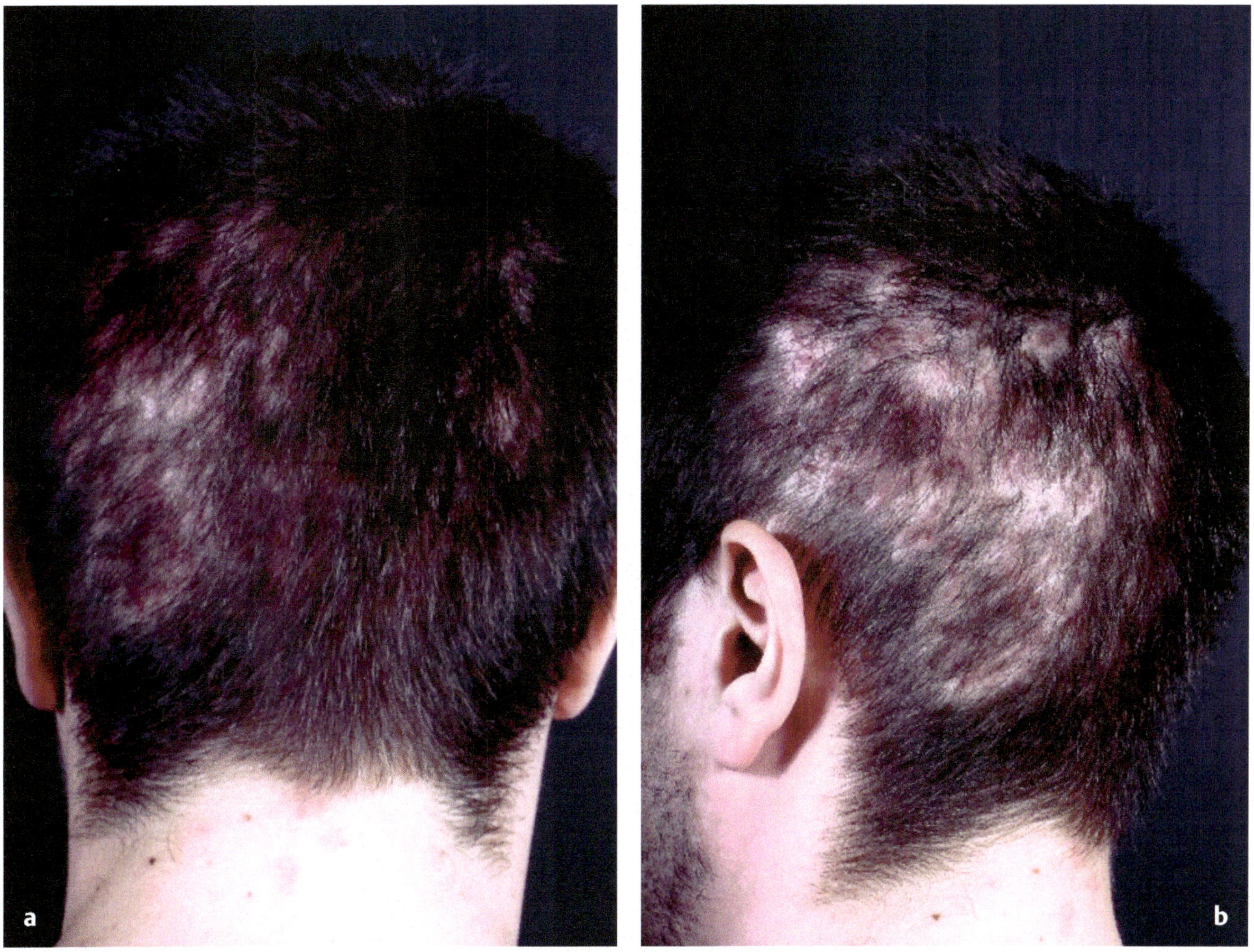

Fig. 47-14. (a,b) Paciente jovem submetido à técnica FUE em outro País para restauração capilar de difícil solução.

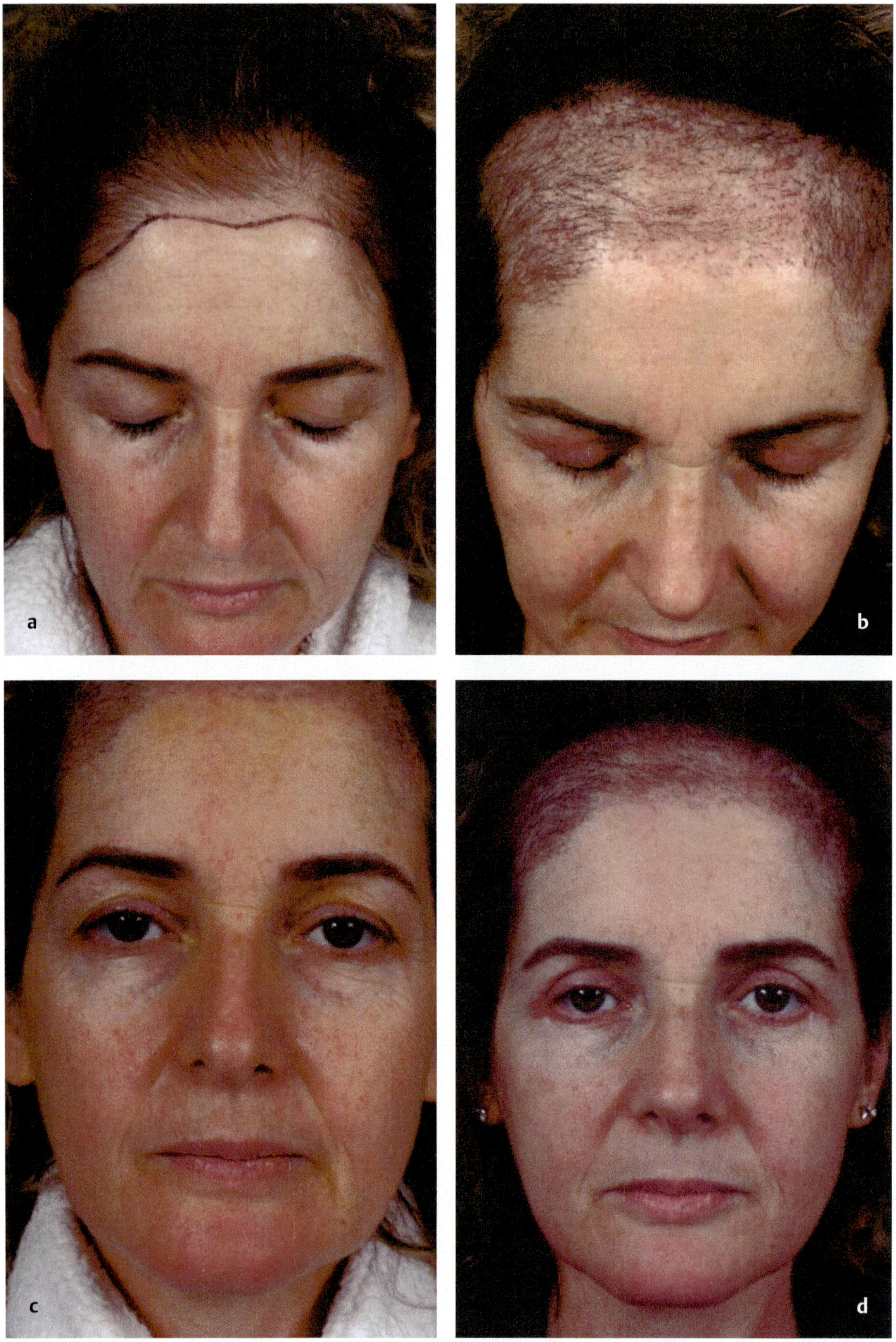

Fig. 47-15. (a-f) Paciente de 44 anos em que associamos o microimplante capilar à rinoplastia. Resultado precoce de 4 meses. *(Continua)*

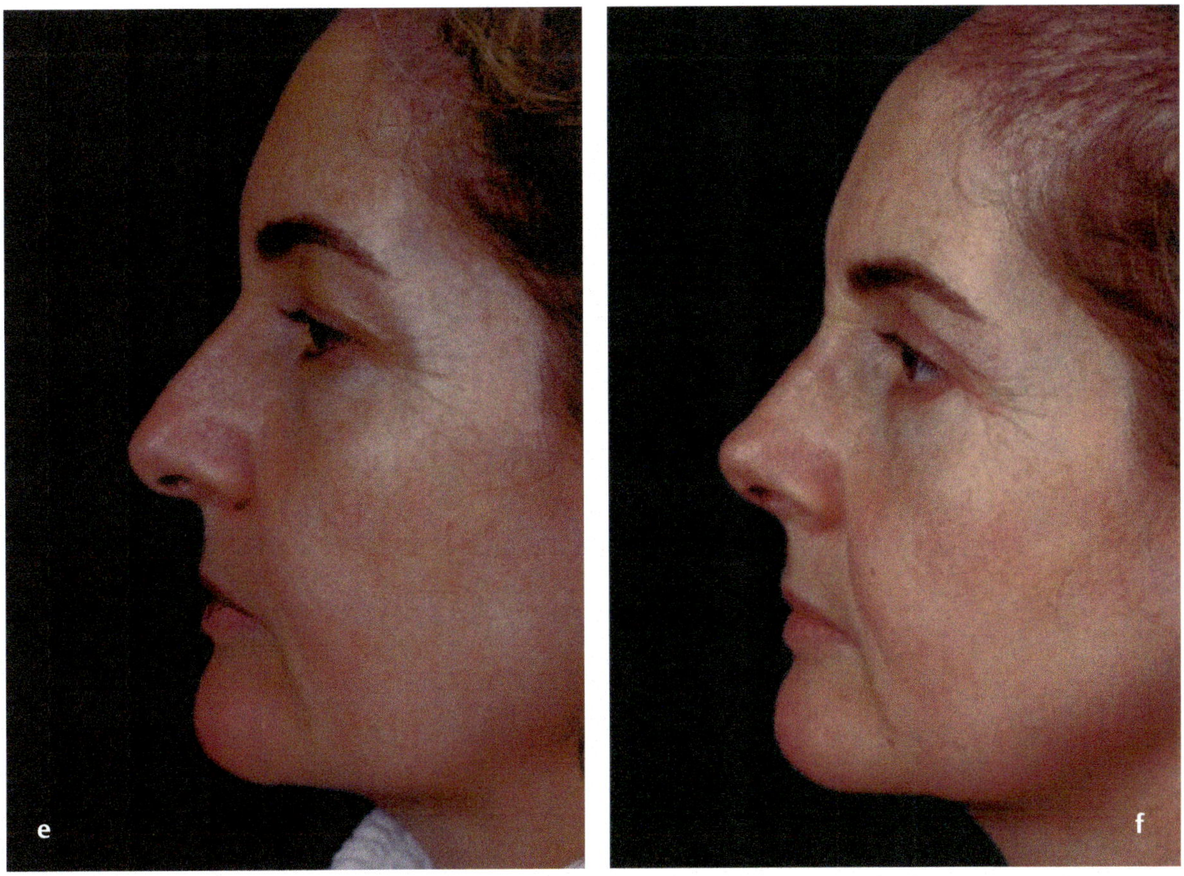

Fig. 47-15. *(Cont.)*

CONCLUSÃO

A calvície feminina do tipo padrão (CFTP) requer ainda maiores estudos para elucidar sua fisiopatologia e continua sendo uma condição incômoda para mais de 35% das mulheres. As opções não cirúrgicas têm limitações e com poucos resultados positivos. A FUT continua sendo nossa opção preferida para o tratamento cirúrgico para as mulheres com CFTP, com excelentes resultados e baixas taxas de complicações.

BIBLIOGRAFIA

Abt NB, Quatela O, Heiser A, et al. Association of hair loss with health utility measurements before and after hair transplant surgery in men and women. JAMA Facial Plast Surg. 2018;20:495-500.

Basto FT, Lemos P. Irregular and sinuous anterior hairline in the capillary micrograft. Rev Soc Bras Cir Plast Estet Reconstr. 1996;11:15-22.

Biondo S, Sinclair R. Quality of life in Australian women with female pattern hair loss. Open Dermatol J. 2010;4:90-4.

Carmina E, Azziz R, Bergfeld W, et al. Female Pattern Hair Loss and Androgen Excess: A Report from the Multidisciplinary Androgen Excess and PCOS Committee. J Clin Endocrinol Metab. 2019;104:2875-91.

Davis DS, Callender VD. Review of quality of life studies in women with alopecia. Int J Womens Dermatol. 2018;4:18-22.

Dervishi G, Liu H, Peternel S, et al. Autologous platelet-rich plasma therapy for pattern hair loss: A systematic review. J Cosmet Dermatol. 2019.

Fabbrocini G, Cantelli M, Masarà A, et al. Female pattern hair loss: A clinical, pathophysiologic and therapeutic review. Int J Womens Dermatol. 2018;4:203-11.

Famenini S, Slaught C, Duan L, Goh C. Demographics of women with female pattern hair loss and the effectiveness of spironolactone therapy. J Am Acad Dermatol. 2015;73:705-6.

Gupta AK, Carviel JL. Meta-analysis of efficacy of platelet-rich plasma therapy for androgenetic alopecia. J Dermatolog Treat. 2017;28:55-8.

Gupta AK, Mays RR, Dotzert MS, et al. Efficacy of non-surgical treatments for androgenetic alopecia: A systematic review and network meta-analysis. J Eur Acad Dermatol Venereol. 2018;32:2112-25.

Gupta AK, Versteeg SG, Rapaport J, et al. The Efficacy of Platelet-Rich Plasma in the Field of Hair Restoration and Facial Aesthetics - A Systematic Review and Meta-analysis. J Cutan Med Surg. 2019;23:185-203.

Hu AC, Chapman LW, Mesinkovska NA. The efficacy and use of finasteride in women: A systematic review. Int J Dermatol. 2019;58:759-76.

Ludwig E. Classification of the types of androgenetic alopecia (common baldness) occurring in the female sex. Br J Dermatol. 1977;97:247-54.

Mao G, Zhang G, Fan W. Platelet-rich plasma for treating androgenic alopecia: A systematic review. Aesthetic Plast Surg. 2019;43:1326-36.

Perez-Meza D, Ziering C, Sforza M, et al. Hair follicle growth by stromal vascular fraction-enhanced adipose transplantation in baldness. Stem Cells Cloning. 2017;10:1-10.

Ramos PM, Sinclair RD, Kasprzak M, Miot HA. Minoxidil 1 mg orally versus minoxidil 5% solution topically for the treatment of female pattern hair loss: A randomized clinical trial. J Am Acad Dermatol. 2020;82:252-3.

Redler S, Messenger AG, Betz RC. Genetics and other factors in the aetiology of female pattern hair loss. Exp Dermatol. 2017;26:510-17.

Reid EE, Haley AC, Borovicka JH, et al. Clinical severity does not reliably predict quality of life in women with alopecia areata, telogen effluvium, or androgenic alopecia. J Am Acad Dermatol. 2012;66:e97-102.

Rushton DH, Van Neste DJ. Lessons from the past: Avoiding placebo generated increased hair counts. Int J Trichology. 2019;11:144-6.

Sasaki GH. Review of human hair follicle biology: Dynamics of niches and stem cell regulation for possible therapeutic hair stimulation for plastic surgeons. Aesthetic Plast Surg. 2019;43:253-66.

Schmidt S, Fischer TW, Chren MM, et al. Strategies of coping and quality of life in women with alopecia. Br J Dermatol. 2001;144:1038-43.

Schmitt JV, Ribeiro CF, Souza FH, et al. Hair loss perception and symptoms of depression in female outpatients attending a general dermatology clinic. An Bras Dermatol. 2012;87:412-17.

Shin H, Won CH, Chung WK, Park BS. Up-to-date clinical trials of hair regeneration using conditioned media of adipose-derived stem cells in male and female pattern hair loss. Curr Stem Cell Res Ther. 2017;12:524-30.

Uebel CO, da Silva JB, Cantarelli D, Martins P. The role of platelet plasma growth factors in male pattern baldness. Plast Reconstr Surg. 2006;118:1458-66.

Uebel CO. Baldness surgery: the mega-punctiform technique. Ann Plast Surg. 1995;1:95-103.

Uebel CO. ed. Hair restoration: Micrografts and flaps. São Paulo, Brazil: OESP Gráfica. 2001.

Uebel CO. Female pattern hair loss: why the follicular unit transplantation surgical Technique remains a good option. Plast. Reconstr.Surg. 2021;147:839.

Uebel CO. Micrografts and minigrafts: a new approach for baldness surgery. Ann Plast Surg. 1991;27:476-87.

Uebel CO. The punctiform technique with the 1000-graft session. In: Stough DB, Haber RS (Eds.). Hair replacement: Surgical and medical. St. Louis: Mosby. 1996. p. 172-7.

Uebel CO. The punctiform technique. In: Unger WP, Shapiro R (Eds.). Hair Transplantation. Vol. 1, 4. ed. New York: Marcel Dekker, Inc. 2004. p. 641-50.

Uebel CO. The use of micrograft and minigraft megasessions in hair transplantation. In: Nahai F (Ed.). The Art of Aesthetic Surgery: Principles and Techniques. Vol. 2, 2. ed. St. Louis: Quality Medical Publishing. 2004. p. 1725-64.

Van Zuuren EJ, Fedorowicz Z, Schoones J. Interventions for female pattern hair loss. Cochrane Database Syst Rev. 2016;2016(5):CD007628.

Zhuang XS, Zheng YY, Xu JJ, Fan WX. Quality of life in women with female pattern hair loss and the impact of topical minoxidil treatment on quality of life in these patients. Exp Ther Med. 2013;6:542-6.

CONCEITOS E APLICAÇÕES DA MEDICINA REGENERATIVA (CÉLULAS-TRONCO) NO REJUVENESCIMENTO FACIAL

Lydia Masako Ferreira ▪ Felipe Contoli Isoldi ▪ José da Conceição Carvalho Júnior

CONCEITOS

Nos últimos anos, a terapia com células-tronco tornou-se um tópico em evidência dentro da pesquisa científica mundial. O desenvolvimento de terapias regenerativas nos diversos campos de atuação da medicina tem despertado grandes expectativas, em especial no rejuvenescimento facial.

A Medicina Regenerativa é considerada uma terapia que emprega genes, proteínas e células humanas para restaurar ou fornecer as substituições mecânicas para tecidos que foram feridos por trauma, danificados por doenças ou desgastados pela ação do tempo, e oferecem a perspectiva de curar doenças que ainda hoje não podem ser tratadas com eficácia, e de retardar o próprio processo de envelhecimento.

Um dos grandes protagonistas da Medicina Regenerativa são as células-tronco que se classificam em três tipos: células totipotentes, pluripotentes e multipotentes. As células-tronco totipotentes são capazes de se dividir e se diferenciar em células de todo o organismo. A totipotência tem o maior potencial de diferenciação e permite que as células formem estruturas embrionárias e extraembrionárias. Um exemplo de uma célula totipotente é um zigoto, que é formado depois que um espermatozoide fertiliza um óvulo. Essas células podem-se desenvolver posteriormente em qualquer uma das três camadas germinativas ou formar uma placenta. Após aproximadamente 4 dias, a massa celular interna do blastocisto torna-se pluripotente. Esta estrutura é a fonte de células pluripotentes.

As células-tronco pluripotentes (CTPs) formam células de todas as camadas germinativas, mas não de estruturas extraembrionárias, como a placenta. As células-tronco embrionárias (CTEs) são um exemplo. CTEs são derivadas da massa celular interna de embriões pré-implantação. Outro exemplo são as células-tronco pluripotentes induzidas (iCTPs) derivadas da camada epiblástica de embriões implantados. Sua pluripotência é um *continuum*, começando em células completamente pluripotentes, como CTEs e iCTPs, e terminando em representantes com menos potência – células multi, oligo ou onipotentes.

As células-tronco multipotentes têm um espectro de diferenciação mais estreito do que as CTPs, mas podem se especializar em células de linhagens celulares específicas. Um exemplo é a célula-tronco derivada de tecido adiposo (CTTA), que pode-se diferenciar em condrócitos, miócitos, osteócitos e adipócitos. Após a diferenciação, uma CTTA torna-se uma célula oligopotente e suas habilidades de diferenciação ficam então restritas às células de sua linhagem.

CÉLULAS-TRONCO DERIVADAS DE TECIDO ADIPOSO

A partir dos trabalhos de Zuk *et al.*, 2001, em que se notabilizou o tecido adiposo como uma excelente fonte de obtenção de células-tronco, diversos estudos foram iniciados à fim de testar o potencial regenerativo dessas células.

Pela experiência adquirida com o manuseio do tecido adiposo com lipoaspiração e lipoenxertia, coube aos cirurgiões plásticos liderarem as pesquisas utilizando CTTA, com destaque nacional para os estudos iniciados no Laboratório de Cultura de Células e Engenharia Tecidual da Unifesp/EPM.

Entre as células-tronco adultas, as CTTAs parecem ser as mais vantajosas para uso em terapias celulares e na engenharia de tecidos. A razão é que o tecido adiposo está disponível em quantidade suficiente na quase totalidade dos pacientes e, devido à sua localização subcutânea, torna-se de fácil acesso e acarreta pouca morbidade na área doadora. Em comparação com outros tipos de tecidos no organismo humano, as células-tronco no tecido adiposo são abundantes, podendo ser isoladas em grandes quantidades. O tecido adiposo apresenta um rendimento celular 500 vezes maior que a medula óssea para se obter células-tronco.

Além disso, as CTTAs sofrem senescência mais tarde do que as CTMOs e têm uma capacidade de proliferação maior do que as CTMOs. As CTTAs também são mais ativas na produção autócrina de alguns fatores de crescimento e imunomoduladores do que outros tipos de células-tronco.

Apesar das vantagens e dos potenciais benefícios do uso das células-tronco nas diversas áreas, e em especial no rejuvenescimento facial, a segurança biológica dessas células para o uso clínico ainda são questionáveis. Alguns estudos apontam para possíveis instabilidades genômicas, que podem surgir com uso das células-tronco. Por isso seu uso em seres humanos é liberado ou não de acordo com a legislação de cada país.

LEGISLAÇÃO BRASILEIRA

Em 2018 a Agência Nacional de Vigilância Sanitária (Anvisa) publicou duas resoluções que marcaram o início dos avanços para terapias celulares (células-tronco) no Brasil: a Resolução da Diretoria Colegiada (RDC) nº 214/2018, sobre boas práticas em células humanas para uso terapêutico e em pesquisa clínica, e a RDC nº 260/2018, sobre a realização de ensaios clínicos com produtos de terapias avançadas (PTA), que são produtos biológicos, utilizados com fins terapêuticos, obtidos a partir de células e tecidos humanos que foram submetidos a um processo de fabricação. A partir da publicação da RDC nº 260/2018, qualquer pesquisa com PTA envolvendo seres humanos deve ser previamente analisada e aprovada pela Anvisa.

Os PTAs são classificados pela agência em Produtos de Terapia Avançada de Classe I, que consistem naqueles submetidos a manipulação mínima e que desempenham no receptor uma função diferente da desempenhada no doador, e Produtos de Terapia Avançada de Classe II, que consistem naqueles que são submetidos a manipulação extensa, produtos de engenharia tecidual e produtos de terapia gênica. As terapias com células-tronco se enquadram na classe II quando ocorre, por exemplo, o cultivo dessas células em meio de cultura antes da aplicação terapêutica.

Em 2019, a proposta de RDC para registro do PTA, com requisitos mínimos para o registro, condições de dispensa em casos específicos e definição de prazos para análise e priorização, foi colocada em Consulta Pública (CP 706/2019). Então, em fevereiro de 2020, a Anvisa aprovou o texto normativo sobre o registro sanitário do PTA, RDC nº 338/2020, dando sequência às medidas que já vinham sendo tomadas pela agência para estimular os estudos com PTAs no Brasil e ampliar o acesso dos pacientes brasileiros a terapias inovadoras.

Em julho de 2021, entrou em vigor a consolidação das normas sobre PTAs. O processo de revisão das RDCs não contemplou alterações técnicas no conteúdo das normas, apenas aperfeiçoou a técnica legislativa e a redação, bem como organizou e consolidou os atos normativos. Com a consolidação, entraram em vigor as seguintes RDCs:

- *RDC nº 505/2021*: Dispõe sobre o registro de produto de terapia avançada (Revogou as RDCs nº 338/2020 e nº 363/2020).
- *RDC nº 506/2021*: Dispõe sobre as regras para a realização de ensaios clínicos com produto de terapia avançada investigacional no Brasil, e dá outras providências (Revogou as RDCs nº 260/2018 e nº 453/2020).
- *RDC nº 508/2021*: Dispõe sobre as boas práticas em células humanas para uso terapêutico e pesquisa clínica, e dá outras providências (Revogou a RDC nº 214/2018).

APLICAÇÃO CLÍNICA E CIRÚRGICA DAS CÉLULAS-TRONCO

As células-tronco residentes nos tecidos (CTPs) estão quiescentes, e são ativadas por sinalizações específicas conforme o estímulo efetuado. Esse contexto celular seria provavelmente influenciado pelo ambiente do nicho celular em questão. Ou seja, trata-se da modulação do microambiente por diversas vias de sinalização da matriz extracelular (MEC) e mediadores reguladores da expressão gênica, ajustando a proliferação, migração, diferenciação e apoptose das células relacionadas.

A aplicação clínica das CTPs tem sido investigada em distúrbios degenerativos, e os seus efeitos imunomoduladores relacionados com as várias condições caracterizadas por inflamação predominante. Atualmente, existem diversos ensaios clínicos registrados para o uso terapêutico das CTPs na tratativa de diversas patologias, aplicadas isoladamente ou em combinação com medicamentos. Buscando-se no endereço www.clinicaltrials.gov, o qual é uma das principais plataformas internacionais de registro de estudos, e se utilizando do descritor "Células-Tronco Mesenquimais", encontrou-se cerca de 1.533 estudos e, desses, cerca de 274 ensaios clínicos correlacionando células-tronco mesenquimais derivadas do tecido adiposo (CTTAs). Em paralelo, na plataforma de registros de ensaios clínicos da Organização Mundial da Saúde (*International Clinical Trials Registry Platform* – ICTRP, disponível em https://trialsearch.who.int/), a mesma pesquisa resultou em 1.583 e 293 estudos, respectivamente. Esses resultados da busca revelaram a importância e a contemporaneidade do assunto; bem como, a sinergia em se adquirir evidências robustas na aplicabilidade terapêutica das CTPs. Pois, de maneira mais assertiva, o seu uso tem se demonstrado seguro e de baixa imunogenicidade.

De maneira geral, as CTPs apresentam cinco principais funções biológicas com interesse terapêutico: função de proliferação; diferenciação; integração e migração; função trófica, e; imunossupressão. A função proliferativa das CTPs é vital para os fins terapêuticos, pois a quantidade de células obtidas após o isolamento de fontes biológicas é escassa; e, em geral, há necessidade de um número elevado de CTPs nas terapias clínicas. Normalmente, uma dose terapêutica com MSC representa cerca de 1 a 10×10 CTPs/kg de peso do paciente. A tentativa de se viabilizar ou otimizar a expansão de culturas de CTPs, produzindo maiores quantidades desse tipo celular seria fundamental para se agilizar e consolidar os tratamentos médicos específicos. O tecido adiposo parece ser o mais vantajoso, devido à sua abundância corporal (cerca de 500 vezes mais células-tronco no tecido adiposo do que na medula óssea), fácil localização na tela subcutânea e à possibilidade de técnicas pouco invasivas para sua retirada do tecido.

As funções de integração e migração das CTPs foram consideradas comparáveis às capacidades das células hematopoiéticas de se fixarem na medula óssea após um transplante de medula via venosa periférica. Ou seja, existem diversos mecanismos sinalizadores que atribuem o direcionamento correto das células ao local tencionado para que exerçam seus efeitos terapêuticos. Nesse sentido, observou-se também que as CTPs poderiam migrar para áreas de tecidos lesionados, onde atuariam efetivamente na recuperação local.

A função trófica das CTPs é atribuída a produção de fatores de crescimento por mecanismos de ação autócrinos e parácrinos, e direcionados às células progenitoras ou autóctones, aumentando sua própria capacidade de metabolizar, proliferar, diferenciar e migrar, contendo o dano tecidual e atribuindo melhorias a ele. As recomendações ao emprego das CTPs observadas na bancada do laboratório com fins terapêuticos à beira do leito se basearia no pressuposto de que a garantia da robustez *in vitro* da função de imunossupressão das CTPs estaria associada ao efeito terapêutico *in vivo* (translacional). As funções biológicas das CTPs de caráter trófico e imunossupressão poderiam estar relacionadas às funções reguladoras dos mecanismos de morte celular ativado e crucial em diversas patologias. O aprofundamento desse entendimento facilitaria o uso guiado da terapia celular com CTPs na prática clínica.

Quando as CTTAs são injetadas diretamente em tecidos e órgãos danificados *in vivo*, seus efeitos regenerativos se baseiam principalmente na produção e ação autócrina e parácrina de fatores de crescimento, citocinas, quimiocinas, fatores antiapoptóticos e imunomoduladores, englobando um conjunto de diversas moléculas bioativas denominado secretoma. O secretoma é específico célula a célula e mudaria em resposta às flutuações entre estados fisiológicos (homeostase) e condições patológicas. Desse modo, as CTTAs se apresentariam como ferramentas condicionadoras de novas tendências terapêuticas, especialmente para estratégias em patologias limitadas pelos tratamentos convencionais, já que o secretoma favoreceria a proliferação, diferenciação e migração celular, otimizando o microambiente tecidual.

As CTTAs têm sido amplamente aplicadas em pacientes, especialmente para os fins reconstrutivos, corretivos, estéticos e cosméticos. Esse processo envolveria três etapas: a coleta de tecido adiposo na tela subcutânea; seu processamento e separação; e a implantação ou infiltração no local receptor. A coleta de gordura envolveria o procedimento de aspiração da gordura subcutânea por meio do uso de uma cânula (lipoaspiração). Embora a lipoaspiração simples não pareça influenciar negativamente a viabilidade das CTTAs, o uso de algumas tecnologias associadas à lipoaspiração, como aquela assistida por ultrassom, poderia comprometer essas células, deteriorando a sua capacidade proliferativa (embora isso ainda permaneça controverso). Na fase de processamento, a centrifugação em alta velocidade (por exemplo, 3.000 rpm por 3 minutos) também resultaria em uma proporção maior de células não viáveis. Baixando-se a velocidade para cerca de 1.300 rpm, pode-se atenuar esse problema. Na fase de infiltração, outros elementos associados concomitantemente à aspiração gordurosa, como sangue, óleo (células destruídas) e o interstício fibroso poderiam prejudicar a integração do lipoenxerto e na avaliação volumétrica, quando necessária.

As CTTAs aspiradas de diferentes topografias corporais apresentam distinções na diferenciação de linhagens celulares, crescimento, proliferação, potencial apoptótico e perfis de expressão gênica. Por exemplo, no abdome, as CTTAs aspiradas da fáscia superficial (Camper) apresentaram maior padrão de proliferação e diferenciação em relação àquelas aspiradas da fáscia profunda (Scarpa). Esse resultado poderia ser dependente do sexo, pois, tal variação não foi observada em indivíduos femininos. As CTTAs do tecido adiposo abdominal também demonstraram ser mais resistentes aos estímulos apoptóticos. Outro fator correlaciona-se ao fenótipo metabólico do paciente, em que indivíduos obesos promoveriam maior ativação de células pró-inflamatórias e a resistência à insulina dos adipócitos. As propriedades imunomoduladoras das CTTAs também estariam comprometidas nesses pacientes. Essas observações têm implicações potenciais para a integração do enxerto de gordura no tecido-alvo entre diferentes pacientes.

Além da possibilidade de infiltrar-se no tecido o enxerto de gordura, com suas células íntegras, pode-se lançar mão de processar esse tecido em um tamanho reduzido, "destruindo" propositalmente as células, para aproveitar os seus conteúdos. A esse processo se denominou *nanofat*. O *nanofat* é definido por um tamanho de enxerto de cerca de 400 a 600 μm ou menos. A nanogordura é facilmente obtida por meio de etapas de digestão, filtragem da gordura ou isolamento mecânico sem adição de enzimas (microfragmentado). Nesse contexto, a eficácia terapêutica das abordagens acelulares seria explicada pelo fato de que uma parte significativa da propensão natural das células-tronco para reparar o tecido danificado poderia ser atribuída à sua atividade secretora, a qual combina fatores mitogênicos, citocinas, quimiocinas e componentes da matriz extracelular. Portanto, a capacidade do secretoma de modular vários alvos simultaneamente demonstrou eficácia pré-clínica e clínica na reversão de mecanismos patológicos de condições complexas, como dermatite atópica, vitiligo, psoríase, acne, feridas crônicas e alopecia. Ou seja, tanto a presença da gordura enxertada ou seu abundoso conteúdo tem a capacidade terapêutica e regenerativa.

As terapias regenerativas que exploraram os produtos derivados do tecido adiposo apresentaram resultados promissores na recuperação de retalhos em vias de isquemia ou necrose, por exemplo, manipulando o microambiente. Na cicatrização de feridas cutâneas e queimaduras, as CTTAs contribuíram positivamente nas fases inflamatória e proliferativa, seja por suas capacidades de proliferação e diferenciação ou pela secreção de diferentes fatores de crescimento e citocinas.

No entanto, ficou evidente que fatores como a idade do paciente, o índice de massa corporal (IMC) – obesidade, e o sexo poderiam afetar a capacidade proliferativa, expressão de marcadores celulares e a capacidade de diferenciação de múltiplas linhagens das CTTAs, interferindo diretamente na capacidade terapêutica. Ainda, fatores ambientais e comportamentais também poderiam ter impacto direto, como hábitos alimentares, tabagismo e etilismo, entre outros.

Por fim, há questões relevantes ainda a serem consideradas na aplicação das CTTAs, como a padronização de sua coleta, processamento, infiltração tecidual; e quanto às células já integradas, a estabilidade genética e sua segurança oncológica. Essas questões fomentam ainda mais a pesquisa experimental e clínica com enfoque na Medicina Regenerativa.

APLICAÇÃO DAS CÉLULAS-TRONCO NO REJUVENESCIMENTO FACIAL

As CTTAs estimulariam a capacidade de proliferação celular e angiogênese na derme, pela secreção de diversos fatores de crescimento e outras substâncias bioativas para promoverem a secreção de colágeno e elastina, melhor alinhamento entre essas fibras e atuação das metaloproteinases na modulação do colágeno tipo III ao I.

Nesse contexto, as evidências sugeririam a superioridade da aplicação das CTTAs na melhoria morfológica da pele da face fotoenvelhecida, para o seu rejuvenescimento, pelo aumento da espessura da derme e na atenuação da ritidose, pela indução parácrina dos fibroblastos e estimulação da angiogênese. Ainda, sabe-se que as CTTAs de pacientes mais jovens apresentaram maior capacidade proliferativa e funcional quando comparadas àquelas de paciente mais idosos; porém, essas células mantiveram sua capacidade de diferenciação em ambos os doadores. Especificamente, o Fator de Crescimento Transformador beta (TFG-β) e os Fatores 11 e 15 de Diferenciação de Crescimento (GDF11 e GDF15, respectivamente) seriam protagonistas do secretoma das CTTAs, atuando no restauro e melhoria da pele (fotoenvelhecida), interagindo diretamente sobre os fibroblastos.

Além disso, foi demonstrado que as CTTAs protegeriam os fibroblastos dérmicos contra o estresse oxidativo e radicais livres, pela presença de agentes antioxidantes, inclusive a Interleucina 6 (IL-6), superóxido dismutase 2 (SOD2) e Proteínas de Ligação a Fator de Crescimento Semelhante a Insulina. Esse efeito protetor também condicionaria contra a apoptose induzida, atenuando os efeitos do envelhecimento da pele.

Ainda, quando as CTTAs foram injetadas por via subcutânea, elas migraram para a derme e expressaram o marcador de células-tronco endoteliais p63. Sugeriu-se, então, que o efeito das CTTAs na pele não era apenas pela expressão de fatores de crescimento, angiogênese, recrutamento parácrino de células ou eliminação de radicais livres, mas também pela transdiferenciação das CTTAs em células-tronco endoteliais. O melhor entendimento desses mecanismos não apenas forneceu as explicações dos efeitos positivos nos tecidos alvo de tratamentos, mas também ampliou as ferramentas e possibilidade de táticas e técnicas terapêuticas do rejuvenescimento.

O envelhecimento das CTTAs estaria associado à regulação negativa de genes responsáveis pela manutenção da integridade genômica e pela remodelação da cromatina. A perda da integridade epigenética (alterações hereditárias na função gênica) levaria à atenuação funcional e ao risco de transformações oncológicas. A redução da atividade da telomerase (a enzima que neutraliza a perda de telômeros) e o consequente encurtamento dos telômeros, resultariam em disfunções celulares. As implicações clínicas da expressão diferencial do fator de crescimento em CTTAs senescentes não são claras, e células envelhecidas expressam níveis mais elevados de citocinas pró-inflamatórias, atenuação da expressão de receptores de citocinas e quimiocinas, prejudicando a capacidade dessas células de responderem ao chamado para o reparo e regeneração de tecidos lesados.

Ainda, os danos aos ácidos nucleicos por espécies reativas de oxigênio (ROS), radiação ultravioleta (UV) e ionizante e agentes carcinógenos químicos resultariam em erros cumulativos no processo de replicação que se manifestariam com a idade do paciente e afetariam as funções celulares.

Assim, as atribuições das CTTAs no rejuvenescimento da pele da face foram investigadas em estudos clínicos, verificando-se a melhoria na aparência e profundidade das rítides, espessura e flexibilidade da pele. Também, o emprego de outras tecnologias associadas ao tratamento cirúrgico da face com a aplicação do enxerto de gordura foi aprimorado após o *resurfacing* com *laser* ablativo de CO_2, quando comparado ao uso isolado do dispositivo. No entanto, há algumas limitações a serem consideradas.

Primeiramente, é difícil comparar estudos distintos devido às diferenças nas casuísticas e técnicas empregadas. A maioria das transferências de gordura e CTTAs não são padronizadas nos métodos. Parece que a sobrevivência e a vitalidade das CTTAs estariam fortemente associadas à técnica de coleta, e também não há diretrizes inequívocas nessa área. A maioria dos estudos forneceu apenas um acompanhamento de um ou dois anos em um pequeno número de pacientes incluídos. O rigor metodológico, casuística homogênea e adequada, e o seguimento clínico prolongado ajudariam no desenvolvimento de diretrizes confiáveis para o uso adequado das CTTAs.

Mesmo assim, o transplante estrutural de gordura autóloga é um dos métodos mais frequentemente empregados para se corrigir as irregularidades do tecido mole da face. No entanto, cerca de 20% a 90% da gordura injetada em uma determinada área de tratamento poderia ser facilmente absorvida, e muitas vezes são necessárias diversas sessões sequenciadas para se obter o aspecto desejado. A padronização do procedimento de lipoenxertia, seguindo as evidências robustas acerca da integração da gordura, carece maior atenção. O tecido adiposo não é apenas uma simples opção de volumização, mas também uma opção de "preenchimento dinâmico", com dois tipos de efeitos diferentes e complementares: o efeito volumétrico, e; regenerativo.

Os mecanismos fisiológicos desses eventos dinâmicos e coexistentes ainda não estão completamente elucidados. As CTTAs demonstraram sua capacidade de provocar uma resposta regenerativa e angiogênica por meio de interações autócrinas, parácrinas e diretas entre as células da pele. Ainda, melhoria na qualidade da pele, em sua aparência macroscópica, e na sua hidratação. Além disso, observou-se um aspecto importante da regeneração: a capacidade de produzir novos vasos sanguíneos na parte profunda da derme reticular e na junção dermoepidérmica; diminuição na rede de fibras elásticas (elastose) e aumento da rede elástica de oxitalan na derme papilar. Observou-se a infiltração de células mononucleares, reorganização do padrão das fibras colágenas e elásticas na derme, determinando o efeito regenerador do rejuvenescimento da face.

Por fim, as CTTAs seriam eficientes e seguras para o rejuvenescimento facial, apesar de a sua coleta requerer habilidades técnicas e equipamentos adequados para seu uso. Outras limitações associadas seriam a dificuldade de se quantificar com precisão o efeito rejuvenescedor e o conhecimento incompleto dos eventos biológicos que o determinaram.

PERSPECTIVAS E NOVAS TECNOLOGIAS

A introdução das CTPs pela Medicina Regenerativa, com destaque às CTTAs, como ferramentas fundamentais no auxílio terapêutico foi bem-sucedida e promissora. Arrematou uma lacuna entre os tratamentos convencionais, superando limitações observadas na resposta do tecido e da cicatrização de feridas cutâneas, por exemplo, mesmo quando na utilização de outros recursos, escalonando-se na complexidade: enxertos teciduais autólogos, cultivados ou não, alogênicos e os substitutos de pele ou matrizes dérmicas. O uso associado de CTTAs em produtos substitutos da pele permitiu a rápida reconstituição tecidual, maior angiogênese, melhoria na elasticidade e maior população de células dérmicas com elevada produção e organização da matriz extracelular (MEC), aprimorando a cicatrização de feridas cutâneas.

Um outro ponto a ser considerado é o fato de que as CTTAs estariam intimamente integradas ao seu nicho celular e na matriz extracelular (MEC), interconectando-se às demais células epiteliais. Quando coletadas por aspiração, ocorreria a segregação celular e isso implicaria no primeiro parâmetro limitador de suas aplicações clínicas. De fato, o contexto do nicho celular sustentaria todo o seu potencial terapêutico. Contudo, a manutenção desse microambiente durante a coleta da gordura, processamento do tecido e infiltração no leito receptor é difícil e não praticável. Portanto, foca-se em se estabelecer evidências robustas para se aprimorar a viabilidade celular e sua integração no tecido. Esses pontos são os principais aspectos das investigações dos últimos anos e alicerces de pesquisas futuras e desenvolvimento inovador e de novas tecnologias.

Inicialmente, relatos indicaram que os agentes anestésicos locais poderiam afetar negativamente a viabilidade e a quantidade de CTTAs, sugerindo que a anestesia local deveria ser evitada. Embora as CTTAs sejam amplamente utilizadas em aplicações pré-clínicas e clínicas, intravenosa, intramuscular e diretamente no tecido cutâneo, elas poderiam não atingir sua eficácia total. Mais estudos de acurácia e prognóstico poderiam consolidar essas informações ou alterá-las positivamente, incentivando a lipoenxertia em sua prática ambulatorial, por exemplo.

Um segundo ponto se trata das vesículas extracelulares derivadas de CTPs desempenhando um papel fundamental na regulação e regeneração imunológica tecidual. Essas vesículas possuem conteúdo carregado de moléculas bioativas, "imitando" os efeitos das CTTAs, desempenhando funções robustas, modulando vias imunológicas, promovendo a migração e a proliferação de células efetoras e reduzindo a apoptose. Atualmente, 15 ensaios clínicos foram registrados no www.clinicaltrial.gov para o estudo aprofundado desse mecanismo vesicular efetor, mas nenhum foi concluído. Embora as vesículas, em comparação com a terapia utilizando CTTAs incitem uma resposta imunológica menor e tenham um perfil de segurança mais elevado, ainda há desafios para sua aplicação clínica, talvez por seu caráter terapêutico menos duradouro, até a extenuação das substâncias em seu interior. Além disso, a aplicação bem-sucedida das vesículas dependeria do baixo custo para a produção em massa, bem como de uma melhor eficiência de separação e de métodos de caracterização mais precisos.

O *nanofat* está se desenvolvendo rapidamente. Nele ocorre a emulsificação completa da gordura abdominal, por exemplo, de modo que nenhum adipócito viável ficou evidente. Essa estratégia não se destinaria em volumização, mas sim a concentrar mecanicamente os conteúdos das CTTAs e, também, em criar um material mais fluido para a aplicação com uma cânula ou agulha de injeção de calibres estreitos. O *nanofat* representou uma mudança de pensamento com relação à aplicação do enxerto de gordura, baseado na utilização da população de células-tronco dentro da fração vascular estromal (FVS), para se obter o rejuvenescimento do tecido nativo, a atenuação de cicatrizes e a reversão dos sinais de envelhecimento.

A FVS é o produto do lipoaspirado após a degradação por método enzimático (colagenase) ou mecânico. Isso levaria a duas fases distintas: uma fração flutuante de adipócitos maduros e uma fração aquosa inferior contendo outros componentes celulares. Foi teorizado que o enriquecimento dos enxertos de gordura com FVS poderia melhorar a taxa de integração no leito receptor.

As principais limitações das lipotransferências e transferências suplementadas com FVS são os resultados ainda imprevisíveis e o procedimento de coleta de tecido. As complicações após a lipoaspiração podem ser fatais, apesar de raras (trombose venosa profunda, perfuração de vísceras, embolia gordurosa e tromboembolismo pulmonar). É por isso que novas abordagens de coleta de tecido adiposo estão sendo desenvolvidas. Uma das ideias seria armazenar o lipoaspirado em um banco de tecidos para usá-lo posteriormente, nas demais sessões de volumização ou regeneração tecidual que o paciente possa necessitar, sem precisar passar por múltiplas aspirações. A criopreservação provou ser bem-sucedida, e o processo de armazenamento não influenciou o número ou a viabilidade das CTPs. Outras inovações estão focadas em se desenvolver diferentes arcabouços (ácido hialurônico, beta-glucano e poli(D,L-lactídeo-co-glicolídeo)) e no uso de fatores de crescimento que poderiam ser adicionados com segurança aos enxertos de gordura para melhorar sua sobrevivência e integração. O objetivo da adição de biomateriais seria evitar a zona de necrose e cinzenta das CTPs quando infiltradas no tecido receptor, e melhorar a vascularização e neoangiogênese local. Por fim, há observações de que técnicas simples, como a aplicação de toxina botulínica, poderiam ter influência positiva na integração. Ao se relaxar os músculos da mímica facial antes de se transferir a gordura, o estresse mecânico dos músculos seria diminuído sobre o lipoenxerto, e aumentaria a viabilidade celular das CTTAs. Mas, mais investigações são necessárias para se consolidar essa prática.

As CTTAs presentes no lipoenxerto tiveram a capacidade de alterar fundamentalmente a prática clínica e introduzir um novo paradigma na Cirurgia Plástica reparadora e estética. No entanto, ainda é necessário um conjunto maior de evidências robustas em estudos com metodologia adequada e rigorosa, em humanos, para que haja a validação e a adoção generalizada na prática clínica padronizada. Com destaque ao uso de novas tecnologias e inovações, como na aplicação de exossomos, vesículas extracelulares, bioimpressão e arcabouços teciduais, entre outros.

BIBLIOGRAFIA

Al-Ghadban S, Bunnell BA. Adipose Tissue-Derived Stem Cells: Immunomodulatory Effects and Therapeutic Potential. Physiology (Bethesda). 2020;35(2):125-33.

Aloise AC, Pelegrine AA, Zimmermann A, et al. Repair of critical-size bone defects using bone marrow stem cells or autogenous bone with or without collagen membrane: a histomorphometric study in rabbit calvaria. Int J Oral Maxillofac Implants. 2015;30(1):208-15.

ANVISA (Agência Nacional de Vigilância Sanitária) - Biblioteca de sangue, tecidos, células e órgãos Disponível em https://www.gov.br/anvisa/pt-br/assuntos/regulamentacao/legislacao/bibliotecas-te- maticas/arquivos/sangue. Acesso em 25 de maio de 2023.

Bacakova L, Zarubova J, Travnickova M, et al. Stem cells: their source, potency and use in regenerative therapies with focus on adipose-derived stem cells - a review. Biotechnol Adv. 2018;36(4):1111-1126.

Bacakova L, Zarubova J, Travnickova M, et al. Stem cells: their source, potency and use in regenerative therapies with focus on adipose-derived stem cells - a review. Biotechnol Adv. 2018;36(4):1111-26.

Brito FN, Vendramin FS, Lopes CTA, et al. Proliferation of human adipose tissue-derived stem cells stimulated by oil rich in thymol of Lippia origanoides. Acta Cir Bras. 2018;33:431-8.

Charles-de-Sá L, Gontijo-de-Amorim NF, Maeda Takiya C, et al. Antiaging treatment of the facial skin by fat graft and adipose-derived stem cells. Plast Reconstr Surg. 2015;135(4):999-1009.

Fourtoul FCZ, Shaik S, Derireddy RV, et al. Cryopreserved adipose tissue-derived stromal/stem cells: potential for applications in clinic and therapy. Advances in Experim Med and Biol. 2016 1:137-46.

Freitas ALP, Silva MO, Matsumoto PM, et al. Experimental moden of obtaining tissue adipose mesenchymal stem cells isolation and distribution in surgery flaps in rats. Acta Cir Bras. 2014;29:29-33.

Gaiba S, França LP, França JP, Ferreira LM. Characterization of human adipose-derived stem cells. Acta Cir Bras. 2012;27(7):471-6.

Gimble JM, Ray SP, Zanata F, et al. Adipose Derived Cells and Tissues for Regenerative Medicine. ACS Biomaterials-Science & Engineering. 2016;1.

Glass GE, Ferretti P. Adipose-Derived Stem Cells in Aesthetic Surgery. Aesthet Surg J. 2019;39(4):423-38.

Mazini L, Rochette L. Malka G. Growth Differentiation Factor 11 (GDF11)/Transforming Growth Factor-β (TGF- β)/Mesenchymal Stem Cells (MSCs) Balance: A Complicated Partnership in Skin Rejuvenation. J. Embryol. Stem Cell Res. 2019;3:000122.

Oliveira R, Pelegrine A, Aloise AC, Ferreira LM. Xenograft Impregnated with Bone Marrow Mononuclear Fraction for Appositional Bone Regeneration in Rabbit Calvaria: A Clinical and Histomorphometric Study. The Internat J Oral and Maxillofacial Implants. 2014;29:962-8.

Pelegrine AA, Aloise AC, Zimmermann A, et al. Repair of critical-size bone defects using bone marrow stromal cells: a histomorphometric study in rabbit calvaria. Part I: Use of fresh bone marrow or bone marrow mononuclear fraction. Clin Oral Implants Res. 2013 21.

Pelegrine AA, Aloise AC, Zimmermann A, et al. Repair of Critical-Size Bone Defects Using Bone Marrow Stem Cells or Autogenous Bone With or Without Collagen Membrane: A Histomorphometric Study in Rabbit Calvaria. Internat J Macillofacial Implants. 2015;30:208-15.

Rigotti G, Charles-de-Sá L, Gontijo-de-Amorim NF, et al. Expanded Stem Cells, Stromal-Vascular Fraction, and Platelet-Rich Plasma Enriched Fat: Comparing Results of Different Facial Rejuvenation Approaches in a Clinical Trial. Aesthet Surg J. 2016;36(3):261-70.

Silva MO, Pelegrine AA, Silva AAP, et al. Xenograft Enriched with Autologous Bone Marrow in Inlay Reconstructions: A Tomographic and Histomorphometric Study in Rabbit Calvaria. International Journal of Biomaterials. 2012:1-7.

Soares MM, Segreto H, Aloise AC, Ferreira LM. Adipose derived stem cell on the regeneration of irradiated mandible of adult rabbit submitted to distraction osteogenesis. J Pharmacy Pharmacol. 2018;6:113-22.

Suartz CV, França SG, França JP, et al. Adipose-derived stem cells (ADSC) in the viability of a random pattern dorsal skin flap in rats. Acta Cir Bras. 2014;29:2-5.

Surowiecka A, Strużyna J. Adipose-Derived Stem Cells for Facial Rejuvenation. J Pers Med. 2022;12(1):117.

Zakrzewski W, Dobrzyński M, Szymonowicz M, Rybak Z. Stem cells: past, present, and future. Stem Cell Res Ther. 2019;10(1):68.

Zanata F, Bowles A, Frazier T, et al. Effect of Cryopreservation on Human Adipose Tissue and Isolated Stromal Vascular Fraction Cells. Plast Reconstr Surg. 2018;141:232e-43e.

Zhang J, Liu Y, Chen Y, et al. Adipose-Derived Stem Cells: Current Applications and Future Directions in the Regeneration of Multiple Tissues. Stem Cells Int. 2020;2020:8810813.

Zimmermann A, Pelegrine AA, Peruzzo D, et al. Adipose mesenchymal stem cells associated with xenograft in a guided bone regeneration model: a histomorphometric study in rabbit calvaria. Int J Oral Maxillofac Implants. 2015;30(6):1415-22.

Zuk PA, Zhu M, Mizuno H, et al. Multilineage cells from human adipose tissue: implications for cell-based therapies. Tissue Eng. 2001;7(2):211-28.

CUIDADOS E SEGURANÇA NO PRÉ, TRANS E PÓS-OPERATÓRIO DA CIRURGIA PLÁSTICA FACIAL

CAPÍTULO 49

Marcelo Marafon Maino ■ Antonio Carlos Pinto Oliveira ■ Daniele Walter Duarte

INTRODUÇÃO

Uma rotina detalhada de cuidados no pré, no trans e no pós-operatório é fundamental para a obtenção de bons resultados na cirurgia de rejuvenescimento facial. Não resta dúvidas de que, conforme a técnica cirúrgica escolhida pelo cirurgião, o perfil de complicações possíveis e cuidados específicos em cada uma dessas etapas do perioperatório sofrem modificações. No entanto existem conceitos universais que, quando empregados, minimizam os riscos de complicações cirúrgicas, otimizam os resultados e aumentam a satisfação dos pacientes.

PRÉ-OPERATÓRIO

Anamnese

A abordagem do paciente candidato a rejuvenescimento facial inicia-se com uma boa avaliação pré-operatória. A anamnese deve ser diligente e incluir questionamentos tanto sobre cirurgias quanto de procedimentos faciais prévios. Preenchimentos, aplicação de bioestimuladores de colágeno e fios de sustentação podem alterar a anatomia da face e do pescoço. A aplicação de *lasers*, radiofrequência, e outras tecnologias também são capazes de criar áreas de fibrose dificultando o descolamento cirúrgico.

É muito importante saber sobre as comorbidades do paciente e como está sendo realizado o controle de doenças crônicas. Pacientes com hipertensão arterial sistêmica, por exemplo, estão sob maior risco de hematomas, que é a complicação mais comum da ritidoplastia. Pacientes com diabetes descontrolado são mais propensos a infecções e a retardos na cicatrização.

O histórico de alergias e o uso de medicações utilizadas também devem ser questionados. Medicamentos fitoterápicos e suplementos podem predispor a sangramentos, depleção de volume e/ou sedação pós-operatória (condroitina, efedrina, equinácea, glucosamina, *ginkgo biloba*, *ginseng*, chá verde e alho). Anticoagulantes e aspirina devem ser suspensos 2 semanas antes da cirurgia. Mulheres em reposição hormonal, pelo risco de trombose, também devem suspender a medicação previamente. Tabagismo deve ser interrompido pelo menos 4 semanas antes da cirurgia. Uso de vitamina E pode reduzir o risco de trombose durante a cirurgia sem aumentar o risco de hematomas. Uso de substâncias como *arnica montana* têm resultados incertos na prevenção de equimoses. Em última análise, a decisão de parar, interromper ou continuar uma medicação que predispõe à hemorragia perioperatória, mas que pode ser essencial para a redução do risco cardiovascular, deve ser tomada em conjunto com um cardiologista, internista ou hematologista.

Idades avançadas não parecem implicar em aumento significativo no risco de complicações, já pacientes com índice de massa corporal acima de 25 parecem mais propensos a problemas pós-operatórios.

Nesse primeiro contato é importante avaliar as expectativas dos pacientes quanto aos resultados cirúrgicos. Nesse sentido, Gorney propõe um diagrama e conclui que pacientes cujas queixas são muito maiores do que as deformidades encontradas no exame físico não são bons candidatos a cirurgias estéticas (Fig. 49-1).

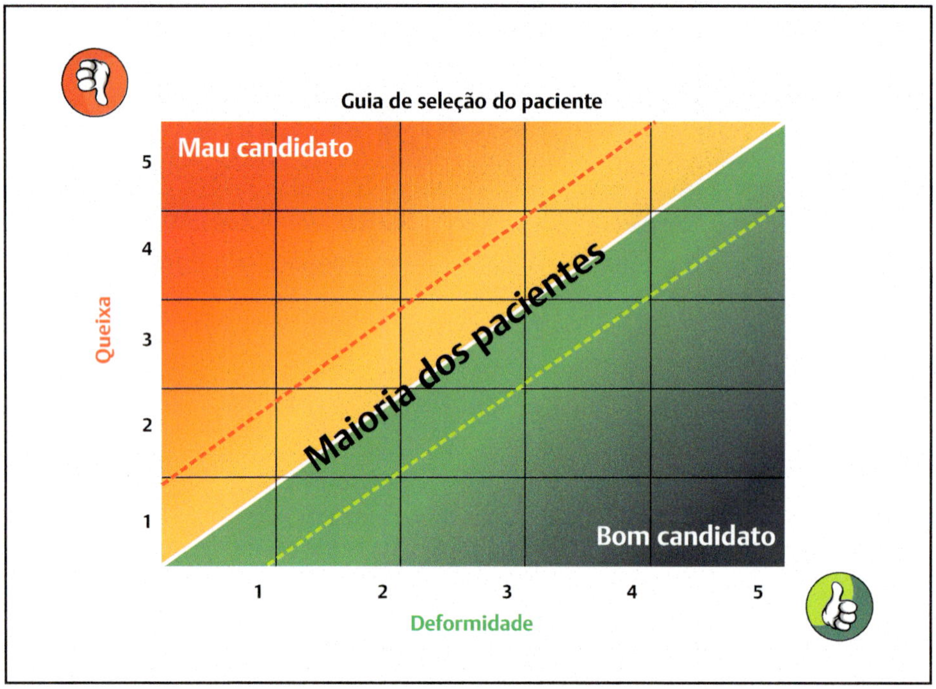

Fig. 49-1. Diagrama de Gorney. O eixo vertical representa o grau de preocupação do paciente em relação ao problema (queixa), de 1 (mínimo) a 5 (máximo). O eixo horizontal representa a avaliação objetiva do cirurgião sobre a natureza da queixa (deformidade), de 1 (mínimo) a 5 (máximo). As linhas diagonais tracejadas representam a área em que a maioria dos candidatos se insere. Quanto mais próximo do canto superior esquerdo, mais provável é a possibilidade de insatisfação, independentemente da qualidade do resultado; o inverso é verdadeiro para os pacientes que se enquadram no quadrante inferior direito.

Exame Físico

Um dos maiores temores do paciente quanto à cirurgia de rejuvenescimento facial é ter mudanças drásticas em sua fisionomia. Uma estratégia utilizada por muitos cirurgiões para tranquilizar o paciente e não incorrer em abordagens cirúrgicas inadequadas é pedir algumas fotografias de quando era mais jovem. No processo de envelhecimento facial nenhum tecido é poupado: pele, subcutâneo, sistema musculoaponeurótico superficial (SMAS), tecido areolar e conectivo, ligamentos, compartimentos de gordura profunda e o arcabouço ósseo (Fig. 49-2). Esses componentes são afetados em graus diferentes em cada indivíduo, conforme exposições, e variam de um grupo étnico a outro.

O exame físico deve incluir toda a face, desde a região frontal até o pescoço, com atenção às regiões periorbitárias e perioral. Deve-se avaliar qualidade e espessura da pele, classificação de Fitzpatrick, graus de ptose e mobilidade dos tecidos, assim como áreas de acúmulo e perda de gordura. Atentar para assimetrias da face e musculatura adjacente, com atenção especial ao músculo platisma.

Planejamento Cirúrgico

O tratamento deve ser sempre individualizado e planejado conjuntamente com o paciente, optando-se pela melhor técnica cirúrgica e por procedimentos que podem ser associados.

Apesar das numerosas variações, atualmente a cirurgia de rejuvenescimento facial envolve o reposicionamento do SMAS, a excisão do excedente de pele e a restauração do volume facial com enxerto de gordura.

As técnicas mais comuns de ritidoplastia podem ser divididas em duas grandes categorias com base no manejo do SMAS:

1. Manipulação do SMAS.
2. Elevação do SMAS.

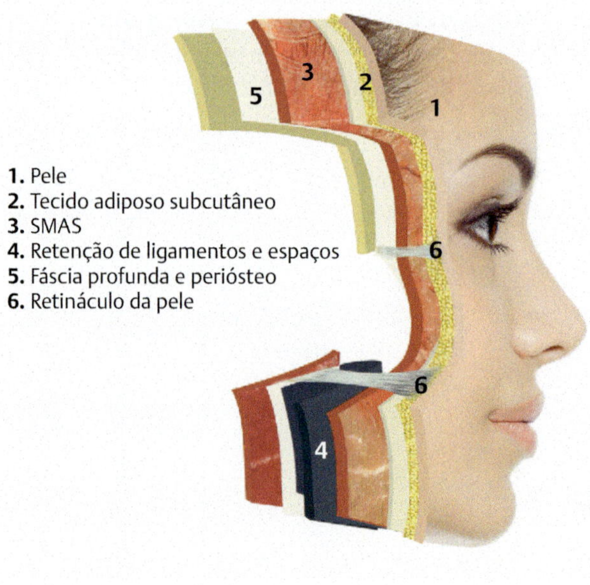

Fig. 49-2. Estrutura sistemática de camadas da anatomia funcional da face e suas relações tridimensionais umas com as outras.

As técnicas de manipulação do SMAS evitam extensa dissecção do subSMAS e incluem: plicatura do SMAS, SMASectomia e sobreposição do SMAS. Alternativamente, as técnicas de elevação do SMAS empregam vários graus de dissecção subSMAS, com ou sem liberação dos ligamentos retentores, e incluem: *high* SMAS, retalho lamelar do SMAS, *deep plane* e *composite plane*

Importante lembrar que cada abordagem tem vantagens e desvantagens. Em linhas gerais os descolamentos profundos exigem maior curva de aprendizado, oferecem mais risco de lesões de nervos, mas são os mais indicados em pacientes com faces "pesadas"; enquanto os superficiais são tecnicamente mais simples, e geralmente oferecem bons resultados em faces "magras".

Não existem evidências que definam uma única técnica como ideal e talvez fatores como a qualidade da pele, as propriedades viscoelásticas do SMAS e o suporte esquelético determinem mais os resultados do que a técnica utilizada. Uma revisão da literatura atual confirma que existem muitos métodos para obter excelentes resultados no rejuvenescimento facial.

Também faz parte do planejamento o esclarecimento sobre os riscos do(s) procedimento(s) e a aplicação de termo de consentimento informado no qual as decisões são tomadas conjuntamente.

TRANSOPERATÓRIO

Anestesia

A avaliação pré-anestésica deve incluir uma boa análise clínica e laboratorial, para fornecer uma melhor estratificação e individualização dos riscos do paciente e, a partir disto, quais condutas serão necessárias. A anestesia pode ser geral ou através de sedação com anestesia local, dependendo da rotina estabelecida entre o anestesiologista e o cirurgião plástico. São cuidados importantes:

- Posicionamento do paciente e da cabeça.
- Temperatura corporal intraoperatória.
- Prevenção de lesão por pressão em região sacral.
- Uso de meias elásticas associadas ao compressor pneumático intermitente para prevenção de trombose venosa.

O manuseio anestésico e hemodinâmico (controle da pressão arterial), devem ser adequados a cada etapa da cirurgia (ver Capítulo 17 – Anestesia para Cirurgia Plástica da Face).

Incisões e Preparo do Campo Operatório

As cicatrizes na cirurgia da face têm relação direta com a técnica indicada pelo cirurgião ao seu paciente. Um dos parâmetros de grande importância para a escolha da incisão é a altura das costeletas na cirurgia masculina e do pé do cabelo na cirurgia feminina. Conforme a indicação, as incisões podem se estender para dentro do cabelo ou serem pré-capilares. Podem ser apenas anteriores ou se estenderem para trás da orelha (ver Capítulo 29 – Incisões na Ritidoplastia). Em casos de abordagem cervical anterior, a incisão deve ser posicionada abaixo do sulco mentoniano. Nos homens, deve-se evitar incisão pós-tragal que leva a barba para uma região naturalmente sem pelos. Todas as marcações devem ser planejadas antes do preparo do cabelo. Recomenda-se fixar campos com fios a fim de evitar que caiam ao girar a cabeça do paciente. Proteger o conduto auditivo de sangramentos e limpeza no final da cirurgia com soro fisiológico também são importantes.

Associação de Procedimentos

Conforme o paciente, outros procedimentos podem ser realizados em conjunto com a ritidoplastia.

Enxertos de Gordura

A gordura autóloga tem sido considerada um preenchedor ideal para o aumento de tecidos moles porque é biocompatível, prontamente disponível, abundante, e pode ser coletada fácil e repetidamente, com trauma mínimo nas áreas doadoras (ver Capítulo 43. Lipoenxertia facial e reposicionamento tecidual: princípios e aplicações).

Laser e Peeling

Pacientes com fotoenvelhecimento e rugas profundas beneficiam-se do tratamento da pele. Aplicação de *laser* de CO_2 durante a cirurgia parece trazer benefícios sem aumentar os riscos, porém a aplicação de *laser* sobre o retalho descolado não é recomendável de acordo com alguns estudos. Da mesma forma *peelings* profundos como o de fenol e cróton devem também ser evitados na área de descolamento.

Toxina e Preenchimentos

Toxina botulínica deve ser realizada pelo menos 15 dias antes, já posicionando as estruturas e favorecendo a cicatrização pela diminuição do movimento na região. Preenchedores podem ser utilizados a qualquer momento e até mesmo junto com enxerto de gordura autóloga.

Ultrassonografia

Pode ser útil no transoperatório para localização de diferentes tipos de materiais (policaprolactona, silicone, polimetilmetacrilato, fios e implantes), trazendo mais segurança na condução da cirurgia (ver capítulo 15 – Ultrassonografia facial).

Novas Tecnologias

A radiofrequência (RF) é uma tecnologia que transforma energia elétrica em energia térmica. Mais recentemente, a RF bipolar tem sido associada às ritidoplastias pela sua capacidade de estimular colágeno e promover retração cutânea com baixo potencial de complicações (ver Capítulo 14 – Novas tecnologias para retração de pele).

Prevenção de Hematoma

Além da técnica anestésica e do cuidado minucioso do cirurgião na hemostasia, algumas medidas podem ser adotadas no transoperatório para diminuir o risco de hematoma e de seroma:

- Uso de drenos.
- Uso de cola de fibrina.
- Aplicação da rede hemostática de Auersvald (Fig. 49-3).

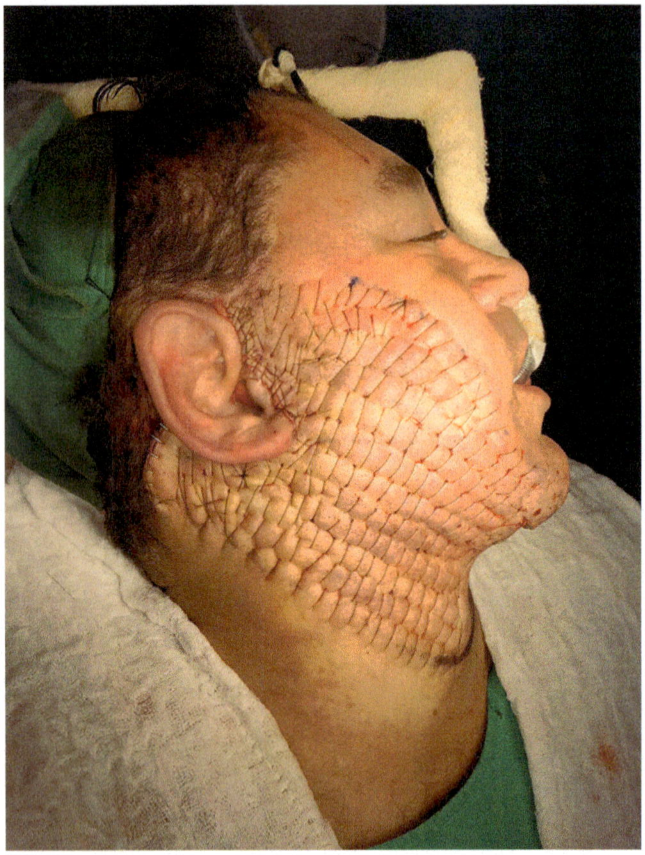

Fig. 49-3. Visão intraoperatória da rede hemostática de Auersvald.

Prevenção de Necrose de Pele

A necrose de retalho cutâneo é 12 vezes mais comum em fumantes que se submetem a um *lifting* facial. Nestes pacientes recomendam-se dissecções menores, confecção de retalhos mais espessos e evitar tensão nas suturas.

PÓS-OPERATÓRIO

É o período de acompanhamento de possíveis complicações e cuidados adicionais a fim de otimizar os resultados obtidos.

Revisões

A primeira revisão deve ser feita em 12 horas, para exclusão de hematoma agudo. Depois, a critério do cirurgião e das técnicas cirúrgicas empregadas, entre 3-10 dias, para a retirada de pontos e curativos. Recomenda-se seguimento aos 15 dias, 1 mês, 3 meses, 6 meses e 1 ano de pós-operatório.

Controle de Náuseas e Vômitos

Náuseas e vômitos no pós-operatório não são eventos desejados, aumentando a incidência de sangramento pós-operatório e hematomas, além de serem extremamente desagradáveis para o paciente. Ao proceder a estratificação do risco para náuseas e vômitos, deve ser avaliada a indicação profilática de antieméticos.

Prevenção do Tromboembolismo Venoso (TEV)

Um estudo de Pannucci validou o uso do modelo de Caprini para predizer pacientes com risco aumentado de ocorrência de TEV em pacientes de cirurgia plástica. O uso de quimioprofilaxia em pacientes com pontuação igual ou superior ou igual a 8 deve ser considerado, entretanto o risco de hematoma associado ao uso de quimioprofilaxia na cirurgia de rejuvenescimento facial não é desprezível e sua utilização deve ser feita com parcimônia.

O uso de meias elásticas associado aos dispositivos de compressão pneumática intermitente pode reduzir o risco de trombose venosa profunda (TVP), havendo consenso do benefício de seu uso.

Hematoma

Os hematomas nas cirurgias de rejuvenescimento facial foram associados ao sexo masculino, pressão arterial pré-operatória, hipertensão reativa pós-operatória, uso de aspirina, tabagismo, platismoplastia anterior, plicatura do SMAS e índice de massa corporal (IMC) elevado (> 25). Esta complicação tem o potencial de levar ao comprometimento vascular cutâneo, alterações permanentes da pigmentação e recuperação prolongada. Jones *et al.* classificaram hematomas em quatro categorias:

1. Nenhum hematoma.
2. Micro-hematomas, sem significância clínica.
3. Hematomas pequenos, preferencialmente evacuados através de pressão manual ou aspiração.
4. Hematomas de volume significativo, necessitando drenagem cirúrgica.

Os curativos compressivos pós-operatórios não mostram efeito mensurável na incidência de hematoma. Além disso, curativos apertados e desconfortáveis também podem desagradar os pacientes e agravar a pressão arterial pós-operatória, além de comprometer a vascularização do retalho cutâneo. Pode ser razoável colocar um curativo leve e não restritivo nas primeiras horas de pós-operatório para fornecer suporte e segurança, após o que a visualização direta do local da cirurgia pode permitir a detecção mais fácil de complicações pós-operatórias.

Quando um hematoma acontece, a equipe de apoio no hospital deve estar pronta para tomar os passos iniciais para controlar o sangramento. Hematomas grandes devem ser drenados no bloco cirúrgico, preferencialmente com a presença de um anestesiologista, com retirada das suturas, remoção dos coágulos, lavagem da área com soro fisiológico, e a busca por uma fonte de sangramento.

A rede hemostática de Auersvald consiste em suturas contínuas paralelas que promovem o fechamento (colabamento) mecânico das áreas descoladas, aproximando o retalho cutâneo ao SMAS-platisma subjacente, efetivamente selando o espaço morto. A remoção da rede pode ser realizada após 72 horas em mulheres e após 96 horas em homens. Esse tempo é suficiente para a estabilização da hemostasia (ver Capítulo 33 – Prevenção de Hematoma em *Lifting* Cervicofacial em Pacientes Masculinos).

Lesão Nervosa Sensitiva

O nervo auricular magno é o nervo mais comumente lesado nas ritidoplastias. O platisma geralmente está ausente ao longo da borda posterior do esternocleidomastóideo, colocando o nervo em maior risco de lesão nesse local. Se a dissecação do retalho retroauricular estiver abaixo da fáscia, o nervo está em risco.

Se for transeccionado, há dormência permanente da metade inferior do ouvido e um neuroma doloroso pode se desenvolver. Normalmente é facilmente visível se for cortado e está indicado repará-lo com sutura, preferencialmente com técnica de microcirurgia. Quando isto não for possível, em muitos casos, um simples alinhamento das bainhas do nervo pode promover a reparação nervosa.

Lesão Nervosa Motora

A lesão do nervo facial é a complicação mais temida. Os ramos que correm nas regiões temporoparietal, pré-parotídea e mandibular, são os que tem maior risco de lesão. O conhecimento da anatomia tridimensional do nervo facial, em relação aos planos faciais lamelares, torna as dissecções do SMAS muito menos arriscadas.

Quando o ramo acometido é o bucal, por ter inúmeras ramificações com os ramos zigomáticos, a lesão raramente é definitiva. Os ramos temporal e marginal da mandíbula são mais terminais e suas lesões tendem a se recuperar em menor número de casos.

Se um ramo foi seccionado durante o procedimento e for visto, o reparo deve ser tentado. Na maioria das vezes, a paresia não é observada até que o paciente esteja acordado. A paralisia pode ser devida à inadvertida injeção profunda de lidocaína com epinefrina e a recuperação deve ocorrer após algumas horas. Outra causa da lesão é neuropraxia por estiramento do nervo. Isso se recupera em alguns dias, até a um ano .

Durante a convalescência, se a deformidade estética causada pela lesão nervosa implicar em ansiedade para o paciente, está indicado o uso de toxina botulínica para se conseguir um resultado mais simétrico e harmonioso da face.

Necrose

A necrose do retalho cutâneo é uma complicação emocionalmente desafiadora para o cirurgião e o paciente, com a possibilidade de sequelas e deformidades. A tensão exagerada, retalhos excessivamente delgados, amplos descolamentos, hematomas, curativos compressivos, diabetes, vasculopatias e tabagismo são alguns dos fatores predisponentes.

Aos primeiros sinais de sofrimento cutâneo por isquemia tecidual, podem ser usados métodos de tratamento que melhorem a perfusão, como a oxigenoterapia hiperbárica.

Quando a necrose está definida, as melhores opções são o tratamento expectante e o desbridamento cirúrgico conservador. Após o desbridamento, curativos úmidos são benéficos.

A revisão cirúrgica deve idealmente ser realizada após 6 meses do fechamento.

Infecção

São raras e o germe mais comumente envolvido é o *S. aureus*. Alguns cirurgiões usam antibiótico perioperatório, em geral uma cefalosporina ou vancomicina que cubra *S. aureus* e *S. epidemidis*. A presença de lesões cutâneas como cistos epidérmicos, com histórico de infecções devem despertar atenção do cirurgião. O cuidadoso preparo da pele e dos cabelos antes do procedimento é de simples execução e diminui o risco de infecção.

Lesão da Glândula Parótida

A dissecação cuidadosa, particularmente abaixo do SMAS, diminui as chances de trauma no parênquima parotídeo. Havendo lesão, esta pode resultar em sialocele, fístula ou pseudocisto. A cauterização do tecido cortado pode selar os ductos e reduzir o risco. Se uma sialocele se desenvolver, a aspiração e um curativo de compressão podem ser utilizados. Se aspirações repetidas não conseguirem interromper a recorrência, o uso de neuromoduladores pode estar indicado.

Cicatrizes Inestéticas

Quando bem planejadas, bem executadas e posicionadas corretamente, as cicatrizes nas ritidoplastias são pouco visíveis. O fechamento da pele deve ser preciso e sem tensão, principalmente na região pré-auricular e junto ao lóbulo. Nas incisões pós-tragais, a pele que fica sobre a cartilagem é afinada até a derme para não apagar o desenho do trágus. A incisão posterior, seja na linha do cabelo ou ao longo dela, não deve mostrar nenhuma interrupção da linha do cabelo. Se a linha do cabelo não está alinhada perfeitamente, o degrau resultante é muito visível. Se for negligenciado ou ignorado, o reparo pode ser difícil. Da mesma forma, se a incisão anterossuperior na área da têmpora for mal executada, a linha de cabelos pré-auriculares será eliminada. Colocar muita tensão no retalho pode causar despigmentação da pele.

Uma preocupação é a formação de queloides e cicatrizes hipertróficas. É importante perguntar aos pacientes se eles tiveram alterações cicatriciais após uma cirurgia ou lesão prévia. Se houver este histórico, deve haver uma discussão com o paciente sobre a possibilidade de isso acontecer após a cirurgia de rejuvenescimento facial. Em geral, essas cicatrizes tendem a ficar na incisão retroauricular, na qual ocorre a maior tensão da ferida. Deixar os pacientes assumirem o risco se quiserem prosseguir é a melhor conduta.

Drenagem Linfática

O uso de drenagem linfática manual pode ter alguma utilidade na mitigação de complicações após procedimentos faciais, como injetáveis, preenchimentos ou toxina botulínica. Algumas práticas estão incorporando a drenagem em recuperação pós-operatória de ritidoplastias com o objetivo de minimizar o inchaço e a dor.

Cuidados com a Pele

Um dos principais fatores na qualidade e durabilidade do resultado das ritidoplastias é a qualidade da pele. É importante que o cirurgião plástico oriente o paciente, antes e depois da cirurgia, sobre os cuidados básicos de limpeza, hidratação, esfoliação, substâncias reparadoras e de fotoproteção.

O Paciente Insatisfeito

Infelizmente, mesmo com um excelente resultado, alguns pacientes ficam insatisfeitos no período pós-operatório. Este tipo de paciente pode ter tido expectativas irrealistas que não foram detectadas. Frequentemente, pacientes com transtorno de personalidade ou dismorfia corporal são preocupados em disfarçar estes distúrbios. Identificando este traço de caráter, o cirurgião deve ser tão diligente quanto possível em reconhecer e, ao fazê-lo, recusar-se a aceitá-los como pacientes.

CONCLUSÃO

Com o melhor entendimento do envelhecimento facial inúmeras técnicas de ritidoplastia foram desenvolvidas. Não há uma abordagem única de rejuvenescimento facial que sirva para todos os pacientes, sendo importante a individualização do tratamento. Os cuidados perioperatórios, independente da técnica escolhida, são fundamentais para bons resultados. E para que esses cuidados sejam bem planejados e aplicados é importante que o cirurgião esteja familiarizado com as diferentes técnicas, suas principais complicações e saiba agir na prevenção e no tratamento imediato das mesmas.

BIBLIOGRAFIA

Jacono AA, Alemi AS, Russell JL. A Meta-Analysis of Complication Rates Among Different SMAS Facelift Techniques. Aesthet Surg J. 2019;39(9):927-942.

Santosa KB, Oliver JD, Thompson G, Beil RJ. Perioperative Management of the Facelift Patient. Clin Plast Surg. 2019;46(4):625-639.

Warren RJ, Aston SJ, Mendelson BC. Face lift. Plast Reconstr Surg. 2011;128(6):747e-764e

Derby BM, Codner MA. Evidence-Based Medicine: Face Lift. Plast Reconstr Surg. 2017;139(1):151e-167e.

Cason RW, Avashia YJ, Shammas RL et al. Perioperative Approach to Reducing Hematoma during Rhytidectomy: What Does the Evidence Show? Plast Reconstr Surg. 2021;147(6):1297-1309.

Gorney M. Recognition and management of the patient unsuitable for aesthetic surgery. Plast Reconstr Surg. 2010;126(6):2268-2071.

Rivedal DD, Cichocki M, Chung KC. Dealing with Difficult People and Why It Matters. Plast Reconstr Surg. 20231;152(5):923-928.

Cotofana S, Fratila AA, Schenck TL et al. The Anatomy of the Aging Face: A Review. Facial Plast Surg. 2016;32(3):253-60.

Lambros V. Facial Aging. A 54-Year, Three-Dimensional Population Study. Plast Reconstr Surg. 2020;145(4):921-928.

Avashia YJ, Stuzin JM, Cason RW et al. An Evidence-Based and Case-Based Comparison of Modern Face Lift Techniques. Plast Reconstr Surg. 2023;152(1):51e-65e.

Urso-Baiarda F, Edmondson SJ, Grover R. The Evidence for Adjunctive Facelift Procedures. Facial Plast Surg. 2018;34(6):624-630.

Warren RJ, Aston SJ, Mendelson BC. Face lift. Plast Reconstr Surg. 2011;128(6):747e-764e.

Mustoe TA, Park E. Evidence-based medicine: Face lift. Plast Reconstr Surg. 2014;133(5):1206-1213.

Floyd EM, Sukato DC, Perkins SW. Advances in Face-lift Techniques, 2013-2018: A Systematic Review. JAMA Facial Plast Surg. 2019;21(3):252-259.

Rezende ARDR, Rezende KL, Chedid GB, et aal. A comparison of the efficacy of autologous fibrin glue/platelet-poor plasma versus suction drainage in preventing hematoma and seroma in rhytidectomy: A randomized, double-blind, controlled study. J Plast Reconstr Aesthet Surg. 2021;74(9):2290-2295.

Auersvald A, Auersvald LA. Hemostatic net in rhytidoplasty: an efficient and safe method for preventing hematoma in 405 consecutive patients. Aesthetic Plast Surg. 2014 ;38(1):1-9.

Cló TCT, Flavio WF, Cló FX. Necrose extensa em face pós-ritidoplastia: relato de caso. Rev. Bras. Cir. Plást. 2019;34(0):90-93.

Winocour J, Gupta V, Kaoutzanis C et al. Venous Thromboembolism in the Cosmetic Patient: Analysis of 129,007 Patients. Aesthet Surg J. 2017;37(3):337-349.

Tiourin E, Barton N, Janis JE. Methods for Minimizing Bleeding in Facelift Surgery: An Evidence-based Review. Plast Reconstr Surg Glob Open. 2021;9(8):e3765.

Derby BM, Codner MA. Evidence-Based Medicine: Face Lift. Plast Reconstr Surg. 2017;139(1):151e-167e.

Durnig P, Jungwirth W. Low-molecular-weight heparin and postoperative bleeding in rhytidectomy. Plast Reconstr Surg. 2006;118(2):502-7; discussion 508-9.

Pannucci CJ, Bailey SH, Dreszer G et al. Validation of the Caprini risk assessment model in plastic and reconstructive surgery patients. J Am Coll Surg. 2011;212(1):105-12.

Baker DC, Stefani WA, Chiu ES. Reducing the incidence of hematoma requiring surgical evacuation following male rhytidectomy: a 30-year review of 985 cases. Plast Reconstr Surg. 2005;116(7):1973-85; discussion 1986-7.

Jones BM, Grover R. Avoiding hematoma in cervicofacial rhytidectomy: a personal 8-year quest. Reviewing 910 patients. Plast Reconstr Surg. 2004;113(1):381-7; discussion 388-90.

Stewart CM, Bassiri-Tehrani B, Jones HE, Nahai F. Evidence of Hematoma Prevention After Facelift. Aesthet Surg J. 2024;44(2):134-143

ÍNDICE REMISSIVO

A

B

C

D

F

G

H

I

J

L

M

N

O

P

R

S

T

U

V

Y

Z